新冠病毒感染重症

中医救治验案

主　审

严世芸　张伯礼

主　编

张　炜　刘清泉　胡鸿毅　陈晓蓉

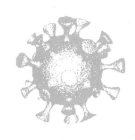

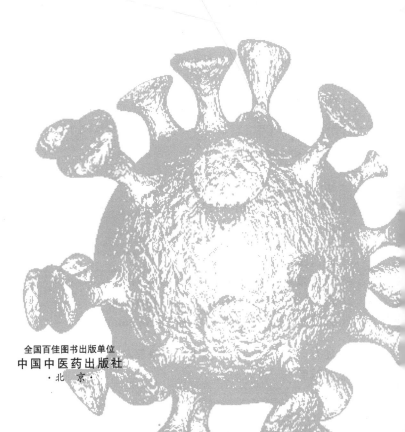

全国百佳图书出版单位

中国中医药出版社

·北　京·

图书在版编目（CIP）数据

新冠病毒感染重症中医救治验案 / 张炜等主编 . —北京：
中国中医药出版社，2024.1
ISBN 978-7-5132-8305-2

Ⅰ . ①新…　Ⅱ . ①张…　Ⅲ . ①新型冠状病毒—病毒病
—中医治疗法—医案　Ⅳ . ① R259.631

中国国家版本馆 CIP 数据核字（2023）第 131696 号

中国中医药出版社出版

北京经济技术开发区科创十三街 31 号院二区 8 号楼
邮政编码　100176
传真　010-64405721
北京盛通印刷股份有限公司印刷
各地新华书店经销

开本 787×1092　1/16　印张 46.75　彩插 1.25　字数 1047 千字
2024 年 1 月第 1 版　2024 年 1 月第 1 次印刷
书号　ISBN 978-7-5132-8305-2

定价　189.00 元
网址　www.cptcm.com

服 务 热 线　010-64405510
购 书 热 线　010-89535836
维 权 打 假　010-64405753

微信服务号　zgzyycbs
微商城网址　https://kdt.im/LIdUGr
官 方 微 博　http://e.weibo.com/cptcm
天猫旗舰店网址　https://zgzyycbs.tmall.com

《新冠病毒感染重症中医救治验案》编委会

主　审　严世芸（上海中医药大学）

　　　　张伯礼（天津中医药大学）

主　编　张　炜（上海中医药大学附属曙光医院）

　　　　刘清泉（首都医科大学附属北京中医医院）

　　　　胡鸿毅（上海市中医药管理局）

　　　　陈晓蓉（上海市公共卫生临床中心）

副主编　石克华（上海市中医医院）

　　　　林　琳（上海中医药大学附属龙华医院）

　　　　刘　华（上海市中医药管理局）

　　　　董竞成（复旦大学附属华山医院）

　　　　郑　岚（上海交通大学医学院附属瑞金医院）

　　　　邓跃毅（上海中医药大学附属龙华医院）

　　　　陈咸川（上海中医药大学附属岳阳中西医结合医院）

　　　　管红叶（上海市中医药管理局）

编　委　（以姓氏笔画为序）

　　　　弓唯一（复旦大学附属华山医院）

　　　　王文沁（复旦大学附属儿科医院）

　　　　王丽新（上海市肺科医院）

　　　　孔令雯（复旦大学附属华山医院）

　　　　冯　煜（上海中医药大学附属曙光医院）

　　　　吕　祥（上海市中医医院）

　　　　朱　珀（上海市闵行区中西医结合医院）

　　　　朱旭莹（上海中医药大学附属曙光医院）

　　　　刘炳祥（上海市静安区闸北中心医院）

　　　　刘鲁炯（上海中医药大学附属曙光医院）

　　　　孙　萌（上海中医药大学附属曙光医院）

孙　媛（上海市公惠医院）

孙贤俊（复旦大学附属华山医院）

折　哲（上海市中医医院）

李　鹤（上海交通大学医学院附属仁济医院）

杨　盼（上海市杨浦区中医医院）

杨伟杰（上海交通大学医学院附属瑞金医院）

吴定中（上海中医药大学附属龙华医院）

沈　融（上海中医药大学附属岳阳中西医结合医院）

张　弘（同济大学附属上海第四人民医院）

张　兴（上海中医药大学附属曙光医院）

张　涛（上海中医药大学附属曙光医院）

张　蕾（上海市中医医院）

张艺宝（上海中医药大学附属曙光医院）

张长明（上海市浦东医院）

张红英（复旦大学附属华山医院）

张学超（上海中医药大学附属曙光医院）

张院辉（上海中医药大学附属岳阳中西医结合医院）

张鞠华（上海健康医学院附属周浦医院）

陆云飞（上海市公共卫生临床中心）

陆聆韵（上海交通大学医学院附属瑞金医院）

陈　龙（上海市公共卫生临床中心）

陈　越（上海交通大学医学院附属同仁医院）

陈　麒（上海中医药大学附属曙光医院）

陈逸云（上海市浦东新区公利医院）

周建华（上海市第八人民医院）

胡　军（上海交通大学医学院附属第九人民医院）

要全保（同济大学附属上海第四人民医院）

俞　建（复旦大学附属儿科医院）

耿佩华（上海中医药大学附属曙光医院）

贾运滨（上海交通大学医学院附属第六人民医院）

顾健华（上海交通大学医学院附属瑞金医院卢湾分院）

徐国海（上海市嘉定区安亭医院）

徐隽斐（上海中医药大学附属曙光医院）

高广辉（上海市肺科医院）

唐蕊芯（上海市浦东新区公利医院）

陶燕飞（上海市宝山区罗店医院）

曹　军（上海市徐汇区大华医院）

曹振东（上海交通大学医学院附属第九人民医院）

章怡祎（上海中医药大学附属龙华医院）

蔡之幸（上海交通大学医学院附属同仁医院）

熊艳文（上海市普陀区利群医院）

薛　征（上海市中医医院）

学术秘书　徐贵华（上海中医药大学附属曙光医院）

　　　　　孙仕奇（上海中医药大学附属曙光医院）

　　　　　段乃凡（上海中医药大学附属曙光医院）

严 序

在我国肆虐了三年多的新型冠状病毒疫情终于逐渐平息了。回顾跌宕起伏的抗疫过程，使我仍获得了诸多感悟和经验。

在我国漫长的历史长河中，经历了350余次严重瘟疫，但在中医药的干预下，一次次地转危为安。就说进入21世纪以来，出现了2003年的严重急性呼吸综合征、2009年的甲流及这次新冠疫情，也都因中医药在其中发挥了重要作用而得以控制平息。

2020年年初，在我国出现的新冠疫情，在短暂平息后不久，病毒又以变异后、毒性较低而传染性极强的奥密克戎毒株在上海迅速传播。尽管起初病情不重，但一周后不少患者，特别是老年体弱的患者，病情发展，发热持续不退，肺部病灶急剧增多加重，呼吸衰竭，氧饱和度下降，甚至多器官衰竭，进入休克状态等。上海处于紧急状态，多方面人力物力投入抗疫。有鉴于2003和2009年及此前武汉的抗疫经验，一开始就组织全市中医药力量，投入抗疫一线。上海市新冠病毒感染中医药救治专家组在市各级领导及国家卫健委、国家中医药管理局的决策领导下，先后组织制定了《2022年上海市新型冠状病毒肺炎中医药防治方案（第一版）》《上海市老年新型冠状病毒感染中医药救治工作专家共识》《上海市儿童新型冠状病毒变异株感染中医药诊疗专家共识》《上海市新型冠状病毒感染恢复期中医康复方案（2022年第二版）》等。不仅综合了古今文献中抗疫的治则方药，也结合全国抗新冠疫情及上海中医专家的经验，为防控疫情作出了重要贡献。回顾上海市2022～2023年年初的抗疫过程，具有鲜明的特点。

首先，在上海市中医药管理局的主持下，组织全市中医药人力物力，以未病先防、将病救萌、已病防变、病愈防复的治未病理念，用中成药、中药饮片、中药注射剂等不同剂型对奥密克戎毒株的传布实现了预防、治疗、康复全覆盖，在防控中起到了重要作用。

其二，上海中西医专家一起认真研究总结中西医结合在现代传染病救治中的有效经验，形成了以中医为特色、中西医结合的系列治疗方案。中西医间精诚合作，实现了对疫情的防控。正如习近平总书记所说："中西医结合、中西药并用，是这次疫情防控的一大特点，也是中医药传承精华、守正创新的生动实践。"

其三，上海市新冠病毒感染中医药救治专家组与全市中医药界同道一起，群策群力，梳理中医历代和近现代防疫经验方药，从中医辨病辨证的临床思维出发，以"扶正祛邪""祛邪安正"的治疗思想为指导，圆机活法，确立了"通""补""清""化""托"等基本治疗要素，既有治疗方案、协定处方，又不拘一格，灵活把握。对于重症、危重症更是"一人一策、一人一方、一时一方"，取得了优异的临床疗效。

其四，为救治危重患者，除现场会诊外，从 2022 年年初到 2023 年年初，上海市中医药管理局先后组织了近 200 次中医网上会诊，张伯礼院士和刘清泉院长也参加部分会诊。会诊中对病情发展趋势、临床辨证分析、当下的治则治法及组方用药等进行充分讨论，并付诸治疗。令人欣慰的是，经会诊的危重患者均转危为安，显示了中医药对疫情防控的卓越疗效。

上海中医药专家精于继承，并善于汇通，把中西医结合防疫的作用发挥到极致，着实是一种宝贵经验，值得进一步总结弘扬。

该书收集了上海市新冠病毒感染保卫战的 99 则危重症病例，以个案为载体，对其中医药临床诊疗实践和疗效进行回顾性分析，展示中西医结合、中西医并重的方法和路径，以冀对增强文化自信，守正创新，促进中医药和中西医结合事业的发展有所启迪和帮助。

读后收获颇丰，心中欣喜，乐为之序。有感而发，祈同裁正。

国医大师

上海中医药大学教授　　严世芸

2023 年 11 月 25 日

张 序

新型冠状病毒感染在全球范围内广泛传播，给世界人民的健康带来了重大伤害，也重创着各国的经济社会发展。这场世纪疫情是一场真正的全球重大公共卫生事件。在疫苗、药物及自身结构演变的多重夹击下，病毒一直在不断地变异、进化，从第一代新冠病毒到德尔塔、奥密克戎，总的变化趋势是新的毒株其传播速度和传染性更快更强，但毒力增加不明显或呈降低趋势。奥密克戎变异株及其亚型出现后，我国本土聚集性疫情呈现出点多、面广、频发的特点，感染人群众多，疫情防控工作面临着前所未有的挑战。

中医药拥有几千年的抗疫史，历代医家在实践中不断地总结、创新，逐渐形成了较完善的中医疫病学防治体系，为重大传染性疾病的防治提供了殊为宝贵的经验。不完全统计，有文字记载的疫病就有 500 多次。仅本世纪就有 2003 年的严重急性呼吸综合征，还有 2009 年的甲流，2011 年的登革热，2019 年的新冠疫情，中医药在历次疫情中都未曾缺席，而这次抗击新冠疫情更是作为主力军之一，早期介入，全程参与，在各阶段都发挥了重要作用。

2022 年 3 月，抗疫保卫战在上海拉开了序幕。上海此次疫情的病毒毒株主要是奥密克戎变异株，无症状感染者人数多、比例高，感染者中老年人多，重症患者较多，是上海本轮疫情的明显特点，这也是造成此次疫情传播范围广，救治较困难的主要原因。

在党中央坚强领导下，在国务院联防联控机制和上海市委、市政府的有力指挥下，群防群控，防治结合，打了一场胜利的人民抗疫战争，在临床救治中采用中西医并重，中西医结合，中西医药并用的方针，取得了良好的效果。

在本次抗击新冠病毒感染疫情中，中医药早期介入，全程干预，实现了方舱医院、社区和基层卫生院、各级医院及重症 ICU 的全方位、多层次覆盖，制定了中医药防治方案，以及适用于老年人、儿童防治的专家共识等，及时指导了全市的抗疫工作。

"西医无症状，中医有证候"，对于无症状感染者，西医无法对症治疗，但可以从中医辨证角度出发，分析此次疫情的中医病因病机，抓住舌脉症特点，积极进行个体化治疗。对于有高危因素或高龄患者，轻症应当重视，抓住早期症状，实施及早干预，以达到阻断病情发展、促进康复的目的。对于重症患者，采用中西医结合的方法，根据影响患者生命的主要问题，灵活运用扶正祛邪的原则，采取个体化治疗方案，注重肺肠系统的治疗，实施多层次的支持治疗，体现"通""清""托"等关键策略，严格控制用药，合理使用中药注射剂，综合施治，降低了死亡率，挽救了患者的生命。

张炜教授等专家学者总结了上海中医药防治新冠疫情的经验，特别是对重症患者救治的案例进行了梳理，具有重要的学术意义和临床价值。该书不仅详细论述了新冠病毒感染的病原学特点，还从中医学角度概括了新冠病毒感染的病因病机、证候特点。尤为宝贵的是记录了 99 例重症患者，采用中西医结合救治案例，这是广大医务工作者集体的努力，也是中西医智慧的结晶，是将中西医结合运用在现代传染病救治的有效经验，形成了以中医药为特色、中西医结合救治患者的系统方案，丰富了中医疫病学内容，提高了救治效果，建立了中西医结合救治的机制和范式，为我国疫情防控取得重大战略成果贡献了中医药力量。这将进一步增强文化自信，传承精华、守正创新，促进中医药事业的发展；将进一步坚持中西医并重，两者相互补充协调发展，发挥各自优势，为人民的健康事业作出新的贡献。

　　书将付梓，乐为之序。

中国工程院院士、国医大师

中国中医科学院名誉院长　　张伯礼

天津中医药大学名誉校长

2023 年 11 月于天津静海团泊湖畔

编写说明

纵观中医药发展史，堪称一部与疫病的抗争史。中医学在治疫方面积累了丰富的经验，涌现了一批治疫大师和名著名方。特别是在本次上海市新冠病毒感染疫情的救治过程中，"中西医结合、中西药并用，是这次疫情防控的一大特点，也是中医药传承精华、守正创新的生动实践"，中医药从预防、救治到康复，在多个阶段都起到了重要作用。

本书以国家和上海市新冠病毒感染中医药救治专家团队刘清泉院长、邓跃毅主任、陈咸川主任、张炜主任和陈晓蓉主任白天深入市区两级定点医院现场查房，晚上在人民英雄张伯礼院士、严世芸国医大师、刘清泉院长、张炜主任医师等带领下，开展重症病例救治线上讨论。

本书在上述会诊查房的基础上，汇集了新冠病毒感染中西医结合救治有经验特色的医案，或介绍救治经过，或介绍经验教训，在上海市区两级定点医院救治新冠99个案例，详述了患者病史、辅助检查、西医治疗方案、中医治疗方案、辨证施治思路等，力争保留原始救治经过，解析救治过程和思辨过程，写出经验教训所在，分析中西医结合的着力点和交叉点。

本书立足于临床实践，用真实客观的数据和临床案例反映上海市新冠病毒感染中医药救治疗效，以期对全国抗疫起到一定借鉴作用，为推动中医治疫学术研究、弘扬中医药事业发展作出应有的贡献。

国家中医疫病专家委员会委员

国家中医疫病防治基地（上海）副主任　张　炜

上海中医药大学附属曙光医院肺病科呼吸与危重症医学科主任

2023 年 11 月

目　录

一、新冠病毒感染重型案

（一）一般资料

潘某，男，71岁，住院号：022×××6。

入院时间：2022年5月6日；出院时间：2022年5月20日；住院天数：15日。

（二）入院前情况

主诉"咳嗽、咳痰3日，伴痰中带血"入院。2022年5月4日出现咳嗽、咳痰、痰中带血丝，咽痛，偶有胸闷，气短等，低热，体温最高37.8℃，无头痛，无恶心呕吐，2022年5月5日查新冠病毒核酸检测阳性，2022年5月6日区疾病预防控制中心为进一步诊治收入上海黄浦区世博城市足迹馆亚定点医院。

流行病史：有5天前接触新冠病毒感染患者史。

既往史：患者既往患高血压10余年，最高达160/90mmHg；心律失常，阵发性房颤史3年多；有贲门失弛缓症手术史两年。新冠疫苗接种史：5个月前接种两针疫苗。

（三）入院时情况

患者入院时咳嗽、咳痰，痰中带血丝，咽痛，有时胸闷伴呼吸不畅，未发热，胃纳可，睡眠可，大便数日不解，小便如常，体重未见明显下降，入院血氧饱和度89%。

体格检查：体温37.0℃，心率86次/分，呼吸20次/分，血压140/80mmHg。神志清楚，无嗜睡。颈软，口唇无发绀，咽部无充血，双侧扁桃体Ⅰ度肿大，无脓性分泌物。双侧呼吸运动对称，无胸膜摩擦感，无皮下捻发感，两肺呼吸音粗，两下肺可及少量湿啰音。心率86次/分，律齐，听诊各瓣膜区未闻及杂音。腹软，中上腹可见一长约8cm手术疤痕，全腹无压痛、反跳痛，肝、脾肋下未及，肠鸣音正常存在，双下肢无浮肿。四肢活动自如。

入院后急查胸部CT示，两肺肺纹理增多，两肺见多发片状、斑片状密度增高影，大部分呈磨玻璃密度，内见明显间隔增厚，可见"晕征"及"铺路石征"，双肺炎症，符合新冠病毒感染。血常规：白细胞计数$5.19×10^9$/L，中性粒细胞计数$2.67×10^9$/L，淋巴细胞计数$1.77×10^9$/L，红细胞计数$4.76×10^9$/L，血小板计数$156×10^9$/L，单核细胞计数

0.70×10^9/L，单核细胞比率 13.50%。C 反应蛋白 < 0.50mg/L，红细胞沉降率 62mm/h，降钙素原 1.08ng/mL。血气分析：酸碱度 7.308，二氧化碳分压 48mmHg，氧分压 56mmHg，碳酸氢根 26.8mmol/L，碱剩余 2.8mmol/L，血氧饱和度 90%。

（四）入院诊断

1. 西医诊断

（1）新冠病毒感染（重型）。

（2）Ⅰ型呼吸衰竭。

（3）高血压 2 级（高危）。

（4）心律失常，阵发性房颤。

（5）贲门失弛缓症手术后。

2. 中医诊断

疫病，疫毒闭肺证。

（五）诊疗经过

1. 西医治疗方案

（1）氧疗过程：入院予以心电监护、监测血氧饱和度（指氧饱和度 89%），清醒俯卧位通气，鼻导管吸氧 3L/min 呼吸支持。

（2）抗病毒治疗：2022 年 5 月 8 日予奈玛特韦片 / 利托那韦片 150mg，每日 2 次，连用 5 日。

（3）抗炎治疗：入院予注射用甲泼尼龙琥珀酸钠 40mg，每 12 小时 1 次，连用 5 日。

（4）抗感染治疗：无。

（5）免疫治疗：2022 年 5 月 8 日予人免疫球蛋白 20g，每日 1 次，连用 3 日。2022 年 5 月 10 日恢复期患者血浆 200mL，治疗 1 次。

（6）抗凝治疗：入院予皮下注射胸腺法新 1.6mg，每日 1 次。2022 年 5 月 7 日予低分子量肝素钙注射液 5000U，每日 1 次。

（7）其他：入院予肠内营养粉。二羟丙茶碱 0.5g，静脉滴注，每日 1 次。乙酰半胱氨酸颗粒两包口服，每日 3 次。奥美拉唑 40mg 口服，每日 1 次。

2. 中医治疗方案

（1）2022 年 5 月 7 日一诊：患者无发热，最高体温 36.8℃，咳嗽，咳痰，痰中带血丝，胸闷，气短，有时呼吸不畅，胃纳可，大便 3 日未解，小便正常，血氧饱和度 89%。舌红，苔腻，脉弦滑，患者舌象如下（见附录彩色图图 1-1）。

四诊合参，中医辨证考虑疫毒闭肺，毒损肺络。湿热邪气入里，邪气炽盛，闭遏气机，肺气失于宣发肃降，故咳嗽、咳痰、憋闷气促。湿热相合，肺为娇脏，容易入络伤络，故而可见咳血表现。方取麻杏石甘汤、宣白承气汤、达原饮加减。拟方如下：麻黄6g，杏仁15g，生石膏20g（先煎），瓜蒌15g，大黄9g，枳实12g，芒硝6g，葶苈子15g，桃仁9g，赤芍15g，侧柏叶20g，羚羊角粉3g（冲服），草果10g，槟榔9g，蝉蜕6g，连翘9g，苍术12g，桔梗9g，黄芩12g，生甘草6g。3剂（2022年5月8～10日）。水煎服400mL，每日1剂，早晚分2次服用，饭后30分钟温服。

（2）2022年5月10日二诊：患者无发热，咳嗽减少，咳痰，痰黄白相兼，痰中无血丝，咽干咽痛，倦怠乏力，胸闷，胃脘痞，服药后当天解溏便，后大便每日1次，大便不爽，小便正常，血氧饱和度93%。舌红，苔薄白腻，脉濡滑。证属湿热蕴肺，枢机不利。治以清热化湿，宣肺透邪。方取麻杏苡甘汤、升降散、达原饮加减。拟方如下：麻黄6g，杏仁15g，薏苡仁15g，桑白皮10g，金银花9g，连翘9g，黄芩10g，浙贝母15g，草果10g，槟榔9g，蝉蜕6g，广藿香12g，苍术15g，厚朴10g，大黄5g，马鞭草15g，绵马贯众10g，生甘草6g。3剂（2022年5月11～13日）。水煎服400mL，每日1剂，早晚分2次服用，饭后30分钟温服。

（3）2022年5月13日三诊：患者无发热，咳嗽，黏痰少，痰中无血丝，乏力纳差，胸闷气促好转，咽干无咽痛，有时口苦，不欲多饮，二便正常，血氧饱和度95%。舌红，苔薄白，有裂纹，脉濡滑。原方基础上去大黄加西洋参15g，拟方如下：西洋参15g，麻黄6g，杏仁15g，薏苡仁15g，桑白皮10g，金银花9g，连翘9g，黄芩10g，浙贝母15g，草果10g，槟榔9g，蝉蜕6g，广藿香12g，苍术15g，厚朴10g，马鞭草20g，绵马贯众10g，生甘草6g。3剂（2022年5月14～16日）。水煎服400mL，每日1剂，早晚分2次服用，饭后30分钟温服。

（4）2022年5月16日四诊：患者无发热，咳嗽痰少，动则胸闷气急，汗出，咽干，乏力，纳差，二便正常，血氧饱和度97%。舌红，苔薄白少津，脉滑。证属肺脾气阴两虚。治拟清热化湿，益气健脾。拟方如下：太子参30g，芦根20g，薏苡仁20g，橘红9g，茯苓15g，法半夏9g，竹茹10g，南沙参15g，黄芩15g，金银花15g，连翘15g，广藿香12g，苍术15g，厚朴10g，马鞭草15g，绵马贯众10g，生甘草6g。3剂（2022年5月17～19日）。水煎服400mL，每日1剂，早晚分2次服用，饭后30分钟温服。

（5）2022年5月19日五诊：患者5月18日和5月19日连续2日核酸阴性。复查胸部CT示两肺炎症明显吸收。目前情况好转，偶有咳嗽痰少，无明显胸闷气急，咽干，乏力，动则气短汗出，纳差，二便正常，血氧饱和度96%。舌红，苔少津，脉滑。证属肺肾气阴两虚。治以益气养阴，补肺益肾。方取百合固金汤加味，拟方如下：生晒参15g，西洋参15g，黄芪15g，百合15g，麦冬10g，浙贝母10g，玄参10g，桔梗6g，白芍10g，当归10g，生地黄15g，熟地黄15g，知母9g，天花粉15g，炒麦芽10g，藿香10g，黄芩10g，甘草6g。3剂（2022年5月19～21日）。水煎服400mL，每日1剂，早晚分2次服用，饭后30分钟温服。

（六）疗效评估

1. 体温变化趋势　患者入院经中西医结合治疗后，体温平稳，未见升高。

2. 主要症状　患者属于重型，病程前期以胸闷气短，咳嗽咳痰，偶有痰中带血症状为主，经过中西医结合治疗后，呼吸道症状明显改善，恢复期以体虚症状为主。

3. 生化检查变化　见表 1-1 ～表 1-3。

表 1-1　主要生化指标变化

日期	白细胞计数（×10⁹/L）	中性粒细胞计数（×10⁹/L）	淋巴细胞计数（×10⁹/L）	C反应蛋白（mg/L）	降钙素原（pg/mL）	白细胞介素-6（pg/mL）	D-二聚体（μg/mL）
5月7日	5.19	2.67	1.77	41.80	0.108	6.26	0.72
5月11日	7.65	5.82	1.01	20.82	0.92	2.60	0.37
5月18日	6.34	4.63	2.16	< 0.5	< 0.5	1.08	0.22

表 1-2　血气分析变化

日期	酸碱度	二氧化碳分压（mmHg）	氧分压（mmHg）	血氧饱和度（%）	碳酸氢根（mmol/L）	碱剩余（mmol/L）
5月6日	7.308	48	56	90	26.8	2.8
5月8日	7.324	45	62	92	27.1	3.6
5月11日	7.356	41	66	93	29.6	1.9
5月14日	7.401	36	75	95	30.2	2.2
5月18日	7.385	38	76	96	28.3	2.3

表 1-3　核酸 CT 值变化

项目	5月7日	5月9日	5月11日	5月13日	5月15日	5月17日	5月18日	5月19日
ORF1ab 基因	32.60	33.41	31.56	35.17	34.32	36.76	38.16	> 40
N 基因	31.67	32.17	34.47	33.26	32.67	34，52	37.29	38.97

4. 胸部影像学变化　见图 1-2 ～图 1-4。

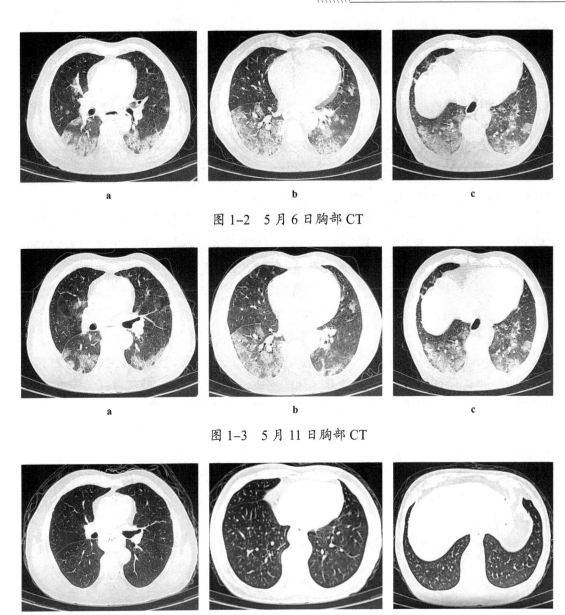

图1-2　5月6日胸部CT

图1-3　5月11日胸部CT

图1-4　5月18日胸部CT

（七）出院时情况

患者神志清，精神可，咳嗽咳痰轻微，动辄汗出，无胸闷气促，无腹痛、腹泻，胃纳可。胸部影像学显示，炎症明显吸收；连续两次鼻咽拭子核酸检测阴性。2022年5月20日出院。随访两周未见核酸复阳。

（八）案例讨论与分析

1. 辨证施治思路 本病属于中医学"疫病"范畴。重型新冠病毒感染由于疫毒致病，湿热互结，郁阻气机，枢机不利，气不运血，瘀血阻络，继而出现了邪气袭肺、壅肺、闭肺、毒损肺络、内闭外脱等临床演变过程。肺与大肠相表里，肺气不宣，腑气不降，合并阳明腑实，表现为腹胀、便秘；病情比较复杂，病机特点为"湿、热、毒、瘀、闭"，尚未达到脱证。病位主要在肺，与脾胃、大肠密切相关。

一诊时，考虑疫毒外侵，入半表半里的膜原，同时邪毒入肺病，在上焦气分，痰热壅肺，出现咳嗽、咳黄痰、乏力等症状，毒伤肺络则见咳血。肺与大肠相表里，痰热阻肺，肺气不降，势必影响大肠传导，致腑实热结，临床出现便秘。《明医指掌》中有言："大肠为肺之腑……而肺失清化之令，脏不受病而病其腑。"治疗上，痰热郁而化燥，导致腑气不通，会加重病情，故临床治疗主张清肺祛痰，通腑泄热。方取麻杏石甘汤、宣白承气汤、达原饮加减。《温疫论》云："客邪贵乎早逐。""不传则邪不去，邪不去则病不瘳，延缠日久，愈沉愈伏，多致不起。"麻杏石甘汤宣肺清热，开解肺郁。宣白承气汤"脏腑合治"，上宣肺气，下攻腑实，宣肺泄热，导滞通便，使腑气得通，肺气得宣，气机自调，则喘嗽诸症自平，为阳明温病肺气失宣、腑气不降而设。《温病条辨·中焦》云："喘促不宁，痰涎壅滞，右寸实大，肺气不降者，宣白承气汤主之。"《温疫论》达原饮透邪外出，开达膜原，辟秽逐邪。再加上侧柏叶、赤芍凉血止血。考虑病久入络，加用桃仁活血。

二诊时，患者大便已解，痰中带血丝好转，湿热蕴结上中二焦，病位在肺，湿浊毒邪郁肺，导致肺气失畅，枢机不利。以《金匮要略》麻杏苡甘汤加《医方类聚》神术散宣肺、化湿、透邪，《温疫论》达原饮辟秽逐邪，《伤寒瘟疫条辨》升降散升清降浊，调畅气机。再加上马鞭草、绵马贯众清热解毒，加强祛邪之力。

三诊时，患者症状持续好转，出现口苦，乏力，复查胸部CT有所改善，效不更方，加西洋参益气养阴。

四诊时，考虑患者久病脾胃虚弱，气阴不足，予健脾补肺、益气养阴扶正、清热化湿祛邪治疗。

五诊时，患者胸部CT基本恢复正常，恢复期见肺肾气阴两虚，营血亏损。予百合固金汤，金水并补，尤以润肺为主，滋养之中兼以清热凉血、宣肺化痰，阴血渐充，虚火自清，而收顾护肺阴之效。

2. 用药分析 这是一例中西医结合治疗的重型新冠病毒感染患者。西医治疗着重吸氧、抗病毒、增强免疫、抗炎、化痰、营养支持等。中医药治疗重症肺炎疗效明确。中医学认为，湿热疫毒侵袭，痰瘀互结，虚实夹杂，主要以病机、病位变化指导中药的治法应用，用药控制截断病情在气分，防止热入营血。如清热化湿、健脾益气固脱、凉血养阴、增液行舟等，可起到去除病邪，提高机体免疫功能，保护脏腑功能，减轻机体微循环障碍与抗组织纤维化程度等作用。同时，"六腑以通为用"，结合"肺合大肠"，从通腑宣肺、泻下里结入手，一旦燥实下泻，肺复宣降，则气顺喘平。逐出大肠之邪，既有利于恢复肠道组织和功能，又可减轻肺脏负担，从而改善肺循环，利于病灶清除。

3. 得失点 本案是中医药联合西医成功治疗新冠病毒感染重症患者案例。我们发现，重症患者的免疫功能降低很快，当感染加重后，炎症因子会过量释放，多种协同作用会加剧炎症反应，并形成炎性反应网络，引起全身炎症反应综合征，导致新冠病毒感染患者病情进行性加重。若治疗不及时，会出现"炎症风暴"的可能，甚至引起多器官功能障碍。

我们及时运用中医药干预，以扶正祛邪，标本兼治。前期治疗以祛邪为主，予清热化湿、宣肺通腑为主；后期以扶正为主，给予补肺益肾，健脾化痰，祛邪同时匡扶正气，纠正炎症网络平衡紊乱，改善细胞免疫系统功能，抑制炎性因子释放，从而快速消除炎症，恢复免疫功能，促进患者早日康复。

（上海中医药大学附属曙光医院陈麒整理）

二、新冠病毒感染危重型案

（一）一般资料

陈某，男，90岁。救治于上海市老年医学中心定点医院，住院号：30×××××7。入院时间：2022年4月24日；出院时间：2022年5月14日；住院天数：21天。

（二）入院前情况

主诉"发现核酸异常1天"入院。2022年4月24日发现核酸异常，无发热、咳嗽咳痰、咽痛、呼吸困难等，由"120"转运至我院普通病房。

新冠疫苗接种史：未接种疫苗。

既往史：患者长期卧床，既往有高血压、冠心病、脑梗死个人史，阿尔茨海默病病史。家属否认有其他内科疾病史。

（三）入院时情况

入院时患者痴呆状，嗜睡，呼之可睁眼，气平，有自主咳嗽，咳痰，痰不多，色黄白相间，二便如常。

体格检查：体温36.5℃，心率73次/分，呼吸20次/分，血压140/90mmHg。指脉血氧饱和度95%（不吸氧）。患者痴呆状，嗜睡，呼之可睁眼，无法对答，查体无法配合，形体消瘦，四肢挛缩，营养状态差，面色萎黄，双侧瞳孔等大等圆，对光反射存在，呼吸平稳，口唇无发绀，颈软，颈静脉无明显怒张，气管居中，双侧胸廓运动对称，两肺呼吸音粗，右下肺呼吸音低，右下肺叩诊浊音，无明显干湿啰音。心率73次/分，律齐，心脏各瓣膜区未闻及病理性杂音。舟状腹，全腹软，无压痛和反跳痛，肝脾肋下未及，肠鸣音偏低3～4次/分，双下肢无浮肿。舌质偏红，舌苔薄黄腻，脉细滑。

（四）入院诊断

1.西医诊断
（1）新冠病毒感染（普通型）。

（2）冠状动脉粥样硬化性心脏病。

（3）高血压。

（4）脑梗死个人史。

（5）阿尔茨海默病。

2. 中医诊断

疫病，湿毒郁肺证。

（五）诊疗经过

患者入院后给予小分子抗病毒药物利托那韦片，300mg/100mg，每12小时1次，口服，连服5天。连花清瘟颗粒1袋，每日3次。常规鼻导管吸氧3～5L/min。胸腺肽和白蛋白行支持对症处理。

4月26日晚，患者突发血氧饱和度降低至80%，伴发热，体温39.6℃，无四肢抽搐，呼之有反应，气促，呼吸困难，两肺呼吸音减低，心率107次/分，血压136/72mmHg，呼吸36次/分。血气分析结果：酸碱度7.21，二氧化碳分压41mmHg，氧分压52.1mmHg，碱剩余-5.3mmol/L，乳酸2.3mmol/L。给予充分吸痰、经鼻高流量湿化氧疗（80%～90%，40～50L/min），指脉血氧饱和度恢复至95%。同时给予物理降温、扩容、抗生素等治疗。经治疗患者虽热退，但其他症状改善不明显，经鼻高流量湿化氧疗维持中。

4月29日血气分析显示：酸碱度7.28，二氧化碳分压39mmHg，氧分压47.1mmHg，碱剩余-4.5mmol/L，乳酸4.3mmol/L，血氧饱和度56%，紧急转入ICU。转入时患者嗜睡，呼之不应，形体消瘦，四肢挛缩，口唇末梢发绀，指脉血氧饱和度持续下降（80%～90%），予经鼻高流量湿化氧疗不能改善，指脉血氧饱和度70%～80%，溲黄，大便未解，舌苔黄腻，舌质红，脉细弱。英国国家早期预警（NEWS）评分10分。予行紧急气管插管，呼吸机辅助通气（同步间歇指令通气模式，潮气量430mL，吸入氧浓度60%，呼气末正压7cm H_2O，自主呼吸压12cm H_2O），经纤支镜吸痰，吸出大量黄黏痰；开放深静脉；留置胃管；扩容纠酸等。复查血气分析显示：酸碱度7.42，二氧化碳分压37.3mmHg，氧分压115mmHg，碱剩余-0.78mmol/L，乳酸3.1mmol/L，血氧饱和度99%。

更正西医诊断：①新冠病毒感染（危重型）。②呼吸衰竭，成人呼吸窘迫综合征。③冠状动脉粥样硬化性心脏病。④高血压。⑤脑梗死个人史。⑥阿尔茨海默病。

更正中医诊断：疫病（危重型），内闭外脱，热毒闭肺证。

4月30日胸部CT显示：两肺散在炎症渗出，两侧胸腔积液伴下肺部分实变不张，心包少量积液；头颅CT显示：老年脑，脑内少许腔隙性脑梗死，副鼻窦炎。5月2日行床旁微创气管切开术，手术顺利，气管切开处连接呼吸机。5月3日行右侧胸腔穿刺引流术，引流淡黄色胸腔积液200mL；床旁胸片显示：两肺炎症渗出伴两侧胸腔积液，请结合临床及胸部 CT 随访。5 月 9 日成功脱机，改气管切开套管内吸氧，间断连接呼吸机。5 月 11 日床旁胸片显示：两肺炎症渗出伴两侧胸腔积液，右肺病变较 5 月 3 日好转、左下肺部分实变。5 月 24 日胸部 CT 显示：两肺散在炎症渗出，较 4 月 30 日部分吸收，部分稍进展，两侧胸腔少量积液伴下肺部分实变不张，心包少量积液，较前有吸收，冠脉病变。

1. 西医诊疗方案

（1）氧疗过程：2022 年 4 月 24 日鼻导管吸氧 3～5L/min。4 月 26～29 日经鼻高流量湿化氧疗（80%～90%/40～50L/min）呼吸支持；4 月 29 日气管插管机械通气模式为同步间歇指令通气模式，潮气量 430mL，吸入氧浓度 60%，呼气末正压 7cm H_2O，自主呼吸压 12cm H_2O；4 月 30 日修改呼吸机模式为双水平气道正压通气模式，吸入氧浓度 50%，呼气末正压 6cm H_2O，压控模式时吸气压力 18cm H_2O，自主呼吸压 12cm H_2O。5 月 2 日行床旁微创气管切开术，手术顺利，呼吸机支持双水平气道正压通气模式参数不变；5 月 9 日脱机，气管套管内吸氧，5L/min，夜间间断双水平气道正压通气模式，5 月 11 日起至出院，气管套管内吸氧，3～5L/min。

（2）排痰治疗：多次支气管镜下吸痰；俯卧位通气，每天大于 16 小时。

（3）抗病毒治疗：奈玛特韦片 / 利托那韦片 300mg/100mg，口服，每 12 小时 1 次，连服 5 天。

（4）抗炎治疗：注射用甲泼尼龙琥珀酸钠 40mg，静脉推注，每日 2 次，连服 3 天。

（5）抗感染治疗：美罗培南 1g，静脉滴注，每 8 小时 1 次；盐酸万古霉素 0.5g，静脉滴注，每 12 小时 1 次，连服 5 天。

（6）免疫治疗：胸腺法新 1.6mg，皮下注射，每日 1 次。

（7）抗凝治疗：低分子量肝素钙注射液 2500IU，皮下注射，每日 1 次。

（8）营养支持：人血白蛋白 10g，静脉滴注，每日 2 次；肠内营养乳剂 500mL，鼻饲，每日 1 次。

（9）其他：奥美拉唑 40mg，静脉推注，每日 1 次。5 月 3 日行右侧胸腔穿刺引流术，引流淡黄色胸腔积液 200mL。

2. 中医诊疗方案

（1）2022 年 4 月 29 日一诊：患者嗜睡，呼之不应，形体消瘦，四肢挛缩，口唇末梢发绀，手足欠温，无发热，痰多色黄白黏腻量多，呼吸急促，溲黄，大便闭结，多日未解，苔薄黄腻，舌质红（插管前），脉细弱。四诊合参，证属疫病（危重型），内闭外脱、热毒闭肺证。治法：化痰祛浊，益气固脱。予参附汤、葶苈大枣泻肺汤、千金苇茎汤加减。拟方如下：人参 15g，附子 12g，生黄芪 30g，麦冬 20g，冬瓜子 20g，薏苡仁 30g，芦根 20g，金荞麦 20g，石菖蒲 10g，路路通 10g，桔梗 6g，川芎 10g，郁金 10g，苍术 10g，地龙 9g，炙甘草 6g，葶苈子 15g（包煎），生大黄 6g（后下）。5 剂（2022 年 4 月 30 日～5 月 4 日）。水煎 100mL，每日 1 剂，早晚分两次胃管注入。大承气汤灌肠拟方如下：生大黄 30g（后下），芒硝 10g（后下），厚朴 20g，枳实 10g。5 剂（2022 年 4 月 30

日～5月4日）。水煎200mL，每日1剂，早晚分2次灌肠。醒脑静20mL，静脉滴注，每日1次。

（2）2022年5月5日二诊：患者神志较前转清，呼之有反应，反应仍迟钝，气管切开，呼吸机辅助通气中，口唇无发绀，无发热，痰量减少，色黄白相间，黏腻，尿量正常，大便通畅，每日1～2次，质糊，色黄，双下肢皮肤仍有青紫，略浮肿。舌质淡红，舌苔薄白，脉细滑。治拟益气固本，涤痰醒脑。参附汤、千金苇茎汤、涤痰汤加减。拟方如下：人参15g，附子9g，生黄芪30g，麦冬20g，炙甘草6g，冬瓜子20g，薏苡仁30g，芦根20g，金荞麦20g，石菖蒲10g，路路通10g，桔梗6g，瓜蒌皮10g，川芎10g，郁金10g，苍术10g，天竺黄20g，胆南星6g，鱼腥草15g，黄芩10g，生大黄6g（后下），葶苈子15g（包煎）。5剂（2022年5月5～9日）。水煎100mL，每日1剂，早晚分2次胃管注入。安宫牛黄丸，鼻饲，每次1丸，每日2次。醒脑静20mL，静脉滴注，每日1次。

（3）2022年5月9日三诊：患者成功脱机，改气管切开套管内吸氧，间断连接呼吸机双水平气道正压通气模式。患者痴呆状，嗜睡，呼之有反应，能睁眼，气道内分泌物明显减少，无发热，无气急喘促，口唇以及末梢发绀明显好转，二便正常，舌苔薄白，舌质淡红，脉滑数。治拟益气固本，涤痰醒脑。原方剂量加大，继治，拟方如下：人参30g，附子6g，生黄芪30g，麦冬20g，炙甘草6g，冬瓜子20g，薏苡仁30g，芦根20g，金荞麦30g，石菖蒲10g，路路通10g，桔梗6g，瓜蒌皮10g，川芎10g，郁金10g，苍术10g，天竺黄30g，胆南星6g，鱼腥草30g，黄芩20g，生大黄6g（后下），葶苈子15g（包煎）。5剂（2022年5月10～14日）。水煎100mL，每日1剂，早晚分2次胃管注入。安宫牛黄丸，鼻饲，每次1丸，每日2次。醒脑静40mL，静脉滴注，每日1次。

（六）疗效评估

1. 体温变化趋势　患者入院后体温变化如下图（图2-1）。

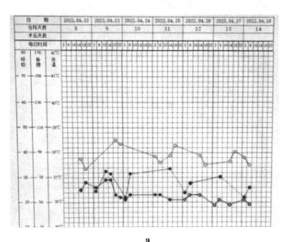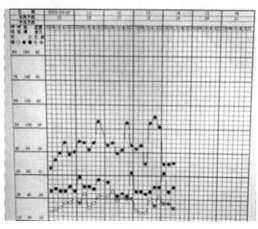

a　　　　　　　　　　　　　b

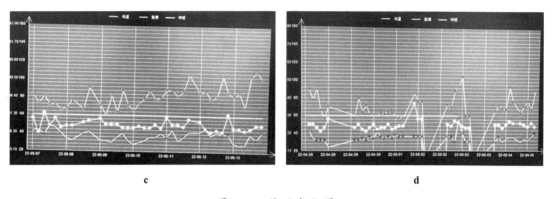

c   d

图 2-1 体温变化图

2. 主要症状变化 患者属于新冠病毒感染危重型，初入院时无明显症状，两天后出现发热、咳嗽、咳痰不畅，并且逐步出现低氧血症、呼吸困难，常规吸氧和高流量吸氧不能纠正，伴有神昏、黄痰、便闭、肢厥、脉微等内闭外脱、热毒闭肺的症状表现，经过中西医结合治疗，患者神志转清，呼吸道症状明显改善，呼吸窘迫综合征纠正，症状好转出院。

3. 辅助检查指标变化

（1）影像学变化：4 月 30 日胸部 CT 表现为两肺散在炎症渗出，两侧胸腔积液伴下肺部分实变不张，心包少量积液（图 2-2）。5 月 24 日胸部 CT 表现为两肺散在炎症渗出，较 4 月 30 日部分有吸收，部分稍进展，两侧胸腔少量积液伴下肺部分实变不张，心包少量积液，较前有吸收；冠脉病变（图 2-3）。5 月 3 日床旁胸片表现为两肺炎症渗出伴两侧胸腔积液（图 2-4）。5 月 11 日床旁胸片表现为两肺炎症渗出伴两侧胸腔积液，右肺病变较 5 月 3 日好转，左下肺部分实变（图 2-5）。

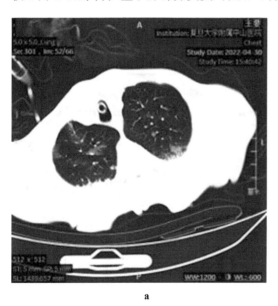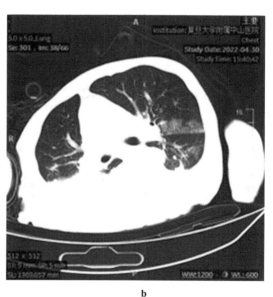

a   b

图 2-2 4 月 30 日胸部 CT

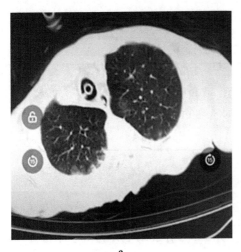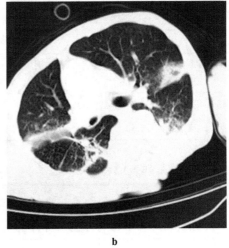

a   b

图 2-3　5 月 24 日胸部 CT

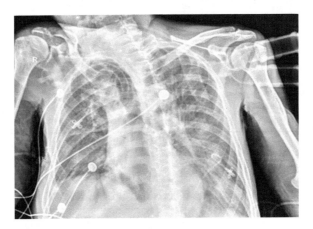

图 2-4　5 月 3 日床旁胸片

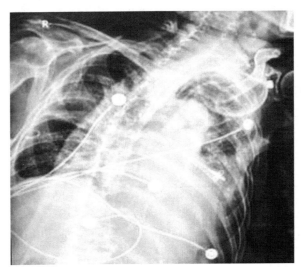

图 2-5　5 月 11 日床旁胸片

（2）核酸变化列表（表2-1）

表2-1 核酸变化列表

项目	4月27日	4月29日	5月2日	5月5日	5月8日	5月9日	5月10日	5月11日	5月12日	5月13日
ORF1ab	24.07	28.23	25.62	33.17	36.99	30.16	33.00	33.60	36.52	阴性
N基因	22.23	25.83	25.59	33.74	（-）	30.91	34.33	32.83	37.08	阴性

（3）血气分析列表（表2-2）

表2-2 血气分析列表

项目	4月26日	4月27日	4月29日	4月30日	5月9日	5月10日	5月12日	5月13日	5月14日
酸碱度	7.21	7.28	7.42	7.36	7.504	7.448	7.506	7.489	7.515
二氧化碳分压	41	39	37.3	28.9	39.8	41.5	37.9	39.8	38.4
氧分压	52.1	47.1	115	126	167	101.6	158.3	158.2	142.2
动脉血氧饱和度	70	56	99	99	100	100	100	100	100
碱剩余	-5.3	-4.5	-0.78	-3	6.96	6.83	-3.07	3.73	5.69
乳酸	2.3	4.3	3.1	2.1	1.2	1.0	< 1	1.5	< 1

（4）血常规、凝血时间列表（表2-3）

表2-3 血常规、凝血时间列表

日期	白细胞	中性粒细胞	淋巴细胞	血红蛋白	血小板	降钙素原	C反应蛋白	纤维蛋白原	D-二聚体
4月26日	10.6	90.1	5.5	115	81	15	144.2	490	0.98
4月29日	11.3	96.1	1.4	119	62	4.4	134.1	567	1.87
5月5日	9.3	86.2	5.8	89	62	0.5	139.4	473	2.03
5月7日	10.5	91.3	3.5	83	75	0.3	124.5	2.03	399
5月12日	13.2	89.2	5.0	69	110	0.9	105.6	1.66	393

（七）出院情况

5月14日患者连续48小时核酸达标，病情好转，考虑新冠病毒感染治愈出院。出院时患者嗜睡，痴呆状，呼之有反应，能睁眼，无法正常对答，无法配合检查，气管切开中，气道内分泌物不多，套管内常规吸氧，动脉血氧饱和度97%～100%，无发热，无咳嗽咳痰，无胸闷气促，无腹痛腹泻，留置胃管中，鼻饲进食，面色萎黄，口唇偏干，二便正常，舌苔薄白，舌质淡偏干，脉细滑，胸部影像学显示炎症明显吸收。肺脾两虚，四君子汤合玉屏风散加减，出院带药拟方如下：太子参30g，白茯苓10g，炒白术15g，防风12g，炙黄芪30g，荆芥10g，麦冬20g，金荞麦30g，薏苡仁30g，当归10g，益智仁10g，煅牡蛎15g，女贞子6g，炙甘草6g。7剂（2022年5月14～20日）。水煎100mL，每日1剂，早晚分2次胃管注入。出院西医诊断：①新冠病毒感染（危重型）。②呼吸衰竭，成人呼吸窘迫综合征。③冠状动脉粥样硬化性心脏病。④高血压。⑤脑梗死个人史。⑥阿尔茨海默病。出院中医诊断：疫病（恢复期），肺脾气虚证。随访两周未见核酸复阳。

（八）案例讨论与分析

1. 辨证施治思路　新冠病毒感染，属中医学"疫病"之范畴，具有传播速度快、病情发展变化快的特点。尤其是具有基础疾病的高龄患者，其基础疾病往往数病在身，免疫力差，营养状态不佳，突然遭受外界病毒入侵打击，病情进展恶化演变迅速，病情错综复杂，热毒、腑实、痰湿、血瘀为主为实，正气不固，气血不足为虚，危重时易出现厥脱，阳气外脱。

"疫病"的演变过程是正邪对立斗争的过程，也是虚实变化的过程，特别容易出现内闭外脱的表现，内闭则热毒闭肺，毒闭于内，更可出现神昏等危重证候，热毒内盛，必以通腑泄毒、泻肺化痰、涤痰醒脑之法治之，如各类承气汤或（和）单味生大黄通腑泄毒，葶苈子重在泻肺，千金苇茎汤方重在化痰，涤痰汤方、醒脑静、安宫牛黄丸涤痰醒脑；外脱则热病易伤阴液，湿邪易伤阳气，疾病发展至后期，正气日渐不足，甚至正气大衰，亡阴亡阳，出现脱证。固脱法是通过固摄阳气，以急救正气虚脱的方法，在《黄帝内经》中已经明确提出外感热病如正气大虚可导致死亡，如《素问·玉版论要》说："病温虚甚死。"这种正气大虚就是阳气外脱，治疗必采取回阳固脱、益气敛阴之法，常以参附汤、四逆汤回阳救逆，人参、黄芪等大补元气，益气固本；附片回阳救逆；麦冬收敛津气；龙骨、牡蛎固摄。

该患者入院时虽然症状体征均不明显，仅因核酸阳性收住入院，但是患者核酸CT值低，表明病毒浓度高，加之患者高龄，基础疾病多，免疫力低下，长期卧床，生活不能自理，营养状态不佳，脑梗死后四肢挛缩，阿尔茨海默病等，导致病情进展迅速，故出现厥脱的危重症表现。

一诊时患者呼之不应，反应迟钝，口唇末梢发绀，手足欠温，呼吸急促困难，喉间痰多，色黄白相间，黏腻，无自主咳嗽能力，大便闭结，多日未解，溲黄，插管前见苔薄黄腻，舌质红，脉细弱，紧急插管，机械通气，扩容升压等抢救。内闭外脱，热毒闭肺，人参、附子、黄芪、麦冬益气回阳固脱敛津，葶苈子泻肺，千金苇茎汤等联合大承气汤灌肠，清脏腑热，泻肺化痰。静脉滴注醒脑静醒脑开窍。

二诊时患者已气管切开，呼吸机辅助通气，俯卧位通气，反复支气管镜吸痰，痰色黄白相间，黏腻，痰量减少，神志较前好转，呼之有反应，无发热，大便通畅，每日 1～2 次，糊状质黄，双下肢皮肤青紫，略浮肿，舌苔薄白，舌质淡红，脉细滑。患者依然是正气外脱的症状，证属内闭外脱，热毒内闭，药后排痰畅、痰量减少，大便畅通，皮肤虽青紫，但手足温，前方已见效，经国医大师严世芸教授指导，加用豁痰醒神开窍药物，如天竺黄、胆南星联合石菖蒲、人参，取涤痰汤之意，共奏豁痰清热、利气补虚之功；用黄芩、鱼腥草、瓜蒌皮，可使清热化痰药物力量增强。安宫牛黄丸鼻饲，加重醒脑开窍的力量。

三诊时患者已成功脱机，气管切开，气管套管内吸氧，气道内分泌物明显减少，无发热，无气急喘促呼吸困难症状，口唇末梢发绀未见，神志转清，虽嗜睡状态，但呼之有反应，可睁眼，二便正常，舌苔薄白，舌质淡红，脉滑数。脱证已除，转危为安，治疗以扶正醒脑为主，祛邪泄毒为辅。前方基础上人参加至 30g，附子改为 6g，金荞麦加至 30g，天竺子加至 30g，鱼腥草加至 30g，黄芩加至 20g。醒脑静改为 40mL，静脉滴注，每日 1 次。

2. 用药分析 这是一例中西医结合成功救治新冠病毒感染危重型的案例，对于危重型患者而言，生命体征及内环境的稳定支撑，呼吸机支持治疗和有效的气道管理，俯卧位通气，营养支持，基础疾病的有效治疗，必不可少，在此基础上各阶段中医药的有效介入，最终达到危重症患者康复的目的。

扶正与祛邪是重点，扶自身正气，祛新冠外邪，疫毒外邪为主要病因，也涉及毒、热、湿、痰、瘀、虚等因素；其病位在肺、在脾，与大肠、心密切相关。病易入络，出现纤维化表现。

正气外脱，宜益气固脱，回阳救逆，以人参、黄芪、附片为主，重用早用为佳。热毒内闭，宜清肺热、痰热、胃热、三焦热，以安宫牛黄丸、醒脑静、犀角地黄汤、涤痰汤、白虎汤为主；同时兼顾肺肠同治的原则，泻肺通腑，药用葶苈子、生大黄、大承气汤等，以通为用。特别是生大黄的应用，剂量可以用至 15～30g，甚至 60g，鼻饲、口服、灌肠均可使用，注意不宜久用，腑通后减量或者停用，注意容量的补充和电解质的补充。在危重症患者中经常出现腹胀、便秘、胀气，胀气可由呼吸机、肌松剂引起，低钾也可导致肠蠕动减弱，通腑可贯穿于整个治疗过程。久病入络，祛瘀通络药物如川芎、丹参、赤芍、地龙等，也应随证应用，及早应用，以减缓减少肺纤维化的可能。

3. 得失点 本案是一则中西医结合、中医药及时干预的成功案例。中医药介入越早，越能发挥出优势，对于新冠病毒感染危重型，重点在于扶正祛邪，祛邪和扶正要很好地结合，全面兼顾，分清主次。

中西医结合，优势互补，疗效显著，最终达到"1+1 > 2"的效果。

（上海中医药大学附属龙华医院林琳整理）

三、新冠病毒感染普通型伴不完全肠梗阻、二氧化碳潴留案

（一）一般资料

曹某，女，78 岁，住院号：22×××7。

入院时间：2022 年 5 月 22 日；出院时间：2022 年 6 月 6 日；住院天数：15 日。

（二）入院前情况

患者长期居住于养老院，2022 年 5 月 17 日行新冠病毒核酸筛查发现新冠病毒核酸检测阳性，伴咳嗽、咳痰，为白黏痰，无心慌胸闷、气促、呼吸困难等不适，送至隔离点进行集中隔离，予中药（具体不详）治疗，患者仍有咳嗽、咳痰，咳嗽较前好转，咳痰明显，多次复查新冠病毒核酸检测仍为阳性，遂转入我院继续治疗。

既往高血压病史，服用缬沙坦控制，效果不详，否认肝炎病史。糖尿病病史 10 年，胰岛素控制每日胰岛素总量 32U，血糖情况不良。否认冠心病病史，否认哮喘史。睡眠不佳，养老院长期给予奥氮平、富马酸喹硫平每日各 1 片控制。

新冠疫苗接种史：无。

（三）入院时情况

患者本次发病以来，精神尚可，无发热，无咳嗽咳痰，无胸闷气促，胃纳一般，睡眠可，大便 3 日一行，干结，小便正常。

体格检查：体温 36.4℃，心率 82 次 / 分，呼吸 21 次 / 分，血压 140/92mmHg。血氧饱和度 98%，身高 162cm，体重 82.5kg，体重指数 31.43。神志清楚，推入病房，被动体位，右下肢活动受限，屈髋体位。神志清，呼吸平，精神一般，心肺暂未听诊，腹软，肝脾肋下未触及，全腹无明显压痛及反跳痛，双下肢无明显浮肿。舌淡红，苔薄黄腻。

（四）入院诊断

1. 西医诊断

（1）新冠病毒感染（普通型）。

（2）高血压2级（中危）。

（3）2型糖尿病。

（4）睡眠障碍。

（5）不完全肠梗阻。

2. 中医诊断

疫病，湿毒犯肺证。

（五）诊疗经过

5月22日入院后给予完善相关化验，鼻导管吸氧3L/min，动态血糖监测。5月22日血气分析：酸碱度7.34，二氧化碳分压7.10kPa，氧分压9.84kPa，血氧饱和度94.6%。凝血功能：纤维蛋白原4.34g/L，D-二聚体0.74μg/mL。糖化血红蛋白11.1g/dL。给予奈玛特韦片/利托那韦片抗病毒，胰岛素控制血糖，胸腺法新调节免疫，低分子量肝素钙注射液抗凝，缬沙坦控制血压，羧甲司坦化痰，左氧氟沙星抗感染。奥氮平、喹硫平改善睡眠。

2022年5月30日血气分析提示：碱剩余18.8mmol/L，二氧化碳分压9.70kPa，血氧饱和度97.3%，酸碱度7.44，碳酸氢根45.4mmol/L，乳酸1.1mmol/L。血常规：白细胞计数$8.95×10^9$/L，中性粒细胞百分比90.1%，C反应蛋白51.95mg/L。提示二氧化碳潴留，给予高流量吸氧改善肺通气功能，精氨酸纠正酸碱平衡，加用头孢哌酮钠舒巴坦钠抗感染，二羟丙茶碱解痉平喘治疗，布地奈德、沙丁胺醇雾化吸入。2022年5月31日血气分析：碱剩余12.7mmol/L，二氧化碳分压7.42kPa，血氧饱和度100%，酸碱度7.45，碳酸氢根38.4mmol/L。患者二氧化碳潴留改善。继续大承气汤灌肠，大黄粉、芒硝混合外敷腹部。加用莫沙必利、双歧三联活菌胶囊，使用利福昔明调节肠道菌群，促进胃肠动力。

2022年5月31日血糖24.45mmol/L，给予胰岛素泵推控制血糖。中药行气导滞通便。

2022年6月4日患者大便一日两行，腹软，无胸闷气促，叩诊无鼓音，停用高流量吸氧，改鼻导管吸氧3L/min。给予苏子降气汤合厚朴三物汤，至核酸转阴出院。

1. 西医治疗方案

（1）氧疗过程：入院时鼻导管3L/min，5月26日改面罩吸氧8L/min，5月30日高流量吸氧，6月4日鼻导管3L/min。

（2）抗病毒治疗：奈玛特韦片300mg口服，每12小时1次；利托那韦片100mg口服，每12小时1次（5月22～26日）。

（3）抗感染治疗：头孢哌酮钠舒巴坦钠 3g，静脉滴注，每 8 小时 1 次（5 月 1～11 日）；左氧氟沙星 0.5g，静脉滴注（5 月 23 日）；利福昔明 0.4g 口服，每日 2 次（6 月 1～6 日）。

（4）免疫治疗：胸腺法新 1.6mg，皮下注射，隔日 1 次。

（5）抗凝治疗：低分子量肝素钙注射 4100IU，皮下注射，每日 1 次。

（6）营养支持：脂肪乳氨基酸、人血白蛋白、维生素 C。

（7）其他：缬沙坦、奥氮平、富马酸喹硫平、羧甲司坦、赖脯胰岛素、德谷胰岛素、二羟丙茶碱、奥美拉唑、乙酰半胱氨酸、布地奈德、左沙丁胺醇、双歧杆菌三联活菌、莫沙必利。

2. 中医治疗方案

（1）2022 年 5 月 26 日一诊：患者精神差，3 日无大便，无胸闷气急，无咳，稍有白痰，无腹痛，胃纳较差，睡眠尚可，心电监护显示心率 99 次/分，动脉血氧饱和度 92%，血压 75/39mmHg，腹部膨隆，全腹胀满，叩诊为鼓音，无压痛及反跳痛，双下肢无浮肿。舌红，苔薄黄根腻（见附录彩色图图 3-1）。治拟黄芩黄连泻心汤，辛开苦降，调畅气机，拟方如下：金银花 15g，马鞭草 30g，西洋参 40g，黄芩 15g，黄连 6g，陈皮 15g，紫菀 15g，芦根 30g，浙贝母 15g，桑白皮 15g，葶苈子 30g，杏仁 15g，前胡 15g，茯苓 30g，薏苡仁 30g，瓜蒌皮 15g，莱菔子 30g，枳壳 9g，甘草 3g，牛蒡子 9g，佛手 6g。2 剂（2022 年 5 月 26～27 日）。水煎服 200mL，每日 1 剂，早晚分 2 次服用，饭后 30 分钟温服。大承气汤灌肠拟方如下：大黄 15g（后下），厚朴 20g，枳实 15g，芒硝 15g。3 剂（2022 年 5 月 26～28 日）。水煎 500mL，每 250mL 灌肠一次。

（2）2022 年 5 月 28 日二诊：患者面罩吸氧 5L/min，鼻饲中，导尿中，无气促，无发热，无咳嗽咳痰。灌肠后有少量黄色糊状大便，量约 100mL。患者神志欠清，不能对答，生命体征平稳，腹部仍较膨隆，质软，无压痛及反跳痛，双下肢无浮肿。舌诊不能配合。血气分析：酸碱度 7.28，二氧化碳分压 9.70kPa，血氧分压 14.60kPa，血氧饱和度 98.6%。提示二氧化碳潴留，暂降低氧流量至 3L/min。外科医生会诊后排除器质性肠梗阻，考虑肠麻痹，继续石蜡油鼻饲、扩肛。患者长期胃肠功能紊乱、习惯性便秘，既往服用番泻叶导泻，给予番泻叶 15g 泡饮，给予六磨汤加减行气化湿，健脾导滞，拟方如下：金银花 15g，西洋参 20g，陈皮 12g，紫菀 15g，芦根 30g，茯苓 30g，甘草 3g，牛蒡子 9g，槟榔 9g，九香虫 9g，木香 12g，乌药 9g，大黄 12g（后下），枳壳 12g，厚朴 9g，莱菔子 12g，黄芪 30g，人参 30g。4 剂（2022 年 5 月 28～31 日）。水煎服 200mL，每日 1 剂，早晚分 2 次服用，饭后 30 分钟温服。

（3）2022 年 5 月 30 日三诊：刻下患者鼻导管吸氧 3L/min，鼻饲中，导尿中，无气促，无发热，无咳嗽咳痰。每日灌肠后有少量黄色糊状大便，量为 50～100mL。神志欠清，不能对答，生命体征平稳，腹部仍较膨隆，质软，无压痛及反跳痛，双下肢无浮肿。舌诊不配合。给予大黄 200g+ 芒硝 200g，外敷腹部，同时大承气汤灌肠一日两次，拟方如下：大黄 15g（后下），川厚朴 20g，枳实 15g，芒硝 15g。3 剂（2022 年 5 月 30 日～6 月 1 日）。水浓煎，取汁 500mL，早晚各 250mL 灌肠。

（4）2022年6月1日四诊：刻下患者高流量吸氧中，神志转清，无气促气急，无发热，无咳嗽咳痰。每日均有2～3次黄色糊状大便，总量为600～800mL。腹部膨隆好转，叩之仍有少许鼓音。舌淡红，苔薄微黄。给予中药和中行气导滞，拟方如下：砂仁6g（后下），豆蔻9g，莱菔子30g，木香10g，枳壳20g，枳实20g，大黄15g（后下）。2剂（2022年6月1～2日）。水煎服200mL，每日1剂，早晚分2次服用，饭后30分钟温服。

（5）2022年6月3日五诊：患者可简单对答，自诉腹胀减轻，偶有咳嗽，少量白痰，仍鼻饲中。每日2～3次黄色糊状大便，总量500～800mL。腹部无膨隆，无肌紧张，双侧上肢可活动，下肢活动受限。舌淡红，苔薄微黄。给予大承气汤灌肠每日1次，香砂六君子汤加减健脾行气，拟方如下：继续大黄200g＋芒硝200g，外敷腹部。砂仁6g（后下），豆蔻9g，莱菔子30g，木香10g，枳壳20g，枳实20g，大黄15g（后下），党参30g，茯苓15g，白术20g，炙甘草6g，火麻仁30g，陈皮10g，半夏10g。3剂（2022年6月3～5日）。水煎服200mL，每日1剂，早晚分2次服用，饭后30分钟温服。

（6）2022年6月5日六诊：今日查房，患者自诉无不适，无腹胀，无明显咳嗽，偶有少量白痰。每日2～3次黄色糊状大便，总量为600～800mL。24小时尿量3350mL。舌淡红，苔薄微黄。给予香砂六君子汤合厚朴三物汤加减，降气疏壅，化痰平喘，润肠通便。患者核酸两次阴性，病情好转，于6月6日出院，拟方如下：砂仁6g（后下），木香10g，枳壳20g，枳实20g，大黄15g（后下），党参30g，茯苓15g，白术20g，炙甘草6g，陈皮10g，川厚朴20g，紫苏子10g，半夏10g。7剂（2022年6月6～10日）。水煎服200mL，每日1剂，早晚分2次服用，饭后30分钟温服。

（六）疗效评估

1. 临床特点 患者属于基础疾病重型，长期卧床，体形肥胖，胃肠功能紊乱，老年习惯性便秘，入院后出现麻痹性肠梗阻，肠胀气明显，进而出现呼吸衰竭、二氧化碳潴留，经过中西医结合治疗，大便通畅，腹胀消失，呼吸功能恢复正常出院。

2. 影像学变化 2022年5月25日腹部彩超：肝、脾、肾未见占位，胰腺因肠气干扰，显示不清晰，胆囊充满结石。给予面罩吸氧8L/min；氯化钾注射液鼻饲补钾；脂肪乳氨基酸葡萄糖溶液1000mL，维生素C注射液5g，每日1次，扩容营养支持，大承气汤灌肠，石蜡油口服，及胃肠减压、扩肛排气。

2022年5月26日腹部CT提示肠管积气扩张，请外科会诊，考虑肠麻痹引起的不完全性肠梗阻。

2022年5月23日胸部CT（图3-2）：①右肺中叶内侧段及左肺上叶下舌段渗出或节段性肺不张，两侧少许胸腔积液，请复查。②肺动脉干增粗，冠脉少许钙化。

2022年5月26日腹部CT检查报告（图3-3）：①双肾多发囊肿，左侧肾上腺增粗。②腹腔肠管积气扩张。

2022年5月30日胸部CT检查报告（图3-4）：①两肺多发病毒性肺炎伴吸入性肺炎，

较5月23日进展，两侧少许胸腔积液，请治疗后复查。②肺动脉干增粗，冠脉少许钙化。

2022年5月30日腹部CT检查报告（图3-5）：①双肾多发囊肿，左侧肾上腺稍增粗。②腹腔肠管积气积粪，请结合临床随访。③腰椎金属内固定中。

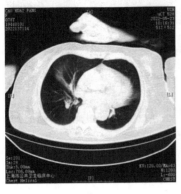 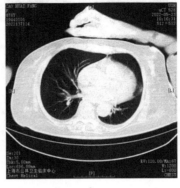 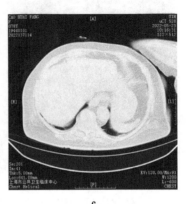

a　　　　　　　　　　b　　　　　　　　　　c

图3-2　5月23日胸部CT

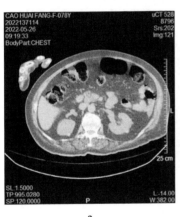 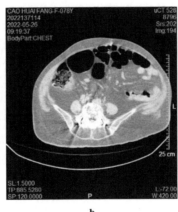 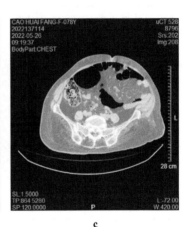

a　　　　　　　　　　b　　　　　　　　　　c

图3-3　5月26日腹部CT

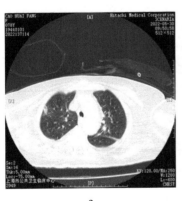 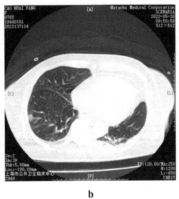 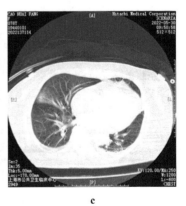

a　　　　　　　　　　b　　　　　　　　　　c

图3-4　5月30日胸部CT

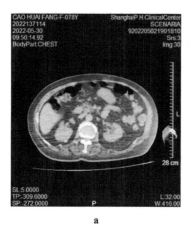
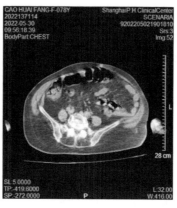
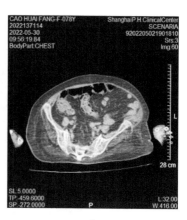

图 3-5 5 月 30 日腹部 CT

3. 生化指标变化 （表 3-1～表 3-4）

表 3-1 血气分析

项目	5 月 23 日	5 月 28 日	5 月 30 日	6 月 2 日	6 月 6 日
剩余碱（mmol/L）	1.9	4.3	18.8	7.2	8.3
二氧化碳分压（kPa）	7.1	9.7	9.7	7.07	8.21
血酸碱度	7.34	7.28	7.44	7.41	7.36
血氧饱和度（%）	94.6	98.6	99.1	99.9	99.3
碳酸氢根（mmol/L）	28.6	33.9	45.5	33.3	35

表 3-2 血常规、空腹血糖、C 反应蛋白

项目	5 月 23 日	5 月 27 日	5 月 31 日	6 月 2 日	6 月 6 日
白细胞计数（×10^9/L）	6.29	6.65	8.95	6.9	5.8
中性粒细胞百分比（%）	57.6	66.8	90.1	62.6	58.5
C 反应蛋白（mg/L）	18.12	23.3	51.95	6.49	5.07
空腹血糖（mmol/L）	11.1	16	25.45	7.17	8.26

表 3-3 凝血指标

项目	5 月 23 日	5 月 31 日	6 月 2 日	6 月 6 日
纤维蛋白原	4.34	4.08	3.65	2.87
D- 二聚体	0.74	3.07	1.06	0.49

表 3-4　核酸 CT 值变化

项目	5 月 23 日	5 月 26 日	5 月 28 日	6 月 1 日	6 月 3 日	6 月 6 日	6 月 6 日
N 基因	26.7	27.5	26.13	32.3	33.32	35.63	38.28
O 基因	23.22	28.11	28.47	34.35	37.82	—	—

（七）出院时情况

患者神志清楚，自诉无不适，无腹胀，无明显咳嗽，偶有少量白痰，二便通畅。连续两次新冠病毒核酸检测符合出院标准，患者于 2022 年 6 月 6 日出院。

（八）案例讨论与分析

1. 辨证施治思路　本例患者为老年肥胖女性，既往长期胃肠道功能紊乱，有习惯性便秘，靠番泻叶导泻通便。老年便秘常见原因较多，本例患者由于脾肾亏虚，正气不足，祛邪无力，加之本次感染新冠病毒后，导致肺气不降，气机进一步失常，气滞于中焦，腹胀如鼓，气促气急。故治疗以故护脾胃、调节升降为总纲。其中调气为主，宜宣肺气、升脾气、通腑气，以达到畅利三焦气机而调治便秘的目的；在调气的同时，还要注重补益五脏精气，在肺要宣肺理气，润肠通便，在脾要健运脾土，益气通便。

一诊时患者胸部 CT 提示两肺病毒性肺炎，咳痰稀薄白痰，大便三日未行，以大黄黄连泻心汤为主方，加用葶苈子、金银花、瓜蒌皮、牛蒡子、马鞭草、紫菀清热宣肺平喘，加用莱菔子、佛手、陈皮理气行气消胀。全方辛开苦降，共同完成气机疏通、宣发及排泄、降浊的全过程，调整机体的阴阳平衡，保证气机在人体内的正常循环，从而气胀得消。同时，联合大承气汤灌肠，以增强通腑功效。

二诊时患者腹胀明显，仍有大便不通，胸闷。给予六磨汤破气宽中通便，治疗气滞大便秘结而有热。肺与大肠互为表里，通过经脉相互络属，因此，大肠的传导功能要依赖于肺气的清肃下降。肺气清肃下降，大肠之气随之而降，从而使糟粕下行。如果肺失肃降，则大肠之气亦不下降，故导致大便秘结。六磨汤中加用金银花、陈皮、紫菀、牛蒡子、芦根宣肺利气，加用黄芪、人参健脾补气，西洋参养阴润燥，全方益气行气，宣肺宽中，养阴润燥，全方位治疗便秘。其中，厚朴与槟榔相伍，既可下有形之实满，又可散无形之痞满。"气贵于行，行则流通，不行则滞，滞则壅塞不通"，故二药合用，可共奏通肠降气之效。

三诊时患者二氧化碳潴留，外敷、口服、灌肠三管齐下。大黄、芒硝混合外敷，有泄热通便消胀的功效。

四诊时患者神志稍有清醒，大便已出，腹胀略有好转，但仍有气胀，给予砂仁、豆蔻、莱菔子和中理气，木香、枳壳、枳实、大黄行气导滞。

五诊时患者神志清楚，可以对答，腹胀便秘均显著改善，考虑患者长期脾胃功能紊乱，体形肥胖，偶有咳嗽白痰，证属脾气虚弱，选用香砂六君子汤健脾补气，理气和胃。加用豆蔻、莱菔子增强脾胃健运功能，枳壳、枳实、大黄、火麻仁泄热通便，除满消痞。

六诊时患者已自诉无不适，给予香砂六君子汤合厚朴三物汤加减，降气疏壅，化痰平喘，润肠通便。厚朴三物汤以厚朴为主，行气泄满，大黄、枳实泄热导滞。三药相合，使气滞通畅，实积消除，腑气得以通畅。再加紫苏子引气下行。

2. 用药分析　本例患者腹胀便秘，整个治疗过程离不开调理"气"，气的生理功能为升降出入，一旦气化失常，气机平衡打破，肺气不降，腑气不通，则出现各种病理变化。治疗中运用了各种调理肺气、脾气、腑气之药。整个用药升清降浊，通补结合，润燥结合，共奏阴平阳秘、气化复常之效。

3. 得失点　基础疾病重症的老年肥胖女性，由于基础疾病较重，长期胃肠功能紊乱、习惯性便秘，加之新冠病毒感染，导致呼吸功能受到了较大影响，故治疗以针对基础疾病为主，新冠病毒感染治疗为辅。本案辨证用药以调理气机为主，补益五脏为辅，以通为补，帮助患者改善临床症状。

（上海市公共卫生临床中心陆云飞、陈晓蓉整理）

四、儿童新冠病毒感染重型伴右下肺实变、右侧胸腔积液案

(一) 一般资料

花某，男，3岁10个月，救治医院：上海交通大学医学院附属仁济医院南院，住院号：30××××292。

入院时间：2022年4月21日；出院时间：2022年4月27日；住院天数：7日。

(二) 入院前情况

主诉"核酸筛查异常伴咳嗽10天，其间发热7天"入院。2022年4月11日于社区进行核酸筛查混采异常被隔离管控，单采核酸检测提示异常，采鼻拭子送上海市疾病预防控制中心。为求进一步诊治，2022年4月21日由"120"转运至上海交通大学医学院附属仁济医院南院治疗。

追问病史，患儿于2022年4月11日出现发热，体温热峰40.2℃，伴咳嗽，喉间有痰，不易咳出，无头晕头痛，无咽痛，无鼻塞流涕，无胸闷气促，无腹痛腹泻，无惊厥抽搐等，4月16～20日于复旦大学附属华山医院北院住院治疗。其间查肺炎支原体弱阳性，胸部CT示右肺大片密度影增高，予头孢曲松钠联合阿奇霉素抗感染，先后予地塞米松、甲强龙抗炎，丙种球蛋白支持治疗后，患儿热退，咳嗽仍明显，伴气促，故转至定点医院进一步治疗。14天内有国内中高风险地区（实时关注）旅居史。28天内无境外旅居史或同住者28天内境外旅居史。

新冠疫苗接种史：无。个人史：孕2产2，足月产，顺产，出生体重3450g，否认窒息史，新生儿评分不详。按时添加辅食，生长发育无明显异常。母孕史：母孕期健康。

(三) 入院时情况

体格检查：体温36.5℃，心率120次/分，呼吸32次/分，血压96/63mmHg。指脉血氧饱和度94%（未吸氧）。

神志清楚，呼吸急促。全身皮肤黏膜无黄染，颈软，口唇无发绀，咽部充血，双侧扁

桃体无明显肿大，无脓性分泌物，气管居中，吸凹征（＋）。双侧呼吸运动对称，无胸膜摩擦感，无皮下捻发音，两肺呼吸音粗，可及湿啰音，未闻及哮鸣音。心界叩诊无扩大，心率120次/分，律齐，心音正常，无杂音。腹软，全腹无压痛反跳痛，肝脾肋下未及，肠鸣音正常存在。双下肢无浮肿。四肢活动自如。

（四）入院诊断

1. 西医诊断 新冠病毒感染（重型）。
2. 中医诊断 疫病，疫毒闭肺证。

（五）诊疗经过

2022年4月21日晚入院，予鼻导管吸氧1L/min，心电血氧监护。C反应蛋白0.63mg/L，血清淀粉样蛋白A15.60mg/L，白细胞计数$11.66×10^9$/L，中性粒细胞百分比68.8%，淋巴细胞百分比22.6%，单核细胞计数$0.65×10^9$/L。钾3.27mmol/L，谷草转氨酶70U/L，乳酸脱氢酶492U/L，肌酐26μmol/L。白细胞介素−6 25.96pg/mL。血气分析：酸碱度7.384，总血红蛋白13.3g/dL，二氧化碳总量20.4mmol/L，标准碳酸氢根浓度21.9mmol/L，二氧化碳总量12.4mmol/L，乳酸（全血）2.8mmol/L。予甲强龙抗炎，头孢曲松钠联合阿奇霉素抗感染，氨溴索化痰，氯化钾缓释片补钾。

2022年4月22日，患儿咳嗽频作，喉间有痰，不易咳出，伴气促，胃纳减，呕吐1次，非喷射性，呕吐物为胃内容物，无咖啡色物质夹杂，二便调。舌红，苔薄白，舌红绛，脉数。加用中药，予宣肺解毒汤加减治疗。

2022年4月24日，患儿咳嗽次数减少，气促症状缓解，但仍咳嗽阵作，喉间有痰，不易咳出。中药予宣肺解毒汤合二陈汤加减治疗。

2022年4月25日，患儿仍有阵发性咳嗽，有痰不易咳出，鼻导管吸氧1L/min，指脉血氧饱和度97%～99%，心率99～128次/分，呼吸26～36次/分。

2022年4月26日，患儿咳嗽减轻，无气促发绀，经儿科专家组讨论后，认为患儿目前从重型转为普通型，故停甲强龙静脉滴注，改甲泼尼龙片抗炎，治疗至4月27日出院。

1. 西医治疗方案

（1）氧疗过程：2022年4月21～27日鼻导管吸氧1L/min。
（2）抗炎治疗：甲强龙20mg，每日1次，连用5天。
（3）抗感染治疗：头孢曲松钠1.5g，每日1次。阿奇霉素0.17g，每日1次。
（4）营养支持：氯化钾缓释片0.125g，每日2次。
（5）其他：静脉滴注氨溴索15mg，每日1次。予支气管镜检查术，肺泡灌洗术。

2. 中医治疗方案

（1）2022年4月21日一诊：患儿转运至院，刻下无发热，咳嗽频作，喉间有痰，不易咳出，伴气促，胃纳减，二便调。舌红，苔薄白，舌红绛（见附录彩色图图4-1），脉数。据前患儿曾发热7天，体温热峰40.2℃，伴咳嗽，喉间有痰，气促，胃纳减，呕吐1次，诊断为疫病，疫毒闭肺证。小儿为稚阴稚阳之体，疫疠之邪由口鼻而入，迅速入里，壅于肺部。患儿高热频作，乃风温疫毒入里化热，致身大热不恶寒；热壅肺经气分，肺失宣降而见咳嗽、咳痰，甚则气促、气急；肺气壅塞，咳逆而引动胃气上逆，导致胃纳不佳，甚或呕吐。经治患儿热虽减，但舌红，苔薄白，且蕈状乳头增生，为疫毒邪热侵袭肺胃之象。从温病卫气营血辨证角度，可见热已初入营血，有动血耗血之忧。结合脉数，辨为疫病（疫毒闭肺证）。治疗当以宣肺化痰、清热解毒为主，辅以凉血化瘀、健脾和胃之法，以麻杏石甘汤、三子养亲汤、射干麻黄汤加丹参、生山楂、川芎等加减化裁，组成宣肺解毒汤，拟方如下：炙麻黄6g，苦杏仁9g（后下），紫苏子9g，莱菔子9g，黄芩9g，葶苈子9g，前胡9g，川芎9g，炙百部9g，生山楂9g，丹参9g，生甘草6g，鱼腥草9g。3剂（2022年4月21～23日）。水煎服200mL，每日1剂，早晚分2次服用，饭后30分钟温服。

（2）2022年4月24日二诊：患儿无发热，咳嗽阵作，喉间有痰，不易咳出，胃纳可，二便调，舌红，苔薄白，脉数。一诊后，患儿咳嗽次数减少，气促症状缓解，喉间仍有痰，难以咳出，病机表现余热仍在，耗伤阴津。效不更方，守方加减，酌加二陈汤增化痰之力，并加生地黄、麦冬滋阴清热、养护肺胃之阴；拟方如下：炙麻黄6g，苦杏仁9g（后下），紫苏子9g，莱菔子9g，黄芩9g，法半夏9g，前胡9g，葶苈子9g，陈皮6g，川芎9g，丹参9g，生甘草6g，鱼腥草9g，生地黄9g，麦冬9g。3剂（2022年4月24～26日）。水煎服200mL，每日1剂，早晚分2次服用，饭后30分钟温服。

（六）疗效评估

1. 肺部炎症变化 4月21日胸部CT（图4-2）：右肺下叶实变，右侧胸腔积液。考虑

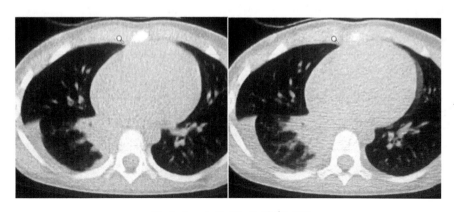

图4-2 4月21日胸部CT

病情较重，予支气管镜检查术 + 肺泡灌洗术。4 月 25 日胸部 CT（图 4-3）：两肺纹理增多模糊，较 4 月 21 日两肺感染好转。

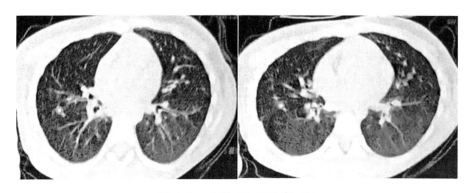

图 4-3　4 月 25 日胸部 CT

2. 主要症状　患儿属于重型，病程前期以高热、咳嗽有痰、气促为主要症状，经过中西医结合治疗后症状基本消失。

3. 生化检查变化　（表 4-1～表 4-3）

表 4-1　血常规 +C 反应蛋白 + 血清淀粉样蛋白 A 及炎性指标

日期	白细胞计数（×10⁹/L）	中性粒细胞百分比（%）	淋巴细胞百分比（%）	C 反应蛋白（mg/L）	血清淀粉样蛋白 A（mg/L）	白细胞介素 -6（pg/mL）	降钙素原（ng/mL）
4 月 21 日	11.67	68.8	22.6	1.91	37.23	25.96	0.06
4 月 25 日	8.77	45.5	41.7	0.63	15.60	5.5	< 0.02

表 4-2　肝功能 + 肌酐 + 电解质

日期	谷丙转氨酶（IU/L）	谷草转氨酶（U/L）	乳酸脱氢酶（U/L）	γ 谷氨酰基转移酶（U/L）	肌酐（μmol/L）	钾（mmol/L）
正常范围	9～50	15～40	120～250	10～60	57～97	3.5～5.3
4 月 21 日	46	70	492	14	26	3.27
4 月 25 日	46	48	432	17	29	4.12

表 4-3　新冠病毒核酸 CT 值

项目	4 月 21 日	4 月 23 日	4 月 24 日	4 月 25 日	4 月 26 日
ORF1ab 基因	25.13	阴性	36.60	阴性	阴性
N 基因	23.63	35.46	32.21	阴性	38.1

（七）出院时情况

患儿体温正常，咳嗽偶作，喉间少痰，无气促，无腹痛吐泻，胃纳可，二便调。胸部CT显示炎症明显吸收，连续两次鼻咽拭子核酸检测均大于35，2022年4月27日出院。随访4周未见核酸复阳。

（八）案例讨论与分析

1. 辨证施治思路　脏腑娇嫩，形气未充，此为小儿生理特点，病理表现为发病容易，传变迅速。本案患儿感受疫毒之邪，侵袭肺卫，邪热炽盛，灼伤津液，炼液为痰；痰热毒邪壅塞于肺，肺气上逆而咳；邪热壅阻，气行不畅，阻于舌络，而见蕈状乳头增生。本案三焦辨证在上焦，累及中焦；卫气营血辨证为由气入营阶段，正邪交争，化热化毒伤肺，故见重型新冠病毒感染，伴右肺实变，右侧胸腔积液。本病例邪盛重在疫毒袭肺、痰热交结，表现为高热、咳嗽、咳痰、气促、舌红绛等；正虚重在津伤，表现为有痰难咳出。治疗上如《温疫论》所言："邪不去，则病不瘳，迁延日久，愈沉愈伏。"应急予宣肺化痰、清热解毒治疗，辅以丹参凉血化瘀，加生地黄、麦冬养阴和胃。

此患儿一诊时体温已平稳，但仍咳嗽阵作，喉间有痰，气促，胃纳减，处于温病中后期，毒热仍未尽，热入肺经气分，故以麻杏石甘汤为主方。患儿热已退，生石膏为辛凉大寒之品，易伤脾胃，且病位主要在上焦，遵循吴瑭三焦辨证体系中"治上焦如羽，非轻不举"，故去生石膏，以黄芩清肺热。《临证指南医案·三时伏气外感》云："寒邪深伏，已经化热，昔贤以黄芩汤为主方，苦寒直清里热，热伏于阴，苦味坚阴，乃正治也。"加之患儿痰多、气促、舌红绛，故加三子养亲汤降气化痰，以及凉血化瘀之川芎、丹参、生山楂，组成宣肺解毒汤，宣肺祛痰、清热解毒同时，可以凉血化瘀，健脾和胃。

二诊时，患儿咳嗽较前减轻，喉间痰减而难咳，无气促，二便调，舌红，苔薄白，此期患儿处于温热后期，余热未清，阴虚津伤明显，治仍守方，酌加二陈汤理气和中，又加麦冬、生地黄"留得一分津液，便有一分生机"，以维护患儿肺胃正气。

2. 用药分析　清热解毒、宣肺化痰是治疗儿童肺炎疫毒闭肺的基本方法。此例为中西医结合治疗的重型新冠病毒感染患儿成功病例，西医着重抗感染、营养支持及支气管镜冲洗等。中医主要根据病情变化，在宣肺化痰、清热解毒的基础上，加入凉血祛瘀、理气和中、养阴和胃等药物。本病以疫毒犯肺、痰热毒邪壅肺为初期基本病机，转至定点医院时热已退，故治以麻杏石甘汤，以黄芩易生石膏清热宣肺止咳。其中，炙麻黄、苦杏仁宣肺平喘，降气止咳；黄芩清热燥湿，泻火解毒，炙麻黄与黄芩一热一寒，一升一降，使肺气宣降自如；紫苏子、莱菔子为三子养亲汤之意，用以降气化痰，止咳平喘，消食导滞；肺与大肠相为表里，大肠腑气通则肺气肃降有权，故生山楂、莱菔子消食导滞，通腑气以降肺气；配以葶苈子泻肺行水以化痰；前胡、百部降气止咳平喘；肺气失宣，气机不利，气滞则血瘀，辅以丹参、川芎活血养血以行瘀；麦冬、生地黄滋阴清热；甘草调和诸药，且健脾和中。诸法诸药合用，可取得良效。

3. 得失点　本案为儿童新冠病毒感染重型，伴右下肺实变，右侧胸腔积液案例，该患儿转至定点医院已处于病程的第 10 天，患儿入院时虽已无发热，但仍咳嗽、咳痰、气促明显，因此，治疗上遵吴鞠通"治外感如将，兵贵神速，祛邪务尽，善后务细"，入院后仍积极给予宣肺化痰、清热解毒之剂，并根据病情变化和患儿邪正盛衰情况，及时调整治则，加用活血化瘀、凉血散血以清伏热，因势利导，使疫毒之邪得以祛除；又加麦冬、生地黄，滋阴而清解余热，避免患儿津液损耗，"留得一分津液，便有一分生机"，以维护患儿肺胃正气。综观本案例，病初当速予宣肺肃邪、清解毒热以截断病势，后期当以沙参麦冬汤合玉屏风散加减调养之。

（上海市中医医院刘亚尊、薛征整理）

五、新冠病毒感染重型伴急性心肌梗死、急性左心衰案

（一）一般资料

张某，男，55岁，救治医院：上海市公共卫生临床中心，住院号：21×××6。

入院时间：2022年4月28日；出院时间：2022年5月20日；住院天数：23天。

（二）入院前情况

主诉"胸闷胸痛1周，发现新冠病毒核酸异常1天"入院。患者2022年4月22日至28日因"胸闷、胸痛"，就诊于上海市第十人民医院，并予冠状动脉造影术，术中提示"左前降支近端狭窄70%左右，左回旋支近端狭窄70%左右，右冠状动脉中段次全闭"，于右冠状动脉置入3.5mm×22mm、2.75mm×22mm支架2枚，术后规律抗凝。4月28日患者喘息、胸闷未改善，经吸氧、抗感染等对症支持治疗后仍不能平卧，床旁心电图提示急性广泛前壁心肌梗死，且新冠病毒核酸检测异常，考虑急性心肌梗死并急性左心衰，为进一步诊治转入上海市公共卫生临床中心重症病区。

既往史：患者有冠状动脉粥样硬化性心脏病、原发性高血压病史20余年，药物控制血压稳定。有2型糖尿病病史20余年，使用降糖药和胰岛素控制血糖尚可。新冠疫苗接种史：已接种新冠病毒感染疫苗3剂。

（三）入院时情况

入院时患者端坐喘息，不能平卧，精神萎靡，紧张感，胃纳较差，睡眠差，小便正常，体力明显下降，体重未见明显下降。

体格检查：体温36.8℃，心率126次/分，呼吸33次/分，血压115/65mmHg。血氧饱和度88%（未吸氧时），面罩吸氧5L/min时血氧饱和度96%。神志清楚，精神软弱，面色较暗，口唇发绀，无皮疹及出血点，全身浅表淋巴结未触及。无颜面浮肿，双侧瞳孔等大等圆，对光反射灵敏。颈软，气管居中。胸廓饱满，听诊未检。腹软，未及包块、压痛，肝肋下1.5cm，脾肋下1cm，无压痛。双下肢无浮肿，四肢活动正常，肌力及肌张力

正常。神经系统查体无异常体征。舌红，苔根薄黄而干，脉细数。

（四）入院诊断

1. 西医诊断

（1）新冠病毒感染（重型）。

（2）急性心肌梗死。

（3）急性左心衰竭。

（4）2型糖尿病。

（5）原发性高血压。

2. 中医诊断

疫病，疫毒闭肺证。

（五）诊疗经过

患者喘息明显，不能平卧，呼吸28～33次/分，面罩吸氧4L/min时血氧饱和度96%～99%。入院胸部CT平扫示两肺见多发斑片状磨玻璃及条索状密度影，以两肺气管、支气管树为主，双侧中等量胸腔积液，右侧为著。先后使用药物及主动脉球囊反搏置入术（IABP）抗心衰治疗，喘息稍改善，但心电图示前壁ST段仍抬高，故于2022年5月1日行冠脉造影＋左回旋支－前降支支架植入术，术后患者胸闷喘息改善，可以坐位、半卧位交替，胃纳一般，精神软弱。同时根据胸部影像学改变情况调整吸氧方式为高流量吸氧，参数为氧浓度45%～60%，氧流速50L/min。予生脉注射液和血必净注射液及中药清营汤加减，每日1剂。

2022年5月23日行右侧胸腔闭式引流，共引流浅黄色液体约1000mL，氧合指数可维持在245～300mmHg之间。予拟清营汤合小陷胸汤加减，每日1剂。

2022年5月7日患者静息时自觉呼吸尚可，复查胸部CT平扫仍提示双肺斑片状影，部分稍改善，部分未改善，氧疗参数随时调整，继续维持抗心衰（冻干重组人脑利钠肽、沙库巴曲缬沙坦钠片、呋塞米）。此时予生脉饮、沙参麦冬汤合葶苈大枣泻肺汤加减，每日1剂。

2022年5月14日患者喘息改善，胸部CT平扫示肺淤血水肿，伴两侧少量胸腔积液，少量心包积液，合并两肺散在病毒性肺炎不排除，较5月10日总体进展（右肺上叶病变稍好转，右肺中叶病变进展）。结合胸部影像学表现，嘱患者行间断侧俯卧位通气（约8小时，每侧俯4小时，休息半小时），氧合指数可逐渐上升至300mmHg以上。此时予苓桂术甘汤合参附汤加减，每日1剂。

2022年5月16日患者喘息感继续减轻，能室内活动，鼻拭子新冠病毒核酸检测阴性，后氧疗模式改为面罩吸氧、高流量吸氧和间断俯卧位通气。此时予真武汤合血府逐瘀汤加减，每日 1 剂。

2022 年 5 月 18 日无明显诱因下喘息再作并较前加重，伴双踝关节凹陷性水肿，复查胸部 CT 平扫示双肺淤血水肿，病毒性肺炎表现同 5 月 14 日片，双侧中等量胸腔积液（右侧为著），故再次行右侧胸腔闭式引流，引流出暗红色浑浊液体 950mL。予参附汤、真武汤、血府逐瘀汤合葶苈大枣泻肺汤加减，每日 1 剂。

2022 年 5 月 20 日患者生命体征平稳，连续两次鼻拭子新冠病毒核酸检测阴性，符合出院标准，后拟香砂六君子汤合补中益气汤加减，出院带回。

1. 西医治疗方案

（1）氧疗：4 月 28 日～5 月 2 日面罩吸氧，4L/min。5 月 2～16 日高流量吸氧伴间断俯卧位通气。5 月 17 日面罩吸氧，3L/min。

（2）抗病毒：未使用小分子药物，未使用恢复期血浆。

（3）抗炎：未使用糖皮质激素或盐皮质激素。

（4）抗感染：4 月 29 日～5 月 9 日头孢曲松钠 2g，静脉滴注，每日 1 次。

（5）抗心衰：米力农 10mg+ 生理盐水 40mL 泵注维持；左西孟旦 12.5mg+ 生理盐水 45mL 泵注维持，每日 1 次；重组人脑利钠肽 1mg+ 生理盐水 50mL 泵注维持；托拉塞米 40mg+ 生理盐水 46mL 泵注维持。

（6）降压：沙库巴曲缬沙坦钠片 100mg 口服，每日 2 次。

（7）抗血小板：阿司匹林 100mg 口服，每日 1 次。

（8）抗凝：低分子量肝素钙注射液 5000U 皮下注射，每日 2 次。

（9）降糖：达格列净 5mg 口服，每日 1 次（入院前～5 月 6 日）；诺和灵 R 早 6U、中 6U、晚 4U，餐前 5 分钟皮下注射，德谷胰岛素注射液 14U 皮下注射，每晚给药 1 次（5 月 5～19 日）。

（10）其他：白蛋白 20g，静脉滴注，每日 1 次；胸腺肽 1.6mg 皮下注射，每日 1 次；丙种球蛋白 20g，静脉滴注，每日 1 次。

2. 中医治疗方案

（1）2022 年 5 月 1 日一诊：患者喘息，端坐位，未吸氧时指脉血氧饱和度 88%，胸部 CT 平扫示两肺见多发斑片状磨玻璃及条索状密度影，以两肺气管、支气管树为主，双侧中等量胸腔积液，右侧为著。右侧胸腔闭式引流，共引流出浅黄色液体约 1000mL。患者精神萎靡，喘息，胸闷，纳呆，口干，恶热，烦躁，二便调，舌质暗红，苔薄少津，根部微腻，脉细数。中医辨证属湿毒疫病（湿毒闭肺、热郁营分证）。拟清营汤加减，处方：水牛角 15g（先煎），生地黄 15g，金银花 15g，连翘 18g，麦冬 15g，玄参 9g，黄连 6g，丹参 15g，竹叶 6g，甘草 6g。2 剂（2022 年 5 月 1～2 日）。水煎服 400mL，每日 1 剂，早晚分 2 次服用，饭后 30 分钟温服。每日 1 剂，水煎服。同时予生脉注射液 50mL 泵入，每日 1 次；血必净注射液 40mL 泵入，每日 1 次。

（2）2022 年 5 月 3 日二诊：服中药后喘息、胸闷、烦躁未改善，恶热稍减轻，胸痛隐隐，口干但不欲饮，纳呆，干呕，入夜汗出，小便色浅黄，大便每日 2 次，成形。舌暗红，少苔少津，脉细数。中医辨证属疫病，疫毒闭肺、热郁营分证。患者前症状改善不明显，且有胸痛、纳呆、干呕。拟清营汤合小陷胸汤加减，以增强清热化浊宽胸之力，处方：水牛角15g（先煎），生地黄15g，金银花15g，连翘18g，麦冬15g，玄参9g，黄连6g，丹参15g，竹叶6g，瓜蒌15g，半夏15g，炙甘草6g。3剂（2022年5月3～6日）。水煎服400mL，每日1剂，早晚分2次服用，饭后30分钟温服。继予生脉注射液、血必净注射液泵入，每日1次。

（3）2022年5月7日三诊：患者生命体征逐渐稳定，但2022年5月5日胸部CT平扫示双肺斑片状影较前增多，双侧少量胸腔积液。新冠病毒核酸检测阳性。多次调整高流量吸氧参数为氧流速50L/min，氧浓度60%～75%，并积极抗感染，利尿强心，补充人血白蛋白后氧合指数仍小于280mmHg。服中药后胸痛缓解，仍喘息、气促，时有咳嗽咳白色痰，恶热，烦躁，不寐，口干，纳呆，乏力，盗汗，小便色黄，大便3次/日，质成形，舌光红无苔，脉细无力。结合患者临床症状和舌脉变化，考虑疫毒闭肺后，毒损肺络，灼津为痰，致肺津耗伤，辨证属湿毒疫病（疫毒闭肺、气阴两虚证），故调整为生脉饮、沙参麦冬汤合葶苈大枣泻肺汤，以益气养阴固津，兼泻肺平喘，处方：葶苈子30g，大枣20g，生晒参60g，北沙参30g，麦冬30g，五味子30g，附子10g，山茱萸60g，马鞭草60g，神曲30g，炙甘草9g。5剂（2022年5月7～12日）。水煎服400mL，每日1剂，早晚分2次服用，饭后30分钟温服。继予生脉注射液、血必净注射液泵入，每日1次。

（4）2022年5月13日四诊：患者烦躁缓解，胃纳稍改善，咳嗽，咳白色泡沫痰，喘息时作，胸闷、气短，动则尤甚，口干，唇绀，乏力，汗出减少，出现双下肢浮肿，大便4次/日，不形成。舌暗红，苔薄白，脉细无力。四诊时患者舌象由舌光少苔转为舌暗红，苔薄白，结合临床症状变化，考虑疫毒闭肺耗气伤阴，致气阴两虚，病程日久，阴损及阳，心阳不振。拟苓桂术甘汤、参附汤加减，以振奋心阳，化气利水，处方：生晒参30g，附子10g，山茱萸30g，桂枝15g，白茯苓30g，炒白术30g，猪苓30g，炙甘草9g。3剂（2022年5月13～15日）。水煎服400mL，每日1剂，早晚分2次服用，饭后30分钟温服。

（5）2022年5月16日五诊：服中药后喘息好转，已能平卧，双下肢浮肿未退，逐渐下调高流量吸氧参数至氧流速40L/min，氧浓度50%左右，氧合指数280～300mmHg。但5月14日复查胸部CT平扫示肺淤血水肿，伴两侧少量胸腔积液，少量心包积液，合并两肺散在病毒性肺炎不排除，较前片总体进展（右肺上叶病变稍好转，右肺中叶病变进展），冠脉支架介入术后改变。患者诉怯寒神疲，动则喘息、心悸，胸闷、胸痛再作，面色苍白，唇绀，纳呆，小便少，大便稀溏，4次/日，双下肢浮肿，舌质暗红，舌体稍胖，苔薄润，脉细弱伴结代。结合患者舌脉和临床症状，认为随病情发展，痰、饮、瘀、毒盘踞难解，上至心阳不振，水饮凌心，下至脾肾阳虚，化气失司，且水饮日久，瘀血阻滞，故在前方基础上加大人参、黄芪剂量，取强心、益气、温阳防脱之意，增加真武汤温肾阳、利水湿、宁心悸，恢复少阴开阖之意；增加血府逐瘀汤治"胸中血府血瘀"之证，取活血行气、祛瘀生新之意。处方：生晒参 60g，附子 15g，白茯苓 30g，桂枝 15g，炒白术 15g，炒白芍 30g，当归 20g，砂仁 9g，泽泻 30g，柴胡 12g，川牛膝 15g，川芎 9g，桔梗 9g，炙甘草 9g。3 剂（2022 年 5 月 16～18 日）。水煎服 400mL，每日 1 剂，早晚分 2 次服用，饭后 30 分钟温服。

（6）2022 年 5 月 18 日六诊：患者 2022 年 5 月 18 日晨起咳嗽剧烈和频繁，伴喘息，咳较多白色黏液样痰液，无痰血，体温平，伴双踝关节凹陷性水肿，当日复查胸部 CT 平扫示双肺淤血水肿、病毒性肺炎表现同 5 月 14 日，双侧中等量胸腔积液（右侧为著），血清脑钠肽 1980pg/mL，D- 二聚体 4.2mg/L，新冠病毒核酸检测阴性。考虑急性左心衰再发，当日再行右侧胸腔闭式引流（暗红色浑浊液体 950mL）以缓解症状，并加强利尿、强心等治疗。患者怯寒肢冷，喘息，胸闷，心悸，咳嗽，痰白质黏难咳出，唇绀，但胃纳增加，小便正常，大便不成形，2～3 次 / 日，量 150～200mL/ 次，舌质暗淡，舌体稍胖，舌下络脉瘀青，苔薄润，脉细弦（见附录彩色图图 5-1）。患者近期发生急性心肌梗死这一严重疾病，机体正气明显虚损，同时感染新冠病毒，湿毒邪气盘踞体内，正气无力祛邪外出，痰、湿、瘀、毒缠绵，多次出现喘息、咳嗽、心悸等左心衰竭症状，且影像学表现较前无明显改善，故在前方益气防脱、温阳利水、活血逐瘀的基础上，加黄芪、葶苈子以益气扶正，泻肺利水平喘，拟参附汤、真武汤、血府逐瘀汤合葶苈大枣泻肺汤加减，重分体现了"扶正""祛邪""痰瘀同治"之意。处方：生晒参 60g，生黄芪 30g，附子 15g，桂枝 15g，茯苓 30g，猪苓 30g，泽泻 30g，炒白术 30g，炒白芍 15g，葶苈子 30g，川芎 12g，丹参 30g，当归 20g，炙甘草 9g。3 剂（2022 年 5 月 18～20 日）。水煎服 400mL，每日 1 剂，早晚分 2 次服用，饭后 30 分钟温服。

（7）2022 年 5 月 20 日中医七诊：经中西医结合治疗后，患者胸闷、喘息逐渐缓解，咳嗽减轻，时咳痰，纳食增加，大便同前，仍感气短乏力，但呼吸支持力度进一步下降，鼻导管吸氧 3L/min 时指脉血氧饱和度达 96%，舌质暗淡，舌边有齿印，苔薄白，脉细滑。新冠病毒核酸检测阴性。患者病情渐趋稳定，续服六诊处方，后拟香砂六君子汤合补中益气汤加减，出院带回。

2022 年 5 月 25 日电话随访，患者稍感气短，休息后可缓解，傍晚可见双下肢轻度肿胀，次晨可退，未诉其他不适，嘱行八段锦等传统功法锻炼。

（六）疗效评估

1. 体温变化趋势 入院经中西医结合治疗后，生命体征平稳，体温正常。

2. 主要症状 患者属新冠病毒感染重型，以喘息、胸闷、咳嗽为主，咳白色泡沫痰，经中西医结合治疗后前述症状明显改善。

3. 生化检验 （表 5-1）

表 5-1 患者血常规、D- 二聚体、脑钠肽、新冠病毒核酸检测

日期	白细胞计数（×10⁹/L）	血红蛋白（g/L）	血小板（×10⁹/L）	淋巴细胞计数（×10⁹/L）	C 反应蛋白（mg/L）	D- 二聚体（μg/mL）	脑钠肽（pg/mL）	核酸
4 月 29 日	7.83	137	322	0.77	38.82	1.19	1477.75	阳性
5 月 1 日	7.92	129	316	1.43	45.45		944.06	阳性
5 月 9 日	13.75	110	183	1.28	97.25		1181.63	阳性
5 月 11 日	10.66	110	300	1.16	54.80	2.79	1071.81	阳性
5 月 15 日	8.79	91	382	1.25	17.81	2.66	1463.02	阳性
5 月 16 日	9.95	92	417	1.32	12.24	1.22		阴性
5 月 19 日	9.22	105	346	1.14	3.68	1.00	＞ 2000.00	阴性

4. 影像学变化 （图 5-2）

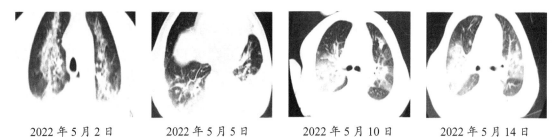

| 2022 年 5 月 2 日 | 2022 年 5 月 5 日 | 2022 年 5 月 10 日 | 2022 年 5 月 14 日 |

图 5-2 不同时期胸部 CT

5. 心电图变化 （图 5-3）

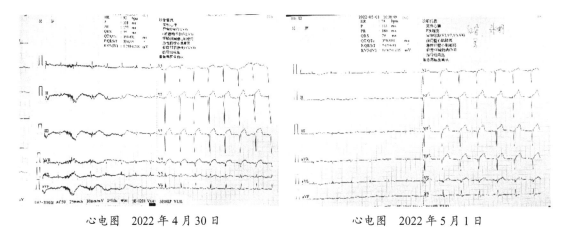

心电图 2022 年 4 月 30 日　　　　心电图 2022 年 5 月 1 日

图 5-3 不同时期心电图表现

6. 冠状动脉造影图像 （图5-4）

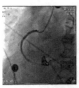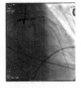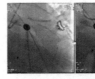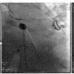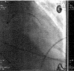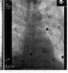

（去甲维持血压中，冠脉普遍偏细）
- RCA：原无狭窄良好，未见异常，远段可见少量向LAD穿隔支逆向供血；
- LM：末端粥样斑块
- LAD：近段弥漫性狭窄70-80%，远段未见明显狭窄。
- 中间支：血管直径2.5mm，开口局限性狭窄50%。
- LCX：开口近端狭窄60%，中远段局限性狭窄70-90%.

- LM-LAD：（考虑LAD近端钙化结节）反复预扩大，3.5*36mm支架艰难通过病变，定位于LM中段到LAD近端，以10atm*10s释放。以支架球囊于支架近端以16-18atm*5s后扩处理。
- 复查造影支架贴壁良好，未见夹层、血肿等，远段血流TIMI3级。
- D1开口影响，远段血流TIMI1-2级。反复卷送工作导丝，因钙化严重，无法进入D1。

IABP泵最终定位良好

图5-4 患者行冠状动脉造影+介入治疗术

（七）出院情况

患者神志清楚，生命体征平稳，静息时不喘，时咳嗽，痰少色白泡沫样，胃纳、口干、形寒均改善，双下踝仍肿，胸部影像学较前有所吸收，已连续两次鼻拭子新冠病毒核酸检测阴性，符合出院标准。

（八）案例讨论与分析

1. 辨证施治思路 本例是感受夹杂"湿热"病邪的疫疠之气而引起的一种急性外感热病。临床以发病尚缓但传变较快、病势缠绵且病程较长、病变部位主要在肺脾、邪毒常稽留于气营为特点。当机体内因于太阴受伤，湿邪停聚，外因于感受湿热病邪，吴鞠通所说"内不能运水谷之湿，外复感时令之湿"，内外合邪，方能发病。本次新冠病毒感染，初期邪犯上焦肺卫，耗伤正气，子病及母，导致肺脾气虚，进而毒邪闭肺，甚至气营两燔，内闭外脱。因此，通过辨病与辨证相结合，可以准确识别病位、病性和病势，确立治法。本案患者既往冠心病、高血压病史多年，此次新感疫毒之邪，舌质暗红，苔根微腻少津，故中医诊断为疫病之疫毒闭肺证，兼胸痹心痛病之气滞血瘀证，宜清泄热毒，并活血散瘀解毒为主；病情进展时，邪毒内陷心包，急当清热解毒，涤痰开窍；邪毒横行，耗气竭阴，阴损及阳，心阳暴脱，阳虚水泛凌心，致气血阴阳皆虚，此时当回阳固脱，温阳利水，补气化瘀解毒。

2. 用药分析 该患者初诊时属疾病初期，湿热郁遏卫气，并困阻中焦，可见身热不扬，脘痞腹泻，拟麻杏石甘汤宣化表里之湿，连朴饮辛开苦降，清化湿热；进展期湿热化燥伤津，灼伤肾阴，心火亢盛，可见口干口渴、心烦不得眠，拟黄连阿胶汤清心火、育肾阴；病至极期，疫毒闭肺、阴虚火炽证，邪毒内陷心包，拟生脉饮合参附汤加减，以泻肺解毒，益气养阴生津；后期阴损及阳，且湿从寒化，寒湿损伤脾肾阳气，即所谓湿胜阳微之候，多因素体中阳不足，湿从寒化更伤其阳，日久脾虚及肾所致，亦可因前期祛湿化热法伤及阳气而引起。阳气虚衰，寒从中生，故畏寒，舌淡脉细无力。阳虚卫外不固，故汗泄。阳虚蒸化无力，津不上承，故口渴，但不欲饮；阳虚不能化水，则可见双踝浮肿等。阳虚运血无力，日久因虚致瘀，宜补气扶阳兼活血化瘀，并当重用附子、白术、茯苓等温阳利水之品，以真武汤、三拗汤、血府逐瘀汤加减。

3. 得失点　本案是一则中医药干预新冠病毒感染重型并基础疾病危重型的成功案例，入院时患者呼吸、循环系统症状急迫，此时，在西医同道强大的高级生命支持技术和积极的对症支持治疗保障措施支持下，中医同仁以祛邪为先，灵活运用清泄肺热、养阴生津、健脾祛湿、涤痰开窍、益气固脱、凉血化瘀、活血解毒等治法，利用自身多成分、多途径、多靶点的作用特点，可有效减轻患者肺部炎性渗出和血液炎性因子释放，改善呼吸支持力度等，调节机体免疫状态，保护脏器功能，促进机体内环境稳定，截断病情向更危重阶段发展，待病情稳定，转以温阳气、补脾阴、育肾阴等扶正治法为主，促使病毒尽快转阴，改善患者精神体力，使患者早日康复。

（上海市中医医院折哲、孙永宁整理）

六、新冠病毒感染危重型合并脑梗死、肺脓肿案

（一）一般资料

黄某，男，85岁，救治医院：复旦大学附属华山医院宝山院区，住院号：96×××292。入院时间：2022年5月22日；出院时间：2022年6月16日；住院天数：25日。

（二）入院前情况

患者家属代诉病史：主诉"新冠病毒核酸筛查异常6天，伴右侧肢体乏力3年，加重8个月"入院。患者3年前出现右侧肢体乏力，外院诊断为脑梗死，近8个月症状进行性加重，伴言语及认知功能障碍，2022年2月28日入住上海某医院，考虑脑梗死后遗症，入院后予营养脑神经、改善脑代谢等对症及康复治疗。2022年5月17日核酸检测阳性，CT值18.92。入院前3天患者出现神志不清，呼吸急促，咳嗽，痰多，面罩吸氧，血氧饱和度93%，为进一步诊治至我院。入院时患者神志不清，呼吸急促，咳嗽，痰多，色黄，质黏，不易咳出，面罩吸氧，血氧饱和度93%，大小便正常，近半年体重无明显下降。

既往史：患者有脑梗死，长期口服胞磷胆碱钠片，每日3次；甲磺酸二氢麦角碱缓释片2.5mg，每日2次；阿托伐他汀钙片20mg，睡前服用；高血压数年，具体服药不详。有阿尔茨海默病病史伴认知障碍，长期口服艾司唑仑1mg，睡前服用；盐酸美金刚10mg，每日1次；多奈哌齐5mg，每日1次。生活无法自理。有前列腺增生病史，长期口服非那雄胺片5mg，睡前服用。否认其他内科疾病史。新冠疫苗接种史：无。

（三）入院时情况

患者神志不清，呼吸急促，咳嗽；痰多，色黄，质黏，不易咳出；面罩吸氧，血氧饱和度93%，大小便正常，夜寐不详。

体格检查：体温36.5℃，心率101次/分，呼吸21次/分，血压126/80mmHg，指脉血氧饱和度91%~95%（未吸氧）。口唇无发绀，无呼吸浅快。全身皮肤黏膜干燥，颈部软，无抵抗。颈静脉无怒张，气管居中，无发绀，胸廓对称无畸形，无三凹征。全腹平软，无肌紧张及反跳痛，双下肢无水肿。舌诊不能配合，脉滑数。

（四）入院诊断

1. 西医诊断

（1）新冠病毒感染（危重型）。

（2）脑梗死后遗症。

（3）运动障碍。

（4）言语障碍。

（5）阿尔茨海默病。

（6）高血压2级（极高危）。

（7）前列腺增生。

（8）老年性骨质疏松。

2. 中医诊断

疫病，内闭外脱证。

（五）诊疗经过

患者2022年5月22日入院后予以心电监护、监测血氧饱和度、胃肠营养管置入，喘定平喘，氨溴索化痰，低分子量肝素钙注射液抗凝，氨基酸、脂肪乳、肠内营养混悬液、人血白蛋白营养支持，艾司奥美拉唑抑酸护胃，以及维持内环境稳定等治疗。22时45分患者突然出现氧饱和度下降至75%，伴呼吸急促，立即予吸痰、拍背、高流量辅助通气后，血氧饱和度进一步下降至58%。急查血气分析：二氧化碳分压89.25mmHg↑，酸碱度7.099↓，氧分压70.95mmHg↓，血氧饱和度88.4%↓。提示患者存在Ⅰ型呼吸衰竭，呼吸性酸中毒，立即经口气管插管呼吸机辅助通气，碳酸氢钠静脉滴注纠正酸中毒。机械通气后患者血氧饱和度逐渐恢复。23时40分心电监护示：血压142/74mmHg，心率120次/分，血氧饱和度96%。胸部CT提示双肺散在炎症，病毒性肺炎不除外。新冠病毒核酸阴性。予俯卧位通气、头孢哌酮钠舒巴坦钠抗感染。中医予人参粉30g，每日2次；安宫牛黄丸1丸，每日1次，胃管内注入；痰热清注射液每日1次，静脉滴注。

2022年5月28日痰培养提示耐药鲍曼不动杆菌及肺炎克雷伯菌，根据药敏结果改哌拉西林钠他唑巴坦钠联合替加环素治疗。24小时入量3530mL，出量1400mL，氨基末端B型利钠肽原1675.0pg/mL，予重组人脑利钠肽泵入、呋塞米静脉推注强心、利尿，维持出入液量平衡。患者大便4日未行，中医宣白承气汤加减治疗。5月29日大便解。因患者咳痰较多，咳出困难，6月1日胸部CT：双肺炎症，伴右肺下叶空洞型病灶形成，遂行气管切开。6月3日、6月7日分别行支气管镜检查与灌洗：见隆突锐利，未见出血，可见两块肉色新生物，表面较光滑，探查至二级分支予吸净痰液并灌洗，灌洗出砖红色胶冻样痰液，综合考虑存在肺脓肿。后经积极治疗后，患者咳嗽咳痰逐渐减少。

2022年6月7日患者成功脱机，鼻导管接气切口，指脉血氧饱和度100%，双下肢有轻度凹陷性水肿，气切口无渗血。胸部CT：双肺炎症，伴右肺下叶空洞型病灶形成，较前（2022年6月1日）略吸收；双侧少许胸腔积液，右侧较前略减少，主动脉及冠状动脉钙化。6月9日患者情况好转，停用抗生素；给予补钾、升血小板，并输注血浆改善凝血功能。中医予益清口服液（院内制剂）加减治疗。

2022年6月10日患者神志较前好转，对答欠切题，仍有咳嗽咳痰，气切口接鼻导管吸氧，指脉血氧饱和度100%，呼吸12次/分，心率71次/分，血压149/63mmHg，双下肢有轻度凹陷性水肿，气切口无渗血。6月9日患者新冠病毒核酸检测复阳，予奈玛特韦片/利托那韦片抗病毒治疗，患者一般情况逐渐好转，新冠病毒核酸6月13日起转阴，6月16日转外院继续康复治疗。

2022年5月22日入院时辅助检查结果。血气分析：二氧化碳分压89.25mmHg，酸碱度7.099，氧分压55.20mmHg，碱剩余 -2.1mmol/L，血氧饱和度88.4%。炎性细胞因子：白细胞介素 -6 为277.00pg/mL，白细胞介素 -8 为63.40pg/mL，肿瘤坏死因子 α 为20.10pg/mL。心肌标志物：氨基末端B型利钠肽原116.0pg/mL，肌红蛋白327.00ng/mL，肌钙蛋白T为0.057ng/mL。血常规：C反应蛋白65.49mg/L，血清淀粉样蛋白A为233.63mg/L，血沉73mm/h。凝血功能：D- 二聚体4.59mg/L，凝血酶时间18.0秒。5月22日胸部CT：双肺散在炎症，病毒性肺炎可能；主动脉及冠状动脉钙化。5月22日头颅CT：左颞叶及右枕叶软化灶；双侧额顶叶、侧脑室旁、基底节区缺血腔隙灶，建议MRI；脑萎缩。

1. 西医治疗方案

（1）氧疗过程：2022年5月22～31日经口气管插管呼吸机辅助通气；5月31日～6月7日切管切开呼吸机辅助通气；6月7～15日鼻导管吸氧（8L/min）。

（2）抗病毒治疗：奈玛特韦片/利托那韦片，奈玛特韦片300mg联用利托那韦片100mg，每12小时1次，连用5天。

（3）抗细菌感染治疗：头孢哌酮钠舒巴坦钠3g，静脉滴注，每8小时1次，连用5天；哌拉西林钠他唑巴坦钠4.5g，每12小时1次，连用9天；替加环素100mg，每12小时1次，连用9天。

（4）抗凝药物：那曲肝素钙4100U皮下注射，每日1次。

（5）免疫治疗：胸腺法新1.6mg，每周2次。

（6）强心利尿：人脑利钠肽、呋塞米、托拉塞米。

（7）营养支持：人血白蛋白、20% 中长链脂肪乳、18AA 氨基酸、脂溶性维生素、水溶性维生素、氯化钾注射液、葡萄糖酸钙注射液、肠内营养混悬液。

（8）输血：输注红细胞悬液200mL，冰冻血浆1200mL。

（9）其他：艾司奥美拉唑、矛头蝮蛇血凝酶、瑞芬太尼注射液、咪达唑仑注射液、氨溴索注射液。

2. 中医治疗方案

（1）2022年5月22日一诊：患者神志不清，呼吸急促，咳嗽，痰多，色黄，质黏，不易咳出，面罩吸氧，血氧饱和度93%，大小便正常，夜寐不详。舌诊不能配合，脉滑数。四诊合参，中医辨证属疫毒入里、内闭外脱证。中医予人参粉30g，每日2次；安宫牛黄丸1粒，每日1次，温开水化后胃管注入。痰热清注射液40mL，静脉滴注，每日1次，连用14天。共奏补元固脱、清热解毒、化痰开窍之功。

（2）2022年5月28日二诊：患者经口呼吸机辅助通气中，神志不清，咳嗽，痰多、色黄，大便4日未行，小便量少、色深，舌诊不能配合，脉滑数。四诊合参，中医辨证属肺热腑实证。中医予《温病条辨》宣白承气汤合《新型冠状病毒肺炎诊疗方案（试行第九版）》宣肺败毒方加减，共奏宣肺化痰、泄热攻下、清热解毒之效。人参粉15g，每日2次胃管注入；痰热清注射液40mL，每日1次，静脉滴注。拟方如下：生石膏30g（先煎），生大黄15g（后下），苦杏仁10g，瓜蒌皮30g，厚朴20g，芒硝10g，麻黄10g，薏苡仁30g，麸炒苍术10g，广藿香15g，青蒿12g，芦根30g，葶苈子15g，化橘红15g，生甘草10g。3剂（2022年5月28～30日），水煎服200mL，每日1剂，早晚分2次服用，饭后30分钟温服。

（3）2022年6月1日三诊：患者气管切开呼吸机辅助通气中，镇静中，神志淡漠，咳嗽咳痰，痰量较前稍减少，色黄淡血性，质黏不易咳出，大便一日两行，不成形，舌诊不能配合，脉数。患者复查胸部CT提示右肺下叶空洞型病灶形成，痰培养提示耐药鲍曼不动杆菌及肺炎克雷伯菌生长。四诊合参，中医辨证属肺痈成痈期。中医予千金苇茎汤、益清口服液（院内制剂）加减，西洋参粉15g，每日2次胃管注入，冲服；全方取千金苇茎汤、《温病条辨》银翘散、《丹溪心法》玉屏风散、《景岳全书》独参汤之意，共奏清肺排脓、活血消痈、清热解毒、养阴固脱之效，拟方如下：薏苡仁30g，芦根30g，冬瓜仁15g，桃仁10g，黄芩20g，金银花10g，连翘10g，贯众10g，板蓝根15g，黄芪40g，白术10g，防风10g，北沙参15g，赤芍15g，陈皮10g，甘草6g，桔梗15g，金荞麦30g，葶苈子15g。7剂（2022年6月1～7日）。水煎服200mL，每日1剂，早晚分2次服用，饭后30分钟温服。

（4）2022年6月7日四诊：患者成功脱机，鼻导管接气切口，指脉血氧饱和度100%，神志转清，咳痰较前明显好转，量减少，色淡黄，口干，鼻饲流质可，二便调，夜寐安，舌质暗，苔薄黄（见附录彩色图图6-1），脉细数。双下肢有轻度凹陷性水肿，气切口无渗血，口唇见血痂。复查胸部CT：双肺炎症，伴右肺下叶空洞型病灶形成，较前吸收；双侧少许胸腔积液，右侧较前略减少。效不更方，前方加茯苓、泽泻减轻水肿，拟方如下：薏苡仁30g，芦根30g，冬瓜仁15g，桃仁10g，黄芩20g，金银花10g，连翘10g，贯众10g，板蓝根15g，黄芪40g，白术10g，防风10g，北沙参15g，赤芍15g，陈皮10g，甘草6g，桔梗15g，金荞麦30g，葶苈子15g，茯苓30g，泽泻10g。7剂（2022年6月7～13日）。水煎服200mL，每日1剂，早晚分2次服用，饭后30分钟温服。西洋参粉15g，每日2次，化入中药中胃管注入。

2022年6月9日患者新冠病毒核酸检测复阳，予奈玛特韦片/利托那韦片抗病毒治疗，患者一般情况逐渐好转，新冠病毒核酸6月13日起转阴，6月16日转外院继续康复治疗。

（六）疗效评估

1. 体温变化趋势 （图6-2）

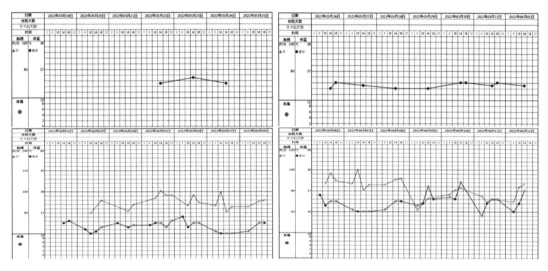

图6-2　体温变化趋势

2. 主要症状

患者属于新冠病毒感染危重型，病程前期以内闭外脱为主，后肺部又合并细菌感染，经过中西医结合治疗后，患者神志转清，大便难、小便量少改善，双下肢水肿减轻，低氧血症、二氧化碳潴留、胸闷气促、咳嗽咳痰等呼吸道症状明显改善。

3. 生化检查变化 （表6-1～表6-6）

表6-1　血气分析变化

日期	酸碱度	二氧化碳分压（kPa）	氧分压（kPa）	血氧饱和度（%）	标准碳酸氢盐（mmol/L）	实际碳酸氢盐（mmol/L）	标准碱剩余（mmol/L）	实际碱剩余（mmol/L）	乳酸（mmol/L）
5月22日	7.099	11.9	9.46	88.4	24.5	26	0.8	−4.5	1.5
6月2日	7.409	4.86	21.7	99.5	22	21.1	−1.6	−1.3	0.9
6月8日	7.402	6.35	13.4	98.2	28.2	29.6	4.8	4.2	1.4
6月14日	7.402	6.66	19.9	99.7	29.5	31.1	4.6	4.1	1.1

表 6-2　心肌标志物变化

日期	肌钙蛋 （ng/mL）	肌红蛋白 （ng/mL）	肌酸激酶同工酶 （ng/mL）	氨基末端 B 型利钠肽原 （pg/mL）
5 月 22 日	0.057	327	3.58	116
5 月 27 日	0.076	333	1.31	1544
6 月 7 日	0.1	1008	2.69	715
6 月 13 日	0.058	567	3.01	467

表 6-3　血常规

日期	白细胞计数 （×10⁹/L）	中性粒细 胞（%）	红细胞计数 （×10¹²/L）	血红蛋白 （g/L）	血小板计数 （×10⁹/L）	C 反应蛋 白（mg/L）	血清淀粉 样蛋白 A （mg/L）	PCT （ng/mL）
5 月 22 日	7.32	76.5	3.95	127	177	65.49	233.63	20.1
5 月 28 日	5.03	87.3	3.02	96	102	81.21	> 300.00	9.17
6 月 8 日	5.36	65.1	2.62	87	108	58.06	28.21	1.41
6 月 13 日	5.34	70.6	2.79	92	104	37.82	30.01	0.33

表 6-4　凝血功能变化

日期	国际标准 化比率	凝血酶原时 间（秒）	部分凝血活 酶时间（秒）	纤维蛋白原 定量（g/L）	凝血酶时间 （秒）	D- 二聚体 （mg/L）	纤维蛋白 原降解产 物（g/L）
5 月 22 日	1.06	13.6	38	5.99	18	4.59	8.2
5 月 27 日	1.27	15.6	48.7	8.35	16.1	4.48	8.35
6 月 8 日	1.26	15.5	29.3	1.9	16.4	1.17	2.96
6 月 13 日	1.1	14.3	31.3	2.0	14.6	1.26	4.2

表 6-5　肝肾功能、电解质变化

日期	血糖（mmol/L）	总胆红素 （μmol/L）	白蛋白（g/L）	谷丙转氨酶 （U/L）	肌酐（μmol/L）
5 月 22 日	6.4	9.3	32.3	34	106
5 月 27 日	8.71	6.2	32.5	30	189
6 月 2 日	8.16	8.8	32.4	11	287
6 月 7 日	6.67	12.3	37.3	26	156
6 月 13 日	6.94	9	34	45	67

表 6-6　新冠病毒核酸基因 CT 值变化

项目	5 月 22 日	5 月 23 日	5 月 24 日	6 月 11 日	6 月 13 日	6 月 14 日	6 月 16 日
ORF1ab 基因 CT 值	＞40	＞40	＞40	26.72	＞40	＞40	＞40
N 基因 CT 值	＞40	＞40	＞40	21.8	36.17	＞40	＞40

4. 胸部 CT 变化　6 月 1 日胸部 CT（图 6-3）：双肺炎症，病毒性肺炎可能；右肺炎症较 5 月 22 日进展，伴右肺下叶空洞型病灶形成；双侧少许胸腔积液；主动脉及冠状动脉钙化。6 月 7 日胸部 CT（图 6-4）：双肺炎症，伴右肺下叶空洞型病灶形成，较前吸收；双侧少许胸腔积液，较前略减少，主动脉及冠状动脉钙化。

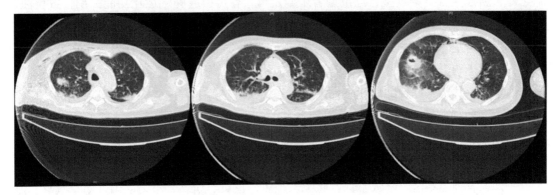

图 6-3　6 月 1 日胸部 CT

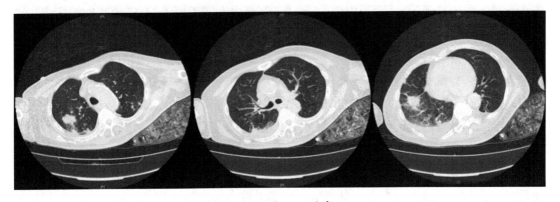

图 6-4　6 月 7 日胸部 CT

（七）出院时情况

患者神志清，精神萎靡，偶有咳嗽咳痰，痰量少、色白，易咳出，无胸闷气促，无腹痛腹泻，胃纳一般。胸部影像学显示炎症明显吸收，连续多次咽拭子检测阴性，2022 年 6 月 16 日出院。随访 2 周未见核酸复阳。

（八）案例讨论与分析

1. 辨证施治思路　本例患者入院前已属新冠病毒感染危重型，呼吸急促、血氧饱和度下降，需要呼吸支持治疗，入院时新冠病毒核酸虽已转阴，但炎症反应继续发展，病至危重。肺为娇脏，不耐寒热，患者为危重型新冠病毒感染且存在严重的基础疾病，长期生活不能自理，病久体虚，更容易诱发痰浊、血瘀形成。其一，久病气耗或年老体衰，可致肺气亏虚，肺虚则宣降失司，气化不利，津液输布失常，血液运行不畅，易为痰浊、瘀血痹阻肺络；其二，肺气之盛衰依赖于脾的化生气血以供养，"脾胃一虚，肺气先绝"，且脾为肺之母，新冠病毒感染重型、危重型者子病及母，皆可引起脾之运化功能失调，致痰浊、瘀血痹肺。加之患者肺部出现多种致病细菌感染，最终导致正不胜邪，出现脱证，故此期以扶正固脱为主，兼以祛邪；中期出现肺热腑实证，通腑、清热解毒祛邪为主；后期出现肺痈，同时予解毒化痰祛邪与益气养阴，扶正祛邪同时兼顾。扶正固本、祛邪排痰是本病治疗的重点，肺部感染致肺痈的发生主要在于痰饮瘀热等邪气内停，阻碍脏腑气机，耗损机体元气，致使脏腑衰竭、内生诸邪为患，本例在治疗早期即注意在祛邪的同时，加强痰液的引流，同时强化扶正补虚，固本防脱，防止脏器功能进一步衰竭，注意虚实标本兼顾。

一诊患者神志不清，呼吸急促，咳嗽，痰多、色黄、质黏，不易咳出，面罩吸氧，血氧饱和度93%，大小便正常，夜寐不详。舌诊不能配合，脉滑数。四诊合参，中医辨证属疫毒入里，内闭外脱证。《黄帝内经》云："正气存内，邪不可干。"患者基础疾病多，素体虚弱，正气不足，新冠毒邪袭肺，后又肺部细菌感染，两邪相加，内蕴化热为痰饮，闭阻于肺，导致胸闷憋气，呼吸困难，咳嗽；正气不足，无力抗邪，湿热毒邪逆传心包，出现神志不清、昏蒙；痰饮瘀热等邪气的内停，阻碍脏腑气机，耗损机体元气，致使脏腑更衰，如《血证论》记载："血行瘀滞，则气不通，气壅则水壅，水壅为痰饮。"形成恶性循环。中医予人参粉30g，安宫牛黄丸1粒，温开水化后胃管注入，痰热清注射液静脉滴注。共奏补元固脱、清热解毒、化痰开窍之效。

二诊患者经口呼吸机辅助通气中，神志不清，咳嗽，痰多、色黄，大便4日未行，小便量少，色深，舌诊不能配合，脉滑数。四诊合参，中医辨证属肺热腑实证。清代叶天士《温热论》中言："再论三焦不得从外解，必致成里结。里结于何，在阳明胃与肠也。"《温病条辨·中焦》第17条云："阳明温病，下之不通，其证有五……喘促不宁，痰涎壅滞，右寸实大，肺气不降者，宣白承气汤主之。"该患者痰热闭肺，气不得宣，肠腑失于传导；肺津失布，肠道失于濡润；或肺热移于大肠，阳明热结，津液被耗，燥结成实，致排便困难。肺与大肠相表里，肠道应"以通为用，以降为顺"，腑气通则肺气降，肠腑不通，浊气壅塞，上逆乘肺，喘、满、燥、结随之而来。中医予《温病条辨》宣白承气汤合《新型冠状病毒肺炎诊疗方案（试行第九版）》宣肺败毒方加减，奏宣肺化痰、泄热攻下、清热解毒之效。人参粉继服补元固脱，痰热清注射液继续静脉滴注。方中麻黄、石膏、杏仁、厚朴清宣肺气；薏苡仁、广藿香、青蒿、瓜蒌皮、芦根清热化湿祛痰；大黄、芒硝泻下热结；麸炒苍术、化橘红健脾燥湿。诸药合用，共奏宣上通下、开肺通腑、清热化湿之功。正如《温病纵横》所言："肺在五行属金，在五色与白相应，故名'宣白'即宣肺之意。宣白承气汤用石膏清热宣肺，杏仁肃降肺气，更有润肠之功，瓜蒌皮清化痰热。三药相配，宣降肺气，以平肺气之逆，大黄攻下热结，四药配伍，开肺通肠，相互为用。"

三诊患者气管切开呼吸机辅助通气中，镇静中，神志淡漠，咳嗽咳痰，痰量较前稍减少，色黄，质黏不易咳出，大便一日两行，不成形，舌诊不能配合，脉数。患者复查胸部CT提示右肺下叶空洞型病灶形成，痰培养提示耐药鲍曼不动杆菌及肺炎克雷伯菌生长。四诊合参，中医辨证属肺痈成痈期。《金匮要略心典》云："痈者壅也，如土之壅而不通，为热聚而肺溃也。"患者新冠毒邪、鲍曼不动杆菌及肺炎克雷伯菌两致病菌同时相加，内犯于肺，患者痰热素盛，蒸灼肺脏，以致热壅血瘀，蕴酿成痈，血败肉腐化脓。成痈期，为邪热壅肺，蒸液成痰，气分热毒浸淫及血，热伤血脉，血为之凝滞，热壅血瘀，蕴酿成痈，本应表现高热、振寒等痰瘀热毒蕴肺的证候，但患者高龄体虚，正不胜邪，机体无力抗邪，故不见高热表现，实为危候。中医予千金苇茎汤、益清口服液（院内制剂）加减，西洋参粉冲服，全方取千金苇茎汤、《温病条辨》银翘散、《丹溪心法》玉屏风散、《景岳全书》独参汤之意，共奏清肺排脓、活血消痈、清热解毒、养阴固脱之功。

四诊患者成功脱机，鼻导管接气切口，指脉血氧饱和度100%，神志转清，咳痰较前明显好转，量减少，色淡黄，口干，鼻饲流质可，二便调，夜寐安，舌质暗，苔薄黄，脉细数。双下肢有轻度凹陷性水肿，气切口无渗血，口唇见血痂。复查胸部CT：双肺炎症，伴右肺下叶空洞型病灶形成，较前吸收；双侧少许胸腔积液，右侧较前略减少。效不更方，前方加茯苓、泽泻利水渗湿。患者一般情况逐渐好转，新冠病毒核酸6月13日起转阴，6月16日转外院继续康复治疗。

2. 用药分析　本患者为新冠病毒感染危重型，全程的中西医协同治疗获得良好效果，西医学着重呼吸机辅助通气、增强免疫、抗病毒、抗细菌感染、输血、营养支持等。中医则在新冠病毒转阴、呼吸衰竭逆转、胃肠道调节、肺痈的治疗等方面都起着积极作用，某些方面甚至起着主导作用。中西医协同全程运用大剂人参、西洋参或加黄芪，或以四君子汤补气，前期兼用清热化痰、清热泻火、清热凉血、宣肺通腑；后予健脾化湿、理气化痰、活血化瘀等法，虽然治疗过程中血瘀证不明显，但结合病理、血清D-二聚体检查，以及中医久病必瘀理论，后期仍配以化瘀之法贯穿。扶正祛邪相结合，早期患者脱证已现，以扶正固脱为主，兼以祛邪；中期出现肺热腑实证，通腑、清热解毒祛邪为主；后期出现肺痈，同时予解毒化痰祛邪与益气养阴，大剂量生黄芪托毒外出，扶正祛邪同时兼顾。从本例来看，扶正主要是补肺健脾、养阴、温阳、滋肾等，祛邪则有清热、化痰、化湿、化瘀等，攻补兼施，"截断扭转"早期阻断疾病传变，补气与化痰贯穿全程而获良效。

3. 得失点

（1）及时固脱：该危重型新冠病毒感染病例（内闭外脱证）属于中医学"喘脱""气脱"等病证范畴，为内科难治病证中的危急重证，其病位在肺，与脾密切相关。对内闭外脱证患者的治疗，要重用人参固脱复脉，在扶正固本的基础上，治以安宫牛黄丸醒神开窍，痰热清以化痰解毒，终使危情复入坦途。

（2）清腑宣肺同施：疾病中期患者出现肺热腑实证，对"阳明温病，下之不通"兼有"喘促不宁，痰涎壅滞"之肺气不降者，症见便秘，痰涎壅滞，喘促不宁者，吴又可设宣白承气汤，该方宣通肺气与通降腑气同用、"脏腑合治"同施，本期患者治疗组方以上下同治、宣肺气之时兼顾通降腑气，通腑泄热之时勿忘宣通肺气为旨。

（3）中西医协同促进排痰：患者病程中出现肺部脓疡（肺痈），本期痛毒内结不仅阻碍肺气之宣达，更能阻滞胸中气血之循行；脓毒不去，更可腐及正常之气血，使迁延难愈。因此，排除热毒，不仅可祛除体内已有之瘀热毒邪，更可阻断正常气血之损伤，防止正气的愈发耗散，故急当速去务尽，以绝根本，防病迁延。本期除中药解毒排痰，大剂量生黄芪托毒外出，同时多次予支气管镜进行肺泡冲洗，达到痰液的及时引流，最终胸部CT显示肺部空洞吸收，患者好转出院。

（复旦大学附属华山医院董竞成、孙贤俊整理）

七、新冠病毒感染危重型合并急性心力衰竭案

（一）一般资料

周某，男，65岁，住院号：10×××52。

入院时间：2022年5月15日；出院时间：2022年6月4日；住院天数：21日。

（二）入院前情况

主诉"新冠病毒核酸筛查阳性8天，胸闷咳嗽不适1日"入院。患者2022年5月7日新冠病毒核酸筛查结果（＋），当时无发热、咳嗽、咳痰，无头晕、头痛，无咽痛、肌痛、鼻塞流涕等不适，转移至嘉定区方舱医院集中隔离管控。5月14日转移至国家会展中心（上海）方舱医院，当日纳差，有咽部不适感，有咳嗽，痰不易咳出，无鼻塞流涕，有胸闷憋气感，无明显胸痛腹痛，无头晕头痛，无意识障碍，未予特殊治疗，自行休息。5月15日自觉胸闷不适加重，测指脉氧最低至78%，吸氧后可维持在90%上下。现为求进一步诊疗，转运至上海交通大学医学院附属瑞金医院北部院区救治。

既往史：有高血压、糖尿病、冠心病、消化道出血等病史。新冠疫苗接种史：无。手术史：曾行下肢血管支架置入术（左侧股动脉）。

（三）入院时情况

患者本次发病以来，精神略差，纳差，小便可，大便减少，体重无明显增减。咳嗽气促，胸闷喘息，无发热、头晕、头痛，无咽痛、肌痛、鼻塞流涕等不适。

体格检查：体温36.0℃，心率101次/分，呼吸22次/分，血压146/91mmHg，氧分压88%（面罩吸氧10L/min）。半坐位，推入病房，神志清，精神萎靡，气促，双瞳孔等大等圆，对光反射存在，全身皮肤、黏膜无黄染，无出血点，无贫血貌。双侧眼睑无水肿。颈软，气管居中。双肺可闻及哮鸣音、湿啰音。心律齐，各瓣膜区未闻及病理性杂音。腹部平坦，无明显压痛，无反跳痛，无肌紧张，未触及包块。肝脾肋下未及。双下肢无明显水肿。舌诊不配合，脉沉弱。

（四）入院诊断

1. 西医诊断

（1）新冠病毒感染（危重型）。

（2）急性心力衰竭（Killip4 级）。

（3）急性冠脉综合征。

（4）2 型糖尿病。

（5）高血压。

（6）下肢动脉粥样硬化闭塞症（左股动脉支架置入后）。

（7）电解质紊乱（低钠低钙）。

2. 中医诊断

（1）疫病，疫毒闭肺证。

（2）胸痹，心阳虚衰证。

（五）诊疗经过

入院后面罩吸氧下氧饱和 80% ～ 90%（面罩吸氧气 10L/min），予甲强龙抗炎平喘、托拉塞米利尿、硝酸异山梨酯注射液扩冠后胸闷憋喘无明显好转。22 时 55 分患者左右氧合逐步下降，最低至 65%，伴意识改变，评估后立即予气管插管、机械通气（肺表面活性物质 / 持续正压通气模式），血氧饱和度上升至 90%，并予吗啡减少心肌耗氧，头孢西丁抗感染，奥美拉唑肠溶胶囊护胃，低分子量肝素钙注射液抗凝。5 月 16 日，患者生命体征平稳，肺表面活性物质 / 持续正压通气模式，血氧饱和度 95%，拟外出行胸部 CT 检查时，再发低氧、反应差，血氧饱和度下降至 70%，呼之不应，立即予吸痰（粉红色泡沫痰）、上调呼吸机氧浓度（容控模式：潮气量 480mL，氧浓度 100%，呼气末正压 15cm H_2O，频率 15 次 / 分）。同时完善检查，心电图未见 ST-T 段抬高，心肌蛋白动态升高，床旁心脏彩超见左室收缩弱，完善胸部 CT 检查见两肺渗出明显。心内科评估患者暂无条件完善急诊冠脉造影检查，先予药物保守治疗；考虑心源性猝死并发心衰，故行连续性肾脏替代治疗缓解心衰，若病情仍加重，必要时体外膜肺氧合治疗。故先予波立维、他汀类治疗急性冠状动脉综合征，西洛他唑治疗下肢动脉闭塞症，奥美拉唑肠溶胶囊护胃，注射用哌拉西林钠他唑巴坦钠抗感染，氨溴索、乙酰半胱氨酸化痰，并立即留置血液透析导管、行连续性肾脏替代治疗、连续性静脉血液透析模式、肝素抗凝。经连续性肾脏替代治疗后，患者气喘低氧症状改善，生命体征平稳，予丙种球蛋白提高免疫，白蛋白营养支持，重组人血小板生成素注射液升血小板，注射用重组人粒细胞巨噬细胞刺激因子升高白细胞，肠内营养乳剂百普力等肠内营养支持。5 月 19 日起予奈玛特韦片 / 利托那韦片（5 月 19 ～ 23 日）抗病毒治疗，同时将波立维改为拜阿司匹林抗血小板聚集，氟伐他汀降脂固斑，待奈玛特韦片 / 利托那韦片疗程结束后改回波立维、瑞舒伐他汀。5月20日患者氧合指数＞300mmHg，呼吸机支持力度逐渐降低，予镇静镇痛减量，评估考虑择日拔管脱机。5月27日复查胸部CT，两肺渗出明显好转，行自主呼吸试验成功，予脱机拔管。拔管后患者恢复自主咳痰，呼吸稍促。考虑患者合并心功能不全，予鼻导管吸氧，3L/min，适当肢体活动，自主翻身、咳痰，进食半流质饮食。6月4日患者两次核酸阴性，无特殊不适主诉，符合出院标准，予以出院。

1. 西医治疗方案

（1）氧疗：2022年5月15日入院后给予高流量呼吸支持，当晚改气管插管呼吸机支持，俯卧位＞12h/d。

（2）抗病毒治疗：奈玛特韦片/利托那韦片口服。

（3）抗感染治疗：先后予头孢西丁2g，每日1次，静脉滴注；左氧氟沙星0.5g，每日1次，静脉滴注；注射用哌拉西林钠他唑巴坦钠4.5g，每12小时1次，静脉滴注。

（4）免疫治疗：人免疫球蛋白10g，每日1次，静脉滴注；胸腺法新1.6mg，每日1次，皮下注射；注射用重组人粒细胞巨噬细胞刺激因子，每日1支，皮下注射。

（5）抗凝治疗：低分子量肝素钙注射液，西洛他唑，波立维，拜阿司匹林。

（6）贫血治疗：浓缩红细胞、重组人促红素注射液纠正贫血，重组人血小板生成素注射液升血小板。

（7）营养支持：人血白蛋白10g，每日1次，静脉滴注。鼻饲：肠内营养乳剂百普力。

（8）其他：硝酸异山梨酯注射液、冻干重组人脑利钠肽、沙库巴曲缬沙坦钠片抗心衰，托拉塞米、氢氯噻嗪利尿，氟伐他汀、瑞舒伐他汀降脂固斑，胰岛素泵、达格列净、阿卡波糖控制血糖，奥美拉唑护胃，莫沙必利促进胃动力，氨溴索、乙酰半胱氨酸化痰。

2. 中医治疗方案

（1）2022年5月17日一诊：患者体温平，气管插管中，大便2日未解。舌诊不配合（图7-1），脉沉弱。四诊合参，中医辨证考虑疫毒闭肺，腑气不通，心阳不振。肺为娇脏，外邪上受，首先犯肺，肺气失宣，湿热疫毒闭肺，累及于心，损伤心阳，心阳虚

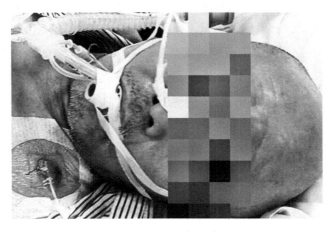

图7-1　一诊状态

衰，气血不畅。治疗以益气温阳固脱，通腑泄热为主，方取独参汤＋大黄，拟方如下：人参30g，红参15g，生大黄15g（后下）。1剂。水煎，每日1剂，每剂取汁100mL，早晚各50mL胃管注入。

（2）2022年5月18日二诊：患者体温平，气管插管中，腹略膨隆，大便未解。加强通腑泄热，拟方如下：人参30g，红参15g，生大黄30g（后下），芒硝10g（冲服）。2剂（2022年5月19～20日）。水煎，每日1剂，每剂取汁100mL，早晚各50mL胃管注入。

（3）2022年5月20日三诊：患者目前生命体征平稳，大便昨日已解，脉沉细，肢冷。加重温阳、泻肺之力，上方加减：人参30g，红参30g，生大黄30g（后下），葶苈子30g，芒硝10g（冲服）。2剂（2022年5月21～22日）。水煎，每日1剂，每剂取汁100mL，早晚各50mL胃管注入。

（4）2022年5月22日四诊：患者目前生命体征平稳，腹膨隆，大便2～3日一次，脉沉细，肢冷。考虑患者正气亏虚，推动无力，加重扶正、行气通便之药，改人参40g，大黄45g，芒硝20g，加槟榔30g，独参汤＋大承气汤加减，方药如下：人参40g，红参30g，葶苈子30g，生大黄45g（后下），槟榔30g，芒硝20g（冲服）。3剂（2022年5月23～25日）。水煎，每日1剂，每剂取汁100mL，早晚各50mL胃管注入。

（5）2022年5月25日五诊：患者目前生命体征平稳，大便已解，每日一行，腹胀缓解，肢冷，脉沉细。患者腑气已通，脉细肢冷，继续加大益气温阳之力，方药如下：人参50g，红参50g，葶苈子30g，生大黄45g（后下），槟榔30g，芒硝20g（冲服）。2剂（2022年5月26～27日）。水煎，每日1剂，每剂取汁100mL，早晚各50mL胃管注入。

（6）2022年5月27日六诊：患者今日予脱机拔管，能自主咳嗽咳痰，呼吸稍促，口干，大便每日一行。舌淡暗，苔白腻，脉细弱（见附录彩色图图7-2）。患者症状明显好转，酌加化浊养阴之品，方药如下：人参50g，红参50g，生大黄45g（后下），槟榔30g，苍术15g，草果9g，芦根30g。3剂（2022年5月28～30日）。水煎，每日1剂，每剂取汁100mL，早晚各50mL胃管注入。

（7）2022年5月30日七诊：患者咳嗽咳痰，呼吸稍促，口干，口舌碎痛，牙龈肿痛，大便每日一行。舌淡暗，苔白腻，中裂，脉细弱，肢冷较前缓解（见附录彩色图图7-3）。患者有化热之象，故去红参，加人中黄清热解毒，大便每日一行，生大黄减量，方药如下：人参50g，生大黄30g（后下），槟榔30g，藿香15g，苍术15g，草果9g，芦根30g，人中黄9g。3剂（5月31日～6月2日）。水煎，每日1剂，每剂取汁100mL，早晚各50mL口服。

（8）2022年6月2日八诊：患者咳嗽咳痰，稍气促，口干，口舌碎痛、牙龈肿痛已除，大便每日一行。舌淡暗，苔白腻，中裂，脉细。去人中黄，余维持原方如下：人参50g，生大黄30g（后下），槟榔15g，藿香15g，苍术15g，草果9g，芦根30g。3剂（2022年6月3～5日）。水煎，每日1剂，每剂取汁100mL，早晚各50mL口服。

（六）疗效评估

1. 体温变化趋势　患者入院经中西医结合治疗后，生命体征平稳，体温未见异常。

2. 主要症状　患者属于新冠病毒感染危重型，由于合并急性冠脉综合征及急性左心衰导致氧合下降，以咳嗽气促，胸闷喘息为主，于气管插管辅助通气及连续性肾脏替代治疗，经中西医联合治疗后，症状明显改善出院。

3. 实验室检查变化　（表7-1～表7-2）

表7-1　主要生化指标

日期	白细胞计数（×10⁹/L）	中性粒细胞计数（×10⁹/L）	淋巴细胞计数（×10⁹/L）	C反应蛋白（mg/L）	D-二聚体（μg/mL）	降钙素原（ng/mL）	白细胞介素-6（pg/mL）
5月15日	7.07	5.96	0.53	91	0.16	0.65	/
5月19日	11.78	10.57	0.37	91	0.41	0.90	90.20
5月23日	6.16	5.36	0.33	108	0.37	0.98	54.10
5月27日	12.47	11.32	0.64	75	0.89	0.31	49.2
5月30日	7.26	6.21	0.55	58	0.51	0.4	/
6月2日	4.25	3.48	0.40	28	0.32	0.44	/

日期	脑钠肽（pg/mL）0～100	肌酸激酶同工酶（ng/mL）0.3～4.0	高敏肌钙蛋白Ⅰ（pg/mL）<30	肌红蛋白（ng/mL）<70
5月15日	2070	44	8545.6	383.3
5月16日	3654	66	21540.7	625.9
5月19日	3156	4.90	6858.4	128.8
5月23日	3711	1.10	711.9	91.6
5月27日	1844	1.50	253.2	123.4
5月30日	2423	1.20	103.1	69.3
6月2日	2653	1.50	78	43.6

表7-2　新冠病毒核酸检测结果

项目	5月15日	5月17日	5月21日	5月23日	5月25日	5月27日	5月29日	5月31日	6月2日	6月3日
核酸检测结果	（+）	（+）	（+）	（+）	（+）	（+）	（+）	（+）	（-）	（-）
CT值	23.06	21.43	28.56	27.33	30.76	33.82	30.08	35.87	38.79	＞40
	20.38	18.14	26.11	26.8	28.57	32.2	28.14	34.28	38	37.08

4.胸部 CT 变化（图 7-4） 5 月 18 日：两肺多发渗出，部分伴实变，病毒性肺炎渗出合并心源性肺水肿不能除外；两侧胸腔积液；主动脉及冠脉管壁多发钙化。5 月 25 日：两肺散在渗出，较 5 月 18 日所示有较明显吸收；左肺下叶肺组织膨胀不全；两侧少量胸腔积液，较前减少；主动脉及冠脉管壁多发钙化。5 月 31 日：两肺散在渗出，两侧少量胸腔积液，较 5 月 25 日所示渗出征象相仿；两侧少量胸腔积液较前增多；主动脉及冠脉管壁多发钙化。

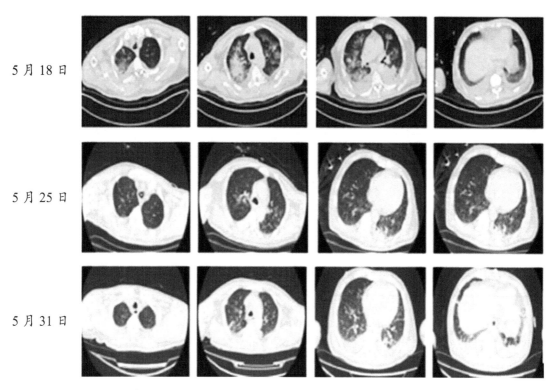

5 月 18 日

5 月 25 日

5 月 31 日

图 7-4　5 月 18 日、5 月 25 日、5 月 31 日胸部 CT

（七）出院时情况

患者目前鼻导管吸氧，3L/min，间断有咳痰，无发热，无胸闷气急。查体：心电监护：血氧饱和度 98%，心率 76 次 / 分，律齐，血压 105/63mmHg。双瞳孔等大等圆，直径 3mm，对光反射存在，全身皮肤、黏膜无黄染，无出血点，无贫血貌。双侧眼睑无水肿。颈软，气管居中。双肺呼吸音稍粗，心律齐，各瓣膜区未闻及病理性杂音。腹部平坦，无明显压痛，无反跳痛，无肌紧张，未触及包块。肝脾肋下未及。双下肢无明显水肿。

（八）病案讨论与分析

1. 辨证施治思路　中医辨证疫毒闭肺，移热于肠导致腑气不通，大便秘结；同时心阳不振，元气大伤，导致患者内闭外脱，虚实夹杂。故而此时当益气扶正固脱为要，兼通腑泄浊之法。

一诊时，处方以独参汤大补元气，考虑患者心阳不振，暂未行经皮冠状动脉介入治疗术，考虑胸痹乃"阳微阴弦"之证，合用红参15g；肺与大肠相表里，当邪毒闭肺时，肺气失宣，腑气不通，合并便秘等胃肠道功能障碍，故予生大黄泄热通便，可使邪热随腑气而出，阻止病情进一步恶化。患者邪气虽实，正气已虚，若单攻邪，不仅无效，恐更伤正，故方中配伍大剂量人参、红参顾护正气，体现了扶正祛邪、攻补兼施的配伍思路。

二诊时，患者大便仍未解，故加重大黄用量，并加用芒硝，加强通腑泄热、泻下荡积的功效，使邪有出路。

三诊时，患者脉沉细欲绝、肢冷，心阳虚衰，故红参加倍，虽大便已解，但仍不通畅，肺与大肠相表里，肺气不降，腑气不通，故加用葶苈子泻肺通腑。

四诊时，患者腹部膨隆、胀气明显，大便仍2～3日一行，考虑气虚推动无力，故增加人参用量，同时增强通腑泄热之力，加用槟榔以助行气。

五诊时，患者大便已通，腹胀有所缓解，效不更方，予人参、红参加量以温振元阳，益气固脱。

六诊时，患者顺利脱机拔管。此时正气渐复，肠腑已通，但患者余毒未清，故见舌暗，苔腻，予以化浊养阴之品调理善后。

七诊时，患者有牙龈肿痛、口舌碎痛之症，考虑湿浊内停，阳气渐复，加之大量益气温阳药物，正气渐复，"气有余便是火"，虚火与湿热相加，耗伤津液，故去红参，加苍术、草果芳香化湿，芦根清热生津，以防燥湿太过。

八诊时，患者牙龈肿痛、口舌碎痛已除，病情好转，心功能仍较差，继续益气扶强心，通腑、祛湿、化浊，帮助患者尽快康复。

2. 用药分析　患者属新冠病毒感染危重型，合并急性心衰及急性冠脉综合征，病情急转直下，迅速进入休克期及多器官功能障碍阶段，其临床表现属正气欲脱，同时由于患者体内实邪依然存在，故此时当以益气固脱为要，贯穿始终，再兼用攻邪之法。处方时大剂量红参、人参以扶正，辅以生大黄、芒硝、葶苈子等推陈致新，攻补兼施。如一味追求祛邪，恐正气虚脱，喘息之间，无力举邪，反受其害。

3. 得失点　本案经中西医结合救治成功，患者初期无明显症状，但由于合并有严重基础疾病，往往存在"沉默性"低氧血症，早期无明显缺氧表现，但活动耐力明显降低，轻微活动即表现出低氧相关的临床症状。如果早期未能及时监测，尽早发现严重的"沉默性"低氧血症患者，就有可能会错失患者救治的最佳时机，增加救治难度。脱证患者要注重尽早给予人参，大补元气，益气固脱；关注患者的大便情况，如大便欠畅，则用大黄泄热通腑，使邪有出路，肺肠同治，最终使患者及早控制病情，新冠病毒核酸转阴。同时，要注意使用小分子抗病毒药物奈玛特韦片／利托那韦片时与其他药物之间的相互作用，以免引起不良反应。

（上海交通大学医学院附属瑞金医院郑岚、陆聆韵、杨伟杰整理）

八、新冠病毒感染普通型伴胃恶性肿瘤术后、肿瘤化学治疗案

（一）一般资料

颜某，男，67岁，住院号：21××××1。

入院时间：2022年5月2日；出院时间：2022年5月22日；住院天数：21日。

（二）入院前情况

主诉"发现新冠病毒核酸阳性1天"入院。患者一直在上海市居住地居住，1天前患者出现发热，体温最高38.6℃，当日至上海交通大学医学院附属新华医院发热门诊就诊，新冠病毒核酸检测阳性。为进一步诊治于2022年5月2日转入上海市公共卫生临床中心治疗。

既往史：有高血压病史2年余，自诉偶尔服用珍菊降压片。2020年胃癌手术术前检查发现陈旧性心梗。手术史：2020年上海交通大学医学院附属新华医院行胃恶性肿瘤切除术，目前口服拉司太特胶囊治疗。未接种新冠疫苗。

（三）入院时情况

患者本次发病以来，精神可，咳嗽，痰多，黄痰，发热，体温37.6℃，咽痛，胃纳尚可，眠安，大便4日未解，小便如常，体力无明显下降，体重未见明显下降。

体格检查：体温37.6℃，心率119次/分，呼吸16次/分，血压109/78mmHg，血氧饱和度98%。

神志清楚，精神可，无嗜睡。颈软，口唇无发绀，咽红，见白色溃疡，右侧扁桃体Ⅰ度肿大，左侧扁桃体无明显肿大，无脓性分泌物。双侧呼吸运动对称，无胸膜摩擦感，无皮下捻发感，两肺呼吸音粗，未闻及干湿啰音。腹软，全腹无压痛反跳痛，肝脾肋下未及，肠鸣音正常存在，双下肢无浮肿。四肢活动自如。舌淡红，苔薄白腻，脉滑。

（四）入院诊断

1. 西医诊断

（1）新冠病毒感染（普通型）。

（2）胃恶性肿瘤术后。

（3）为肿瘤化学治疗疗程。

（4）陈旧性心肌梗死。

（5）高血压。

2. 中医诊断

疫病，湿毒郁肺证。

（五）诊疗经过

患者入院后予以心电监护、监测血氧饱和度（指脉血氧饱和度95%）、鼻导管吸氧、俯卧位通气＞12h/d。2022年5月3日胸部CT（图8-1）：左肺下叶斜裂处微小实性结节，良性。两肺气肿，两肺下叶少许慢性间质性炎症。冠脉左支钙化斑块，心包少量积液。5月3日血常规：白细胞计数2.66×10^9/L，中性粒细胞计数2.04×10^9/L，淋巴细胞计数0.48×10^9/L，单核细胞计数0.11×10^9/L，中性粒细胞百分比76.7%。超敏C反应蛋白58.24mg/L。予盐酸莫西沙星片抗感染治疗，奈玛特韦片/利托那韦片口服抗病毒治疗，中药予宣肺败毒方加减。患者胃恶性肿瘤术后，口服拉司太特胶囊治疗至今。患者既往有胃恶性肿瘤术后化疗病史，5月3日查淋巴细胞计数0.48×10^9/L，考虑患者免疫力低下，予胸腺法新提高免疫力。患者自诉咽痛，予六神丸清热利咽，消肿止痛。

2022年5月19日患者咳嗽、咳痰减少，体温平，纳可，大便正常。予扶助正气、健脾化湿中药方，清除余邪而善后，持续用中医药治疗至5月22日出院。

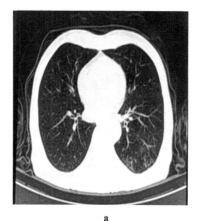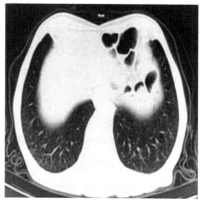

a　　　　　　　　　　　　　　b

图8-1　5月3日胸部CT

1. 西医治疗方案

（1）氧疗过程：鼻导管吸氧，3L/min。俯卧位通气。

（2）抗病毒治疗：奈玛特韦片/利托那韦片，奈玛特韦片300mg联用利托那韦片100mg，每12小时口服一次，连续服用5天（2022年5月3～7日）。

（3）抗炎治疗：无。

（4）抗感染治疗：盐酸莫西沙星片0.4g，口服，每日1次（2022年5月3～8日）。

（5）免疫治疗：胸腺法新1.6mg，皮下注射，每日1次（2022年5月3～22日）。

（6）抗肿瘤治疗：拉司太特胶囊50mg，口服，每日1次，连续服用21天，停药1周。

（7）抗凝治疗：低分子量肝素钙注射液4100IU，皮下注射，每日1次。

（8）营养支持：维生素C 10g，静脉滴注，每日1次。

（9）其他：六神丸10丸，口服，每日3次。地榆升白片0.2g，口服，每日3次（2022年5月8～22日）。氯化钾缓释片1g，口服，每日3次。

2. 中医治疗方案

（1）2022年5月3日一诊：患者咳嗽，痰多，黄痰，发热，体温37.6℃，咽痛，胃纳尚可，眠安，大便4日未解，小便如常，舌淡红，苔薄白腻，脉滑（见附录彩色图图8-2）。四诊合参，中医辨证考虑湿毒郁肺。肺为娇脏，疫毒之邪侵袭，首先犯肺，肺为湿毒邪气侵袭，宣发肃降失司，则见咳嗽，咳痰，痰多，咽痛。湿邪郁于卫表，困遏卫阳，则见发热。湿毒积于体内困脾，气机受阻，大便欠畅4日未解。治疗以宣肺化湿解毒为主，方予宣肺败毒方加减：麻黄6g，杏仁15g，薏苡仁30g，苍术21g，藿香9g（后下），虎杖20g，马鞭草30g，陈皮15g，甘草10g，茯苓30g，制半夏12g，人参9g，浙贝母15g，开金锁30g，厚朴12g，生大黄6g（后下）。3剂（2022年5月4～6日）。水煎服400mL，每日1剂，早晚分2次服用，饭后30分钟温服。

（2）2022年5月6日二诊：患者仍有咳嗽，咳痰，痰色黄痰多，发热，体温37.7℃，咽痛，胃纳尚可，眠安，大便已解，两日一次，小便如常，舌淡红，苔薄白腻，脉滑。患者仍有发热，体温37.7℃，加柴胡、黄芩退热。仍有咽痛，加射干利咽。患者大便两日1次，予增加厚朴用量理气通腑，拟方如下：麻黄6g，杏仁15g，薏苡仁30g，苍术15g，藿香9g（后下），虎杖20g，马鞭草30g，陈皮15g，甘草9g，茯苓30g，制半夏12g，人参9g，浙贝母15g，开金锁30g，厚朴18g，生大黄6g（后下），柴胡15g，黄芩12g，射干12g。7剂（2022年5月7～13日）。水煎服400mL，每日1剂，早晚分2次服用，饭后30分钟温服。

（3）2022年5月13日三诊：患者咳嗽仍有，咳痰，黄白相间，体温37.2℃，纳可，大便正常，每日1次，咽痛好转，舌淡红，苔薄白腻，脉滑（见附录彩色图图8-3）。患者咽痛好转，予去射干。患者仍有咳嗽，咳痰，予加用鱼腥草，增强止咳化痰。患者核酸CT值偏低，一方面增加人参用量，加用黄芪益气扶正，另外加青蒿清热解毒，祛除邪气。患者仍有低热，体温37.2℃，予增加柴胡用量，同时予蝉蜕疏散风热。证属正气亏虚，湿毒困脾郁肺。治疗以补气健脾，化湿解毒，止咳化痰，拟方如下：麻黄6g，杏仁 15g，薏苡仁 30g，苍术 15g，藿香 9g（后下），虎杖 20g，马鞭草 30g，陈皮 15g，甘草 9g，茯苓 30g，制半夏 12g，人参 15g，浙贝母 15g，开金锁 30g，厚朴 18g，生大黄 6g（后下），柴胡 20g，黄芩 12g，鱼腥草 30g，蝉蜕 9g，青蒿 15g，黄芪 30g。3 剂（2022 年 5 月 14～16 日）。水煎服 400mL，每日 1 剂，早晚分 2 次服用，饭后 30 分钟温服。

（4）2022 年 5 月 16 日四诊：患者咳嗽仍有，咳痰，量多，黄白相间，无发热两天，纳可，大便正常，每日 1 次，舌淡红，苔薄白腻，脉滑（见附录彩色图图 8-4）。患者体温无发热两天，予去柴胡、黄芩、蝉蜕、青蒿，拟方如下：麻黄 6g，杏仁 15g，薏苡仁 30g，苍术 15g，藿香 9g（后下），虎杖 20g，马鞭草 30g，陈皮 15g，甘草 9g，茯苓 30g，制半夏 12g，人参 15g，浙贝母 15g，开金锁 30g，厚朴 18g，生大黄 6g（后下），鱼腥草 30g，黄芪 30g。3 剂（2022 年 5 月 17～19 日）。水煎服 400mL，每日 1 剂，早晚分两次服用，饭后 30 分钟温服。

（5）2022 年 5 月 19 日五诊：患者咳嗽、咳痰减少，体温平，纳可，大便正常，每日 1 次，舌淡红，苔薄白腻，脉滑（见附录彩色图图 8-5）。证属正气亏虚，湿毒困脾郁肺。治疗上以益气化湿，宣肺解毒健脾。结合患者高龄，正气亏虚，应加强扶助正气，健脾化湿，清除余邪而善后，拟方如下：麻黄 6g，杏仁 15g，薏苡仁 30g，苍术 15g，藿香 9g（后下），虎杖 20g，马鞭草 30g，陈皮 15g，甘草 9g，茯苓 30g，制半夏 12g，人参 15g，浙贝母 15g，开金锁 30g，厚朴 18g，生大黄 6g（后下），鱼腥草 30g，黄芪 30g。7 剂（2022 年 5 月 20～26 日）。水煎服 400mL，每日 1 剂，早晚分 2 次服用，饭后 30 分钟温服。

（六）疗效评估

1. 体温变化趋势　患者入院经中西医结合治疗后，生命体征平稳。患者入院时体温 37.6℃，5 月 4 日患者体温曾升高至 38.6℃，体温在 37.3～38.6℃之间波动，经过中西医结合治疗后患者体温逐渐下降，出院时体温 36.6℃（图 8-6）。

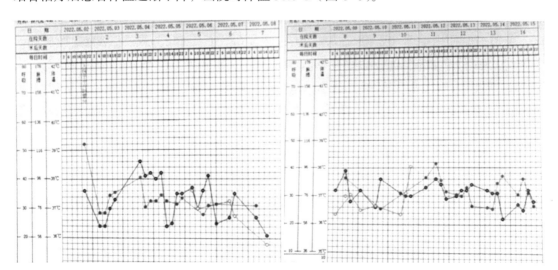

a

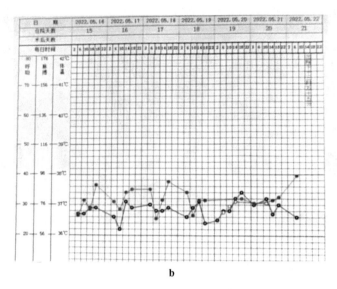

b

图 8-6 体温变化图

2. 主要症状 患者高龄，平素正气亏虚，属于新冠病毒感染普通型、基础疾病重型的患者，病程前期以咳嗽、咳痰、发热、咽痛、大便欠畅为主，经过中西医结合治疗后，呼吸道、消化道症状明显改善。

3. 生化检查变化 （表 8-1～表 8-2）

表 8-1 血细胞分类及炎性指标、D- 二聚体表

日期	白细胞计数（×10^9/L）	中性粒细胞计数（×10^9/L）	淋巴细胞计数（×10^9/L）	超敏 C 反应蛋白（mg/L）	白细胞介素 -6（pg/mL）	D- 二聚体（μg/mL）
5 月 3 日	2.66	2.04	0.48	58.24	3.7	0.53
5 月 8 日	1.71	0.99	0.37	19.51	/	0.77
5 月 11 日	2.79	1.92	0.52	6.81	/	/
5 月 14 日	2.19	1.17	0.54	11.02	/	0.72

表 8-2 CT 值变化

5 月 3 日	5 月 6 日	5 月 7 日	5 月 10 日	5 月 13 日	5 月 15 日	5 月 16 日	5 月 17 日	5 月 18 日
18.54	21.1	17.46	23.68	24.47	31.21	29.91	33.32	37.77
19.88	21.1	18.69	25.62	25.84	33.1	35.2	35.66	阴性

4. 胸部影像学变化 5 月 10 日胸部 CT（图 8-7）：左肺下叶斜裂处微小实性结节，良性。两肺下叶少许支气管肺炎，较 2022 年 5 月 3 日片新发。两肺气肿，两肺下叶少许慢性间质性炎症。冠脉左支钙化斑块，心包少量积液。

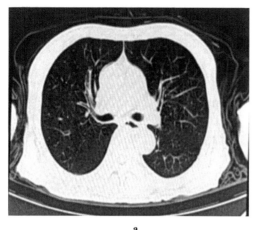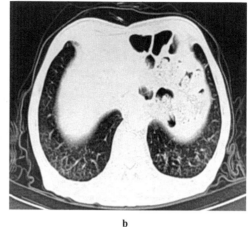

a　　　　　　　　　　　　　　b

图 8-7　5 月 10 日胸部 CT

（七）出院时情况

患者神志清，精神可，咳嗽咳痰减少，体温平，无咽痛，纳可，眠安，大便正常，每日 1 次，小便调。胸部影像学显示炎症稍吸收，连续两次咽拭子、鼻拭子新冠病毒核酸检测阴性，2020 年 5 月 22 日出院。

（八）案例讨论与分析

1. 辨证施治思路　新冠病毒奥密克戎（Omicron）变异株新冠病毒感染属于中医学"疫病"范畴，病因为感受"疫疠"之气，证候上表现为湿毒积于体内。患者年事已高，素体正气亏虚，胃恶性肿瘤术后口服化疗药物之后正气亏虚更甚，疫疠之气乘虚而入，属于在内伤基础上的外感邪毒。肺为娇脏，疫毒之邪侵袭，首先犯肺，肺为湿毒邪气侵袭，宣发肃降失司。湿邪郁于卫表，困遏卫阳。湿毒积于体内困脾，气机受阻。总结其病理因素，涉及毒、湿、热、虚等，病位主要在肺、脾，与大肠等密切相关。

此患者一诊时咳嗽，痰多，黄痰，发热，体温 37.6℃，咽痛，胃纳尚可，眠安，大便 4 日未解，小便如常，舌淡红，苔薄白腻，脉滑。中医辨证考虑湿毒郁肺，给予宣肺败毒方加减。

二诊时，患者仍有发热，体温 37.7℃。患者入院后间断有发热，5 月 4 日患者体温曾升高至 38.6℃，体温在 37.3～38.6℃之间波动，患者体温反复，病势迁延，考虑为邪居少阳，湿毒中阻之发热，加柴胡、黄芩和解退热。仍有咽痛，加射干利咽。患者大便两日一次，予增加厚朴用量理气通腑。

三诊时，患者咽痛好转，予去射干。患者仍有咳嗽，咳痰，予加用鱼腥草，增强止咳化痰之力。患者核酸 CT 值偏低，一方面增加人参用量，加用黄芪益气扶正，另外加青蒿清热解毒，祛除邪气。患者仍有低热，体温 37.2℃，予增加柴胡用量，同时予蝉蜕疏散风热。

四诊时，患者体温无发热 2 天，予去柴胡、黄芩、蝉蜕、青蒿。

五诊时，患者咳嗽、咳痰减少，体温平。证属正气亏虚，湿毒困脾郁肺。治疗上以益气化湿，宣肺解毒健脾。结合患者高龄，正气亏虚，应加强扶助正气，健脾化湿，清除余邪而善后。

2. 用药分析 这是一例中西医结合治疗的新冠病毒感染为普通型、基础疾病为重型的患者，既往有胃恶性肿瘤术后、陈旧性心肌梗死的病史，西医着重提高免疫力、抗病毒、抗肿瘤、抗感染、俯卧位通气、营养支持等，入院后继续予拉司太特胶囊抗肿瘤治疗。中医主要抓住病机变化为素体正气亏虚，湿毒困脾、郁肺，治疗上扶正祛邪，宣肺化湿解毒，止咳化痰，中西医结合治疗使患者入院后呼吸道、消化道症状明显改善，咽拭子、鼻拭子核酸 2 次转阴出院。

3. 得失点 本案是一则中医药及时干预的成功案例，患者既往有胃恶性肿瘤手术的病史，手术后损伤患者正气，加之患者入院后继续予拉司太特胶囊抗肿瘤，使患者正气亏虚更甚，疫疠之气乘虚而入。患者感受疫疠之气后，湿毒困脾、郁肺，使机体正气更为亏虚，祛邪外出也更为艰难。入院后专家讨论认为患者正气亏虚，湿毒困脾、郁肺，入院后予加强扶正祛邪，因势利导，补气健脾，化湿解毒，止咳化痰，疫疠之气得以祛除，治疗过程中无不良反应发生。

（上海中医药大学附属岳阳中西医结合医院张院辉、龚亚斌、许玲整理）

九、新冠病毒感染危重型合并喉癌术后、严重腹泻案

（一）一般资料

徐某，男，68 岁，住院号：30××××4。

入院时间：2022 年 4 月 24 日；出院时间：2022 年 5 月 29 日；住院天数：36 日。

（二）入院前情况

主诉"核酸异常 4 日"入院。2022 年 4 月 24 日出现发热，有咳嗽、咳痰，无头晕、头痛、咽痛、鼻塞流涕、呼吸困难等，2022 年 4 月 20 日单采新冠病毒核酸阳性，2022 年 4 月 24 日由"120"转运至上海交通大学医学院附属仁济医院南院。

既往史：患者既往高血压病史 10 年，口服坎地沙坦、氨氯地平、美托洛尔，血压控制可。手术史：喉癌术后 11 年，喉部金属套管留置，否认其他手术史。新冠疫苗接种史：无。

（三）入院时情况

患者本次发病以来，精神略差，发热，有咳嗽、咳痰，咳痰无力，痰色黄质黏，胃纳较差，夜寐欠安，大便日行一次，便软，小便如常，未吸氧血氧饱和度 95%。

体格检查：体温 38.4℃，心率 89 次 / 分，呼吸 18 次 / 分，血压 146/83mmHg。

神志清楚，精神略萎，无嗜睡。颈软，口唇暗，咽部无充血，双侧扁桃体无明显肿大，无脓性分泌物。双侧呼吸运动对称，无胸膜摩擦感，无皮下捻发感，两肺呼吸音低，散在干湿啰音。腹软，全腹无压痛反跳痛，肝脾肋下未及，肠鸣音正常存在，双下肢无浮肿。四肢活动自如。

（四）入院诊断

1. 西医诊断

（1）新冠病毒感染（普通型）。

（2）原发性高血压3级。

（3）喉癌术后（气管切开）。

4月25日修正诊断：新冠病毒感染（危重型）。

2. 中医诊断

疫病，疫毒闭肺兼气虚证。

（五）诊疗经过

患者4月24日入院后监测血氧饱和度，美罗培南、万古霉素抗感染，夜间起痰量增多，痰色黄脓难咳，发热38.4℃，4月25日患者喘促明显，未吸氧血氧饱和度88%，遂予转入ICU。予以告病危，气管切开处接高流量通气（20L/min，40%）。修正补充诊断，西医诊断：新冠病毒感染（危重型）；Ⅰ型呼吸衰竭；原发性高血压3级；喉癌术后。中医诊断：疫病，疫毒闭肺兼气虚证。

4月25日辅助检查结果。血气分析：酸碱度7.40，血氧分压81mmHg，二氧化碳分压27.3mmHg，血氧饱和度93.5%；血常规：白细胞计数31.83×10⁹/L，淋巴细胞2.4%，中性粒细胞94.2%，血小板655×10⁹/L，C反应蛋白212mg/L；生化检查：谷丙转氨酶31U/L，谷草转氨酶66U/L，碱性磷酸酶309U/L，乳酸脱氢酶262U/L，尿素氮4.64mmol/L，肌酐25μmol/L；凝血功能：国际标准化比值1.15，凝血酶原时间14.1秒，D-二聚体1.49μg/mL；细胞因子：白细胞介素-6为228pg/mL，降钙素原4.84μg/L；CT值：ORF为19.83，N为19.32。

2022年5月2日胸部CT（图9-1）。

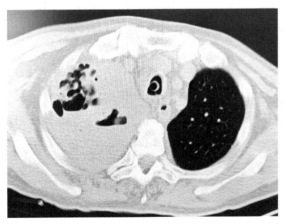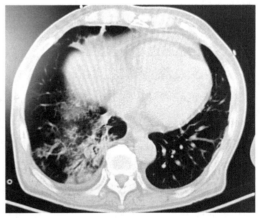

图9-1　5月2日胸部CT

4月25日～5月2日，根据患者反复发热、咳痰情况，先后调整抗生素拜复乐、注射用哌拉西林钠他唑巴坦钠、利奈唑胺口服混悬液、注射用头孢哌酮钠舒巴坦钠、氟康唑抗感染治疗，氨溴索化痰，奈玛特韦片/利托那韦片抗新冠病毒。5月2日痰培养提示鲍曼不动杆菌耐药生长，根据药敏结果调整为多黏菌素、注射用头孢哌酮钠舒巴坦钠抗感染。4月25日、5月5日分别行纤维支气管镜检查＋肺泡灌洗术，镜下见右上支气管不全闭塞，吸出较多黄脓痰液分泌物。4月27日起患者出现明显腹泻，伴有纳差，予加强静脉补液支持，维持水电解质平衡。5月16日痰培养示肺炎克雷伯菌，停用注射用头孢哌酮钠舒巴坦钠等，改予注射用哌拉西林钠他唑巴坦钠抗感染。患者体温逐渐下降至正常，咳嗽咳痰量减少，5月25日起患者连续3次新冠病毒核酸阴性，5月29日患者出院。

患者4月25日转入ICU后，即予以中医巡诊会诊。患者精神较为萎靡，舌诊不配合，纳差明显，流质进食量少，拒服汤药；遂结合患者血象炎症反应明显、痰多色黄伴见呼吸衰竭，根据《新型冠状病毒肺炎诊疗方案（试行第九版）》危重型中药注射剂推荐用法，全身炎症反应综合征/脏器功能衰竭者，予以血必净注射液100mL，每日2次，静脉滴注；参麦注射液100mL，每日2次，静脉滴注，扶正祛邪。

4月27日起患者逐渐出现腹泻次数增多，甚则一日10余次水样便，纳差明显；且患者发热反复，痰多难咳；应用帕克洛维德抗病毒后核酸CT值一度有所上升，停药后再次下降。遂于5月5日与患者沟通后予以"一人一方"辨证论治汤剂中医干预，二诊、三诊后患者腹泻明显好转，咳痰喘促逐渐改善，延方调治直至出院。

1. 西医治疗方案

（1）氧疗过程：4月25日高流量呼吸支持（20L/min，40%），5月17日停用高流量呼吸支持，改予气切处低流量吸氧（2L/min），偶有间断高流量呼吸支持（30L/min，30%）。

（2）抗病毒治疗：4月25日予奈玛特韦片/利托那韦片400mg，每12小时1次。

（3）抗感染治疗：4月25日～5月2日先后予莫西沙星、哌拉西林钠他唑巴坦钠、利奈唑胺口服混悬液、注射用头孢哌酮钠舒巴坦钠、氟康唑抗感染；5月2日痰培养提示鲍曼不动杆菌耐药生长，根据药敏结果调整为多黏菌素、注射用头孢哌酮钠舒巴坦钠抗感染；5月16日痰培养示肺炎克雷伯菌，停用注射用头孢哌酮钠舒巴坦钠等，改予注射用哌拉西林钠他唑巴坦钠抗感染。

（4）免疫治疗：胸腺肽40mg，每日1次。

（5）抗凝治疗：那屈肝素钙注射液4100U，每日1次。

（6）其他：营养支持（人血白蛋白10g，每日1次）；奥美拉唑肠溶胶囊40mg，每日1次，抑制胃酸护胃；维持水电解质平衡等治疗。

2. 中医治疗方案

（1）2022年5月5日一诊：患者神清，乏力精神萎靡，气切套管处接高流量吸氧（20L/min，40%），自主咳痰无力，痰难咳出，吸痰量较多，痰黄，气短时促，声低息微，数日以来反复腹泻，甚则一日15次，质稀，纳差，小便调，昨日体温38℃，刻下体温平，指脉血氧饱和度98%。查体：体温平，呼吸22次/分，心率110次/分，血压110/56mmHg，双肺活动度对称，无三凹征，腹软，四肢活动可。舌暗红，边有齿印，少苔（见附录彩色图图9-2），脉细数。四诊合参，中医辨证考虑疫毒闭肺兼气虚证，治拟益气养阴，清肺化痰。拟参苓白术散合葛根芩连汤加减：西洋参30g，炒白术12g，茯苓

15g，桔梗9g，杏仁9g，芦根30g，浙贝母15g，鱼腥草30g，百部15g，远志6g，葛根30g，黄连3g，黄芩9g，车前草15g，白扁豆30g，炙甘草6g。3剂（2022年5月6～8日）。水煎服200mL，每日1剂，早晚分2次服用，饭后30分钟温服。

（2）2022年5月8日二诊：患者神清，仍有乏力精神萎靡，气切套管处接高流量吸氧（20L/min，40%），自主咳痰无力，痰难咳出，吸痰色黄量多，今日腹泻7次，质稀，纳差，小便调，体温仍在38℃波动，指脉血氧饱和度98%。查体：体温平，呼吸23次/分，心率108次/分，血压126/76mmHg，双肺活动度对称，无三凹征，腹软，四肢活动可。舌暗红，边有齿印，少苔，脉细数。证属痰热蕴肺，中气亏虚。当日于上海市中医药管理局召开的病例讨论会上交流该病例，根据专家组指导意见，加强健脾益气，清热化痰，修改中医处方如下：生晒参15g，炙黄芪9g，炒白术12g，茯苓15g，桔梗9g，杏仁9g，浙贝母15g，鱼腥草30g，百部15g，葛根30g，黄连3g，黄芩9g，白扁豆30g，炙甘草6g。4剂（2022年5月9～12日）。水煎服200mL，每日1剂，早晚分2次服用，饭后30分钟温服。

（3）2022年5月12日三诊：患者神清，乏力仍有，气切套管处接高流量吸氧（20L/min，40%），吸痰量较多，痰黄，前天腹泻减少至日行4次，今大便50mL，质稀，胃纳呆滞，小便调，昨日体温39.2℃，指脉血氧饱和度98%。查体：体温平，呼吸20次/分，心率105次/分，血压113/62mmHg，双肺活动度对称，无三凹征，腹软，四肢活动可。舌暗红，边有齿印，少苔（见附录彩色图图9-3），脉细数。证属痰热蕴肺，中气亏虚。当日于上海市中医药管理局召开的病例讨论会上交流该病例，根据专家组指导意见，治拟加强补中益气，甘温除热，拟补中益气汤加减如下：炙黄芪60g，生晒参15g，炒白术15g，茯苓15g，桔梗9g，杏仁9g，浙贝母15g，鱼腥草30g，开金锁30g，香薷6g，升麻30g，黄芩9g，砂仁6g（后下），炙甘草6g。7剂（2022年5月13～19日）。水煎服200mL，每日1剂，早晚分2次服用，饭后30分钟温服。

（4）2022年5月19日四诊：患者刻下无发热，近5日最高体温37.5℃，神清，精神萎靡略有好转，已于5月17日停用高流量吸氧，改予气切处鼻导管低流量吸氧（2L/min），吸痰量略有减少，痰黄，腹泻已止，胃纳稍增，进食流质较前增多，小便调，指脉血氧饱和度98%。查体：体温平，呼吸20次/分，心率92次/分，血压128/72mmHg，双肺活动度对称，无三凹征，腹软，四肢活动可。舌暗红，边齿印，舌中苔生，色白（见附录彩色图图9-4），脉细数。证属痰热蕴肺，肺脾气虚，治拟健脾化痰清热，拟方如下：炙黄芪30g，生晒参15g，炒白术15g，茯苓15g，桔梗9g，杏仁9g，浙贝母15g，鱼腥草30g，开金锁30g，黄芩9g，升麻30g，砂仁6g（后下），炙甘草6g。7剂（2022年5月20～27日）。水煎服200mL，每日1剂，早晚分2次服用，饭后30分钟温服。

（5）2022年5月27日五诊：患者体温平，未见明显胸闷喘促，间断自主咳嗽咳痰，痰色黄，量有所减少，昨日间断高流量通气（30L/min，30%），目前自主呼吸平稳。大便日行一次，质偏稀，患者要求下床如厕，纳较前转馨，小便调，指脉血氧饱和度98%。新冠病毒核酸检测已连续 3 次阴性，拟于 5 月 29 日出院。舌暗红，边齿印，舌中苔色白，脉细数。证属痰热蕴肺，肺脾气虚，守方健脾化痰清热：生晒参 15g，炒白术 15g，茯苓 15g，桔梗 9g，杏仁 9g，浙贝母 15g，鱼腥草 30g，开金锁 30g，黄芩 9g，白扁豆 30g，升麻 30g，砂仁 6g（后下），炙甘草 6g。3 剂（2022 年 5 月 28～30 日）。水煎服 200mL，每日 1 剂，早晚分 2 次服用，饭后 30 分钟温服。

（六）疗效评估

1. 体温变化趋势　患者入院反复发热 38℃左右，5 月 12 日出现高热 39.2℃，经中西医结合治疗后，生命体征平稳，体温逐渐转平（图 9-5）。

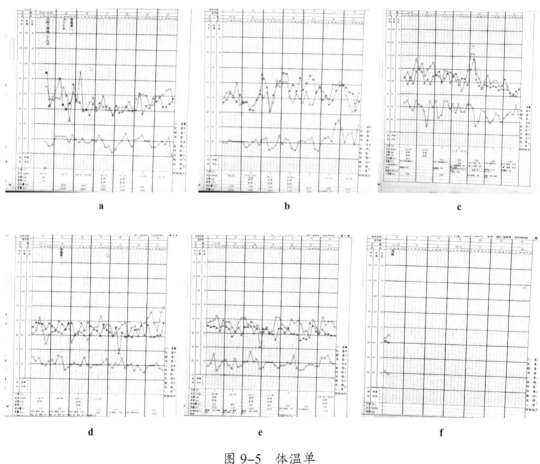

图 9-5　体温单

2. 主要症状　患者属于危重型，一度出现呼吸衰竭，喘促咳嗽，咳痰无力，痰多色黄，并伴见明显严重腹泻，经过中西医结合治疗后，呼吸道症状和胃肠道症状明显改善。

3. 生化检查变化　（表 9-1 和表 9-2）。

表 9-1　主要生化指标变化

日期	白细胞计数（$\times 10^9$/L）	中性粒细胞计数（$\times 10^9$/L）	淋巴细胞计数（$\times 10^9$/L）	超敏 C 反应蛋白（mg/L）	白细胞介素 -6（pg/mL）	D- 二聚体（μg/mL）
4 月 25 日	31.83	29.98	0.75	212	228	1.49
5 月 6 日	13.49	11.98	0.65	75.38	49.37	—
5 月 16 日	15.59	11.49	2.66	77.88	30.49	—

表 9-2　CT 值变化

项目	4 月 25 日	5 月 1 日	5 月 2 日	5 月 4 日	5 月 25 日
ORF1ab	19.83	30.23	28.85	20.21	阴性
N	19.32	29.24	28.98	9.56	37.40

4. 胸部影像学变化（图 9-6 和图 9-7）

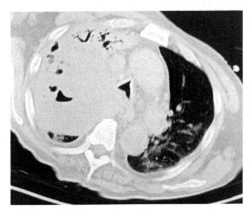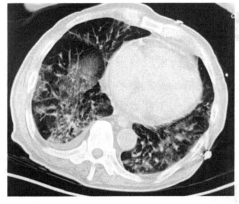

a　　　　　　　　　　　　　　　b

图 9-6　5 月 11 日胸部 CT

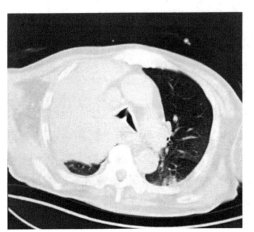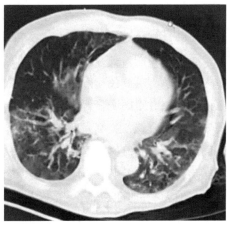

a　　　　　　　　　　　　　　　b

图 9-7　5 月 18 日胸部 CT

（七）出院时情况

患者神志清，精神可，未见明显胸闷气促，间断自主咳嗽咳痰，痰色黄，目前气切处吸空气，指脉血氧饱和度97%～98%，大便日行1次，质偏稀，患者可下床如厕活动，纳较前转馨，小便调。5月25～27日连续3次新冠病毒核酸检测阴性，5月29日出院。

（八）案例讨论与分析

1. 辨证施治思路　本例患者高龄，伴有基础疾病癌病，加之新冠病毒感染，所谓"至虚之地，便是容邪之处"，本例患者呈现了比较严重且典型的本虚标实之证。而在本例辨证施治中，对疾病变化的阴阳判断、扶正与祛邪剂量比例的选择，是遣方用药的难点。

本例在辨证论治的关键节点，于上海市中医药管理局召开的病例讨论会上经专家组意见指导，其论治判断转归的心路历程与修正思考，对青年医师启示良多。同时，该患者救治方案亦见中西医结合互补的优势。

一诊时，患者反复发热、痰多色黄，支气管镜下见右上支气管不全闭塞，吸出较多黄脓痰液分泌物，是为痰热疫毒闭肺；乏力神萎，声微喘促，咳痰无力，乃高龄久病复感疫毒，肺气亏虚，不能宣肃；反复大量腹泻水样便，甚则一日十余次，是为疫毒流连，脾虚失于健运，大肠传导失司，分清泌浊失约；胃纳极差，亦因大量失津，舌暗红，边有齿印，光而少苔，脉细数，隐约已有气阴两伤、胃气将绝之象。证属痰热蕴肺，肺脾气虚，治拟益气养阴，清肺化痰。西洋参益气养阴；杏仁、桔梗、浙贝母、远志、鱼腥草、百部、黄芩清肺化痰；茯苓、白术、白扁豆健脾化湿厚肠胃；芦根养阴生津；葛根解肌退热，升发脾胃清阳之气，黄连清热燥湿止痢，亦合黄芩、黄连，取葛根芩连汤之意；患者影像学见胸胁停饮，大量水样便，予车前草利小便实大便；炙甘草调和诸药。

二诊时，患者仍有咳痰乏力，痰多色黄难咳，纳差明显，发热反复，体温仍在38℃波动。唯腹泻日行略减至7次，然仍水泻不止。当日于上海市中医药管理局召开的病例讨论会上交流本例病例，经专家组指导示加强健脾益气、清热化痰之力，遂予调整处方，改西洋参为生晒参、炙黄芪；停车前草亦防虚虚实实之戒。

三诊时，患者腹泻明显好转，至多日行4次，水样便量亦明显减少。但纳差仍有，咳嗽咳痰未见明显改善，且突发高热，最高体温39.2℃。当日再次于上海市中医药管理局召开的病例讨论会上交流本例病例，专家组示本病属中气亏虚，气虚发热，治拟加强补中益气、甘温除热之力，宜投大剂量人参、黄芪，遂调整处方：予炙黄芪60g，合生晒参15g补中益气；加大剂量升麻升阳举陷解毒，香薷化湿解表，开金锁加强清肺化痰热，砂仁理气建中。

四诊时，患者发热基本已平，腹泻已平，纳差好转，进食流质较前增多，精神萎靡略有好转，停用高流量吸氧，改予气切处鼻导管低流量吸氧，吸痰量略有减少，痰黄。原光苔此时见舌中苔生色白，胃气来复。遂略减炙黄芪用量，守方调治。

五诊时，患者体温平，未见明显胸闷喘促，间断自主咳嗽咳痰，痰色黄，量有所减少，大部分时间气切处吸空气，大便日行一次，质偏稀，可下床活动如厕，纳较前转馨，新冠病毒核酸检测已连续 3 次阴性，拟出院；痰热蕴肺、中气亏虚之象得缓，疫毒得除，但患者肺系癌病基础日久，仍需守方长期延治，减炙黄芪，守原方之意益气健脾，清肺化痰。

2. 用药分析　此例为中西医结合治疗的危重型新冠病毒感染患者。

（1）中西医结合救治方案的互补：患者入院时血象示炎症反应明显，发热咳痰不畅，一度出现呼吸衰竭，且痰培养药敏显示合并多种耐药菌感染，根据药敏结果西医救治方案中先后予抗生素多达 6 种。患者病程变化迅速，伴见明显严重的反复腹泻，原因较为复杂，考虑病毒感染、肠道菌群紊乱、抗生素相关腹泻可能均不能排除。

患者初始舌诊不配合，纳差明显，流质进食量少，拒服汤药；遂结合患者血象炎症反应明显、痰多色黄，伴见呼吸衰竭，予以血必净注射液、参麦注射液扶正祛邪。而患者出现反复大量腹泻后，大量丢失津液，隐有气阴耗伤、胃气将绝之象，谨记"留得一分津液，便有一分生机"之训，经沟通迅速予以中药汤剂干预，辨证论治后在二诊、三诊时腹泻得到缓解，后渐现白苔，胃气来复，为后续中西医结合治疗争取了时间和余地。西医救治方案中，当患者出现痰液阻塞呼吸衰竭时，即予以支气管镜吸痰，改善通气情况；患者大量腹泻失津时，予以肠外营养补液维持水电解质平衡，亦为中药汤剂调治争取了治疗时间，奠定了治疗基础，两者缺一不可。

患者高龄且患有癌症基础疾病，免疫力紊乱低下，住院时间延续一月余，核酸"长阳"。入院时新冠病毒核酸检测 CT 值较低，考虑病毒载量较高，入院即予以奈玛特韦片 / 利托那韦片抗病毒治疗，5 天疗程中可见 CT 值有较为明显的升高（至 30 左右）。然而在抗病毒疗程结束停药后，迅速出现病毒载量的反弹，CT 值重新下降至 19 左右，同时患者病情仍危重。在此危重复杂的病例中，可以观察到只有在三诊、四诊调治正虚邪实的证候真正改善缓解之后，如舌象改善、腹泻得平、痰量减少、乏力纳差改善的情况下，患者核酸方连续转阴，此亦为治病求本之深思。此外，肿瘤患者带病延年，脏腑亏虚，气血失调，染疫后注重扶正固本，方可显效。

（2）把握病机与遣方用药：诊治此例患者之初，可发现其阴阳虚实错杂之象，既见舌暗红，苔光，发热，痰黄量多，又见中气极虚，胃气将绝，隐有脱证之虞。

初始治疗时，笔者恐"气有余便是火""闭门留寇"，未敢投大量人参、黄芪：一诊时选择西洋参养阴益气而未选择炙黄芪、人参，故虽行扶正祛邪之向，腹泻证候好转亦轻微；二诊时经专家意见加强补益中气，然以投石问路之心遣炙黄芪 9g，未予大剂量，则三诊症见腹泻好转但未尽。同时患者出现高热，思忖难以决断此为患者正气来复后正邪交争之象，还是中气不足之气虚发热阴火之象。经病例讨论专家组意见指导，终下决断投大剂量人参、黄芪，取补中益气汤之意甘温除热，遂收大效。

机体久伏疫毒癌毒之邪，复投大量多种抗生素寒凉之品，成冰伏凉遏之势。机体久伏邪，脾胃受损，则清阳不升，阴火上升，气虚发热。诚如李东垣曰："饮食劳倦，伤及脾胃，元气不足，火乘土位，火与元气不两立，一胜则一负，气虚则火旺，火胜则乘其脾土，脾虚元气下陷则阴火上升。"而因其阴阳虚实错杂之象，遣方中始终加强杏仁、桔梗、鱼腥草、开金锁等清肺化痰之品，扶正祛邪之比例，可窥一径。

3. 得失点　此病例中，中西医救治方案的互补，把握阴阳虚实错杂病机与扶正祛邪比例的考量，药物剂量的决断，其过程与心路历程得失，均给予笔者良多临床经验启示。

（上海中医药大学附属岳阳中西医结合医院沈融、上海交通大学医学院附属仁济医院南院李鹤、上海交通大学医学院附属仁济医院南院陈申旭整理）

十、新冠病毒感染危重型案

（一）一般资料

杨某，男，89岁，救治医院：上海交通大学医学院附属第九人民医院北部新冠救治定点医院，住院号：B76×××8。

入院时间：2022年4月29日；出院时间：2022年5月23日；住院天数：25日。

（二）入院前情况

主诉"咳嗽咳痰1周伴气促"入院。患者入院前1周无明显诱因下出现咳嗽咳痰，为黄痰，无发热，伴有气促，无胸闷胸痛，无咯血及痰中带血等不适，于外院急诊就诊，查新冠病毒核酸阳性，转入我院治疗，行气管插管、呼吸机辅助通气，抗病毒、抗感染、抗凝等处理，后于5月2日、5月4日查新冠病毒核酸两次阴性，转入ICU治疗，收治入院。

既往史：患者既往有高血压病史，目前药物控制中，否认糖尿病、脑梗死、冠心病等病史。

（三）入院时情况

发病以来，昏迷状态，鼻饲流质，体重无明显增减。

专科检查：昏迷状态，气管插管中，呼吸机辅助通气，双肺呼吸音粗，啰音未闻及，心率90次/分，律齐，腹软，无压痛及反跳痛，双下肢不肿。血压123/68mmHg。

（四）入院诊断

1. 西医诊断

（1）新冠病毒感染（危重型）。

（2）肺部感染。

（3）呼吸衰竭。

（4）下肢深静脉血栓形成。

（5）高血压。

2. 中医诊断

疫病，内闭外脱证。

（五）诊疗经过

患者入院后完善相关检查：予抗感染治疗，痰热清辅助抗感染，治疗后患者症状改善，复查胸部CT提示病灶有所吸收，予以出院。辅助检查：①血常规（5月4日）：白细胞计数15.2×10⁹/L，中性粒细胞百分比96%，淋巴细胞百分比2.0%，中性粒细胞计数14.68×10⁹/L，淋巴细胞计数0.3×10⁹/L，血红蛋白106.0g/L，C反应蛋白89.55mg/L。降钙素原45.46ng/mL。②凝血功能（5月4日）：凝血酶原时间12.9秒，活化部分凝血活酶时间33.6秒，国际标准化比值1.12，凝血酶时间18.6秒，纤维蛋白原1.51g/L，D-二聚体4.33mg/L。③生化（5月4日）：谷丙转氨酶19U/L，谷草转氨酶26U/L，尿素15.4mmol/L，肌酐92μmol/L，尿酸344μmol/L，钠142mmol/L，钾3.64mmol/L，氯107mmol/L。④淋巴细胞亚群（5月4日）：CD_3计数215cell/μL，CD_4计数197cell/μL，CD_8计数22cell/μL，CD_{19}计数21cell/μL。⑤血气分析（5月20日）：氧分压177.0mmHg，血氧饱和度99.6%，标准碳酸氢盐27.0mmol/L，总二氧化碳21.9mmol/L。⑥5月15日胸部CT（图10-1）显示两肺弥漫渗出，左肺局部实变，两侧少量胸腔积液，符合新冠病毒感染重症表现；心包少量积液，主动脉及冠状动脉粥样硬化。

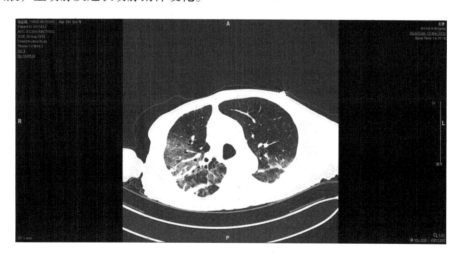

图10-1 5月15日胸部CT

1. 西医诊疗方案

（1）氧疗过程：5月4日经口气管插管接呼吸机机械通气。持续正压气道通气模式（吸入氧浓度40%，自主呼吸压8cm H_2O）。5月7日拔管，高流量吸氧。

（2）新冠病毒感染抗病毒：奈玛特韦片/利托那韦片300mg/100mg，每12小时1次，口服。

（3）抗感染治疗：头孢哌酮钠舒巴坦钠3g，每8小时1次，静脉滴注；哌拉西林钠他唑巴坦钠 4.5g，每 8 小时 1 次，静脉滴注。

（4）化痰治疗：氨溴索 30mg，每日 2 次，静脉滴注；乙酰半胱氨酸 0.3g，每日 3 次，喷雾吸入；布地奈德 2mL，每日 2 次，喷雾吸入。

（5）抗凝治疗：低分子量肝素钙注射液 4100IU，每 12 小时 1 次，皮下注射。

（6）营养支持：复方氨基酸注射液 500mL，每日 1 次，静脉滴注；肠内营养乳剂 500mL，每日 1 次，鼻饲。

（7）其他：艾普拉唑钠 10mg，每日 1 次，静脉滴注，保护胃黏膜；胸腺肽 50mg，每日 1 次，皮下注射，提高免疫；苯磺酸氨氯地平片 5mg，每日 1 次，口服，控制血压；精蛋白生物合成人胰岛素注射液（预混 30R）4UI，每日 1 次，皮下注射，控制血糖。

2. 中医诊疗方案

（1）2022 年 5 月 4 日一诊：患者昏迷状态，气管插管中，呼吸机辅助通气，面色㿠白，口唇色淡，舌未见（伸舌不配合），脉细数。四诊合参，加以疏风清热，扶正固表。方拟荆银固表方加减：金银花 15g，荆芥 9g，黄芪 9g，防风 9g，广藿香 9g，板蓝根 15g，桔梗 10g，芦根 15g，炒白术 6g，生甘草 6g。1 包，每日 1 次，鼻饲。结合此次疫毒袭肺，毒邪入血，弥漫血络，而为瘀毒互结证。中医治疗以清热化瘀解毒为主，予血必净注射液 100mL，每日 1 次，用 0.9% 氯化钠注射液 100mL 稀释后静脉滴注。

（2）2022 年 5 月 7 日二诊：患者神清，面色㿠白，口唇色淡，舌淡红，淡嫩舌，无舌苔，脉细数。四诊合参，中医辨证为气阳两虚证。拟予人参 5g，100mL 温开水浸泡鼻饲，每小时 20mL，扶正温阳。

（六）疗效评估

1. 体温变化趋势 患者入院经中西医结合治疗后，生命体征平稳，体温未见升高（图 10-2）。

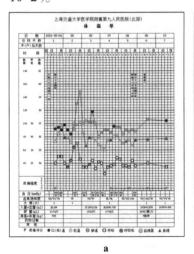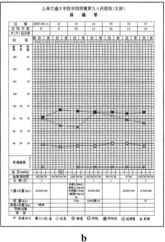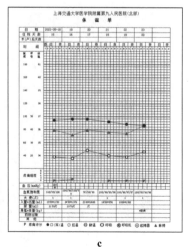

a   b   c

图 10-2 体温变化图

2. 主要症状　患者属于重型，病程前期昏迷状态，咳嗽咳痰，为黄痰，无发热，伴有气促，经过中西医结合治疗后，患者诉咳嗽咳痰症状好转。体温正常。

3. 主要生化检查变化　（表 10-1～表 10-3）

表 10-1　主要生化指标变化 1

日期	白细胞计数（×10⁹/L）	中性粒细胞计数（×10⁹/L）	淋巴细胞计数（×10⁹/L）	C 反应蛋白（mg/L）	降钙素原（ng/mL）	D-二聚体（mg/L）	凝血酶原时间（秒）
5 月 5 日	13.6	12.91	0.2	42.68	27.87	2.18	13.2
5 月 9 日	10.2	9.33	0.5	45.9	3.97	3.39	13.1
5 月 22 日	6.6	4.96	0.6	38.51	0.6	3	11.8

表 10-2　主要生化指标变化 2

日期	白蛋白（g/L）	谷丙转氨酶（U/L）	谷草转氨酶（U/L）	肌酐（μmol/L）	肾小球滤过率（mL/min/1.73m²）
5 月 6 日	29	23	26	101	57
5 月 12 日	33	16	14	75	82
5 月 20 日	38	21	15	77	79

表 10-3　CT 值变化

项目	5 月 2 日	5 月 4 日
ORF 基因	阴性	阴性
N 基因	阴性	阴性

4. 胸部影像学变化　4 月 30 日床旁胸片（图 10-3）：右肺渗出影，伴右肺膨胀不全可

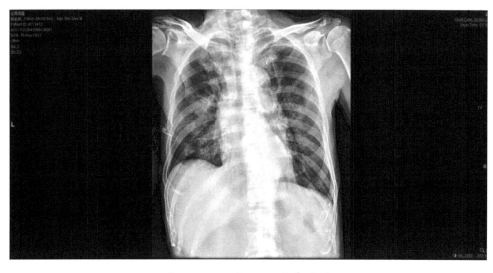

图 10-3　4 月 30 日床旁胸片

能。5月2日床旁胸片（图10-4）：右肺弥漫性渗出，左肺中、下野渗出，较4月30日进展。5月4日床旁胸片（图10-5）：两肺野散在渗出，右肺为著，较5月2日吸收。5月15日胸部CT（图10-6）：两肺弥漫渗出，左肺局部实变，两侧少量胸腔积液，符合新冠病毒感染重症表现；心包少量积液，主动脉及冠状动脉粥样硬化。5月22日胸部CT（图10-7）：两肺间质性改变伴多发渗出，两侧少量胸腔积液，符合新冠病毒感染改变，较5月15日基本相仿；心包少量积液，主动脉及冠状动脉粥样硬化，甲状腺右叶结节，肝脏囊样灶，胆囊多发结石。

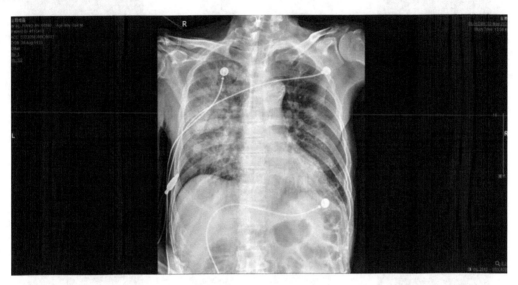

图 10-4　5 月 2 日床旁胸片

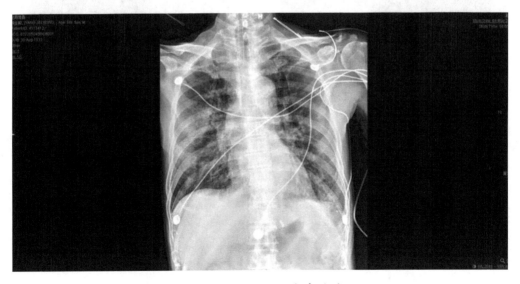

图 10-5　5 月 4 日床旁胸片

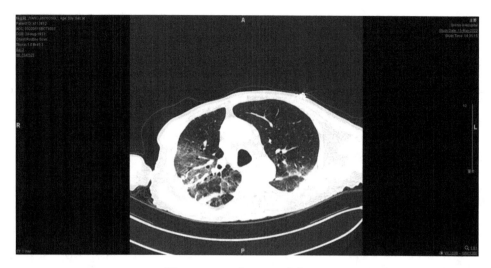

图 10-6　5 月 15 日胸部 CT

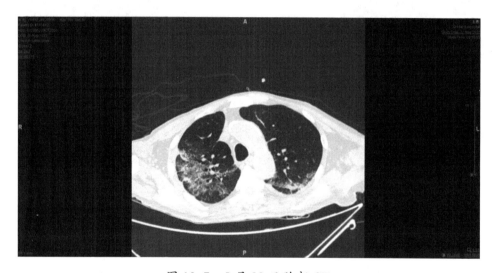

图 10-7　5 月 22 日胸部 CT

（七）出院时情况

患者诉咳嗽咳痰症状好转，体温正常。查体：神情，气平，口唇无绀，颈软，无抵抗，气管居中。胸廓对称无畸形，两肺呼吸动度对称，语颤对称，两肺叩诊呈清音，双肺呼吸音稍粗，两肺未闻及明显干湿啰音。心界无扩大。腹平软，全腹无压痛、反跳痛及肌痛，未扪及包块。双下肢无浮肿。

（八）案例讨论与分析

1. 辨证施治思路　该患者属新冠病毒感染危重型，病情进展迅速。患者为老年男性，既往基础疾病不多，但平素纳差，形体消瘦，脾气亏虚，无力运化水谷精微之气，精血津液化生不足，无力营养周身，故呈"正虚"状态，故面色㿠白，口唇色淡，脉细。吴又可《温疫论》云："本气充满，邪不易入，本气适逢亏欠，呼吸之间外邪因而乘之。"正气不足，抗邪无力，故疫毒邪气有可乘之机，经皮毛、口鼻内犯于肺，肺气失宣而上逆故见咳嗽；宣肃失职，津液不布，郁久化热，炼液生痰则痰黄，脉数；疫毒炽盛，入血弥漫血络，内闭外脱，故神志昏迷。总结其病理因素，涉及毒、湿、热、虚等，病位主要在肺、脾。

一诊时，患者经西医抗病毒、抗感染、氧疗、化痰、抗凝、免疫及营养支持治疗后，虽已核酸转阴，但仍处于昏迷状态，且氧和差，已行气管插管接呼吸机辅助通气，辅助检查提示肺部感染严重。床旁查看患者时，面色㿠白，口唇色淡，舌未见（伸舌不配合），脉细数。四诊合参，考虑患者为余热未清，正气不足，故予荆银固表方口服以疏散余热，扶助正气。荆银固表方是治疗新冠病毒感染的针对性中药汤剂，其中荆芥辛香透散，善解表散风，金银花清肺经之邪疏散风热，两者合用，解表清热透邪；再加防风祛风解表，广藿香解暑发表，芳香化浊；板蓝根清热解毒，凉血利咽；芦根清热泻火，生津除烦；桔梗宣肺利咽，祛痰排脓；黄芪补气升阳，固表利水，炒白术健脾益气，固表燥湿，与解表药、清热药配用，正所谓"正气内存，邪不可干"，攻伐时不忘顾护正气；再有生甘草既清热解毒，又止咳祛痰，还能补气健脾，调和诸药。全方有散有敛，能清能补，共奏解表清热、扶正固表之效。且从现代药理学角度来说，其组成药物具有抗病毒、提高免疫功能的作用，可以巩固西医抗病毒治疗效果，防止核酸复阳。《温疫论》云："邪热久羁，无由以泄，血为热搏，其血必凝。"邪热炽盛，阴液销铄，阴亏血涸，可造成血行瘀滞而成瘀；且邪热亦可迫血妄行，造成血溢脉外而成瘀。针对患者余热未清及血行瘀滞的病机，又以血必净注射液静脉滴注，以清热解毒化瘀。血必净注射液以血府逐瘀汤为基础，主要由红花、赤芍、川芎、丹参和当归的提取物组成，具有活血化瘀、解毒散结的功效。多用于治疗因感染诱发的全身炎症反应及多器官功能失常综合征等，现代药理及临床研究证实其具有调控炎症反应、改善凝血功能、调整免疫功能等作用。

二诊时，患者辅助检查及影像学表现仍提示肺部感染，床旁查看患者时，神志转清，仍面色㿠白，口唇色淡，舌淡嫩，无舌苔，脉细数。中医在血必净注射液化瘀生新的基础上，加强扶正，予独参汤口服以益气养阴。独参汤出自《十药神书》，由单味大剂人参煎汤而成，既能大补元气，复脉固脱，又能生阴液，以改善热病所致的阴液耗伤。且相关研究显示，独参汤可有效降低脓毒症患者乳酸及降钙素原水平，改善其血流动力学指标，是西医抗感染治疗的重要辅助。

中药干预后的第2天，患者神志转清，氧和改善，生命体征平稳，呼吸道症状减轻。辅助检查感染指标明显改善。

2. 用药分析　这是一例中西医结合治疗的危重型新冠病毒感染患者，西医治疗以抗病毒、抗感染、氧疗、雾化排痰、抗凝、免疫与营养支持为主，中医根据病机辨证论治。初诊时患者昏迷，氧和差，已行气管插管接呼吸机辅助通气，辅助检查提示肺部感染严重。

中医辨证为余热未清，血行瘀滞，正气不足，予解表清热，化瘀生新，扶正固表。二诊时患者神志转清，患者辅助检查及影像学表现仍提示肺部感染，临床表现仍为虚象，故在化瘀解毒的基础上，再大补元气，养阴液以扶正，诸法合用，取得良效。

3. 得失点　本案是一则中医药干预后的成功案例。患者虽基础疾病不多，但平素正气不足，疫毒之邪乘虚而入，且发病后传变迅速。中医介入时虽已核酸转阴，但患者仍昏迷，氧和差，且已行气管插管接呼吸机辅助通气，肺部感染严重，故予疏风清热，扶正固表，并加强清热解毒、祛邪的同时，注意益气固脱，扶正祛邪。治疗过程中无不良反应。

本例高龄患者入院时呈现一派正衰邪盛神情。所谓正衰，乃出现面色㿠白、神志昏迷等阳气虚脱病机；所谓邪盛，表现为咳嗽痰多色黄等痰热蒙蔽心窍的症状。在治疗上扶正的同时，要防止助邪气内闭；祛邪又易再度伤及正气，故而本例不宜重剂，而应取轻盈之法。

初诊时，荆银固表方取玉屏风散，扶助正气而不助邪气，取芦根、桔梗等药，仿千金苇茎汤之意，以清化痰热而又不伤正气。复诊时，因痰热之邪已见清除，乃用独参汤大补元气，配以血必净，构成补气活血法，仿王清任急救回阳汤之意，以扶阳活血，从而取得较好疗效。

（上海交通大学医学院附属第九人民医院万怡、史海霞、胡军整理）

十一、新冠病毒感染危重型伴心衰、肾衰、急性髓系白血病（造血干细胞移植术后）、行体外膜肺氧合案

（一）一般资料

陈某，男，44岁，住院号：51×××4。

入院时间：2022年5月5日；出院时间：2022年6月2日；住院天数：29日。

（二）入院前情况

主诉"胸闷气促1周，新冠病毒核酸阳性1天"入院。患者于入院前1周出现胸闷气促，曾先后于上海交通大学医学院附属瑞金医院（5月2日）、上海市第七人民医院（5月2日）就诊，查巨细胞病毒DNA定量 4.73×10^5（上海交通大学医学院附属瑞金医院）；胸部CT提示"心脏增大，心包大量积液，肺水肿，两侧胸腔积液"（上海市第七人民医院），未予特殊治疗。1天前经小区新冠病毒核酸检测呈阳性，且伴有发热咳嗽咳痰，故昨夜间送至上海市浦东新区公利医院急诊就诊，予抗感染、平喘、纠正心衰等治疗后，发热平，但胸闷气促有进一步加重倾向，血氧饱和度85%（吸氧3L/min），急诊拟"新冠病毒感染（重型）"收治入院。

流行病史：来沪15年余，职业为煤气公司货车司机，居住于浦东新区，未接种疫苗。

患者既往有急性髓系白血病（亲缘单倍体异基因造血干细胞移植术后62天）病史；慢性乙型肝炎病史；有急性心房颤动，心功能不全，肾功能不全，出血性膀胱炎，急性移植物抗宿主病（Ⅱ度，上消化道出血Ⅰ级）等病史。平时服用他克莫司、恩替卡韦、聚苯乙烯磺酸钙散等药物治疗。

（三）入院时情况

患者入院时无明显发热，胸闷气促明显，伴咳嗽、咳痰，情绪烦躁，时尿频尿急，大便不规则，时结时溏。患者本次发病以来，神志清，精神差，饮食欠佳，睡眠一般，体重

未见明显减轻。

体格检查：体温 36.6℃，心率 122 次 / 分，呼吸 25 次 / 分，血压 124/78mmHg，血氧饱和度 85%（吸氧 3L/min），神清，呼吸促，精神差，口唇未见明显发绀，两肺呼吸音粗，未闻及明显干湿啰音，心率 122 次 / 分，心律不齐，未闻及病理性杂音，上下肢无浮肿，未及杵状指。

辅助检查（2022 年 5 月 5 日）：①内环境：血液缓冲碱 37.3mmol/L ↓，标准碳酸氢盐 18.5mmol/L ↓，氯 110.0mmol/L ↑，二氧化碳 16.00mmol/L ↓，血糖 7.50mmol/L ↑，实际碳酸氢盐 15.6mmol/L ↓，红细胞比容 19.00% ↓，总血红蛋白 6.50g/dL ↓，钠 136mmol/L ↓，二氧化碳分压 21.80mmHg ↓，酸碱度 7.474 ↑，氧分压 76.00mmHg ↓，氧合指数 364mmHg ↓，动脉肺泡氧张力比 0.61 ↓，呼吸指数 0.64 ↑，温度矫正氧合指数 364.00mmHg ↓。②心肺五项：B 型钠尿肽 121.0pg/mL ↑，血浆 D- 二聚体 1080ng/mL ↑，肌红蛋白 239.00ng/mL ↑。③血细胞分析：嗜酸性粒细胞百分比 0% ↓，红细胞比容 19.6% ↓，血红蛋白 59g/L ↓，超敏 C 反应蛋白 26.1mg/L ↑，淋巴细胞计数 0.08×10^9/L ↓，淋巴细胞百分比 4.0% ↓，红细胞血红蛋白浓度 301g/L ↓，平均红细胞体积 101.0fL ↑，单核细胞百分比 20.0% ↑，中性粒细胞计数 1.60×10^9/L ↓，血小板计数 31×10^9/L ↓，红细胞计数 1.94×10^{12}/L ↓，红细胞体积宽度 23.6% ↑，白细胞计数 2.12×10^9/L ↓。④急诊肝肾功能：白蛋白 29.5g/L ↓，胆碱酯酶 2.20U/mL ↓，肌酐 358μmol/L ↑，尿酸 752μmol/L ↑，尿素 25.59mmol/L ↑。⑤血氨 9μmol/L ↓。⑥降钙素原 1.26ng/mL ↑。⑦凝血功能全套：纤维蛋白原 5.05g/L ↑。⑧新冠病毒核酸检测：新冠病毒 N 基因阳性，新冠病毒 ORF1ab 基因阳性。⑨5 月 2 日胸部 CT（上海市第七人民医院）示：心脏增大，心包大量积液，肺水肿，两侧胸腔积液。⑩5 月 2 日巨细胞病毒 DNA 定量（上海交通大学医学院附属瑞金医院）：4.73×10^5。

（四）入院诊断

1. 西医诊断

（1）新冠病毒感染（重型）。

（2）心包积液（大量）。

（3）心功能不全。

（4）肾功能不全。

（5）急性髓系白血病（亲缘单倍体异基因造血干细胞移植术后）。

（6）急性心房颤动。

（7）出血性膀胱炎。

（8）急性移植物抗宿主病（Ⅱ度，上消化道出血Ⅰ级）。

（9）低蛋白血症。

（10）慢性乙型肝炎。

2. 中医诊断

疫病，湿毒内蕴，肺脾同病。

（五）诊疗经过

患者 5 月 5 日 10 时 53 分入院即有胸闷、气促症状，低流量吸氧下氧合降低，予经鼻高流量吸氧（30L/min，60%）、抗感染、利尿纠正心衰、补充白蛋白、维持内环境稳定等治疗，另续前他克莫司、恩替卡韦抗排异、抗病毒，以及升高白细胞、升血小板等基础病治疗，患者胸闷气急仍明显，监测血氧饱和度在 75%～90%，心脏超声提示大量心包积液，肺水肿。考虑患者有基础白血病，造血干细胞移植术后，长期服用免疫抑制剂，血细胞三系下降，免疫功能严重抑制，目前新冠病毒感染重型，且合并急性心功能不全，肺水肿，病情危重，发展凶险，于 5 月 5 日 17 时转 ICU 继续治疗。

转入后予经鼻高流量吸氧（60L/min，100%），气促略改善，5 月 6 日白天能自行翻身，可对答交流，自行同家属电话沟通，有发热，予中医辨证施治处方；自 5 月 6 日 16 时开始，呼吸急促，氧合无改善，血氧饱和度下降，最低 75%，查体：呼吸 35 次/分，血压 101/64mmHg，血氧饱和度 80% 左右，立即行气管插管抢救，连接呼吸机辅助呼吸间隙正压通气模式：潮气量 480mL，吸入氧浓度 100%，呼吸 20～28 次/分（机控加自主），呼气末正压 12mmHg，分钟通气量 12L/min 左右，患者指尖血氧饱和度波动予 50%～80%，血压 140/70mmHg。床旁胸片提示双肺实变，20 点左右复查血气分析乳酸浓度 0.8，二氧化碳分压 46.00mmHg，酸碱度 7.250 ↓，氧分压 67.00mmHg ↓，血氧饱和度 89.0% ↓。22 点左右 ICU 血气分析：乳酸浓度 0.8，二氧化碳分压 49.00mmHg ↑，酸碱度 7.230 ↓，氧分压 51.00mmHg ↓，血氧饱和度 78.0% ↓。患者气管插管呼吸机辅助通气，呼吸机参数高，低氧改善不明显，呼吸衰竭进展趋势，继续予俯卧位通气并加用甲强龙 20mg 抗炎，呋塞米利尿减轻肺水肿。

5 月 6 日 23 时 30 分患者出现休克、神志模糊，生命体征极度不稳定，心电监护提示心率 155 次/分，血压 78/45mmHg（大剂量去甲肾上腺素维持），血氧饱和度 50%～60%，经口气管插管，呼吸机间隙正压通气模式辅助呼吸，潮气量 450mL，呼气末正压 16cm H_2O，吸入氧浓度 100%。血气分析提示：酸碱度 7.13，氧分压 52mmHg，二氧化碳分压 63mmHg，乳酸 3.4mmol/L。气道分泌大量淡血性稀痰，床旁超声提示双肺大量弥漫性 B 线，大量心包积液，较前增加。考虑肺水肿，心包填塞，行连续性肾脏替代治疗、心包穿刺引流。

5 月 7 日心包积液引流初期见血性液体，后颜色变淡共引流约 380mL，血压、氧合难以维持，心率 120～135 次/分，呼吸 20 次/分（呼吸机控制系统），血压 100～120/50～65mmHg（大剂量去甲肾/肾上腺素泵注、参附针、参麦针），动脉血氧饱和度 75%～80%，氧合指数 < 80mmHg。提示心肺功能恶化，虽已予解除心包填塞、呼吸机支持、连续性肾脏替代治疗等处理，但循环衰竭、呼吸衰竭仍持续且难以纠正，故

于 5 月 7 日 22 时 30 分行体外膜肺氧合，后血压、氧和较前改善，心率 117 次 / 分，呼吸 20 次 / 分（呼吸机控制系统），血压 118/67mmHg（参附针、参麦针），动脉血氧饱和度 86%（外周循环不佳）。

5 月 8 日经床旁持续体外膜肺氧合、呼吸机支持、连续性肾脏替代治疗等处理，患者血压好转，停血管活性药，参麦针（100mL）和参附针（60mL）继续使用，并予新冠病毒感染静脉滴注人免疫球蛋白（20g）、康复者恢复期血浆 400mL 抗新冠病毒，改善预后。

5 月 9 日氧合仍欠佳，指脉血氧饱和度波动在 80% ~ 85%，考虑"南 - 北综合征"，床旁超声提示左室膨胀、后负荷增加、心功能抑制、心输出量下降、交汇点上移，考虑心功能极差，与体外膜肺氧合导致后负荷增加相关，根据督导组专家意见，将体外膜肺氧合模式由静脉 - 动脉模式更改为静脉 - 动脉 - 静脉模式，于 15 时增加右颈内静脉灌注管，开始行静脉 - 动脉 - 静脉模式，继续连续性肾脏替代治疗，并长程俯卧位（30 小时以上），以改善肺通气。

5 月 10 日心功能较前好转，乳酸较前明显下降，呼吸机参数下调，患者连续性肾脏替代治疗 500mL/H，气道血性液体较前有好转，超滤量增加，继续在体外膜肺氧合辅助循环稳定的基础上，予维持容量负平衡，关注循环情况。查新冠病毒核酸含量浓度较低，病毒量高，根据督导组专家意见，予停用他克莫司，加用奈玛特韦片 / 利托那韦片抗病毒（150mg+100mg，每日 1 次，连用 5 天）及免疫球蛋白（80g）、胸腺肽 α-1（1.6mg，每日 1 次）等调节免疫；患者血红蛋白、血小板计数低、凝血功能差，继续输注血浆、红细胞、血小板对症处理，加强肠内营养支持、补充白蛋白、免疫球蛋白、维持内环境平衡等治疗不变，另床旁超声提示胃潴留、肠蠕动差，予中药汤剂保留灌肠以改善肠动力。

5 月 14 日床旁胃镜直视下留置鼻空肠营养管，以加强肠内营养，并可通过中药内服以促胃动力，改善胃潴留，予中药内服方药配合灌肠改善胃肠动力。

5 月 14 日、15 日核酸两次阴性，符合解除隔离标准，但因为基础疾病重，持续床旁连续性肾脏替代治疗（脱水 10 ~ 300mL/h），控制容量，按需调整超滤，减少肺部渗出；体外膜肺氧合静脉 - 动脉 - 静脉模式（转速 3000rpm，流速 3.4 ~ 3.5L/min，氧流量 3.4 ~ 4.4L/min）、气管插管（间歇正压通气模式，吸入氧浓度 40%，呼气末正压 6cm H_2O）治疗。查体：体温 36.5℃（体外膜肺氧合水箱温度 37.0℃），心率 106 ~ 110 次 / 分，呼吸 12 次 / 分（呼吸机控制系统）。

5 月 15 ~ 18 日维持连续性肾脏替代治疗、体外膜肺氧合静脉 - 动脉 - 静脉模式、气管插管辅助呼吸按上述参数运行，根据 B 超提示肺水肿、下腔静脉宽，考虑入量过多，且气道内吸出血性液体，警惕体外膜肺氧合术后感染、出血等并发症可能，予连续性肾脏替代治疗加强超滤，维持容量负平衡后气道血性液体减少；5 月 18 日胸部影像学较前明显改善，但出现胆红素的持续升高，总胆红素最高 401μmol/L，直接胆红素 315μmol/L，先后予丁二磺酸腺苷蛋氨酸、熊去氧胆酸、谷胱甘肽等保肝利胆，中药内服 + 灌肠、热熨改善胃肠排空，通腑解毒退黄。

5 月 19 日 20 点将体外膜肺氧合模式由静脉 - 动脉 - 静脉更换为静脉 - 静脉，出现血压循环下降，需去甲肾和参麦、参附针维持血压，另患者高通量测序回报，血及痰测序均有高滴度洋葱伯克霍尔德菌，感染指标较前升高，考虑感染加重、脓毒性休克可能，予以调整抗感染治疗方案，予以复方磺胺甲噁唑针（4mL，每 12 小时 1 次）+万古霉素（1g，每 12 小时 1 次）+美罗培南（1g，每 6 小时 1 次，维持 3 小时）加强抗感染、输血浆补充容量后循环较前好转，继续予以输注红细胞悬液及血浆补容量，根据血压情况调整去甲肾剂量。另外，继续营养支持、护肝、抗凝、肠内营养、维持内环境稳定等对症处理，5 月 21 日患者生命体征平稳。

5 月 22 日开始调节呼吸机模式及参数，体外膜肺氧合静脉 – 静脉模式气流量及氧浓度，为逐步撤机做准备。患者生命体征尚稳定，经调节体外膜肺氧合气流量及氧浓度参数后监测血气可，呼吸机提示肺顺应可，逐步过渡到每日予关闭气流量 1 小时后复查血气评价患者肺通气及氧合情况，为体外膜肺氧合撤机做准备，另患者出现腹水、床旁超声提示大量肠管扩张，肠功能差，肠壁水肿，在中药内服、灌肠继续改善脏器功能及改善胃肠蠕动和促进排空基础上，予芒硝 3kg 外敷以消水肿。

5 月 26 日查体可见皮肤干燥，血压偏低，尿素氮 / 肌酐比值等提示容量不足，根据督导组专家意见，为防止持续连续性肾脏替代治疗破坏血小板，导致维生素丢失等不良反应，间断行连续性肾脏替代治疗，动态评估液体状态，实时调整间隔；体外膜肺氧合做撤机前的准备：已尝试调整体外膜肺氧合气流量为零，若氧合正常，肺部超声见极少量 B 线，可考虑撤机。

5 月 28 日体外膜肺氧合气流量持续为 0，复查桡动脉血气氧合可，二氧化碳分压正常，血培养结果提示无明确细菌感染，予积极备血、血小板后拟体外膜肺氧合撤机，完善颈内静脉、下肢动静脉血管超声监测，复查心脏超声、床旁胸片以评估肺顺应性、心脏功能、血管功能等，做好撤机前准备。予腹部芒硝外敷减轻胃肠壁水肿，高糖、氨基酸营养支持，参麦针、参附针配合中药汤剂改善脏器功能，继续保肝退黄等治疗。

5 月 29 日予行体外膜肺氧合撤机前评估，评估肺顺应性、心脏功能、神志状态等指标，积极备血，输血后血红蛋白明显升高，另头颅 CT 检查提示颅内情况尚可，胆红素下降，肝功能呈好转趋势，继续积极治疗保证氧供，小剂量丙种球蛋白治疗。继续目前美罗培南＋万古霉素治疗，动态评估容量状态，维持呼吸机辅助呼吸和连续性肾脏替代治疗。5 月 30 日 14 时 2 分评估患者有撤除体外膜肺氧合指征，予以夹闭灌注端和引流端，拔除灌注管及引流管，拔管后患者生命体征平稳，心电监测提示：心率 110 次 / 分，呼吸 18 次 / 分，血压 105/61mmHg，动脉血氧饱和度 98%。

5 月 31 日患者撤除体外膜肺氧合静脉 – 静脉模式后病情较前稳定，患者神志不清，眼睑闭合不佳，镇静镇痛中，口插管呼吸机支持，呼吸尚平稳，连续性肾脏替代治疗中，总入量 4379mL，尿 0mL，便 850mL，胃肠减压 100mL，超滤 3271mL，腹腔引流 1550mL。急性生理与慢性健康评分 16 分。查体：体温 36.4℃，心率 119 次 / 分，呼吸 20 次 / 分，血压 115/63mmHg，动脉血氧饱和度 99%。双侧瞳孔等大等圆，直径 0.25cm，对光反射迟钝，巩膜黄染，全身皮肤黄染并黑色素沉着，左侧腹股沟伤口愈合。双下肢病理征（–）。

辅助检查（2022年5月31日）：①血气分析：离子钙1.55mmol/L↑，碳酸氢根24.6，钾4.70mmol/L，二氧化碳分压33.00mmHg↓，酸碱度7.480↑，氧分压117.00mmHg↑，血氧饱和度99.0%↑。②血常规：血红蛋白87g/L↓，超敏C反应蛋白65.3mg/L↑，中性粒细胞百分比70.0%，血小板计数35×10⁹/L↓，白细胞计数2.85×10⁹/L↓。③生化检查：N端–B型钠尿肽前体314.0pg/mL↑，降钙素原1.23ng/mL↑。④急诊肝功能、肾功能：白蛋白39.7g/L，谷丙转氨酶32.0U/L，谷草转氨酶47.0U/L，肌酐81μmol/L，肌钙蛋白I为0.05↑，血氨10μmol/L。⑤凝血功能：激活部分凝血酶时间43.70秒↑，血浆D–二聚体9.01μg/mL↑，纤维蛋白原3.53g/L，凝血酶原时间14.10秒↑，凝血酶时间15.80秒。

血气分析未见明显异常，暂不调整呼吸机模式，血常规提示贫血，较前无明显下降，密切复查血常规，必要时予以申请输血，患者炎症指标与前相仿，体温正常，继续目前感染治疗；长期卧床，复查超声评估下肢血管情况，余肠内营养等治疗继续，继续监测病情变化。

1. 西医治疗方案

（1）氧疗过程：2022年5月5日经鼻高流量吸氧（60L/min，100%），2022年5月6日气管插管呼吸机支持，2022年5月9～29日体外膜氧合支持。

（2）抗病毒治疗：2022年5月10日奈玛特韦片/利托那韦片（150mg+100mg，每日1次，连用5日）。

（3）抗炎抗感染治疗：甲强龙40mg，每日1次，连用5日；复方磺胺甲噁唑针（4mL，每12小时1次）+万古霉素（1g，每12小时1次）+美罗培南（1g，每6小时1次）。

（4）免疫治疗：新冠病毒感染静脉滴注人免疫球蛋白（20g，2022年5月8日）；康复者恢复期血浆（400mL，2022年5月8日）；免疫球蛋白（80g）；胸腺肽α–1（1.6mg，每日1次）。

（5）抗凝治疗：低分子肝素钠注射液抗凝，根据凝血调整剂量。

（6）其他：肠内营养混悬液500mL鼻饲，每日1次；莫沙必利胶囊5mg，8小时1次；卡泊芬净50mg，每日1次；还原型谷胱甘肽1.2g，每日1次；丁二磺酸腺苷蛋氨酸1000mg，每日1次；醋酸钠林格注射液500mL，每日1次；结构脂肪乳注射液250mL，每日1次；多种微量元素10mL，每日肠内营养液，分次口服；熊去氧胆酸胶囊250mg，每日3次。

2. 中医治疗方案

（1）2022年5月6日一诊：发热无汗、咳嗽、气促，纳差、小便少，大便不畅，神志清，稍烦躁，形体丰满，周身皮肤暗，唇舌肿胀感，未闻及异常气味，舌淡，腐腻苔，脉沉滑略数。查体：体温38.7℃，心率105次/分，呼吸35次/分，血压121/73mmHg，血氧饱和度80%左右，鼻高流量氧疗60L/min、100%。

中医辨证分析：患者素有血液系统疾病，肾主骨生髓，髓系疾病多源于肾气亏虚，加之久病，肾气更伤，肾为水脏，坎火不温，水液停聚而成湿浊，湿浊蕴而化毒，加之外感疫毒，疫毒之邪依附该患者体内湿浊而形成湿毒内蕴，滞损肺脾肾之阴阳气血，肺气失宣故咳嗽，脾失健运故纳差，肾失开阖故二便不利，舌淡、腐腻苔即为气虚为本，湿浊蕴毒之征，脉沉滑略数提示气虚不能振奋阳气，故沉取方得，滑而略数提示痰湿浊邪内生而有化热之像。该患者以肾虚为本，湿毒为标，湿毒为病，虽影响肺脾肾三脏，但有新病宿病之分，相对于"周身皮肤暗"之"征其脉不夺其色夺者"肾之久病，"形体丰满，唇舌肿胀"之"湿若中水"之脾湿内动、咳嗽发热之肺失宣肃，当为新病，新宿同病，当据《金匮要略·脏腑经络先后病脉证》所言"当先治其卒病，后乃治其痼疾也"。因此，治疗上当先从湿毒和肺脾论治，肾之痼疾当缓图。中医辨证：疫病，湿毒内蕴，肺脾同病，治拟化湿解毒，肺脾同治，甘温除热，方拟补中益气合麻杏苡甘汤加减：苍术30g、炒槟榔30g，金银花90g，生大黄15g（后下），人参60g，生黄芪30g，炒白术15g，陈皮15g，当归15g，升麻6g，柴胡6g，生麻黄10g，杏仁15g，薏苡仁30g，生甘草10g。3剂（2022年5月6～8日）。水煎，日1剂，每剂取汁200mL，早晚各100mL分服。

（2）2022年5月8日二诊：神昏，呼之不应，四肢逆冷，未闻及咳嗽及异常声息，床位医师诉5月6日23时30分开始低血压、心率快，床旁超声显示心包填塞，行连续性肾脏替代治疗、心包穿刺引流，心包积液抽取后休克，需血管活性药维持血压，目前心肺肾功能差，生命体征不能维持，拟行体外膜肺氧合、呼吸机支持、连续性肾脏替代治疗。面色晦暗，伸舌不能配合，脉微细欲绝。中医辨证为厥脱，证属气阴耗竭，有阴阳离决之危象，治拟益气养阴，复脉固脱，佐以回阳救逆，方拟予参麦合参附剂并用：参麦脉注射液100mL+参附注射液60mL，每日1次，微泵入。

（3）2022年5月11日三诊：体外膜肺氧合、呼吸机支持、连续性肾脏替代治疗中，血管活性药停用，生命体征平稳（参麦＋参附针使用中），神志不清，镇静中，目不能闭，周身皮肤暗略黄，未闻及异常气味，大便不通4日，腹胀满按之硬，舌未见，脉沉微略滑。从中医学角度而言，肺"主气司呼吸，主宣发肃降，通调水道"，该患者目前需体外膜肺氧合以代肺之"主气司呼吸"功能，但宣肃及通调水道之职则无有替代，肺之肃降无权，大肠传导失司故大便不通，腹胀满按之硬，脉沉微略滑，虽脏气衰微，但里实已成，故宜攻里实，兼扶正气以助肺宣肃之职，中医辨证为疫毒闭肺，腑气不通，治拟通腑泄浊，肺肠同治，方拟大承气汤加味：生大黄60g（后下），枳实30g，厚朴15g，芒硝30g（溶入），生黄芪90g，败酱草60g。3剂（2022年5月11～13日）。水浓煎，日1剂，每剂取汁400mL，早晚各200mL灌肠（导尿管倒入直肠22cm左右，滴入）。

（4）2022年5月15日四诊：体外膜肺氧合、呼吸机支持、连续性肾脏替代治疗中，5月14日床旁胃镜直视下留置鼻空肠营养管，胃镜下见胃潴留，胃壁水肿，面色黑黄，口唇干，神志不清，呼之不应，腹胀，叩之如鼓，大便欠畅，量少，两日一行，掰开口唇见舌淡，苔未见，脉沉微，鼓动无力，患者脉沉微，提示阳气衰微，脏气不行，推动无力故见气腹、大便不畅、胃潴留；阳气衰微，气化无力，水液内停，浸渍脏腑，更碍运化，故见胃壁水肿、胃潴留，中医辨证为阳气衰微，湿毒内结，治拟益气温阳，通腑解毒，方拟黄芪人参汤合小承气汤加减：人参120g，生大黄30g（后下），生地黄90g，葶苈子

60g，白花蛇舌草100g，生黄芪120g，厚朴15g，枳实30g。3剂（2022年5月15～17日）。水煎，日1剂，每剂取汁200mL，早晚各100mL分服。

（5）2022年5月18日五诊：体外膜肺氧合、呼吸机支持、连续性肾脏替代治疗中，生命体征平稳，大便每日1次，量少，床旁超声示患者肠蠕动减弱，排空差，面色黑黄，神志不清，镇静中，腹胀较前减，有矢气，舌淡稍红，苔未见，脉沉微鼓动无力。中医辨证为阳气衰微，湿毒内结，续以前方益气温阳，通腑解毒。3剂（2022年5月18～20日），在中药内服方药同时配合热熨改善胃肠动力：热熨包外敷神阙、关元、气海，每次15分钟，1小时一次（微波炉加热）。

（6）2022年5月21日六诊：面色黑黄加深，皮肤巩膜黄染，神志不清，呼之不应，腹胀，大便不畅，脉沉微，鼓动无力，舌苔未见。肝功能示总胆红素和直接胆红素进行性加深。在前方益气温阳、通腑解毒的基础上，改生大黄45g，以加强通腑解毒退黄之功：人参120g，生大黄45g（后下），生地黄90g，葶苈子60g，白花蛇舌草100g，生黄芪120g，厚朴15g，枳实30g。5剂（2022年5月21～25日）。水煎，日1剂，每剂取汁200mL，早晚各100mL分服。

（7）2022年5月22日七诊：5月21日患者大便1次，量多，糊状，色深，无柏油样，5月22日大便量多，日行4次，稀水样，故中药减半服用，另予芒硝外敷以减轻肠壁水肿。

（8）2022年5月26日八诊：大便每日2次，患者呼之能转头，手指及躯体有轻微动作，黄疸指数较前略降低，脉沉弦。此次寸口脉较前应指明显，考虑脏气来复，续以前方益气温阳，通腑解毒。5剂（2022年5月26～29日）。续以热熨神阙、关元、气海及芒硝外敷。

（9）2022年5月30日九诊：11时体外膜肺氧合撤机，撤机后心电监测提示：心率110次/分，呼吸18次/分，血压105/61mmHg，动脉血氧饱和度98%。脉弱细滑，续以前方益气温阳，通腑解毒。5剂（2022年5月30日～6月3日）。芒硝外敷以减轻肠壁水肿。

（六）疗效评估

1. 体温变化趋势 （图11-1）

2. 症状体征 患者为新冠病毒感染危重型，因病情变化出现呼吸循环衰竭，生命体征不能维持，予以体外膜肺氧合、呼吸机及连续性肾脏替代治疗。经治疗，患者自身心肺功能好转，并且有效治疗和预防了体外膜肺氧合运行过程中随时可能出现的出血、栓塞、感染等并发症，5月30日体外膜肺氧合成功撤机，生命体征平稳，这是该患者治疗成功的最有力疗效证据。

另外，患者行气管插管、呼吸机、连续性肾脏替代治疗、体外膜肺氧合等治疗过程持续镇静中，神志不清，无法主诉，但巩膜黄染，吸引器痰液多为血性，多次B超及内镜

体温（℃）

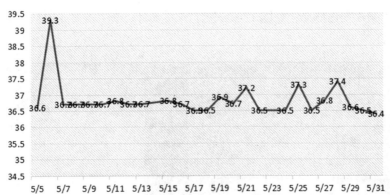

图 11-1　体温变化图

显示，胃肠蠕动减弱，黏膜水肿，患者表现为不大便，腹鼓胀，肢冷脉弱，经过中西医结合治疗后，腹胀、胃肠蠕动、黏膜水肿及脉象均改善。

3. 生化检查变化（表 11-1 ～表 11-2）

表 11-1　血细胞分类及炎性指标、D- 二聚体

日期	白细胞计数（×10⁹/L）	中性粒细胞计数（×10⁹/L）	淋巴细胞计数（×10⁹/L）	超敏 C 反应蛋白（mg/L）	降钙素原（mg/L）	白细胞介素 -6（pg/mL）	D- 二聚体（μg/mL）
5 月 5 日	2.12	1.6	0.08	26.1	1.26	271.6	3.24
5 月 22 日	1.78	1.7	0.1	78.6	6.23	7.7	7.54
5 月 31 日	2.07	1.57	0.16	65.3	1.37	157.26	12.18

表 11-2　肝肾功能

日期	总胆红素（μmol/L）	直接胆红素（μmol/L）	谷丙转氨酶（U/L）	谷草转氨酶（U/L）	肌酐（μmol/L）
5 月 5 日	18.6	3.4	14	43	256
5 月 22 日	401	313.5	129	226	102
5 月 31 日	260.7	215.8	32	47	81

4. 血气分析（表 11-3）

表 11-3　血气分析

日期	酸碱度	血氧饱和度	氧分压	二氧化碳分压	乳酸浓度
5 月 6 日（入院后）	7.42	54	28	29	0.6
5 月 7 日（插管、体外膜肺氧合后）	7.21	93	81	44	15
5 月 31 日（体外膜肺氧合撤机后）	7.48	98	99	34	2.1

5. 胸部影像学变化

（1）床旁胸片变化情况：见图 11-2：左上 5 月 6 日，右上 5 月 16 日，左下 5 月 20 日，右下 5 月 24 日。

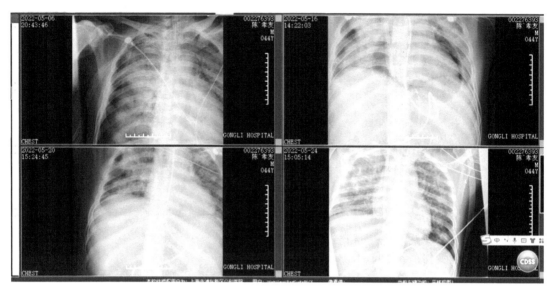

图 11-2　床旁胸片变化情况

（2）胸部 CT 变化情况：见图 11-3 和图 11-4。

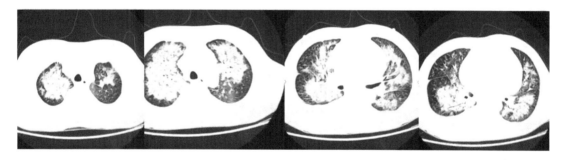

图 11-3　5 月 5 日胸部 CT

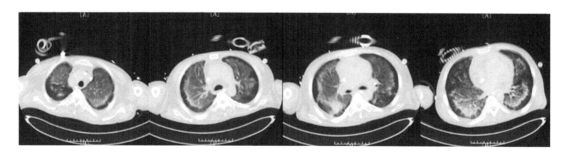

图 11-4　5 月 30 日胸部 CT（体外膜肺氧合撤机后）

6. 心包穿刺引流前后超声情况　见图 11-5。

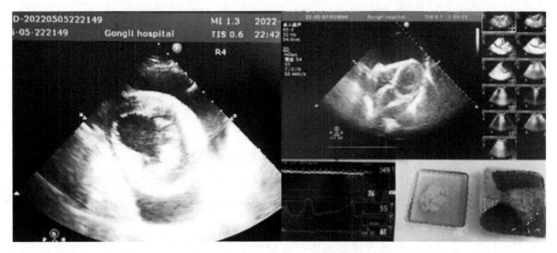

图 11-5 心包穿刺引流前后超声情况

（七）出院时情况

患者神志不清，眼睑闭合不佳，镇静镇痛中，口插管呼吸机支持，呼吸尚平稳，连续肾脏替代疗法治疗中，总入量 4379mL，尿 0mL，便 850mL，胃肠减压 100mL，超滤 3271mL，腹腔引流 1550mL。急性生理与慢性健康评分 16 分。查体：体温 36.4℃，心率 119 次 / 分，呼吸 20 次 / 分，血压 115/63mmHg，动脉血氧饱和度 99%。双侧瞳孔等大等圆，直径 0.25cm，对光反射迟钝，巩膜黄染，全身皮肤黄染并黑色素沉着，左侧腹股沟伤口愈合。双下肢病理征（–）。

（八）案例讨论与分析

1. 辨证施治思路 该患者既往有髓系疾病之基础，此次新感疫毒之邪，当属本虚标实，本虚为肾气亏虚，标实为疫毒之邪。疫毒之邪，首先犯肺，肺卫不固，邪盛而正衰，故由表入里，娇脏受病而宣肃失职；肾气亏虚，坎火不温，中州不运，水液不归正化，合疫毒之邪而成湿毒为患，肺脾同病，故咳嗽、喘促与纳差共存。一诊时见舌淡、腐腻苔，提示气虚为本，湿浊蕴毒之征；而发热、脉沉滑略数，提示气虚阴火内生之象，即《内外伤辨惑论》所云"湿热也，非表伤寒邪皮毛间发热也，乃肾间受脾胃下流之湿气，闭塞其下，致阴火上冲"，而"气虚之处即为阴火之所"，针对此种气虚发热，当以甘温除热法，即"劳者温之，损者温之，盖温能除大热，大忌苦寒之药泻胃土耳"，故方用补中益气汤；虽有发热，但因邪不在表，忌用发汗，且热中有湿，不能单纯清热；湿中有热，又忌片面燥湿，故取达原饮之意，加槟榔、苍术；湿毒蕴于手太阴和足太阴，当仿"宣上畅中渗下"之旨，予麻杏苡甘汤合苍术、槟榔以散太阴之湿毒。

二诊时，患者神昏、四肢逆冷，脉微细欲绝，脉微细提示既有气阴两虚之象，乃邪毒炽盛，耗竭气阴，元气欲脱，若不及时处理，阴竭阳亡，则成阴阳离决之危候，生死之分途，故急予参麦针合参附针，当益气养阴、回阳固脱并举，以挽阴津阳气于濒危之地。而西医学的治疗手段体外膜肺氧合可为中药益气固脱赢得治疗时机，而中药益气固脱之品改善脏气功能，也为患者未来能顺利脱机提供可能。

三诊时，患者经体外膜肺氧合、呼吸机支持、连续性肾脏替代治疗及参麦＋参附针的治疗，停用血管活性药，生命体征保持平稳，但出现腹胀满按之硬，大便不通之阳明里实之征，脉沉微略滑，提示正气衰微与里实内结并存，当以攻补兼施，予大承气汤通腑以复肺之宣肃，另加黄芪以升阳益气而固本，败酱草之解毒利湿兼清热，以使湿毒随腑实而解，即《金匮要略》所言："病在脏，欲攻之，当随其所得而攻之。"本拟内服外用同治，但因床旁 B 超提示胃潴留，故暂用灌肠以攻腑实利湿毒扶正气。

四诊时，患者已留置鼻空肠营养管，胃镜下见胃潴留，胃壁水肿，叩诊呈鼓音，面色黑黄，口唇干，大便欠畅，量少，舌淡，脉沉微，鼓动无力，四诊合参，患者阳气衰微，腑气不通，治疗当以益气温阳而鼓动衰微之脏气，取《医略六书》之黄芪人参汤之人参、黄芪、生地黄同用，该方原治疗气虚阴火发厥，脉软数者，以防其滋阴碍阳，故去熟地黄、天冬、麦冬、五味子、黄柏；另外患者腑气不通，叩诊呈鼓音，此壅塞满急之不通，当为本虚而大满，不可大泻，大泻则"虚其虚"。所谓阴阳两伤，微存之中气，若用大承气汤，泻其实而败其中，互为犄角，故用小承气汤，投石入水，以探其中气。《伤寒论》第 22 条云："若腹大满不通者，可予小承气汤，轻下和胃，勿令大泄。"方拟黄芪人参汤合小承气汤加减，患者出现厥证，呈欲脱之势，苟政用重剂，故方中人参、黄芪、生地黄、大黄均倍量而施。

五诊时，患者肠蠕动减弱，排空差仍然存在，阳气衰微，腑气不通之辨证同前，故续以前方益气温阳，通腑解毒，在中药内服方药同时配合热熨，以改善胃肠动力。阳明病实是太阳传来，阳明病虚则为太阴传来，多因太阴之虚而湿旺，太阴之湿秉于肾家之寒，患者腑气不通属阳明病虚，当责之"肾家之寒"，故以热熨以祛寒回阳，选培元固本、回阳救脱、和胃理肠之神阙，补肾培元、温阳固脱之关元，以及利下焦、补元气、行气散滞之气海穴，以达事半功倍之效。

六诊时，在阳气衰微、腑气不通的基础上，患者黄疸进行性加深，转氨酶正常，因凝血功能无异常，故不考虑重症肝炎之"胆酶分离"，从西医学角度责之毛细胆管性肝炎可能，还是与肝细胞的缺血缺氧有关。从中医学角度，黄芪、人参、生地黄益气养阴；从西医学角度，三药可有效改善肝细胞缺血缺氧状态；另外，通过通腑以退黄，予以大黄加量。该患者从病机角度符合阴黄之特点，未用茵陈术附汤的原因在于，该方用于寒湿阻滞，胆液被阻，溢于肌肤而致阴黄，虽有之温阳救逆，针对该患者阳气虚衰、气阴欲脱之厥脱基础上合并黄疸，补气固脱之力显然不够，附子、干姜、肉桂反而有温燥涸阴之弊。

七诊时，患者腑气已通，大便质稀量多，故中药减半服用以防伤津脱液，另予芒硝外敷以减轻肠壁水肿，并辅以退黄。

八诊时，患者呼之能转头，手指及躯体有轻微动作，黄疸指数较前略降低，脉沉弦，寸口脉较前应指明显，脉象及患者应答反应力提示有脏气来复之象，效不更方，继续内服＋外敷，热熨同治。

九诊时，患者体外膜肺氧合已撤，生命体征平稳，病情及脉象均好转，续以前方益气温阳、通腑解毒，进一步改善脏器功能，另芒硝外敷以减轻肠壁水肿和退黄仍维持。

2. 用药分析　本案中，患者病情变化快，整个西医学的救治过程可谓"步步惊心"，中医药干预也需要根据病情变化和当前的救治需求及时调整，特别是如何和西医学治疗手段紧密结合，共同阻断病情进展，该患者的中医用药主要契合了以下五个治疗需求：①多重手段促核酸尽快转阴（奈玛特韦片／利托那韦片＋恢复期血浆＋免疫球蛋白＋胸腺肽＋补中益气汤合麻杏苡甘汤加减方）。②心包积液引流后持续低血压（大剂量去甲肾上腺素、肾上腺素＋参附针、参麦针）。③肠壁水肿、胃肠动力差（承气灌肠方＋益气通腑内服方＋热熨＋芒硝外敷）。④促进体外膜肺氧合顺利撤机：中医汤剂扶助正气，改善多脏器功能（参附针、参麦针＋益气通腑内服方），肺肠同治（承气灌肠方＋益气通腑内服方＋热熨＋芒硝外敷），通腑气以促进肺之宣发肃降功能恢复。⑤肝功能损伤：黄疸指数持续上升，通过通腑退黄，改善肝内胆汁淤积性黄疸。

另外，该患者因为是中西医结合手段并用，从中医辨证论治角度而言，其病情演变已经脱离自然状态下的正常演变过程，我们需要权衡西医治疗手段对疾病本身及脏器功能的影响。比如对于该患者治疗过程中出现感染，从病机角度而言，当辨为阳气衰微，阴火内生，从单纯中医治疗角度而言，可予升阳降火汤，但患者同时在使用三种抗生素，从中医学角度而言，抗生素多为苦寒之品，故不宜再予泻阴火之药，仍专事益气升阳以消阴火。

3. 得失点　这是一例中西医结合共同救治体外膜肺氧合得以成功撤机的危重型新冠病毒感染患者，西医学手段的运用过程犹如"生死时速"，与"死神赛跑"，通过体外膜肺氧合、呼吸机辅助呼吸等为危重症救治赢得时机，使患者进一步用药成为可能；而中医药手段的优势在于，通过临床辨证思维及预后判断，可以在治疗上做到未雨绸缪，通过"先安未受邪之地"为危重症救治赢得先机，如该患者上体外膜肺氧合之前、之中及之后，从中医治疗的角度要始终抓住"促进脏气来复"这一关键点，这也是该患者最后能够顺利脱机的重要原因。

（上海市浦东新区公利医院唐芯芯、陈逸云整理，
首都医科大学附属北京中医医院刘清泉指导）

十二、复阳高龄新冠病毒感染危重型案

（一）一般资料

包某，女，100岁，4月19～29日因新冠病毒感染入院治疗，5月10日又复阳。救治医院：上海市静安区闸北中心医院，住院号：×××××××。

入院时间：2022年5月11日；出院时间：2022年6月1日；住院天数：21日。

（二）入院时情况

主诉"新冠病毒核酸阳性1天"入院。患者于2022年4月16日出现发热，体温最高38.6℃。咳嗽、咳痰，进食呛咳，伴有呕吐，为胃内容物。检测核酸阳性，于4月19日入本院治疗。当时患者上述症状持续存在，反应迟钝，两肺可及湿啰音，心率90次/分，律齐。血压120/80mmHg。血氧饱和度95%（吸空气）。入院后2022年4月21日查胸部CT平扫检查结果：两肺炎症，两肺间质性改变，两侧胸腔少量积液。抗感染及对症处理后，于4月23日及4月25日连续两次新冠病毒核酸检测阴性，于2022年4月29日解除隔离出院，出院时患者症状偶有咳嗽，痰白量少，胃纳可，二便调。

患者回家后症状逐渐加重，出现咳嗽次数增加，有咳痰，痰多不能自行咳出，喉间可闻及痰鸣音，纳差，大便数日未行。于2022年5月10日因上述症状就诊，查核酸阳性，于2022年5月11日由"120"转运来我院进一步诊治。入院时患者咳嗽、有咳痰，痰多不能自行咳出，喉间可闻及痰鸣音，纳差，大便数日未行。既往有脑梗死病史、阿尔茨海默病病史。

查体：体温36.4℃，心率118次/分，呼吸20次/分，血压164/84mmHg。动脉血氧饱和度96%（鼻导管吸氧2L/min）。发育正常，营养良好，神志模糊，认知功能障碍，被动体位，查体合作，呼吸平稳，无酮味。瞳孔等大等圆，双侧瞳孔对光反射灵敏。甲状腺：无肿大、未扪及结节。心率118次/分。腹壁柔软、紧张度适中，无液波震颤，肝肋下未触及。脾未触及。足背动脉搏动无减弱，可见足部凹陷性水肿。四肢末端针刺觉无减退，双手有细颤，髋关节处可见皮肤破溃。

（三）入院诊断

1. 西医诊断

（1）新冠病毒感染（普通型）。

（2）阿尔茨海默病。

（3）高血压 2 级（高危）。

（4）泌尿系感染。

（5）压疮感染。

2. 中医诊断

疫病，湿毒郁肺证。

5 月 13 日更正诊断：西医诊断：新冠病毒感染（重型）；中医诊断：疫病，疫毒闭肺证。

（四）诊疗经过

2022 年 5 月 11 日患者入院，咳嗽、有咳痰，神志模糊，认知功能障碍，被动体位，臀部压疮，予吸氧、止咳化痰、增强免疫力、抗凝治疗。5 月 12 日患者喉间痰鸣，吸出黄绿色痰液约 40mL，体温最高 38.9℃，呼吸急促，神疲乏力，大便干结难下。心电监护示心率 122 次 / 分，血压 159/94mmHg，指脉血氧饱和度 94%，呼吸 24 次 / 分。心电图示房颤心律，心率 126 次 / 分，予抗感染、稳定心室率。5 月 13 日胸部 CT 复查提示两肺炎症，两侧胸腔少量积液，较 2022 年 5 月 11 日有进展（5 月 11 日胸部 CT 提示两肺炎症伴肺间质增生，主动脉及冠状动脉硬化）。更正诊断：新冠病毒感染（重症）。同时监测患者血象，5 月 11 日白细胞计数 $10.13×10^9$/L ↑，中性粒细胞计数 $7.99×10^9$/L ↑；5 月 13 日白细胞计数 $12.07×10^9$/L ↑，中性粒细胞计数 $9.38×10^9$/L ↑，较前升高。考虑抗感染疗效不佳，停头孢他啶，改予头孢哌酮钠舒巴坦钠加强抗感染疗效。5 月 15 日患者血糖波动，血糖 15.5mmol/L ↑，低钾 3.1mmol/L ↓，低钠 124mmol/L ↓，予降糖、补充血容量治疗。5 月 16 日考虑患者血常规示淋巴细胞百分比较低（2022 年 5 月 14 日淋巴细胞百分比 6.3% ↓，淋巴细胞计数 $0.39×10^9$/L ↓），另多次复查新冠病毒核酸 CT 值低（2022 年 5 月 12 ～ 14 日：N 基因 CT 值波动范围为 15 ～ 18），病毒复制高，予人免疫球蛋白增强机体免疫力。5 月 24 日结合血常规（5 月 23 日：白细胞计数 $11.50×10^9$/L ↑，C 反应蛋白 64.6mg/L ↑，中性粒细胞计数 $8.43×10^9$/L ↑），调整抗生素，考虑补充诊断：①社区获得性肺炎。②吸入性肺炎。2022 年 5 月 28 日与 2022 年 5 月 29 日患者核酸报告阴性，准予出院。

1. 西医治疗方案

（1）氧疗过程：鼻导管吸氧。

（2）抗病毒治疗：奈玛特韦片 / 利托那韦片，每次 1 片，每日 2 次，口服。

（3）抗感染治疗：头孢他啶 2g，每日 2 次；头孢哌酮钠舒巴坦钠 3g，每 12 小时 1 次；甲强龙 40mg，每日 1 次；莫西沙星 0.4g，每日 1 次。

（4）免疫治疗：胸腺法新 1.6mg，每周 2 次，人免疫球蛋白 20g。

（5）抗凝治疗：低分子量肝素钙注射液 5000IU，每 12 小时 1 次抗凝。

（6）营养支持：肠外营养，补充白蛋白。

（7）其他：盐酸氨溴索 60mg，每日 2 次；痰热清 20mL 化痰。注射用奥美拉唑钠 40mg，每日 1 次；奥美拉唑肠溶胶囊 20mg，每日 1 次护胃。去乙酰毛花苷 0.2mg 稳定心室率；呋塞米 20mg，每日 1 次；螺内酯 20mg，每日 1 次利尿减轻心脏负荷。双歧杆菌三联活菌散胶囊 0.42g，每天 3 次；蒙脱石散、洛哌丁安 4mg，每天 2 次；酪酸梭菌活菌 40mg，每天 3 次止泻。浓氯化钠溶液 30mL，每日 1 次补钠。氯化钾缓释片 1g 补钾。

（8）原发病治疗：普罗帕酮稳定心率，生理盐水＋康复新冲洗、莫匹罗星涂擦压疮部位，阿卡波糖、诺和灵联合甘精降糖。

2. 中医治疗方案

（1）2022 年 5 月 12 日一诊：（中医专家陈咸川教授查房）患者新冠病毒核酸检测阳性，体温最高 38.9℃，神疲乏力，喉间痰鸣，吸痰为黄绿色，痰难咳，大便干结难下。舌红尖苔少，中根腻。中医诊断：疫病，湿毒郁肺证。治则：宣肺化湿，清热解毒。中药给予：炙麻黄 9g，生石膏 30g（先煎），知母 15g，马鞭草 15g，南葶苈子 15g，虎杖 15g，瓜蒌子 15g，瓜蒌皮 15g，地黄 15g，苦杏仁 9g（后下），生白术 15g，芦根 60g，太子参 30g，熟大黄 9g。3 剂（2022 年 5 月 12 ～ 14 日）。

（2）2022 年 5 月 15 日二诊：（国医大师刘尚义教授会诊）患者新冠病毒核酸检测阳性，体温正常，大便已通，便质稍稀，仍有咳嗽，喉中痰鸣，痰黏难咳，动则气喘、汗出，大小便深黄，量可，舌绛红，少苔。中医诊断：疫病，湿热伤阴证。治则：咸寒入阴，润肺止咳。中药给予：龟甲 20g，地黄 15g，南沙参 30g，麦冬 30g，炙五味子 6g，青黛 3g，蛤壳 10g，紫草 10g，贯众 20g，虎杖 20g。3 剂（2022 年 5 月 15 ～ 18 日）。患者服用药物 1 天后出现腹泻，予少量频服、中病即止。

（3）2022 年 5 月 18 日三诊：患者新冠病毒核酸检测阳性，体温正常。患者神疲乏力较前改善，喉中少量痰，色黄。昨日大便 5 次，稀水样便，大便隐血（-），舌淡少苔，脉细数。中医诊断：疫病，肺脾气虚证。治则：补肺健脾。中药给予：人参 30g，炒白术 15g，茯苓 30g，葛根 10g，藿香 15g，桔梗 15g，木香 6g，甘草 6g，紫苏叶 15g，山药 30g，升麻 9g，豆蔻 10g，南沙参 15g，炒薏苡仁 20g。2 剂（2022 年 5 月 18 ～ 19 日）。

（4）2022 年 5 月 20 日四诊：（中医专家组陈咸川教授查房）患者新冠病毒核酸检测阳性，患者昨日大便 1 次，色质正常。偶有咳嗽，咳黄色黏痰，较前减少，仍有喉间痰鸣音，舌淡暗，苔少，唇干，脉滑数。中医诊断：疫病，邪热壅肺、正气渐亏、痰瘀交阻证。治则：清肺宣泄，健脾扶中，化痰通瘀。中药给予：麻黄 9g，生石膏 30g（后下），苦杏仁 9g（后下），人参 15g，虎杖 15g，马鞭草 15g，生地黄 15g，茯苓 15g，桔梗 9g，浙贝母 9g，枳壳 9g，鱼腥草 30g，射干 9g，地龙 9g，百合 30g，太子参 30g。3 剂

（2022 年 5 月 20 ～ 22 日）。

（5）2022 年 5 月 23 日五诊：患者新冠病毒核酸检测阳性，无发热。咳嗽，咳痰不爽，色黄，大便次数增多，每日 2 ～ 5 次，质稀，舌红，苔少脉滑。中医诊断：疫病，邪热夹湿、脾运失司证。治则以扶正祛邪并施为原则，升提脾气，清肺化湿。中药给予：南沙参 15g，升麻 9g，黄芩 10g，芦根 30g，茯苓 30g，人参 30g，甘草 6g，炒薏苡仁 20g，葶苈子 15g，石菖蒲 10g，鱼腥草 30g，葛根 10g，炒白术 15g，山药 30g，藿香 15g，桔梗 15g。3 剂（2022 年 5 月 23 ～ 25 日）。

（6）2022 年 5 月 26 日六诊：患者新冠病毒核酸检测阳性，咳嗽较前减轻，咳痰明显减少，大便次数日 1 ～ 3 次，舌红，苔少脉细。中医诊断：疫病，邪热渐去，气阴不足，肺脾两虚。治则：扶正透邪，补肺健脾，兼清余热。中药给予：南沙参 15g，升麻 9g，黄芩 10g，芦根 30g，茯苓 30g，人参 30g，甘草 6g，炒薏苡仁 20g，豆蔻 10g，石菖蒲 10g，南葶苈子 15g，葛根 10g，炒白术 15g，山药 30g，藿香 15g，桔梗 15g。3 剂（2022 年 5 月 27 ～ 29 日）。

（7）2022 年 5 月 29 日七诊：患者新冠病毒核酸检测连续两天阴性，患者精神好转，偶有咳嗽，咳痰明显减少，大便质稀，日 2 ～ 5 次，胃纳稍好转，舌红，苔少，脉细。中医诊断：疫病，余热已清，脾气亏虚，胃阴不足。治则：健脾升提，养阴益胃。中药给予：人参 30g，炒白术 15g，茯苓 30g，葛根 10g，藿香 15g，芦根 30g，木香 6g，甘草 6g，陈皮 9g，山药 30g，升麻 9g，黄芪 30g，南沙参 15g，炒薏苡仁 20g。3 剂（2022 年 5 月 30 日～ 6 月 1 日）。

（五）疗效评估

1. 体温变化趋势　患者入院经中西医结合治疗后，生命体征平稳，体温下降（图 12-1）。

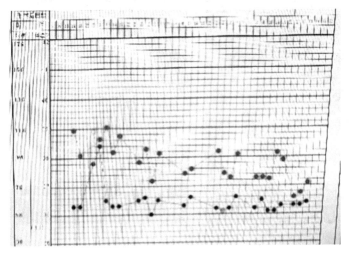

图 12-1　体温变化图

2. 主要症状 患者属于**重型**，合并基础疾病较多，病程以咳嗽咳痰、腹泻、压疮为主。在院期间症状反复，胸部 CT 有进展。经过中西医结合治疗后，呼吸道症状及腹泻、压疮明显改善，疮面缩小、干燥。

3. 生化检查变化 （表 12-1 ～ 表 12-2）

表 12-1 生化检查指标

日期	白细胞计数 （×10⁹/L）	中性粒细胞计数 （×10⁹/L）	淋巴细胞计数 （×10⁹/L）	超敏 C 反应蛋白 （mg/L）	D- 二聚体 （μg/mL）
5 月 11 日	10.13	7.99	1.33	142.3	1.93
5 月 13 日	12.07	9.38	2.03	108.2	1.74
5 月 19 日	8.27	6.16	1.34	4.8	1.32
5 月 27 日	6.64	4.24	1.58	26.8	2.37

表 12-2 新冠病毒核酸检测

日期	核酸检测结果
5 月 12 ～ 25 日	阳性
5 月 26 日	阴性
5 月 27 日	阳性
5 月 28 日	阴性
5 月 29 日	阴性

4. 胸部影像学变化 （图 12-2 ～ 图 12-6）

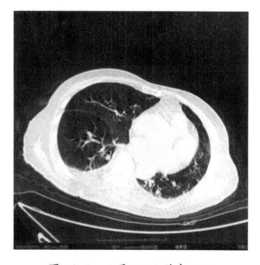

图 12-2 5 月 11 日胸部 CT

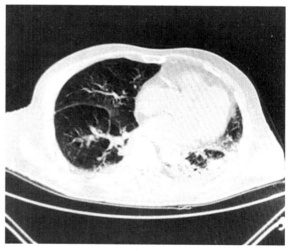

图 12-3 5 月 13 日胸部 CT

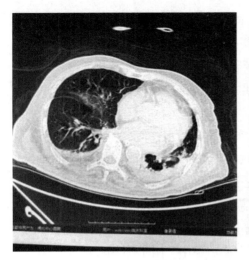

图 12-4　5 月 16 日胸部 CT

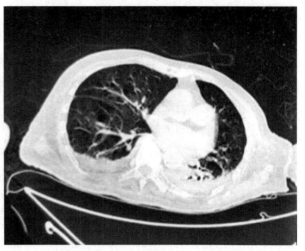

图 12-5　5 月 20 日胸部 CT

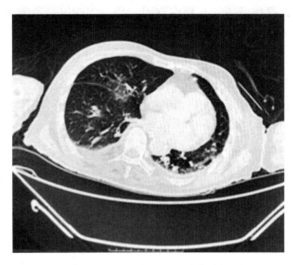

图 12-6　5 月 27 日胸部 CT

（六）出院时情况

患者无发热，无气促，无呼吸困难，无咽痛，无咳嗽，无腹泻等不适。2022 年 5 月 28 日与 2022 年 5 月 29 日核酸报告阴性，2022 年 6 月 1 日准予出院。

（七）案例讨论与分析

1. 辨证施治思路　此患者一诊时处于疾病初期，发热，乏力，喉间痰鸣，吸痰黄绿色，痰难咳，大便干结难下。考虑此期为湿热郁肺为主，病情重，故予宣肺化湿，清热解毒，方选宣肺败毒散加减，佐以通腑。

二诊时，患者体温平，神疲乏力，不能对答，同时动则气喘，汗出，大便转稀，舌绛红，少苔。吴鞠通云："温病最善伤阴，用药又复伤阴。"新冠病毒感染流行性广，症状相似为温病湿温，结合舌象及神志，考虑病及少、厥阴。《温病条辨》云："热邪深入，或在少阴，或在厥阴，均宜复脉。""温病深入下焦劫阴，必以救阴为急务。"故而治以甘寒养阴，方选加减复脉汤加减。

三诊时，患者咳嗽好转，喉中痰减少，昨日大便5次，稀水样便，神志较前改善，胸部CT示无炎症进展，舌淡少苔，脉细数。考虑患者年老，脏腑功能衰微，疫邪直中少阴，故而有气虚之证。虽病情好转，但肺脾气虚之证较显，火不暖土，则见便溏、下利。此时急当救其表，仲景云"治虚证者，以养正为急"。《推拿抉微》云："凡大泻作渴者，不论新久，皆用七味白术散，生其津液。"故方选七味白术散加减，先当健脾止泻为要。所谓养正以却邪者是，四君、异功、生脉、六君、理中、建中、附子等方酌用。

四诊时，患者病情好转，咳痰均已减轻，同时腹泻之证已解，但新冠病毒核酸检测仍为阳性。患者舌淡暗，已伤及正气，痰瘀交阻。故而此期以补益肺脾，以助正气，加以化痰消瘀，同时，为促进核酸转阴，仍在补虚基础上，加以麻杏石甘汤等宣肺解毒，辅以马鞭草、虎杖等清热解毒、地龙活血化瘀等药物。

五诊时，患者咳嗽明显减轻，咳痰量少色黄，仍有腹泻，故而加大健脾益气药物。

六诊时，患者症状较前明显缓解，新冠病毒核酸检测仍为阳性，邪渐去，气阴已伤，宜扶正透邪。"若服攻邪药，虚证复见，仍当调补其虚，养正以和邪，去邪以安正。互相加减，迭为进退，直待邪尽去而正不伤，方为善治"。

《广温疫论》有云："时疫本不当补。"七诊时，患者核酸已经转阴，症状已经明显改善，但患者肺部炎症仍未完全吸收，属于温病后期，虽然大邪已去，但因患者年老，脏腑衰微，元气不足，无力进一步祛邪外出，而余留湿、瘀等邪。故此时亦应继续顾护元气，补益肺脾，扶正以祛邪，调理善后。经上述综合调治，至七诊核酸转阴，诸症缓解。

2. 用药分析　这是一例中西医结合治疗的普通型新冠病毒感染患者，此患者100岁高龄，亦是复阳患者，有基础疾病，属高危患者，极易转为重症或危重症。经中西医结合治疗，截断病情进展，患者核酸转阴，顺利出院。

患者因感受疫疠侵袭而染病，早期得到治疗后核酸转阴，但仍有余毒未清，加之年老，正气不足，疫毒再次来袭。此次患者就诊时咳嗽，喉间痰鸣，大便不通等症状，考虑疫毒闭肺，湿热邪毒蕴结，故急则治其标，以祛邪为要。"肺与大肠相表里"，宣肺与通腑并用，使邪毒有出路，同时兼顾患者年老、脏腑虚衰的体质，注重本虚与标实兼顾。

在整体的治疗当中，把握主要的病机变化，初期湿热邪毒袭肺，以解热毒、化湿毒、通腑气为原则。中后期，患者脏腑虚衰，气阴两虚，又以脾虚泄泻为主要表现。治疗上益气养阴，补脾止泻，在扶正的基础上兼以祛邪。治疗后患者胃纳稍好转，说明患者虽然脏气衰微，胃气仍存，预后较好。在疫病后期正虚邪亦衰之时，"必以养正为要"，顾护气阴，仍可达到较好的疗效。

西医着重增强免疫、抗病毒、抗感染、营养支持等，中西医协同治疗，根据患者证候变化及时调整用药，核酸迅速转阴，患者症状明显好转后出院。

3. 得失点　本案是一则中医药及时干预的成功案例，患者高龄，核酸复阳，入院后及时开展中西医协同救治，取得很好效果。中医以清热化痰通腑，同时顾护正气，使邪去正安，湿热之邪得以快速祛除。核酸得以快速转阴，症状明显改善。在具体用药上，尤其注意用药轻巧，如三诊时予加减复脉汤，甘寒养阴，咸寒入阴，有造成患者腹泻之虞，故少量频服、中病即止。在高龄患者的救治过程中，扶正与祛邪两方面都很重要，根据患者病情变化，动态调整，把握祛邪的力度和扶正的时机，以期获得好的治疗效果。

（上海市中医医院张蕾、上海中医药大学附属岳阳中西医结合医院陈咸川、

上海市静安区闸北中心医院刘炳祥整理）

十三、新冠病毒感染重型合并心衰案

（一）一般资料

吕某，男，93岁，住院号：Z26×××0。

入院时间：2022年5月15日；出院时间：2022年6月10日；住院天数：26日。

（二）入院前情况

主诉：因"反复胸闷气短1周"入院。入院前1周出现咳嗽、咳少量白痰，无剧烈胸痛、大汗，无发热、咳粉红色泡沫痰。2022年5月14日血常规检验报告：血红蛋白93g/L↓，C反应蛋白13.74mg/L↑，血清淀粉样蛋白54.41mg/L↑。生化检验报告：血糖8.75mmol/L↑，钾6.2mmol/L↑，钠131.8mmol/L↓。生化检验报告：B型钠尿肽946.06pg/mL↑，肌红蛋白73.5ng/mL↑。凝血功能：凝血酶原时间20.0秒↑，国际标准化比值1.86↑，部分凝血活酶时间41.70秒↑，凝血酶时间测定17.40秒↑。2022年5月15日新冠病毒核酸检测报告：新冠病毒核酸检测阳性。为进一步诊治收治入院。

流行病史：无14天内境外或疫情高、中风险地区旅居史。

既往史：有肾功能不全病史，有房颤病史，腔隙性脑梗死病史，长期口服托拉塞米、螺内酯、利伐沙班、阿托伐他汀、沙库巴曲缬沙坦钠片。否认内科疾病史及药物食物过敏史。

（三）入院时情况

患者本次发病以来，咳嗽咳痰，胸闷气促，乏力，双下肢轻度水肿，精神差，胃纳可，睡眠可，大便如常，小便如常。

体格检查：体温36.8℃，心率75次/分，呼吸20次/分，血压97/41mmHg。

神志清楚，口唇稍绀，听诊呼吸音两肺粗糙，双肺未闻及干湿啰音。腹部平坦，触诊：腹软，无压痛，无反跳痛，双下肢轻度水肿，四肢关节活动正常。视诊心前区无隆起，触诊各瓣膜区均无震颤，心界向左下扩大。听诊心率82次/分，心律不齐，第一心音强弱不等，无杂音。

（四）入院诊断

1. 西医诊断

（1）新冠病毒感染（普通型）。

（2）慢性心功能不全急性加重、心功能Ⅲ级。

（3）冠状动脉粥样硬化性心脏病。

（4）心房颤动。

（5）电解质代谢紊乱（高钾血症）。

2. 中医诊断

疫病，湿毒郁肺证。

（五）诊疗经过

入院后予以鼻导管吸氧 3L/min，监测血氧饱和度，利尿（托拉塞米、螺内酯），抗菌（左氧氟沙星、美罗培南），营养支持（氨基酸、维生素），改善心衰（冻干重组人脑利钠肽），化瘀解毒（血必净），增强免疫力（胸腺法新），5 月 20 日，患者血压低，给予去甲肾上腺素泵入升压；5 月 21 日，患者血氧饱和度在 83%～86% 之间，给予面罩外接呼吸机辅助通气，持续气道正压模式，给氧浓度 80%。5 月 24 日患者神志模糊，呼之不应，压眶反射阳性，解黑便，痰多，且自主排痰能力极差，高流量吸氧（流量 40L/min，浓度 50%），加用痰热清清热化痰，低分子量肝素钙注射液抗凝，奥美拉唑护胃，人体白蛋白营养支持。5 月 26 日，加用异甘草酸镁注射液保肝，乙酰半胱氨酸溶液雾化吸入。5 月 31 日加用奈玛特韦片/利托那韦片抗病毒。6 月 4 日，加用肠内营养乳剂和人体免疫球蛋白支持。

5 月 24 日血气分析：酸碱度 7.42，二氧化碳分压 7.07kPa ↑，氧分压 22.60kPa ↑，血氧饱和度 100.00% ↑。血气分析：酸碱度 7.50 ↑，二氧化碳分压 5.66kPa，氧分压 7.53kPa ↓，血氧饱和度 91.60% ↓。

5 月 27 日生化检验报告：谷丙转氨酶 139U/L ↑，谷草转氨酶 148U/L ↑，总胆红素 31μmol/L ↑，γ 谷氨酰转肽酶 151U/L ↑，碱性磷酸酶 190U/L ↑，乳酸脱氢酶 282U/L ↑，B 型钠尿肽 934.35pg/mL ↑。尿常规报告：尿隐血试验（+++），尿蛋白（+-），尿胆原（++++），白细胞酯酶（+），维生素 C（++），红细胞计数 737p/μL ↑，白细胞计数 42p/μL ↑。心脏彩超提示：右心室和双心房均明显增大，肺动脉高压，射血分数明显降低。

5 月 14 日胸部 CT（图 13-1）：慢性支气管炎改变、肺气肿；两肺上叶、右肺中叶肺气囊、肺大疱；两肺斑片影，右肺上叶为著，拟炎性改变；双侧胸腔少量积液。心影增大，主动脉、冠脉局部钙化，心包少量积液。

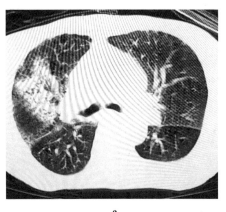 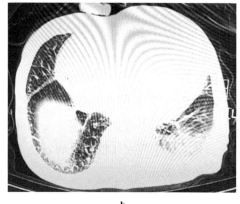

a   b

图 13-1   5 月 14 日胸部 CT

1. 西医治疗方案

（1）氧疗过程：5 月 15 日鼻导管吸氧 3L/min。5 月 21 日给予面罩外接呼吸机辅助通气，持续气道正压模式，给氧浓度 80%。5 月 24 日高流量吸氧（流量 40L/min，吸入氧浓度 0.5）。5 月 30 日改鼻导管吸氧（3L/min）。

（2）抗病毒治疗：奈玛特韦片 / 利托那韦片 400mg，吞服，每 12 小时 1 次。

（3）抗感染治疗：注射用美罗培南 1g，静脉滴注，每 12 小时 1 次；替加环素 50mg，静脉滴注，每 12 小时 1 次。

（4）免疫治疗：注射用胸腺肽 0.02g，肌内注射，每日 1 次；注射用胸腺法新 1.6mg，皮下注射，每日 1 次。

（5）抗凝治疗：低分子量肝素钙注射液 6000IU，皮下注射，每日 1 次。

（6）其他：托拉塞米针 20mg，静脉推注，每日 1 次；螺内酯片 20mg，口服，每日 1 次；血必净注射液，100mL，静脉滴注，每日 2 次；痰热清注射液 20mL，静脉滴注，每日 1 次；盐酸氨溴索注射液 60mg，静脉滴注，每 8 小时 1 次；乙酰半胱氨酸溶液 0.3g，雾化吸入，每日 2 次；参麦注射液 60mL，静脉滴注，每日 1 次；复方氨基酸注射液 250mL，静脉滴注，每日 1 次；阿托伐他汀钙片 20mg，口服，每晚 1 次；利伐沙班片 10mg，口服，每日 1 次；肠内营养乳剂 1000mL，鼻饲，每日 1 次；人血白蛋白 10g，静脉滴注，每日 1 次；注射用人免疫球蛋白 2.5g，静脉滴注，每日 1 次；异甘草酸镁注射液 40mL，静脉滴注，每日 1 次；沙库巴曲缬沙坦钠片 50mg，鼻饲，每日 1 次；注射用奥美拉唑钠 40mg，静脉滴注，每日 1 次；维生素 C 注射液 3g，静脉滴注，每日 1 次；新冠恢复期血浆 200mL，静脉滴注。

2. 中医治疗方案

（1）2022 年 5 月 16 日一诊：患者咳嗽咳痰，咳痰不畅，胸闷气促，乏力，无发热，双下肢轻度水肿，精神差，胃纳可，睡眠可，大便如常，小便如常。唇发绀，伸舌不配合。四诊合参，中医辨证考虑湿毒郁肺，痰浊瘀阻。外邪侵袭于肺，则肺气壅遏不宜，清肃之令失常，气道不利，肺气上逆，因而引起咳嗽。患者老年男性，素体心脾两虚，脾失健运，不能输布水谷精微，酿湿生痰。痰浊瘀阻、水饮内停，则见口唇发绀，下肢浮肿。治疗予以清热解毒，泻肺逐水，化痰逐瘀。方取荆银清化方加减如下：金银花12g，荆芥9g，连翘9g，炙麻黄6g，杏仁9g（后下），生石膏30g（先煎），柴胡9g，黄芩9g，野荞麦根18g，葶苈子30g，芦根15g，藿香9g，生薏苡仁15g，牡丹皮9g，桔梗6g，桃仁9g，丹参15g，生甘草6g。6剂（2022年5月16～21日）。水浓煎，取汁200mL，早晚各100mL服用。

（2）2022年5月21日二诊：患者胸闷气促加重，氧饱和下降，血压偏低，大便不畅，口干，乏力、纳差，无发热，唇绀。患者由普通型转为重型，考虑为疫毒闭肺，腑气不通。治疗解毒宣肺，通腑泄热，开达膜原，辟秽化浊。方取麻杏石甘汤合达原饮加减如下：炙麻黄6g，杏仁9g（后下），生石膏15g（先煎），藿香9g，厚朴9g，炒苍术15g，草果9g，法半夏9g，白茯苓15g，生黄芪12g，葶苈子15g，炒赤芍9g，桃仁9g，芦根30g，虎杖15g，马鞭草15g，生甘草6g。3剂（2022年5月21～23日）。水浓煎，取汁200mL，早晚各100mL服用。另予宣白承气汤加减灌肠，以通腑泄热：生石膏45g（先煎），生大黄12g（后下），杏仁9g，瓜蒌皮30g，太子参60g。5剂（2022年5月21～25日）。水浓煎，每剂取汁400mL，早晚各200mL灌肠。

（3）2022年5月24日三诊：患者神志模糊，躁动，高流量吸氧中，无发热，双下肢无浮肿，解黑便。查大便隐血阳性。口舌偏干，伸舌不配合（见附录彩色图图13-2），脉沉细数。证属热入营血、气营两燔证，治拟清热解毒，凉血泻火，方取清瘟败毒饮加减：生石膏30g（先煎），知母30g，生地黄30g，炒赤芍30g，玄参30g，连翘15g，牡丹皮15g，黄连6g，竹叶12g，葶苈子15g，桔梗6g，石菖蒲12g，地榆9g，茜草9g，生甘草6g。另羚羊角粉0.6g冲服。3剂（2022年5月25～27日）。水浓煎，取汁200mL，早晚各100mL服用。

（4）2022年5月28日四诊：患者仍神志模糊，高流量吸氧中，无发热，大便颜色转黄，左侧卧时气促，左肺呼吸音低，口舌偏干，伸舌不配合。证属气阴两虚，水饮伏肺，治拟益气养阴，泻肺逐水。方取生脉散合葶苈大枣泻肺汤加减如下：太子参45g，北沙参15g，南沙参15g，麦冬9g，柴胡12g，黄芩9g，法半夏12g，党参12g，泽漆15g，陈皮12g，蒲公英30g，葶苈子15g，桂枝6g，泽泻20g，石菖蒲12g，丹参15g，桃仁9g，大枣6g，生甘草6g。3剂（2022年5月29～31日）。水浓煎，取汁200mL，早晚各100mL服用。

（5）2022年6月1日五诊：患者神志转清，偶有躁动，口干较甚，乏力，无胸闷气促，无发热，大便正常。口唇发绀，伸舌不配合。证属气阴两虚，治拟益气养阴，理气散结。生脉散加减，拟方如下：生黄芪30g，太子参60g，北沙参15g，南沙参15g，麦冬15g，五味子9g，桂枝6g，桔梗6g，青蒿30g（后下），泽泻20g，猪苓18g，制香附6g，桑白皮15g，虎杖15g，马鞭草30g，芦根30g，丹参15g，桃仁9g，生甘草6g。5剂（2022年6月1～5日）。水浓煎，取汁200mL，早晚各100mL服用。

（6）2022年6月6日六诊：患者神志清，无发热及胸闷气促，口干乏力，大便正常。证属肺脾气阴两虚，治拟益气养阴，顾护津液，健脾补肺。方取生脉散加减，拟方如下：生黄芪 30g，太子参 60g，北沙参 15g，南沙参 15g，麦冬 15g，五味子 9g，桔梗 6g，白扁豆 15g，天花粉 15g，青蒿 30g（后下），芦根 30g，制香附 6g，炒白术 15g，桃仁 9g，丹参 15g，生甘草 6g。5 剂（2022 年 6 月 6～10 日）。水浓煎，取汁 200mL，早晚各 100mL 服用。

（六）疗效评估

1. 体温变化趋势　患者入院经中西医结合治疗后，生命体征平稳，体温未见升高（图 13-3）。

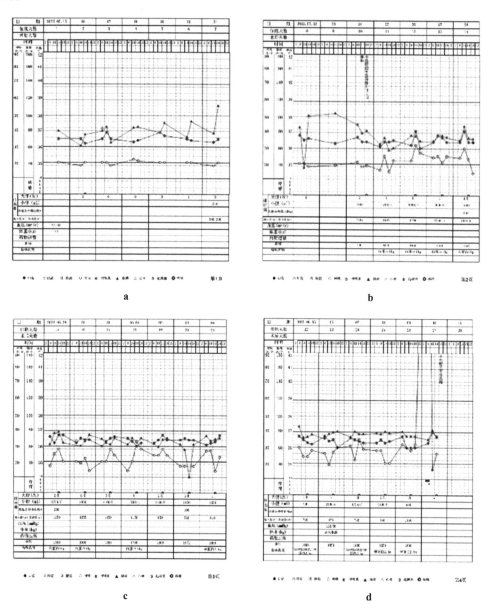

图 13-3　体温变化图

2. 主要症状　患者属于重型，病程前期以咳嗽咳痰，偶有痰中带血症状为主，经过中西医结合治疗后，呼吸道症状明显改善。

3. 生化检查变化 （表 13-1）

表 13-1　主要生化指标变化

日期	白细胞计数 （×10⁹/L）	中性粒细胞计数 （×10⁹/L）	淋巴细胞计数 （×10⁹/L）	超敏C反应蛋白 （mg/L）	二聚体 （μg/mL）
5月15日	4.64	2.76	1.04	15.70	
5月20日	14.97	12.25	1.28	111.42	0.22
5月25日	7.16	5.63	0.66	37.29	0.47
6月2日	8.54	6.42	1.15	5.72	0.42
6月9日	13.55	10.73	0.92	64.30	0.96

4. 新冠病毒核酸 CT 值 （表 13-2）

表 13-2　新冠病毒核酸 CT 值

项目	5月25日	5月31日	6月3日	6月5日	6月7日	6月9日	6月10日
N	25	27	28	26	28	32	38
ORF1ab	24	27	28	27	29	34	39

5. 胸部影像治疗后变化　5月30日胸部CT（图13-4）：慢性支气管炎、肺气肿改变，两肺散在炎性病变，两肺上叶肺大疱，双侧少量胸腔积液，两肺下叶膨胀不全，建议复查；心影增大，冠脉、主动脉附壁钙化，少量心包积液。

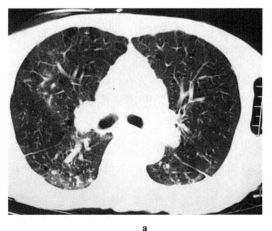
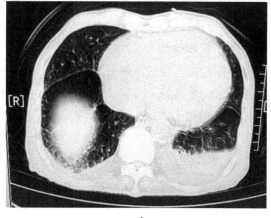

a　　　　　　　　　　　　　　　　b

图 13-4　5月30日胸部 CT

（七）出院时情况

患者神志清，精神可，无咳嗽咳痰，无胸闷气促，大便正常，胃纳可。胸部影像学显示炎症明显吸收，连续 4 次咽拭子核酸检测阴性，2022 年 6 月 10 日出院。

（八）案例讨论与分析

1. 辨证施治思路　新冠病毒感染病因主要有疫毒、湿邪、热邪等，湿毒郁肺是其基本病机。新冠病毒感染病机在于湿毒疫邪侵袭犯肺，郁而化热，湿毒、郁热搏结，弥漫膜原、三焦，化燥伤津，耗气伤阴。总结其病理因素，涉及毒、湿、寒、热、燥、瘀、虚等，病位主要在肺、脾，与心、肝、肾、大肠密切相关。此患者在一诊时属于普通型，除了胸部 CT 提示有病变外，临床症状并不明显。但因患者素体心脾两虚，脾失健运，不能输布水谷精微，酿湿生痰。痰浊瘀阻，水饮内停，故治疗上除了清热解毒、泻肺逐水化痰外，另加上桃仁、丹参活血化瘀。

二诊时患者出现疾病传变，血氧饱和度下降，转为重型，此为邪在中焦气分，湿热疫毒蕴于中上焦，肺胃热盛，病在阳明气分，正邪交争剧烈，热势较重。故除了解毒宣肺外，又予以宣白承气汤通腑泄热；同时宗达原饮开达膜原，辟秽化浊。

三诊时患者解黑便，有消化道出血，神志模糊，为邪入下焦营血，疫毒炽盛，气营两燔，方取清瘟败毒散，此方以犀角地黄汤为主，凉血止血，合白虎汤、黄连解毒汤而成，三方共奏气血两清、清瘟败毒之功。辅以地榆、茜草加大治血功效。羚羊角粉具有良好的清热解毒、息风止痉作用，适用于患者因热极生风所致的躁动不安。

四诊时患者左肺呼吸音低，考虑有胸腔积液，此为邪正相持，水饮伏肺，治以畅三焦、利水道、化痰浊、通血络，进一步促进肺之主气司呼吸功能的恢复。方中泽漆利水消肿，化痰散结，其"长于泄水，故能治痰饮阻格之咳"（《长沙药解》），柴胡助其"推陈致新"（《神农本草经》），"益气力"（《日华子本草》）。桂枝则有平冲降逆之效，使气机得以升降。同时加上香附，使得胃气散逆，保持气机通畅。

五诊时患者症状好转，神志转清，进入恢复期，表现出气阴两虚的症状，口舌偏干，口渴。此为邪去正虚，耗伤津液，当顾护津液。此期常以肺脾气阴两虚多见，"留得一分津液，便有一分生机"，故治宜益气养阴，清热生津。考虑患者卫气大伤，但仍有余邪。治疗在益气养阴的基础上，还需酌情加上青蒿、桑白皮、虎杖、马鞭草以清热化湿，桔梗使余邪得以外出。

六诊时患者感口干乏力，肺脾气虚未复，气阴耗伤。考虑患者若一味补益，避实就虚，则余邪不去，致使闭门留寇。因此，往往需要清补并行，内外宣通，虚实同治，使湿疫毒邪不致久羁，真气缓缓内生。故治以补益肺脾、健脾渗湿为主。久病则肺虚络瘀，宜补虚化瘀通络，且患者素有瘀阻体征，故活血化瘀药始终贯穿于整个治疗过程中。

2. 用药分析   这是一例中西医结合治疗的普通型转为重型新冠病毒感染患者，西医着重增强免疫、抗病毒、抗炎、抗凝、营养支持等，中医主要抓住病机变化为疫毒侵袭肺卫、气分，随之病入下焦，热入营血，气营两燔，治以解毒宣肺，凉血泻火，以及后期的益气养阴、顾护津液、健脾渗湿等善后。中西医结合治疗使患者入院后症状得以改善，核酸 CT 值上升，转阴出院。

3. 得失点   本案一开始为普通型患者，后转变为重型，考虑患者高龄，且基础疾病多，素体气虚，正虚湿困，导致邪胜于正，疾病传变迅速。如果第一时间加用益气扶正之药，正胜则可与邪之抗衡，则疫毒之邪有可能只停留于气分，而不入营血。

（上海市普陀区利群医院熊艳文整理）

十四、新冠病毒感染危重型合并高渗昏迷案

（一）一般资料

朱某，女，86岁，救治医院：上海市闵行区中西医结合医院，住院号：1×40×3。
入院时间：2022年4月10日；出院时间：2022年5月3日；住院天数：24日。

（二）入院情况

主诉：干咳2天。患者长期居住在养老院，于2022年4月8日核酸筛查异常，4月9日患者出现咳嗽，无痰，无发热，无气喘，无胸闷、心悸、胸痛，无恶心、呕吐，无腹痛、腹泻，无头晕、头痛。4月10日23时32分转至本定点医院就诊，为求进一步系统诊疗，拟"新冠病毒感染"收入院。

既往史：有高血压病史30余年，血压最高达180/110mmHg，平时口服缬沙坦胶囊80mg治疗，血压控制平稳；有脑梗死病史，遗留肢体活动欠灵活；有血管性痴呆病史，平时服用硫酸氢氯吡格雷片75mg，阿托伐他汀20mg；有焦虑症病史，平时服用黛力新1片（早上8点）治疗；曾左侧股骨骨折，目前影响左下肢活动。疫苗接种情况：未接种。

（三）入院时情况

自发病以来，患者饮食一般，睡眠可，二便可，近期体重无明显变化。

体格检查：体温36.2℃，心率83次/分，呼吸20次/分，血压120/80mmHg，血氧饱和度99%（不吸氧）。

神清，精神欠佳，自言自语，无法正常沟通，伸舌居中，颈软，两肺呼吸音粗，两下肺可闻及少许湿啰音。心率83次/分，律齐，各瓣膜听诊区未闻及病理性杂音。双上肢肌力Ⅴ级，左下肢肌力Ⅲ级，右下肢肌力Ⅳ级。双下肢不肿。

（四）入院诊断

1. 西医诊断

（1）新冠病毒感染（普通型）基础疾病普通型。

（2）高血压 3 级（极高危组）。

（3）脑梗死后遗症，血管性痴呆。

（4）焦虑状态。

2. 中医诊断

疫病，湿毒郁肺证。

（五）诊疗经过

入院后予以内科一级护理，心电监测，测血压、心率、指脉氧，俯卧位通气。

2022 年 4 月 11 日辅助检查：①血气分析：酸碱度 7.42，血氧饱和度 98.0%，标准碳酸氢盐 24.1mmol/L，实际碳酸氢根 22.2mmol/L，总二氧化碳 24.1mmol/L，二氧化碳分压 32.0mmHg，氧分压 94.0mmHg，剩余碱 –0.5mmol/L。②心电图：窦性心律，ST–T 改变。③胸部 CT：两肺上叶陈旧性病灶，两肺下叶炎症。

4 月 12 日患者咳嗽同前，开始出现咳痰，加用氨溴索片 30mg，每日 3 次，口服。4 月 13 日患者症状同前，咳痰较前稍减少，继续当前治疗。

4 月 14 日患者出现发热，最高体温 37.7℃，咳嗽，咳痰，痰色呈黄色，黏稠不易咳出，纳差，夜眠安，大便干，小便量可，色黄，复查生化及电解质各项指标正常。炎症指标较前升高，结合患者发热、咳黄痰，提示细菌感染存在，加用头孢噻肟针 2.0g，每日 2 次，中药调整加用血必净注射液 100mL，每日 1 次，静脉滴注。

4 月 17 日患者发热反复，体温波动于 38℃左右，予以复查血常规：白细胞计数 20.8×10⁹/L，中性粒细胞比例 90.7%，淋巴细胞计数 0.8×10⁹/L，超敏 C 反应蛋白 70.52mg/L。凝血功能、D- 二聚体基本正常。生化检查：钾 3.6mmol/L，钠 146mmol/L，氯 110mmol/L，尿素氮 8.5mmol/L，肌酐 68μmol/L。心梗相关检查：肌红蛋白 101.02ng/mL（稍高），CK 同工酶 4.10ng/mL（稍高）。心电图：心动过速（心率约 102 次 / 分），ST–T 改变。胸部 CT 提示两肺炎症较前进展，予抗生素升级为哌拉西林 4.5g，每 8 小时 1 次，加强抗感染，密切关注出入量，加强入量管理。

4 月 19 日患者出现昏迷，予留置鼻饲。查体：体温 37.8℃，心率 110/ 分，呼吸 20 次 / 分，血压 105/70mmHg，血氧饱和度 99%（鼻导管吸氧 5L/min）。神志不清，呼之不应，颈软，无抵抗，两肺呼吸音粗，两下肺可闻及少许湿啰音。心率 110 次 / 分，律齐，各瓣膜听诊区未闻及病理性杂音，双下肢不肿。四肢肌力检查不配合，肌张力不高。病理征未引出。生化检查：谷丙转氨酶 23U/L，尿素氮 16.8mmol/L，血糖 8.1mmol/L，肌酐 96μmol/L，尿酸 233μmol/L，钾 3.6mmol/L，钠 164mmol/L。血常规：白细胞计数 14.7×10⁹/L，红细胞计数 3.91×10¹²/L，血红蛋白 116g/L，中性粒细胞比例 86.6%，超敏 C 反应蛋白 88.32mg/L。心电图提示心动过速，ST–T 改变。头颅 CT：双侧基底节区腔隙性脑梗死。血气分析：酸碱度 7.450，血氧饱和度 97.0%。考虑高渗性昏迷可能，立即予以增加鼻饲温开水，增加补液量（静脉补充糖水、维生素），加强出入量的监测，中医组以安宫牛黄丸清热开窍、生脉注射液益气养阴、参附汤回阳救逆。

4月20日患者昏睡状态，伴有低热，余同前，治疗同前。

4月21日患者神志转清，血压偏低，为90/60mmHg，指脉血氧饱和度96%（鼻导管吸氧5L/min），予中药参附注射液升压，加强入量管理。

4月22日患者出现呼吸急促，咳嗽，咳白痰，发热不明显，鼻饲进食，二便如常。体温36.6℃，血压98/62mmHg，心率122次/分，指脉血氧饱和度93%（鼻导管吸氧6L/min），呼吸29次/分。神志清，气促，精神软弱，口唇稍发绀。两肺呼吸音清，两下肺可闻及少许湿啰音。心界叩诊无扩大，心率122次/分，律齐，各瓣膜听诊区未闻及病理性杂音。腹平软，无压痛，双下肢不肿。胸部CT提示两肺炎症，较前相仿；综合分析患者出现心功能不全，结合患者指脉氧偏低，呼吸急促，予以无创呼吸机辅助通气（氧流量6L/min），因患者目前血压偏低，不考虑利尿剂，加用地高辛0.125mg，每日1次，冻干重组人脑利钠肽1mg，每日1次，改善心衰，调整中药辅助温振心阳。

4月23日复查电解质各指标正常，复查血常规C反应蛋白较前下降。心梗三项：肌红蛋白108.20ng/mL，超敏肌钙蛋白T为0.021ng/mL（较前下降），CK同工酶7.21ng/mL。N端B型钠尿肽前体335.00pg/mL。

4月27日患者神清，停止无创通气，血氧饱和度98%～99%（鼻导管吸氧3L/min），咳嗽咳痰不明显，无气喘胸闷，复查各项结果好转，胸部CT提示两肺炎症较前明显吸收，予停用抗生素。5月2日，患者连续2日核酸符合解除隔离标准。

1. 西医治疗方案

（1）氧疗过程：2022年4月19～22日鼻导管吸氧3～5L/min；4月22～27日呼吸机辅助通气（6L/min）；4月27日～5月1日鼻导管吸氧3L/min。

（2）抗病毒治疗：奈玛特韦片/利托那韦片。

（3）免疫治疗：胸腺法新注射液1.6mg，每周2次。

（4）抗凝：低分子量肝素钙注射液4000IU，每日1次。

（5）营养支持：肠内营养混悬液500mL，每日2次。

（6）其他：缬沙坦胶囊80mg，每日1次，控制血压；硫酸氢氯吡格雷片75mg，每日1次；阿托伐他汀片20mg，每晚1次，二级预防；黛力新1片，晨8点抗焦虑；倍他乐克11.875mg，每日1次，控制心率，减轻心肌耗氧量。

2. 中医治疗方案

（1）2022年4月11日一诊：患者无发热，咳嗽，无痰，咽干，无大便。舌质红，苔薄黄（见附录彩色图图14-1），脉滑。四诊合参，中医辨证考虑疫病之湿毒郁肺证。肺为娇脏，外邪上受，首先犯肺，肺气为湿毒所困，失于宣发肃降，郁结胸中则见咳嗽之证候。肺通调水道，肺失宣发肃降，影响津液输布，肺与大肠相表里，可见便干。治疗以解毒宣肺、清热化湿为主，方以宣肺败毒方加减，拟方如下：炙麻黄6g，炒杏仁15g，生石膏15g（先煎），赤芍15g，炒薏苡仁15g，炒苍术15g，广藿香15g，青蒿12g，虎杖20g，马鞭草30g，芦根30g，葶苈子15g（包煎），陈皮10g，生甘草10g，生大黄3g（后下）。3 剂（2022 年 4 月 12 ～ 14 日）。水浓煎，每剂取汁 200mL，早晚各 100mL 口服。

（2）2022 年 4 月 14 日二诊：患者伴发热，最高体温 37.7℃，伴纳差，夜眠安，大便两日一行，偏干，小便可。舌红，苔薄，脉滑数。四诊合参，证属湿毒阻肺，郁而化热。治以化湿解毒，加以清宣，方以化湿败毒方加减，拟方如下：炙麻黄 6g，炒杏仁 15g，生石膏 30g（先煎），赤芍 15g，陈皮 10g，炒苍术 15g，广藿香 15g，厚朴 12g，虎杖 20g，马鞭草 30g，芦根 30g，葶苈子 15g（包煎），生甘草 10g，生大黄 6g（后下）。3 剂（2022 年 4 月 15 ～ 17 日）。水浓煎，每剂取汁 200mL，早晚各 100mL 口服。

（3）2022 年 4 月 17 日三诊：患者昨日仍低热，最高体温 37.7℃，纳差，夜眠差，口干，无汗，大便 1 次，量少，小便量少。舌质红，无苔（见附录彩色图图 14-2），脉滑数。四诊合参，证属湿毒阻肺，郁而化热，热盛伤阴，治以化湿解毒，养阴生津，方以化湿败毒方加减，拟方如下：麦冬 15g，南沙参 20g，北沙参 20g，开金锁 30g，薏苡仁 30g，炒苍术 15g，广藿香 15g，厚朴 12g，虎杖 20g，马鞭草 30g，芦根 30g，黄芩 15g，陈皮 10g，生甘草 10g。3 剂（2022 年 4 月 18 ～ 20 日）。水浓煎，每剂取汁 200mL，早晚各 100mL 口服。

（4）2022 年 4 月 19 日四诊：患者出现昏迷，鼻饲中，发热，最高体温 37.8℃，今修正诊断为新冠病毒感染危重型。舌质红绛，少苔，脉微。证属热陷心包，内闭外脱。治以安宫牛黄丸清热开窍，生脉注射液益气养阴，参附汤回阳救逆，处方如下：人参 15g，制附片 10g（先煎），山茱萸 10g。1 剂水煎，取汁 300mL，鼻饲送服安宫牛黄丸。

（5）2022 年 4 月 20 日五诊：患者神志转好，呈昏睡状态，鼻饲中，低热。舌质红绛，少苔，脉微。证属热陷心包，内闭外脱。继续治以安宫牛黄丸清热开窍，生脉注射液益气养阴，参附汤回阳救逆，处方如下：人参 15g，制附片 10g（先煎），山茱萸 10g。1 剂水煎，取汁 300mL，鼻饲送服安宫牛黄丸。

（6）2022 年 4 月 21 日六诊：患者意识渐清，鼻饲中，无发热，舌红，苔薄，脉弱。证属心阳不振，治以温振心阳，以参附汤、四君子汤、生脉饮加减，拟方如下：红参 15g，陈葫芦瓢 30g，制附片 15g（先煎），西洋参 30g，五味子 9g，淡竹叶 10g，煅龙骨 30g，煅牡蛎 30g，丹参 15g，生甘草 6g，麦冬 15g，炒白术 15g，茯苓 15g。3 剂（2022 年 4 月 21 ～ 23 日）。水煎，取汁 400mL，早晚各 200mL 鼻饲。

（7）2022 年 4 月 23 日七诊：患者神志清，鼻饲中，无发热，舌质红，苔薄，脉细。证属气阴两虚，治以益气养阴，清热解毒，拟方如下：南沙参、北沙参各 15g，麦冬 15g，西洋参 15g，五味子 9g，淡竹叶 10g，芦根 30g，丹参 15g，生甘草 6g，黄芪 30g，白术 15g，茯苓 15g，防风 10g，马鞭草 30g，虎杖 15g。3 剂（2022 年 4 月 24 ～ 26 日）。水煎，取汁 400mL，早晚各 200mL 鼻饲。

（8）2022 年 4 月 26 日八诊：（上海市中医专家组线上会诊）患者神志清，偶有咳嗽，无痰，精神可，鼻饲流质中，夜眠安，大小便正常，舌红，少津，脉细无力。证属气阴两虚，治以益气养阴，拟方如下：南沙参 15g，北沙参 15g，麦冬 15g，西洋参 30g，五味子 15g，生石膏 15g（先煎），淡竹叶 10g，桑叶 10g，芦根 15g，丹参 15g，生甘草 6g，黄芪 30g，炒白术 15g，茯苓 15g，人参 10g。3 剂（2022 年 4 月 27～29 日）。水煎，取汁 400mL，早晚各 200mL 鼻饲。

（9）2022 年 4 月 29 日九诊：（上海市中医专家组线上会诊）患者神志清，少许咳嗽，无痰，精神可，鼻饲流质，夜寐安，大小便正常，舌红少津（见附录彩色图图 14-3），脉细无力。证属气阴两虚，治以益气养阴，兼清热解毒活血，拟方如下：南沙参 15g，生地黄 15g，西洋参 30g，马鞭草 30g，五味子 6g，开金锁 30g，葶苈子 12g（包煎），虎杖 15g，赤芍 15g，丹参 15g，生甘草 6g，黄芪 30g，炒白术 15g，茯苓 15g，人参 15g。3 剂（2022 年 4 月 30 日～5 月 2 日）。水煎，取汁 400mL，早晚各 200mL 鼻饲。

（10）2022 年 5 月 2 日十诊：患者神志清楚，偶有咳嗽，痰少，精神可，饮食予鼻饲流质，大小便正常，夜寐安，舌红少津（见附录彩色图图 14-4），脉细无力。证属气阴两虚，治以益气养阴，拟方如下：人参 15g，西洋参 30g，五味子 6g，黄芪 30g，开金锁 30g，南沙参 15g，麦冬 15g，丹参 15g，炙甘草 6g，炒白术 15g，芦根 15g，浙贝母 9g，葶苈子 12g（包煎）。7 剂（2022 年 5 月 3～9 日）。水煎，取汁 400mL，早晚各 200mL 鼻饲。

（六）疗效评估

1. 入院时主要症状 患者属于普通型，病程前期以咳嗽少痰、便干等症状为主，后期出现高渗、血氧饱和度下降等，经专家组会诊诊断为新冠病毒感染危重型，经过中西医结合治疗后，患者神志、呼吸道症状明显改善。

2. 生化检查变化 （表 14-1～表 14-2）

表 14-1 住院期间血液检查变化

日期	白细胞计数（×10⁹/L）	中性粒细胞比例（%）	淋巴细胞计数（×10⁹/L）	超敏C反应蛋白（mg/L）	D-二聚体（μg/mL）	钾（mmol/L）	钠（mmol/L）	氯（mmol/L）	白蛋白（g/L）
4月11日	4.5	71.3	0.8	4.67	0.22	3.3	140	114	41
4月14日	14.8	89.7	0.8	51.67	0.78	3.4	143	115	40
4月17日	20.8	90.7	0.8	70.52	0.28	3.6	146	110	–
4月19日	14.7	86.6	1.2	88.32	0.73	3.6	164	131	38
4月23日	11.3	79	1.0	64.2	1.62	3.5	141	103	22
4月27日	10.1	70	1.3	22.87	–	4.8	139	102	31
4月30日	9.8	70	1.2	4.53	1.17	4.0	136	103	–

日期栏表头为 $×10^9/L$

表 14-2　住院期间 CT 值变化

日期	ORF1ab 基因	N 基因
4 月 11 日	20	20
4 月 13 日	22	21
4 月 17 日	26	25
4 月 21 日	23	22
4 月 25 日	28	27
4 月 28 日	29	27
4 月 30 日	32	21
5 月 1 日	36	35
5 月 2 日	37	37

3.胸部影像学变化　4 月 14 日胸部 CT（图 14-5）：两肺上叶陈旧性病灶，两肺下叶炎症。4 月 18 日胸部 CT（图 14-6）：两肺炎症。4 月 27 日胸部 CT（图 14-7）：两肺炎症较 4 月 18 日有进展。

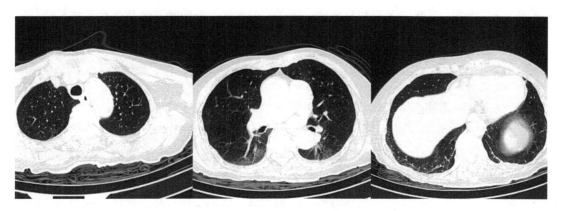

图 14-5　4 月 14 日胸部 CT

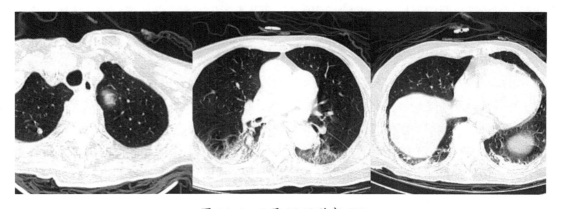

图 14-6　4 月 18 日胸部 CT

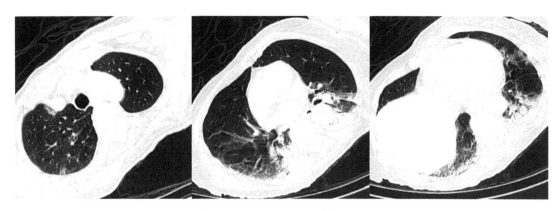

图 14-7　4 月 27 日胸部 CT

（七）出院时情况

患者神志清，留置鼻饲，无咳嗽咳痰，睡眠可，大便两日一行，小便正常。查体：体温 36.5℃，心率 79 次 / 分，呼吸 19 次 / 分，血压 125/75mmHg，血氧饱和度 98%。舌质淡红，苔薄，脉细。口唇无发绀，胸廓对称，两肺呼吸音清，两肺未闻及干湿啰音。心率 79 次 / 分，律齐，各听诊区未闻及病理性杂音。腹平软，肝脾肋下未及，双下肢不肿。

（八）案例讨论与分析

1. 辨证施治思路　中医学认为，新冠病毒感染属于"疫病"范畴。吴又可《温疫论》云："本气充满，邪不易入。本气适逢亏欠，呼吸之间，外邪因而乘之。"指出疫病感染后发病程度的轻重与人体正气强弱密切相关。研究显示，此次的新冠病毒感染危重型以老年患者居多，因其体内正气不足，感受外邪后，传变迅速，侵袭于肺，病邪交争，常寒热错杂、虚实并见，后期可发展为热灼营阴、伤阴耗血、内陷心包等危重证候。肺与大肠相表里，肺气不降则腑气不通；邪郁化热，灼伤津液；邪气壅阻，气血不畅，脉络瘀滞；邪盛伤正，可致气血阴阳不足。总结其病理因素，涉及毒、湿、寒、热、燥、瘀、虚等，病位主要在肺、脾，与心、肾、大肠密切相关。

此患者一诊时处于疾病初发期，以干咳，咽干，大便干，舌红，苔薄黄，脉滑为主症。《温疫论》指出"邪由口鼻而入，鼻通于肺"。疾病初期，患者肺卫受邪，卫阳郁遏，给予宣肺败毒方治疗，加入少量生大黄，以泄热通便，麻黄与生大黄合用，一宣一降，调护肺气功能。二诊时，患者发热，咳嗽，痰少，色黄，不易咳出，伴纳差，舌红，苔薄，脉滑数。《温疫论》曰："邪毒渐张，内侵于腑，外淫于经。"考虑患者此时病机为邪气入里，湿毒阻肺，郁而化热所致。治以化湿解毒为主，加以清宣泄热，故加倍使用生石膏、生大黄。三诊时，患者出现二便量少，舌质红，无苔，脉细数，考虑热病伤阴。故加强养阴生津，减去性温之麻黄、攻下之大黄，增加南沙参、北沙参、麦冬养阴生津增液。四诊患者出现昏迷，西医考虑高渗引起，清代名医叶天士在《温热论》开篇即言"温邪上受，首先犯肺，逆传心包"，患者此时症见神志昏迷，无汗，舌暗红，苔薄脉弱，考虑患者上焦肺热不解，传入心包，心包之邪无处再传，邪无出路则为重症。《温病条辨》中指出"斑疹、温痘、温疮、温毒、发黄，神昏谵语者，安宫牛黄丸主之"，故以安宫牛黄丸清热开窍，并以人参、附子回阳救逆，山茱萸益阴固脱。五诊时，患者神志状态好转，为昏睡状，无发热，初显端倪，续以四诊之方不变。六诊时，患者已无发热，但出现血压下降，观其舌红，苔薄，脉弱，此为热病后阴液亏虚，阳气不振，重投红参、西洋参等调和阴阳。七诊时，患者神志清，已无发热，无咳嗽，中医对温病治疗始终遵守"留得一分津液，便有一分生机"，元气渐复，养阴生津清热之法当为继之，因患者已鼻饲饮食，故多取药汁分时鼻饲，八、九诊以养阴清热药投之，患者热退津复，气血上荣于面，十诊加用人参巩固正气，以固前效。

2. 用药分析　这是一例中西医结合治疗的危重型新冠病毒感染患者，西医治疗主要以增强免疫、抗病毒、抗炎、对症营养支持等方面为主。中医从"疫病"范畴考虑，辨证抓住病机变化为热邪侵袭肺卫、气分，继而由表入里，热陷心包，内闭外脱，疾病后期以热病伤阴为主，治疗以化湿宣肺、清热解毒、凉血开窍、益气固脱、养阴生津为先后，同时注意该类患者治疗关键要及早顾护正气，养阴存津，标本兼顾，早日达到"扶正祛邪"的目的。中西医结合治疗使患者症状快速改善，3周后患者核酸转阴而出院。

3. 得失点　这是一则中医药及时干预的危重症抢救成功案例。本案例参考《新型冠状病毒肺炎诊疗方案（试行第九版）》及结合市级专家组会诊意见辨证论治，积极实行中医药干预手段，有助于发热患者及时退热，截断危重症患者病情恶化，有效提高治愈率及核酸转阴率，疗效确切。这提示中医药在新冠病毒感染危重症病例救治中具有可靠作用。

该案例中亦有诸多不足。患者高龄，长期居住于养老院，平素胃纳欠佳，营养状况较差，且合并多种慢性疾病，属于疫病易感人群。入院时患者已伴呼吸道症状，虽及时予相应治疗措施，但病情仍未得到较好控制，后续由新冠病毒感染普通型进展为危重型。纵观本案，我们在对危重型患者疾病转归方面预判不足，缺乏该类患者医护经验，比如该患者若尽早留置鼻饲胃管，保障充足营养摄入，密切监测患者出入量等，可及早做出预判，缩短患者病程。本案例有助于我院积累对老年危重症病例救治的经验。

（上海市闵行区中西医结合医院吴定中、朱珀、李深广整理）

十五、新冠病毒感染危重型伴慢性支气管炎、肺气肿、肺纤维化案

（一）一般资料

王某，女，79 岁，救治医院：上海市浦东医院，住院号：70×××0。

入院时间：2022 年 4 月 12 日；出院时间：2022 年 5 月 18 日；住院天数：37 日。

（二）入院前情况

主诉"发现新冠病毒核酸阳性 1 天"。2022 年 4 月 11 日，患者出现核酸检测阳性，伴有咳嗽、咳痰、气促、肌肉酸痛等症状，于 4 月 12 日由"120"送至上海市浦东医院。

既往史：既往慢性支气管炎、肺纤维化病史 20 余年；有高血压、腰椎间盘突出症、关节炎、高脂血症等病史。未接种新冠疫苗。

（三）入院时情况

症状：患者精神略差，咳嗽，咳痰，量少色白，活动后气促，乏力易疲劳，肌肉酸痛，无发热，无咽痛，无胸闷胸痛，无心悸，胃纳可，夜寐欠佳，二便如常。舌淡，苔薄白、微腻，舌边有齿痕，脉沉细。

体格检查：体温 36.8℃，心率 84 次 / 分，呼吸 20 次 / 分，血压 102/70mmHg，吸氧状态下血氧饱和度 95% ～ 98%，神清，精神略差，颈静脉无充盈，口唇无发绀，咽部无充血，双侧扁桃体无明显肿大，轻度桶状胸，双侧胸廓呼吸动度对称，无胸膜摩擦感，心肺听诊无法完成，腹软，全腹无压痛、反跳痛，肝脾肋下未及，肾区无叩击痛，双下肢无浮肿，四肢活动自如。

（四）入院诊断

1. 西医诊断

（1）新冠病毒感染（普通型）。

（2）肺纤维化。

（3）高血压。

（4）腰椎间盘突出症。

（5）高脂血症。

4月29日修正诊断：新冠病毒感染（重型）。

2. 中医诊断

疫病，湿热蕴肺证。

（五）诊疗经过

2022年4月12日入院后予鼻导管吸氧3L/min，监测血压、血氧饱和度、完善相关实验室检查、心电图、胸部CT等，常规予化痰止咳等对症治疗。4月28日患者咳嗽气促加重，伴咳痰不畅、咽干、咽痛不适。4月29日患者气喘、咳嗽进一步加重，患者血氧饱和度持续下降，指脉氧最低80%，心率88次/分，结合患者胸部CT、血气分析等检查，明确诊断为"新冠病毒感染（重型），肺部感染"。

1. 西医诊疗方案

（1）氧疗过程：入院开始予持续鼻导管吸氧3L/min，2022年5月4日患者咳嗽咳痰气促等症状已持续加重，开始经鼻高流量通气，60L/min，吸氧浓度45%，俯卧位通气。

（2）新冠病毒感染抗病毒：口服奈玛特韦片300mg＋利托那韦片100mg，每12小时1次，治疗5天。

（3）激素治疗：患者有肺纤维化病史，一直维持治疗醋酸泼尼松片10mg，每日1次；4月29日开始，改用米乐松40mg/d，静脉推注以抗炎平喘；5月16日，米乐松减半使用。

（4）平喘：布地格福吸入气雾剂，每次1吸，每日2次。

（5）免疫治疗：胸腺法新1.6mg，每日1次，皮下注射。

（6）抗感染治疗：头孢吡肟2g，每日2次，静脉滴注（2022年4月29日～5月12日）。

（7）抗凝治疗：低分子量肝素钙注射液4100U，每日1次，皮下注射。

（8）营养支持：营养科会诊予低盐低脂软食＋口服营养强化复合蛋白粉：建议全日能量摄入目标1400kCal（28kCal/kg）。患者白蛋白偏低，口服营养强化复合蛋白粉50g/d，每次25g，每日2次，100mL温水冲调。

（9）其他口服治疗：硝苯地平控释片30mg，每日1次；富马酸比索洛尔5mg，每日1次，控制血压。桉柠蒎肠溶软胶囊0.3g，每日3次；羧甲司坦口服溶液10mL，每日3次化痰。孟鲁司特钠10mg，每晚1次；复方甲氧那明胶囊2粒，每日3次止咳平喘。阿托伐他汀钙片20mg，每晚1次调血脂。乳果糖15mL，每日2次通便。

2. 中医诊疗方案

（1）中成药治疗

1）苏黄止咳胶囊，每天3次，每次3粒（4月12～25日）。

2）连花清瘟颗粒，每天3次，每次1包（4月26日～5月9日）。

3）血必净注射液100mL加入生理盐水100mL中静脉滴注，解毒化瘀（2022年4月29日～5月8日）。

（2）中药汤剂治疗

1）2022年4月29日一诊：气喘、胸闷，咳嗽，咳痰不畅，痰质黏，不易咳出，偶有黄色脓痰，无咯血及胸痛，胃纳可，夜寐欠安，二便如常。舌红，苔薄黄腻，脉细数。四诊合参，中医辨证：湿热蕴肺。治则：清肺化痰，祛湿解毒。方药如下：炙麻黄6g，苦杏仁6g，生石膏30g（先下），甘草6g，金银花10g，荆芥10g，连翘10g，柴胡6g，板蓝根6g，薄荷6g（后下），芦根15g，藿香6g，薏苡仁10g，牡丹皮9g，金荞麦20g，黄芩10g。7剂（2022年4月30日～5月6日）。水煎服，每日1剂，每剂取汁360mL，每日2次，早晚各180mL口服。

2）2022年5月7日二诊：乏力，气短，胸闷，咳嗽缓解，白痰，不易咳出，无咯血及胸痛，纳差，夜寐欠安，二便如常。患者新冠病毒核酸检测仍持续阳性。舌淡，苔薄白，舌根部偏腻，脉细。辨证：肺脾两虚。治则：益气健脾，补肺化痰。方药如下：党参15g，炙黄芪30g，白术10g，茯苓15g，制半夏9g，陈皮12g，砂仁6g（后下），甘草6g，苦杏仁6g，地龙6g，百部12g，浙贝母10g，枇杷叶6g（包煎）。7剂（2022年5月8～14日）。水煎服，每日1剂，每剂取汁360mL，每日2次，早晚各180mL口服。

3）2022年5月14日三诊：咳嗽，咳少量黄痰，乏力气短、口干、胸闷，自汗，无咯血及胸痛，胃纳可，夜寐欠安，二便如常。患者新冠病毒核酸检测仍持续阳性。舌干红，苔少，脉细。四诊合参，中医辨证：余邪未尽，气阴两虚。治则：清肺化痰，益气养阴。方药如下：金银花10g，炙麻黄6g，苦杏仁6g，柴胡6g，板蓝根6g，芦根15g，薏苡仁10g，马鞭草15g，牡丹皮9g，生甘草6g，金荞麦20g，黄芩10g，太子参15g，麦冬15g，五味子6g，石斛15g，丹参15g，浙贝母10g，北沙参10g。3剂（2022年5月15～17日）。水煎服，每日1剂，每剂取汁360mL，每日2次，早晚各180mL口服。

4）2022年5月17日四诊：患者新冠病毒核酸检测2次阴性，可以半小时不吸氧，血氧饱和度维持在93%～95%，轻微活动无气喘。无明显咳嗽，痰少色白，无胸闷，饮食、二便正常，诉口干、自汗，夜寐欠安。舌红偏暗，苔薄白，脉细。中医辨证：肺脾气虚，心神失养。治则：益肺补气，健脾宁心。方药如下：人参30g（另煎），太子参15g，炒白术15g，生黄芪30g，茯神15g，藿香10g，薏苡仁30g，砂仁6g（后下），煅牡蛎30g，合欢皮15g，酸枣仁10g，麦冬15g，防风15g，石斛15g，丹参15g，浮小麦30g，首乌藤30g，生甘草6g。10剂（2022年5月18～29日）。水煎服，每日1剂，每剂取汁360mL，每日2次，早晚各180mL口服，出院带回。

（六）疗效评估

1. 体温变化趋势　入院后生命体征平稳，体温未见升高（图15-1）。

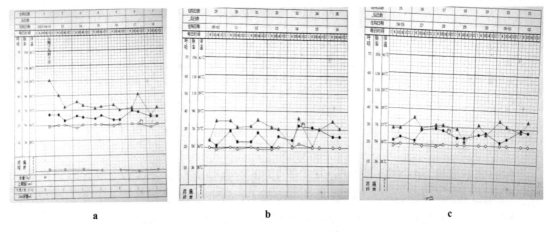

a   b   c

图 15-1　体温变化图

2. 症状变化　患者 4 月 12 日入院时为新冠病毒感染普通型，入院时有咳嗽、咳痰、气促、肌肉酸痛等症状，予药物对症治疗，4 月 28 日患者气喘、胸闷加重，咳嗽，咳痰质黏不畅，少量黄脓痰，感咽干、咽痛不适，并出现血氧饱和度下降，经过中西医结合治疗后，呼吸道症状逐步改善，氧饱和水平持续稳定在 97% 及以上，体温恢复正常，咳嗽明显改善，现患者气促缓解，咳嗽咳痰已明显好转，少许咳嗽咳痰，无口干，饮食睡眠尚可，血氧饱和度均在 95% 以上。

3. 生化检查　（表 15-1 ～表 15-3）。

表 15-1　感染相关检查指标

日期	白细胞计数（×10⁹/L）	中性粒细胞计数（×10⁹/L）	淋巴细胞计数（×10⁹/L）	超敏 C 反应蛋白（mg/L）	白蛋白（g/L）
4 月 13 日	8.98	4.67	2.76	4.01	32.0
4 月 21 日	9.72	6.57	2.29	7.23	30.3
4 月 29 日	8.05	4.39	2.81	11.55	28.6
5 月 5 日	8.62	7.04	1.20	38.18	—
5 月 11 日	9.77	5.30	3.55	2.43	30.8

表 15-2　血气分析

日期	酸碱度	二氧化碳分压（mmHg）	氧分压（mmHg）	血氧饱和度（%）	乳酸（mmol/L）	碱剩余（mmol/L）
5 月 1 日	7.47	41.18	49.58	82.8	2.4	5.9
5 月 4 日	7.36	47.6	117.75	97.6	2.5	1.4
5 月 11 日	7.39	42.9	42.75	75.4	2.6	1.1

表 15-3　核酸检测结果

项目	4月14日	5月6日	5月8日	5月10日	5月12日	5月13日	5月15日	5月16日	5月17日
核酸检测结果	阳	阳	阳	阴	阳	阳	阳	阴	阴
RNA（N）	26.95	31.37	37.37	36.24	33.80	33.21	29.37	—	—
RNA（ORF1ab）	28.23	31.18	35.03	35.27	34.08	32.75	30.41	—	—

4. 影像学变化　4月15日胸部CT（图15-2）：慢性支气管炎、肺气肿伴双肺散在间质、纤维化改变，双侧胸膜增厚。5月3日胸部CT（图15-3）：慢性支气管炎、肺气肿伴双肺散在间质、纤维化改变，双下肺斑片状炎症较前有进展，双侧胸膜增厚。

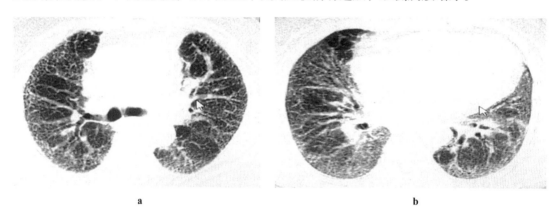

图 15-2　4月15日胸部CT

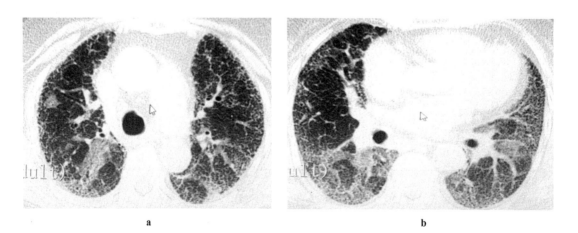

图 15-3　5月3日胸部CT

5. 舌苔变化　（见附录彩色图图15-4～图15-6）。

（七）出院时情况

患者无明显咳嗽咳痰，无明显气喘、胸闷不适，无发热头痛，饮食、睡眠尚可，二便通畅。查体：体温 36.6℃，血压 128/82mmHg，心率 77 次 / 分，血氧饱和度 99%（鼻导管吸氧），神志清楚，精神尚可，颈软，无抵抗，颈静脉无怒张，呼吸平稳，口唇不绀，心肺无法听诊。腹部平软，无压痛、反跳痛，肝脾肋下未触及，神经系统检查无异常，双下肢无浮肿。连续两次咽拭子核酸检测阴性，准予出院。

（八）案例讨论分析

1. 辨证施治思路 患者入院时有咳嗽、咳痰、气促、肌肉酸痛，追溯病史，患者既往有肺纤维化病史，中医学多属于"肺痹""肺痿"的疾病范畴。此病肺虚为本，痰饮水瘀与气滞互结为标，是以标实为主的本虚标实证，肺燥阴伤和肺气虚冷是病机的主要方面，血瘀内阻贯穿本病始终。《素问·举痛论》云："百病生于气也。"所谓"子病及母"，肺气亏虚则致脾气也亏虚，最终致肺脾两虚；肺失通调水道、脾失运化之功能，则无法将体内水谷精微正常吸收、转输、分布全身，故而体内水液代谢障碍，水湿内停成饮，饮聚生痰，《素问·经脉别论》云："饮入于胃，游溢精气，上输于脾，脾气散精，上归于肺，通调水道，下输膀胱，水精四布，五经并行。"患者体虚为本，卫外不固，复感疫毒外邪，风热疫毒之邪自口鼻而入，首先犯肺；肺卫被伤，邪正相搏，可见肌肉酸痛，聚液成痰，肺失清肃，肺气闭塞，发为咳嗽咳痰气促、胸闷等症。因此，本病治疗在祛邪的同时应兼顾扶正，补益肺脾。

病初患者咳嗽咳痰气促不甚严重，予患者中成药止咳化痰，未予中药汤剂治疗，患者症状持续，加之高龄体弱，邪气未清，以致病势较为缠绵，至住院 2 周后病情出现逐步加重，开始中医药干预。

一诊时患者咳嗽，气喘，胸闷，咳痰不畅，痰黄黏不易咳出，二便如常，舌红，苔薄黄腻，脉细数。此时患者处于病情加重期，考虑患者正气虽虚，但以邪盛为主，四诊合参，中医辨证为湿热蕴肺，治疗以清肺化痰、祛湿解毒为主。

二诊时患者新冠病毒核酸检测仍持续阳性，乏力气短明显，伴有胸闷，咳嗽缓解，少许白痰，不易咳出，纳差，二便如常。患者腻苔已解，舌质偏淡，此时标实渐除，本虚凸显，高龄患者伴有慢性支气管炎、肺纤维化等基础疾病，四诊合参考虑肺脾两虚，故以二陈汤加参、术等扶正气，健脾助运以祛生痰之源，兼以百部、浙贝母、枇杷叶等化痰平喘，共奏益气健脾、补肺化痰之效。

三诊时患者新冠病毒核酸检测仍为阳性，此时患者咳嗽，胸闷，咳少量黄痰，兼乏力气短，口干，自汗，舌干红，苔少，脉细，患者病程已月余，初为邪热内盛，继则耗伤气阴，四诊合参，中医辨证为余邪未尽，气阴两虚，治疗上予清肺化痰，益气养阴。四诊时患者核酸已转阴，咳嗽气急等症状明显缓解，无痰，半小时不吸氧，血氧饱和度维持在93%～95%，口干、自汗，夜寐欠安为主，属于肺脾亏虚，心神失养，中药以顾护脾胃、宁心安神治疗为主。根据专家组会诊意见，重用人参、黄芪、太子参，佐以健脾化湿，宁心安神。

2. 用药分析

（1）上海市浦东医院中医科用药分析：这是一例伴有严重肺部疾病的新冠病毒感染患者，此患者病程经历了三个阶段。前期病情较轻，入院后仅予苏黄止咳胶囊、连花清瘟颗粒等中成药对症治疗；前期及中期患者核酸病毒检测持续阳性，结合患者基础疾病，病情逐步加重，此时重用清热化痰平喘药物以期快速缓解症状，西药予患者抗感染、抗凝、增强免疫、营养支持等治疗；病程后期患者正虚为本，用药以扶正补虚、清肺化痰为主。

（2）中医专家组意见总结：上海中医药大学附属曙光医院蒋梅先教授认为，患者有严重的肺纤维化病史，长期耐受缺氧状态，在不活动的状态下，血氧饱和度维持在85%～90%，看不出有明显的气急，说明肺有强大的代偿功能，此次由于感受新冠病毒，加重肺损伤，肺功能进一步下降，才出现气促胸闷。结合患者舌胖大，边有齿痕，苔腻，脉细，提示肺脾不足，湿浊内蕴。治疗上扶正健脾益气，加大人参类药物的使用剂量，西洋参30g与生晒参30g联用，益气养阴，联合使用浙贝母、瓜蒌皮、金荞麦、马鞭草、鱼腥草等。

首都医科大学附属北京中医医院刘清泉教授分析：肺纤维化为肺间质病变，平时要观察患者在不吸氧状态下和活动后血氧饱和度的改变，这样更加有利于评价真实的肺功能，患者喘憋气促，是由于在内伤的基础上，复感外邪，舌质红，苔腻，脉细，热毒和湿毒蕴结，后期肺脾气虚，在散风、清热解毒的基础上，要顾护人体阴液，处方以麻杏石甘汤、宣肺败毒方和增液汤加减。不要过度使用发散药，防止耗气伤津。

张伯礼院士分析：针对此次疫情，发生于上海，结合许多患者舌苔明显厚腻，纳差、便溏等，湿邪缠绵难愈，最易耗伤人体阳气。处方选择制半夏、浙贝母、黄芩、杏仁、马鞭草、虎杖等，可以清热化痰止咳，抑制病毒复制。不能过多使用苦寒败胃的药物，以免损伤胃气。

严世芸教授分析：患者痰少色黄，咳吐不畅，舌红，苔白腻，脉细，病机明确，用药上注重清化痰热，可以使用黄芩、鱼腥草、开金锁等，疾病后期加大益气扶正，重用生晒参、西洋参、黄芪等，同时保护脾胃，健脾开胃，使用神曲、炒麦芽、薏苡仁等，患者失眠可以使用酸枣仁、首乌藤。久病气血不足，血郁于胸府，可酌情使用血府逐瘀汤，开解胸中瘀血。

3. 得失点　患者入院后第3天检查胸部CT示双肺散在间质、纤维化改变，双侧胸膜增厚。因患者平素有慢性支气管炎病史，对于不吸氧状态下的肺功能评估不够，未能早期发现患者存在向危重症转变的风险，仅以抗病毒、化痰平喘、配合激素口服等对症治疗，中成药也仅仅口服苏黄止咳胶囊，中医汤剂的介入治疗明显滞后，患者新冠病毒核酸检测持续阳性，同时口服激素治疗，高龄患者核酸转阴比较慢，也在情理之中。

中医治疗紧扣病机，早期以清热化痰、祛湿解毒为主，后期顾护脾胃、益气扶正为主，根据大便通利程度及胃部不适等症状，及时调整清热解毒药物的用量，保护胃肠功能。向患者说明中药治疗的必要性，坚持服药。

治疗期间俯卧位通气做得不够，开始由于患者腰椎间盘病变，难以坚持，在辅助康复治疗后，患者腰痛明显缓解，能够坚持俯卧位，后期患者血氧饱和度有明显提升。

氧疗的必要性：坚持每天治疗，持续吸氧，病情缓解，在家也要持续低流量吸氧。在病情允许的条件下，建议进行太极拳或改善肺功能的各种功法练习。患者入院后经过中西医诊治，症状逐步改善，治疗过程中无不良反应。

（上海市浦东医院张长明、弓少康整理）

十六、新冠病毒感染危重型伴房颤、高血压、脑梗死案

（一）一般资料

王某，女，88岁。救治医院：上海交通大学医学院附属瑞金医院卢湾分院。住院号：38××15。

入院时间：2022年4月18日；出院时间：2022年5月20日；住院天数：32日。

（二）入院前情况

新冠病毒抗原检测阳性1天，原有脑梗死、房颤、高血压等疾病史，居住在养老院，余不详。

（三）入院时情况

新冠病毒抗原检测阳性1天。查体：神不清，气促，两肺呼吸音粗，可闻及干湿啰音，腹软，无压痛，双下肢无浮肿。

（四）入院诊断

1. 西医诊断

（1）新冠病毒感染（普通型）。

（2）脑梗死。

（3）房颤。

（4）高血压。

2. 中医诊断

疫病，湿毒郁肺证。

（五）诊疗经过

2022年4月18日患者神不清，气促，两肺呼吸音粗，可及干湿啰音，腹软，无压痛，双下肢无浮肿。酸碱度7.38，二氧化碳分压84.30mmHg，氧分压84.13mmHg，血氧饱和度96.90%，钾离子浓度3.4mmol/L↓，钠离子浓度122.0mmol/L↓，钙离子浓度1.12mmol/L↓，氯离子浓度93.0mmol/L↓，乳酸1.8mmol/L↑，标准碳酸氢盐20.60mmol/L↓，二氧化碳总量39.40mmol/L↑，碱剩余−4.70mmol/L↓，碳酸氢根19.70mmol/L↓。血常规检验报告：白细胞计数$10.07×10^9$/L↑，中性粒细胞百分比91.0%↑，淋巴细胞百分比5.5%↓，中性粒细胞计数$9.2×10^9$/L↑，淋巴细胞计数$0.6×10^9$/L↓。予以对症支持治疗，连花清瘟颗粒抗病毒，心电监护及鼻导管氧疗，纠正电解质紊乱，盐酸胺碘酮片控制房颤。

2022年4月22日，患者新冠病毒感染由普通型转为重型，转入ICU。患者呼吸急促，心率90次/分，心室率39次/分，血压110/70mmHg，动脉血氧饱和度92%。辅助检查：纤维蛋白原6.16g/L↑，D−二聚体2.82mg/L↑，总蛋白57g/L↓，白蛋白30g/L↓，谷丙转氨酶55U/L↑，谷草转氨酶63U/L↑，尿素8.9mmol/L↑。血气分析：酸碱度7.50↑，二氧化碳分压29.10mmHg↓，氧分压114.0mmHg↑，血红蛋白13.2g/dL↓，钠离子浓度132.0mmol/L↓，钙离子浓度1.12mmol/L↓，血糖9.50mmol/L↑，乳酸2.2mmol/L↑。白细胞计数$9.08×10^9$/L，中性粒细胞百分比88.6%↑，淋巴细胞百分比3.8%↓，中性粒细胞计数$8.2×10^9$/L↑，淋巴细胞计数$0.4×10^9$/L↓。予高流量氧疗，考虑高凝，予低分子量肝素钙注射液抗凝。

2022年4月25日，患者目前高流量辅助通气中，自13时58分出现意识模糊，血氧饱和度进行性下降，低至70%，血压100/65mmHg，心率进行性下降，低至65次/分，听诊可及痰鸣音，予床旁吸痰后氧合无明显上升，考虑患者转为新冠病毒感染危重型，即刻予以气管插管呼吸机辅助通气，插管后患者生命体征趋于平稳。查体：心率93次/分，呼吸25次/分，血压126/76mmHg，动脉血氧饱和度100%，心率93次/分，心律不齐，未闻及病理性杂音，两肺呼吸音粗，双下肺呼吸音低，未闻及明显湿啰音。

2022年4月26日，患者快速性心律失常，经胺碘酮维持泵入，目前已复律，氧分压100%。心率已控制小于100次/分，循环较前稳定，持续俯卧位，继续抗感染，间断俯卧位通气，机械排痰，胸腺肽增强免疫力，胺碘酮复律，余治疗同前。

2022年5月1日，患者4月30日脱机试验失败，暂不能脱机，目前气管插管呼吸机辅助通气中。入量2202mL，出量1720mL。昨日自主呼吸试验脱机未成功。继续抗感染，继续间断俯卧位通气，机械排痰，低分子量肝素钙注射液抗凝，胸腺肽增强免疫力。

2022年5月3日与2022年5月5日两次核酸检测阴性。查体：体温36.6℃，心率82次/分，呼吸15次/分，血压136/62mmHg，动脉血氧饱和度100%，神志不清，呼之不应，查体不配合，双下肢不浮肿。处理：患者脑梗死后，心肺功能差，拔管有风险，考虑有气管切开指征，家属拒绝气管切开术，择期尝试脱机拔管，拔管失败后不再行气管插管术，继续当前哌拉西林钠舒巴坦钠抗感染，间断俯卧位通气，机械排痰等治疗，5月4日中药八珍汤加减益气清肺，活血醒脑，5月8日中药六君子汤合生脉散加减益气健脾，温阳固涩。2022年5月8日予以脱机拔管。

2022年5月9日，患者血红蛋白低，予以输注红细胞悬液2U纠正贫血。现患者拔管后生命体征尚平稳，转入普通病房；患者目前高流量与鼻导管吸氧交替进行。查体：体温36.5℃，心率82次/分，呼吸16次/分，血压96/52mmHg，动脉血氧饱和度97%，神志不清，呼之不应，查体不配合，心律不齐，未闻及病理性杂音，两肺呼吸音粗，双下肺呼吸音低，未闻及明显湿啰音。俯卧位通气，余同前治疗，人血白蛋白20g，静脉滴注，纠正低蛋白血症；呋塞米20mg，静脉注射，利尿，减轻心脏负荷。2022年5月12日给予中药抗疫固表方加减，益气清肺，健脾化痰。2022年5月15日四君子汤合五苓散加减，益气通阳，活血利水。2022年5月18日，改鼻导管吸氧。

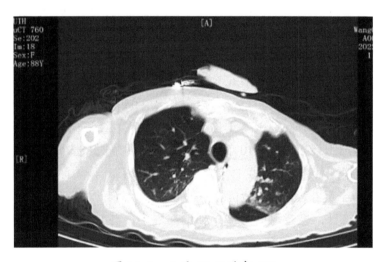

图16-1　4月18日胸部CT

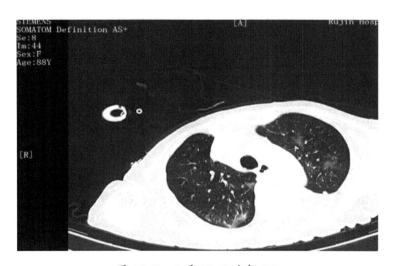

图16-2　4月27日胸部CT

4月18日胸部CT（图16-1）：双肺多发炎症，建议治疗后复查，两肺局部支气管扩张，双肺索条影。右侧胸腔内少许积液，心包少许积液，左心房增大，肺动脉主干稍增宽，甲状腺双侧叶密度不均伴结节，肝脏小低密度灶。脾旁与胃后壁团块影，来源待定，胃内高密度影，少许出血待排，请结合临床。4月27日胸部CT（图16-2）：气管插管中，双肺多发炎症性改变，对比4月18日，病变范围增大，两肺下叶及左肺舌段支气管内黏液栓减少，请结合临床随访。两肺局部支气管扩张。双肺索条影。双侧胸腔内少许积液，心包少许积液，左心房增大。肺动脉主干稍增宽，附件甲状腺双侧叶密度不均伴结节。肝脏小低密度灶，脾旁与胃后壁团块影，脾脏形态变异可能，请结合其他检查，胃内少许高密度影，请结合临床。5月8日胸片（图16-3）：双肺多发炎症，请结合临床。左房扩大。

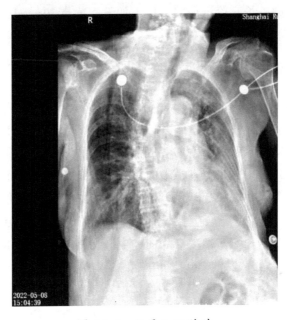

图16-3　5月8日胸片

1. 西医治疗方案

（1）氧疗过程：4月18日鼻导管吸氧，4月22日高流量呼吸支持，4月25日呼吸机辅助呼吸，5月9日高流量和鼻导管交替，5月18日鼻导管吸氧。

（2）抗感染治疗：美罗培南，抗哌拉西林钠舒巴坦钠感染。

（3）免疫治疗：胸腺法新1.6mg，每日1次。

（4）抗凝治疗：低分子量肝素钙注射液抗凝。

（5）其他：予胺碘酮维持泵入，以呋塞米10mg，静脉注射，利尿，减轻心脏负荷。

（6）鼻饲：肠内营养混悬液500mL，每日1次。氯化钾注射液20mL，每日1次。

（7）静脉滴注：4月18～22日美罗培南1g，每12小时1次。4月25日～5月9日，哌拉西林钠舒巴坦钠4.5g，每8小时1次；盐酸胺碘酮片0.45g，静脉泵注；呋塞米10mg，静脉注射。5月8日予以输注红细胞悬液2U纠正贫血。5月10日予人血白蛋白10g纠正低蛋白。

（8）皮下注射：胸腺法新 1.6mg，每日 1 次；低分子量肝素钠注射液 0.4mL，每日 1 次。

2. 中医治疗方案

（1）2022 年 4 月 18 日一诊：西医常规予连花清瘟颗粒鼻饲，每日 3 次，每次 4 粒。

（2）2022 年 5 月 3 日二诊：患者痰黄，神志欠清，无发热，4 月 30 日脱机失败，目前气管插管呼吸机辅助通气中，昨日大便 1 次，生命体征稳定，面色白，动脉血氧饱和度 100%，白细胞计数 11.69×10^9/L ↑，中性粒细胞百分比 90.1% ↑，红细胞计数 2.59×10^{12}/L ↓，血红蛋白 80g/L ↓，脉细，舌淡（舌象不全，患者不配合）。中医辨证考虑患者高龄，卫气素虚，肺为娇脏，外邪上受，首先犯肺，肺气为疫毒所困，失于宣发肃降，蕴结胸中邪郁化热，灼伤津液，则见痰黄黏之证候，又邪盛伤正，可致气血亏虚。治拟益气清肺，活血醒脑，予八珍汤加减，拟方如下：黄芪 30g，人参 24g，当归 10g，地黄 10g，桃仁 9g，三七粉 2g，桂枝 3g，金荞麦 27g，马鞭草 30g，石菖蒲 9g，郁金 9g，浙贝母 9g，甘草 6g。3 剂（2022 年 5 月 5～7 日），每日 1 剂，每日 2 次，每次 130mL 水煎剂，鼻饲。

（3）2022 年 5 月 8 日三诊：气管插管呼吸机辅助通气中，大便时时少量漏出，质稍稀，核酸检测连续两次为阴性。查体：体温 36.6℃，心率 82 次/分，呼吸 15 次/分，血压 136/62mmHg，动脉血氧饱和度 100%，神志不清，呼之不应，查体不配合，双侧瞳孔等大等圆，直径约 2.5mm，心律不齐，未闻及病理性杂音，两肺呼吸音粗，双下肺呼吸音低，未闻及明显湿啰音，双下肢不浮肿。证属本体素虚，兼邪盛伤正，脾阳不固。治拟益气健脾，温阳固涩。六君子汤合生脉散加减，拟方如下：黄芪 60g，西洋参 60g，麦冬 27g，薏苡仁 30g，炒稻芽 27g，炒麦芽 30g，神曲 10g，山楂炭 20g，益智仁 15g，苍术 27g，肉豆蔻 15g，砂仁 9g。2 剂（2022 年 5 月 9～10 日），每日 1 剂，每日 2 次，每次 130mL 水煎剂，鼻饲。

（4）2022 年 5 月 12 日四诊：高流量吸氧，有少量咳嗽，痰不多，神不清，气促，体温 36.4℃，心率 72 次/分，呼吸 28 次/分，动脉血氧饱和度 96%，氧流量 40L/min，氧浓度 38%。双肺呼吸音粗，双肺闻及干湿啰音。腹软，无压痛。双下肢无浮肿。白细胞计数 10.07×10^9/L ↑，中性粒细胞计数 9.2×10^9/L ↑，淋巴细胞计数 0.6×10^9/L ↓，C 反应蛋白 21.85 ↑。药后大便次数减少，每日 1～2 次，量不多，舌淡，脉略滑，无力。证属余邪未清，正气亏虚。治拟益气清肺，健脾化痰。予抗疫固表方加减，拟方如下：金银花 10g，黄芪 25g，藿香 9g，板蓝根 9g，桔梗 6g，芦根 18g，炒白术 10g，甘草 6g。3 剂（2022 年 5 月 13～15 日），每日 1 剂，每日 2 次，每次 130mL 水煎剂，鼻饲。

（5）2022 年 5 月 15 日五诊：双侧胸腔内少许积液。心包少许积液，无发热，少量咳嗽，痰少，舌淡脉细。证属久病及阳，气化不利，痰饮停于上焦。治拟益气通阳，活血利水。拟四君子汤合五苓散加减：黄芪 25g，茯苓 9g，桔梗 6g，白术 10g，桂枝 3g，猪苓 36g，泽泻 18g，枳壳 9g，竹茹 12g，地龙 12g。2 剂（2022 年 5 月 16～17 日），每日 1 剂，每日 2 次，每次 130mL 水煎剂，鼻饲。

（六）疗效评估（表 16-1）

表 16-1　核酸检测变化

4 月 18 日	5 月 3 日	5 月 5 日	5 月 13 日
阳性	阴性	阴性	阴性

（七）出院时情况

患者神志欠清，咳嗽、咳痰好转，无畏寒、发热。查体：心率 69 次 / 分，呼吸 25 次 / 分，血压 125/66mmHg，动脉血氧饱和度 99%（鼻导管吸氧 3L/min），双肺呼吸音粗，双肺闻及干湿啰音。腹软，无压痛。双下肢无浮肿。2022 年 5 月 20 日出院。

（八）案例讨论与分析

1. 辨证施治思路　本案患者入院时为新冠病毒感染普通型，温热毒邪前期以侵犯肺脏为主，但"温热疫病"的病邪传变迅速，易逆传心包或波及五脏，导致病情危重，该患者高龄，原有房颤等基础疾病，病情进展迅速，很快转为新冠病毒感染危重症，叶天士在《温热论》中提出"温邪上受，首先犯肺，逆传心包"，指出口鼻为清窍，位于人体上部，温疫邪气先从口鼻而入，感受部位为肺，若不能顺传于阳明气分，则直陷心包，出现神昏、谵语惊厥等危重临床表现，病情凶险。新冠病毒感染危重型属于"疫病"范畴，疾病容易逆传心包，致心系包络受损。《黄帝内经》指出"心为一身之大主而不受邪，受邪则神去而死"，房颤患者本身心系包络受损，且高龄体弱，营养状况极差，无法进食，基础疾病多，若感染温疫邪气，则会进一步加重病情，引发危重症。患者前期上焦肺脏受邪为主，经积极治疗，肺脏毒邪得解，核酸转阴。但该患者毒邪外侵，心脉虚损，气血亏虚，导致病情危重，难以脱机。二诊益气清肺，活血醒脑，《瑞竹堂经验方》八珍汤加减，脱机成功。三诊益气健脾，温阳固涩，《医学正传》中六君子汤合《医学启源》之生脉散加减，中西医结合治疗使患者由危转安，从 ICU 转入普通病房。四诊益气清肺，健脾化痰，以国家卫生健康委员会《新型冠状病毒肺炎诊疗方案（试行第九版）》之协定方抗疫固表方加减。五诊益气通阳，活血利水，《太平惠民和剂局方》四君子汤合《伤寒论》五苓散加减，善后治疗。患者各项指标逐步改善，核酸及时转阴后，2 周后也未复阳，基础疾病稳定出院。

2. 用药分析　这是一例中西医结合治疗的高龄新冠病毒感染兼严重基础疾病的危重型患者，西医着重增强免疫、抗病毒、抗炎、营养支持及对基础疾病的治疗等，中医抓住病机和体质，中医治疗过程中大剂量运用人参、黄芪益气固脱，在扶正的基础上宣肺利水，清热化痰，标本兼治，最终患者顺利脱机，转危为安。

3. 得失点　本案是一则中医药干预成功的案例。患者入院后第一时间给予连花清瘟抗病毒，病情加重后，患者 4 月 22 日转入 ICU，4 月 25 日呼吸机辅助呼吸，4 月 30 日第一次脱机未成，之后中医介入，抓住病机和体质给予个性化中药处方，扶正为主，标本兼治，中西医合治使得患者 5 月 8 日第二次脱机成功，核酸转阴，之后中药善后治疗，各项指标逐步改善，基础疾病稳定出院，治疗过程中无不良反应。然高龄兼基础疾病的患者属于危重症的高危人群，由于中医人员不足，入院后未第一时间给予个性化中医治疗方案，患者入院后病情进展迅速，早期中医干预不足是为憾。

（上海交通大学医学院附属瑞金医院卢湾分院顾健华整理）

十七、新冠病毒感染普通型伴慢性肾功能不全（血液透析）案

（一）一般资料

张某，男，83岁。救治医院：上海交通大学医学院附属同仁医院。住院号：20×××××××2。

入院时间：2022年5月10日；出院时间：2022年5月24日；住院天数：14日。

（二）入院前情况

主诉"新冠病毒核酸筛查异常1天"入院。

既往史：有原发性高血压病史20年，长期口服硝苯地平控释片30mg，每日1次；缬沙坦氨氯地平片80mg：5mg，每日1次；自述血压控制可。2型糖尿病病史5年，饮食控制，未服药；慢性肾脏病5期，有慢性肾功能不全合并贫血病史3年，每周二、周五维持性血液透析治疗，尿量约1000mL/d。

新冠疫苗接种史：无。

（三）入院时情况

患者于2022年5月10日新冠病毒核酸检测阳性，伴咽干咽痛，咳嗽少痰。无发热，无鼻塞流涕。

体格检查：体温36.4℃，心率84次/分，呼吸18次/分，血压145/63mmHg。动脉血氧饱和度95%（未吸氧）。

神志清楚，精神可，无嗜睡。颈软，口唇无发绀，咽部稍充血，双侧扁桃体无明显肿大，无脓性分泌物。双侧呼吸运动对称，无胸膜摩擦感，无皮下捻发感，两肺呼吸音粗，未闻及明显干湿啰音。腹软，全腹无压痛、反跳痛，肝脾肋下未及，肠鸣音正常存在，双下肢无浮肿。四肢活动自如。舌质淡，苔黄腻，脉弦细。

（四）入院诊断

1. 西医诊断

（1）新冠病毒感染（普通型）。

（2）慢性肾脏病 5 期，慢性肾功能不全合并贫血。

（3）血液透析。

（4）高血压。

（5）2 型糖尿病。

2. 中医诊断

疫病，湿毒郁肺证。

（五）诊疗经过

入院予中成药连花清瘟颗粒清瘟解毒，宣肺止嗽合剂宣肺止咳，大黄碳酸氢钠片健胃抗酸。维持既往血液透析方案及频次。

2022 年 5 月 14 日：患者复查胸部 CT，双肺炎症较 5 月 11 日（图 17-1）进展，右侧胸膜增厚伴钙化。慢性支气管炎，双肺散在纤维灶。予俯卧位通气，每 12 小时 1 次，头孢哌酮钠舒巴坦钠抗感染，胸腺法新调节免疫，规律血液透析治疗。

2022 年 5 月 16 日：患者晨起体温 38.6℃，伴嗳气，纳差，大便 2 ～ 3 日一行。维持目前抗感染方案及血液透析频次，加予中医辨证治疗。

2022 年 5 月 18 日：患者体温转平，复查胸部 CT 示双肺炎症，较 2022 年 5 月 14 日进展。慢性支气管炎，双肺散在纤维灶。更换抗生素予厄他培南抗感染，续用胸腺法新调节免疫。

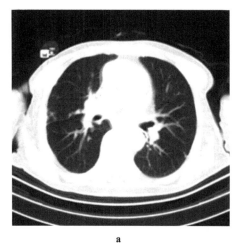
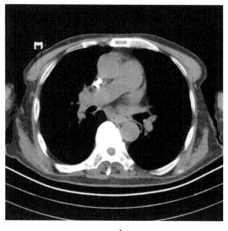

a　　　　　　　　　　　b

图 17-1　5 月 11 日胸部 CT

2022年5月23日：患者体温平，复查胸部CT未见明显进展，减量厄他培南，余中西医结合治疗方案同前。

1. 西医治疗方案

（1）氧疗过程：2022年5月10～13日鼻导管吸氧3L/min。5月14～19日经鼻高流量湿化氧疗（20～45L/min）；5月20～24日鼻导管吸氧3L/min。2022年5月14日行高流量吸氧，每12小时1次，俯卧位通气。

（2）抗感染治疗：先后予哌拉西林钠他唑巴坦钠、厄他培南抗感染。

（3）免疫治疗：胸腺法新。

（4）抗凝治疗：低分子量肝素钙注射液。

（5）其他：高蛋白，优质蛋白半流质饮食、复方氨基酸营养支持。硝苯地平控释片、缬沙坦氨氯地平片控制血压，罗沙司他纠正肾性贫血，大黄碳酸氢钠片通便，艾普拉唑肠溶片护胃。

（6）氧疗：2022年5月14日起，行俯卧位通气，每12小时1次。

（7）口服：硝苯地平控释片30mg，每日1次；缬沙坦氨氯地平片80mg：5mg，每日1次；罗沙司他胶囊100mg，每周3次；大黄碳酸氢钠片0.6g，每日3次；艾普拉唑肠溶片5mg，每日1次，餐前30分钟。

（8）静脉滴注：头孢哌酮钠舒巴坦钠1.5g，每12小时1次；厄他培南钠1.0g，隔日1次；复方氨基酸200mg，每日1次。

（9）皮下注射：低分子量肝素钙注射液5000U，皮下注射，每日1次；胸腺法新1.6mg，皮下注射，每日1次。

2. 中医治疗方案

（1）清瘟解毒：连花清瘟颗粒，每次1包，每日3次，口服。

（2）宣肺止咳：宣肺止嗽合剂，每次20mL，每日3次，口服。

1）2022年5月16日一诊：发热，咳嗽，呃逆，大便2～3日一行，西医治疗于5月14日已更换抗生素，予头孢哌酮钠舒巴坦钠抗感染。舌质淡，苔黄腻（见附录彩色图图17-2），脉弦细。四诊合参，中医辨证考虑湿毒郁肺证。患者久病肾衰，素体湿毒内蕴，新感疫毒，肺肾同病。湿毒疫邪，郁而化热，湿与热合，遂发热；肺气上逆则咳；湿热困阻中焦，胃气上逆则呃逆；肺与大肠相表里，肺失宣肃，肠腑不通，则便秘。因此，治疗上当仿杨栗山升降相因法，拟清泻三焦湿毒疫邪，清肺泄浊疗上，化湿降逆治中，肺肾同治清下。方予升降散化裁：蝉蜕9g，僵蚕9g，生大黄6g，代赭石30g，地枯萝45g，淡竹叶30g，生石膏45g，炒知母9g，炒黄芩9g，生甘草9g，生黄芪30g，金蝉花15g，北沙参30g，玉竹30g，山药15g，生白术30g，六神曲15g，生山楂15g，鸡内金9g，生麦芽30g，干姜9g，牛膝30g。3剂（2022年5月17～19日）。水浓煎，每日1剂，每剂取汁200mL，早晚各100mL口服。

2）2022年5月19日二诊：体温已平，咳嗽，咳痰不利，食后嗳气，大便已通欠畅。西医治疗于5月18日已更换抗生素，予厄他培南抗感染。舌质淡，苔黄腻（见附录彩色图图 17-3），脉弦细。属疫病，湿毒郁肺证之范畴，治当清肺泄浊、化湿降逆、肺肾同治，效不更方，继予升降散加减：蝉蜕 9g，僵蚕 9g，生大黄 9g，代赭石 30g，地枯萝 45g，炒知母 9g，炒黄芩 9g，金荞麦 30g，生甘草 9g，冬瓜皮 30g，冬瓜子 15g，芦根 45g，生黄芪 30g，金蝉花 15g，北沙参 30g，玉竹 30g，山药 15g，生白术 30g，六神曲 15g，生山楂 15g，炙鸡内金 9g，生麦芽 30g，干姜 9g，牛膝 30g。4 剂（2022 年 5 月 20～23 日）。水浓煎，每日 1 剂，每剂取汁 200mL，早晚各 100mL 口服。

3）2022 年 5 月 23 日三诊：体温平，咳嗽咳痰均好转，大便正常，每日一行，纳欠佳。舌质淡，苔薄（见附录彩色图图 17-4），脉弦。属疫病，湿毒郁肺证之范畴。治疗上当仿杨栗山升降相因法，清泻三焦邪毒，益肺健脾补肾，方予升降散加减：蝉蜕 9g，僵蚕 9g，生大黄 9g，代赭石 30g，地枯萝 45g，冬瓜子 15g，炒黄芩 15g，连翘 30g，金荞麦 30g，芦根 45g，生甘草 9g，生黄芪 45g，金蝉花 15g，北沙参 30g，玉竹 30g，山药 15g，生白术 30g，六神曲 15g，生山楂 15g，炙鸡内金 12g，生麦芽 30g，干姜 9g，牛膝 30g。3 剂（2022 年 5 月 23～26 日）。水浓煎，每日 1 剂，每剂取汁 200mL，早晚各 100mL 口服。

（六）疗效评估

1. 体温变化趋势　患者入院经中西医结合治疗后，生命体征平稳，体温未见升高（图 17-5）。

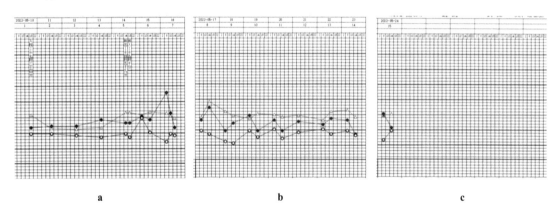

a　　　　　　　　　　b　　　　　　　　　　c

图 17-5　体温变化图

2. 主要症状　患者属于尿毒症合并新冠病毒感染，病程中仍需规律血液透析治疗，以发热咳嗽，咳痰不利，大便秘结症状为主，经过中西医结合治疗后，体温已平，大便已通，症状明显改善。

3. 生化检查变化　（表 17-1～表 17-2）。

表 17-1　主要生化指标变化

日期	白细胞计数（×10⁹/L）	中性粒细胞百分比（%）	C 反应蛋白（mg/L）	肌酐（μmol/L）	D- 二聚体（mg/L）	白蛋白（g/L）
5 月 13 日	5.32	66.5	139.54	652.7	1.54	34.2
5 月 18 日	6.49	73.9	255.44	463	1.04	30
5 月 21 日	5.10	73.3	150.34	249.7	2.05	31.4

表 17-2　CT 值变化

项目	5 月 11 日	5 月 15 日	5 月 18 日	5 月 19 日
OFR1ab 基因	32.98	36.27	NoCt	
N 基因	32.65	35.20	NoCt	
E 基因	32.41	34.41	NoCt	
IgG				（-）
IgM				（-）

4. 胸部影像学变化（图 17-6～图 17-9）。

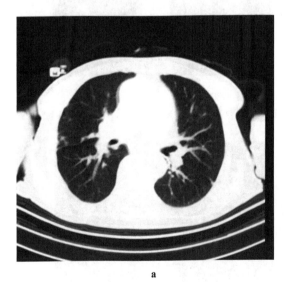
a

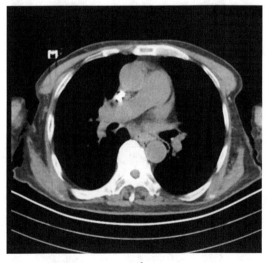
b

图 17-6　5 月 11 日胸部 CT

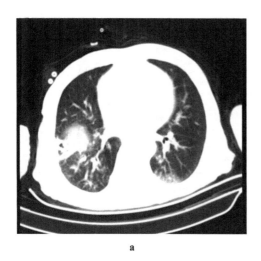 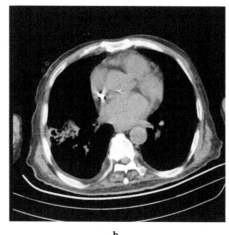

a　　　　　　　　　　　　　b

图 17-7　5 月 14 日胸部 CT

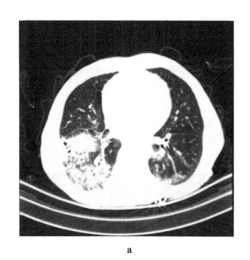 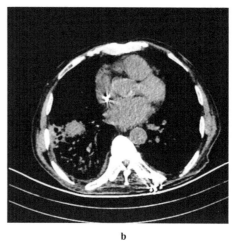

a　　　　　　　　　　　　　b

图 17-8　5 月 18 日胸部 CT

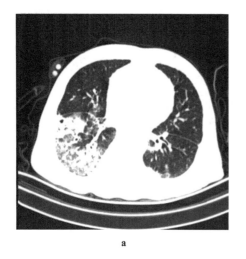 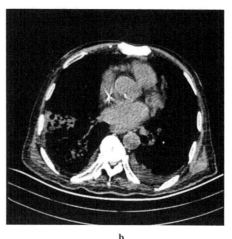

a　　　　　　　　　　　　　b

图 17-9　5 月 23 日胸部 CT

（七）出院时情况

患者神清，精神可，体温已平，咳嗽咳痰较前减轻，痰白可自行咳出，大便通畅，每日一行。分别于 5 月 18 日、5 月 19 日 2 次非同日复测核酸阴性。复查（2022 年 5 月 21 日）血气分析：酸碱度 7.327，二氧化碳分压 6.26kPa，氧分压 17.0kPa，血氧饱和度 97.5%（鼻导管 3L/min 吸氧中）。5 月 23 日复查胸部 CT 较 5 月 18 日好转，2022 年 5 月 24 日解除隔离出院。随访 4 周，未见核酸复阳。

（八）案例讨论与分析

1. 辨证施治思路　尿毒症多因他脏病日久不愈累及肾脏，或失治误治，或药源性肾损所致。中医学认为，湿邪蕴脾，传变于肾，湿毒伤肾，气机不利是其病之根源。尿毒症患者素体湿毒内蕴，郁而化热，复感新冠，湿热夹毒，常可致湿毒郁肺，肺肾同病。又因肺与大肠相表里，肺失宣降，腑气不通，湿、热、毒邪充斥三焦，阻滞气机，清阳不升，浊阴不降，可致病情反复，渐深渐危。

清代吴鞠通于《温病条辨》中论述了病性以温、燥、湿为主的疫病在三焦中的传变："温病由口鼻而入，鼻气通于肺，口气通于胃……上焦病不治，则传中焦，胃与脾也；中焦病不治，即传下焦，肝与肾也。始上焦，终下焦。"

本例患者病位在肺、肾，与脾胃、大肠、三焦密切相关。总结其病理因素，涉及毒、湿、热、虚等。治宜"化湿败毒，疏利气机"。于疾病高峰期"化湿败毒，升清降浊"，急则治其标；待病势趋稳定，则"培本固元，顾护脾肾"，侧重治本。

一诊时，患者发热、咳嗽、呃逆、便秘，处于疾病高峰期。方取"升降散"升清降浊，清三焦充斥之疫毒；代赭石降逆，地枯萝降气，合护胃诸药，以平呃逆；同时予白虎汤、竹叶石膏汤加减，去半夏之温燥伤肺，易人参、麦冬为北沙参、玉竹、炒黄芩，是为加强清泻效力，清泻与清补同用，使气分邪热得清，而肺胃阴液不伤；黄芪、金蝉花培本护肾，肺肾同治。经一诊中西医结合治疗后，患者体温已平，呃逆解除。唯 5 月 18 日复查胸部 CT 提示双肺炎症，较 5 月 11 日、5 月 14 日进展，故遵前法续方。

二诊时，患者体温平，大便欠畅，咳痰不利，食后嗳气。肺之余热未清，炼液成痰，则咳吐不利；肺之余热顺传入腑，热郁中焦，得食加重，胃气上逆，则食后嗳气；肺热未已，津液输布障碍，肠腑失润，则大便通而不畅。仍遵前法，但减清泻之剂，酌增通腑之力。故去石膏、淡竹叶，予黄芩、金荞麦清肺之余热，加千金苇茎汤芳淡化湿排痰，同时顾护脾肾。经二诊中西医结合治疗后，患者体温平，咳嗽咳痰好转，大便已每日一行。于 5 月 23 日复查胸部 CT 未见进一步加重，氧疗模式由经鼻高流量湿化氧疗改为鼻导管吸氧，指脉血氧饱和度 95%～97%（3L/min 吸氧）。

三诊时，患者体温平，咳嗽咳痰转安，纳欠佳。病程进入恢复期，由治标为主转而治本。续去知母清泻肺火、冬瓜皮芳淡化痰，加黄芩清肺之余热，连翘、金荞麦解毒祛瘀，排余痰；改生黄芪45g，侧重健脾培元。

2. 用药分析　这是一例中西医结合治疗的尿毒症合并新冠病毒感染患者。西医着重规律血液透析治疗原发病，调节免疫、抗感染、营养支持等治疗新冠；中医主要抓住"湿毒郁肺"的病机变化，在疾病的高峰期，以"化湿败毒"为先，急则治其标；待病情趋稳，又培补脾肾治其本。经中医辨证处方，中西医结合治疗后，患者发热、呃逆、咳痰、便秘等不适症状得以改善，出院前复查（2022年5月23日）血常规：白细胞计数 5.10×10^9/L，中性粒细胞百分比 73.3%。肾功能：肌酐 249.7μmol/L。指脉血氧饱和度 98.1%（吸氧中）。新冠病毒核酸2次转阴，胸部CT较前好转，解除隔离出院。

3. 得失点　本案是一则中医药随证干预的成功案例。患者尿毒症合并新冠病毒感染，胸部影像进展明显，病情迅速加重。中医治疗以清肺泄浊、化湿败毒、恢复三焦气机升降为主要治则治法，清上通下，因势利导，使湿热毒邪得以祛除；又扶助脾肾正气，为后续原发病的进一步调摄打下了基础。治疗过程中无不良反应。本例处方用药急则治其标，缓则治其本，标本兼顾，取得了良好效果。

（上海交通大学医学院附属同仁医院蔡之幸、陈越整理）

十八、新冠病毒感染重型伴心律失常、肾功能不全、结肠癌术后案

（一）一般资料

朱某，女性，92岁。救治医院：上海市普陀区利群医院。住院号：Z26××5。

入院时间：2022年5月5日；出院时间：2022年5月24日；住院天数：19日。

（二）入院前情况

主诉"咳嗽咳痰2天伴胸闷心慌"入院。4月19日上海市普陀区中心医院核酸筛检发现结果异常，4月20日单采检查发现新冠病毒核酸检测阳性，转入同普路方舱点。此次入院前2天出现咳嗽咳痰，伴有胸闷心慌，无发热，无气促，来我院急诊就诊，查血常规：白细胞计数4.94×10⁹/L，中性粒细胞百分比77.90%，淋巴细胞百分比13.20%，C反应蛋白40.73mg/L，血清淀粉样蛋白A为197.94mg/L。生化检验报告：B型钠尿肽126.95pg/mL，肌酸激酶同工酶16.8ng/mL，肌红蛋白＞1000.0ng/mL，肌钙蛋白Ⅰ为0.10ng/mL，尿素氮14.8mmol/L，肌酐207μmol/L，尿酸533μmol/L，钾3.5mmol/L，钠120.0mmol/L，氯89.5mmol/L，降钙素原0.41ng/mL。2022年5月3日核酸检验报告：新冠病毒核酸检测阳性。2022年5月3日胸部CT：慢性支气管炎、肺气肿改变；右肺上叶陈旧性病灶；两肺炎症；心影增大，冠脉、主动脉附壁钙化；双侧胸膜增厚；附见甲状腺左叶低密度影；肝内钙化灶；右肾低密度影。现为进一步诊治，收治入院。

流行病史：患者14天前无外出上海史，未接触外来人员。

既往史：既往有冠心病、心功能不全病史，有反复胸闷心慌，间断服药控制。有高血压病史，平素口服缬沙坦等控制，血压未监测。2016年在上海市徐汇区中心医院行升结肠腺癌手术治疗，现结肠处仍可见菜花样新生物。否认其他内科疾病史及药物食物过敏史。

（三）入院时情况

患者本次发病以来，患者咳嗽咳痰，胸闷心慌，口干，精神略差，胃纳可，睡眠可，

大便如常，小便如常，体力无明显下降，体重未见明显下降。

体格检查：体温37℃，心率120次/分，呼吸18次/分，血压120/80mmHg。

神志清楚，精神略差，无嗜睡。颈软，口唇无发绀，咽部无充血，双侧扁桃体无明显肿大，无脓性分泌物。双侧呼吸运动对称，无胸膜摩擦感，无皮下捻发感，两肺呼吸音粗，未闻及干湿啰音。腹软，全腹无压痛反跳痛，肝脾肋下未及，肠鸣音正常存在，双下肢无浮肿。四肢活动自如。

（四）入院诊断

1. 西医诊断

（1）新冠病毒感染（重型）。

（2）电解质紊乱。

（3）冠状动脉粥样硬化性心脏病。

（4）心律失常。

（5）高血压。

（6）肾功能不全。

（7）升结肠腺癌手术后。

2. 中医诊断

疫病，疫毒闭肺证。

（五）诊疗经过

入院后即予俯卧位呼吸，改善通气功能，鼻导管氧疗。头孢吡肟抗感染，拜阿司匹林抗血小板，低分子量肝素钙注射液抗凝，参麦益气养阴，泽通改善心功能，盐酸氨溴索注射液、痰热清化痰，美托洛尔控制心室率，以及纠正电解质紊乱和营养支持治疗。5月8日晚患者出现胸闷气促，血氧饱和度为92%，给予高流量吸氧（吸入氧浓度40%，流量50L/min），经治疗后，目前血氧饱和度升至95%，给予胸腺法新调节免疫，加重利尿剂改善心脏功能。5月10日患者无发热，纳差，予停用抗生素，留置胃管，鼻饲整蛋白型肠内营养剂及肠内营养乳剂加强营养支持。5月15日于改用持续鼻导管吸氧（流量5L/min）时，血氧饱和度维持于98%。

2022年5月9日生化报告：B型钠尿肽309.3pg/mL↑，肌红蛋白23ng/mL↑。总蛋白53.5g/L↓，白蛋白28g/L↓，尿素氮17.8mmol/L↑，肌酐150μmol/L↑，尿酸456μmol/L↑，钠测定132.2mmol/L↓。降钙素原0.38ng/mL。

2022年5月10日心脏超声检查报告：左室舒张功能减低（早期），二尖瓣轻度关闭不全；三尖瓣中度关闭不全，主动脉窦部及升主动脉增宽，主动脉瓣及瓣环退行性变，主动脉瓣中度关闭不全，少量心包积液。

2022 年 5 月 12 日生化检查：B 型钠尿肽 180.46pg/mL ↑，肌红蛋白 107.5ng/mL ↑，谷草转氨酶 38U/L ↑，乳酸脱氢酶 248U/L ↑，尿素氮 19.8mmol/L ↑，肌酐 168μmol/L ↑，尿酸 427μmol/L ↑，钾测定 3.4mmol/L ↓，钠测定 135.4mmol/L ↓。新冠病毒核酸检测阳性。

2022 年 5 月 15 血气分析：酸碱度 7.41，二氧化碳分压 4.35kPa ↓，氧分压 15.901kPa ↑，血氧饱和度 99.30% ↑，标准碳酸氢根浓度 21.8mmol/L ↓，细胞外剩余碱 –3.2mmol/L ↓。

2022 年 5 月 22 日生化检验报告：总蛋白 56.66g/L ↓，白蛋白 29g/L ↓。谷丙转氨酶 17U/L，谷草转氨酶 25U/L，肌酐 179μmol/L ↑，尿酸 523μmol/L ↑，钾测定 5.3mmol/L ↑。凝血功能：凝血酶时间测定 16.701 秒 ↑，纤维蛋白降解产物 5.97μg/mL ↑，D– 二聚体测定 1.91mg/L ↑。

2022 年 5 月 8 日胸部 CT（图 18–1）：慢性支气管炎改变，两肺炎性改变，请治疗后复查；心脏增大，冠脉、主动脉附壁钙化，上腔静脉导管留置；双侧胸膜增厚；双侧胸腔少量积液。

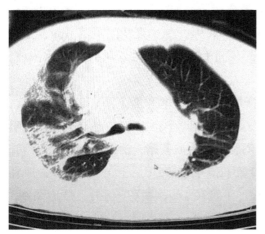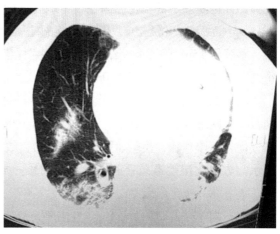

a   b

图 18–1   5 月 8 日胸部 CT

1. 西医治疗方案

（1）氧疗过程：入院后给予鼻导管（3L/min）吸氧，5 月 8 日始给予高流量吸氧（吸入氧浓度 40%，流量 50L/min），5 月 14 日高流量吸氧（流量 45L/min，吸入氧浓度 40%），5 月 18 日经鼻高流量湿化氧疗（吸入氧浓度 35%，流量 40L/min），5 月 20 日持续鼻导管吸氧流量 5L/min，5 月 22 日持续鼻导管吸氧（流量 3L/min）。

（2）抗病毒治疗：奈玛特韦片 / 利托那韦片 250mg，口服，每 12 小时 1 次。

（3）抗感染治疗：头孢吡肟 0.5g，静脉滴注，每 12 小时 1 次。

（4）免疫治疗：胸腺法新 1.6mg，皮下注射，每日 1 次。

（5）抗凝治疗：低分子量肝素钙注射液 2000U，皮下注射，每日 1 次。

（6）其他：①鼻饲：肠内营养乳剂 1000mL，每日 1 次；整蛋白型肠内营养剂 100g，每日 3 次；地高辛片 0.125mg，每日 1 次；硫酸氢氯吡格雷片 25mg，每日 1 次（停用奈玛特韦片／利托那韦片后使用）；螺内酯片 20mg，每日 1 次；呋塞米 10mg，每日 1 次；美托洛尔片 6.25mg，每日 2 次；盐酸胺碘酮片 0.1g，每日 1 次（停用奈玛特韦片／利托那韦片后使用）；氯化钾颗粒 1.5g，每日 3 次；门冬氨酸钾镁片 0.14g，每日 3 次；缬沙坦氢氯噻嗪片 80mg，每日 1 次；单硝酸异山梨酯缓释胶囊 50mg，每晚 1 次。②静脉滴注：头孢吡肟 0.5g，每 12 小时 1 次；氨溴索注射液 90mg，每日 1 次；参麦注射液 60mL，每日 1 次；痰热清注射液 20mL，每日 1 次；参附注射液 20mL，每日 1 次。③静脉推注：奥美拉唑 40mg，每日 1 次。

2. 中医治疗方案

（1）2022 年 5 月 6 日一诊：患者咳嗽咳痰，黄黏痰，伴有胸闷心慌，口干不欲饮，纳欠佳，寐欠安，大便每日 1 次，量少。舌质暗，苔黄腻（见附录彩色图图 18-2）。四诊合参，中医辨证考虑疫毒闭肺。肺为娇脏，外邪上受，首先犯肺，肺气为痰热所困，失于宣发肃降，蕴结胸中则见咳嗽咳痰之证候。湿热蕴肺，则症见口干不欲多饮，治疗以解毒宣肺、开达膜原、辟秽化浊为主，方取化湿败毒散合达原饮加减，拟方如下：炙麻黄 6g，杏仁 9g（后下），藿香 9g，厚朴 9g，炒苍术 15g，草果 9g，制半夏 9g，茯苓 15g，知母 9g，葶苈子 15g，炒赤芍 9g，槟榔 9g，生甘草 6g。3 剂（2022 年 5 月 6 ～ 8 日）。水浓煎，每剂取汁 200mL，早晚各 100mL 口服。

（2）2022 年 5 月 9 日二诊：患者胸闷气促，烦躁，血氧饱和度下降，口干不欲饮，纳差，大便量少，舌质紫暗，苔黄腻，邪正相持，水饮伏肺，痰浊内扰，心神不安，故喘憋气促，心悸烦躁，痰阻血脉，气机郁滞，故胸闷脘痞，舌质紫暗，治以温化痰饮，泻肺逐水。方取化湿败毒散合苓桂术甘汤加减：炙麻黄 6g，杏仁 9g（后下），藿香 9g，厚朴 9g，炒苍术 15g，草果 9g，制半夏 9g，茯苓 15g，生黄芪 15g，葶苈子 15g，炒赤芍 9g，桃仁 9g，桂枝 6g，炒白术 15g，生甘草 6g。另予生大黄 9g，泡水喝。3 剂（2022 年 5 月 9 ～ 11 日）。水浓煎，取汁 200mL，早晚各 100mL 服用。

（3）2022 年 5 月 12 日三诊：患者胸闷气促明显减轻，高流量吸氧中，无咳嗽咳痰，感乏力、纳欠佳、寐安，舌质红，少津，薄黄苔，脉细。患者湿毒未尽，肺脾气虚未复，气阴耗伤，故治疗当以清除湿热，润燥养阴，方取桑杏汤合生脉散加减：太子参 60g，麦冬 9g，五味子 9g，桑叶 9g，杏仁 9g（后下），南沙参 15g，北沙参 15g，浙贝母 12g，桑白皮 15g，怀山药 15g，砂仁 6g（后下），陈皮 12g，白扁豆 15g，炒白术 15g，生甘草 6g。6 剂（2022 年 5 月 12 ～ 17 日）。水浓煎，取汁 200mL，早晚各 100mL 服用。

（4）2022 年 5 月 18 日四诊：患者无发热，无胸闷气促，无咳嗽咳痰，口干乏力，胃纳较前好转，大便畅。舌质红，少苔（见附录彩色图图 18-3）。证属肺脾气阴气虚，治以益气养阴，清热生津。方取生脉散加减如下：党参 45g，太子参 60g，生黄芪 60g，南沙参 15g，北沙参 15g，玄参 9g，生石膏 15g（先煎），麦冬 9g，天花粉 15g，五味子 9g，桑叶 9g，白茅根 30g，芦根 30g，淡竹叶 9g，丹参 15g，桃仁 9g，生甘草 6g。6 剂（2022 年 5 月 18 ～ 23 日）。水浓煎，取汁 200mL，早晚各 100mL 服用。

（六）疗效评估

1. 体温变化趋势　患者入院经中西医结合治疗后，生命体征平稳，体温未见升高（图18-4）。

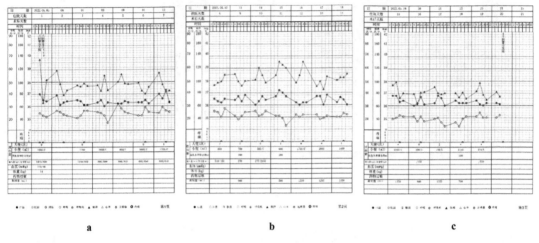

a
b
c

图 18-4　体温变化图

2. 主要症状　患者属于普通型，病程前期以咳嗽咳痰，偶有痰中带血症状为主，经过中西医结合治疗后，呼吸道症状明显改善。

3. 生化检查变化和 CT 值变化　（表 18-1 ～表 18-2）。

表 18-1　主要生化指标变化

日期	白细胞计数（×10⁹/L）	中性粒细胞计数（×10⁹/L）	淋巴细胞计数（×10⁹/L）	超敏C反应蛋白（mg/L）	D-二聚体（µg/mL）
5月5日	5.4	4.39	0.64	52.59	
5月8日	4.85	4.20	0.36	75.94	0.56
5月14日	12.40	11.10	0.77	56.09	0.59
5月22日	6.99	5.57	0.87	4.34	1.91

表 18-2　CT 值变化

项目	5月5日	5月9日	5月12日	5月20日	5月21日	5月22日	5月23日
N	29	24	39	33	35	36	37
ORF1ab	28	23	39	34	36	38	38

4. 胸部影像学变化　5月12日胸部CT（图18-5）：慢性支气管炎改变，两肺炎性改变；双侧少量胸腔积液；双侧胸膜增厚；心脏增大，冠脉、主动脉附壁钙化，心包膜增

厚。5月19日胸部CT（图18-6）：慢性支气管炎改变，两肺炎性改变，与5月12日比较有所吸收好转；双侧胸膜增厚；心脏增大，冠脉、主动脉附壁钙化，心包膜增厚。

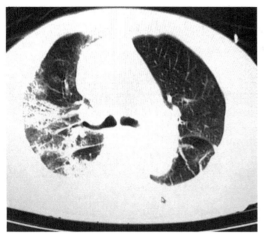
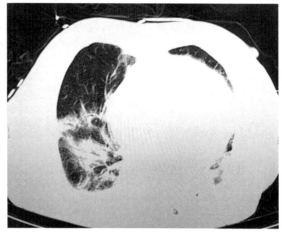

a　　　　　　　　　　　　　　b

图 18-5　5 月 12 日胸部 CT

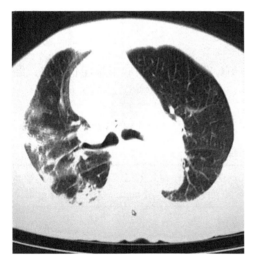
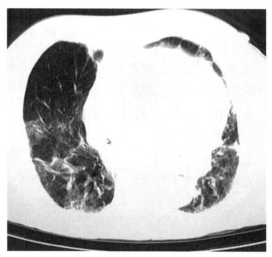

a　　　　　　　　　　　　　　b

图 18-6　5 月 19 日胸部 CT

（七）出院时情况

患者呼吸平稳，无发热，神志清，无咳嗽咳痰，无胸闷气促，胃纳可。胸部影像学显示炎症明显吸收，连续三次CT值大于35，2022年5月24日出院。随访4周未见核酸复阳。

（八）案例讨论与分析

1. 辨证施治思路　膜原是感受疫邪致病的特殊病位。膜原之邪向表即在经，入胃便为里，处于经胃交界之处。湿浊疫毒伏于膜原，可伏而不发，或是伏而迟发，或是伏而即发。邪伏膜原最易通过呼吸道黏膜传至与其相邻的肺系，因此，此患者一诊时肺部症状表现尤为突出，故给予化湿败毒散合达原饮，以解毒宣肺，开达膜原，辟秽化浊。

二诊时患者出现胸闷气促，血氧饱和度下降，舌质紫暗，苔黄腻，为疫毒之邪传变至中焦气分，"湿浊疠气"与邪热二者相结，湿热侵袭，疫毒闭肺，肺气为湿热疫邪所遏，宣发肃降失职，由表及里，化生火毒，从而炽盛于阳明。痰饮阻肺，痰浊内扰，痰阻血瘀，故加用苓桂术甘汤温化痰饮，泻肺逐水。肺与大肠相表里，肺气不降，腑气不通，邪郁化热，或与伏燥搏结，灼伤津液，故予生大黄通腑泄热。

三诊时患者症状好转，但有口干、乏力、纳差，为湿毒未尽，肺脾气虚未复，气阴耗伤。若一味补益，避实就虚，则余邪不去，致使闭门留寇；若避虚就实，仅关注湿毒之邪未尽，而忽略肺脾亏损，则气津难复，导致病程延长。鉴于此，往往需要清补并行，内外宣通，虚实同治，使湿疫毒邪不致久羁，真气缓缓内生。故方取桑杏汤清宣润燥，生脉散益气养阴，同时加用健脾渗湿药物，以达到平补平泻的目的。

四诊时患者黄腻苔已消，舌质红，少苔，为脾肺气阴两虚，"留得一分津液，便有一分生机"，故治宜益气养阴，清热生津，尤其要顾其津液。久病肺虚络瘀，故酌情加上丹参、桃仁活血化瘀。

2. 用药分析　这是一例中西医结合治疗普通型新冠病毒感染合并基础疾病重症的患者，西医着重增强免疫、抗病毒、抗炎、抗凝、营养支持等，中医主要抓住病机变化为邪正相持，水饮伏肺，以及后期的卫气大伤，余邪未尽，治疗关键是泻肺水，涤留饮，以救肺之窘迫，次则畅三焦、利水道，以防水去而复蓄，再则化痰浊，通肺之血络，以沟通营卫，畅达气血，其间补肺损，护阴液，待病势稍缓，则宜大剂壮卫气，复治节，方能转危为安。

3. 得失点　本案是一则中医药干预的成功案例，患者入院时出现胸闷气促症状，第一时间予解毒宣肺，开达膜原。3 剂后患者出现病情加重，且患者有基础疾病冠心病，痰阻血脉，气机郁滞，如果一开始即予以活血药物，之后因势利导，温化痰饮，泻肺逐水，则疫毒之邪可以更快速地祛除，最后顾护正气，患者转阴出院，治疗过程中无不良反应。

（上海市普陀区利群医院熊艳文整理）

十九、新冠病毒感染危重症伴精神分裂症、脑肿瘤术后案

（一）一般资料

胡某，男，62 岁，救治医院：上海健康医学院附属周浦医院。住院号：14×××9。入院时间：2022 年 5 月 11 日；出院时间：2022 年 5 月 23 日；住院天数：13 日。

（二）入院前情况

主诉"新冠病毒核酸阳性 2 日，咳嗽、发热 1 日"入院。2022 年 5 月 9 日发现新冠病毒核酸阳性，5 月 10 日入住方舱医院，入舱后患者出现发热、咳嗽，最高体温 39.2℃，因有痛风、肺大疱、精神分裂症、脑肿瘤后遗症、压疮等基础性疾病，属于重症高危人群，转入我院治疗。

既往史：患者有痛风、肺大疱、精神分裂症病史，目前血尿酸值正常未服药，使用帕利哌酮缓释片、奥氮平控制精神症状。2021 年 6 月因脑肿瘤（性质、病理不详）于海军军医大学第二附属医院手术治疗，因脑积水颅压高放置引流管（脑室－腹腔内）。术后双下肢肌力逐渐下降，平日可在外力辅助下行走，饮食无呛咳。尾骶部压疮半年。否认药物食物过敏史。

（三）入院时情况

患者本次发病以来，精神略差，胃纳可，睡眠可，大小便如常，体重未见明显下降。

体格检查：体温 36.0℃，心率 65 次 / 分，呼吸 18 次 / 分，血压 105/54mmHg。患者被动体位，意识尚清，反应迟钝，可正确回答简单问题，查体尚配合，双上肢肌力 4 级，双下肢肌力 3 级，腰骶部可见一 6cm×6cm 的破溃，周围颜色发暗，双侧髂骨突起处可见局部皮肤发红，未破溃。舌质淡，舌苔白腻，脉沉。

（四）入院诊断

1. 西医诊断

（1）新冠病毒感染（普通型）。

（2）痛风。

（3）肺大疱。

（4）脑肿瘤术后遗症。

（5）精神分裂症。

（6）压疮。

2. 中医诊断

疫病，风热犯肺。

（五）诊疗经过

入院后予以抗感染、抗凝、监测生命体征等对症处理，5月11日心电图检查报告：心动过速，ST-T 轻度变化。夜间血氧饱和度开始逐渐降低，予以吸氧后好转。5月12日15时高流量吸氧状态下，血氧饱和度出现进行性下降，波动于85%左右。请 ICU 会诊后转科继续治疗。更正诊断：新冠病毒感染重型。

2022年5月13日 ICU 查房：患者昨日体温37.9℃，今晨正常，有咳嗽及咳痰，经鼻高流量吸氧，动脉血氧饱和度96%（氧流量55L/min，吸入氧浓度60%）。予以抗病毒（奈玛特韦片／利托那韦片），增强免疫力（胸腺法新，维生素 C），抗凝（低分子量肝素钙注射液），中医药，营养支持等治疗。后患者胸部 CT 提示有左侧慢性硬膜下积液，伴有少许硬膜下出血，请神经内科会诊，暂停低分子量肝素钙注射液。

2022年5月19日患者无发热。俯卧位通气，动脉血氧饱和度99%（高流量氧浓度35%，氧流量40L/min）。2022年5月19日胸部 CT 检查结果：两肺细支气管炎并感染，随诊；小叶中央型肺气肿，左肺下叶肺大疱。患者目前病情平稳，继续中药、抗凝、营养支持、抗精神分裂症等治疗。

2022年5月23日患者咳嗽、咳痰不多，痰不易咳出，痰白色、稀薄，无发热。患者病情平稳，继续气道护理；今接指挥部通知转至上海市浦东医院继续诊治，故予出院。

2022年5月11日入院辅助检查：①血常规、降钙素原：白细胞计数 $7.48×10^9$/L，中性粒细胞百分比82.50%↑，淋巴细胞百分比9.50%↓，红细胞计数 $4.28×10^{12}$/L↓，血红蛋白122.0g/L，血小板 $98×10^9$/L↓，C 反应蛋白52.10mg/L↑。降钙素原0.083ng/mL。②血气分析：酸碱度7.47↑，二氧化碳分压5.30kPa，氧分压10.10kPa↓，实际碱剩余5.2mmol/L↑，标准碱剩余5.6mmol/L↑，钾2.60mmol/L↓，乳酸1.4mmol/L，标准碳酸氢盐浓度29.1mmol/L↑。③生化检查：血糖6.00mmol/L↑。④心肌酶谱：D-二聚体测定 0.73mg/L↑。

1. 西医治疗方案

（1）氧疗过程：入院时鼻导管吸氧；2022 年 5 月 12 日高流量呼吸支持（氧流量 40～50L/min，吸入氧浓度 60%）。5 月 12 日间断俯卧位呼吸。5 月 19 日鼻导管吸氧 3～4L/min。

（2）抗病毒治疗：奈玛特韦片 / 利托那韦片 1 片，每日 1 次，服用 5 天。

（3）抗感染治疗：注射用头孢他啶 2.0g，每日 2 次。

（4）免疫治疗：胸腺法新 1.6mg，每日 1 次；维生素 C 2.0g，每日 1 次。

（5）抗凝治疗：低分子量肝素钙注射液 4100U，每日 2 次。

（6）营养支持：肠内营养混悬液 500mL，每日 1 次。

（7）其他药物：奥氮平 5mg，每晚 1 次；帕利哌酮缓释片，每日 1 次；氯化钾颗粒 1.57g，每日 3 次，鼻饲。

2. 中医治疗方案

（1）2022 年 5 月 12 日一诊：患者现体温正常，有咳嗽及咳痰，经鼻导管吸氧，无恶心及呕吐，无腹泻。查体：体温 37.0℃，心率 90 次 / 分，呼吸 20 次 / 分，血压 114/67mmHg。神志清，消瘦，腹平软，全腹无压痛，无肌紧张、反跳痛，双肾区叩击痛（－），双下肢无浮肿。四肢肌力 3 级。患者舌红，苔薄黄，脉浮数。胸部 CT 检查报告：两肺散在感染，两侧胸膜反应、左侧少量胸腔积液。新冠病毒核酸检测阳性。四诊合参，结合检验检查结果，辨证属中医学"疫病，轻型 / 普通型，风热犯肺"，治宜疏风清热，解毒利咽。中药方从《上海市新型冠状病毒感染中医药诊疗专家共识（2022 春季版）》推荐的轻型 / 普通型患者汤药协定方（荆银清化方），方药如下：金银花 12g，荆芥 9g，老翘壳 9g，蜜炙麻黄 6g，苦杏仁 9g，石膏 30g（先煎），柴胡 9g，黄芩 9g，野荞麦根 18g，板蓝根 9g，薄荷 6g（后下），芦根 15g，广藿香 9g（后下），生薏苡仁 15g，牡丹皮 9g，甘草 6g。7 剂，日 1 剂，水煎 300mL，早晚分两次口服。

（2）2022 年 5 月 13 日二诊：患者昨日转入 ICU，今晨仍有发热，有咳嗽及咳痰，经鼻高流量吸氧中，无恶心及呕吐，无腹泻。查体：体温 38.1℃，心率 113 次 / 分，呼吸 20 次 / 分，血压 110/65mmHg。神志清，消瘦，腹平软，全腹无压痛，无肌紧张、反跳痛，双肾区叩击痛（－），双下肢无浮肿。四肢肌力 3 级。患者舌淡，苔黄腻，脉滑数。患者血氧饱和度较昨日明显下降，四诊合参，辨证属"疫病，疫毒闭肺证"，治宜清热化湿，祛邪败毒。中药方从化湿败毒方加减，方药如下：生麻黄 6g，石膏 45g（先煎），藿香 10g（后下），麸炒苍术 15g，制半夏 10g，大黄 5g（后下），南葶苈子 10g，苦杏仁 10g，甘草 3g，制厚朴 10g，草果仁 9g，白茯苓 15g，黄芪 10g，赤芍 10g，浙贝母 15g，麦冬 15g，金荞麦 30g，马鞭草 15g，西洋参 10g。1 剂，水煎 300mL，早晚分两次口服。

（3）2022 年 5 月 14 日三诊：患者体温正常，俯卧位通气，经鼻高流量吸氧，无明显气促，动脉血氧饱和度为 100%，有咳嗽及咳痰，目前无恶心及呕吐，无腹泻。查体：体温 36.5℃，心率 103 次 / 分，呼吸 17 次 / 分，血压 105/70mmHg。神志清，消瘦，腹平软，全腹无压痛，无肌紧张、反跳痛，双肾区叩击痛（－），双下肢无浮肿。四肢肌力3级。舌淡，苔黄腻，脉滑数，今日核酸转阴。辨证属"疫病，疫毒闭肺证"，治宜清热化湿，祛邪败毒。中药方从化湿败毒方加减，方药如下：生麻黄6g，石膏45g（先煎），藿香10g（后下），蜜麸炒苍术15g，制半夏10g，大黄5g（后下），南葶苈子10g，苦杏仁10g，甘草3g，制厚朴10g，草果仁9g，白茯苓15g，黄芪10g，赤芍10g，浙贝母15g，麦冬15g，金荞麦30g，马鞭草15g，西洋参10g。1剂，水煎300mL，早晚分两次口服。

（4）2022年5月15日四诊：患者体温波动，昨日最高体温37.5℃，有咳嗽及咳痰，目前经鼻高流量吸氧，俯卧位通气中，动脉血氧饱和度为100%，无腹泻。查体：体温36.3℃，心率106次/分，呼吸17次/分，血压119/67mmHg。神志清，消瘦，腹平软，全腹无压痛，无肌紧张、反跳痛，双肾区叩击痛（－），双下肢无浮肿。四肢肌力3级。舌淡，苔白腻，脉滑数，辨证属"疫病，疫毒闭肺证"，治宜清热化湿败毒方加减，方药如下：生麻黄12g，石膏45g（先煎），藿香15g（后下），蜜麸炒苍术15g，制半夏10g，大黄5g（后下），南葶苈子60g，苦杏仁10g，甘草3g，制厚朴10g，草果仁9g，白茯苓15g，黄芪60g，赤芍45g，浙贝母15g，麦冬30g，金荞麦60g，马鞭草45g，当归10g，黄芩60g，西洋参50g。3剂，日1剂，水煎300mL，早晚分两次口服。

（5）2022年5月18日五诊：患者神志清，俯卧位通气中，痰液较前无变化。查体：体温36.8℃，心率106次/分，呼吸18次/分，血压101/63mmHg，动脉血氧饱和度100%（高流量氧浓度40%，氧流量50L/min）。神志清，消瘦，腹平软，全腹无压痛，无肌紧张、反跳痛，双肾区叩击痛（－），双下肢无浮肿。舌红，苔黄腻，脉滑数，四诊合参，辨证属"疫病，疫毒闭肺证"。治宜清热化湿，祛邪败毒。中药方从化湿败毒方，方药如下：生麻黄6g，石膏30g（先煎），藿香15g（后下），蜜麸炒苍术15g，制半夏10g，大黄5g（后下），南葶苈子30g，苦杏仁10g，甘草3g，制厚朴10g，草果仁6g，白茯苓15g，黄芪30g，赤芍45g，浙贝母15g，麦冬30g，金荞麦60g，马鞭草60g，淡竹叶15g，西洋参50g。3剂，日1剂，水煎300mL，早晚分两次口服。

（6）2022年5月21日六诊：患者5月19日已改为鼻导管吸氧，仍有咳嗽、咳痰，但咳痰能力稍差，痰白色、稀薄，无发热，大便不通。舌淡，苔黄腻，脉滑数，四诊合参，辨证属"疫病，湿热闭肺证"。治宜清热化湿，祛邪败毒。中药方从化湿败毒方，方药如下：生麻黄3g，石膏15g（先煎），制半夏10g，大黄5g（后下），南葶苈子30g，苦杏仁10g，甘草3g，制厚朴10g，白茯苓15g，黄芪15g，赤芍30g，浙贝母15g，麦冬30g，金荞麦45g，马鞭草60g，蜜麸炒白术15g，蜜炒枳实10g，当归10g，西洋参50g。3剂，日1剂，水煎300mL，早晚分两次口服。

（六）疗效评估

1.体温变化情况 患者入院后经中西医结合治疗，5月17日后体温未见升高，生命体征平稳。

2. 主要症状　患者属于危重型，病程前期以咳嗽咳痰、低热症状为主，经过中西医结合治疗后，呼吸道症状明显改善。

3. 实验室检查变化　（表 19-1～表 19-4）

表 19-1　血常规变化

日期	白细胞计数（×10⁹/L）	中性粒细胞百分比（%）	淋巴细胞百分比（%）	血红蛋白（g/L）	血小板（×10¹²/L）	C 反应蛋白（mg/L）
5 月 11 日	7.48	82.5	9.50	122	98	52.10
5 月 13 日	6.06	71.9	21.0	106	87	99.29
5 月 16 日	6.75	71.3		107	169	47.90
5 月 21 日	7.71	66.4	1.88	107	347	20.8

表 19-2　血气分析

日期	酸碱度	二氧化碳分压（kPa）	氧分压（kPa）	血氧饱和度（%）	标准碳酸氢盐（mmol/L）	实际碱剩余（mmol/L）	乳酸（mmol/L）
5 月 12 日	7.46	5.75	5.52	80.70	29.3	6.8	1.2
5 月 13 日	7.42	5.90	9.16	95.90	27.3	3.2	2.2
5 月 15 日	7.41	5.97	13.70	99.30	27.2	3.1	1.1
5 月 21 日	7.36	7.96	20.50	100.20	30.5	6.6	2.2
5 月 23 日	7.39	7.46	17.50	100.00	31.4	7.5	1.0

表 19-3　凝血功能

日期	纤维蛋白原（g/L）	血浆凝血酶原时间（秒）	活化部分凝血活酶时间（秒）	凝血酶时间（秒）	国际标准化比值	纤维蛋白原降解产物（μg/mL）	D- 二聚体（mg/L）
5 月 11 日	3.59	12.10	29.90	16.10	1.03	1.8	0.73
5 月 12 日	4.71	12.20	29.70	16.10	1.04	2.8	> 10.00
5 月 17 日	6.07	11.30	23.80	14.30	0.95	9.6	2.43
5 月 21 日	4.03	12.50	27.10	15.80	1.07	11.1	2.13

表 19-4　新冠抗原检测

日期	N 基因	ORF1a/b 基因
5 月 12 日	［23.60］	［21.85］
5 月 14 日	阴性	阴性
5 月 17 日	阴性	阴性
5 月 21 日	阴性	阴性

4.影像学变化（图19-1，左5月12日；右5月19日）

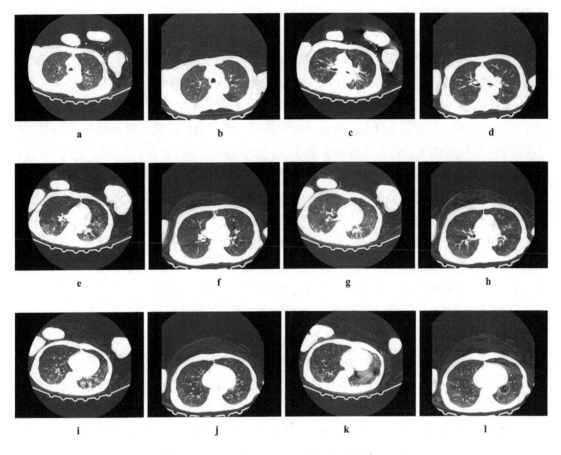

图19-1　5月12日、5月19日胸部CT

（七）出院时情况

患者神志清，精神可，仍咳嗽咳痰，无胸闷气促，无腹痛腹泻，胃纳可。胸部影像学显示炎症明显吸收，连续两次咽拭子核酸检测阴性，2022年5月23日出院转他院巩固治疗。随访两周未见核酸复阳。

（八）案例讨论与分析

1.辨证施治思路　上海的重型、危重型新冠病毒感染仍属于中医学的"疫病"范畴，病机特点表现为湿、热、瘀、毒，病位主要在肺、脾，与心、肝、肾、大肠密切相关。中医治疗思路仍遵循卫气营血和三焦辨证，但后世医家如姜春华主张先证而治，将卫气营血辨证施治和截断病原辨证用药有机地结合起来，以提高疗效。具体做法：①早用或重用清热解毒。②早用苦寒攻下。③及时凉血化瘀。因为上海人口老龄化明显，此次疫情重症老年患者、精神疾病患者居多，病机可概括为虚、湿、热、瘀、毒，扶正祛邪中的"扶正"尤为重要。

此患者入院为"新冠病毒感染普通型"，但由于有精神分裂症、痛风、肺大疱、脑肿瘤术后遗症、压疮等并发症，属重症高危人群，病情变化较快，5月11日入院后不久即出现呼吸困难，第3天下午即进入ICU治疗，诊断转为"新冠病毒感染重型"。

一诊时，患者尚在普通病房，体温已平复，舌红，苔薄黄，脉浮数，四诊合参，辨证属中医学"疫病，轻型/普通型，风热犯肺"范畴，予以疏风清热，解毒利咽，中药方从上海防疫轻型/普通型协定方"荆银清化方"。

二诊时，患者转入ICU，体温波动，高流量吸氧。患者舌淡，苔黄腻，脉滑数，辨证属"疫病，疫毒闭肺证"范畴。治宜清热化湿，祛邪败毒。中药方从《新型冠状病毒肺炎诊疗方案（试行第九版）》重症协定方"化湿败毒方"，加麦冬15g，金荞麦30g，马鞭草15g，西洋参10g，石膏用量加至45g，增强清肺热、益气养阴之功效。

三诊时，患者俯卧位，通气后无明显气促，咳嗽咳痰，无恶心及呕吐，无腹泻，舌淡，苔黄腻，脉滑数，中药方继续从"化湿败毒方"加减，方药同二诊。

四诊时，督导组叶勇主任医师查房，患者体温波动，俯卧位通气，无明显气促，仍咳嗽咳痰，舌淡，苔白腻，脉滑数，中药方从"化湿败毒方"加减，但剂量明显加大：如生麻黄从6g加至12g，南葶苈子从10g加至60g，黄芪从10g加至60g，麦冬从15g加至30g，金荞麦从30g加至60g，马鞭草从15g加至45g，赤芍从10g加至45g，西洋参从10g加至50g，另加当归10g，黄芩60g，石膏仍用45g。

五诊时，患者发热好转，体温正常。舌红，苔黄腻，脉滑数，四诊合参，辨证属"湿热闭肺证"范畴。治宜清热化湿，祛邪败毒。中药方从"化湿败毒方"加减：上方去当归10g，去黄芩60g，生麻黄从12g减至6g，南葶苈子从60g减至30g，黄芪从60g减至30g，石膏减为30g，马鞭草从45g加至60g，麦冬仍用30g，金荞麦仍用60g，西洋参仍用50g，另加淡竹叶15g。

六诊时，患者仍有咳嗽、咳痰，但咳痰能力稍差，痰白色、稀薄，无发热，大便不通。舌淡，苔黄腻，脉滑数，四诊合参，辨证属"湿热闭肺证"范畴。治宜清热化痰，祛邪败毒。中药方从"化湿败毒方"加减：上方去草果、藿香、淡竹叶，生麻黄从6g减为3g，石膏从30g减为15g，黄芪从30g减为15g，金荞麦从60g减为45g，赤芍从45g减为30g，南葶苈子仍用30g，马鞭草仍用60g，西洋参50g，麦冬30g，另加蜜麸炒白术15g，蜜炒枳实10g，当归10g。

2. 用药分析　这是一例中西医结合治疗新冠病毒感染的病例。病情由新冠病毒感染普通型迅速转为新冠病毒感染重型，经治疗后5月14日患者核酸转阴，5月16日体温正常，变为普通肺炎，5月19日转为鼻导管吸氧，病情逐渐好转。西医着重增强免疫、抗病毒、抗炎、营养支持等，抗生素仅最初使用一天；中医病机变化由疫毒蕴肺发展为疫毒闭肺，治宜清热化湿，祛邪败毒，辅以益气养阴。治疗由"荆银清化方"转为"化湿败毒方"。

"荆银清化方"全方由银翘散、麻杏石甘汤、小柴胡汤、千金苇茎（芦根）汤、藿香正气散等方药加减而成，为针对轻症/普通型患者的协定处方，全方疏风清热，解毒利咽，宣肺排毒。

"化湿败毒方"以麻杏石甘汤、宣白承气汤、达原饮、藿香正气散、葶苈大枣泻肺汤加减而成。此方为针对重症患者的协定处方，全方宣肺清热，和中化湿，活血解毒通下。

二诊、三诊处方相同，均为"化湿败毒方"基础上重点增加清热解毒力量，如石膏45g，金荞麦30g，马鞭草15g，少量增加益气养阴药物，如西洋参10g，麦冬15g。四诊由专家指导治疗，采用快速扭转截断的方法，上方基础上增加宣肺清热解毒药物用量，如麻黄12g，金荞麦60g，黄芩60g，马鞭草45g；患者虽未入血证，但凉血药物仍然加量，如赤芍45g；为防止疫病耗气伤阴，痰栓形成，加大益气养阴扶正和化痰力量，如黄芪60g，西洋参50g，麦冬30g，葶苈子60g。中西医结合治疗使患者入院后呼吸道症状快速改善，核酸迅速转阴。五诊、六诊随着病情好转，上述药物逐渐减量。

3. 得失点 新冠病毒感染的病机演变过程，是邪正相互斗争的过程，正胜则邪却，正虚则邪陷，中医不仅重视邪气在发病中的作用，更强调从正邪关系的演变转化来认识、治疗新冠病毒感染，注重权衡感邪轻重、正气盛衰的情况，辨证用药，达到未病先防、既病防变和已病防传的目的。本案是一则中医药及时干预的成功案例，患者入院前1日有高热、呼吸道症状，入院第一时间予疏风清热，之后清热化湿，祛邪败毒，辅以益气养阴，热邪得以快速祛除，邪去而正气未减。治疗过程中无不良反应。

（上海健康医学院附属周浦医院郝世军、张鞠华整理）

二十、新冠病毒感染重型案

（一）一般资料

张某，男，60岁，住院号：022×××××。

入院时间：2022年4月30日；出院时间：2022年5月15日；住院天数：16日。

（二）入院前情况

主诉"发热、咽痛、咳嗽3日"入院。2022年4月28日出现发热，伴咳嗽、咳痰、咽痛等，自测体温最高39℃，无头痛，无恶心呕吐，2022年4月28日查新冠病毒核酸检测阳性，2022年4月30日为进一步诊治转入上海市公共卫生临床中心治疗。

流行病史：有14天内接触新冠病毒感染患者史。

新冠疫苗接种史：无。

（三）入院时情况

患者本次发病以来，咳嗽痰少，精神略差，胃纳欠佳，睡眠欠安，小便无力，大便秘结，活动后气促明显，畏寒无汗。

体格检查：体温38.5℃，心率96次/分，呼吸28次/分，血压120/75mmHg，指脉血氧饱和度91%（未吸氧）。身高167cm，体重72kg，体重指数25.8。神志清楚，精神略差，无嗜睡。颈软，口唇无发绀，咽部充血，双侧扁桃体无明显肿大，无脓性分泌物。双侧呼吸运动对称，无胸膜摩擦感，无皮下捻发感，两肺呼吸音粗，未闻及明显干湿啰音。腹软，全腹无压痛反跳痛，肝脾肋下未及，肠鸣音正常存在，双下肢无浮肿。四肢活动自如。

（四）入院诊断

1. 西医诊断

新冠病毒感染（重型）。

2. 中医诊断

疫病，疫毒闭肺证。

（五）诊疗经过

4月30日入院当晚，给予鼻导管吸氧8L/min，监测指脉血氧饱和度维持于93%～96%。辅助检查：①血气分析：酸碱度7.47，氧分压7.0kPa，血氧饱和度89%，二氧化碳分压3.8kPa。②血常规：白细胞计数$2.2×10^9$/L，血小板计数$130×10^9$/L，中性粒细胞计数$1.54×10^9$/L，淋巴细胞计数$0.22×10^9$/L，单核细胞计数$0.33×10^9$/L。C反应蛋白18.8mg/L。红细胞沉降率80mm/h。降钙素原2.122ng/mL。③生化检查：谷丙转氨酶55U/L，谷草转氨酶43U/L，碱性磷酸酶76U/L，乳酸脱氢酶325U/L，白蛋白30.4g/L，尿素7.4mmol/L，肌酐86.3μmol/L。④凝血功能：国际标准化比值1.12，凝血酶原时间12.8秒，D-二聚体6.79μg/mL。⑤淋巴细胞亚群：CD_4计数435cell/μL，CD_8计数338cell/μL。⑥体液免疫：IgA为2.71g/L，IgG为5.33g/L，IgM为1.35g/L。⑦细胞因子：白细胞介素-6为156.52pg/mL，白细胞介素-8为3.38ng/mL。

1. 西医治疗方案

（1）氧疗过程：2022年5月1日起予以高流量吸氧（50～60L/min）呼吸支持。

（2）抗病毒治疗：奈玛特韦片300mg+利托那韦片100mg，口服，每12小时1次，连用5日。人干扰素100万IU，雾化，每日1次。

（3）抗炎治疗：甲强龙40mg，静脉推注，每日1次，连用3日。乌司他丁50万U，微量泵推注，每12小时1次。

（4）抗感染治疗：莫西沙星400mg，静脉滴注，每日1次。

（5）免疫治疗：人免疫球蛋白20g，静脉滴注，每日1次，连用3日。胸腺法新1.6mg，皮下注射，每日1次。

（6）抗凝治疗：低分子量肝素钙注射液5000U，皮下注射，每日1次。

（7）营养支持：人血白蛋白10g，静脉滴注，每日1次。

（8）其他：维生素C 10g，静脉滴注，每日1次。氨溴索90mg，静脉滴注，每日1次。奥美拉唑40mg，静脉滴注，每日1次。

2. 中医治疗方案

（1）2022年4月30日一诊：患者咳嗽，痰少，咽痛，发热，畏寒，无汗，活动后气促明显，精神略差，胃纳欠佳，大便秘结。舌边尖红，边有齿痕，苔薄黄腻（见附录彩色图图20-1）。四诊合参，中医辨证属疫毒闭肺，腑气不通。疫毒侵袭机体，卫气为疫毒所困，正邪交争，故见发热、畏寒、无汗。肺为娇脏，疫毒犯肺，痰热郁肺，肺失宣肃，则见咳嗽、咳痰、气促。肺与大肠相表里，湿热壅盛，肺失宣降，腑气不通，则见大便秘结。治疗以宣肺解毒、通腑泄热为主。方取麻杏石甘汤、小柴胡汤、银翘散加减，拟方如下：生石膏30g（先煎），生麻黄9g，苦杏仁9g（后下），生甘草9g，柴胡30g，黄芩15g，竹沥半夏15g，浙贝母15g，生大黄9g（后下），枳实15g，金银花15g，青连翘15g，射干15g，马勃3g（包煎），马鞭草30g，虎杖15g，茯苓15g，全瓜蒌15g，桑白皮

15g，薏苡仁30g。3剂（2022年5月1～3日）。水煎服200mL，每日1剂，早晚分2次，饭后30分钟温服。

（2）2022年5月4日二诊：患者无发热，最高体温36.9℃，咳嗽，痰少，无咽痛，活动后略气促，精神略差，胃纳欠佳，口干，大便日行一次。舌红，少津，边有齿痕，苔薄腻。目前高流量吸氧（50L/min）呼吸支持，指脉血氧饱和度维持于95%～99%。证属疫毒闭肺。治以宣肺解毒，通腑泄热，拟方如下：生石膏15g（先煎），生麻黄9g，苦杏仁9g（后下），生甘草9g，柴胡15g，黄芩15g，竹沥半夏15g，浙贝母15g，生大黄6g（后下），枳实9g，金银花15g，青连翘15g，射干15g，马勃3g（包煎），马鞭草30g，虎杖15g，茯苓15g，全瓜蒌15g，桑白皮15g，丹参15g，白术15g，苍术15g，麦冬15g，人参9g。3剂（2022年5月4～6日）。水煎服200mL，每日1剂，早晚分2次，饭后30分钟温服。

（3）2022年5月7日三诊：患者干咳，无痰，无发热，无咽痛，活动后气促明显缓解，时觉乏力，汗出，胃纳欠佳，口干，二便调。舌红，少津，边有齿痕，苔薄白，微腻。目前鼻导管吸氧（5L/min），指脉血氧饱和度维持于95%～99%。证属疫毒闭肺，气阴两虚。治以宣肺解毒，益气养阴，拟方如下：炙麻黄6g，苦杏仁9g（后下），炙甘草9g，柴胡15g，黄芩15g，制半夏15g，浙贝母15g，生大黄6g（后下），金银花15g，青连翘15g，射干15g，人参15g，马鞭草30g，虎杖15g，茯苓15g，全瓜蒌15g，丹参15g，白术15g，苍术15g，麦冬15g，生黄芪30g，防风9g，厚朴9g，南沙参15g，北沙参15g。3剂（2022年5月7～9日）。水煎服200mL，每日1剂，早晚分2次，饭后30分钟温服。

（4）2022年5月10日四诊：患者偶有干咳，无痰，无明显气促，乏力，汗出，胃纳可，二便调。舌红，少津，边有齿痕，苔薄白，微腻。目前间歇鼻导管吸氧，指脉血氧饱和度维持于95%～99%。证属疫病后期气阴两虚。治以宣肺解毒，益气养阴，拟方如下：炙麻黄6g，苦杏仁9g（后下），炙甘草9g，柴胡15g，黄芩15g，制半夏15g，款冬花15g，射干15g，人参15g，马鞭草15g，茯苓15g，生黄芪30g，全瓜蒌15g，丹参15g，白术15g，苍术15g，麦冬15g，防风9g，厚朴9g，南沙参15g，北沙参15g。3剂（2022年5月10～12日）。水煎服200mL，每日1剂，早晚分2次，饭后30分钟温服。

（5）2022年5月13日五诊：患者稍有咳嗽，无气促，偶觉乏力，胃纳可，二便调。舌淡红，边有齿痕，苔薄白。证属疫病后期气阴两虚。治以宣肺止咳，益气养阴，拟方如下：炙麻黄6g，苦杏仁9g（后下），炙甘草9g，柴胡15g，黄芩15g，制半夏15g，人参15g，茯苓15g，丹参15g，白术15g，麦冬15g，五味子9g，防风9g，陈皮6g，南沙参15g，北沙参15g，生黄芪15g，炙黄芪15g。3剂（2022年5月13～15日）。水煎服200mL，每日1剂，早晚分2次，饭后30分钟温服。

（六）疗效评估

1.体温变化趋势　患者入院后经中西医结合治疗，生命体征日趋平稳，体温3天内逐渐恢复正常（图20-2）。

体温（℃）

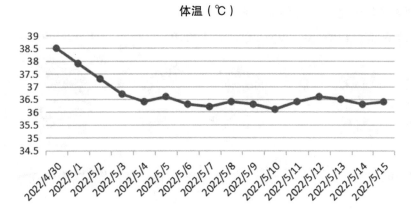

图 20-2　体温变化图

2. 主要症状　患者属于新冠病毒感染重型，病程前期以发热、咽痛、咳嗽、便秘为主，之后出现胸闷、气短、乏力、纳差等症状，经过中西医结合治疗后，各项临床症状明显改善。

3. 生化检查变化（表 20-1、表 20-2、图 20-3）

表 20-1　主要生化指标变化

日期	白细胞计数（×10⁹/L）	中性粒细胞计数（×10⁹/L）	淋巴细胞计数（×10⁹/L）	C 反应蛋白（mg/L）	降钙素原（pg/mL）	白细胞介素 -6（pg/mL）	D- 二聚体（μg/mL）
4 月 30 日	2.2	1.54	0.22	18.8	2.122	156.52	6.79

表 20-2　血气分析变化

日期	酸碱度	二氧化碳分压（kPa）	氧分压（kPa）	血氧饱和度（%）	碳酸氢根（mmol/L）	碱剩余（mmol/L）
4 月 30 日	7.47	3.8	7.0	89	/	/

核酸 CT 值

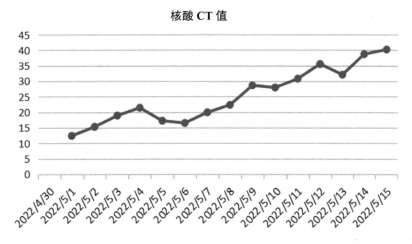

图 20-3　患者新冠病毒核酸 CT 值变化

4. 胸部影像学变化 （图 20-4～图 20-5）

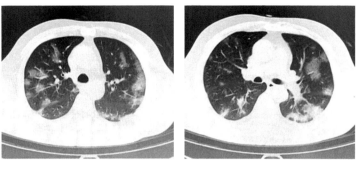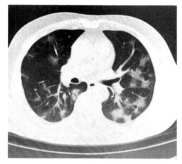

　　　　a　　　　　　　　　　　　b　　　　　　　　　　　c

图 20-4　4 月 30 日胸部 CT

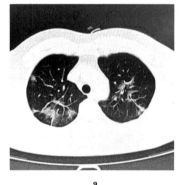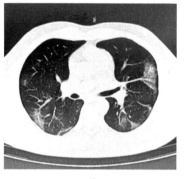

　　　　a　　　　　　　　　　　　　b

图 20-5　5 月 13 日胸部 CT

（七）出院时情况

　　患者神志清，精神可，无咳嗽咳痰，无胸闷气促，纳寐可，二便调。胸部影像学显示炎症较前吸收，连续两次鼻咽拭子核酸检测阴性，2022 年 5 月 1 日出院。

（八）案例讨论与分析

　　1. 辨证施治思路　新冠病毒感染属于中医学"疫病"范畴，病理因素涉及毒、湿、痰、热、瘀、虚等，病位主要在肺、脾，与心、肝、肾、大肠密切相关。新冠病毒感染奥密克戎变异株传染性极强，正如《素问·刺法论》所说："五疫之至，皆相染易，无问大小，病状相似。"因疫毒致病的特殊性，其发病急、传变快、变证多，重症阶段出现病位较深、病程较长、病情较重等特点。临床以疫毒犯肺、湿热蕴肺为核心病机。肺为呼吸出入之门户，疫疠毒邪首先伤肺，疫毒之邪以风热夹湿为主，自口鼻而入，上犯于肺，肺开窍于鼻，上通喉咙，热灼肺系，故见咽喉肿痛；肺卫相通，卫表被郁，开阖失司，疫毒入里，内传气分，卫气同病，外有风热犯卫，内有湿热郁遏，故见发热；湿热郁肺，肺失宣肃，故见咳嗽喘促；肺与大肠相表里，肺气不降，腑气不通，故见大便秘结。随着疾病进展，湿热壅盛，耗气伤津，导致血脉瘀滞，故疫病病程中，以热毒、湿毒、瘀毒为主，重型新冠病毒感染治疗当以清热毒、化湿毒、祛瘀毒为大法，兼以降浊通腑，益气通络。在疾病初期，应快速识别高危因素，尽早干预，先证而治，截断病邪，扭转病势，防止病情进展。如邪已入里，也要果断截危救变，阻断病情突变，防止危重症发生。《素问·刺法论》云："正气存内，邪不可干。"新冠病毒感染患者的病情轻重不仅与感邪的轻重有关，亦与机体自身抵抗力的强弱密切相关。老年患者素体虚弱，脏腑虚损，正气不足，感染新冠病毒后则更为严重，常寒热错杂，虚实并见，易生变证。临证治疗当辨清疾病的轻重缓急，抓住主要症状和核心病机，急则治其标，缓则治其本。正气不足者，宜尽早益气扶正。祛邪注重"清"和"通"，宜宣肺清解，通达气机，恢复肺之宣降功能，使气机得通，水浊得泄，防止瘀浊内生，以邪去正安。邪毒炽盛，内热难解，强调肺肠合治，通肠腑以泄肺热，给邪热以出路。

2. 用药分析　本病例以《温病条辨》银翘散、《伤寒论》麻杏石甘汤合小柴胡汤三方相合加减化裁而治之。方中金银花气味芳香，轻宣疏散，既能清热解毒，又能避秽化浊。柴胡苦辛微寒，善于解表退热，透半表半里之邪，并能疏泄气机之郁滞。麻黄辛散，宣肺平喘，解表散邪。金银花、柴胡、麻黄共用，外散卫分之邪热，内透气分之郁热，卫气同治，宣畅气机，和解表里，截断病势，故为君药。连翘外散风热，内解热毒，与金银花相须为用，清热利咽。黄芩苦寒，善清上焦之热，配伍柴胡，一清一散，泄半表半里之热。石膏辛甘大寒，清泄肺热，辛散解肌以透邪，配伍麻黄，一温一寒，宣肺平喘而不助热，清泄肺热而不凉遏。连翘、黄芩、石膏共为臣药。射干清热解毒，祛痰利咽；马勃清肺利咽解毒；竹沥半夏燥湿化痰，降逆止咳；浙贝母化痰止咳，清热散结；全瓜蒌清肺化痰，宽胸利气，滑肠通便。苦杏仁宣利上焦肺气，止咳平喘，使气行则湿化，生薏苡仁甘淡渗利，上清肺金之热，下利脾胃之湿，使湿毒从下焦而去，二药合用，分消三焦湿毒。马鞭草活血散瘀，清热解毒；虎杖清热利湿，化痰止咳；生大黄泄热通便；枳实行气消痞，助大黄荡涤胃肠；桑白皮泻肺平喘利水；茯苓利水渗湿，健脾安神。射干、马勃、竹沥半夏、浙贝母、全瓜蒌、苦杏仁、薏苡仁、马鞭草、虎杖、生大黄、枳实、桑白皮、茯苓共为佐药。甘草药性微寒，清热利咽止痛，并可调和药性，为使药。疾病后期合用玉屏风散及生脉饮。玉屏风散方中黄芪内可补肺脾之气，益卫以固表，外可助疏散之力，扶正以祛邪。白术益气健脾，培土生金，黄芪、白术合用，补肺气而实肌表，则外邪不易内侵。防风甘缓微温而不峻，为风病之通用药，以祛风解表见长，黄芪得防风则固表而不留邪，防风得黄芪则祛邪而不伤正。生脉饮方中人参甘平补肺，大扶元气，麦冬养阴生津，清热除烦，五味子酸收敛肺。三药相合，补肺养心，益气生津，对治疫病后期损气伤津之证，甚为相宜。

3. 得失点　本案是一则中医药及时干预的成功案例。针对重型新冠病毒感染病情容易演变、病势快的特点，中医治疗应及早介入，以解毒化湿、清热平喘为核心治法，并根据病情需要适时加强清热解毒凉血、活血化瘀、扶助正气等治疗。纵观全案，一清热毒，卫气同治，引卫分气分半表半里之邪外达，截断热毒入里；二化湿毒，避秽化浊，宣上、和中、渗下，化湿毒于三焦；三祛瘀毒，扭转病势，预防疫毒进一步深入；三管齐下，共奏疏利透达、截断扭转、清化疫毒之效。协同西医的支持、治疗手段，共同阻击病情发展，提高重型新冠病毒感染的治愈率。

（上海中医药大学附属曙光医院孙萌、张炜整理）

二十一、新冠病毒感染重型伴持续高热不退

（一）一般资料

颜某，男，50岁，救治医院：上海市公共卫生临床中心，住院号：21×××8。
入院时间：2022年5月1日；出院时间：2022年5月16日；住院天数：16日。

（二）入院前情况

主诉"发热8天"入院。患者于4月13日新冠病毒核酸检测呈阳性，无临床症状，4月15日进入方舱隔离观察，自4月24日起患者出现高热，稍有咳嗽，痰少，4月28日起出现气促，遂于4月29日转入上海市第八人民医院治疗（具体措施不详），在此期间，患者每日均有39℃以上的高热，伴有畏寒，有时尚有寒战，每自服退热药后汗出热退，胸部CT提示右肺炎症（报告未见）。因患者病情未见改善，遂于5月1日晚22点转入上海市公共卫生临床中心进一步诊治。

流行病史：有14天内接触新冠病毒感染患者史。

既往史：既往体健，否认内科疾病史及药物食物过敏史。新冠疫苗接种史：已接种新冠疫苗三针。

（三）入院时情况

患者时有咳嗽，痰少色白质黏，气促，活动后加重，胃纳一般，大便每日一行，无恶心呕吐，无腹痛腹泻，无尿路刺激征。体格检查：体温36.8℃，心率70次/分，呼吸26次/分，血压110/70mmHg。神志清，气略促，口唇无发绀，双侧咽扁桃体无肿大，两肺呼吸音粗，律齐，腹软，无压痛，肝脾无肿大，肾区无叩击痛。双下肢无浮肿。四肢活动自如。

（四）入院诊断

1. 西医诊断

新冠病毒感染（重型）。

2. 中医诊断

疫病，疫毒闭肺证。

（五）诊疗经过

患者因"发热8天"于5月1日晚22点入院，5月2日体温最高达39.8℃，以高热伴有咳嗽咳痰、气促为主要临床表现，入院后予氧疗、抗病毒、抗感染、免疫调节、抗凝、营养支持等治疗，甲强龙40mg，静脉滴注应用3天，并予中药清肺排毒汤加减口服。5月3日、5月4日患者体温正常，5月4日新冠病毒核酸检测呈阴性，但咳嗽、咳痰、气促等症状并无改善，从5月5日起患者高热又作，至5月8日患者每日体温均超过40℃，最高时达40.8℃，其间血培养、痰培养均阴性，因体温过高，曾予布洛芬混悬液、冰毯等措施降温，并调整抗生素治疗方案，予血液滤过清除炎症介质等治疗，但患者症状仍不缓解。5月9日改予白虎加人参汤加减口服后，患者病情有明显改善，体温逐渐下降，自5月12日体温降至正常，直至5月16日体温无反复，咳嗽咳痰明显减轻，气促缓解，患者好转出院。

1. 西医诊疗方案

（1）氧疗方案：入院后先予鼻导管吸氧，5月4日改为面罩吸氧，5月8日改为高流量吸氧，5月11日改为高流量与鼻导管吸氧交替应用，5月13日改为鼻导管吸氧。

（2）抗病毒治疗：奈玛特韦片/利托那韦片300mg/150mg口服，每12小时1次，连用5天（5月2～6日）。

（3）抗感染治疗：莫西沙星0.4g，静脉滴注，每日1次（5月2～5日）；亚胺培南西司他丁1g，静脉滴注，每8小时1次（5月6～12日）；利奈唑胺0.6g口服，每12小时1次（5月6～12日）。

（4）抗炎治疗：甲强龙40mg，静脉滴注，每日1次，连用3天（5月2～4日）；乌司他丁30万U静脉滴注，每8小时1次（5月4～10日）。

（5）免疫治疗：胸腺肽50mg皮下注射，每日1次（5月2～10日）。

（6）抗凝治疗：低分子量肝素钙注射液4100U皮下注射，每日1次（5月2～13日）。

（7）营养支持：人血白蛋白20g，静脉滴注，每日1次（5月2～12日）。

（8）血液净化：血液滤过（CVVH）以清除炎症因子（5月7～9日）。

（9）其他：俯卧位通气，维生素C 10g，静脉滴注，每日1次；氨溴索30mg，静脉滴注，每日2次。

2. 中医治疗方案

（1）2022年5月2日一诊：患者高热，体温最高达39.8℃，畏寒，时有咳嗽，痰少色白质黏，气促，动则加重，胃纳一般，口干，大便每日一行，欠畅，舌淡，苔白腻（见附录彩色图图21-1），脉弦。四诊合参，考虑患者为疫病之热毒闭肺证，治拟宣肺化痰，清热解毒，方拟清肺排毒汤加减：生麻黄9g，苦杏仁9g，生石膏30g（先煎），炙甘草

6g，柴胡15g，黄芩9g，白术20g，茯苓15g，半夏9g，紫菀9g，款冬花9g，山药30g，陈皮9g，藿香9g，苍术15g，草果仁9g，鱼腥草30g，开金锁30g，马鞭草15g。3剂（2022年5月3～5日）。水煎服200mL，每日1剂，早晚分2次，饭后30分钟温服。

（2）2022年5月5日二诊：患者体温正常两天，今又有高热，畏寒，口干，时有咳嗽，痰少，白黏，不易咳出，气促，动则加剧，胃纳偏少，大便每日1次，舌尖偏红，苔白腻（见附录彩色图图21-2），脉弦。四诊合参，考虑患者为热毒闭肺，治拟清肺排毒，宣肺化痰，拟方如下：生麻黄9g，苦杏仁9g，生石膏45g（先煎），炙甘草6g，柴胡20g，黄芩15g，白术20g，茯苓30g，半夏9g，象贝15g，芦根30g，薏苡仁30g，陈皮9g，藿香9g，苍术20g，草果仁9g，鱼腥草30g，开金锁30g，马鞭草30g，葶苈子30g，瓜蒌皮30g。3剂（2022年5月6～8日）。水煎服200mL，每日1剂，早晚分2次，饭后30分钟温服。另予安宫牛黄丸清热开闭，每日1丸，口服（2022年5月6～9日）。

（3）2022年5月8日三诊：患者病情较前无明显变化，仍高热不退，体温峰值超过40℃，口干较明显，舌略红，苔腻微黄（见附录彩色图图21-3），脉弦。患者壮热不退，口干明显，属阳明经证，治拟清热泻火，方拟白虎加人参汤加减：人参15g，生石膏60g（先煎），知母15g，薏苡仁30g，青蒿15g，甘草6g。1剂（2022年5月9日）。水煎服200mL，每日1剂，早晚分2次，饭后30分钟温服。另予血必净注射液50mL，静脉滴注，每日2次（5月8～12日）。

（4）2022年5月9日四诊：患者仍有高热，峰值略有下降（40℃以下），大便干少，余症及舌脉同前。仍拟前法治之，拟方如下：人参15g，生石膏60g（先煎），知母15g，薏苡仁30g，青蒿15g，甘草6g，生大黄9g（后下），天花粉30g。2剂（2022年5月10～11日）。水煎服200mL，每日1剂，早晚分2次，饭后30分钟温服。

（5）2022年5月11日五诊：患者体温峰值明显下降（38℃以下），气促减轻，仍有咳嗽，咳痰，痰白质黏，口干，纳可，大便每日1次，舌略红，苔薄白，舌根部薄腻（见附录彩色图图21-4），脉弦。效不更方，仍拟前法治之，拟方如下：人参15g，生石膏30g（先煎），知母15g，薏苡仁30g，青蒿15g，甘草6g，生大黄9g（后下），天花粉30g。1剂（2022年5月12日）。水煎服200mL，每日1剂，早晚分2次，饭后30分钟温服。

（6）2022年5月13日六诊：患者体温正常已1天，时有咳嗽，咳痰，痰白，静息下无气促，活动后略有气促，纳可，口干，大便2次，质偏稀，舌淡，苔薄黄（见附录彩色图图21-5），脉弦。四诊合参，考虑患者证属肺脾气虚，余邪未尽，治拟健脾益气，清肃余邪，方拟七味白术散加减：人参15g，茯苓30g，白术15g，砂仁6g，甘草6g，藿香9g，紫苏叶9g，开金锁30g，象贝15g，虎杖15g，薏苡仁30g，知母12g，青蒿9g。2剂（2022年5月13～14日）。水煎服200mL，每日1剂，早晚分2次，饭后30分钟温服。

（7）2022年5月15日七诊：体温正常已3天，偶有咳嗽咳痰，痰白量少，无气促，口干已缓解，纳可，大便1次，舌淡红，苔薄白，脉弦。证属肺脾两虚，痰湿内蕴，治拟健脾益气，化痰祛湿，仍拟七味白术散加减：人参15g，茯苓30g，白术15g，砂仁

6g，甘草 6g，藿香 9g，紫苏叶 9g，开金锁 30g，象贝 15g，虎杖 15g，薏苡仁 30g。3 剂（2022 年 5 月 15 ～ 17 日）。水煎服 200mL，每日 1 剂，早晚分 2 次，饭后 30 分钟温服。

（六）疗效评估

1. 体温变化趋势　患者入院前已连续高热 8 天，入院后仍有高热，5 月 3 日和 5 月 4 日体温一度降至正常，此期间曾应用甲强龙 40mg，每日 1 次（5 月 2 ～ 4 日），考虑体温受糖皮质激素作用影响。5 月 5 ～ 8 日连续 4 天体温在 40℃以上，最高达 40.8℃，其间曾用布洛芬混悬液、冰毯、血液滤过等措施降温。5 月 9 日患者体温峰值开始下降，至 5 月 12 日患者体温降至正常，直至 5 月 16 日体温无反复，患者好转出院（图 21-6）。

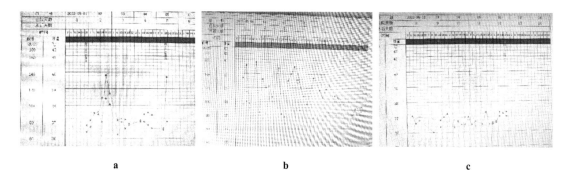

a　　　　　　　　　b　　　　　　　　　c

图 21-6　体温变化图

2. 主要症状　患者有高热、畏寒，时有咳嗽咳痰，痰白量少质黏，气促，活动后加重，口干等症状，经治疗，至 5 月 11 日患者体温降至 37.6℃，气促症状较前明显减轻，痰量较前稍增，但易咳出，5 月 12 日患者体温降至正常，各项症状均逐渐好转，至 5 月 16 日出院时患者发热、口干等症已除，偶有咳嗽咳痰，痰白量少，无明显气促。

3. 生化检查变化　（表 21-1）

表 21-1　主要生化指标变化

日期	白细胞计数（×10⁹/L）	淋巴细胞计数（×10⁹/L）	中性粒细胞百分比（%）	C 反应蛋白（mg/L）	降钙素原（pg/mL）	CD₄⁺ 淋巴细胞计数（cell/μL）	白细胞介素 -6（pg/mL）	D- 二聚体（μg/mL）	氧合指数（mmHg）	谷丙转氨酶（U/L）	血清白蛋白（g/L）
5 月 3 日	7.14	0.36	93.1	128.75	2.94	241.76	27.95	2.97	266	106	30
5 月 7 日	11.4	0.66	92.7	89.43	0.52			2.86	217	100	33
5 月 10 日	4.91	0.82	78.6	78.56	0.44	317.1		2.66	238	135	31
5 月 15 日	6.7	1.1	73.1	< 0.5			3.12	0.96	552	73	37

4. 胸部影像学变化 （图 21-7～图 21-11）

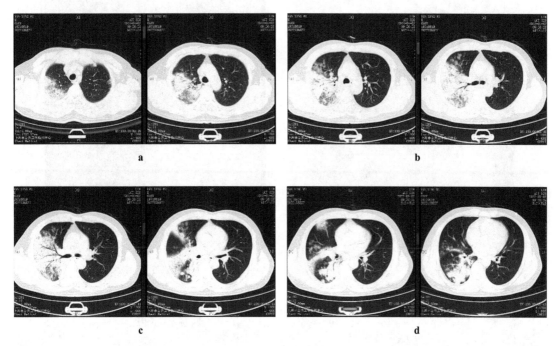

图 21-7　5 月 2 日胸部 CT

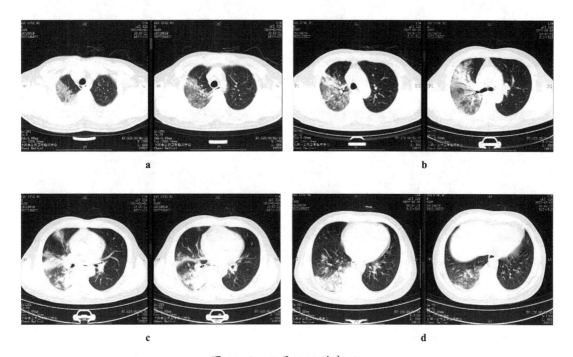

图 21-8　5 月 5 日胸部 CT

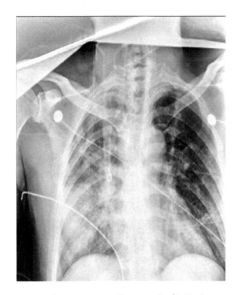
图 21-9 5月7日床旁胸片

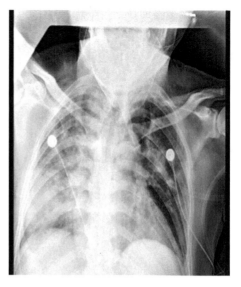
图 21-10 5月9日床旁胸片

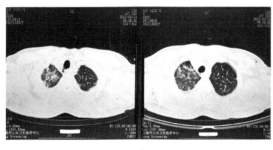
a

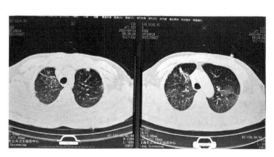
b

c

d

图 21-11 5月14日胸部 CT

（七）出院时情况

患者体温正常，偶有咳嗽咳痰，痰白量少，无气促，肺部 CT 影像较前吸收好转，新冠病毒核酸检测阴性，于 2022 年 5 月 16 日出院，嘱其门诊随访，定期复查胸部 CT。

（八）案例讨论与分析

1. 辨证施治思路　本患者入院时已连续高热 8 天，伴有咳嗽咳痰气促等肺系症状，故考虑为热毒闭肺证，予清肺排毒汤加减治疗。5 月 3 日、5 月 4 日两天患者体温正常，但咳嗽咳痰气促等症状依旧，因曾应用甲强龙，故考虑体温正常为糖皮质激素所致，至 5 月 5 日患者又出现高热，说明患者病情并未缓解，故 5 月 5 日处方加大了清肺热的力度。之后患者每日仍反复高热，体温峰值达 40℃以上，伴有口干，从伤寒六经辨证的角度来看，当为阳明经证无疑，故自三诊起便改弦更张，考虑患者高热日久，壮火食气，方用白虎加人参汤加减。应用此方后第 2 天（5 月 10 日），患者体温即明显下降至 38℃以下，至 5 月 13 日六诊时患者体温已正常，气促明显减轻，唯大便略多且质稀，考虑患者邪毒已十去七八，病程至后期，现肺脾两虚之象，故予七味白术散加减，以健脾益气，清肺化痰，以肃余邪。

2. 用药分析　患者一诊处方以清肺排毒汤为主，石膏用 30g，去桂枝、猪苓、泽泻、细辛、射干等通阳利水、利咽的药味，加入苍术、草果以加强燥湿化浊之力，鱼腥草、开金锁清肺热，马鞭草清热利湿。二诊时因患者高热又起，故石膏加至 45g，柴胡、黄芩剂量亦增加，同时去紫菀、款冬花、山药，加用芦根、薏苡仁、象贝、瓜蒌皮、葶苈子，以加强清肺化痰、泻肺平喘之功。然此方投之罔效，三诊遂改为白虎加人参汤以清阳明经热，石膏加至 60g，并加青蒿以助清气透热之功。四诊时再加用大黄以清泄里热，使邪有出路；天花粉以清热生津。至此患者体温明显下降，诸症减轻。后期以七味白术散健脾益气，酌加象贝、开金锁清肺化痰，知母、青蒿、虎杖清肃余邪。经此治疗，患者病情明显好转出院。

3. 得失点　患者高热并伴有呼吸道症状，结合氧合指数及胸部 CT 表现，考虑肺炎无疑，但患者是病毒性肺炎还是细菌性肺炎，抑或病毒性肺炎继发细菌感染？笔者认为，该患者 4 月 13 日新冠病毒核酸检测阳性，自 4 月 24 日起出现高热并伴有轻微呼吸道症状，4 月 28 日出现气促，从病程来看，符合新冠病毒感染的发病过程，入院时外周血白细胞计数正常，而淋巴细胞计数、CD_4 细胞计数均明显下降，胸部 CT 可见右肺大片渗出模糊影，部分实变，也符合新冠病毒感染的表现。入院后患者曾应用 3 天甲强龙，而 5 月 3 日、5 月 4 日两天患者体温正常，停用激素后患者体温又升至 40℃以上，这种体温变化也符合病毒感染的特点，糖皮质激素有加重细菌感染的可能，若考虑细菌性肺炎，恐不会出现上述显著的体温变化。患者既往体健，无肺部疾病史，若考虑细菌性社区获得性肺炎，其常见的致病菌有肺炎链球菌、流感嗜血杆菌、卡他莫拉菌、支原体、衣原体等，而从入院后的抗生素治疗来看，患者先后应用莫西沙星、亚胺培南西司他丁、利奈唑胺，抗菌谱覆盖不可谓不广，但患者自 5 月 2～9 日（5 月 3 日、4 日除外）均有 40℃以上的高热，最高甚至达 40.8℃，可见抗生素治疗并未起到明显作用。虽然病毒感染后继发细菌感染是临床常见的现象，但综合上述情况来看，笔者认为该患者的诊断还是应考虑为病毒性肺炎。虽然不排除合并轻度细菌感染的可能，但细菌感染并不是其主要矛盾，回顾性分析其抗生素治疗方案，似有过度之嫌。而患者在应用白虎加人参汤后的第 2 天，体温即出现明显下降，之后其症状、CT 影像均明显好转，故笔者认为，中药在本患者的治疗中起到了重要作用。

患者年纪较轻，既往体健，故正气较为充足，而正邪相争也较为剧烈，根据其临床表现，从六经辨证而言，属阳明经证；从温病卫气营血辨证而言，属气分证，又因其高热日久，正气耗伤，故投以白虎加人参汤而取效。观其诊疗经过，初始中药处方中清泄里热的力度偏弱，石膏剂量偏小，若初始石膏剂量即加至 60g，甚至更大，退热或许可以更为迅速；而加用生大黄通下，既可使邪有出路，也是肺与大肠相表里的体用，即便患者无大便硬的症状，大黄也可应用，所谓"温病下不嫌早"，不必待阳明燥结于内再行攻下，如此或可缩短病程。

本例为典型的病毒性肺炎，虽然治疗较为成功，但回顾其诊疗经过，也非一帆风顺，其处方用药的变化过程也体现了笔者临证思路的觉悟过程，一得之愚，以飨同道。

（上海中医药大学附属曙光医院张涛、上海中医药大学附属岳阳中西医结合医院

张院辉整理）

二十二、高龄老人新冠病毒感染危重型伴肝脏肿瘤介入治疗后案

（一）一般资料

金某，男，85岁，住院号：022××××5。

入院时间：2022年5月4日；出院时间：2022年5月18日；住院天数：15日。

（二）入院前情况

主诉"发热、咳嗽、咳痰3天"入院。2022年5月1日出现发热，伴咳嗽、咳痰，无明显呼吸困难，无咽痛，无鼻塞流涕，未予治疗。2022年5月3日当地社区查新冠病毒核酸检测示异常，为进一步诊治收入上海中医药大学附属曙光医院（西院）定点医院重症监护室治疗。

既往史：2021年5月因右上腹疼痛伴体重减轻，于外院诊断为"肝恶性肿瘤伴肝内转移"，即行化学治疗（具体不详），2021年10月14日于外院行肝动脉栓塞术，术后一般情况可。冠心病病史25年，长期口服阿司匹林，每日1粒。高血压病史20年，长期口服替米沙坦氢氯噻嗪，每日1粒，血压控制可。高脂血症病史15年，长期口服普伐他汀，每日1粒。新冠疫苗接种史：无。

（三）入院时情况

入院时患者发热，痰黄量多，稍有气促及咳嗽。精神差，胃纳可，睡眠可，二便如常，体重未见明显下降。

体格检查：体温36.5℃，心率78次/分，呼吸18次/分，血压128/64mmHg。神志清，精神差，发育正常，营养中等，查体合作，全身皮肤黏膜无黄染，浅表淋巴结未触及。头颅无畸形，双侧瞳孔等大等圆，口唇无发绀，颈软，颈静脉无怒张，甲状腺不大。胸廓对称，两肺呼吸音低，未闻及干湿啰音。心律齐，各瓣膜听诊区未闻及病理性杂音。全腹平软，无压痛及反跳痛，肝脾肋下未及。双肾区无叩击痛，四肢脊柱无畸形，未闻及异常声息气味。舌暗红，苔少，舌边尖齿痕，脉弦细。

（四）入院诊断

1. 西医诊断

（1）新冠病毒感染（危重型）。

（2）肝恶性肿瘤。

（3）冠状动脉粥样硬化性心脏病。

（4）高血压2级（很高危）。

（5）高脂血症。

2. 中医诊断

疫病，疫毒闭肺兼阴虚。

（五）诊疗经过

5月4日入院当晚，患者收入感染一科普通病房，动脉血氧饱和度示90%，予鼻导管吸氧（2L/min）、抗血小板聚集、降压、降脂等基础治疗。

5月5日晨气促加重，伴发热（最高体温40.1℃）、咳嗽、咳黄痰。

血气分析提示Ⅰ型呼吸衰竭：标准酸碱度7.57↑，血氧饱和度85.1%，二氧化碳分压32.80mmHg↓，氧分压48.40mmHg↓，细胞外剩余碱8.10mmol/L↑（体温39.2℃，吸氧量29.0%）。血常规：白细胞计数6.73×10⁹/L，C反应蛋白29.84mg/L↑，中性粒细胞百分比72.00%↑，淋巴细胞计数1.20×10⁹/L，淋巴细胞百分比17.80%↓，血红蛋白119.0g/L↓。生化检查：血糖6.0mmol/L↑，白蛋白28.8g/L↓，钾2.88mmol/L↓。D-二聚体1.76mg/L↑。胸部CT平扫：双侧胸腔积液，心包少量积液，左肺上叶微小实性结节，主动脉及冠状动脉硬化。

遂转入重症监护室，予告病重、特级护理、心电监护、留置胃管、留置导尿，并调整治疗方案。转入重症监护室当晚热退，此后未再发热。9日起气促及咳嗽明显改善，黄痰量逐日减少，至12日转为少量白痰。

1. 西医治疗方案

（1）纠正电解质紊乱：氯化钾针1.5g，每日2次，连用4天。氯化钾缓释片1g，每日3次，连用10天。

（2）营养支持：肠内营养混悬液500mL，每日2次，连用4天。复方氨基酸注射液250mL，每日1次。注射用水溶性维生素粉针1瓶，每日1次。人血白蛋白10g，每8小时1次，连用5天。施尼维他5mL，每日1次。

（3）抗感染治疗：哌拉西林钠他唑巴坦钠4.5g，每8小时1次，连用14天。头孢曲松钠2g，每日1次，连用7天。

（4）保肝治疗：谷胱甘肽1200mg，每日1次。

（5）增强免疫力：胸腺法新 1.6mg，每日 1 次。

（6）抗凝治疗：那屈肝素钙注射液 0.4mL，每日 1 次。

（7）其他：普伐他汀 1 粒，每日 1 次；阿司匹林 100mg，每日 1 次；双歧杆菌三联活菌散胶囊 420mg，每日 3 次；螺内酯片 20mg，每日 1 次。

2. 中医诊疗方案

（1）2022 年 5 月 7 日一诊：患者近 24 小时解 2 次黄褐稀便，痰黄量多，稍有气促及咳嗽，精神差，无发热。舌暗红，苔少，舌边尖齿痕（见附录彩色图图 22-1）。四诊合参，中医辨证考虑疫毒闭肺兼阴虚。患者素体阴虚，肺肾出纳失常；时邪疫毒袭肺，肺失宣降。内忧外患，正虚邪盛，终致气促、咳嗽。疫毒闭肺，肺阴亏虚，虚热内灼，则见大量黄痰及褐稀便等热象。治疗以解毒养阴、清热凉血为主，拟方如下：南沙参 15g，北沙参 15g，生地黄 15g，鳖甲 15g，天花粉 15g，天冬 15g，川石斛 15g，牡丹皮 9g，丹参 9g，赤芍 9g，马鞭草 15g，开金锁 15g，金银花 9g，板蓝根 9g，广藿香 9g，炒谷芽 15g，生甘草 9g。3 剂（2022 年 5 月 8～10 日）。水煎服 200mL，每日 1 剂，早晚分 2 次，饭后 30 分钟鼻饲。

（2）2022 年 5 月 10 日二诊：患者大便日行一次且成形，痰黄量渐少，精神一般，无发热，无明显气促及咳嗽。舌暗红，苔少，舌边尖齿痕。四诊合参，中医辨证考虑疫毒闭肺兼阴虚。治疗以解毒养阴、清热凉血为主，拟方如下：南沙参 15g，北沙参 15g，生地黄 15g，鳖甲 15g，天花粉 15g，天冬 15g，川石斛 15g，牡丹皮 9g，丹参 9g，赤芍 9g，开金锁 15g，金银花 9g，广藿香 9g，炒谷芽 15g，生甘草 9g。3 剂（2022 年 5 月 11～13 日）。水煎服 200mL，每日 1 剂，早晚分 2 次，饭后 30 分钟鼻饲。

（3）2022 年 5 月 13 日三诊：患者大便日行 2 次且偏黏，痰白量少，精神渐好，无发热，无明显气促及咳嗽。舌暗红，苔薄，舌边尖齿痕。四诊合参，中医辨证考虑气阴两虚。治疗以养阴益气为主，拟方如下：南沙参 15g，北沙参 15g，生地黄 15g，鳖甲 15g，天花粉 15g，天冬 15g，川石斛 15g，黄芪 15g，党参 15g，茯苓 15g，金银花 9g，炒谷芽 15g，炙甘草 9g。3 剂（2022 年 5 月 14～16 日）。水煎服 200mL，每日 1 剂，早晚分 2 次，饭后 30 分钟鼻饲。

（六）疗效评估

1. 体温变化趋势　患者入院经中西医结合治疗后，生命体征平稳，体温未见升高（图 22-2）。

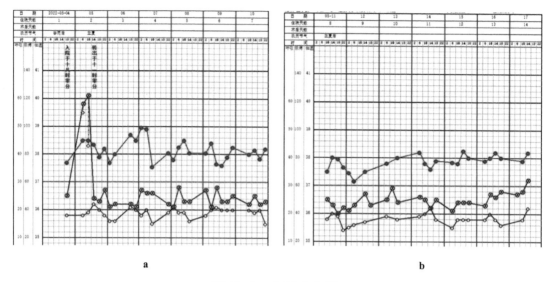

图 22-2　体温变化图

2. 主要症状　患者属于危重型，入院及病程前期以气促、咳嗽、咳大量黄痰等呼吸道症状为主，经过中西医结合治疗后，上述呼吸道症状均明显改善。

3. 生化检查变化　（表 22-1～表 22-2）

表 22-1　主要生化指标变化

日期	白细胞计数 （$\times 10^9$/L）	中性粒细胞计数 （$\times 10^9$/L）	淋巴细胞计数 （$\times 10^9$/L）	C 反应蛋白 （mg/L）	D- 二聚体 （μg/mL）
5 月 5 日	6.73	4.84	1.20	29.84	1.76
5 月 10 日	5.95	3.68	1.13	26.67	1.58
5 月 17 日	8.18	6.35	1.29	9.63	0.67

表 22-2　核酸 CT 值变化

项目	5 月 6 日	5 月 11 日	5 月 16 日	5 月 17 日
ORF1ab 基因	19.50	30.02	35.39	39.28
N 基因	19.56	29.35	36.13	39.31

4. 胸部影像学变化　（图 22-3、图 22-4）

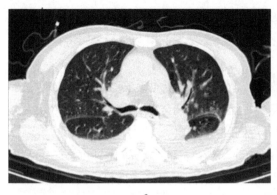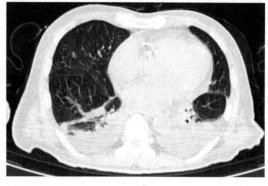

a　　　　　　　　　　　　　　　b

图 22-3　5 月 5 日胸部 CT

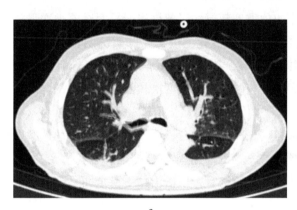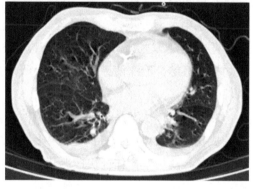

a　　　　　　　　　　　　　　　b

图 22-4　5 月 16 日胸部 CT

（七）出院时情况

患者神志清，精神可，咳少量白痰，无咳嗽，无明显气促，无发热，无胸闷，无腹痛腹泻，胃纳可。胸部影像学显示双侧胸腔积液较前稍吸收，连续两次核酸检测 CT 值 > 35，2022 年 5 月 18 日出院。随访 4 周未见核酸复阳。

（八）案例讨论与分析

1. 辨证施治思路　根据《上海市老年新型冠状病毒感染中医药救治工作专家共识》，如患者年龄大于 70 岁，出现正气不足，具有多种慢性基础疾病等临床表现，应按照危重型管理。《素问·阴阳应象大论》云："善诊者，察色按脉，先别阴阳。"该患者年迈体弱，基础疾病较多较重，长期恶性肿瘤造成耗伤，素体阴液亏耗，恰逢时疫入体，阴虚更加雪上加霜。患者发病初期属虚实夹杂，正虚和邪盛需同时兼顾。故而在祛邪同时，务必注重扶正，且救阴应尽早，截断病势，方能标本兼顾。全方以南沙参、北沙参、生地黄、鳖甲、天花粉、天冬、川石斛养阴生津，牡丹皮、丹参、赤芍清热凉血，马鞭草、开金锁、金银花、板蓝根、生甘草清热解毒，广藿香化湿，炒谷芽健胃。诸药共行解毒养阴、清热凉血之功。

二诊时，患者黄褐稀便和大量痰黄均已改善，清热解毒之力也应随之减少，谨防祛邪过度，徒增阴液亏虚之风险，故原方去马鞭草、板蓝根。余药未减，尤其守救阴之功。此阶段阴虚逐渐占据主导，故当以扶正养阴为主，祛邪退居其次。

三诊时，患者大便日行 2 次且偏黏，痰白量少。热象已除，续减牡丹皮、丹参、赤芍、开金锁、广藿香、生甘草等清热凉血化湿之药，加黄芪、党参、茯苓、炙甘草益气健脾之品，全方总体温和以善后。此阶段外邪渐除，阴虚在病机中的地位更加明显，故全方以养阴为最重要治则。

2. 用药分析　这是一例中西医结合治疗的危重型新冠病毒感染患者，西医着重增强免疫、抗感染、营养支持、抗凝等，中医主要抓住病机变化为疫毒闭肺兼肺阴亏耗，以解毒养阴、清热凉血为基本治法。病程初期标本兼顾，攻补兼施；病程后期以养阴益气为主。中西医结合治疗使患者入院后呼吸道症状快速改善，连续两次核酸检测结果符合出院条件。

3. 得失点　本案是定点医院湖南医疗队和曙光医疗队联合、中西医结合救治危重型患者的成功病例，中药处方由上海中医药大学附属曙光医院张炜主任拟定。患者为 85 岁高龄老人，入院后生命体征快速恶化，及时转入重症监护室，西医治疗手段全面且细致。全病程均以中医药干预，尽快截断病势。

本案特色为以救阴为最重要治法，全程注重扶正，同时结合清热解毒凉血等。本案是中西医结合救治重型、危重型新冠病毒感染高龄老人的较好借鉴。

（上海中医药大学附属曙光医院张兴、张炜整理）

二十三、新冠病毒感染重症合并气胸案

（一）一般资料

曾某，男，70岁，住院号：02××××9。

入院时间：2022年5月21日；出院时间：2022年6月1日；住院天数：12日。

（二）入院前情况

主诉"发现核酸阳性10天，气促1天"入院。2022年5月11日某护理院新冠病毒核酸检测阳性，无咳嗽，无发热。未接种新冠疫苗。5月20日起出现气促，5月21日为进一步诊治转入上海中医药大学附属曙光医院治疗。

既往史：患者30年前因脑出血在上海交通大学医学院附属新华医院行血肿清除术，术后患者仍有右侧肢体活动不利，言语不清，在某护理院住院至今，现服用硝苯地平控释片1粒，每日1次，控制血压。有房颤史，肾结石术后，肾功能不全病史10年。

（三）入院时情况

患者本次发病以来，精神略差，胃纳可，睡眠可，便秘，小便如常，体重未见明显下降。

体格检查：体温37℃，心率70次/分，呼吸24次/分，血压124/85mmHg。神志清楚，发育正常，皮肤巩膜无黄染，皮肤黏膜无出血点，浅表淋巴结未及肿大。头颅面部无畸形，双瞳孔等大等圆，直径0.3cm，对光反射正常。颈软，气管居中，正常胸廓。两肺呼吸音粗，未闻及干湿啰音。律欠齐，各瓣膜区未闻及杂音。腹平软，腹式呼吸存在，全腹无压痛，无肌紧张、反跳痛，未触及包块，肝脾肋下未触及，移动性浊音阴性，肠鸣音正常。生殖器未查。两侧肾区无叩击痛，两下肢无水肿。右下肢巴氏征阳性。

（四）入院诊断

1.西医诊断

（1）新冠病毒感染（重型）。

（2）右侧气胸。

（3）高血压。

（4）心律失常，房颤。

（5）肾功能不全。

（6）脑出血术后。

2. 中医诊断

疫病，疫毒闭肺证。

（五）诊疗经过

入院当日 20 时 56 分突发气促、烦躁、大汗出，指脉血氧饱和度下降至 85%，心率 190 次 / 分，血压 189/116mmHg，呼吸 56 次 / 分，急查心电图提示房颤，动脉血气分析提示 I 型呼吸衰竭，立即予甲强龙、喘定、呋塞米、去乙酰毛花苷静脉推注，后测指脉血氧饱和度 92%，心率 137 次 / 分。胸部 CT 示：①两肺炎症，符合新冠病毒感染。②两肺散在纤维灶，两肺多发肺大疱，左肺上叶前段实性微小结节。③主动脉弓局限性膨隆，建议择期 CTA 检查，冠脉硬化。④附见肝多发囊肿可能。左肾巨大囊肿。告病危，与患者家属沟通积极抢救，请心内科会诊后，患者目前存在血氧饱和度低、房颤、肺部感染、肾功能不全等情况，转 ICU 进一步治疗。转入 ICU 后予监测生命征，予经鼻高流量氧疗，适当控制液体量，强心、利尿、抗感染等对症支持治疗。5 月 24 日发现右侧气胸，行右侧置入胸腔闭式引流管接负压吸引，于床旁可见气泡溢出。5 月 25 日、5 月 26 日核酸阴性，5 月 28 日予以拔除胸腔闭式引流管，6 月 1 日治疗好转出院。

1. 西医治疗方案

（1）氧疗过程：入院予鼻导管氧气吸入，后改用高流量湿化氧疗，氧浓度 60%，氧流量 45L/min，并予俯卧位通气。

（2）抗病毒治疗：5 月 22 日起予奈玛特韦片 / 利托那韦片抗病毒。

（3）抗炎治疗：无。

（4）抗感染治疗：5 月 22 日起予注射用头孢美唑钠 1.0g，每 12 小时 1 次抗感染。

（5）免疫治疗：5 月 22 日起予胸腺法新 1.6mg，每日 1 次，调节免疫。

（6）抗凝治疗：那屈肝素钙注射液 0.4mL，皮下注射，每日 1 次。

（7）营养支持：整蛋白型肠内营养剂鼻饲，注射用水溶性维生素、脂溶性维生素、多种微量元素注射液。

（8）其他：氨茶碱、氨溴索。

2. 中医治疗方案

（1）2022 年 5 月 22 日一诊：患者高流量吸氧中，气促，无发热，无大便。CT 值 24.01。舌稍暗，脉滑数。患者舌象如下（见附录彩色图图 23-1）。

四诊合参，中医辨证考虑以疫毒闭肺、痰浊阻肺为主。肺与大肠相表里，痰郁化热，肺失宣降，腑气不通，故大便不畅。舌暗，脉滑数，为痰热血瘀之征。患者年老体虚，基础疾病多，气阴不足。故治以解毒宣肺、通腑泄热为主，辅以益气养阴，活血化瘀，方取化湿败毒方加减，拟方如下：瓜蒌仁30g，桃仁9g，苦杏仁9g，枳实9g，生大黄9g（后下），厚朴9g，葶苈子30g（包煎），牡丹皮9g，丹参9g，赤芍9g，金荞麦30g，马鞭草30g，生薏苡仁30g，冬瓜子30g，茯苓30g，芦根30g，柴胡9g，黄芩15g，西洋参15g，生黄芪15g，羚羊角粉1.2g。2剂。水煎服200mL，每日1剂，早晚分2次，饭后30分钟温服。另予参麦注射液100mL，静脉滴注，每日1次，益气养阴。

（2）2022年5月24日二诊：患者高流量吸氧中，气促减轻，无发热，无痰，前日有大便，今24小时内无大便。CT值32.08。舌稍暗，脉滑数。患者中医辨证考虑疫毒闭肺，腑气不通。治以解毒宣肺、通腑泄热为主，拟方如下：瓜蒌仁15g，桃仁9g，苦杏仁9g，枳实9g，生大黄9g（后下），厚朴9g，牡丹皮9g，丹参9g，赤芍9g，金荞麦30g，马鞭草30g，生薏苡仁30g，茯苓15g，芦根30g，柴胡9g，黄芩15g，西洋参15g，生黄芪15g，羚羊角粉1.2g。3剂。水煎服200mL，每日1剂，早晚分2次，饭后30分钟温服。

（3）2022年5月27日三诊：患者25日、26日已连续两次核酸阴性，目前病情改善，鼻导管吸氧中，气促明显减轻，无发热，干咳，黄软便。患者中医辨证考虑疫毒闭肺，腑气不通。治以解毒宣肺、通腑泄热为主，拟方如下：瓜蒌仁15g，桃仁9g，苦杏仁9g，枳实9g，生大黄9g（后下），厚朴9g，牡丹皮9g，丹参9g，赤芍9g，金荞麦30g，生薏苡仁30g，茯苓15g，芦根30g，柴胡9g，黄芩15g，西洋参15g，生黄芪15g，炙枇杷叶9g（包煎），炙紫菀9g，僵蚕9g，羚羊角粉1.2g。3剂。水煎服200mL，每日1剂，早晚分2次，饭后30分钟温服。

（4）2022年5月30日四诊：患者鼻导管吸氧中，略有气促，无发热，无痰，大便正常，舌红燥少津，脉细。患者舌象如下（见附录彩色图图23-2）。患者中医辨证考虑疫毒闭肺，气阴不足。治以宣肺通腑，益气养阴，拟方如下：瓜蒌仁15g，桃仁9g，苦杏仁9g，枳实9g，生大黄9g（后下），牡丹皮9g，丹参9g，赤芍9g，金荞麦30g，芦根30g，柴胡9g，黄芩15g，西洋参15g，生黄芪15g，炙枇杷叶9g（包煎），炙紫菀9g，僵蚕9g，麦冬30g，南沙参15g，玉竹15g，羚羊角粉1.2g。3剂。水煎服200mL，每日1剂，早晚分2次，饭后30分钟温服。

（六）疗效评估

1. 体温变化趋势　患者入院经中西医结合治疗后，生命体征平稳，无高热（图23-3）。

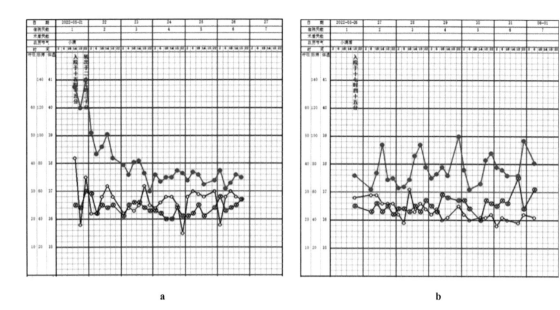

a　　　　　　　　　　　　　　　b

图 23-3　患者住院期间体温变化趋势

2. 主要症状　患者属于重型，病程前期以气促症状为主，经过中西医结合治疗后，呼吸道症状明显改善。

3. 生化检查变化　（表 23-1、表 23-2）

表 23-1　主要生化指标变化

日期	白细胞计数（×10⁹/L）	中性粒细胞计数（×10⁹/L）	淋巴细胞计数（×10⁹/L）	C 反应蛋白（mg/L）	D- 二聚体（μg/mL）
5 月 21 日	11.91	10.14	0.95	99.84	0.60
5 月 23 日	11.01	9.49	0.99	25.56	1.24
5 月 25 日	6.89	5.77	0.75	9.55	1.25

表 23-2　CT 值变化

项目	5 月 22 日	5 月 23 日	5 月 24 日	5 月 25 日	5 月 26 日
CT 值	24.01	26.32	32.08	NoCt	NoCt

4. 胸部影像学变化　（图 23-4 ～图 23-6）

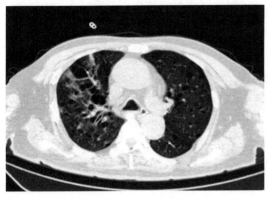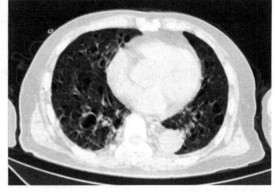

a　　　　　　　　　　　　　　b

图 23-4　5 月 21 日胸部 CT

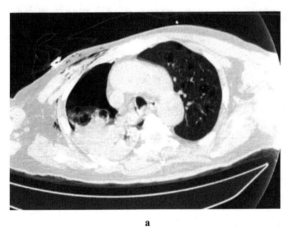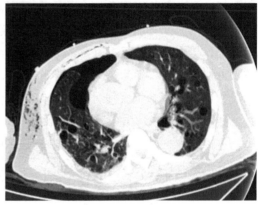

a　　　　　　　　　　　　　　b

图 23-5　5 月 24 日胸部 CT

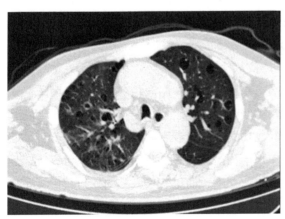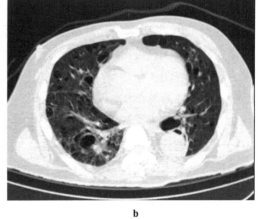

a　　　　　　　　　　　　　　b

图 23-6　5 月 29 日胸部 CT

（七）出院时情况

患者精神胃纳可，无咳嗽、咽痛，无发热畏寒，无恶心呕吐，二便自调。查体：体温正常，生命体征平稳，腹平软，腹式呼吸存在，无压痛，无肌紧张、反跳痛，未触及包块，肝区无叩击痛。

（八）案例讨论与分析

1.辨证施治思路　危重型新冠病毒感染病情复杂，常虚实并见。肺为娇脏，外感疫毒，首先犯肺，痰浊蕴肺，痰郁化热，血脉瘀滞。另外，患者年老体虚，基础疾病多，气阴不足，气血不畅。肺与大肠相表里，痰热郁肺，肺失宣降，则腑气不通；痰热伤津，气阴更虚，则大便更加不畅。总结其病理因素，涉及毒（湿毒、热毒）、瘀、虚等，病位主要在肺，与心、大肠密切相关。此患者一诊时处于疾病高峰期，气促，无大便。给予化湿败毒方加减口服，解毒宣肺，通腑泄热，同时予化瘀、益气、养阴治疗。

二诊时，患者仍大便欠畅，守法通腑泄热。患者气促已减，无痰，为防泻肺利水太过，故停用葶苈子、冬瓜子，茯苓减半。

三诊时，患者大便已有，但见咳嗽。守宣肺通腑之法，热毒减轻，去马鞭草，辅以炙枇杷叶、紫菀、僵蚕止咳平喘之品。

四诊患者咳喘好转，无痰，舌红燥少津，气阴亏虚，阴伤肺燥为主，去茯苓、厚朴、薏苡仁燥湿之品，予沙参、玉竹、麦冬滋阴润肺之品，巩固疗效。

2.用药分析　这是一例中西医结合治疗的重型新冠病毒感染患者，西医着重增强免疫、抗病毒、抗炎、营养支持等。《温病条辨》曰："温疫者，疠气流行，多兼秽浊……温病由口鼻而入，自上而下，鼻通于肺，始手太阴。"叶天士指出："疫疠秽邪，从口鼻吸受，分布三焦。"中医先贤基本上概括了疫病的发生与传变、发展，本病例主要抓住病机变化为感受疫邪，疫毒闭肺，腑气不通，治以解毒宣肺，通腑泄热，患者高龄，故维护正气，予益气养阴。肺失宣降，以下气止咳平喘，滋阴润肺，中西医结合治疗使患者入院后咳喘症状快速改善，1周内咽拭子转阴，两周内病情好转出院。

3.得失点　本案是一则中医药及时干预的成功案例，患者有诸多基础疾病，心肺功能不佳，入院前核酸阳性，有气促症状，未予正规干预治疗，入院第一时间予解毒宣肺，通腑泄热，结合老年人特点，维护正气，邪得以快速祛除，而正气未减。治疗过程中无不良反应。

（上海中医药大学附属曙光医院张艺宝、张炜整理）

二十四、新冠病毒感染重型案

（一）一般资料

徐某，男，72 岁，住院号：30××××9。

入院时间：2022 年 4 月 30 日；出院时间：2022 年 5 月 24 日；住院天数：14 日。

（二）入院前情况

主诉"发现新冠病毒核酸阳性 3 天"入院。为进一步诊治收入上海市老年医学中心定点医院。

流行病史：14 天内与新冠病毒感染者或疑似感染病例及其密切接触者有接触史。14 天内有国内中高风险地区（实时关注）旅居史。28 天内无境外旅居史或同住者 28 天内境外旅居史。

既往史：多发脑梗死病史、阿尔茨海默病，长期卧床，生活不能自理，吞咽困难、无法进食。否认有其他内科疾病史。新冠疫苗接种史：未接种疫苗。

（三）入院时情况

患者入院时无发热，无咽干咽痛，无鼻塞流涕，无肌肉酸痛，无头痛乏力等不适症状，痴呆状，精神尚可，胃纳可，二便调，有咳嗽，咳痰，能咳出，量不多，色白略黄。

体格检查：体温 36.1℃，心率 86 次 / 分，呼吸 20 次 / 分，血压 135/75mmHg。患者痴呆状，无法对答，查体不配合，卧床，生活不能自理，形体正常，营养一般。双侧瞳孔等大等圆，对光反射存在，呼吸平稳，口唇无发绀，无口眼㖞斜。颈软，颈静脉无怒张，气管居中，双侧胸廓运动对称，两肺呼吸音粗，未闻及干湿啰音。律齐，心脏各瓣膜区未闻及病理性杂音。全腹软，无压痛和反跳痛，肝脾肋下未及，肠鸣音正常，双下肢无浮肿。舌苔薄黄，舌质红，脉细滑。

（四）入院诊断

1. 西医诊断

（1）新冠病毒感染（无症状）。

（2）脑梗死个人史。

（3）阿尔茨海默病。

2. 中医诊断

疫病，临床观察期。

（五）诊疗经过

患者入院后给予常规抗病毒小分子药物治疗，奈玛特韦片 / 利托那韦片 300mg/100mg，口服，每 12 小时 1 次，连服 5 天；中药连花清瘟颗粒 1 包，每日 3 次，口服。常规鼻导管吸氧 3L/min。

5 月 1 日患者误吸少量食物，出现呛咳明显，气短气促，无呼吸困难，无发热，氧分压下降至 95%，改经鼻高流量湿化氧疗支持：吸入氧浓度 60%，流量 45L/min，充分吸痰后氧分压上升至 98% ～ 100%，同时留置胃管，胃肠减压，加用抗生素（美罗培南 0.5g，静脉滴注，每 8 小时 1 次）、化痰药、抗炎等治疗，后血气分析提示：酸碱度 7.40，二氧化碳分压 37mmHg，氧分压 85mmHg，动脉血氧饱和度 86.3%，碱剩余 –0.27mmol/L。患者症状进行性加重，虽调整经鼻高流量湿化氧疗流速和吸氧浓度，仍然不能改善低氧血症。5 月 4 日患者出现神志模糊，呼之反应迟钝，无法正常对答，呼吸急促困难，血氧饱和度下降至 75%，口唇发绀，时心电监护显示：心率 110 次 / 分，呼吸 33 次 / 分，血压 140/52mmHg，血气分析显示：酸碱度 7.406，二氧化碳分压 38.4mmHg，氧分压 54.4mmHg，碱剩余 –0.87mmol/L，乳酸 2.1mmol/L，动脉血氧饱和度 90.2%。紧急转入 ICU，行气管插管，呼吸机辅助通气，同步间歇指令通气模式，吸入氧浓度 70%，呼气末正压 8mm H_2O，自主呼吸压 12mm H_2O，支气管镜深入吸痰，吸出黄浓痰，量多，黏腻。复查血气分析提示：酸碱度 7.358，二氧化碳分压 41mmHg，氧分压 68.6mmHg，碱剩余 –2.77mmol/L，乳酸 2.2mmol/L，动脉血氧饱和度 94%，继续调整呼吸及参数。

更正诊断：西医诊断：①新冠病毒感染（危重型）。②肺部感染。③呼吸衰竭。④脑梗死个人史。⑤阿尔茨海默病。中医诊断：疫病（危重型），内闭外脱证。

5 月 11 日行床旁微创气管切开术，手术顺利，气管切开处连接呼吸机，双水平气道正压通气模式，吸入氧浓度 40%，呼气末正压 8mm H_2O，自主呼吸压 12mm H_2O，压控模式时吸气压力 20mm H_2O。血气分析提示：酸碱度 7.404，二氧化碳分压 30.3mmHg，氧分压 101.6mmHg，碱剩余 –3.35mmol/L，乳酸 < 1.0mmol/L，动脉血氧饱和度 96.8%。

5 月 16 日气管切开连接呼吸机辅助通气，改模式为持续正压气道通气，吸入氧浓度

30%，间断脱机，心电监护显示：心率 80 次 / 分，呼吸 20 次 / 分，血压 115/57mmHg，动脉血氧饱和度 99%。尿量 1575mL，大便 150mL。胃肠减压 90mL。

5 月 17 日胸部 CT：两肺散在炎症，较前吸收，两肺多发节段不张，气道通畅。

5 月 18 日改气管切开处连接面罩吸氧，5L/min。血气分析提示：酸碱度 7.415，二氧化碳分压 36.8mmHg，氧分压 105.7mmHg，碱剩余 0.43mmol/L，乳酸 1.0mmol/L，动脉血氧饱和度 99.6%。尿量 1335mL，大便 200mL。

5 月 22 日胸片：两肺散在炎症，较 5 月 12 日大致相仿，左侧少量胸腔积液，随访。

1. 西医治疗方案

（1）氧疗过程：2022 年 4 月 30 日入院后，常规鼻导管吸氧 3L/min。5 月 1 日经鼻高流量湿化氧疗：吸入氧浓度 60%，流量 45L/min。5 月 4 日行气管插管，呼吸机辅助通气，同步间歇指令通气模式，吸入氧浓度 70%，呼气末正压 8mm H$_2$O，自主呼吸压 12mm H$_2$O。5 月 11 日行床旁微创气管切开术，手术顺利，气管切开处连接呼吸机，双水平气道正压通气模式，吸入氧浓度 40%，呼气末正压 8mm H$_2$O，自主呼吸压 12mm H$_2$O，压控模式时吸气压力 20mm H$_2$O。5 月 16 日，患者气管切开连接呼吸机辅助通气，改为持续正压气道通气模式，吸入氧浓度 30%，间断脱机。5 月 18 日，改气管切开处连接面罩吸氧 5L/min。

（2）抗病毒治疗：奈玛特韦片 / 利托那韦片 300mg/100mg，口服，每 12 小时 1 次，连服 5 天。

（3）呼吸治疗：高流量支持；气管插管，切开并呼吸机辅助治疗。

（4）抗炎治疗：甲强龙 40mg，静脉推注，每日 1 次，连续 3 天。

（5）抗凝治疗：低分子量肝素钙注射液 5000IU，皮下注射，每日 1 次。

（6）排痰治疗：支气管镜反复多次吸痰；俯卧位，拍背排痰；盐酸氨溴索 60mg，静脉滴注，每日 3 次；雾化吸入。

（7）抗感染治疗：左氧氟沙星 0.5g，静脉滴注，每日 1 次，连续 5 天。

（8）利尿：呋塞米 20mg，静脉推注，每日 2 次，连续 5 天。

（9）免疫治疗：胸腺法新 1.6mg，皮下注射，隔日 1 次。

（10）营养支持：人血白蛋白 10g，静脉滴注，每日 2 次；氨基酸 250mL，静脉滴注，每日 1 次；肠内营养乳剂 500mL，鼻饲，每日 1 次。

（11）保肝：谷胱甘肽 1.2g，静脉滴注，每日 1 次。

（12）其他：留置胃管，胃肠减压。

2. 中医治疗方案

（1）2022 年 5 月 5 日一诊：患者痴呆状，呼之略有反应，发热，体温 38.6℃，气管插管机械通气中，镇静药物维持中，人机配合良好，腹部胀气，矢气少，大便数日未解，痰黄量多，黏腻，溲黄，舌苔未见，舌质红，脉滑数。四诊合参：疫病（危重型），内闭外脱证，治法：凉血解毒，宣肺平喘，兼扶正补虚。犀角地黄汤方、麻杏石甘汤合千金苇茎汤合加减，拟方如下：炙麻黄 6g，苦杏仁 9g，生石膏 15g，金银花 30g，冬瓜子 18g，薏苡仁15g，芦根20g，桔梗6g，金荞麦30g，牡丹皮6g，地龙6g，橘皮12g，苍术12g，生地黄10g，赤芍10g，太子参30g，生黄芪15g，黄芩10g，知母12g，炙甘草12g，生大黄6g（后下），羚羊角粉0.6g（冲服）。3剂（2022年5月5～7日）。水煎服200mL，每日1剂，早晚分2次，饭后30分钟温服。胃管注入。另芒硝250g，腹部外敷，每日1次。

（2）2022年5月8日二诊：患者嗜睡状态，呼之反应迟钝，无发热，气管插管机械通气中，镇静药物维持中，人机配合良好，血压偏低，黄浓痰明显，量多，能吸出，溲黄，大便依旧未解，舌苔未见，舌质红，脉滑数。四诊合参：疫病（危重型），内闭外脱证，治法：益气固脱，涤痰泻肺，醒脑开窍。涤痰汤、千金苇茎汤合葶苈大枣泻肺汤加减，拟方如下：太子参30g，生黄芪30g，熟附片6g，炙甘草12g，石菖蒲10g，瓜蒌皮30g，胆南星9g，广郁金10g，天竺黄30g，金荞麦30g，金银花30g，冬瓜子20g，薏苡仁30g，桃仁10g，芦根30g，当归10g，桔梗6g，败酱草15g，红藤20g，鸡内金18g，葶苈子15g（包煎），生大黄15g（后下）。3剂（2022年5月8～10日）。水煎服200mL，每日1剂，早晚分2次，饭后30分钟温服。胃管注入。另安宫牛黄丸，1粒，每日1次，鼻饲。中药芒硝250g腹部外敷，每日1次。

（3）2022年5月12日三诊：患者嗜睡状态，呼之反应迟钝，无发热，大便已解，每日1～2次，痰黄，量减少，质稀，舌苔薄黄，舌质偏红，脉滑数。四诊合参：疫病（危重型），内闭外脱证，治法：益气固脱，泻肺化痰，醒脑开窍。原方继治，拟方如下：人参9g，生黄芪30g，熟附片6g，葶苈子15g，广郁金10g，石菖蒲10g，金荞麦30g，金银花30g，冬瓜子20g，薏苡仁30g，桃仁10g，芦根30g，桔梗6g，瓜蒌皮10g，败酱草15g，红藤20g，鱼腥草30g，鸡内金18g，炙甘草12g，生大黄15g（后下）。5剂（2022年5月12～16日）。水煎服200mL，每日1剂，早晚分2次，饭后30分钟温服。胃管注入。另安宫牛黄丸，1粒，每日1次，鼻饲。芒硝250g腹部外敷，每日1次。

（4）2022年5月17日四诊：患者痴呆状，呼之有反应，体温平稳，无发热，无气急喘促，无呼吸困难，间断脱机锻炼中，黄痰明显减少，大便已解，每日2～3次，腹胀缓解，有矢气，舌苔薄黄不腻，舌质红，口唇偏干，脉细滑。四诊合参：疫病（危重型），内闭外脱证，治法：益气固本，养阴清肺。拟方四君子汤合三才汤加减如下：人参15g，马鞭草15g，山茱萸10g，炙黄芪10g，生黄芪20g，麦冬30g，生地黄20g，炒白术12g，炙甘草12g，赤芍10g，地龙6g，金银花30g，金荞麦30g，茯苓15g，葶苈子15g（后下），生大黄6g（后下）。5剂（2022年5月17～21日）。水煎服200mL，每日1剂，早晚分2次，饭后30分钟温服。胃管注入。

（六）疗效评估

1. 体温变化趋势　患者入院后体温变化如下图（图24-1）。

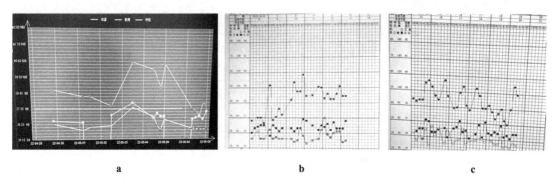

图 24-1　体温变化图

2. 主要症状　患者属新冠病毒感染危重型，初期为无症状患者，5 月 1 日因误吸呛咳出现呼吸困难，血氧饱和度进行性下降等危重症状，5 月 4 日转入 ICU 行气管插管，呼吸机辅助通气治疗，支气管镜反复吸痰，经中西医联合治疗，积极抢救患者脱离危险，患者发热、咳嗽、咳痰、呼吸困难等症状明显改善，痊愈出院。

3. 生化检查变化　（表 24-1～表 24-4）

表 24-1　主要血常规指标变化

日期	白细胞计数（×10⁹/L）	中性粒细胞百分比（%）	淋巴细胞计数（×10⁹/L）	血红蛋白（g/L）	血小板计数（×10⁹/L）	降钙素原（pg/mL）	C 反应蛋白（mg/L）
5 月 1 日	18.4	90.7	5.8	159	316	1.56	322.9
5 月 4 日	6.8	91.8	6.2	111	236	3.10	139.8
5 月 11 日	9.9	87.1	7.3	99	267	0.30	72.9
5 月 18 日	8.8	85.2	8.2	75	255	0.70	45.6

表 24-2　主要生化指标变化

日期	血清白蛋白（g/L）	血糖（mmol/L）	钾离子浓度（mmol/L）	钠离子浓度（mmol/L）	钙离子浓度（mmol/L）	肌酐（μmol/L）	尿素氮（mmol/L）	尿酸（μmol/L）
5 月 1 日	29	10.9	5.0	130	2.15	339	23.9	310
5 月 4 日	30	11.2	3.5	135	2.20	111	33.5	231
5 月 11 日	32	9.8	4.6	136	2.13	85	21.3	235
5 月 18 日	36	8.7	4.5	142	2.16	70	13.5	222

表 24-3 主要凝血功能指标变化

日期	纤维蛋白原（mg/dL）	D-二聚体（μg/mL）	凝血酶原时间（秒）
5月1日	772	2.89	62
5月4日	625	2.35	59
5月11日	444	3.44	59
5月18日	237	1.24	58

表 24-4 核酸 CT 值变化

项目	5月1日	5月3日	5月6日	5月19日	5月20日	5月22日	5月23日	5月24日
ORF1ab	20.22	24.36	21.18	35.90	29.09	33.23	36.89	阴性
N	19.20	25.14	20.86	35.55	28.71	33.21	阴性	阴性

4. 胸部影像学变化 （图 24-2～图 24-6）

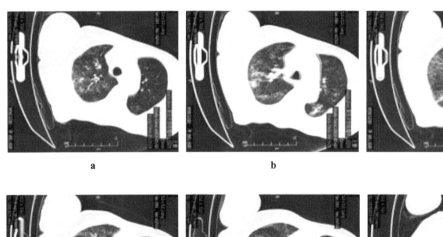

a   b   c

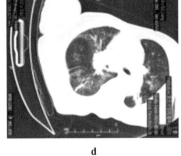   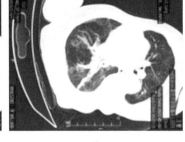   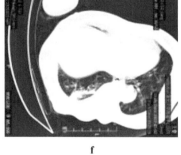

d   e   f

图 24-2 5月2日胸部 CT

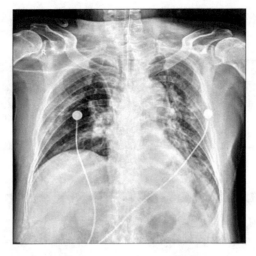

图 24-3　5 月 4 日胸片

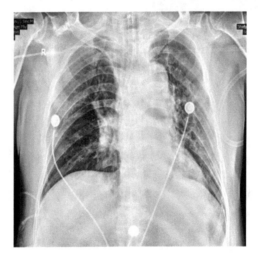

图 24-4　5 月 6 日胸片

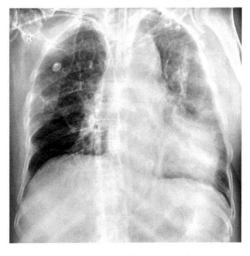

图 24-5　5 月 7 日胸片

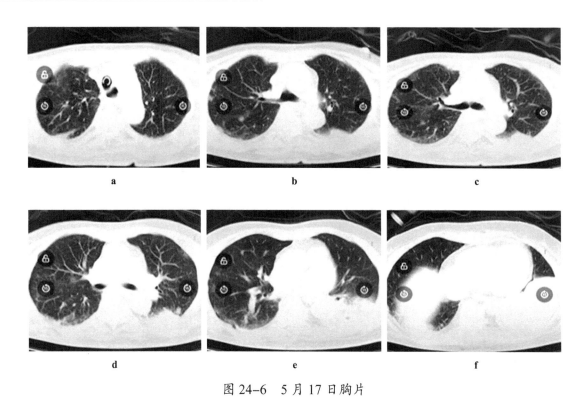

a　　　　　　　　　b　　　　　　　　　c

d　　　　　　　　　e　　　　　　　　　f

图 24-6　5 月 17 日胸片

（七）出院时情况

患者目前气管切开状态，面罩吸氧，流量 3L/min，血氧饱和度 97% ～ 98%。体温正常，生命体征较平稳，肺部炎症较前吸收。2022 年 5 月 23 日、5 月 24 日间隔 24 小时核酸阴性或 CT 值＞ 35。根据《新型冠状病毒肺炎诊疗方案（试行第九版）》，符合出院标准，予办理出院，2022 年 5 月 24 日正式出院。但患者脑梗死后遗症；痰量较多，需吸痰，气切管定期护理，转入医疗机构继续治疗。随访 2 周未见核酸复阳。

（八）案例讨论与分析

1. 辨证施治思路　该病例不仅有新冠病毒感染的表现存在，还伴有吸入性肺炎，所以患者很快出现呼吸困难、低氧血症、呼吸窘迫的临床表现，最终出现脓毒症休克，进展非常迅速，来势凶猛，病情危重。

该病例"截断扭转""邪正兼顾"的中医辨证思路贯穿始终。"截断扭转"理论是著名中医学家姜春华教授总结了前人的理论，在温病治疗中明确提出的观点，"防治温病要截断"。具体来说，"疫病"是温病中具有强烈传染性，并引起广泛传染的一类疾病，来势凶猛，病情危重，同样具有卫气营血的传变规律，对于邪势危重的患者，初始即可以重用气分、营分，甚至血分的药物，采取果断的措施和方药，直捣黄龙，祛除病邪，快速控制病情，截断病情的发展蔓延，提高疗效，缩短病程。其中，清热解毒法是截断的重要方法，清热解毒一是要用早，二是要重用，常用的如金银花、黄芩、知母、芦根、鱼腥草、紫花地丁等；通腑攻下法也是治疗急症快速截断的又一重要手段，荡涤肠胃，泻下腑实，常用如各类承气汤方或者单用生大黄一味，可内服可灌肠，芒硝外敷等；凉血化瘀法在急诊中也应及早采用，不必坐等血分再凉血散血，这样可以增加截断疫病的概率，常用的方剂如本案中的犀角地黄汤方。总之，"辨病论治""先证而治"是截断扭转的基础，掌握疾病发展过程中的演变规律，在相应的证候出现之前，预先落实治疗措施，最终达到阻断疾病进展的治疗目的。疫病的演变过程是邪正对立斗争的过程，治疗中除了要重视祛邪，还必须顾护人体的正气，祛邪和扶正兼顾，热病易伤阴液，病至中后期，正气不足之象会日渐显露，特别是老年患者，且既往有基础疾病的，正气更易不足，扶正之法应及时及早加入，这样既可以补充正气，又可助正气祛邪外出，治疗中掌握主次轻重，知常达变，常用如人参、黄芪、麦冬等。

2. 用药分析　一诊时犀角地黄汤方为主，凉血化瘀，截断由营入血。邪初入营，一方面采用凉血散血药物，如牡丹皮、生地黄、赤芍、羚羊角粉等，另一方面重用清热解毒化湿药物，如千金苇茎汤方、薏苡仁、苍术等，避免气营两燔证的出现，抑制炎症反应，减轻肺损伤，麻黄、杏仁宣肺平喘。

通腑攻下法截断邪陷心包，患者腹部胀气，矢气少，大便数日未解，加之呼吸机、镇静药物的使用，肠胀气、肠蠕动减少更加明显。"肺与大肠相表里""六腑以通为用"，肺气肃降功能失调，会影响肠道传化糟粕功能，腑气不通，肺气不降，浊毒内蕴，最终阴阳失衡，气血乖戾，则会出现脱证、闭证。大便是否通利，腹胀是否缓解，矢气是否通畅，均是衡量病情是否恶化进展的重要因素之一，特别是在此次新冠病毒感染中表现得尤为突出。温病"下"不嫌早，以生大黄一味全程使用，剂量逐渐加大，"开门去贼"，秉承承气汤之意，另芒硝外敷腹部，除胀气，促进肠道蠕动，外敷较之内服，功效不会太过猛烈，使用时间可以更久一些。太子参益气健脾，生津润肺，以达扶正的目的；黄芪生用，既补气固表，又托毒排脓，两药合用，益气固本，扶正托毒。

二诊、三诊时患者一度出现脱证表现，嗜睡，呼之反应迟钝，以益气固脱固本，涤痰醒脑开窍，扶正和祛邪相结合，每每分清主次，全面兼顾。

四诊时患者已然脱离危险，逐渐恢复中，益气养阴，健脾护胃，四君子汤为底，恢复根本，巩固疗效，助核酸转阴。

益气固脱常用如人参、附子、煅龙骨、煅牡蛎等，人参、附子可重用，剂量可以加大，或者联合参附注射液静脉应用；益气固本如人参、黄芪、生地黄、麦冬等；退高热、醒脑开窍如安宫牛黄丸、醒脑静注射液等；泻肺通腑如葶苈子、大黄、大承气汤、芒硝外敷等；清肺化痰如千金苇茎汤、马鞭草、鱼腥草、金荞麦、桑叶等；凉血通络如赤芍、丹参、川芎、地龙、橘络等。这些药物的灵活应用，是治疗危重型新冠病毒感染的关键。

3. 得失点　在治疗老年患者新冠病毒感染重症、危重症的过程中，考虑到高龄、常伴有多种基础疾病、机体免疫力低下、营养状态欠佳等综合因素，特别在治疗脱证时，内服芒硝的副作用容易发生，但通泻腑气又是截断扭转的治疗关键，如何平衡好二者之间的矛盾显得尤为重要。我们的经验是改芒硝内服为外敷，外敷除了有清火消肿的功效以外，还能促进肠蠕动，减轻腹部胀满的症状，特别在使用呼吸机、镇静药物时，或伴有低钾血症，出现腹部胀满胀气，肠蠕动减慢，甚至麻痹，是非常常见的。芒硝性味咸、苦，性寒，属于泻下药，其泻下力峻猛，内服容易伤及人体正气，也有可能泻下过猛，导致水、电解质紊乱，从而加重脱证，甚至危及生命，外敷则可避免泻下过猛的副作用，同时又可起到通腑的作用，临床中非常实用。

（上海中医药大学附属龙华医院林琳整理）

二十五、新冠病毒感染重型伴慢性阻塞性肺疾病继发感染案

（一）一般资料

陈某，男，92岁，住院号：21×××5。

入院时间：2022年4月15日；出院时间：2022年4月29日；住院天数：14天。

（二）入院前情况

主诉"发现新冠病毒核酸异常8天"入院。2022年4月9日核酸提示新冠病毒核酸阳性并隔离，当时未出现发热、咽痛、呼吸困难等症状。为进一步诊治收入上海市老年医学中心定点医院。

既往史：既往有冠心病、高血压、慢性阻塞性肺疾病病史，长期吸入喷雾剂治疗，平素只能上一楼。否认有其他内科疾病史。新冠疫苗接种史：未接种疫苗。

（三）入院时情况

2022年4月15患者出现发热，咳嗽咳痰，黄痰为主，咽痛，气急喘促，动则加剧，呼吸困难，胸闷腹胀，大便未解，溲黄，无口唇末梢发绀，无腹泻呕吐，遂由"120"转运至我院普通病房。

体格检查：体温38.1℃，心率119次/分，呼吸22次/分，血压166/75mmHg。患者神清，对答切题，配合体检，面色潮红，热病面容，形体偏胖，营养正常。双侧瞳孔等大等圆，对光反射存在，呼吸略促，口唇无发绀，伸舌居中，无口眼㖞斜。颈软，颈静脉充盈，气管居中，双侧胸廓运动对称，两肺呼吸音粗，无明显干湿啰音。律齐，心脏各瓣膜区未闻及病理性杂音。全腹软，无压痛和反跳痛，腹部胀满，肝脾肋下未及，肠鸣音正常，双下肢无浮肿。舌苔薄黄腻，舌质偏红，脉细滑。

（四）入院诊断

1. 西医诊断

（1）新冠病毒感染（普通型）。

（2）慢性阻塞性肺疾病。

（3）冠状动脉粥样硬化性心脏病。

（4）高血压。

2. 中医诊断

疫病（普通型），湿毒郁肺。

（五）诊疗经过

患者入院后给予退热，扩容，物理降温，同时给予小分子抗病毒药物奈玛特韦片/利托那韦片 300mg/100mg，每 12 小时 1 次，口服，连服 5 天。连花清瘟颗粒 1 袋，每日 3 次，口服。常规鼻导管吸氧 3～5L/min，雾化吸入。胸腺肽、白蛋白支持、对症处理。

2022 年 4 月 16 日晨患者出现发热，体温 38.5℃，呼吸困难，急促气喘，指脉血氧饱和度下降至 90%，给予鼻导管吸氧 5L/min，同时给予退热，物理降温，扩容后指脉血氧饱和度上升至 95% 以上。

4 月 17 日下午患者再度出现气急喘促，端坐呼吸，呼吸困难，胸闷，口唇发绀，指脉血氧饱和度下降至 78%，呼吸 50 次/分，心率 137 次/分，血压 179/90mmHg；予吸痰，改经鼻高流量湿化氧疗支持：吸入氧浓度 60%～100%，流量 40～60L/min，患者症状无明显改善，血气分析提示：酸碱度 7.40，二氧化碳分压 34mmHg，氧分压 50mmHg，动脉血氧饱和度 70%。紧急转监护病房。

转入 ICU 后立刻给予呼吸机双水平气道正压通气模式辅助通气，吸入氧浓度 90%，呼气末正压 10mm H_2O，压控模式时吸气压力 28mm H_2O，自主呼吸压 15mm H_2O。血气分析提示：酸碱度 7.36，二氧化碳分压 43mmHg，氧分压 74.2mmHg，碱剩余 –1.73mmol/L，乳酸 1.7mmol/L，动脉血氧饱和度 99%。

更正诊断：西医诊断：①新冠病毒感染（重型）。②呼吸衰竭。③慢性阻塞性肺疾病继发感染。④冠状动脉粥样硬化性心脏病。⑤高血压。中医诊断：疫病（重型），疫毒闭肺。

1. 西医治疗方案

（1）氧疗过程：2022 年 4 月 16 日鼻导管吸氧 5L/min；4 月 17 日予以经鼻高流量湿化氧疗支持：吸入氧浓度 60%～100%，流量 40～60L/min；4 月 17 日转入 ICU 予以呼吸机双水平气道正压通气模式辅助通气，吸入氧浓度 90%，呼气末正压 10mm H_2O，压控模式时吸气压力 28mm H_2O，自主呼吸压 15mm H_2O；4 月 23 日改经鼻高流量湿化氧疗：

吸入氧浓度 60%，流量 40L/min；4 月 28 日改面罩吸氧：5L/min。

（2）抗病毒治疗：奈玛特韦片 / 利托那韦片 300mg/100mg，口服，每 12 小时 1 次，连服 5 天。

（3）抗炎治疗：甲强龙 40mg，静脉推注，每日 1 次，连续 3 天。

（4）抗凝治疗：低分子量肝素钙注射液 5000IU，皮下注射，每日 1 次。

（5）排痰治疗：盐酸氨溴索 80mg，静脉滴注，每日 2 次。俯卧位，拍背排痰，雾化吸入。

（6）抗感染治疗：头孢曲松钠 2.0g，静脉滴注，每 12 小时，连续 5 天。

（7）强心利尿扩冠：多巴酚丁胺 100mg，微泵，每日 1 次；硝酸异山梨酯注射液 20mg，微泵，每日 1 次；冻干重组人脑利钠肽 0.5mg，微泵，每日 1 次；呋塞米 10mg，静脉推注，每日 1 次，连续 5 天。

（8）免疫治疗：胸腺法新 1.6mg，皮下注射，每日 1 次。

（9）营养支持：人血白蛋白 10g，静脉滴注，每日 2 次。肠内营养乳剂 500mL，鼻饲，每日 1 次。

（10）其他：留置胃管。

2. 中医治疗方案

（1）2022 年 4 月 22 日一诊：患者神清，无发热，面红烦躁，气短气促，咳嗽黄黏痰，易咳，极度乏力，大便日行两次，色黄黏腻。舌苔黄厚腻，舌质红，舌边青紫，脉滑数。四诊合参，证属疫病，疫毒闭肺夹痰湿瘀证。治法：化湿败毒，泻肺化痰，兼祛瘀扶正。化湿败毒方合四君子汤加减，拟方如下：炙麻黄 10g，苦杏仁 10g，法半夏 10g，金银花 30g，党参 10g，生黄芪 15g，茯苓 15g，地龙 15g，藿香 10g，陈皮 10g，开金锁 30g，厚朴 10g，麦冬 10g，炒白术 15g，苍术 15g，酸枣仁 15g，赤芍 12g，草果 10g，炙甘草 9g，葶苈子 15g（包煎）。3 剂（2022 年 4 月 22 ～ 24 日）。水煎服 100mL，每日 1 剂，早晚分 2 次，饭后 30 分钟温服。胃管注入。

（2）2022 年 4 月 25 日二诊：患者神清，精神尚可，喘促、咳嗽、烦躁、乏力诸症较前改善，面红，口干易渴，大便正常，夜寐欠安。舌苔薄黄根腻，舌淡红有边青紫（见附录彩色图图 25-1），脉滑数。四诊合参，证属疫病，疫毒闭肺兼夹痰湿瘀证。治法：化湿败毒，清肺化痰，益气生津。原方加减，拟方如下：炙麻黄 10g，苦杏仁 10g，川贝母 10g，金银花 30g，南沙参 15g，炙黄芪 15g，黄芩 20g，知母 10g，瓜蒌皮 30g，地龙 15g，款冬花 15g，陈皮 10g，开金锁 30g，天竺黄 20g，麦冬 10g，生地黄 15g，芦根 30g，酸枣仁 15g，炒白术 15g，茯苓 15g，炙甘草 9g。5 剂（2022 年 4 月 25 ～ 29 日）。水煎服 100mL，每日 1 剂，早晚分 2 次，饭后 30 分钟温服。胃管注入。

（六）疗效评估

1. 体温变化趋势　患者入院后体温变化如下图（图 25-2）。

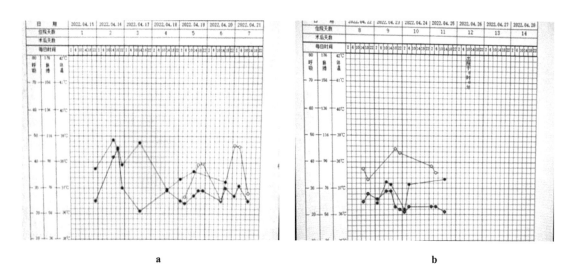

图 25-2　体温变化图

2. 主要症状　患者属于新冠病毒感染危重型，既往有慢性阻塞性肺疾病病史，长期吸入激素治疗，呼吸功能不佳。病程前期无症状，8 天后出现发热、咳嗽、咳痰，黄痰为主，咽痛，气急喘促，动则加剧，呼吸困难，胸闷腹胀等呼吸衰竭等重症表现，经过中西医结合治疗后，发热，咳嗽，呼吸困难等症状明显改善，症状缓解，核酸阴性出院。

3. 生化检查变化　（表 25-1 ～表 25-4）

表 25-1　主要血常规指标变化

日期	白细胞计数（×10⁹/L）	中性粒细胞百分比（%）	淋巴细胞计数（×10⁹/L）	血红蛋白（g/L）	血小板计数（×10⁹/L）	降钙素原（pg/mL）	C 反应蛋白（mg/L）
4 月 17 日	16.23	90.20	3.70	129	345	1.56	270
4 月 19 日	16.27	91.0	5.10	119	326	0.90	184.55
4 月 20 日	13.79	93.7	2.90	113	309	0.71	72.11
4 月 28 日	8.89	78.6	10.0	130	345	0.66	23.3

表 25-2　血气分析变化

日期	酸碱度	二氧化碳分压（mmHg）	氧分压（mmHg）	血氧饱和度（%）	碱剩余（mmol/L）	乳酸（mmol/L）
4 月 17 日	7.36	43	74.2	95	−1.73	1.7
4 月 18 日	7.41	39.8	65.6	94.5	−0.2	1.4
4 月 19 日	7.42	43	73.4	96	2.42	1.4
4 月 21 日	7.45	41.1	76.6	96	3.84	1.3

续表

日期	酸碱度	二氧化碳分压（mmHg）	氧分压（mmHg）	血氧饱和度（%）	碱剩余（mmol/L）	乳酸（mmol/L）
4月23日	7.43	42.9	98.6	100	1.44	1.3
4月28日	7.30	39.9	97.9	100	−1.20	1.2

表 25-3　主要凝血功能指标变化

日期	纤维蛋白原（mg/dL）	D-二聚体（μg/mL）
4月17日	685.3	1.63
4月19日	772.2	2.86
4月20日	577.20	2.40
4月28日	398	0.89

表 25-4　核酸 CT 值变化

项目	4月20日	4月21日	4月22日	4月23日	4月24日	4月25日
ORF1ab	33.55	31.75	36.58	33.07	35.08	—
N	35.05	32.15	39.11	32.56	35.90	—

4. 胸部影像学变化　（图 25-3、图 25-4）

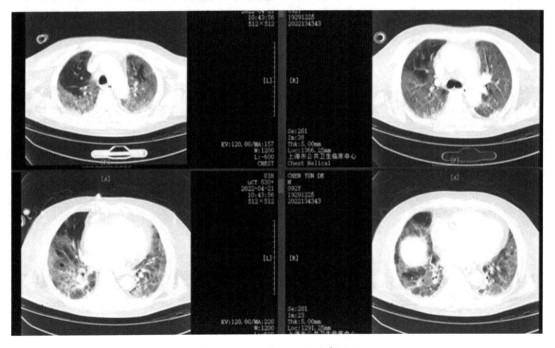

图 25-3　4 月 21 日胸部 CT

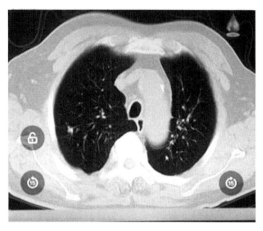
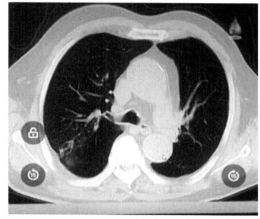

a　　　　　　　　　　　　b

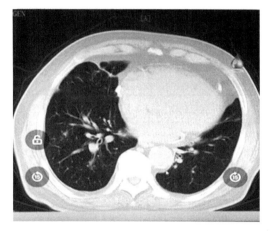
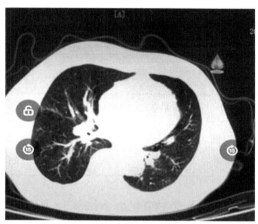

c　　　　　　　　　　　　d

图 25-4　4 月 29 日胸部 CT

（七）出院时情况

患者神志清，精神可，自己进食，无发热，咳嗽咳痰仍有，痰色黄白相间，质稀能咳出，气促好转，动则气促仍有，无胸闷胸痛，无腹痛腹泻，胃纳正常，二便调。胸部影像学显示两肺炎症明显吸收。4 月 24 日、4 月 25 日间隔 24 小时核酸阴性或 CT 值＞35。根据《新型冠状病毒肺炎诊疗方案（试行第九版）》，符合出院标准，予考虑出院，患者 4 月 29 日正式出院。随访 2 周未见核酸复阳。

（八）案例讨论与分析

1. 辨证施治思路　该病例是一例比较典型的新冠病毒感染从普通型迅速演变为危重型，经中西医结合治疗，患者转危为安的成功案例。新冠病毒感染属中医学"疫病"的范畴，叶天士有云"温邪上受，首先犯肺"，历来"疫病"基本都是以"温"为主，是具有"温热毒""湿热毒"性质的外感热病，具有强烈的传染性和流行性。叶天士所言："吾吴湿邪害人最广。""湿"也是上海本次疫情的特征之一，总体来说是毒、湿、热、瘀、虚共存的一个过程。此病例为既往有慢性阻塞性肺疾病的高龄患者，未接种疫苗，纵观整个疾病演变过程，更是以"疫毒""温热""湿热""痰瘀"为特征，根据辨证论治、辨病论治的原则，采用一人一方、一人一策进行治疗。

患者4月9日发现核酸阳性并隔离，15日出现发热等症状，遂入院治疗，常规抗病毒治疗，16日出现高热、呼吸急促、呼吸困难等症状，并且病情进展迅速，17日转入ICU，给予呼吸机双水平气道正压通气模式支持通气等呼吸支持治疗，21日胸部CT提示：典型重症新冠病毒感染表现，病变范围广，呈玻璃改变，尚存部分肺功能。4月22日中医首诊，患者热退，气急喘促，咳嗽黄黏痰，大便日行两次，色黄黏腻，舌苔黄厚腻，舌质红，舌边青紫，脉滑数。疫毒闭肺兼夹痰湿瘀证，治拟化湿败毒，泻肺化痰，兼祛瘀扶正，以化湿败毒方为基础方加减。服药3剂后患者喘促、咳嗽、烦躁、乏力诸症较前改善，大便正常，厚腻苔明显化解，舌苔薄黄根腻，舌淡红有边青紫，脉滑数，出现面红、口干易渴的症状，热病易耗气伤津，湿毒也易化热化燥，"病热则液伤而燥"，故可见郁热化燥伤津之证——心烦不得眠，口咽干燥，舌红等，原方基础上加用清热生津之品，如芦根、生地黄、麦冬等，同时加强化痰、涤痰的力量，使痰有去处，化之有力，达到清肺排毒的功效。患者4月29日胸部CT：两肺炎症明显吸收，且连续48小时核酸达标，新冠病毒感染治愈。

2. 用药分析　在对抗新冠病毒感染的治疗过程中，中西医医生都认为：及早的抗病毒治疗、排痰、提高免疫力，是对患者特别是老年重症患者最重要的三件事，越早地开展干预，越能取得良好的预后效果，截断可能导致疾病进一步恶化的道路，挽救患者生命。一诊选用化湿败毒方为基础方，合四君子汤加减，化湿败毒方传承了中医学理论的精华，由多个经典名方化裁而来，针对疫毒闭肺，在上取麻杏石甘汤、宣白承气汤之意，宣肺清泄，疏散上焦；在中则选达原饮、藿香正气散化湿和胃之剂，调和斡旋；在下葶苈大枣泻肺汤，清泄肺热，通达下焦，原方也使用黄芪益气固表，起到扶正的作用，我们选用生黄芪补气托毒，加强了托毒排脓的作用，同时加入党参、白术、茯苓、甘草四君子汤益气健脾，助运化，加强扶正的功效。方中宣肺泻肺，化湿排毒，如炙麻黄、杏仁宣肺，葶苈子泻肺，藿香、苍术、厚朴、半夏、天竺黄、开金锁等祛湿涤痰，使湿邪能化，痰热能清。随着四诊的变化，痰湿渐化，伤阴耗津的出现，二诊加用芦根、生地黄、麦冬等清热生津之药，沙参、川贝、款冬花等润肺不助湿之药物。在整个治疗过程中，始终贯穿扶正补气护胃的原则，正气强则邪气退，胃气足则精气生。

3. 得失点　新冠病毒感染的潜伏期一般为1～14天，重症患者多在发病1周后出现呼吸困难或低氧血症，严重者快速进展为急性呼吸窘迫综合征，脓毒症休克，难以纠正的代谢性酸中毒和出凝血功能障碍，大部分肺部CT提示肺部炎症和渗出范围逐渐扩大加重。

　　该病例整个疾病的演变过程非常典型，早期核酸阳性时，没有明显的不适症状，故采取了隔离措施，发病后以连花清瘟颗粒口服，同时使用了小分子抗病毒药物，治疗规范，但是该患者既往有慢性阻塞性肺疾病病史，长期吸入激素等吸入剂治疗维持中，心肺功能差，抵抗力低下，导致病情发展迅速，新冠病毒弥漫全肺。如果在患者发病早期，根据辨证论治原则，实施"一人一策"个体化中医药治疗方案，则有可能及早阻断疾病向重症演变，最终达到"截断扭转"的治疗效果。

（上海中医药大学附属龙华医院林琳整理）

二十六、新冠病毒感染普通型合并冠心病、脑梗死案

（一）一般资料

倪某，男，87 岁。救治医院：上海市老年医学中心。住院号：30××5175。

入院时间：2022 年 5 月 5 日；出院时间：2022 年 5 月 28 日；住院天数：24 日。

（二）入院前情况

主诉"发现新冠病毒核酸阳性 14 天"入院。患者于 2022 年 5 月 2 日核酸采样检查结果异常，为进一步诊治，5 月 5 日由"120"转运到隔离点。患者发热，咳嗽咳痰，肌肉酸痛，乏力；无鼻塞、流涕、头痛、咽痛、发冷、嗅觉减退、味觉减退、食欲减退、结膜红痛、恶心、腹泻、呕吐、呼吸困难等。

既往史：有高血压、糖尿病、冠心病、脑梗死个人史，骨折个人史，否认哮喘、慢性阻塞性肺疾病、肾功能不全、房颤、心功能不全、卒中、肿瘤等病史。新冠病毒疫苗接种史：无。

（三）入院时情况

体格检查：体温 36.8℃，心率 84 次 / 分，呼吸 20 次 / 分，血压 155/80mmHg。神志清楚，精神尚可，呼吸平稳，营养中等，表情自如，发育正常，自主体位，应答流畅，查体合作。全身皮肤无黄染，无肝掌、蜘蛛痣。全身浅表淋巴结无肿大，头颅无畸形，巩膜无黄染，眼球无突，瞳孔等大等圆，对光反射灵敏，听力正常，外耳道无分泌物，乳突无压痛鼻中隔无偏曲，鼻翼无扇动，口唇红润光泽，口腔无特殊气味，伸舌居中，扁桃体无肿大，腮腺正常。颈软，气管居中，甲状腺未及肿大，胸廓无畸形，双肺叩诊清音，听诊呼吸音清。心前区无隆起，心界不大，心律齐。腹部平软，肝脾肋下未及，肝肾区无叩击痛。肛门及生殖器未检，四肢脊柱无畸形，活动自如，神经系统检查（－）。舌质红，苔黄，脉滑。

（四）入院诊断

1. 西医诊断

（1）新冠病毒感染（轻型）。

（2）肺部感染。

（3）高血压。

（4）冠状动脉粥样硬化性心脏病。

（5）心功能不全。

（6）2 型糖尿病。

（7）脑梗死个人史。

（8）陈旧性股骨骨折。

2. 中医诊断

疫病，湿热蕴肺证。

（五）诊疗经过

入院后给予应急护理常规，监测血氧饱和度。并完善相关辅助检查，鼻拭子采集送检。同时予以对症处理，观察病情变化。

2022 年 5 月 6 日查房，患者发热，体温 39.2℃，血压 104/58mmHg，心率 94 次 / 分，鼻导管吸氧 5L/min，氧分压 99%。患者出现咳嗽、有痰、乏力、鼻塞、流涕、头痛、咽痛、发热，无食欲减退、结膜红痛、腹泻、呕吐、呼吸困难等症状。行血气分析，沟通病情，嘱患者卧床休息，心电监护，正确佩戴口罩，评估心理状态，按期复查新冠病毒核酸。

2022 年 5 月 7 日，患者体温 36.2℃，鼻导管吸氧 4L/min，氧分压 98%，仍咳嗽，咳痰，时有呛咳，予留置胃管。5 月 8 日，患者咳嗽咳痰加剧，体温 38.3℃，院内感染中心会诊后，使用注射用美罗培南积极抗感染治疗。

2022 年 5 月 13 日，患者经抗感染治疗 1 周，仍有发热，体温于 37.9 ～ 40℃之间波动，神清，无气促，心电监护显示血压 127/70mmHg，血氧饱和度 96%，心率 102 次 / 分。复查胸部 CT，两肺炎症，病毒性可能大，两侧少量胸腔积液，伴两下肺部。较 5 月 6 日进展。读片提示肺部渗出较前加重，加用甲强龙 40mg，每 12 小时 1 次治疗，继续抗感染、祛痰、抗凝、营养支持等治疗，俯卧位通气，高流量吸氧（吸入氧浓度 60%，流量 50L），并请中医科会诊协助治疗。注意生命体征、出入水量监测。查动脉血气分析：酸碱度 7.459，二氧化碳分压 40.5mmHg，氧分压 106.7mmHg，钠 136.5mmol/L，钾 3.37mmol/L，钙 0.902mmol/L，血糖 7.2mmol/L，乳酸 13mmol/L，动脉血氧饱和 99.1%，碳酸氢根 28.1mmol/L，碱剩余 3.97mmol/L。

上海中医药大学附属龙华医院林琳主任医师中医会诊意见：中医诊断：疫病，湿毒郁肺证。高热，黄脓痰，热不退，近期肺部炎症进展，有糖尿病病史，大便未见，舌苔黄，舌质红，脉滑数。中药每日两剂，鼻饲，浓煎 50mL。同时予以安宫牛黄丸，每日 2 粒退热。

2022 年 5 月 16 日患者低热，体温于 37.6 ～ 37.9℃之间波动，查真菌 G 试验阳性。调整抗生素治疗方案：哌拉西林钠他唑巴坦钠联合替加环素联合卡泊芬净抗感染治疗。并同时调整中医治疗方案。

2022 年 5 月 23 日患者体温逐渐正常，咳嗽咳痰好转，痰色减淡，量较前减少，心电监护：血压 122/68mmHg，血氧饱和度 96%，心率 84 次 / 分。目前维持中西医治疗方案，体温正常，停用安宫牛黄丸，调整中医汤药。其余治疗同前。

2022 年 5 月 28 日，患者一般情况可，体温正常，卧床，高流量吸氧条件下血氧饱和度维持在 95% 以上。新冠病毒核酸检测阴性。经评估，准予出院。

1. 西医治疗方案

（1）氧疗过程：5 月 6 ～ 12 日，鼻导管吸氧，4 ～ 5L/min；5 月 13 ～ 28 日，高流量吸氧（50L，吸入氧浓度 60%），俯卧位通气。

（2）抗病毒治疗：奈玛特韦片 / 利托那韦片。

（3）抗感染治疗：美罗培南联合莫西沙星，后调整为哌拉西林钠他唑巴坦钠＋替加环素＋卡泊芬净。

（4）抗炎治疗：甲强龙 40mg，每 12 小时 1 次。

（5）抗凝治疗：低分子量肝素钙注射液预防血栓。

（6）营养支持：并予以营养支持。

（7）其他治疗：控制血糖、血压等对症支持治疗。

2. 中医治疗方案

（1）2022 年 5 月 6 日一诊：患者发热，气促，神志淡漠，咳嗽，咳痰，鼻塞，流涕，咽痛，舌诊不配合，脉滑。四诊合参，中医辨证为疫毒、湿毒郁肺证，治拟宣肺止咳，清肺化痰，祛湿排毒。拟方清肺排毒汤：麻黄 9g，炙甘草 6g，杏仁 9g，生石膏 30g（先煎），桂枝 9g，泽泻 9g，猪苓 9g，白术 9g，茯苓 15g，柴胡 16g，黄芩 6g，姜半夏 9g，生姜 9g，炙紫菀 9g，款冬花 9g，射干 9g，细辛 6g，山药 12g，枳实 6g，陈皮 6g，藿香 9g。7 剂（2022 年 5 月 6 ～ 12 日）。水煎服 100mL，每日 1 剂，早晚分 2 次，饭后 30 分钟温服。胃管注入。

（2）2022 年 5 月 13 日二诊：患者出现高热不退，咳嗽咳痰，痰黄脓，意识淡漠，有糖尿病病史，大便未见，舌苔黄，舌质红（图 26-1），脉滑数。四诊合参，中医辨证：疫病，湿毒郁肺证。治拟清肺化痰，凉血解毒。拟方麻杏石甘汤合千金苇茎汤加减：炙麻黄 12g，生石膏 45g（先煎），苦杏仁 9g，羚羊角粉 0.6g（冲服），生地黄 20g，牡丹皮 6g，赤芍 20g，生大黄 6g（后下），葶苈子 15g（包煎），黄芩 10g，知母 12g，金银花 30g，金荞麦 30g，冬瓜子 20g，薏苡仁 30g，芦根 30g，桔梗 6g，红藤 10g，败酱草 15g，鱼腥草

15g（后下），炙甘草6g，谷芽30g。3剂（2022年5月13～15日）。水煎服100mL，每日1剂，早晚分2次，饭后30分钟温服。胃管注入。

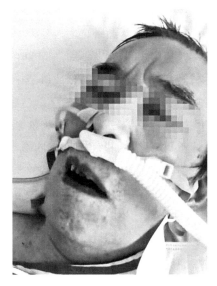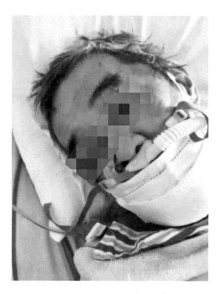

图26-1　二诊望诊　　　　　　　　图26-2　三诊望诊

（3）2022年5月16日三诊：体温正常，呼之可应，咳嗽，咳痰，色黄，面色欠华，大便每日1次，尿色转清，舌质红，苔薄黄（图26-2），脉滑。四诊合参，中医辨证：疫病，湿毒郁肺证。治拟清肺化痰，益气解毒，拟方如下：炙麻黄12g，生石膏30g（先煎），苦杏仁9g，生地黄20g，牡丹皮6g，赤芍20g，生大黄6g（后下），葶苈子15g（包煎），黄芩10g，知母12g，金银花30g，金荞麦30g，薏苡仁30g，芦根30g，桔梗6g，鱼腥草15g（后下），炙甘草6g，谷芽30g，山药15g，人参15g，马鞭草30g。7剂（2022年5月16～22日）。水煎服100mL，每日1剂，早晚分2次，饭后30分钟温服。胃管注入。

（4）2022年5月23日四诊：患者神志转清，口干，乏力，咳嗽咳痰，痰色白，二便调，纳可，舌质淡，苔白腻，脉沉滑。四诊合参，中医辨证：疫病，湿毒郁肺证。治拟清肺化痰，益气养阴，凉血解毒，拟方如下：炙麻黄12g，生石膏30g（先煎），苦杏仁9g，生地黄20g，牡丹皮6g，赤芍20g，生大黄6g（后下），葶苈子15g（包煎），黄芩10g，知母12g，金银花30g，芦根30g，桔梗6g，鱼腥草15g（后下），炙甘草6g，谷芽30g，山药15g，人参15g，马鞭草30g，西洋参15g，玄参20g，茯苓20g，陈皮15g。6剂（2022年5月23～28日）。水煎服100mL，每日1剂，早晚分2次，饭后30分钟温服。胃管注入。

（六）疗效评估

1. 主要症状　患者属于新冠病毒感染普通型，病程前期以高热，神志昏蒙，咳嗽，痰黄脓等疫病湿热蕴肺症状为主，经过中西医结合治疗后，神志转清，呼吸道症状明显改善，新冠病毒核酸检测阴性，症状缓解出院。

2. 生化检查变化 （表 26-1～表 26-3）

表 26-1　主要血常规指标变化

日期	红细胞计数 （×10^{12}/L）	血红蛋白 （g/L）	血小板计数 （×10^9/L）	白细胞计数 （×10^9/L）	中性粒细胞 百分比（%）	淋巴细胞百 分比（%）	淋巴细胞 计数 （×10^9/L）
5 月 6 日	3.44	110	106	4.10	71.7	14.7	90
5 月 9 日	3.41	110	157	8.80	88.2	4.1	0.4
5 月 12 日	3.23	108	137	7.50	85.7	6.0	0.5
5 月 20 日	2.97	100	98	7.8	86.5	6.2	0.48

表 26-2　主要生化指标变化

日期	白蛋白 （g/L）	球蛋白 （g/L）	谷丙转 氨酶 （U/L）	谷草转 氨酶 （U/L）	肌酐 （μmol/L）	尿酸 （μmol/L）	血糖 （mmol/L）	钠 （mmol/L）	钾 （mmol/L）	氯 （mmol/L）
5 月 6 日	32	26	22	31	61	132	5.4	131	3.7	96
5 月 9 日	34	25	35	33	68	110	5.6	135	3.8	99
5 月 12 日	34	22	31	21	63	80	5.9	140	3.9	103
5 月 20 日	35	23	63	46	66	111	9.0	135	4.1	102

表 26-3　核酸 CT 值变化

项目	5 月 6 日	5 月 8 日	5 月 14 日	5 月 16 日	5 月 20 日	5 月 22 日	5 月 28 日
ORF1ab 基因	21.13	25.86	31.76	36.37	36.72	38.56	（-）
N 基因	20.51	25.84	31.18	37.64	35.98	（-）	（-）

3. 胸部影像学变化 （图 26-3～图 26-6）

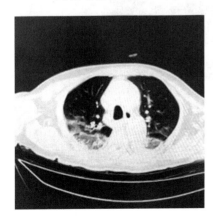
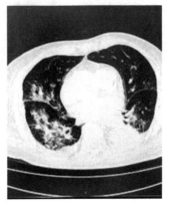
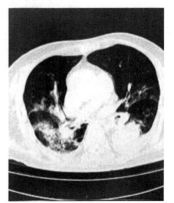

a　　　　　　　　　　b　　　　　　　　　　c

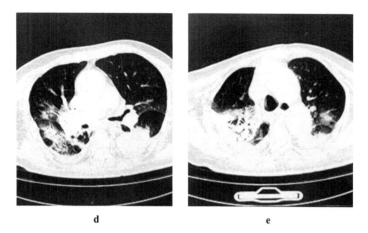

d   e

图 26-3   5 月 6 日胸部 CT

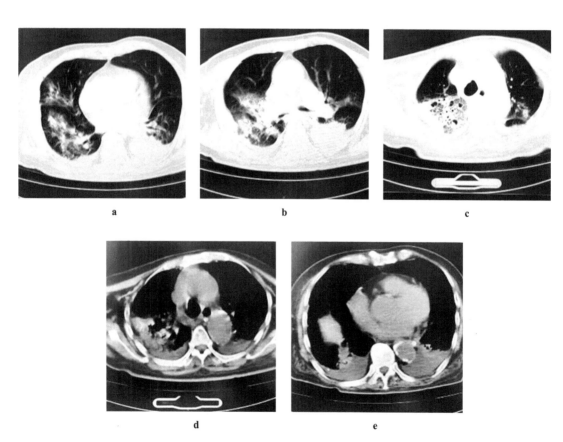

a   b   c

d   e

图 26-4   5 月 13 日胸部 CT

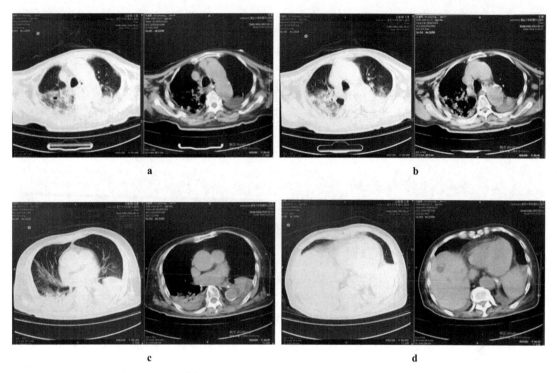

图 26-5　5 月 17 日胸部 CT

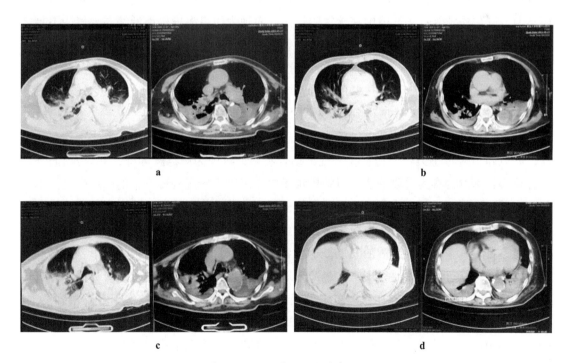

图 26-6　5 月 27 日胸部 CT

（七）出院时情况

患者一般情况可，体温正常，卧床，高流量吸氧条件下血氧饱和度维持在 95% 以上，无咳嗽咳痰，无胸闷气促，无腹痛腹泻，胃纳一般。胸部影像学显示炎症明显吸收，连续多次咽拭子检测阴性，2022 年 5 月 28 日出院。随访 2 周未见核酸复阳。

（八）案例讨论与分析

1. 辨证施治思路　奥密克戎新冠病毒变异株具有传播力极强、变异力极强的特点，病机特点为"湿、毒、瘀、闭"，而"疫毒夹湿"为主要病机。该病例为老年高龄男性，合并有多种基础疾病，如糖尿病、冠心病、心功能不全、高血压等，机体正气原本不足。此次新冠病毒感染，邪经表而疫毒弥漫分传；正气趋向于体表，正邪相争于表，邪浅而初起，"温邪上受，首先犯肺"，故先见发热、咽痛、咳嗽之症状。疫毒为病，究其致病特点，可侵入机体，迅速充斥表里内外，弥漫三焦，造成多脏腑、多组织的广泛损害，导致病势急剧变化，呈现危候。本次疫毒之邪，邪气峻猛，病情轻重在于毒邪侵袭、内伏之势与正气的强弱交争。故治疗结合患者邪毒迅速侵犯，正气愈亏，病势急的特点，分析本例邪毒峻猛在于疫毒、痰热、闭窍，表现为高热不退，痰多黄脓，神志淡漠，苔腻脉滑，大便不通，尿色深黄等；正气极虚在于气阴耗伤，表现为面色无华、声低气弱等气阴不足之征象。故治疗当祛毒扶正并举，力挽狂澜，急以清肺、凉血、解毒、化痰、开窍为主，同时扶正托毒，在清热、排毒之基础上，着重顾护正气，助邪外出，以大剂量人参、西洋参、山药等益气、养阴、清虚热共用。结合本次新冠病毒夹湿、夹热、夹风之特点，兼顾祛湿、化风、行气，病势发展得到有效遏制，病毒也得以清除。

一诊，患者高龄合并基础疾病较多，发病之初，患者以发热咳嗽为主要表现，热势不高，并以新冠病毒感染轻型为主要表现，结合脉象，辨证为湿毒蕴肺证，并以宣肺止咳、清肺化痰、祛湿排毒为主要治法。清肺排毒汤原方多用于新冠病毒感染的确诊病例。本次新冠病毒感染，无论是疾病早期的寒湿郁肺证，中期的寒湿阻肺证或湿毒郁肺证，均以疫毒郁肺、寒湿或湿毒内阻为新冠疾病转归的重要病机，病势急、传变快。因此，以迅速截断、发表排毒、宣肺逐饮为辨治要点。本患者高龄卧床，机体免疫力极为低下，起初起病即以发热咳嗽、乏力为主要表现，并迅速出现低氧表现，可知病毒侵入患者体内，据其体质易为寒化；本次病毒亦存在寒湿疫毒郁表、闭肺、困脾的特点，肺气不宣，寒湿不去，疫毒寒痰互结；寒湿入里，直中脾阳，脾失运化，或成痰，或成饮，与疫毒相合。本方清肺排毒汤由汉代张仲景所著《伤寒论》及《金匮要略》中多个治疗由寒邪引起的外感热病的经典方剂优化组合而成，包括麻杏石甘汤、射干麻黄汤、小柴胡汤和五苓散。五脏病位在肺，针对邪在太阳、少阳、阳明病，覆盖了病邪由表入里的各个病位各个阶段的主要病机。新冠病毒致病，可呈现"一日太阳，二日阳明，三日少阳"的传变进程，因此，结合本案患者特点，采用"三阳并治"，可迅速截断疾病的传变进程。方中麻黄、杏仁等量，其中麻黄具发汗解表、平喘止咳、利尿退肿之功效，主要通过发汗以外散侵袭肌表的风寒邪气。李时珍《本草纲目》言："麻黄乃肺经专药，故治肺病多用之。"凡属邪郁在内外气结不利，麻黄与之，俱能开破，湿未成实水时，阴霾不见阳光，麻黄能拨云行雨，故水气得降。治此证，麻黄与桂枝相须为用，更能增强发汗散寒之力。其兼有平喘之功，对喘逆咳嗽者尤为适宜，常与杏仁同用。配石膏，辛凉宣泄，清肺平喘。该方祛邪力重，兼顾扶正，但患者为高龄，合并多种基础疾病，正气极易更虚，如何判断疾病发展趋势，"截断扭转"，防范疾病向危候转变，是本案关键所在，体现了"既病防变"思想在临床中的具体应用。

二诊患者病毒侵袭机体，病势深入，正气本虚，为病情变化之关键时期。明代吴又可《温疫论》明确指出："客邪贵乎早逐，欲为万全之策者，不过知邪之所在，早拔去病根为要耳。"实则强调了急症急攻，急症早攻，逐邪宜早，切不可错失良机的必要性。故二诊患者出现高热不退，咳嗽咳痰，痰黄脓，意识淡漠，大便未见，当知其毒邪入里，正气危矣，结合舌脉表现，诊断为新冠病毒感染（普通型），疫病，湿毒郁肺证。治以清肺化痰、凉血解毒为主。方以麻杏石甘汤合千金苇茎汤方意。苇茎汤出自《备急千金要方》，原方主治肺痈，以清肺化痰、逐瘀排脓为主要治法。患者咳黄痰脓痰，口干咽燥，舌红，苔黄，脉滑数，实为痰热蕴肺之象。本方苇茎甘寒轻浮，清肺泄热；冬瓜子化痰排脓；薏苡仁清肺破血肿；共奏清肺化痰、荡邪透气、逐瘀排脓之功。结合奥密克戎新冠病毒变异株致病具有湿毒夹风之特点，实邪能否清除，肺气能否透达，为治疗本病之关键所在，也是"截断扭转"的承接点。方入羚羊角粉，性味咸、寒，归心、肝经，有息风解毒清热之效，同时具消炎抗菌之功。葶苈子清气分之热，兼利水邪，能通利邪气之有余，桔梗为荡邪透气之辈，可助肺气透达，助毒邪外出，共奏除实邪透肺气之功。同时，安宫牛黄丸清热解毒，镇惊开窍，有助于祛毒解热退热。

三诊患者体温正常，呼之可应，咳嗽咳痰减少，知热退而毒邪消减，湿毒仍存，正气亏损，当重视毒邪的演变，当知毒邪内侵，疾病由外毒向内毒转化。此阶段当重视扶助正气，且老年患者脾胃虚弱，免疫功能低下，加人参、山药，注重益气。二诊苇茎汤"虽有荡邪之功，而无毕役之用"，其主要在于荡除上焦之痰浊，透达肺脏之邪火郁气。故邪气去而当以扶正祛邪并举，益气化毒。加用马鞭草为佐，凉血活血，通络散结，助清肺活络，加速病毒转阴。

四诊患者神志转清，热退，但出现明显口干乏力之征象，舌质转淡，苔腻，可知患者疫病之后期，气阴耗伤，阴液亏损，余邪留伏阴分。前方去金荞麦，加西洋参、玄参益气养阴，茯苓、陈皮健脾益气，以防余邪缠绵不愈。

2.用药分析　重视"截断扭转"，为治疗老年、高龄合并多种基础疾病感染新冠病毒的证治关键。如叶天士在《温热论》中指出，对于温病控制其发展变化的积极措施，当"务在先安未受邪之地"，并应根据患者体质采取不同的原则及方药，未雨绸缪，以防传变，防变于先。患者病势急进，高热不退，本案成功之处在于重视祛邪，与扶正并举，相携并用，采取有力措施，既病防变，防止向重症传变，使病情由危转安，由重转轻，进而邪退正复，转入坦途。故本案在清肺化痰，荡邪透气，注重毒、热、湿夹风，祛邪的同时，注重匡扶正气，邪去病安。

3. 得失点　本案是为中西医协同，及时干预，防病转危的成功案例，本案患者正气不足，素体亏虚，病情复杂，邪留肺卫，闭证邪在脏腑，如不及时治疗，病情易迅速转危，死亡率较高。入院时疫毒盛，正气亏虚，恐后迅速传变，治疗以祛邪荡涤邪气，助邪转透，截断扭转病势，同时考虑患者素体虚弱，基础疾病多，当祛毒同时注意扶正，脾为后天之本，脾虚化湿气乏力，故当顾护脾胃之气，益气化湿健脾，攻伐扶正并重，病毒得以转阴。CT 及病毒定量检测均提示病情转危为安，呼吸道症状缓解出院。

（上海中医药大学附属龙华医院林琳、章怡祎整理）

二十七、儿童新冠病毒感染重型伴先天性心脏病术后案

（一）一般资料

蒋某，女，10岁9个月，住院号：30××××679。

入院时间：2022年4月16日；出院时间：2022年4月29日；住院天数：14日。

（二）入院前情况

主诉"核酸筛查异常伴发热1天"入院。2022年4月15日于上海市某福利院抗原检测阳性，核酸筛查混采异常被隔离管控，2022年4月15日单采核酸检测结果异常，鼻拭子送上海市疾病预防控制中心复核。为进一步诊治，2022年4月16日由"120"转运至上海交通大学医学院附属仁济医院南院治疗。14天内有国内中高风险地区（实时关注）旅居史。28天内无境外旅居史或同住者28天内境外旅居史。

既往史：2011年因房间隔缺损、室间隔缺损、肺动脉高压行手术治疗；有脑发育障碍史。个人史、母孕史、家族史：患儿系弃婴，个人史、母孕史、家族史均不详。新冠疫苗接种史：无。

（三）入院时情况

体格检查：体温37.5℃，心率80次/分，呼吸30次/分，体重18kg。神志清楚，营养不良貌，特殊面容。颈软，口唇无发绀，咽部稍充血，双侧扁桃体无明显肿大，无脓性分泌物。胸前有一长5cm陈旧性手术伤口，双侧呼吸运动对称，无胸膜摩擦感，无皮下捻发音，两肺呼吸音粗，可及湿啰音。腹软，全腹无压痛反跳痛，肝脾肋下未及，肠鸣音正常存在。双下肢无浮肿。四肢活动自如。

（四）入院诊断

1. 西医诊断

（1）新冠病毒感染（重型）。

（2）先天性心脏病术后。

（3）脑发育不全。

（4）营养不良（中度）。

2. 中医诊断

疫病，疫毒闭肺证。

（五）诊疗经过

2022 年 4 月 16 日晚入院后予鼻导管吸氧 2L/min，心电血氧监护，白细胞介素 –6 15.61pg/mL。血气分析：酸碱度 7.361，钠 146mmol/L，钾 2.8mmol/L，乳酸 2.5mmol/L。予注射用头孢哌酮钠舒巴坦钠抗感染，氯化钾缓释片补钾。

2022 年 4 月 17 日患儿体温仍有波动，体温最高 37.5℃。鼻导管 2L/min 吸氧下，氧分压维持在 93% ～ 95%，心率 90 ～ 110 次 / 分，呼吸 28 ～ 35 次 / 分，咳嗽阵作，喉间有痰，不易咳出，2022 年 4 月 16 日胸部正位片：两肺纹理增多模糊，建议胸部 CT 检查；摄及腹腔内肠腔扩张积气。床旁心脏彩超提示：①右心增大，肺动脉增宽，肺动脉压增高。②三尖瓣中度反流，予完善胸部 CT，继续予头孢哌酮钠舒巴坦钠抗感染，加用盐酸氨溴索化痰，螺内酯利尿，人干扰素 α2b 喷雾剂抗病毒。

2022 年 4 月 18 日患儿低热，鼻导管 2L/min 吸氧下，氧分压维持在 95% 左右，心率 90 ～ 100 次 / 分，呼吸 28 ～ 32 次 / 分，咳嗽阵作，喉间有痰，不易咳出，气促，胃纳稍减，小便可，大便干结，1 ～ 2 日一行，舌红，苔白腻，脉细数。加用中药治疗，予麻杏石甘汤合银翘散加减。

2022 年 4 月 20 日患儿心电监护中，生命体征稳定。新冠病毒核酸检测：ORF1ab 基因 CT 值 26.80，N 基因 CT 值 26.40。2022 年 4 月 17 日胸部 CT 提示：两肺散在感染，左肺为著。经专家组讨论后，考虑患儿有基础疾病，病毒载量高，加用阿奇霉素抗感染，丙种球蛋白 ×2 天支持治疗，胸腺肽调节免疫，奈玛特韦片 / 利托那韦片抗病毒治疗。

2022 年 4 月 24 日患儿基本热平，鼻导管 2L/min 吸氧下，氧分压维持在 95% 以上，心率 80 ～ 100 次 / 分，呼吸 20 ～ 28 次 / 分，咳嗽偶作，喉间少痰，不易咳出，气促不显，胃纳可，二便调，舌淡红，苔薄白，脉细数。中药改予扶正和解方合二陈汤加减。

2022 年 4 月 25 日患儿体温平稳，无发热，无明显咳嗽咳痰，无气促。未吸氧下，氧分压维持在 95% 以上，心率 80 ～ 100 次 / 分，呼吸 18 ～ 22 次 / 分。2022 年 4 月 24 日新冠病毒核酸检测：ORF1ab 基因 CT 值阴性，N 基因 CT 值阴性。患儿病情稳定，予停心电监护，停奈玛特韦片 / 利托那韦片，复查胸部 CT。

2022 年 4 月 28 日患儿无发热，无咳嗽咳痰，未吸氧状态下无发绀，纳可，二便可，2022 年 4 月 26 日胸部 CT 平扫：两肺纹理稍模糊，两肺感染较前（2022 年 4 月 17 日）好转。治疗至 4 月 29 日出院。

1. 西医治疗方案

（1）氧疗过程：2022 年 4 月 16 日鼻导管吸氧 2L/min；4 月 20 日鼻导管吸氧 1L/min；4 月 25 日停鼻导管吸氧。

（2）抗病毒治疗：人干扰素 α2b 喷雾剂 2 喷，每日 4 次。奈玛特韦片 150mg+ 利托那韦片 100mg，每日 1 次。

（3）抗感染治疗：头孢哌酮钠舒巴坦钠 1g，每 8 小时 1 次。阿奇霉素 0.18g，每日 1 次。

（4）免疫疗法：人免疫球蛋白 10g，每日 1 次，连用 2 日。胸腺肽 20mg，每周 2 次。

（5）营养支持：氯化钾缓释片 0.5g，每日 1 次。维生素 K_1 10mg，临时 1 次。

（6）其他：静脉滴注：氨溴索 30mg，每日 1 次。口服：螺内酯片 5mg，每 12 小时 1 次。

2. 中医治疗方案

（1）2022 年 4 月 18 日一诊：患儿低热，咳嗽阵作，喉间有痰，不易咳出，气促，胃纳稍减，小便可，大便干结，1 ～ 2 日一行。舌红，苔白腻（见附录彩色图图 27–1），脉细数。四诊合参，中医辨证为疫病，疫毒闭肺证。小儿脏腑娇嫩，肺常不足，易为外邪所侵，疫毒之邪外袭，首先犯肺，肺气逆于上则咳嗽气促；肺主通调水道，肺失宣降，津液输布障碍，聚而成痰，痰热郁阻于肺，故喉间痰声。肺与大肠相表里，疫毒入里化热，耗气伤津，腑气不通，故大便秘结；小儿为纯阳之体，疫毒入里，痰热闭肺，正邪交争剧烈，故见发热；患儿痰黏，大便干结，舌红，苔腻，均为痰热之征。此阶段为由卫入气阶段，卫气同病。治疗以疏风清热，化痰开闭，方取麻杏石甘汤合银翘散加减，拟方如下：炙麻黄 6g，苦杏仁 9g（后下），紫苏子 9g，莱菔子 9g，黄芩 9g，生石膏 15g（先煎），金银花 9g，前胡 9g，芦根 9g，淡豆豉 9g，生山楂 9g，连翘 9g，生甘草 6g，鱼腥草 15g，藿香 9g。3 剂（2022 年 4 月 18 ～ 20 日）。水煎服 200mL，每日 1 剂，早晚分 2 次，饭后 30 分钟温服。

（2）2022 年 4 月 21 日二诊：患儿热退，咳嗽仍阵作，喉间痰减，气促改善，胃纳可，二便调，舌红，苔稍白腻，脉细数。治拟宣肺化痰、清热解毒为主，方取宣肺解毒汤合二陈汤加减，拟方如下：炙麻黄 6g，苦杏仁 9g（后下），紫苏子 9g，莱菔子 9g，黄芩 9g，法半夏 9g，前胡 9g，芦根 9g，陈皮 6g，山楂 9g，连翘 9g，鱼腥草 15g，藿香 9g，生甘草 6g。3 剂（2022 年 4 月 21 ～ 23 日）。水煎服 200mL，每日 1 剂，早晚分 2 次，饭后 30 分钟温服。

（3）2022年4月24日三诊：患儿咳嗽偶作，喉间少痰，不易咳出，气促不显，胃纳可，二便调，舌淡红，苔薄白，脉细数。证属余邪未尽，治拟和解少阳、扶正祛邪为主，方取扶正和解方合二陈汤加减，拟方如下：柴胡6g，黄芩9g，紫苏子9g，莱菔子9g，太子参9g，法半夏9g，前胡9g，陈皮6g，生山楂9g，生甘草6g，芦根15g。3剂（2022年4月24～26日）。水煎服200mL，每日1剂，早晚分2次，饭后30分钟温服。

（六）疗效评估

1. 主要症状　患儿属于重型，病程前期以发热、咳嗽有痰、气促为主要症状，经过中西医结合治疗后，呼吸道症状基本消失。

2. 生化检查变化 （表27-1～表27-3）

表27-1　主要血常规指标变化

日期	白细胞计数（×10⁹/L）	中性粒细胞百分比（%）	淋巴细胞百分比（%）	C反应蛋白（mg/L）	血清淀粉样蛋白A（mg/L）	白细胞介素-6（pg/mL）	降钙素原（ng/mL）
4月19日	13.04	73.1	22.6	38.29	＞350.00	15.61	0.11
4月26日	7.51	65.8	24.8	＜0.2	23.87	5.5	0.08

表27-2　主要生化指标变化

日期	谷丙转氨酶（IU/L）	谷草转氨酶（U/L）	乳酸脱氢酶（U/L）	γ谷氨酰基转移酶（U/L）	肌酐（μmol/L）	钾（mmol/L）
4月19日	125	83	272	55	44	3.72
4月26日	20	32	236	8	49	4.66

表27-3　核酸CT值变化

项目	4月18日	4月20日	4月21日	4月23日	4月24日
ORF1ab基因	26.80	29.02	33.93	阴性	阴性
N基因	26.40	28.97	32.37	36.08	阴性

3. 胸部影像学变化 （图27-2～图27-4）

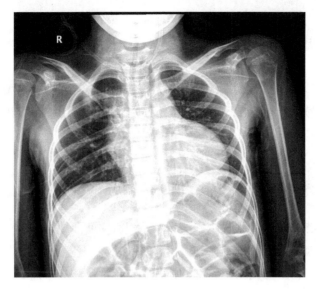

图 27-2　4 月 16 日胸部正位片

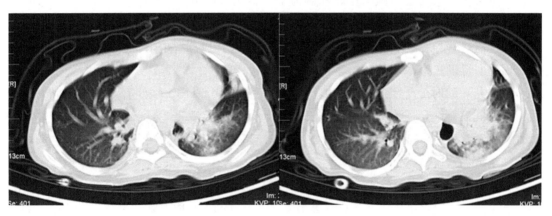

图 27-3　4 月 17 日胸部 CT

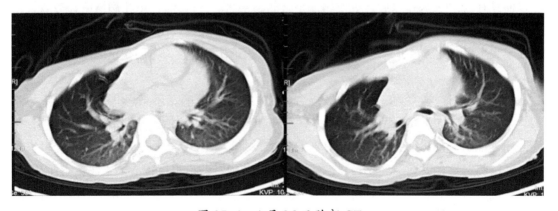

图 27-4　4 月 26 日胸部 CT

（七）出院时情况

患儿体温正常，无咳嗽咳痰，无气促，无腹痛吐泻，胃纳可，二便调。胸部影像显示炎症明显吸收，连续两次鼻咽拭子核酸检测阴性，2022 年 4 月 29 日出院。随访 4 周未见核酸复阳。

（八）案例讨论与分析

1. 辨证施治思路　该例患儿既往有房间隔缺损、室间隔缺损、肺动脉高压手术史、脑发育障碍史及中度营养不良的基础病史，素体正虚，而易感邪气。疫毒外袭，肺宣降失常，肺气上逆则咳嗽；肺与大肠相表里，肺气不降，大肠腑气不通，致大便秘结；疫毒闭肺，肺通调水道失职，津聚为痰，故咳嗽有痰；疫毒入里化热，灼伤津液，故舌质红，便秘；热邪夹湿，故舌苔白腻。正虚邪盛为本例患儿基本病机，邪盛表现为发热、咳嗽咳痰、气促、便干、舌红、苔白腻等；正虚表现为抗邪无力，病情进展较快。治疗应急予宣肺化痰、清热解毒之法；病邪传至半表半里之时，又当以和解少阳、扶正祛邪为主，鼓邪外出而病邪得以祛除。

此患儿一诊时处于疾病早期，体温尚未平稳，咳嗽阵作，喉间有痰，是由卫入气阶段，卫气同病，结合《温病条辨》"治上焦如羽，非轻不举"，以及《温热论》"到气才可清气，入营犹可透热转气"的指导原则，治以疏风清热，化痰开闭，故用麻杏石甘汤合银翘散加减。

二诊时，患儿热平，咳嗽减轻，喉间痰减，二便调，但舌红，苔仍少许白腻，仍有湿热之邪未清，治以宣肺化痰、清热解毒为主，在此基础上，取二陈汤之意，加陈皮、法半夏燥湿化痰。

仲景有云："大病差以后，更发热，小柴胡汤主之。"三诊时，患儿病情明显改善，虽未见发热，但遗留些许咳嗽咳痰，舌淡红，苔薄白。患儿经过两诊，已"透热转气"，病邪在半表半里，此属余邪未尽，治以和解少阳、扶正祛邪为主，方用扶正和解方合二陈汤加减。

2. 用药分析　本案为一例中西医结合治疗的重型新冠病毒感染患儿，西医着重抗感染、增强免疫、抗病毒、营养支持等。中医根据病机，辨证论治，前期治以疏风清热，化痰开闭，以引邪外出，方选麻杏石甘汤合银翘散加减，方中金银花芳香清解，既轻宣透表，又清热解毒，炙麻黄疏散表邪，宣肺平喘，共为君药；生石膏清热生津，解肌透邪，苦杏仁降逆肺气，止咳平喘，与炙麻黄相配，一升一降，以复肺气，黄芩苦寒，清热燥湿，泻火解毒，共为臣药；淡豆豉解表除烦，宣发郁热，紫苏子、莱菔子降气化痰，止咳平喘，消食导滞；肺与大肠相为表里，大肠腑气通则肺气肃降有权，故配伍生山楂消食导滞，通腑气以降肺气；前胡润肺止咳；疫邪夹湿，故加藿香芳香化湿；邪毒炽盛，故重用鱼腥草清热解毒；疫毒化热，耗气伤津，故用芦根清热生津；生甘草补气健脾，祛痰止咳，调和诸药，为佐使之药。诸药合用，共奏疏风清热、化痰开闭之效，使气机通畅，营热之邪自有出路，热自外达，行"透热转气"之法。二诊时，患儿热退，以咳嗽咳痰为主要症状，舌红，苔仍少许白腻，仍有湿热之邪未清，故治以宣肺化痰、清热解毒为主，加陈皮、法半夏燥湿化痰。

三诊时，患儿咳嗽偶作，喉间少痰，证属余邪未尽，故治以和解少阳，扶正祛邪，透解余邪，方选扶正和解方合二陈汤加减。方中柴胡透解邪毒，疏达经气，为君药；黄芩清泄邪热，太子参扶正祛邪，共为臣药；并配伍紫苏子、莱菔子降气化痰，前胡降气化痰、疏散风热，陈皮、法半夏理气健脾、燥湿化痰，芦根清热生津，生山楂通腑气以降肺气，共为佐药；生甘草调和诸药，为使药。诸药合用，以奏和解少阳、扶正祛邪之效。

3. 得失点　本案为一则中医药及时干预的成功案例，证属疫毒闭肺。患儿入院前有明显的发热、咳嗽等症状，入院后积极给予宣肺化痰、清热解毒治疗，因势利导，以祛除痰热湿毒之邪，考虑患儿基础疾病较多，根据病情及邪正盛衰情况，及时调整治则，给予和解少阳、扶正祛邪等治疗，助患儿及早康复。

（上海市中医医院刘亚尊、薛征整理）

二十八、新冠病毒感染危重型伴休克、间质性肺炎案

（一）一般资料

宋某，男，75岁，住院号：20×××5。

入院时间：2022年4月11日；出院时间：2022年5月16日；住院天数：35日。

（二）入院前情况

主诉"乏力畏寒2天，发现新冠病毒核酸异常1天"入院。患者于2022年4月9日无明显诱因出现乏力、畏寒，无明显呼吸困难，无咳嗽咳痰，无呕吐黑便，无头晕，4月10日急诊入上海交通大学医学院附属胸科医院，神志基本清楚，体温38.5℃，血压85/54mmHg，心率119次/分，立即予多巴胺及对症支持补液，同时查新冠病毒核酸检测异常，4月11日凌晨转运至上海市公共卫生临床中心。

既往史：既往有类风湿关节炎、间质性肺炎约10年（长期口服强的松10mg，因隔离管控近20天没药，未服），冠状动脉粥样硬化性心脏病、原发性高血压、2型糖尿病及甲状腺功能减退病史。个人史：出生于原籍。有长期吸烟史，450支/年。新冠疫苗接种史：否认。

（三）入院时情况

体格检查：体温38.5℃，心率126次/分，呼吸30次/分，血压82/65mmHg。面色苍白，精神萎靡，不欲对答，四肢末梢肤温较低，颈软，口唇发绀，听诊未检。腹软，全腹无压痛和反跳痛，肝脾肋下未触及，双下肢无浮肿。四肢肌力稍减退，神经系统病理征阴性。舌红偏胖，苔薄白少津，脉浮数。

（四）入院诊断

1. 西医诊断

（1）新冠病毒感染（重型）。

（2）低血容量休克。

（3）间质性肺炎。

（4）冠状动脉粥样硬化性心脏病。

（5）原发性高血压。

（6）2 型糖尿病。

（7）类风湿关节炎。

（8）甲状腺功能减退。

2. 中医诊断

疫病，疫毒闭肺证。

（五）诊疗经过

入院时体温 38.5℃，心电监护示心率 126 次 / 分，呼吸 30 次 / 分，血压 82/65mmHg，血氧饱和度 95% ～ 98%，四肢末梢肤温较低，呈休克状态，急查胸部 CT 平扫示两肺间质样病变伴渗出，符合病毒性肺炎表现，经积极扩容（平衡液、人血白蛋白、维生素 C 等）、升压（去甲肾上腺素）等对症治疗后循环情况改善，次日生命体征示体温 37.6℃，心率 105 次 / 分，呼吸 27 次 / 分，血压 128/75mmHg，神志逐渐清楚，对答基本流畅。

2022 年 4 月 12 日起莫西沙星 0.4g，每日 1 次，静脉滴注，联合头孢他啶 2.0g，每 12 小时 1 次，静脉滴注，积极抗感染；奈玛特韦片 / 利托那韦片，每日口服 2 次，抗病毒；强的松 10mg，每日口服 1 次，抗炎及抗凝；调节免疫，控制血糖、血压、血脂等。患者生命体征稳定，自觉口干，口渴，小便频，大便偏干每日 1 次。结合患者胸部影像学，改予高流量吸氧（氧浓度 40%，流速 40L/min），并建议俯卧位通气，中药麻杏石甘汤合宣白承气汤加减，口服，每日 1 剂。

2022 年 4 月 17 日患者精神状态好，对答切题，无咳嗽咳痰，仍觉口干欲饮，进食正常，大便通畅，仅诉进食或解大小便时感气促，当日复查胸部 CT 平扫示两肺病变较前（4 月 11 日）增多，调整高流量吸氧参数为氧浓度 60%，流速 40L/min，此时指脉血氧饱和度可维持在 99% ～ 100%，继续给予强的松 10mg，每日 1 次，口服。中药予沙参麦冬汤加减。

2022 年 4 月 24 日患者精神状态仍较好，对答切题，进食增多，24 小时出入液量为入量 3230mL 和出量 1560mL，第 3 次查胸部 CT 平扫示双肺病变较前（4 月 17 日）再次进展，渗出明显且伴部分实变，新冠病毒核酸检测阳性，医嘱停强的松，改为氢化可的松 100mg，静脉滴注，每 8 小时 1 次，连续 2 天（4 月 25 ～ 26 日）。4 月 26 日经市级专家组讨论病情后，调整激素使用，即停氢化可的松，改为甲强龙 80mg，静脉滴注，每 12 小时 1 次，同时调整高流量吸氧参数为氧浓度 75%，流速 40L/min，且间断俯卧位时氧合指数仅在 110 ～ 120mmHg 之间，多次向家属告知其病情危重。中药继予前方益气养阴扶正兼清透毒邪。

2022 年 4 月 27 日凌晨，突然心电监护示血氧饱和度 75%～80%，呼吸 44 次 / 分，1 时 45 分紧急经口插管辅助通气 VC 模式，氧浓度 80%，潮气量 390mL，吸气时间 0.9 秒，呼气末压力 8cm H₂O，4 月 27 日 10 时血气示氧浓度 65%，酸碱度 7.41，氧分压 117mmHg，二氧化碳分压 43mmHg，乳酸 0.7mmol/L。后经持续镇静、镇痛、肌松、维持血流动力学稳定及中药益气扶正开窍固脱等。5 月 10 日起逐渐停止肌松、减镇静镇痛药，监测血流动力学、血气、电解质等基本在可控范围内，5 月 13 日拔除气管插管，5 月 16 日顺利出院。

1. 西医治疗方案

（1）氧疗过程：2022 年 4 月 11～17 日鼻导管吸氧 3L/min。4 月 17～27 日高流量吸氧伴间断俯卧位通气。4 月 27 日～5 月 13 日气管插管机械通气。

（2）抗病毒治疗：奈玛特韦片 / 利托那韦片 300mg/100mg，口服，每日 2 次（4 月 12～18 日）。

（3）抗炎治疗：强的松 10mg 口服，每日 1 次（4 月 11～24 日）；氢化可的松 100mg，静脉滴注，每 8 小时 1 次（4 月 24～25 日）；甲强龙 80mg，静脉滴注，每日 2 次（4 月 26～29 日）；甲强龙 40mg，静脉滴注，每日 2 次（4 月 30 日～5 月 3 日）。

（4）抗感染治疗：莫西沙星 0.4g，每日 1 次，静脉滴注，联合头孢他啶 2.0g，每 12 小时 1 次，静脉滴注（4 月 11～25 日）；美罗培南 0.5g，静脉滴注，每 8 小时 1 次（4 月 25 日～5 月 3 日）；头孢他啶阿维巴坦钠 2.5g，静脉滴注，每 8 小时 1 次，联合阿米卡星 0.4g，静脉滴注，每日 1 次（5 月 4～16 日）。

（5）降压：沙库巴曲缬沙坦钠片 100mg，口服，每日 2 次；苯磺酸氨氯地平片 5mg 口服，每日 1 次。

（6）抗血小板：阿司匹林 100mg 口服，每日 1 次。

（7）调节甲状腺功能：左甲状腺素片 75μg 口服，每日 1 次。

（8）抗凝治疗：低分子量肝素钙注射液 5000U 皮下注射，每日 1 次。

（9）营养支持：白蛋白、胸腺肽、丙种球蛋白等。

2. 中医治疗方案 （患者不同时间舌象见附录彩色图图 28-1）

（1）2022 年 4 月 14 日一诊：患者精神状态好，对答时言语洪亮，自诉不喘，但可感觉其呼吸较快，体温 37.6℃，口干，口渴，汗出，小便频，大便偏干，但每日一解，偶咳，无痰，无胸痛咽痛。舌红偏胖，苔薄白少津，脉浮数。四诊合参，中医诊断：疫病，疫毒闭肺证，方用麻杏石甘汤、宣白承气汤加味。拟方：炙麻黄 12g，苦杏仁 9g，生石膏 30g（先下），生大黄 15g（后下），瓜蒌皮 30g，瓜蒌子 30g，炙甘草 9g。3 剂。水煎服 200mL，每日 1 剂，早晚分 2 次，饭后 30 分钟温服。

（2）2022 年 4 月 17 日二诊：服药后精神状态良好，对答声音洪亮，体温 36.9℃，患者仍诉无喘息，时咳嗽，痰少色白稍黏，仍口干、口渴，进食正常，小便频，大便每日 2 次，质软基本成形，舌红，苔少根薄白，脉细。新冠病毒核酸检测阳性。中医诊断：疫病，疫毒闭肺证。疫毒壅闭肺脏，肺阴耗伤，不能润养肺金，肺气失于宣降，则咳嗽而无痰，或痰少而黏，肺胃阴伤，则口舌干燥而渴。舌干红少苔，脉细，均为阴液不足的征象。沙参麦冬汤加减，拟方：南沙参15g，北沙参15g，玉竹30g，桑叶10g，制半夏15g，天花粉30g，党参30g，黄芩15g，生黄芪30g，炒白术30g，白茯苓15g，石斛15g，马鞭草30g，丹参30g，赤芍20g。5剂。水煎服200mL，每日1剂，早晚分2次，饭后30分钟温服。

（3）2022年4月24日三诊：服药后体温正常，精神状态依然良好，仅诉进食、解便时即感喘息，咳嗽不显，痰少色白稍黏，能咳出，仍口干口渴，纳可，小便频，大便质软，每日2次，舌质淡红，苔少，脉细。新冠病毒核酸检测阳性。患者症状较前无明显改变，守二诊方5剂。

（4）2022年4月28日四诊：4月27日凌晨患者突然喘息，呼之不应，口唇发绀，1时45分心电监护示血氧饱和度75%，立即气管插管并机械通气压力控制模式，持续镇静、镇痛、肌松、维持血流动力学稳定。急予参附汤、安宫牛黄丸益气固脱，麻杏石甘汤宣肺化湿解毒，拟方如下：生晒参60g，生黄芪30g，炙麻黄12g，苦杏仁10g，葶苈子30g，瓜蒌子30g，生石膏30g（后下），黄芩15g，马鞭草60g，虎杖30g，生大黄9g（后下）。2剂。水煎服200mL，每日1剂，早晚分2次，饭后30分钟温服。另安宫牛黄丸1丸，每日灌服2次。

（5）2022年4月30日五诊：4月29日体温38.8℃，次日退，皮肤较潮湿，四肢末梢较凉，脉散大无力，两日无大便，舌淡胖，舌下有瘀点。中医诊断：疫病，内闭外脱证，因邪气太盛而正气大虚，导致气阴外脱或阳气暴脱。阳气外亡，则发热骤降而四肢厥冷；气失固摄，则脉散大无力；气不固津，津不内守，则皮肤汗出。拟参附汤、生脉散、黄芪补血汤及安宫牛黄丸加减。方药如下：生晒参60g，生黄芪60g，淡附片20g，当归30g，麦冬30g，五味子15g，炒白芍30g，生大黄15g(后下)。3剂。水煎服200mL，每日1剂，早晚分2次，饭后30分钟温服。另安宫牛黄丸1丸，每日灌服2次。参附注射液40mL泵入，每日1次。

（6）2022年5月4日六诊：体温在36.5～37.1℃之间，呼之不应，大便多日不解，唇色苍白，四肢末梢皮肤冷。中医诊断：疫病，内闭外脱证。本证可由阴竭进一步发展而导致阳气外脱，从而形成阴阳俱脱之证。治疗应重以温阳益气，方药如下：生晒参90g，淡附片20g，生龙骨30g（先煎），生牡蛎30g（先煎），山茱萸30g，五味子9g，生黄芪60g，麦冬30g，当归30g，炙甘草9g。3剂。水煎服200mL，每日1剂，早晚分2次，饭后30分钟温服。另安宫牛黄丸1丸，每日灌服2次；大黄粉30g，芒硝粉30g，调糊外敷腹部，每日1次。

（7）2022年5月8日七诊：体温平，呼之不应，唇色、肤色改善不明显，双下肢浮肿，大便日1次，糊状量少。前方调整如下：生晒参90g，淡附片20g，生龙骨30g（先煎），生牡蛎30g（先煎），山茱萸30g，生黄芪60g，五味子9g，麦冬30g，当归30g，桂枝15g，白茯苓30g，炙甘草9g。4剂。水煎服200mL，每日1剂，早晚分2次，饭后30分钟温服。另安宫牛黄丸1丸，每日灌服1次。

（8）2022年5月13日八诊：5月8日起逐渐停阿曲库铵、咪达唑仑、右美托咪定、去甲肾上腺素等药物，患者体温平，呼之能眨眼，呼吸心率偏快，唇色肤色转红，双下肢仍浮肿，大便约每日1次。5月12日顺利拔管。前方调整如下：生晒参60g，淡附片20g，生龙骨30g（先煎），生牡蛎30g（先煎），山茱萸30g，生黄芪60g，五味子9g，麦冬30g，当归30g，桂枝15g，白茯苓30g，生白术30g。4剂。水煎服200mL，每日1剂，早晚分2次，饭后30分钟温服。

（六）疗效评估

1. 体温变化趋势　经中西医结合治疗后，患者生命体征平稳，体温正常。

2. 主要症状　患者属新冠病毒感染危重型，以喘息、呼吸困难为主，伴咳嗽咳痰，经气管插管机械通气联合中医药回阳救逆固脱等综合治疗后，生命体征稳定，前述症状改善。

3. 生化检查变化　（表28-1）

表28-1　患者主要生化指标变化

日期	白细胞计数（×10⁹/L）	血红蛋白（g/L）	血小板（×10⁹/L）	淋巴细胞计数（×10⁹/L）	C反应蛋白（mg/L）	D-二聚体（μg/mL）	脑钠肽（<19.5pg/mL）	核酸
4月12日	21.92	131	145	1.36	168.18	11.53	33.54	阳性
4月24日	13.81	129	216	1.43	99.41	2.31	65.41	阳性
4月30日	8.77	128	183	1.08	197.25	5.42	381.03	阳性
5月12日	11.01	110	228	1.16	54.83	2.79	53.81	阴性

4. 胸部影像学变化

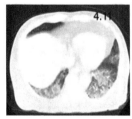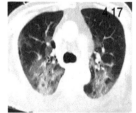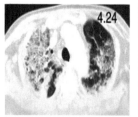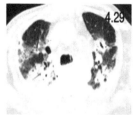

图28-2　患者不同时期胸部CT表现

（七）出院时情况

患者神志清楚，卧床中，时咳嗽，痰少色白泡沫样，生命体征平稳。胸部影像学较前有所吸收，已连续两次鼻拭子新冠病毒核酸检测阴性，符合出院标准，后平稳转回至上海交通大学医学院附属胸科医院。

（八）案例讨论与分析

1. 辨证施治思路　本患者高龄，既往多系统基础疾病重且病程久矣，属沉疴痼疾，遇此新感，习称"新感引动宿疾"，此类患者一般病情较重，病程较长，若疫毒不能迅速外达，或透邪不尽，则极易致病情反复，病难速愈，甚至变证迭起。

该患者发病初期时，犯于肺卫之疫病之邪由表入里，致邪热壅肺，肺气闭阻，此时宜清热宣肺，泄热通腑；当邪热壅肺致肺阴耗伤，不能润养肺金，肺气失于宣降，出现阴液不足之征象时，除祛邪之外，当选甘酸敛阴、甘温益气之品益气生津，敛营防脱。

有时，在疾病发展变化过程中会出现一些急重症状，如患者肺气大伤，化源欲绝或心阴心气素虚，温疫毒邪内陷心包，致内闭外脱而亡，如《温病条辨》中提及温疫病的死证："在上焦有二：一曰肺之化源绝者死；二曰心神内闭，内闭外脱者死。"因此，常常需要对其采取相应的治疗措施，这种治疗措施是在辨证论治理论指导下运用一些针对性较强的急救治疗方法，该患者病情急转直下，血压、血氧饱和度迅速下降，属正气亏虚、热毒壅盛，郁闭于内，致气机逆乱，阴阳气不相顺接，阳气不能外达所致。在中医专家组针对危重症"用药急专"的思想指导下，采用灌胃、灌肠、外敷齐治等手段，迅速回阳固脱兼清肺开窍，使毒邪由深转浅，化重为轻，有效地逆转了阴阳俱脱之证，为抢救赢得了时间。

2. 用药分析　本病例初以生石膏清肺之热，杏仁、瓜蒌皮宣降肺气，化痰定喘，大黄攻下腑实。腑实得下，则肺热易清；肺气清肃，则腑气易通。所以宣白承气汤实取麻杏石甘汤、承气汤二方之意变制而成，为清热宣肺、泄热通腑、肺肠合治之剂。正如吴鞠通所说："以杏仁、石膏宣肺气之痹，以大黄逐肠胃之结，此脏腑合治法也。"本方病情稳定时，以沙参麦冬汤为治，沙参、麦冬、玉竹、天花粉、石斛甘寒生津，润养肺胃；炙甘草扶助胃气；桑叶轻清宣透以散余邪，生黄芪、炒白术、茯苓益气健脾，同时不忘以马鞭草、虎杖、黄芩祛邪解毒，诸药相配，共奏益气补肺、健脾生津兼祛邪解毒之功。然而，当病情突然呈现内闭外脱之象，急以大剂量生晒参、淡附片、生龙骨、生牡蛎、山茱萸和安宫牛黄丸，以固脱开窍并用。因此，温病用温药，虽说是治疗中的变法，却并不违背辨证论治的精神，而且更好地体现了中医学辨证论治的实质。

3. 得失点　本案例是一则中医药干预新冠病毒感染危重型合并基础疾病重型的成功案例。入院之初患者生命体征尚稳定，但因疫病传变迅速，致病情急转直下，患者生命垂危，中西医结合共同截断病情发展，为抢救争取时间。待进入恢复阶段后，再采取适当的瘥后调养，可有效防止病情反复、迁延或再次进展。本案患者长期服用小剂量糖皮质激素，突然停药导致体内糖皮质激素不足，后又加用氢化可的松，也可能是导致主观症状与肺部 CT 影像不一致的原因之一。

从本案可以看出，对于胸部影像学仍在进展，但临床症状并未加重，即胸部影像学与主观临床症状不一致的患者，医者更应该密切观察其血气、血压、呼吸、心率、体温及情志意识的变化，尽早发现其细微异常，并及早干预，这对于扭转病情转危具有重要的意义。

（上海市中医医院折哲、龚亚斌整理）

二十九、新冠病毒感染危重型伴急性上消化道出血死亡案

(一) 一般资料

徐某，男，88岁，住院号：21×××9。

入院时间：2022年4月29日；出院时间：2022年5月29日；住院天数：30天。

(二) 入院前情况

主诉"发现左侧肢体无力1个月，新冠病毒核酸异常1天"入院。患者于2022年3月底逐渐出现左侧肢体渐进性无力，因高龄且疫情原因未就诊，至2022年4月17日左侧肢体肌无力加重，左上肢不能抬举，不能握物，并出现上楼无力，仅能迈五至六步台阶，伴小便困难，无明显胸闷气促和咳嗽咳痰，4月20日在外院急诊查血肌酐＞1000mmol/L，留置导尿并经复测血肌酐降至100mmol/L。4月28日患者新冠病毒核酸检测异常，现拟"新冠病毒感染（重型）"住院上海市公共卫生临床中心。

既往史：有冠状动脉粥样硬化性心脏病、原发性高血压病史30余年，有2型糖尿病病史15年，有慢性肾功能不全和脑梗死病史10余年，有十二指肠溃疡病史7年余。有长期吸烟史，年400支。新冠疫苗接种史：否认。

(三) 入院时情况

体格检查：体温37.1℃，心率125次/分，呼吸27次/分，血压125/50mmHg，指脉血氧饱和度87%（未吸氧）。神志淡漠，精神萎靡，全身皮肤温度温暖，不能对答。颈软，口唇发绀，双侧呼吸运动对称。听诊未检。腹软，全腹无压痛和反跳痛，肝脾肋下未触及，双下肢无浮肿。四肢肌肉萎缩，双下肢肌力减退，左侧肢体肌力3级，舌暗红，苔薄，脉细数。

（四）入院诊断

1.西医诊断

（1）新冠病毒感染（重型）。

（2）冠状动脉粥样硬化性冠心病。

（3）原发性高血压。

（4）2型糖尿病。

（5）慢性肾功能不全。

（6）十二指肠溃疡。

（7）中度贫血。

（8）脑梗死。

2.中医诊断

疫病，疫毒闭肺证。

（五）诊疗经过

入院时患者左侧肢体不能抬举，呼之能应，但不能完全对答，氧合指数285mmHg，先后予心电监护、双腔鼻导管吸氧、持续肾脏替代治疗、深静脉穿刺置管，急查头颅CT示脑桥、两侧脑室旁、半卵圆中心区多发腔隙性脑梗死、缺血灶；老年脑改变，两侧脑白质变性，脑室系统积液扩张。同时胸部CT平扫示两肺下叶病毒性肺炎合并吸入性肺炎，两侧胸腔少量积液，积极予莫西沙星、头孢他啶抗感染，甲强龙抗炎，奈玛特韦片/利托那韦片口服抗病毒治疗，中药以麻杏石甘汤合宣白承气汤加减治疗。

5月3日患者呼吸急促，氧合指数偏低，停双腔鼻导管吸氧，改为无创辅助通气，参数为吸入氧浓度45%，潮气量480mL，呼吸15次/分，吸气压17cm H_2O，呼气末正压5cm H_2O，中药调整以麻杏石甘汤、宣白承气汤合参附汤护正防脱。

5月11日患者血压偏低，心电监护示血压82/55mmHg，心率133次/分，呼吸31次/分，解柏油样及鲜血便，神志不清，立即气管插管机械通气，并急诊胃镜引导下行十二指肠营养管置入术，同时可见十二指肠多发性溃疡、十二指肠炎伴糜烂黏膜下出血，表面苔薄，周黏膜颗粒样隆起，3枚钛夹夹闭。同时输注红细胞和血小板。并予云南白药和中药独参汤、补中益气汤加减后经鼻空肠管灌入。5月12日、15日再次胃镜下止血，中药继续经鼻空肠管灌入。

5月16日患者持续机械通气和俯卧位通气维持中，床旁气管镜可吸出大量黄色黏稠痰液，肺泡灌洗液微生物NGS检测可见鲍曼不动菌（2+）、肺炎克雷伯菌（2+）、纹带棒杆菌（2+），同时痰培养见白念珠菌（2+），故根据痰培养结果积极调整抗生素、糖皮质激素、血管活性药、抑酸止血药等剂量，生命体征基本稳定。上消化道出血量减少，根据大便色质及时调整中药，以参附龙牡汤加减空肠管灌入。5月18日复查肺部CT平扫提示两肺实变影持续较前片进展，在俯卧位通气和机械通气共同支持下，氧合指数仍低于250mmHg。中药继予前方灌入。

5月24日患者汗出较多，皮肤较湿，四肢末梢发绀，大便色转棕黄质软不成形，血清D-二聚体水平升高，血小板$30×10^9$/L，继续镇静镇痛机械通气中，新冠病毒核酸检测转阴性，继予中药灌入的同时，予参附注射液泵入益气防脱。

5月25日患者消化道出血已止，逐渐恢复药物鼻胃管灌入，但复查胸部CT平扫示两肺多发实变影伴吸入性肺炎较前片进展。5月28日患者全身皮肤较湿冷，心电监护示血压99～82/64～57mmHg，心率89～130次/分，四肢较肿胀，24小时尿量约550mL，两日无便，当日复查胃镜未见新鲜出血病灶，气管插管管路可见鲜红色痰液，机械通气呼吸支持力度进一步加强，此属内闭外脱之证，急予安宫牛黄丸2丸，温开水化开后胃管灌服，以辟秽解毒，醒神开窍，但终因病情较重，多脏器功能衰竭，于5月29日晨8点生命体征消失，宣告临床死亡。

1. 西医治疗方案

（1）氧疗过程：2022年4月29日双腔鼻导管4L/min；5月3日无创辅助通气；5月11日经口气管插管机械通气；5月16日俯卧位通气。

（2）抗病毒治疗：奈玛特韦片/利托那韦片300mg/100mg，口服，每日两次（2022年5月1～5日）。

（3）抗感染治疗：莫西沙星0.4g，静脉滴注，每日1次；头孢他啶2.0g，静脉滴注，每日2次，18天（4月29日～5月16日）；头孢他啶阿维巴坦钠2.5g，静脉滴注，每8小时1次；替加环素50mg，静脉滴注，每日2次；伏立康唑200mg，静脉滴注，每日2次，12天（5月17～29日）。

（4）抗炎治疗：甲泼尼龙40mg，静脉推注，每日2次，5天（4月29日～5月3日）；甲泼尼龙40mg，静脉推注，每日1次，7天（5月4～11日）；地塞米松10mg，静脉推注，每日1次，5天（5月11～16日）；醋酸泼尼松龙10mg，口服，每日3次，12天（5月17～29日）。

（5）血管活性药物：去甲肾上腺素，垂体后叶素，多巴胺，硝酸甘油。

（6）抗凝药物：低分子量肝素钙注射液5000U皮下注射，每日3次。

（7）输血：红细胞悬液、单采血小板、重组人血小板生成素注射液。

（8）免疫治疗：胸腺法新、丙种球蛋白。

（9）纠正酸碱平衡：持续肾脏替代治疗。

（10）营养支持：人血白蛋白、脂溶性维生素、肠内营养混县液。

（11）其他：生长抑素、拜阿司匹林片、瑞舒伐他汀片、苯磺酸氨氯地平片、盐酸二甲双胍片、磷酸西格列汀片、奥美拉唑、咪达唑仑注射液、丙泊酚注射液、瑞芬太尼注射液、氨溴索注射液等。

2. 中医治疗方案（见附录彩色图图 29-1）

（1）2022 年 4 月 30 日一诊：患者体温 37.2℃，呼之能应，痰多色白质较清稀，喉中痰鸣声，鼻导管吸氧 4L/min 时指脉血氧饱和度在 94%～96% 之间，四肢松软无力，大便 3 日未解，舌暗红，苔薄，脉细数。四诊合参，中医诊断：疫病，疫毒闭肺证，方用麻杏石甘汤、宣白承气汤加味，拟方如下：炙麻黄 12g，苦杏仁 9g（后下），生石膏 15g（先煎），生大黄 15g（后下），瓜蒌皮 30g，炙甘草 9g。3 剂，水煎服 200mL，每日 1 剂，早晚分 2 次，饭后 30 分钟温服。

（2）2022 年 5 月 4 日二诊：患者体温正常，精神萎靡，神志淡漠，时有喘息，氧合指数 275mmHg 左右，无创呼吸机辅助通气中，指脉血氧饱和度维持在 95% 左右，咳痰黏稠无力咳出，胃管鼻饲中，肢软不举，大便仍未解，舌脉同前。新冠病毒核酸检测阳性。患者经无创呼吸机辅助通气后生命体征尚平稳，中医诊断：疫病，疫毒闭肺兼正气亏虚证，结合舌脉，在麻杏石甘汤、宣白承气汤基础上增加参附汤，以护正防脱，处方：生晒参 30g，淡附片 15g，炙麻黄 12g，苦杏仁 9g（后下），生石膏 15g（先煎），生大黄 15g（后下），芒硝 20g，金银花 15g，瓜蒌皮 30g，瓜蒌子 30g，枳实 30g，炙甘草 9g。3 剂，水煎服 200mL，每日 1 剂，早晚分 2 次，饭后 30 分钟温服。另生大黄粉 60g，芒硝粉 30g，腹部外敷 6 小时，每日 1 次。

（3）2022 年 5 月 10 日三诊：患者体温在 36.9～37.3℃ 之间，喘息较明显，经无创呼吸机辅助治疗后喉中痰减少，但色黄质厚，腹胀，大便已解，色深量少质稍干，双下肢出现凹陷性水肿，舌暗淡胖嫩，苔薄。新冠病毒核酸检测阳性。中医诊断：疫病，疫毒闭肺，正气亏虚证，累及中焦，肺肠同病，此时在宣肺通腑之时，应加强顾护正气之力，以防内闭外脱，前方调整如下：生晒参 30g，淡附片 15g，生龙骨 30g（先煎），生牡蛎 30g（先煎），炙麻黄 12g，苦杏仁 9g（后下），生石膏 30g（先煎），枳实 30g，瓜蒌皮 30g，瓜蒌子 30g，生大黄 15g（后下），虎杖 30g，葶苈子 30g，炙甘草 9g，马鞭草 30g。5 剂，水煎服 200mL，每日 1 剂，早晚分 2 次，饭后 30 分钟温服。

（4）2022 年 5 月 15 日四诊：5 月 11 日起喘息急促，见鼻饲管内暗深咖色反流物，大便色深，局部鲜红，量为 600～650mL，心电监护示血压 92/55mmHg，心率 128 次 / 分，呼吸 33 次 / 分，血氧饱和度 85%，大便隐血试验阳性（++++），血常规示红细胞 $2.25×10^{12}$/L，血红蛋白 67g/L，立即气管插管机械通气，并急行胃镜示十二指肠多发糜烂溃疡伴坏死、出血，内镜止血，药物抑酸止血，输红细胞悬液，停鼻饲。5 月 12 日、15 日分别再行胃镜下止血，仍见柏油样便和血便，体温在 37.3～37.8℃ 之间。观患者面色微微泛红，痰质黏色黄灰，舌淡胖嫩，脉虚大无力。中医诊断为疫病，正气大虚，邪毒壅滞，郁遏不达则发热，因非实火，故其热不甚，但病程较长；邪热壅遏肠道，损伤脉络，故血渗外溢；正气大虚亦不能摄血，而失血再致气随血脱，亦宜益气摄血，凉血散血。独参汤、补中益气汤加减如下：生晒参 90g，仙鹤草 120g，干姜 30g，生大黄 15g（后下），三七粉 6g，炙甘草 30g。3 剂，水煎 400mL，分 6 次空肠管灌入。

（5）2022 年 5 月 18 日五诊：患者体温 37.4℃，便鲜红色转淡，大便质软成形，血常

规示红细胞 $3.13×10^{12}$/L，血红蛋白 79g/L，隐血试验阳性（＋＋）。患者镇静镇痛状态，气管插管机械通气维持中，及时根据检验结果调整抗生素、糖皮质激素等用量，继续药物止血，并间断输注红细胞悬液。继予四诊中药方 4 剂空肠管灌入，生命体征基本稳定。

（6）2022 年 5 月 21 日六诊：患者体温 37.1℃，面色微微泛红，解暗棕色便 1 次，未见鲜血，粪便隐血试验阳性，心电监护示呼吸 29 次/分，血压 100/62mmHg，心率 102 次/分，指脉血氧饱和度 94%。新冠病毒核酸检测阳性。患者在机械通气支持下，血压和血氧饱和度尚可稳定，当加强益气强心、扶正固脱、养血摄血，兼清热透邪，继拟参附龙牡汤、补中益气汤加减。处方如下：生晒参 90g，淡附片 20g，生龙骨 30g（先煎），生牡蛎 30g（先煎），生黄芪 90g，炒白术 15g，当归 15g，干姜 30g，青蒿 30g，金银花 30g，生大黄 15g（后下），马鞭草 60g。4 剂，水煎 400mL，分 6 次空肠管灌入。

（7）2022 年 5 月 24 日七诊：患者体温在 36.5～37.0℃之间，汗出增多，皮肤较湿，四肢末梢发绀，大便质软不成形，色转棕黄，血清 D- 二聚体水平升高，血小板 $30×10^9$/L，粪便隐血试验阳性，新冠病毒核酸检测转为阴性。继续镇静镇痛机械通气中，复查胸部 CT 平扫两肺多发实变影较前进展，调整治疗用药后其生命体征仍不稳。患者上消化道出血渐止，逐渐恢复鼻胃管灌入药物。予参附龙牡汤加减：生晒参 120g，熟附片 20g，生龙骨 30g（先煎），生牡蛎 30g（先煎），生黄芪 90g，山茱萸 30g，炒白术 15g，当归 15g，炒白芍 30g，干姜 30g，金银花 30g，生大黄 15g（后下）。3 剂，水煎服 200mL，每日 1 剂，早晚分 2 次，饭后 30 分钟温服。同时予参附注射液 40mL 持续泵入，以益气防脱。

（8）2022 年 5 月 28 日八诊：患者体温在 36.3～36.6℃之间，全身皮肤较肿胀湿冷，24 小时尿量 550mL，两日无大便。心电监护示血压 99～82/64～57mmHg，心率 89～130 次/分。5 月 28 日复查胃镜示胆汁反流性胃炎伴黏膜下出血点，十二指肠钛夹残留，未见新鲜出血病灶。患者血压不稳，气管插管管路可见鲜红色痰液，机械通气呼吸支持力度进一步加强，中医诊断为疫病，辨证为疫毒闭肺、内闭外脱之证，急予安宫牛黄丸 2 丸，温水化开后胃管灌入，以辟秽解毒，醒神开窍。继续参附注射液 40mL 持续泵入，以益气固脱。

（9）2022 年 5 月 29 日九诊：患者心率、血压、血氧饱和度持续下降，终致呼吸循环衰竭，抢救无效死亡。

（六）疗效评估

1. 体温变化趋势　经中西医结合治疗后，患者体温在 36.9～37.2℃之间。

2. 主要症状　患者属新冠病毒感染重型，病程以喘息、咳痰为主，并发上消化道出血，经中西医结合积极止血、输血治疗后消化道出血症状明显，但终因气道出血致呼吸循环衰竭而死亡。

3. 生化检查变化 （表 29-1）

表 29-1　患者血常规、D- 二聚体、脑钠肽、新冠病毒核酸检测变化

日期	白细胞计数（×10⁹/L）	血红蛋白（g/L）	血小板（×10⁹/L）	淋巴细胞计数（×10⁹/L）	C 反应蛋白（mg/L）	D- 二聚体（< 0.5μg/mL）	脑钠肽（< 19.5pg/mL）	核酸
5 月 1 日	7.66	82	232	1.33	52.48	2.55	991.3	阳性
5 月 7 日	14.22	79	103	0.99	153.95	1.98	1097.6	阳性
5 月 11 日	12.92	67	83	1.15	40.71	1.54	2556.5	阳性
5 月 17 日	4.29	69	43	0.69	67.92	6.51	803.1	阳性
5 月 21 日	6.61	89	26	0.93	20.09	5.03	1130.5	阳性
5 月 29 日	1.33	64	29	0.87	39.22	9.41	2034.8	阴性

4. 胸部影像学变化 （图 29-2）

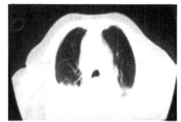

2022 年 4 月 30 日

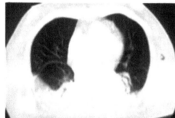

2022 年 5 月 9 日

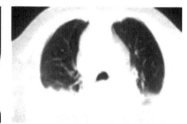

2022 年 5 月 14 日

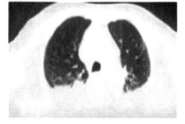

2022 年 5 月 18 日

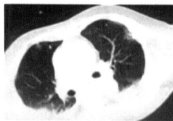

2022 年 5 月 25 日

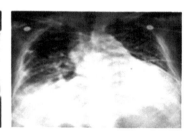

2022 年 5 月 28 日

图 29-2　患者不同时期胸部影像表现

（七）　出院时情况

患者基础疾病多且病程较长，此次因患新冠病毒感染，伴多重耐药菌感染，继发感染性休克，终致多脏器功能衰竭，于 2022 年 5 月 29 日病逝。

（八）案例讨论与分析

1. 辨证施治思路 此案例属新冠病毒感染（危重型）合并基础疾病（重型），病情复杂，虚实寒热错杂。患者高龄久病，中州不运，冲和失布，气血津液枯耗，病久更致痰瘀痹阻经脉，新感邪热疫毒，首犯上焦，正衰邪盛则病累中焦，疫毒与体内旧疾（痰饮瘀血）缠结盘附，使毒、热、瘀壅滞内闭，致脏腑正虚大脱，瘀毒内壅而血不循经。总结其病理因素，涉及毒、热、瘀、痰、虚等，病位主要在肺，与心、脾、肾、胃、大肠密切相关。故辨证可属脏腑衰微、疫毒内闭，治当益气固脱，祛邪解毒。

本案例一诊、二诊正处疾病初期，邪犯上焦，痰热壅肺，以麻杏石甘汤、宣白承气汤加减；病情进展迅速，急行气管插管机械通气，同时连续血液透析维持治疗，中医药调整为补中益气汤加减，以顾护中焦后天之气；四诊时病进极期，邪热壅遏肠道，损伤脉络，血渗外溢，正气仍虚，亦不能摄血，而失血再致气随血脱，故宜益气固脱，凉血散血；六诊时患者肠道出血逐渐缓解，恢复肠内营养及鼻胃管给药，继续扶正摄血，养血活血。

2. 用药特点 患者感邪初期邪热壅肺，以宣白承气汤加减。宣白承气汤由清代吴鞠通所创，见于《温病条辨·中焦》，其中石膏入肺胃气分，清热于上中，透邪出肌表；杏仁宣肺痹，下肺气；瓜蒌润肺化痰。对于温邪郁肺，咳喘不宁者，此三味药物有宣、清、润肺之功。大黄大苦大寒，沉降下行，泄蓄热，通腑滞，治阳明实热，有釜底抽薪之效。因此，本方"清宣太阴，通泄阳明"。

病情进展时，邪毒壅遏肠道，损伤脉络，侵入血分阶段，故血渗外溢，严重者血压维持不稳定；气随血脱，正气大虚亦不能摄血，先后以独参汤、补中益气汤加减，以益气固血，凉血止血。独参汤即生晒参一味，益气摄血，扶正固脱，多部医著中均有记载，清代医家陈修园曾评价此方："失血之后，脏阴太虚，阴虚则不能维阳，阳亦随脱，故用人参二两，任专力大，可以顷刻奏功。"补中益气汤遵《脾胃论》的"损者益之""劳者温之"，通过调补脾胃、升阳举陷、行气和血以达止血目的。方中仙鹤草苦涩平，善补虚止血；干姜温经止血，温中止泻，"守而不走"；大黄气味重浊，苦寒下行，能入血分，走而不守，可清热凉血，祛瘀行滞，有推陈致新、引血归经之力；三七最能化瘀止血，活血定痛。因此，大黄与仙鹤草合用，一清一止；大黄与干姜合用，一寒一热，一走一守；生晒参与三七，一补一活；多药合用，寒热相济，通涩并举，相行不悖。

经治疗，患者上消化道出血渐止且生命体征趋于稳定，此时中医药治疗重点再次转为扶正固脱并宣透解毒。拟方中生晒参扶正，熟附片回阳，即名参附汤，更佐龙骨、牡蛎以敛浮越虚阳，有回阳救逆、潜阴护阳之功；生黄芪补中益气、升阳固肌；炒白术、干姜、甘草均补气健脾；当归、炒白芍养血合营，协生晒参、黄芪以补气生血。青蒿苦泄下降；金银花凉血活血，透邪外出；大黄邪热逐瘀，通利大便；马鞭草凉血散瘀，活血解毒。四药相配，导邪毒从大便而下。

3. 得失点 在疫病的发生发展过程中有时会出现一些危重病证，需要对其采取相应的治疗措施，这种治疗措施不仅是对症治疗，而是在辨证论治理论指导下运用一些针对性较强的急救治疗方法，尤其要强调药物、外治等综合治疗方法的运用。对于温病常见的一些危重病证如血证、脱证、厥证等，或由阳热迫血妄行外溢，或正气亏虚、元气不能内守而外脱所致，对其治疗应辨别其寒热属性和阴阳之别，采取不同的治疗措施。

本案患者突发上消化道出血，血压一度不稳，属正气亏虚，热毒壅盛，迫血外溢，同时气随血脱，阴阳气不相顺接，在中医专家组针对危重症"用药急专"的思想指导下，采用空肠灌注的办法直入病灶，清除邪热兼清肺开窍，凉血止血并祛瘀生新，使毒邪由深转浅。从本案例可以看出，我们遵循中医辨证论治框架，在疾病的不同发展阶段动态辨识其病因、病性、病位、病势，有的放矢地截断病势发展以防邪气深入，并化重为轻，有效逆转了气血俱脱之证，为抢救赢得了时间，但最终患者因脓毒症、感染性休克并多脏器功能衰竭而死亡。

（上海市中医医院折哲、石克华整理）

三十、新冠病毒感染轻型伴肠梗阻案

（一）一般资料

金某，男，62 岁，住院号：Z10×××54。

入院时间：2022 年 4 月 26 日；出院时间：2022 年 6 月 7 日；住院天数：42 天。

（二）入院前情况

主诉"新冠病毒核酸筛查阳性 10 天"入院。2022 年 4 月 16 日新冠病毒核酸筛查结果（＋），腹泻加重 1 周，为医学观察转运至上海交通大学医学院附属瑞金医院北部院区救治。

既往史：慢性腹泻 10 余年，考虑溃疡性结肠炎。新冠疫苗接种史：无。

（三）入院时情况

患者自本次发病以来，腹痛腹泻每天 10 余次，大便如水样，伴恶心呕吐，精神尚可，胃纳一般，睡眠可，小便如常，体力无明显下降，体重未见明显下降，无发热、咳嗽、咳痰，无头晕、头痛，无咽痛、肌痛、鼻塞流涕等不适。体格检查：体温 36.6℃，心率 80 次/分，呼吸 18 次/分，血压 128/80mmHg。神清，气平，对答切题，言语清晰，无黄疸，无三凹征，双肺呼吸音清，无干湿啰音，无胸膜摩擦音。腹隆，未见肠型，有散在轻压痛，无明显肌紧张，无反跳痛，肠鸣音弱。双下肢无浮肿，四肢活动自如。舌红，苔薄，脉细。

（四）入院诊断

1. 西医诊断

（1）新冠病毒感染（轻型）。

（2）溃疡性结肠炎（重度）。

2. 中医诊断

（1）疫病，湿毒犯肺证。

（2）泄泻，脾气亏虚证。

（五）诊疗经过

4月26日入院当日，患者静息吸空气血氧饱和度99%，予奥美拉唑抑酸护胃，头孢呋辛抗感染，低分子量肝素钙注射液抗凝，蒙脱石散、双歧杆菌三联活菌散止泻等对症治疗。5月1日有轻度腹痛腹胀，无排便。5月2日患者突然诉腹痛、腹胀加重，肛门无排气排便，予禁食，停抗凝，胃肠减压见粪便。查体：腹隆，未及胃肠型，全腹部压痛，肌紧张，肠鸣音弱。急行腹部CT提示：肠梗阻、腹腔积液；乙状结肠及直肠两段肠管壁不均匀增厚，其近段肠管扩张、梗阻。请普外科会诊后有急诊手术指征，即在全麻下行乙状结肠节段性切除＋肠道减压＋小肠浆膜修补＋结肠造口术。术中补液3150mL，新鲜冰冻血浆600mL，去白红细胞悬液4U，失血200mL，尿量390mL，术中血压需去甲肾上腺素维持，术后接呼吸机转入ICU进一步治疗。入住ICU时，麻醉未醒。查体：体温36.5℃，心率132次/分，呼吸25次/分，血压90/53mmHg（去甲肾上腺素0.5μg/min/kg），血氧饱和度100%，中心静脉压5cm H$_2$O。气管插管接呼吸机辅助呼吸，模式：P+同步间歇指令通气模式，吸入氧浓度60%，呼气终末正压8cm H$_2$O，呼吸15次/分，压力触发灵敏度12cm H$_2$O。腹膨隆，叩诊鼓音，腹肌紧张，腹正中术口敷料覆盖，无渗血，左下腹可见一根双腔盆腔引流管，引流口周围敷料少许渗血；左侧腹部可见结肠造瘘口接粪袋，其内少许淡红色液体。双下肢膝关节以下浮肿，四肢末梢凉，足背花斑，毛细血管充盈时间4秒，腹内压24cm H$_2$O。先予1小时集束化治疗：500mL林格液，20%白蛋白100mL，去甲肾上腺素0.5μg/min/kg，血、痰、引流液培养。5月3日患者白细胞计数较高，根据感染情况加用替加环素、卡泊芬净抗感染治疗；5月6日根据引流液培养报告，加用利奈唑胺；5月8日根据（血液、引流液、痰液）第二代测序报告，调整抗生素为头孢哌酮钠舒巴坦钠、多黏菌素、硫酸黏菌素（雾化）、利奈唑胺、卡泊芬净加强抗感染。经抗感染治疗后，血白细胞计数仍较高，考虑腹腔感染仍未控制，且肠道动力差，肠壁炎症水肿，肠内容物过多，给予白蛋白＋利尿减轻肠壁水肿，甲氧氯普胺片、莫沙必利护胃、增加胃动力，芒硝外敷消肿消炎，穴位按摩理气通腑。5月9日气管切开接呼吸机辅助通气，因氧合情况良好，于5月12日脱机，继续高流量氧疗。因患者白细胞计数下降不明显，于5月12日复查CT发现腹腔积液，胃管给予亚甲蓝注射液1支，造影剂50mL，未见肠瘘迹象，充分引流腹水，生化常规提示渗出液，调整抗感染用药：亚胺培南/西司他丁、多黏菌素、硫酸黏菌素（雾化）、利奈唑胺、卡泊芬净，并将穴位按摩改为针刺穴位通调腑道，调整后第3天白细胞开始明显下降。5月17日专家组会诊建议给予100mL独参汤＋50g芒硝少量多次灌胃，5月19日开始造口排气排便明显增多，5月20日开始将芒硝减量，5月21日白细胞计数再次异常升高，次日出现发热，再送痰培养、切口分泌物、引流液培养，在换药拆缝线时发现第二根减张缝合线下感染，并进行盆腔冲洗，5月22日患者3天排便量达1000mL以上，持续3日，复查腹部超声发现肠壁水肿明显减轻，肠内容物明显减少，提示患者腑气已通，故调整中药治疗方案，以益气升阳、恢复脾胃之气为主，辅以下气除满调畅气机。经过中西医结合治疗，患者肠道功能得以恢复，体温逐渐正常，感染得到控制，配合运动康复后，于6月7日连续两次新冠病毒核酸检测阴性，予以出院。

更正诊断：西医诊断：①急性肠梗阻（完全性）。②复杂腹腔感染（社区获得性）。③感染性休克。④多器官功能障碍综合征（肠道、循环、肺、肝、肾、凝血）。⑤腹腔间隔室综合征。⑥吸入性肺炎。⑦胸腔积液。⑧新冠病毒感染（普通型）。⑨溃疡性结肠炎（重度，癌变？）。⑩低蛋白血症，中度贫血。

中医诊断：①疫病，湿毒犯肺证。②鼓胀，气滞证。

1. 西医治疗方案

（1）新冠病毒感染治疗：气管插管接呼吸机辅助通气/高流量，高侧卧位。

（2）抗感染治疗：先后予亚胺培南西司他丁钠、替加环素、卡泊芬净、头孢哌酮钠舒巴坦钠、多黏菌素、硫酸黏菌素（雾化）、利奈唑胺抗感染。

（3）抗炎：乌司他丁。

（4）抗凝：那屈肝素钙注射液半支，每12小时1次，皮下注射。

（5）腹腔间隔室综合征治疗：莫沙必利促进胃肠动力，人血白蛋白＋利尿减轻肠壁水肿。

（6）免疫治疗：丙种球蛋白静脉滴注，胸腺法新皮下注射。

（7）营养支持及对症处理：先后予肠内营养乳剂、糖水、百普力、肠内营养乳剂鼻饲。

（8）其他：乙酰半胱氨酸排痰，谷胱甘肽保肝。

2. 中医治疗方案

（1）2022年5月8日一诊：患者口插管辅助通气，镇静镇痛中，无发热，腹部膨隆，无排气，造口排便量少。舌诊不配合，脉沉细。术后6天，患者有腹腔感染、肠道动力差、肠壁水肿明显、肠道内容物多，因此时还不能鼻饲中药，故先予血必净活血化瘀、通络解毒，改善全身炎症反应，并配合穴位按压调畅气机，升降宣通，芒硝外敷消肿消炎。①血必净化瘀解毒。②穴位按压：足三里、合谷、内关。③中药外治法：腹部予以芒硝外敷。

（2）2022年5月12日二诊：患者无发热，神志欠清，腹部膨隆，腹硬如鼓，无排气，造口排便量少。舌诊不配合，脉沉细。肺失宣肃，腑气不通。因穴位按压效果不佳，故改为穴位针刺，因患者腹部有伤口及引流管，故取穴以四肢为主行针刺外治法，操作如下：①针刺治疗：足三里（＋）、上巨虚（＋）、下巨虚（＋）、三阴交（＋）、阳陵泉（－）、阴陵泉（－）、丰隆（－）、太冲（－）、合谷（－）、内关（－）。操作手法：穴位局部消毒后，以0.30mm×50mm毫针直刺，得气即可，手法均为提插配合捻转补泻法，其中（＋）施补法，（－）施泻法。留针30分钟，其间每10分钟行针1次。患者住院期间每日针刺1次。②中药外治法：腹部予以芒硝外敷。

（3）2022年5月17日三诊：患者高流量吸氧，体温平，腹部膨隆较前稍好转，有少量排气，近日造口排便100～200mL。舌红，苔薄，脉沉弦（见附录彩色图图30-1），腹诊仍较硬。患者开放肠内营养，故今日专家会诊，建议独参汤 + 芒硝少量多次鼻饲，益气扶正，通腑泄浊。方药如下：人参 30g，芒硝 50g（冲服）。3 剂（2022 年 5 月 17 ～ 19 日）。水浓煎，每剂取汁 100mL，每隔 2 小时分 5 次缓慢鼻饲。针刺法、外治法同前。

（4）2022 年 5 月 20 日四诊：患者高流量吸氧，腹部平软，用药后造口排气、排便逐渐增多，昨日为 1100mL。舌红，苔薄，脉沉细（见附录彩色图图 30-2）。腹部触之已软，腑气渐通，芒硝逐渐减量，余治同前。方药如下：人参 30g，芒硝 10 ～ 30g（冲服）。4 剂（2022 年 5 月 20 ～ 23 日）。水浓煎，每剂取汁 100mL，每隔 2 小时，分 5 次缓慢鼻饲。针刺法、外治法同前。

（5）2022 年 5 月 22 日五诊：患者高流量吸氧中，腹部平软，造口排气增多，近两日造口排便 1000mL 以上。舌红，苔薄白，脉沉细（见附录彩色图图 30-3）。患者腑气渐通，连续几日大便量均在 1000mL 以上，超声检查提示肠内容物明显减少，肠壁水肿明显减轻，考虑患者腑气已畅，进一步治疗以调理中焦为主，方予独参汤、举元煎合大承气汤加减：人参、黄芪、炒白术益气升阳，厚朴、枳实下气除满，生大黄泄热去实。方药如下：人参 100g，黄芪 100g，炒白术 20g，枳实 60g，厚朴 30g，生大黄 15g（后下），炙甘草 10g，芒硝 10 ～ 30g（冲服）。5 剂（2022 年 5 月 23 ～ 27 日）。水浓煎，每剂取汁 100mL，分 5 次缓慢鼻饲，每次间隔 2 小时。

（6）2022 年 5 月 27 日六诊：患者神清，精神可，能自主咳痰，量少，腹部平软，造口排气正常，每日便量在 300 ～ 800mL。舌红，苔薄，脉细（见附录彩色图图 30-4）。患者腑气已通，去芒硝，余治同前。方药如下：人参 100g，黄芪 100g，炒白术 20g，枳实 60g，厚朴 30g，炙甘草 10g，生大黄 15g（后下）。7 剂（2022 年 5 月 29 日 ～ 6 月 4 日）。水浓煎，每剂取汁 100mL，早晚各 50mL 口服。

（六）疗效评估

1. 体温变化趋势　患者入院后体温正常，术后体温有变化（表 30-1）。

表 30-1　体温变化趋势

日期	5月2日	5月4日	5月6日	5月8日	5月10日	5月12日	5月14日	5月16日	5月18日	5月19日
体温	36.5℃	36.6℃	36.5℃	36.9℃	36.3℃	36.4℃	36.6℃	36.5℃	36.4℃	36.5℃
日期	5月20日	5月22日	5月24日	5月26日	5月28日	5月30日	6月1日	6月3日	6月5日	6月6日
体温	36.5℃	37.8℃	37.8℃	36.6℃	38.7℃	38℃	37.8℃	36.5℃	36.4℃	36.5℃

2. 主要症状　患者属于新冠病毒感染普通型基础疾病危重症，入院后因肠梗阻，急行全麻下结肠部分切除术 + 肠粘松解术 + 结肠造口术，术后患者胃肠动力无法恢复，经过中西医结合治疗，胃肠道动力逐步恢复，症状明显改善，核酸转阴出院。

3. 生化检查变化 （表30-2）

表30-2　生化检查

日期	白细胞计数（×10^9/L）	中性粒细胞百分比（%）	超敏C反应蛋白（mg/L）	降钙素原（mg/L）	D-二聚体（μg/mL）
4月27日	10.64	79.8	81	/	0.81
5月4日	27.78	89.6	＞200	3.82	3.24
5月8日	13.1	83.4	57	1.44	1.38
5月12日	19	92.3	125	0.79	1.01
5月19日	9.47	80.5	39	0.4	1.04
5月24日	13.38	78	＞200	0.26	0.65
5月28日	10.89	77.1	50	0.1	0.62
5月30日	13.43	80.5	117	/	2.78
6月2日	9.52	75.6	14	0.06	0.36
6月7日	10.68	71.9	＜120	0.04	0.31

日期	谷丙转氨酶（IU/L）	谷草转氨酶（IU/L）	总胆红素（μmol/L）	直接胆红素（μmol/L）
4月27日	92	52	12.5	2.5
5月2日	34	24	35	14.2
5月8日	44	51	51.5	19.4
5月12日	54	57	84	55.4
5月16日	303	443	42.9	20.6
5月22日	67	42	37.7	13.6
5月28日	24	27	26.5	8.4
6月2日	18	24	19.5	5.9
6月7日	19	26	14.2	3.6

4. 新冠病毒核酸检测结果 （表30-3）

表30-3　核酸检测结果

项目	4月27日	4月30日	5月2日	5月30日	5月31日
核酸检测结果	（+）	（+）	（+）	（-）	（-）
CT值	30.62	30.29	32.18	＞40	NoCt
	29.29	29.72	30.27	39.44	NoCt

5. 胸部 CT 变化 （图 30-5）

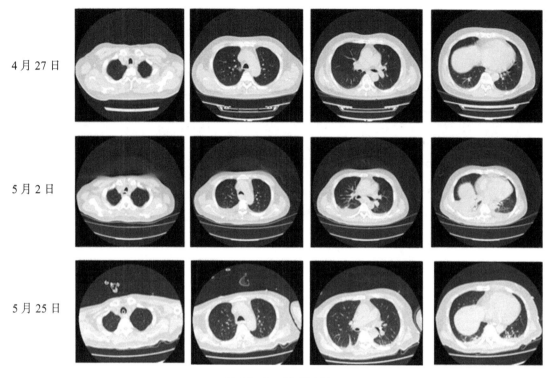

图 30-5　胸部 CT

6. 腹部 CT 变化 （图 30-6）

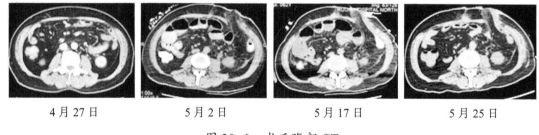

| 4月27日 | 5月2日 | 5月17日 | 5月25日 |

图 30-6　术后腹部 CT

（七）出院时情况

　　患者神志清，精神尚可，无咳嗽咳痰，造口袋排便量可。胸部影像学显示炎症吸收，连续两次咽拭子阴性，2022 年 6 月 7 日出院。

（八）案例讨论与分析

　　1. 辨证施治思路　患者虽感染疫毒造成肺失宣肃，但初期仅为轻型，因既往素体脾虚，运化失司，导致便溏数年。此次复因疫毒移热搏结肠道，导致虚、毒、瘀互结，虽经手术解除病灶，但仍有腑气不通，腹坚如鼓。

一诊时，术后6天，患者瘀浊内蕴，阻遏气机，损伤脉络，予血必净活血化瘀，通络解毒，并配合穴位按压调畅气机，升降宣通，芒硝外敷消肿消炎。二诊时，患者神志欠清，腹部膨隆，腹硬如鼓，无排气，造口排便量少，故改为针刺外治法，益气宣肺通腑，因患者腹部有伤口及引流管，故取穴以四肢为主。继续芒硝外敷腹部。三诊时，患者造口有少量排便，此时可予少量肠内营养，经专家会诊给予人参30g＋芒硝50g频服，人参益气通阳助运，芒硝能够软坚散结，荡涤肠胃，两药配伍能使积滞肠道多日的污浊之邪排泄出去，使用至第3天时，患者排气和大便明显增多，肠壁水肿也有所减轻，代表腑气渐通。四诊时，将芒硝减量，继续观察，患者每日仍有排便。五诊、六诊时患者排气排便均已通畅，故将方药调整为顾护脾胃之气为主，人参、黄芪、炒白术益气升阳，厚朴、枳实下气除满，生大黄泄热去实，厚朴入大肠，枳实入小肠，一升一降，调畅气机，恢复其自身肠道功能。

2. 用药分析　患者有溃结病史十余年，既往脾虚失摄便溏数年，正所谓"正气虚于一时，邪气暴盛而突发"，感染疫毒，肺失宣肃，气机失畅，导致毒、瘀互结肠道，突发肠梗阻，虽经手术解除病灶，但术后仍腑气不通，腹大如鼓。《素问·阴阳应象大论》云："清气在下，则生飧泄。浊气在上，则生膜胀。"该患者脾气运化乏力，使腑气不畅，反逆浊气在上，出现术后胃肠功能障碍，当以攻补兼施，益气扶正助脾运，泻实通腑以祛邪。治疗时，我们结合了穴位按压、中药外敷，疗效欠佳，旋即改为穴位针刺，继而中药内服，针药结合在早期就快速加以应用，应是患者胃肠功能恢复的一个关键点。

本病为虚实夹杂，脾虚失运为其本，加之术后元气大伤，推动无力，腑气不通，汤药的选择尤为重要，可直入胃肠。首次方剂中人参益气通阳助运，芒硝清热解毒，软坚润燥，使肠壁中的水分进入肠中，荡肠中之宿垢。在本案中选择芒硝，而非大黄，其原因是大黄主下气去实，但对于减轻肠道黏膜水肿和荡涤肠道积粪的作用比芒硝稍差，所以选用人参加芒硝通腑泄下，在用量上以效为度。人有胃气则生，而胃气以通为顺，所以患者用药后腑气得通，大量排便，成为患者病情能够好转的一个转折点。此后的治疗，针对患者的宿疾，我们将重点放在了升发脾阳、扶正建中上，以人参、黄芪、炒白术补脾阳升清气，同时以厚朴、枳实、生大黄下气祛浊，攻补兼施，升降协调，使其肠道功能得以恢复。

3. 得失点　本案采用中医内外治法并用，针刺、外敷、内服互相配合，可取得明显疗效。但如果中药可以更早地介入，比如在早期休克时加用参附汤回阳救逆，可以减少去甲肾上腺素的用量，在升压的同时也可改善全身微循环；扶正药物人参和黄芪改善全身免疫功能的作用不容小觑，但用量要足。此案中西医相互融合，有机结合，各取所长，充分发挥了各自的优势和特色。

（上海交通大学医学院附属瑞金医院郑岚、陆聆韵、杨伟杰整理）

三十一、新冠病毒感染危重型案

（一）一般资料

钱某，男，66岁，住院号：Z10×××10。

入院时间：2022年5月22日；出院时间：2022年6月5日；住院天数：15天。

（二）入院前情况

主诉"胸闷2天、加重半天"入院。2022年5月12日发现新冠病毒核酸阳性，当天转入国家会展中心（上海）方舱医院隔离观察，病程初期无明显不适。2022年5月20日患者自觉胸闷气促，无明显胸痛、背痛、咳嗽咳痰，无腹痛腹泻，无恶心呕吐，休息后症状好转，活动后加重，未予重视。2022年5月22日上午10点左右患者胸闷气促乏力明显加重，不能行走，跌倒在地，神志清楚，方舱医护测指脉氧最低50%左右（吸空气），血压165/87mmHg，心率108次/分，手指血糖14.5mmol/L，心电图提示心动过速，予吸氧，甲强龙40mg静脉推注后，40mg静脉滴注维持，低分子量肝素钙注射液4250IU皮下注射。

既往史：高血压、糖尿病。新冠疫苗接种史：接种2剂。手术史：阑尾炎术后、左侧输尿管结石术后。

（三）入院时情况

患者自本次发病以来，精神略差，胃纳可，睡眠可，大便如常，小便如常，体力无明显下降，胸闷气促，不能行走，无发热、咳嗽、咳痰，无咽痛、鼻塞流涕，无头晕、头痛等不适。

查体：体温36.4℃，心率102次/分，呼吸25次/分，血压154/90mmHg。

推车入病房，神清，气促，口唇发绀，无出汗，精神一般，对答切题，腹型肥胖，体重指数27.8，无黄疸，无三凹征，双肺呼吸音低，未闻及干湿啰音，无胸膜摩擦音，腹部膨隆，腹软，无压痛，无反跳痛，胃肠蠕动波未见，无肠型，肝脾肋下未及，无肿块，墨菲征阴性，无移动性浊音，无肾区叩击痛，双下肢浮肿（-），双侧肌力对称，病理征未检出。舌诊不配合，脉弦。

（四）入院诊断

1. 西医诊断

（1）新冠病毒感染（危重型）。

（2）2 型糖尿病。

（3）高血压。

（4）输尿管术后（左侧输尿管结石手术）。

（5）阑尾炎术后。

2. 中医诊断

疫病，邪毒闭肺证。

（五）诊疗经过

入院后给予高流量吸氧（氧浓度 100%，指氧饱和度 98%），患者仍有胸闷气促，经上级医师评估后于 2022 年 5 月 22 日 13 点气管插管、机械通气（容控模式：潮气量 460mL，呼气末正压 14cm H_2O），镇静镇痛肌松维持。给予右颈内静脉置管。完善相关辅助检查，俯卧位通气，并给予护胃、抗凝、抗感染、化痰、丙种球蛋白、白蛋白等治疗。经专家组讨论，考虑患者病情危重，转入监护室继续治疗。

转入 ICU 后，继续呼吸机辅助通气，肺保护性通气策略，深镇静镇痛肌松，俯卧位通气改善氧合，动态监测血气；予去甲维持血压，监测血压、乳酸；予呋塞米利尿，炎症指标高，予盐酸万古霉素 + 注射用哌拉西林钠他唑巴坦钠抗感染治疗，监测感染指标；奥美拉唑肠溶胶囊抑酸，CT 提示存在肝硬化，予谷胱甘肽保肝，丙种球蛋白、胸腺法新提高免疫，低分子量肝素钙注射液抗凝，肠内营养乳剂肠内营养。5 月 24 日患者出现肾功能异常，肌酐升高，减少抗生素用量，白蛋白偏低，补充白蛋白。5 月 25 日复查 CT 提示两肺实变及渗出较前明显吸收，予以逐步撤离肌松，维持镇静镇痛，并逐渐尝试恢复患者自主呼吸。逐渐下调镇静药物剂量，观察患者自主呼吸情况下驱动情况，继续呼吸机辅助通气，5 月 27 日根据痰 NGS 提示碳青霉烯类耐药肺炎克雷伯菌、碳青霉烯类耐药鲍曼不动杆菌、白色念珠菌，故将抗生素调整为注射用头孢他啶阿维巴坦钠 + 注射用硫酸多黏菌素 B 雾化 + 氟康唑胶囊，注意患者炎症指标、痰液性状及培养结果变化；淋巴细胞计数较前升高，停用胸腺法新，继续以丙种球蛋白支持治疗。5 月 30 日复查胸部 CT：两肺渗出、实变，较前部分渗出灶有吸收好转，两肺下叶实变影增多。两侧胸腔少量积液。主动脉壁部分钙化。患者意识清楚，循环稳定，咳嗽咳痰能力可，行自主呼吸实验成功，于 11 时拔除口插管，予高流量氧疗，流速 30L/min，吸入氧浓度 40%，拔管半小时内，呼吸 20 ～ 24 次 / 分，心率 93 ～ 100 次 / 分，血氧饱和度 98 ～ 100mmHg，血压 178/66mmHg。脱机后氧合满意，每日康复运动，6 月 5 日两次核酸阴性，出院。

1. 西医治疗方案

（1）氧疗过程：2022年5月22日入院后给予高流量呼吸支持，当天中午改气管插管呼吸机支持，每日俯卧位16小时。

（2）抗感染治疗：盐酸万古霉素1.0g（每12小时1次）+注射用哌拉西林钠他唑巴坦钠4.5g（每8小时1次）+氟康唑胶囊400mg（每日1次，静脉滴注）+注射用头孢他啶阿维巴坦钠2.5g（每8小时1次）+注射用硫酸多黏菌素B 25万U（每12小时1次雾化吸入）。

（3）免疫治疗：人免疫球蛋白20g，静脉滴注，每日1次。胸腺法新1.6mg，皮下注射，每日1次。

（4）抗凝治疗：低分子量肝素钙注射液4000IU，每日1次，皮下注射。

（5）营养支持：人血白蛋白10g，每日1次，静脉滴注。鼻饲：肠内营养乳剂每日800mL。

（6）其他：护胃奥美拉唑40mg，每日1次，静脉推注；呋塞米利尿，谷胱甘肽保肝，莫沙必利胶囊增加胃动力等。

2. 中医治疗方案

（1）2022年5月23日一诊：患者无发热，腹部略膨隆，数日无大便，舌诊不配合，脉弦（图31-1）。

四诊合参，中医辨证考虑疫毒闭肺，腑气不通。肺为娇脏，外邪上受，首先犯肺，肺气为痰热所困，失于宣发肃降，肺通调水道，肺失宣发肃降。治疗以解毒宣肺、通腑泄热为主，方取麻杏石甘汤+葶苈大枣泻肺汤加减，拟方如下：麻黄9g，杏仁15g，生石膏30g（先下），葶苈子30g，鱼腥草30g，马鞭草30g，生大黄15g（后下），丹参12g，赤芍15g，甘草9g。3剂（2022年5月24～26日）。水煎，每日1剂，每剂取汁100mL，早晚各50mL胃管注入。

（2）2022年5月26日二诊：患者无发热，大便1～2日一行，脉细弦。目前口插管辅助通气，患者病程较长，伤及正气，在宣肺解毒、通腑泄热的基础上，扶正祛邪，拟方如下：人参15g，黄芪15g，麻黄9g，杏仁15g，生石膏30g（先下），葶苈子30g，鱼腥草30g，马鞭草30g，生大黄30g（后下），丹参12g，赤芍15g，甘草9g。3剂（2022年5月27～29日）。水煎，每日1剂，每剂取汁100mL，早晚各50mL胃管注入。

（3）2022年5月29日三诊：患者无发热，大便每日一行，脉细弦。目前症状好转，续上方，拟方如下：人参15g，黄芪15g，麻黄9g，杏仁15g，生石膏30g（先下），葶苈子30g，鱼腥草30g，马鞭草30g，生大黄30g（后下），丹参12g，赤芍15g，甘草9g。3剂（2022年5月30日～6

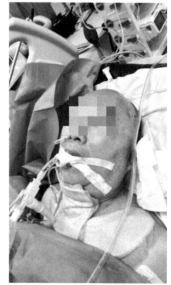

图31-1　一诊面容

月1日）。水煎，每日1剂，每剂取汁100mL，早晚各50mL胃管注入。

（4）2022年6月1日四诊：患者无发热，大便1～2日一行，拔除口插管，舌红少苔，中见积粉苔，脉细弦（见附录彩色图图31-2）。患者目前已脱机，久病伤阴，湿浊内阻，治拟益气养阴，健脾化湿，宣肺理气，拟方如下：人参15g，西洋参15g，黄芪15g，苍术9g，草果6g，槟榔9g，厚朴9g，麻黄6g，杏仁15g，马鞭草30g，生大黄30g（后下），丹参12g，赤芍15g，甘草9g。3剂（2022年6月2～4日）。水煎，每日1剂，每剂取汁100mL，早晚各50mL胃管注入。

（六）疗效评估

1.体温变化趋势　患者入院经中西医结合治疗后，生命体征平稳，体温未见升高。

2.主要症状　本例为新冠病毒感染危重症患者，早期发病无明显症状，10天后开始出现胸闷，氧合下降，予气管插管辅助通气，经过中西医联合治疗后，症状明显改善出院。

3.生化检查变化　（表31-1）

表31-1　主要生化指标

日期	白细胞计数（×10⁹/L）	中性粒细胞计数（×10⁹/L）	淋巴细胞计数（×10⁹/L）	超敏C反应蛋白（mg/L）	D-二聚体（μg/mL）	降钙素原（ng/mL）	白细胞介素-6（pg/mL）
5月22日	9.17	8.26	0.49	158	3.17	0.17	105.7
5月25日	6.46	5.43	0.47	39	2.34	0.14	17.6
5月28日	6.74	5.18	0.83	49	1.47	0.09	69.7
6月1日	11.13	9.52	0.85	13	0.82	0.06	11.1
6月3日	7.37	5.48	1.25	14	0.73	0.06	14.9

4.核酸CT值变化　（表31-2）

表31-2　CT值变化

项目	5月23日	5月26日	5月28日	5月30日	6月3日
核酸检测结果	（+）	（-）	（-）	（-）	（-）
CT值	36.08	38.12	NoCt	NoCt	NoCt
	34.08	37.30	NoCt	NoCt	NoCt

5. 胸部影像学变化 （图 31-3）

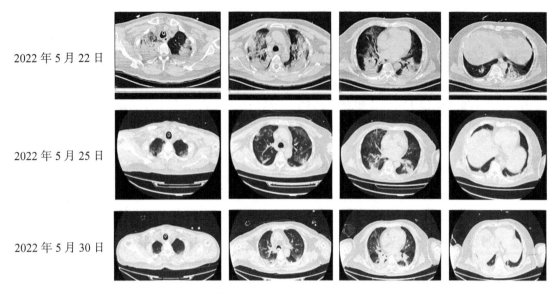

2022 年 5 月 22 日

2022 年 5 月 25 日

2022 年 5 月 30 日

图 31-3　胸部 CT 变化

（七）出院时情况

患者神志清，精神可，无咳嗽咳痰，无胸闷气促，无腹痛腹泻，胃纳可。胸部影像学显示炎症明显吸收，连续两次鼻咽拭子核酸检测阴性，2022 年 6 月 5 日出院。

（八）案例讨论与分析

1. 辨证施治思路　患者有糖尿病、高血压等慢性病史，本次是内伤疾病基础上感染疫邪，初期无明显症状，发病 10 天后突发胸闷，遂转至我院就诊，经全面检查及评估，病情进展为危重型，考虑疾病初期，病情复杂，虚实并见。中医望闻问切为根本，该患者面色偏白，未闻及特殊气味，不能言语，脉弦。初诊患者，无法诊察舌象，综合考虑疫毒之邪犯肺，导致肺失宣降，且该患者大便不畅，腑气不通，肺与大肠相表里，邪无出路，导致疫毒内陷，郁闭肺内，气血不畅，脉络瘀滞，正气尚存，以宣肺透邪、清热活血、通腑泄热为治则，使邪有出路，则肺之肃降功能得以恢复。

一诊时处于疾病高峰期，口插管辅助通气，大便未行，予麻杏石甘汤、葶苈大枣泻肺汤加减鼻饲。

二诊时患者脉细弦，大便仍未每日一行，患病日久，耗伤正气，腑气不通，治宜益气扶正，宣肺开闭，清热解毒，在原方基础上加人参、黄芪，并加重大黄用量，肺肠同治，通腑泻肺。

三诊时患者情况有所好转，肺部渗出开始吸收，故维持原方继观。

四诊时患者已脱机，见舌红少苔，中见积粉苔，脉细弦，此乃湿热疫毒内结，耗气伤津，故在人参、黄芪的基础上，西洋参益气养阴，并加用苍术、草果、槟榔、厚朴健脾化浊，"草果、槟榔、厚朴"出自吴又可达原饮中，是为瘟疫邪伏膜原而设，该患者虽核酸已转阴，但见其舌苔，仍有湿毒余邪郁于体内，故取三味药逐湿、热、浊之瘟疫邪毒从外而出，以防复阳。

2. 用药分析 这是一例中西医结合治疗的危重型新冠病毒感染患者，从病程看，该患者在发病 10 天后突然加重，转为危重症患者，在临床上病程的转折点大多在 10 天左右，其初期属静默性缺氧（沉默性低氧血症），西医着重呼吸机辅助通气支持、增强免疫、抗炎、营养支持等，中医在治疗时关注正邪的变化，邪盛正未虚时，以透邪祛邪为主，所以初期以麻杏石甘汤、葶苈大枣泻肺汤来宣肺泻肺透邪，随着病程的变化，当发现正气不足时，要兼顾祛邪与扶正，加用人参、西洋参、黄芪等益气扶正的药物，以及辛散、祛湿、化浊之物，更快地祛除邪气，使邪去乃正安。中西医结合治疗得当，肺部病灶快速吸收改善，恢复肺脏正常的宣降功能，鼻咽拭核酸转阴出院。

3. 得失点 本案是一则中西医联合救治成功的案例，患者早期无明显症状，在发病 10 天后突然加重，转为危重症患者，所以在新冠病毒感染患者初期，针对高危患者，如高龄、有基础疾病等，应该监测活动后指脉血氧饱和度，及时发现转重高风险的患者。中医治疗的介入时机要早，该患者除了肺部症状外，同时伴有大便不畅，早期宜祛邪为主，肺肠同治，采用麻杏石甘汤加大黄泻肺透邪；待病情缓解，需要及时评估正邪关系，在祛邪的同时，兼顾正气，加入人参、黄芪等益气扶正的药物，使中焦之气充沛，清气得升，有利于患者尽早脱机。注重早期康复锻炼、营养支持，有助于患者早日康复。在整个治疗过程中，中西医结合运用，合理分工，各取所长，取得了满意的疗效。

（上海交通大学医学院附属瑞金医院郑岚、陆聆韵整理）

三十二、新冠病毒感染普通型合并心脏移植术后案

（一）一般资料

陈某，男，82岁，住院号：10×××35。

入院时间：2022年5月22日；出院时间：2022年6月4日；住院天数：13天。

（二）入院前情况

主诉"新冠病毒核酸筛查阳性18天，加重7天"入院，2022年5月5日收入曙光方舱医院，无明显不适，胸部CT显示右肺中叶及双肺下叶少许慢性炎症，右肺中叶及左肺上叶小结节，考虑增殖灶。曙光方舱医院住院期间予以环孢素、吗替麦考酚酯抗排异，重组人粒细胞刺激因子注射液升高白细胞，中药抗病毒等对症治疗。5月16日复查胸部CT显示：①右肺上叶炎症，符合新冠病毒感染，对比5月6日CT为新出现病灶。②右肺中叶及双肺下叶少许慢性炎症。③右肺中叶及左肺上叶小结节，考虑增殖灶。现为医学观察转运至上海交通大学医学院附属瑞金医院北部院区救治。

既往史：心脏移植术后14年，有高血压、2型糖尿病病史。新冠疫苗接种史：无。

（三）入院时情况

患者本次发病以来，神清、精神可、胃纳可，二便正常，体重未见明显改变。无发热、咳嗽、咳痰，无头晕、头痛，无咽痛、肌痛、鼻塞流涕等不适。体格检查：体温36.6℃，心率80次/分，呼吸18次/分，血压128/80mmHg。神清，气平，对答切题，言语清晰，无黄疸，无三凹征，双肺呼吸音清，无干湿啰音，无胸膜摩擦音。腹平软，无腹痛，无明显肌紧张，无反跳痛。双下肢无浮肿。四肢活动自如。苔根腻，质暗红，中裂，舌体胖大，脉滑。

（四）入院诊断

1. 西医诊断

（1）新冠病毒感染（普通型）。

（2）心脏移植术后。

（3）高血压。

（4）2 型糖尿病。

2. 中医诊断

疫病，湿毒郁肺证。

（五）诊疗经过

入院后复查胸部 CT 提示：双肺渗出，较上海中医药大学附属曙光医院住院期间有新发渗出，予俯卧位、吸氧，低分子量肝素钙注射液、拜阿司匹林抗凝，质子泵抑制剂护胃，注射用重组人粒细胞巨噬细胞刺激因子升高白细胞，丙种球蛋白增强免疫，暂停环孢素和吗替麦考酚酯抗排异，同时予以奈玛特韦片 / 利托那韦片口服（5 月 26 ～ 30 日），5 月 30 日复查胸部 CT 提示肺部病变有明显吸收好转，病毒核酸 CT 稳定，5 月 31 日起再次口服环孢素，早 75mg，晚 50mg，继续停用吗替麦考酚酯。因患者血糖偏高，加用胰岛素皮下注射，血糖控制可。经治疗后患者核酸 CT 值逐渐升高，于 6 月 3 日连续两次新冠病毒核酸检测阴性，出院。

1. 西医治疗方案

（1）氧疗过程：鼻导管吸氧，俯卧位＞ 12h/d。

（2）抗病毒：奈玛特韦片 / 利托那韦片口服。

（3）免疫治疗：人免疫球蛋白 10g，每日 1 次，静脉滴注；注射用重组人粒细胞巨噬细胞刺激因子 1 支，每日 1 次，皮下注射。

（4）抗凝治疗：低分子量肝素钙注射液半支，每日 1 次，皮下注射；拜阿司匹林 100mg，每日 1 次，口服。

（5）抗排异治疗：环孢素早 75mg，晚 50mg，口服。

（6）其他：护胃止酸奥美拉唑 40mg，每日 1 次，口服。

2. 中医治疗方案

（1）2022 年 5 月 24 日一诊：患者自觉乏力，稍有咳嗽咳痰，痰少色白，纳可，大便每日一行，苔根腻，质暗红，中裂，舌体胖大（见附录彩色图图 32-1），脉滑。四诊合参，中医辨证考虑湿毒郁肺。患者素体亏虚，外感疫毒，肺为娇脏，外邪上受，首先犯肺，肺气为湿毒所困，宣降失司，肺气上逆，故咳嗽咳痰，久病必瘀，故酌加理气活血之品。治疗以益气扶正，清热活血，宣肺化湿，方取玉屏风散合葶苈大枣泻肺汤加减，拟方如下：黄芪 15g，白术 9g，防风 6g，葶苈子 30g，开金锁 30g，马鞭草 30g，赤芍 15g，牡丹皮 15g，苍术 9g，槟榔 9g，甘草 6g。1 剂（2022 年 5 月 25 日）。水煎，每日 1 剂，每剂取汁 200mL，早晚各 100mL 口服。

（2）2022 年 5 月 25 日二诊：患者病情同前，舌暗红，苔白腻，中裂，脉滑。患者长期服用免疫抑制剂，正气不足，故逐渐加重扶正的力量，倍黄芪，方药如下：黄芪 30g，白术 9g，防风 6g，葶苈子 30g，开金锁 30g，马鞭草 30g，赤芍 15g，牡丹皮 15g，苍术 9g，槟榔 9g，甘草 6g。2 剂（2022 年 5 月 26 ～ 27 日）。水煎，每日 1 剂，每剂取汁 200mL，早晚各 100mL 口服。

（3）2022 年 5 月 27 日三诊：患者乏力改善，稍有咳嗽咳痰，纳可，大便 2 日一行，无腹胀。舌质偏暗，苔薄白腻，中裂，脉滑（见附录彩色图图 32-2）。继续加大黄芪用量，同时注意患者腹胀、通便情况，大便欠畅，故加用生大黄通腑泻肺。方药如下：黄芪 45g，白术 9g，防风 6g，葶苈子 30g，开金锁 30g，马鞭草 30，赤芍 15g，牡丹皮 15g，苍术 9g，槟榔 9g，甘草 6g，生大黄 15g（后下）。1 剂（2022 年 5 月 28 日）。水煎，每日 1 剂，每剂取汁 200mL，早晚各 100mL 口服。

（4）2022 年 5 月 28 日四诊：病情同前。舌质偏暗，苔薄白腻，中裂，脉滑。继续加重扶正的力量，黄芪加用至 60g，正气存内，则邪不可干，方药如下：黄芪 60g，白术 9g，防风 6g，葶苈子 30g，开金锁 30g，马鞭草 30g，赤芍 15g，牡丹皮 15g，苍术 9g，槟榔 9g，甘草 6g，生大黄 15g（后下）。2 剂（2022 年 5 月 29 ～ 30 日）。水煎，每日 1 剂，每剂取汁 200mL，早晚各 100mL 口服。

（5）2022 年 5 月 30 日五诊：患者乏力改善，咳嗽偶作，纳可，大便每日一行，舌暗红，苔根白腻，中裂（见附录彩色图图 32-3），脉滑。患者舌象仍有湿毒内停，故加用草果芳香化湿祛浊，与槟榔连用，有达原饮之意，开达膜原，辟秽化浊以祛邪。方药如下：黄芪 60g，白术 9g，防风 6g，开金锁 30g，马鞭草 30g，赤芍 15g，牡丹皮 15g，苍术 9g，槟榔 9g，草果 9g，生大黄 15g（后下），甘草 6g。3 剂（2022 年 5 月 31 日～ 6 月 2 日）。水煎，每日 1 剂，每剂取汁 200mL，早晚各 100mL 口服。

（六）疗效评估

1. 体温变化趋势　患者入院经中西医结合治疗后，生命体征平稳，体温未见升高。

2. 主要症状　患者属于新冠病毒感染普通型基础疾病重症，稍有咳嗽咳痰，无明显胸闷、气促、发热等症状，氧合正常，经过中西医联合治疗后，核酸转阴出院。

3. 生化检查变化　（表 32-1）

表 32-1　主要生化指标

日期	白细胞计数 （×10⁹/L）	中性粒细胞计数 （×10⁹/L）	淋巴细胞计数 （×10⁹/L）	超敏 C 反应蛋白 （mg/L）	D- 二聚体 （μg/mL）	降钙素原 （ng/mL）
5 月 23 日	2.99	1.69	1.05	< 10	0.23	0.06
5 月 25 日	8.95	8.12	0.37	11	0.24	0.13
5 月 29 日	6.03	3.62	0.67	< 10	0.15	0.1
5 月 31 日	3.86	2.32	0.78	< 10	0.26	0.08
6 月 2 日	4.98	2.78	1.57	< 10	0.25	0.06

4. T 细胞免疫指标变化（表 32-2）

表 32-2　T 细胞免疫

日期	CD_3 绝对计数 （个 /μL）	CD_4 绝对计数 （个 /μL）	CD_8 绝对计数 （个 /μL）	L 淋巴细胞计数 （×10⁹/L）
5 月 25 日	449	216	320	0.37
5 月 29 日	557	336	311	0.67
6 月 2 日	668	429	225	1.57

5. 核酸 CT 值变化（表 32-3）

表 32-3　核酸 CT 值变化

项目	5 月 23 日	5 月 25 日	5 月 27 日	5 月 29 日	5 月 31 日	6 月 1 日	6 月 2 日	6 月 3 日
核酸检测 结果	（+）	（+）	（+）	（+）	（+）	（+）	（-）	（-）
CT 值	23.73 20.58	21.41 19.12	23.45 21.18	29.75 28.06	33.05 31.65	33.47 32.82	39.32 37.57	> 40 39.31

6. 胸部影响变化（图 32-4）

（七）出院时情况

患者神志清，精神可，无咳嗽咳痰，无胸闷气促，无腹痛腹泻，胃纳可。胸部影像学显示炎症明显吸收，连续两次鼻咽拭子核酸检测阴性，2022 年 6 月 3 日出院。

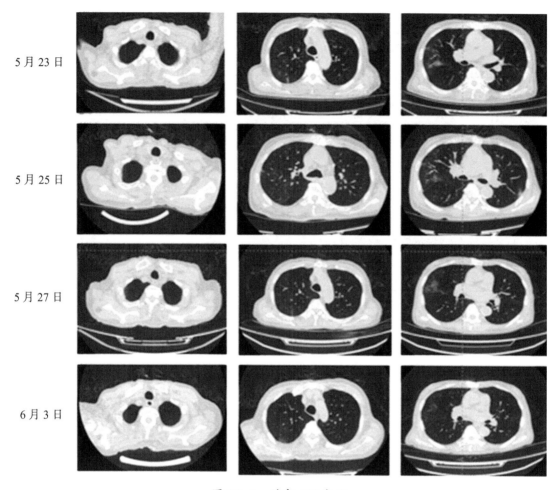

5月23日

5月25日

5月27日

6月3日

图 32-4　胸部 CT 变化

（八）案例讨论与分析

1. 辨证施治思路　患者为新冠病毒感染普通型，但由于心脏移植，长期服用抗排异药物，导致免疫系统受到抑制，从肺内没有明显的渗出，到右肺上叶渗出病灶，符合新冠病毒感染，转入我院后，胸部 CT 提示较前进展，病情逐步进展。正所谓"正气存内，邪不可干""邪之所凑，其气必虚"。考虑患者在素体亏虚的基础上，新感新冠病毒感染，在辨治时，须以扶正为基本治法，同时兼顾疫毒感染后"湿""毒""瘀"等病理特点，宜攻补兼施。

机体免疫功能健全与否，直接导致患者容易感染，或感染后难以康复。机体免疫功能类似中医学的"正"，免疫功能低下，遭受新冠病毒感染，与中医学所说正气不足、邪毒侵扰相一致，"扶正"在一定意义上即为提高人体免疫功能，恢复抗病的能力，故处方以玉屏风散为基础，固本卫外。新冠病毒感染属于中医学"疠气"范畴，病机错综复杂，本例患者的症状兼有"湿、毒、瘀"的表现，故处方分别辅以燥湿、解毒、化瘀以祛邪。而疾病后期，患者以气虚症状为主，逐步增加黄芪用量，以扶助正气，调理善后。

2. 用药分析　玉屏风散是中医益气固表的著名方剂，方中黄芪内补脾肺之气，外可固表止汗；白术健脾益气，助黄芪以加强益气固表之功；佐以防风走表而散风邪，黄芪得防风之善行善走，相畏相使，固表而不致留邪，防风得黄芪，祛邪而不伤正。三药合用，使气旺表实，外邪难以进一步内侵。现代研究也发现玉屏风散对机体非特异性免疫、体液和细胞免疫都具一定的有促进作用。故选用玉屏风散为基础方，增强机体免疫功能，提高抗病能力，能够在短时间内使患者的淋巴细胞、T细胞亚群得以恢复，患者不久便核酸转阴而出院。

3. 得失点　本例患者由于心脏移植术后长期服用免疫抑制剂，导致胸腺肽等增强免疫的现代治疗手法掣肘，使病情缠绵，甚至逐渐加重，"正虚邪恋"，治疗较为棘手，而传统中医药理论主张通过固护卫表，实腠理，调动人体自身"正气"去抗击外邪。本案重用黄芪扶其正气，可以走表实卫。黄芪取生用为好，效强力专，剂量由小及大，使患者逐步适应。注意用药过程中患者有无腹胀、便秘、夜不能寐等不适，及时调整用量及配伍。黄芪不仅针对移植患者，在此次治疗新冠病毒感染中，特别对于体弱、有基础疾病者，黄芪有着广泛的适应性和优越性。

（上海交通大学医学院附属瑞金医院郑岚、陆聆韵、杨伟杰整理）

三十三、新冠病毒感染普通型合并肾移植案

（一）一般资料

田某，男，43岁，住院号：10×××62。

入院时间：2022年5月1日；出院时间：2022年6月3日。住院天数：33天。

（二）入院前情况

主诉"新冠病毒核酸筛查阳性12天"入院，稍有咳嗽咳痰，无发热、头晕、头痛，无咽痛、肌痛、鼻塞流涕等不适。现为医学观察转运至上海交通大学医学院附属瑞金医院北部院区救治。既往史：有高血压，尿毒症肾移植后9年。新冠疫苗接种史：无。

（三）入院时情况

本次发病以来，患者神清，精神可，胃纳可，二便正常，体重未见明显改变。稍有咳嗽咳痰，无发热，无头晕、头痛，无咽痛、肌痛、鼻塞流涕等不适。体格检查：体温37.0℃，心率80次/分，呼吸18次/分，血压120/70mmHg。神清，气平，对答切题，言语清晰，无黄疸，无三凹征，双肺呼吸音清，无干湿啰音，无胸膜摩擦音。腹平软，无腹痛，无明显肌紧张，无反跳痛。双下肢无浮肿。四肢活动自如。舌红，苔薄白，脉细浮。

（四）入院诊断

1. 西医诊断

（1）新冠病毒感染（轻型）。

（2）高血压。

（3）肾移植状态。

2. 中医诊断

（1）疫病，风热犯肺证。

（2）肾衰，脾肾亏虚证。

更正诊断（2022年5月9日）：

3. 西医诊断

（1）新冠病毒感染（普通型）。

（2）高血压。

（3）肾移植状态。

4. 中医诊断

（1）疫病，疫毒犯肺证。

（2）肾衰，脾肾亏虚证。

（五）诊疗经过

患者新冠病毒核酸检测阳性入院，住院期间患者一般情况可，予氧疗、俯卧位、那屈肝素钙注射液抗凝，丙种球蛋白增强免疫，罗沙司他、重组人促红素注射液纠正贫血，注射用重组人粒细胞巨噬细胞刺激因子升高白细胞，5月10日起暂停环孢素及MMF，予地塞米松静脉推注减少肺部渗出，头孢曲松钠预防感染，胸腺法新增强免疫，恢复期血浆、抗新冠病毒感染特异性人免疫球蛋白治疗新冠病毒感染。5月21日复查胸部CT显示病情稳定，淋巴细胞逐渐回升，加用环孢素抗排异治疗，停用头孢曲松钠。经治疗后患者核酸CT值逐渐升高，肾功能有所恢复，于6月2日连续两次新冠病毒核酸检测阴性，予以出院。

1. 西医治疗方案

（1）氧疗过程：鼻吸氧/面罩吸氧/高流量，俯卧位＞12h/d。

（2）抗病毒：恢复期血浆、抗新冠病毒感染特异性人免疫球蛋白。

（3）抗感染治疗：头孢曲松钠1.0g，每日1次，静脉滴注；地塞米松5mg，每日1次，静脉推注。

（4）免疫治疗：人免疫球蛋白10g，每日1次，静脉滴注；胸腺法新1.6mg，每日1次，皮下注射；注射用重组人粒细胞巨噬细胞刺激因子1支，每日1次，皮下注射。

（5）抗凝治疗：低分子量肝素钙注射液半支，每日1次皮下注射。

（6）抗排异治疗：环孢素口服。

（7）其他：护胃抑酸奥美拉唑40mg，每日1次，口服。

2. 中医治疗方案

（1）2022年5月10日一诊：患者出现发热，体温最高37.7℃，患者稍感乏力，无明显恶寒、汗出，咳嗽时作，痰少，纳可，大便每日1次，时烂。舌红，苔薄白，脉细浮（见附录彩色图图33-1）。四诊合参，中医辨证考虑风热犯肺证。温病初起，邪在上焦，但热无恶寒，银翘散主之。肺为娇脏，外邪首先犯肺，宣降失司，肺气上逆，故咳嗽咳痰。治疗以辛凉解表宣肺，方取麻杏石甘汤合银翘散。方药如下：麻黄9g，杏仁15g，石膏30g，防风6g，金银花15g，连翘15g，桑白皮15g，甘草6g。2剂（2022年5月11～12日）。水煎，每日1剂，每剂取汁100mL，早晚各50mL口服。

（2）2022年5月12日二诊：患者无发热，乏力，稍有咳嗽，少痰，纳可，大便每日1次，成形。舌红，苔薄白，脉细。患者发热已除，素体亏虚，外感疫毒，肺气为疫毒所困，气机失畅，肺气上逆，久病必瘀，故酌加理气活血之品。患者肾移植后，目前肾功能不全，肌酐386μmol/L，在治疗时注意保护肾功能。治拟益气扶正，清肺化痰，理气活血。方药如下：黄芪30g，白术12g，茯苓15g，荆芥9g，浙贝母9g，金荞麦15g，葶苈子30g，陈皮9g，赤芍12g，牡丹皮12g，鹿衔草30g，六月雪30g，酒大黄30g，甘草6g。2剂（2022年5月13～14日）。水煎，每日1剂，每剂取汁100mL，早晚各50mL口服。

（3）2022年5月14日三诊：患者乏力，稍有咳嗽，痰白，纳可，大便每日1次，偏烂。舌红，苔薄白，脉细（见附录彩色图图33-2）。患者为肾移植术后，长期服用免疫抑制剂，正气不足，邪盛正弱，加用人参加强扶正以助祛邪，密切关注淋巴细胞、CD系列等检测指标，关注患者排异情况，如有异常即刻停用。方药如下：黄芪30g，白术12g，茯苓15g，浙贝母9g，金荞麦15g，葶苈子30g，马鞭草30g，赤芍12g，牡丹皮12g，鹿衔草30g，六月雪30g，甘草6g，酒大黄30g，人参15g。2剂（2022年5月15～16日）。水煎，每日1剂，每剂取汁100mL，早晚各50mL口服。

（4）2022年5月16日四诊：患者乏力，稍有咳嗽，痰色白，纳可，大便每日1次，成形。舌红，苔薄白，脉细。患者有乏力贫血、脉细等气血不足阳虚之证，故加强扶正之力，黄芪、人参加量，另加红参大补元气，振奋阳气，注意用时不宜久。方药如下：黄芪45g，人参30g，红参15g，白术12g，茯苓15g，浙贝母9g，金荞麦15g，葶苈子30g，马鞭草30g，赤芍12g，牡丹皮12g，鹿衔草30g，六月雪30g，酒大黄30g，甘草6g。2剂（2022年5月17～18日）。水煎，每日1剂，每剂取汁100mL，早晚各50mL口服。

（5）2022年5月18日五诊：患者乏力改善，稍有咳嗽，痰白，纳可，大便每日1次，成形。舌红，苔薄白，脉细。患者淋巴细胞计数有所回升，免疫力有所恢复，故停用红参，以防温阳过量出现排异，后续将根据患者症状及检验指标逐步减少人参用量，余维持原方。方药如下：黄芪45g，人参30g，白术12g，茯苓15g，浙贝母9g，金荞麦15g，葶苈子30g，马鞭草30g，赤芍12g，牡丹皮12g，鹿衔草30g，六月雪30g，酒大黄30g，甘草6g。2剂（2022年5月19～20日）。水煎，每日1剂，每剂取汁100mL，早晚各50mL口服。

（6）2022年5月20日六诊：患者乏力改善，咳嗽减轻，少痰，纳可，大便每日1次，成形。舌红，苔薄白，脉细。患者自身免疫功能逐渐恢复，人参继续减量。方药如下：黄芪45g，人参15g，白术12g，茯苓15g，浙贝母9g，金荞麦15g，葶苈子30g，马鞭草30g，赤芍12g，牡丹皮12g，鹿衔草30g，六月雪30g，酒大黄30g，甘草6g。4剂（2022年5月21～24日）。水煎，每日1剂，每剂取汁100mL，早晚各50mL口服。

（7）2022年5月24日七诊：患者咳嗽减轻，少痰，纳可，大便每日1次，成形。舌红，苔薄白腻，脉细（见附录彩色图图33-3）。专家组认为患者淋巴细胞计数较前明显上升，免疫功能逐渐恢复，故建议停用人参以防排异反应。但患者核酸CT值仍然徘徊，不能转阴，加用苍术、紫苏、槟榔、草果辟秽化浊，共奏开达膜原、清热解毒之功。方药如下：黄芪60g，苍术10g，茯苓15g，浙贝母9g，金荞麦30g，马鞭草30g，虎杖15g，紫苏15g，草果6g，槟榔9g，赤芍12g，牡丹皮12g，鹿衔草30g，酒大黄30g，甘草6g。3剂（2022年5月25～27日）。水煎，每日1剂，每剂取汁100mL，早晚各50mL口服。

（8）2022年5月27日八诊：患者少咳少痰，纳可，大便每日1次，成形。舌红，苔白腻，脉细（见附录彩色图图33-4）。继续增加黄芪用量扶正祛邪，并加用路路通、橘络等通络化痰透邪。方药如下：黄芪100g，苍术10g，茯苓15g，浙贝母9g，金荞麦30g，马鞭草30g，虎杖15g，紫苏15g，草果6g，槟榔9g，赤芍12g，牡丹皮12g，鹿衔草30g，酒大黄30g，皂角刺15g，橘络6g，甘草6g。3剂（2022年5月28～30日）。水煎，每日1剂，每剂取汁100mL，早晚各50mL口服。

（9）2022年5月30日九诊：患者偶有咳嗽，纳可，大便每日1次，成形。舌红，苔薄白，脉细。患者湿邪基本已除，症状明显改善，但核酸尚未转阴，考虑脾肾不足，邪气内伏，余毒未清，故去燥湿化湿之药，予升阳透邪之法，加用麻黄、桂枝、升麻。方药如下：黄芪100g，白术10g，浙贝母9g，金荞麦30g，马鞭草30g，紫苏15g，赤芍12g，牡丹皮12g，酒大黄30g，麻黄6g，桂枝9g，升麻15g。3剂（2022年5月31日～6月2日）。水煎，每日1剂，每剂取汁100mL，早晚各50mL口服。

（六）疗效评估

1. 体温变化趋势　患者入院经中西医结合治疗后，生命体征平稳，有两日体温升高，最高体温37.7℃，经治疗后降至正常。

2. 主要症状　患者属于新冠病毒感染普通型基础疾病重症，稍有咳嗽咳痰，无明显胸闷、气促、发热等症状，氧合正常，经过中西医联合治疗后，核酸转阴出院。

3. 生化检查变化（表33-1）

表33-1　主要生化指标

日期	白细胞计数（×10⁹/L）	淋巴细胞计数（×10⁹/L）	血红蛋白（g/L）	降钙素原（ng/mL）	C反应蛋白（mg/L）	白细胞介素-6（pg/mL）	D-二聚体（μg/mL）	肌酐（μmol/L）
5月2日	3.24	0.67	59	0.57	< 10	/	0.25	452
5月6日	3.72	0.71	57	0.22	< 10	/	/	435
5月9日	4.62	0.25	60	0.25	< 10	/	/	386
5月13日	19.8	0.19	67	0.47	14	6.5	/	/
5月17日	5.21	0.39	69	0.13	< 10	< 1.5	1.01	326

续表

日期	白细胞计数（×10⁹/L）	淋巴细胞计数（×10⁹/L）	血红蛋白（g/L）	降钙素原（ng/mL）	C反应蛋白（mg/L）	白细胞介素-6（pg/mL）	D-二聚体（μg/mL）	肌酐（μmol/L）
5月21日	5.86	0.54	74	0.26	< 10	7.2	1.34	312
5月24日	5.45	0.95	72	0.24	11	17	1.11	320
5月28日	5.4	1.0	76	0.35	< 10	10	0.77	296
6月1日	6.45	0.91	90	0.33	< 10	23.9	0.76	350

4. 淋巴细胞指标变化（表33-2）

表33-2　淋巴细胞指标

日期	CD₃绝对计数（个/μL）	CD₄绝对计数（个/μL）	CD₈绝对计数（个/μL）	淋巴细胞计数（×10⁹/L）
5月3日	629	348	267	0.67
5月11日	215	91	114	0.22
5月16日	180	104	73	0.22
5月20日	818	467	346	0.91
5月22日	902	484	441	1.01
5月26日	702	320	364	0.83
6月1日	789	414	371	0.91

5. 核酸CT值变化（表33-3）

表33-3　核酸CT值变化

项目	5月2日	5月6日	5月12日	5月14日	5月17日	5月19日	5月20日	5月21日	5月22日
核酸检测结果	（+）	（+）	（+）	（+）	（+）	（+）	（+）	（+）	（+）
CT值	20	22	18	23	26	28	25	28	30
	19	20	17	22	24	27	22	27	28

项目	5月23日	5月25日	5月29日	5月31日	6月1日
核酸检测结果	（+）	（+）	（+）	（-）	（-）
CT值	31	30	33	> 40	NoCt
	30	28	32	35	NoCt

6.胸部CT变化 （图33-5）

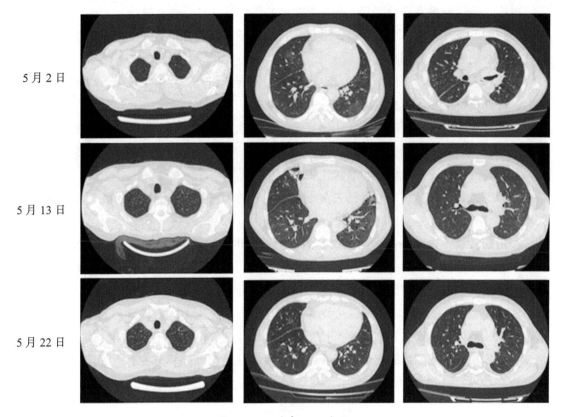

5月2日

5月13日

5月22日

图33-5　胸部CT变化

（七）出院时情况

患者神志清，精神可，无咳嗽咳痰，无胸闷气促，无腹痛腹泻，胃纳可。胸部影像学显示炎症明显吸收，连续两次鼻咽拭子核酸检测阴性，2022年6月2日出院。

（八）案例讨论与分析

1.辨证施治思路　患者为新冠病毒感染轻型，但由于肾脏移植，长期服用抗排异药物，导致免疫系统受到抑制，此次受疫毒侵袭，逐步进展，发展成普通型。考虑患者在素体亏虚的基础上，感受疫邪，首先犯肺，故在治疗时必须兼顾扶正和祛邪，以扶正为本，清热、解毒、祛风为标，标本兼施。

一诊时处于疾病初期，邪气受自口鼻，行于咽肺，化热而无恶寒，用银翘散辛凉清热，受温疫之邪肺为热灼，清肃之令不行，故用麻杏石甘汤清热解毒，清肃宣降。

二诊时患者发热已退，自觉乏力，有轻微的呼吸道症状，稍有咳嗽，咳痰色白，质地中等。患者素体本虚，脾肾亏虚，故见便溏，予黄芪益气扶正，白术、茯苓健脾化湿，肺气为湿热疫毒所困，宜用泻肺化痰之药，考虑久病必瘀，故酌加凉血活血之品。

三诊、四诊时患者病情平稳，但核酸 CT 值仍较低，且肺部有进展，考虑其长期服用免疫抑制剂，正气不足，邪盛正弱，增强扶正的力量，黄芪加量，并加用人参、红参大补元气，振奋阳气以托邪而出。

五诊、六诊时患者病情平稳，且淋巴细胞计数有所回升，故停用红参，以防补益太过而引起排异反应，并逐渐减少人参用量，余治同前。

七诊、八诊时患者呼吸道症状明显好转，肺部渗出有所吸收，免疫功能逐渐恢复，故停用人参，黄芪加量，并加用苍术、紫苏、槟榔、草果辟秽化浊，皂角刺、橘络通络化痰，共奏益气扶正、开达膜原、清肺化痰之功。

九诊时患者正气已复，疫毒已去大半，故用升清阳扶正托邪而出之法，帮助患者尽快核酸转阴。

2. 用药分析　这是一例中西医结合治疗新冠病毒感染普通型伴基础疾病重症的患者，一般认为在治疗移植术后的患者时，不宜用人参类药物，以免引起排异反应，但考虑该患者病情危急，如不能及时阻止其病情进展，很可能会发展成新冠病毒感染危重症，故在多学科 MDT 时，专家组建议用胸腺法新和人参提高患者免疫力，暂停排异药物，恢复其 T 细胞功能，但使用的剂量和时间要严格把控，密切监测其淋巴细胞等功能，如有好转则立刻减量或停用，经过治疗后患者自身免疫功能有所恢复，肺部病情也有所好转吸收，但核酸一直在 30 以上徘徊，我们改变了治疗策略，在扶正祛邪的基础上，加用升清阳、透邪外出之法，将留恋之邪祛除，使患者早日康复。

3. 得失点　本例患者由于肾脏移植术后长期服用免疫抑制剂，自身免疫力较差，患者虽病情尚平稳，但通过检查发现其病情逐渐加重，好在干预及时，并在中西医通力合作之下，虽用药大胆，先后使用人参、红参提高免疫功能，确有肾脏排异之虞，但有严谨的监测手段配合，在病程的几个重要转折点都处理得当，使患者病情未向危重症发展，治疗月余后，患者康复出院。

（上海交通大学医学院附属瑞金医院郑岚、陆聆韵整理）

三十四、新冠病毒感染重型伴肾功能衰竭、纯红细胞再生障碍性贫血、强直性脊柱炎案

（一）一般资料

吴某，男，57岁，救治医院：复旦大学附属华山医院宝山院区，住院号：96×××544。入院时间：2022年4月12日；出院时间：2022年5月22日；住院天数：35日。

（二）入院前情况

主诉"新冠病毒核酸检测异常2天"入院。现病史：患者6年前因终末期肾功能衰竭（ESRD）在外院行维持性血液透析治疗，每周3次，每次4小时，过程顺利。今年初因重度贫血，促红细胞生成素治疗无效，血红蛋白最低仅43g/L，在海军军医大学第二附属医院诊断为纯红细胞再生障碍性贫血，给予强的松30mg，每日1次＋环孢霉素150mg，每日2次治疗，血红蛋白维持于47～53g/L。2022年4月11日在重点人群筛查中发现新冠病毒核酸异常，收入我院。既往史：慢性肾脏病5期、高血压3级（极高危），纯红细胞再生障碍性贫血，强直性脊柱炎。

（三）入院时情况

患者本次发病以来，精神略差，纳差，睡眠可，大便不畅，小便无，乏力较重下降，体重未见明显下降。体格检查：体温37.1℃，心率89次/分，呼吸26次/分，血压164/96mmHg。神志清楚，精神萎靡，无嗜睡。颈软，口唇无发绀，咽部无充血，双侧扁桃体无明显肿大，无脓性分泌物。双侧呼吸运动对称，无胸膜摩擦感，无皮下捻发感，两肺呼吸音粗，可及少量干湿啰音。腹软，全腹无压痛反跳痛，肝脾肋下未及，肠鸣音正常存在，双下肢无浮肿。四肢活动自如。舌质红，舌苔黄厚腻，脉细数。

（四）入院诊断

1. 西医诊断

（1）新冠病毒感染（重型）。

（2）慢性肾脏病 5 期。

（3）纯红细胞再生障碍性贫血。

（4）高血压 3 级（极高危）。

（5）强直性脊柱炎。

2. 中医诊断

疫病，疫毒闭肺，腑气不通，肾气亏虚。

（五）诊疗经过

患者入院后肺部症状逐渐进展，2022 年 5 月 18 日胸闷、气促逐渐加重，鼻导管吸氧至 7L/min 时，检测血气分析：氧分压降至 78mmHg，乳酸 3.7mmol/L，立即给予经鼻高流量 High-flow 治疗，氧流量 40 ～ 45L，吸氧浓度 60% ～ 65%，后复查氧分压升高至正常范围。入院后给予每周 3 次血液透析维持治疗，外周血电解质、肌酐、尿素氮等始终维持在相对正常范围。因肺部炎症加重，患者胸闷、喘憋等症状重，进食困难，住院期间给予短暂留置胃管，并鼻饲肠内营养液支持治疗，患者呼吸道症状缓解后，恢复经口进食。

1. 西医治疗方案

（1）氧疗过程：入院后鼻导管吸氧 3L/min，患者胸闷气短等症状逐渐加重，氧合指数降至 152mmHg，于 2022 年 4 月 18 日开始予 High-flow 治疗，氧合指数维持在 250 ～ 300mmHg；随着肺部炎症逐步控制、吸收，High-flow 氧流量及氧浓度逐渐降低，2022 年 5 月 10 日开始停止 High-flow，换鼻导管吸氧 3L/min。

（2）抗炎治疗：甲强龙 40mg，每日 1 次（4 月 19 ～ 24 日）。

（3）抗凝治疗：那屈肝素钙注射液 2050U，每周 3 次（4 月 13 ～ 25 日）；后 D- 二聚体有明显增高，那屈肝素钙注射液加量至 2050U，每日 1 次（4 月 25 ～ 30 日）；那屈肝素钙注射液 2050U，每周 3 次（5 月 1 日开始用，用至患者出院）。

（4）抗感染治疗：头孢呋辛 1.5g，每 12 小时 1 次（4 月 12 ～ 18 日）；美罗培南 1.0g，每 12 小时 1 次（4 月 18 ～ 23 日）；卡泊芬净 50mg，每日 1 次（4 月 18 ～ 24 日）；万古霉素 0.5g，每 12 小时 1 次（4 月 23 ～ 25 日）；头孢呋辛 1.5g，每 12 小时 1 次（4 月 26 日～ 5 月 12 日）。

（5）丙种球蛋白：5g，每日 1 次（4 月 18 ～ 26 日）。

（6）呼吸支持：High-flow，氧流量 40 ～ 45L，吸氧浓度 60% ～ 65%。

（7）营养支持：人血白蛋白 10g，每日 1 次。肠内营养液每日 500 ～ 1000mL。

（8）维持性血液透析：每周 3 次，每次 3.5～4 小时；治疗参数：抗凝：那屈肝素钙注射液 2050U，血流量 200mL/min，治疗模式：HF；透析前血压 165/98mmHg，心率 112 次 / 分；透析后血压 146/86mmHg，心率 103 次 / 分。

2. 中医治疗方案

（1）2022 年 4 月 19 日一诊：患者 4 月 18 日病情加重，发热、胸闷、咳嗽，咳少量黄黏痰，大便闭塞不通，舌质淡红，苔黄厚腻（见附录彩色图图 34-1），脉弦细数。四诊合参，中医辨证考虑热毒闭肺，腑气不通，元气亏虚。肺为娇脏，外邪上受，首先犯肺，肺气为痰热所困，失于宣发肃降，蕴结胸中则见咳嗽咳痰之症。肺与大肠相表里，肺失宣降，大肠津亏，则大便不通。苔黄厚腻为肺热蕴蒸之象。当泻肺通腑，清热解毒。方拟《伤寒论》之麻杏石甘汤合大承气汤加减：人参 30g，葶苈子 30g，生大黄 15g（后下），麻黄 10g，杏仁 15g，桑白皮 30g，生薏苡仁 30g，马鞭草 60g，虎杖 30g，生黄芪 60g，生甘草 10g，芒硝 20g（冲服）。7 剂（2022 年 4 月 20～27 日）。水浓煎，每剂取汁 400mL，早晚各 200mL；大便通下后，芒硝减量至 10g。安宫牛黄丸 1 丸，每日 1 次，治疗 5 天。

中医方解：本方取麻杏石甘汤合大承气汤加益气之黄芪、人参，共奏宣肺平喘、攻积泻热通便之效。麻杏石甘汤、大承气汤均出自《伤寒论》；方中麻黄能宣肺而泄邪热，是"火郁发之"之义，以开肺窍；杏仁降肺气，助麻黄宣肺平喘；生大黄药性苦寒，归胃、大肠经，主要功能为攻积导滞，泻下通便，配合芒硝泄热通便，润燥软坚，使邪热从大便而解；葶苈子性味苦、辛、寒，入肺、膀胱经，具有泻肺平喘、利水消肿的功效，助泻肺，内清郁热；桑白皮、马鞭草、虎杖均为清肺热要药，联合应用，可以加强清解肺内蕴热之效。生薏苡仁甘、淡、微寒、无毒，入脾、胃、肺、大肠经，具有清利湿热、健脾利水之功效，助肺、大肠湿热清解。人参甘温，内补脾肺之气，外可固表。黄芪偏于温而实表，大补元气，与人参相互为用，其功益彰，共奏扶正益气之功效。

安宫牛黄丸由牛黄、水牛角浓缩粉、麝香或人工麝香、珍珠、朱砂、雄黄、黄连、黄芩、栀子、郁金、冰片组成，具有清热解毒、镇惊开窍等功效。用于热病、邪入心包、高热惊厥、神昏谵语等，加入此药有清热开窍、镇心安神之效，有助于清解肺热。

（2）2022 年 4 月 27 日二诊：患者仍然发热、胸闷、咳嗽，咳少量黄黏痰，大便已经通下，但仍感不畅，舌质淡红，苔黄厚腻较前减轻（见附录彩色图图 34-2），脉弦细数。肺为娇脏，外邪上受，首先犯肺，肺气为痰热所困，失于宣发肃降，蕴结胸中，则见咳嗽、咳痰之症。肺与大肠相表里，肺失宣降，津液亏虚，则便结不畅。苔黄厚腻，为湿热之邪仍盛。四诊合参，中医辨证考虑湿热疫毒闭肺，湿热蕴蒸兼有正虚之象。当泻肺化湿解毒，益气扶正。方拟《伤寒论》之麻杏石甘汤合大承气汤加减：人参 30g，葶苈子 30g，生大黄 15g（后下），麻黄 10g，杏仁 15g，桑白皮 30g，生薏苡仁 30g，马鞭草 30g，虎杖 30g，生黄芪 60g，生甘草 10g。7 剂（2022 年 4 月 28 日～5 月 6 日）。水浓煎，每剂取汁 400mL，早晚各 200mL。

中医方解：本方取麻杏石甘汤合大承气汤加益气之黄芪、人参，共奏宣肺平喘、攻积泻热、益气固表之效。麻杏石甘汤、大承气汤均出自《伤寒论》，方中麻黄能宣肺而泄邪热，是"火郁发之"之义，以开肺窍；杏仁降肺气，助麻黄宣肺平喘；生大黄味苦、性寒，归胃、大肠经，主要功效为攻积导滞，泻下通便，使邪热从大便而解；桑白皮、马鞭草、虎杖均为清肺热要药，联合应用，可以清解肺内蕴热。

（3）2022年5月6日三诊：患者胸闷、咳嗽较前好转，无发热，轻度胸闷，偶尔咳嗽，无咳痰，大便较前通畅，无尿，仍感觉乏力，舌质红，舌苔稍黄薄腻（见附录彩色图图34-3）。四诊合参，中医辨证考虑湿热疫毒闭肺较前减轻，但热邪伤阴，气阴两虚，结合舌苔黄薄腻，考虑正虚邪恋，治疗以益气健脾、养阴扶正为主，兼清余邪。给予水清口服液（院内制剂）治疗，该方由《究原方》之玉屏风散、《太平惠民和剂局方》四君子汤、《温病条辨》增液汤合《伤寒论》调胃承气汤等加减而成，组方如下：黄芪30g，太子参15g，玄参15g，生地黄15g，麦冬15g，金荞麦30g，赤芍10g，荆芥6g，防风6g，蝉蜕6g，茯苓9g，炒稻芽15g，炒麦芽15g，熟大黄9g，甘草6g。7剂（2022年5月7～15日）。水浓煎，每剂取汁400mL，早晚各200mL。

中医方解：玉屏风散出自《究原方》，为益气固表常用方剂；四君子汤出自《太平惠民和剂局方》，为健脾益气的基础方；增液汤出自《温病条辨》，为养阴生津的常用方；调胃承气汤出自《伤寒论》，为泄热导滞的常用方。全方重用黄芪为君，温升补气；玄参、生地黄、麦冬为臣药，增水行舟；君臣药并用，具有阳升阴应、云行雨施之妙；金荞麦、赤芍、荆芥、防风、蝉蜕、茯苓、炒稻芽、炒麦芽、熟大黄为佐药，具有凉血活血、祛风健脾、通便止咳等功效；甘草为使药，调和诸药。诸药合用，轻灵平和，共奏益气养阴、凉血活血、健脾通便等功效。

（六）疗效评估

1. 体温变化趋势   患者入院后，体温始终波动于37～39℃之间（糖皮质激素影响热型），经过治疗后，体温逐渐下降，2022年4月30日后体温降至37℃以下（图34-4）。

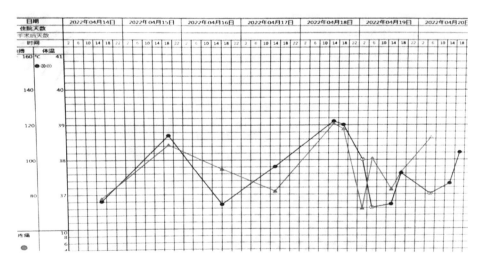

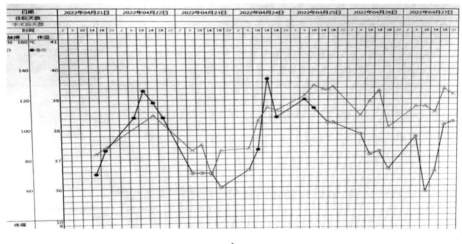

b

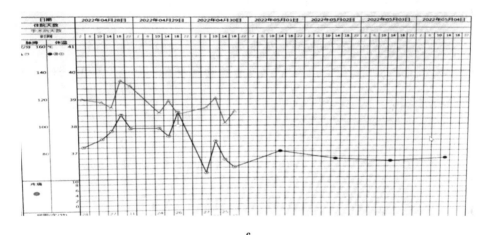

c

图 34-4　体温变化图

2. 新冠病毒核酸 CT 值变化 （表 34-1）

表 34-1　新冠病毒核酸 CT 值动态变化

项目	4 月 25 日	4 月 28 日	4 月 30 日	5 月 2 日	5 月 3 日	5 月 4 日
ORF1ab 基因	33.08	36.89	34.54	36.15	39.41	> 40
N 基因	30.47	35.46	33.55	34.21	36.06	38.32

3. 炎症指标变化 （表 34-2 ～表 34-3）

表 34-2　外周血白细胞介素 -6 动态变化

项目	4 月 27 日	5 月 3 日	5 月 9 日	5 月 12 日	5 月 16 日	5 月 21 日
白细胞介素 -6 （ng/L）	> 1000.00	7.21	9.08	8.55	6.21	5.53

表 34-3　外周血 C 反应蛋白动态变化

项目	5月3日	5月5日	5月6日	5月9日	5月12日	5月16日
C 反应蛋白（mg/L）	224.3	89.5	51	47.25	27.39	5.01

4. 炎症细胞变化　患者因长期服用糖皮质激素及免疫抑制剂，入院后检测淋巴细胞计数明显降低，T 淋巴细胞特别是 CD_4^+ T 淋巴细胞计数非常低，经过治疗后，T 淋巴细胞特别是 CD_4^+ T 细胞及 B 细胞逐渐升至正常范围（表 34-5）。

表 34-5　外周血白细胞及淋巴细胞计数动态变化

项目	4月22日	4月24日	4月26日	5月5日	5月12日	5月19日
白细胞计数（$\times 10^9$/L）	2.82	2.99	4.65	4.11	4.31	4.26
淋巴细胞计数（$\times 10^9$/L）	0.14	0.08	0.26	0.63	1.11	1.10

5. 凝血功能变化　（表 34-6）

表 34-6　D- 二聚体动态变化

项目	4月22日	4月25日	5月3日	5月9日	5月13日	5月16日	5月19日
D- 二聚体（μg/mL）	7.86	18.03	10.93	21.21	2.37	1.48	1.24

6. 血气分析　2022 年 4 月 18 日，患者病情快速进展，鼻导管吸氧 7L/min 仍无法维持正常氧合，故给予 High-flow 维持治疗。患者后面血气分析结果逐渐恢复正常，于 2022 年 5 月 10 日暂停 High-flow，改为鼻导管吸氧 3L/min，血气分析氧合指数维持在 280 ～ 300mmHg（表 34-7）。

表 34-7　血气分析动态变化

项目	4月18日	4月19日	4月25日	4月27日	4月30日	5月4日
酸碱度	7.474	7.505	7.398	7.572	7.453	7.443
二氧化碳分压	31.88	29.78	30.45	27.23	33.75	35.93
氧分压	78.00	180	70.35	82.5	137.25	78
血红蛋白	2.7	5.5	11.6	8.5	8.9	10.1
动脉血氧饱和度	98	100	94.4	98.4	99.8	96.7

7. 胸部影像学检查 4月13日胸部CT（图34-5）：双肺炎症，考虑病毒性肺炎；双侧胸腔积液，左侧较著；请结合临床及其他检查，随诊。4月18日胸部CT（图34-6）：双肺炎症，较4月13日进展，考虑病毒性肺炎，结合临床随诊；双侧胸腔积液，左侧较著，右侧较前增多；请结合临床及其他检查，随诊。5月2日胸部CT（图34-7）：双肺炎症，较4月18日稍有吸收，双侧少量胸腔积液，结合临床随诊；左肾上级囊肿可能，请结合临床及其他检查，随诊。5月12日胸部CT（图34-8）：双肺炎症，较5月2日明显吸收，双侧少量胸腔积液，结合临床随诊；左肾上级囊肿可能，请结合临床及其他检查，随诊。

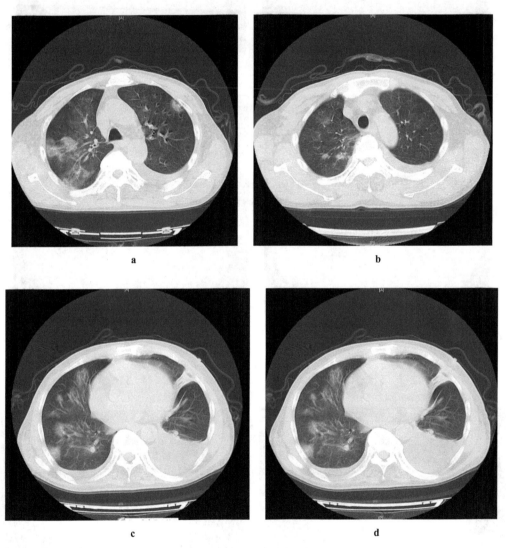

a

b

c

d

图34-5　4月13日胸部CT

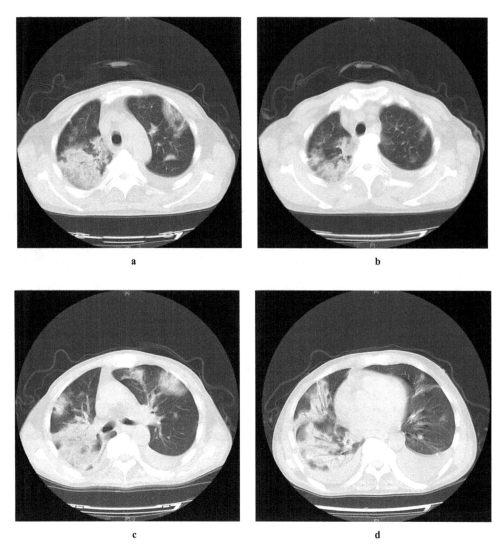

a　　　　　　　　　　b

c　　　　　　　　　　d

图 34-6　4 月 18 日胸部 CT

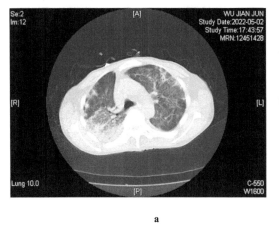

a

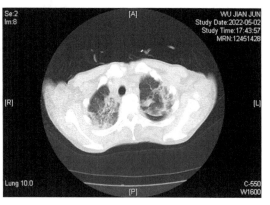

b

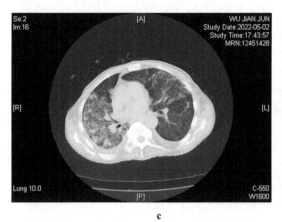
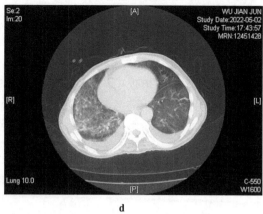

图 34-7　5 月 2 日胸部 CT

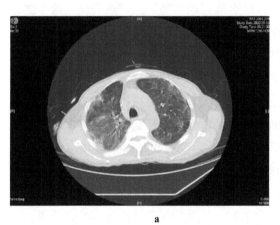
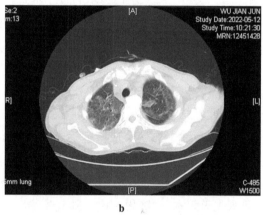
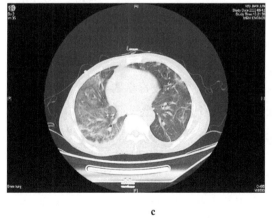
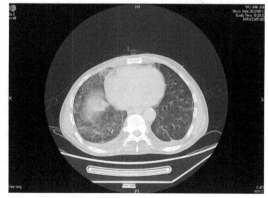

图 34-8　5 月 12 日胸部 CT

（七）出院时情况

患者神志清，精神可，无咳嗽咳痰，无胸闷气促，无腹痛腹泻，胃纳可。胸部影像学显示炎症明显吸收，连续两次咽拭子核酸检测阴性，2022 年 5 月 21 日出院，转下级医院继续肺康复及血液透析治疗。

（八）案例讨论与分析

1. 辨证施治思路　危重型新冠病毒感染归属于中医学"疫病"范畴，病因为感受"疫疠"之气，这里的疫病其实就是中医学所称的狭义"瘟病"，属于温病学研究范畴。尽管病因属"疫疠"之气，但从致病特点来看，众多医家虽有或"寒"或"热"或"毒"之见解不一，但均一致认同"湿"的临床表现。疾病病情复杂，常寒热错杂、虚实并见。肺与大肠相表里，肺气不降，腑气不通；邪郁化热，或与伏燥搏结，灼伤津液；邪气壅阻，气血不畅，脉络瘀滞；邪盛伤正，可致气血阴阳不足。总结其病理因素，涉及毒、湿、寒、热、燥、瘀、虚等，病位主要在肺、脾，与心、肝、肾、大肠密切相关。此患者既往基础疾病较重，长期口服免疫抑制剂导致继发性免疫缺陷，肾脏功能衰竭，已至终末期，故更容易诱发痰浊、血瘀形成。肺为娇脏，不耐寒热，患者为新冠病毒感染湿热疫毒闭肺重症，且久病气耗，可致肺气亏虚，肺虚则宣降失司，气化不利，津液输布失常，血液运行不畅，易为痰浊、瘀血痹阻肺络；其次，肺气之盛衰依赖于脾肾等脏器化生气血以供养，"肾为先天之本""脾胃一虚，肺气先绝"，新冠病毒感染重症者子病及母、母病及子，皆可加重脾、肺、肾等脏腑功能失调，致痰浊、瘀血痹肺。患者早期以宣肺通腑、清热解毒等祛邪治疗为主；中期邪热减退，正虚渐著，故同时予清热解毒、通腑泄热等祛邪与扶正并重的治疗原则；后期则采用水清口服液（院内制剂），采取益气健脾、固本培元兼清余邪的治疗原则。

一诊时，患者处于肺部炎症快速进展期，舌红，苔黄腻，疫毒湿毒炽盛，热毒闭肺，大便闭塞不通；舌质淡红，苔黄厚腻，脉弦细数，均是邪气盛、元气不足之象。故一诊给予《伤寒论》麻杏石甘汤合大承气汤，同时配合大剂量益气药物黄芪、人参，以宣肺通腑泄热，同时大补元气，祛邪为主，兼以扶正。辅以安宫牛黄丸清热开窍，镇心安神，以助清解肺热。

二诊时，患者肺部湿热疫毒之邪仍盛，患者仍然发热、胸闷、咳嗽，咳少量黄黏痰，大便虽已经通下，但仍不畅，舌质淡红，苔黄厚腻较前减轻，脉弦细数，均为邪气较前减轻之象，故疾病处于邪盛正虚的胶着状态。外邪犯肺，肺气为痰热所困，失于宣发肃降，蕴结胸中则见咳嗽咳痰之证候。肺与大肠相表里，肺失宣降，则大便不通。苔黄厚腻，为湿热之邪仍盛。四诊合参，中医辨证考虑湿热疫毒闭肺，湿热蕴蒸，兼有正虚之象。当泻肺化湿解毒，扶正补益元气。故二诊仍给予《伤寒论》麻杏石甘汤合大承气汤，加益气之黄芪、人参，共奏宣肺平喘、攻积泄热、通便宣肺、通腑泄热之功，同时补益元气，祛邪与扶正并重。

三诊时，患者胸闷、咳嗽较前好转，无发热，轻度胸闷，大便较二诊更通畅，仍感觉乏力，舌质红，舌苔稍黄薄腻。考虑湿热疫毒之邪渐退，患者自觉乏力，舌质红，考虑为热邪伤阴，气阴两虚，结合舌苔黄薄腻，考虑正虚邪恋；患者邪去大半，以正虚为主，治疗以益气健脾、养阴扶正为主，同时兼以清除余邪。予防治新冠病毒感染协定方水清口服液（院内制剂）治疗。本方也兼顾了患者既往患免疫相关疾病，过度扶正可能导致免疫功能亢进，免疫相关疾病复发加重的特点，在扶正药物适量应用的同时，辅以清热解毒、通腑泄热等治疗，以达到扶正固本、兼清余邪的效果，患者最终痊愈并出院。

2. 用药分析 这是一例中西医结合治疗的新冠病毒感染重型患者，西医学着重血液透析、呼吸支持、抗病毒、抗炎、营养支持等治疗；中医主要抓住病机变化为湿热之邪侵袭肺卫、气分，早期给予《伤寒论》麻杏石甘汤合大承气汤加人参、黄芪加减而成方剂，辅以安宫牛黄丸，以宣肺通腑泄热，大补元气，祛邪同时兼顾扶正；中期扶正益气同时兼以清热解毒通腑泄热，仍主要采用《伤寒论》麻杏石甘汤合大承气汤加益气之黄芪、人参为主，共奏宣肺平喘、攻积泄热通便之功效，祛邪与扶正并重；后期邪退正虚，故应用水清口服液（院内制剂）益气健脾、养阴清热来收尾，从而达到理想的治疗效果。水清口服液（院内制剂）是针对当时定点医院内合并肾衰竭血液透析的新冠病毒感染患者较多的特点，由刘清泉、董竞成及部分复旦大学附属华山医院中、西医专家共同拟定的协定方，方剂主要采用益气养阴、健脾和胃、通腑导滞等药物组方，全方轻灵平和，对机体微环境影响小。该方主要用于尿毒症合并新冠病毒感染患者的中西医结合治疗，取得了较好疗效。水清口服液（院内制剂）兼顾了患者既往患免疫相关疾病，过度扶正可能导致免疫功能亢进使疾病加重的特点，在扶正药物适量应用的同时，辅以清热解毒、通腑泄热等治疗，从而达到扶正固本、兼清余邪的效果，最终患者邪去、正气恢复而愈。本例患者在中西医结合治疗后，肺部炎症得以控制，鼻咽拭子转阴出院。治疗过程中我们总体把握攻补兼施，有时以祛邪为主，有时以补虚为主，有时两者并行，综合采用了宣肺通腑泄热、辟秽化浊开窍、清热解毒涤痰、益气健脾固表等多种中医治则治法。对于本例重型新冠病毒感染患者，中医药在提高机体免疫力、拮抗病原微生物、改善机体的应激和抗病能力、减少肺的渗出、抑制炎性因子释放、稳定血氧饱和度、改善肺肾功能和促进康复等方面都发挥了作用，充分体现了中西医协同的重要性。

3. 得失点 本案是一则中医药及时干预、中西医协同治疗新冠病毒感染重型患者的成功案例，患者入院后肺部症状迅速进展，故病情进展后第一时间给予大剂量清热通腑泄热，兼顾扶正益气药物，因势利导，使肺部热邪得以从皮毛及大便而解；及时补益正气，使正气来复，得以祛邪外出。疾病恢复期，考虑免疫失调等基础疾病的特征，既要补益脾肺肾等脏腑虚损，又要兼顾肺脏余邪，故给予医院协定方水清口服液治疗，并取得满意的疗效。该方剂是根据当时本定点医院收治新冠病毒感染合并终末期肾衰患者的特点而制订，在治疗基础疾病的同时，又兼顾祛邪外出，普遍适用于该类患者的救治。由于长期血液透析患者需严格控制液体入量，避免容量负荷过重，加重心脏负担，故一般血液透析患者，如用中药应该优先选择丸剂或者颗粒剂型，但是该患者入院后疾病进展迅速且危重，故当时采用汤剂浓煎分次服用，以求迅速起效，控制肺部炎症进展。病情控制后，再采用丸剂代替汤剂治疗，便于患者服用，同时可有效控制摄入的液体量。

本案在治疗过程中，西医学检验及影像学数据等也能够有效地指导中医辨证治疗。如根据炎症指标水平、胸部 CT 等资料来判断肺脏邪气盛衰；把 D- 二聚体等凝血功能检测数值应用于判断病邪所处的卫、气、营、血的病位深浅等。同时，西医学经鼻高流量氧疗呼吸支持、血液透析、胃管营养支持等治疗手段的应用，有助于维持患者的内环境稳态，为中药疗效的发挥赢得了宝贵时间。对于有严重基础疾病的患者，中医介入关口前移，能够更好地截断病情向危重症进展。整个治疗过程中未见不良反应。

（复旦大学附属华山医院董竞成、孔令雯整理）

三十五、新冠病毒感染危重型伴垂体瘤术后，并发休克、呼吸衰竭、心衰案

（一）一般资料

蒋某，男，64岁，救治医院：复旦大学附属华山医院宝山院区，住院号：96×××420。入院时间：2022年4月28日；出院时间：2022年6月12日；住院天数：46天。

（二）入院前情况

主诉"新冠病毒核酸筛查异常伴右侧肢体无力1天"入院。患者于2022年4月27日外院发热门诊行新冠病毒核酸筛查时异常，伴有咳嗽，咳痰，痰色淡黄，不易咳出，发热，最高体温38.9℃。同时出现右侧肢体无力，无咽痛、呼吸困难等。转至我院行进一步治疗。既往史：患者有垂体瘤手术病史1年，术后缺血性脑血管病遗留左侧肢体偏瘫，生活无法自理。双目失明，有抑郁症病史，长期口服文拉法新。有中枢性甲状腺功能减退病史，长期口服左甲状腺素钠片。否认其他内科疾病史。新冠疫苗接种史：无。

（三）入院时情况

患者本次发病以来有咳嗽，咳痰，痰色淡黄，不易咳出，刻下神志淡漠，精神萎靡，全身湿冷，尿少，对答欠切题。舌诊不能配合，脉软数。体格检查：体温37℃，心率100次/分，呼吸18次/分，血压90/60mmHg，指脉血氧饱和度88%（未吸氧）。颈软，口唇无发绀，双侧呼吸运动对称，无胸膜摩擦感，无皮下捻发感，两肺呼吸音未听。腹软，全腹无压痛反跳痛，肝脾肋下未及，双下肢无浮肿。四肢肌肉萎缩，双下肢肌力减退，右侧肢体肌力3级。舌诊不能配合，脉软数。

（四）入院诊断

1. 西医诊断

（1）新冠病毒感染（危重型）。

（2）休克。

（3）脑梗死。

（4）垂体瘤术后。

（5）抑郁状态。

（6）中枢性甲状腺功能减退。

2. 中医诊断

疫病，内闭外脱证。

（五）诊疗经过

患者2022年4月28日入院后予以心电监护、监测血氧饱和度（指脉血氧饱和度88%）、面罩吸氧、吸痰、鼻饲肠内营养混悬液、深静脉置管、俯卧位通气＞12h/d；急查头颅CT提示颅内术后改变，右侧大脑半球软化，双侧额顶叶、基底节区、侧脑室旁缺血腔隙灶，脑萎缩，建议行MRI检查。予依达拉奉脑保护，银杏达莫静脉滴注改善脑供血，阿司匹林肠溶片抗血小板聚集，阿托伐他汀降脂，低分子量肝素钙注射液抗凝。患者入院时血压偏低，考虑容量不足，予羟乙基淀粉、白蛋白等静脉滴注扩容，中药人参粉30g，安宫牛黄丸胃管注入。

2022年4月29日患者血压维持在120/75mmHg左右，皮肤温，神志淡漠，胸部CT提示双肺多发炎症，符合病毒性肺炎表现。血常规（2022年4月28日）示白细胞计数$18.11×10^9$/L，成熟中性粒细胞91.5%，C反应蛋白112.71mg/L，血清淀粉样蛋白A＞300.00mg/L。2022年5月2日血培养提示头状葡萄球菌，对青霉素敏感。予哌拉西林钠他唑巴坦钠抗菌、醋酸泼尼松龙抗感染治疗，奈玛特韦片/利托那韦片口服抗病毒治疗。中医予益清口服液（院内制剂）加减治疗。

2022年5月4日患者出现意识模糊、张口呼吸，心电监护显示：心率135次/分，呼吸40次/分，血氧饱和度80%，血压90/50mmHg。胸部CT：双肺多发感染性病变，病毒性肺炎可能，较前片4月28日进展，气管上段少许痰栓可能，双侧胸腔少量积液。NT-pro BNP：3760.0pg/mL。考虑呼吸窘迫，行气管插管呼吸机辅助呼吸。患者白细胞计数再次升高，改用头孢哌酮钠舒巴坦钠静脉滴注抗感染，去甲肾上腺素、多巴胺、多巴酚丁胺升压，气管镜下吸痰，中药改固本口服液（院内制剂）加减，痰热清注射液静脉滴注，安宫牛黄丸、人参粉胃管注入。

2022年5月9日患者神志转清，咳嗽咳痰、畏寒、胸闷，NT-pro BNP较前显著升高至29802.0pg/mL，心脏彩超提示：左心室射血分数50%，左心收缩功能轻度减退。考虑存在急性左心衰竭，患者血压稳定至正常范围，予渐停血管活性药物，以强心及利尿等治疗。患者心肺功能较前改善，给予拔除气管插管，经鼻高流量氧疗吸氧续贯。中药予真武汤合三拗汤加减。

2022年5月13日胸部影像学提示病变较前好转，俯卧位通气。中药改益清口服液

（院内制剂）加减治疗。

2022 年 5 月 15 日患者一般情况好转，改鼻导管吸氧，但核酸转阴缓慢，故持续益清口服液（院内制剂）加减，至 6 月 12 日出院。

2022 年 4 月 28 日入院时辅助检查：①血常规：白细胞计数 18.11×10⁹/L，红细胞计数 5.11×10¹²/L，血红蛋白 151g/L，血小板计数 134×10⁹/L，C 反应蛋白 112.71mg/L↑，成熟中性粒细胞 91.5%↑，血清淀粉样蛋白 A ＞ 300.00mg/L。降钙素原（PCT）26.20ng/mL。血沉 15mm/h。②肝肾功能：肌酐 136μmol/L↑，乳酸脱氢酶 297U/L↑，纤维蛋白原定量 5.10g/L↑，D- 二聚体 1.69mg/L↑。

4 月 28 日胸部 CT：双肺多发炎症，符合病毒性肺炎表现（图 35-1）。

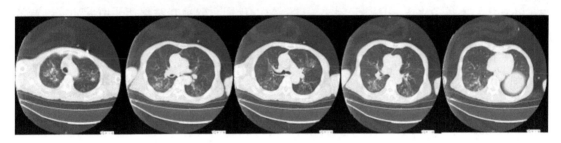

图 35-1　4 月 28 日胸部 CT

1. 西医治疗方案

（1）氧疗过程：2022 年 4 月 28 日～ 5 月 4 日面罩吸氧（5 ～ 7L/min）；5 月 4 ～ 9 日呼吸机辅助通气（SIMV）吸入氧浓度 50% ～ 60%；5 月 9 ～ 15 日经鼻高流量氧疗（20 ～ 45L/min）；5 月 15 日～ 6 月 10 日鼻导管吸氧 3L/min。

（2）抗病毒治疗：奈玛特韦片 / 利托那韦片，奈玛特韦片 300mg 联用利托那韦片 100mg，每 12 小时 1 次，5 天。

（3）抗细菌感染治疗：哌拉西林钠他唑巴坦钠 3g，静脉滴注，每 12 小时 1 次，治疗 10 天；头孢哌酮钠舒巴坦钠 3g，静脉滴注，每 8 小时 1 次，治疗 6 天。

（4）抗炎治疗：醋酸泼的松龙 5mg，每日 3 次，治疗 5 天。

（5）血管活性药物：多巴胺、去甲肾上腺素、多巴酚丁胺。

（6）抗凝药物：那曲肝素钙 4100U 皮下注射，每日 2 次。

（7）免疫治疗：胸腺法新 1.6mg，每周 2 次。

（8）强心利尿：人脑利钠肽、呋塞米、安体舒通片。

（9）营养支持：人血白蛋白、20% 中长链脂肪乳、18AA 氨基酸、脂溶性维生素、水溶性维生素、氯化钾注射液、葡萄糖酸钙注射液。

（10）输血：输注冰冻血浆 200mL。

（11）其他：依达拉奉、银杏达莫、阿司匹林肠溶片、阿托伐他汀、左甲状腺素钠片、羟乙基淀粉、瑞芬太尼注射液、丙泊酚注射液、氨溴索注射液、艾司奥美拉唑。

2. 中医治疗方案

（1）2022年4月28日一诊：患者入院前发热后出现神志淡漠，全身湿冷，少尿，血压、血氧饱和度下降，舌诊不能配合，脉软数。四诊合参，中医辨证属疫毒入里，内闭外脱证。治以大补元气，醒神开窍，予中药人参粉30g，安宫牛黄丸1粒，温开水化后胃管注入。

（2）2022年4月29日二诊：患者体温正常，血压维持至120/75mmHg左右，皮温恢复，神志淡漠，二便调，舌诊不配合，脉软数。证属疫毒内闭心窍。患者经积极抢救，脱证改善，但疫毒炽盛，内闭心包不去，故神昏；正气稍复，但气阴两伤仍存，故见脉软无力。中医予益清口服液（院内制剂）加减联合人参粉30g，安宫牛黄丸1粒化入中药中胃管注入，全方取《温病条辨》银翘散、《丹溪心法》玉屏风散、《伤寒论》小柴胡汤、《景岳全书》独参汤之意，具补元固表、辟秽解毒化浊、醒神开窍之功，拟方如下：黄芩20g，金银花10g，连翘10g，贯众10g，板蓝根15g，黄芪20g，白术10g，防风10g，柴胡20g，厚朴10g，淫羊藿10g，北沙参15g，赤芍15g，陈皮10g，甘草6g。5剂（2022年4月29日～5月3日）。水浓煎，取汁200mL，早晚各100mL服用。人参粉15g，每日3次；安宫牛黄丸1粒，每日1次，化入中药中胃管注入。

（3）2022年5月4日三诊：患者经治疗后神志逐渐转清，但5月4日逐渐出现神志淡漠，呼吸急促，张口呼吸，咳嗽痰多，痰色淡黄，质黏，不易咳出，二便调，舌诊不配合，脉软数。中医辨证属疫毒炽盛，痰热壅肺，内闭外脱证。中医予固本口服液（院内制剂）加减联合人参粉30g，安宫牛黄丸1粒化入中药中胃管注入，全方取《丹溪心法》玉屏风散，《伤寒论》小柴胡汤、真武汤，《景岳全书》独参汤之意。共奏益气温阳固脱、醒神开窍之效，痰热清注射液清热、化痰、解毒，拟方如下：黄芪40g，太子参15g，当归15g，川芎15g，丹参15g，北沙参20g，麦冬15g，附片20g，淫羊藿9g，柴胡9g，茯苓30g，白术15g，防风9g，山楂9g，陈皮9g，甘草6g，开金锁45g。5剂（2022年5月4～8日）。水浓煎，取汁200mL，早晚各100mL服用。人参粉15g，每日3次；安宫牛黄丸1粒，每日1次，化入中药中胃管注入。痰热清注射液40mL，每日1次，静脉滴注，治疗5天。

（4）2022年5月9日四诊：患者神志转清，咳嗽咳痰，痰色淡黄、量多、易咳出，畏寒，胸闷心慌，双下肢水肿，舌质淡，苔腐腻（见附录彩色图图35-2），脉沉滑。证属肾阳衰微、痰湿壅肺证。中药予《伤寒论》真武汤合《韩氏医通》三子养亲汤加减，同时取四君子汤之意，共奏温阳利水、健脾益气、化痰止咳之功，拟方如下：茯苓30g，芍药15g，干姜15g，淡附片30g，白术10g，车前子15g，紫苏子10g，白芥子10g，莱菔子10g，金荞麦45g，党参40g，黄芪40g。7剂（2022年5月9～15日）。水浓煎，取汁200mL，早晚各100mL服用。

（5）2022年5月15日五诊：患者神志清，乏力，易自汗，口干，咳嗽咳痰，痰色黄、量一般、易咳出，畏寒改善，大便多，纳可，夜寐安，舌质淡红，苔腻稍黄（见附录彩色图图35-3），脉沉滑。证属痰湿壅肺证。中药予《太平惠民和剂局方》三拗汤合益清口服液（院内制剂）加减，具温阳益气、化痰止咳、辟秽解毒化浊之功。处方如下：黄芩 30g，金银花 10g，马鞭草 30g，连翘 15g，贯众 10g，黄芪 60g，白术 15g，防风 12g，党参 30g，丹参 30g，虎杖 20g，桃仁 15g，杏仁 9g，麻黄 9g，细辛 3g，赤芍 20g，生地黄 20g，山茱萸 20g，山药 30g，牡丹皮 12g，淫羊藿 10g，枸杞子 30g，玄参 20g，芦根 20g。7 剂（2022 年 5 月 15 ～ 21 日）。水浓煎，取汁 200mL，早晚各 100mL 服用。

（6）2022 年 5 月 22 日六诊：患者神志清，乏力，口干、自汗改善，咳嗽咳痰、痰色黄、易咳出，二便调，纳可，夜寐安，舌质红，苔腐腻稍黄（见附录彩色图图 35-4），脉沉滑。证属痰湿壅肺证。前方减芦根、桃仁、细辛、山茱萸，另取《温疫论》达原饮之意，加地肤子、草果、槟榔、厚朴、茯苓、陈皮，加强化湿祛浊之功。全方共奏温阳益气、化痰止咳、辟秽解毒化浊之效。处方如下：黄芩 30g，金银花 20g，马鞭草 30g，连翘 15g，贯众 10g，虎杖 20g，地肤子 20g，草果 12g，槟榔 15g，厚朴 15g，黄芪 60g，白术 15g，防风 15g，党参 30g，丹参 30g，杏仁 9g，麻黄 9g，赤芍 20g，生地黄 20g，牡丹皮 12g，淫羊藿 10g，枸杞子 30g，玄参 20g，茯苓 20g，陈皮 15g。7 剂（2022 年 5 月 22 ～ 28 日）。水浓煎，取汁 200mL，早晚各 100mL 服用。人参粉 15g，每日 2 次，化入中药中胃管注入。

（7）2022 年 5 月 29 日七诊：患者神志清，乏力改善，咳嗽咳痰改善，二便调，纳可，夜寐安，舌质红，苔腻（见附录彩色图图 35-5），脉滑。证属痰湿壅肺证。效不更方，前方减人参粉，共奏温阳益气、化痰止咳、辟秽解毒化浊之功。处方如下：黄芩 30g，金银花 20g，马鞭草 30g，连翘 15g，贯众 10g，虎杖 20g，地肤子 20g，草果 12g，槟榔 15g，厚朴 15g，黄芪 60g，白术 15g，防风 15g，党参 30g，丹参 30g，杏仁 9g，麻黄 9g，赤芍 20g，生地黄 20g，牡丹皮 12g，淫羊藿 10g，枸杞子 30g，玄参 20g，茯苓 20g，陈皮 15g。7 剂（2022 年 5 月 29 日～ 6 月 4 日）。水浓煎，取汁 200mL，早晚各 100mL 服用。

（8）2022 年 6 月 5 日八诊：患者神志清，乏力改善，咳嗽咳痰改善，二便调，纳可，夜寐安，舌质红，苔薄稍黄腻（见附录彩色图图 35-6），脉濡。证属痰湿壅肺证。前方减杏仁、生地黄、玄参，加白鲜皮、生薏苡仁。共奏温阳益气、化痰止咳、辟秽解毒化浊之功，拟方如下：黄芩 30g，金银花 20g，马鞭草 30g，连翘 15g，贯众 10g，虎杖 20g，地肤子 20g，草果 12g，槟榔 15g，厚朴 15g，黄芪 60g，白术 15g，防风 15g，党参 30g，丹参 30g，麻黄 9g，赤芍 20g，牡丹皮 12g，淫羊藿 10g，枸杞子 30g，茯苓 20g，陈皮 15g，生薏苡仁 30g，白鲜皮 15g。7 剂（2022 年 6 月 5 ～ 11 日）。水浓煎，取汁 200mL，早晚各 100mL 服用。患者病情好转，新冠病毒感染痊愈，6 月 12 日出院。

（六）疗效评估

1. 体温变化趋势 （图 35-7）

2. 主要症状　患者属于新冠病毒感染危重型，病程前期以内闭外脱症状为主，后肺部又合并细菌感染，肺炎加重，经过中西医结合治疗后，患者皮肤转温，尿量增加，神志转清，血压恢复正常，乏力、口干、自汗改善，咳嗽咳痰等呼吸道症状明显改善。

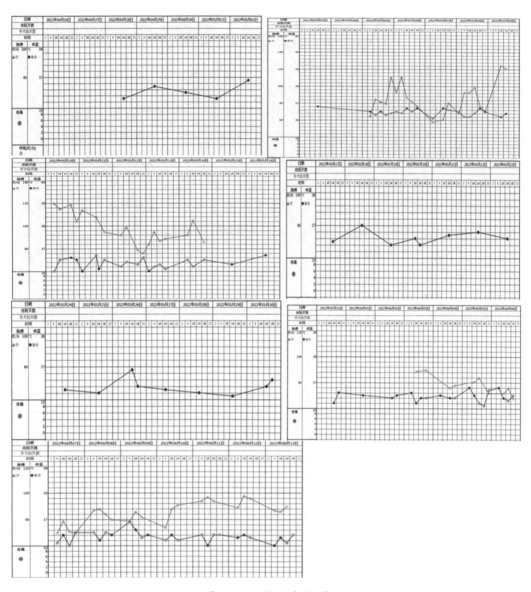

图 35-7　体温变化图

3. 生化检查变化 （表 35-1～表 35-6）

表 35-1　血气分析变化

日期	酸碱度	二氧化碳分压（kPa）	氧分压（kPa）	血氧饱和度（%）	标准碳酸氢盐（mmol/L）	标准碱剩余（mmol/L）	乳酸（mmol/L）
4 月 28 日	7.380	4.70	13.10	98.1	21.5	4.3	3.1
5 月 4 日	7.493	4.26	5.49	81.2	25.4	1.2	4.3
5 月 8 日	7.398	6.42	5.56	76.2	27.9	4.9	2.1
5 月 11 日	7.429	5.88	11.70	96.8	28.2	4.9	2.0
5 月 14 日	7.446	6.13	9.86	95.3	30.5	7.6	1.2

表 35-2　血常规、C 反应蛋白、降钙素原变化

日期	白细胞计数（×10⁹/L）	成熟中性粒细胞（%）	红细胞计数（×10¹²/L）	血红蛋白（g/L）	血小板计数（×10⁹/L）	C 反应蛋白（mg/L）	血清淀粉样蛋白 A（mg/L）	PCT（ng/mL）
4 月 28 日	18.11	91.5	5.11	151	134	112.71	> 300.00	13.80
5 月 3 日	4.87	76.2	3.48	103	91	106.24	> 300.00	2.12
5 月 10 日	8.97	81.6	3.66	108	305	194.28	> 300.00	1.25
5 月 19 日	14.75	81.2	3.33	101	231	259.68	259.68	0.08
6 月 2 日	6.94	68.5	3.49	107	220	< 5.00	5.00	0.07
6 月 9 日	6.76	67.9	3.96	120	193	< 5.00	5.00	0.07

表 35-3　炎性细胞因子变化

日期	白细胞介素 -6（pg/mL）	白细胞介素 -8（pg/mL）	白细胞介素 -10（pg/mL）	肿瘤坏死因子 α（pg/mL）
4 月 29 日	114.00	61.00	11.40	25.40
5 月 9 日	427.00	78.00	11.40	87.20
5 月 14 日	108.00	19.00	10.40	10.10
5 月 31 日	5.92	13.80	< 5.00	7.90

表 35-4　凝血功能变化

日期	凝血酶时间（秒）	D- 二聚体（mg/L）	纤维蛋白原降解产物（g/L）
4 月 28 日	17.4	1.69	3.90
5 月 2 日	17.4	0.36	< 2.50
5 月 9 日	17.8	6.13	14.00
5 月 15 日	18.6	2.59	3.70
5 月 26 日	16.9	2.10	3.10
6 月 9 日	16.5	0.41	< 2.50

表 35-5　肝肾功能、电解质变化

日期	血糖（mmol/L）	总胆红素（μmol/L）	白蛋白（g/L）	谷丙转氨酶（U/L）	肌酐（μmol/L）
4 月 28 日	7.54	7.3	36.7	7	136
5 月 2 日	7.25	7.9	30.9	36	44
5 月 16 日	6.85	7.2	33.8	54	38
5 月 26 日	7.55	3.3	33.9	20	46
6 月 9 日	6.17	3.3	39.9	23	43

表 35-6　新冠病毒核酸基因 CT 值变化

项目	4 月 28 日	4 月 30 日	5 月 10 日	5 月 26 日	5 月 29 日	5 月 31 日	6 月 7 日	6 月 8 日	6 月 9 日	6 月 10 日	6 月 11 日
ORF1ab 基因 CT 值	26.54	29.67	26.63	29.65	34.5	32.75	34.3	> 40	37.02	> 40	> 40
N 基因 CT 值	25.15	28.87	24.51	27.55	32.11	30.63	31.57	> 40	37.16	37.44	> 40

4. 胸部影像学变化　4 月 28 日胸部 CT（图 35-8）：双肺多发炎症，符合病毒性肺炎表现。5 月 2 日胸部 CT（图 35-9）：双肺多发感染性病变，合病毒性肺炎可能，较 4 月 28 日进展。气管上段少许痰栓可能。双肺上叶陈旧性 TB 灶可能，双侧胸腔少量积液。6 月 7 日胸部 CT（图 35-10）：双肺多发感染性病变，病毒性肺炎可能，双侧胸腔少量积液，较前片明显好转；双肺上叶陈旧性 TB 灶可能。

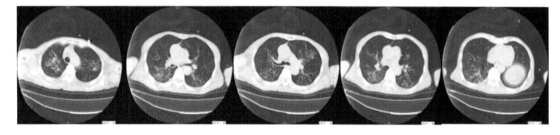

图 35-8　4 月 28 日胸部 CT

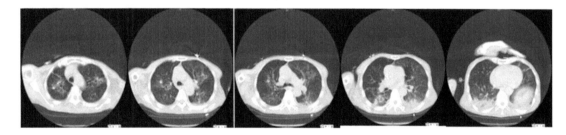

图 35-9　5 月 2 日胸部 CT

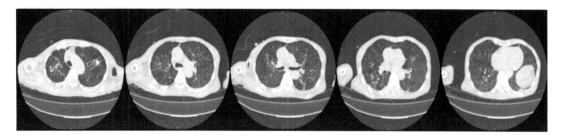

图 35-10　6 月 7 日胸部 CT

（七）出院时情况

患者神志清，精神可，无咳嗽咳痰，无胸闷气促，无腹痛腹泻，胃纳一般，黄腻腐苔转薄黄。胸部影像学显示炎症明显吸收，连续多次咽拭子检测阴性，2022 年 6 月 12 日出院。随访 2 周未见核酸复阳。

（八）案例讨论与分析

1. 辨证施治思路　该例属新冠病毒感染危重型，病情进展迅速，正邪交争，疫毒内壅，弥漫分传，疫毒化热、化湿，弥漫充斥三焦，多脏受损，气阴耗竭，阴损及阳，阳损及阴，阴阳俱亏，内闭外脱。患者老年男性，既往患有多种基础疾病，垂体瘤术后，加之存在中枢性甲状腺功能减退，进一步导致患者全身功能衰退，机体抗病能力差，入院后病情迅速进展为危重，说明正气不足，抗邪不力，致疫毒壅盛而病进。本例邪盛重在疫毒、痰瘀、窍闭，表现为发热、痰多、菌血症、舌苔厚腻等；正虚重在气阴耗伤，阴损及阳，表现为面萎无华、神靡、肢厥、皮肤湿冷、尿少、脉软微数等气脱、阴竭、阳亡之证。患者病程中证型变化快，虚实夹杂，且有时以实为主，有时以虚为主。治疗上攻邪以重锤猛击，《金匮翼》曰："闭者欲其通，不通亦死。"急以清热解毒、化湿辟秽、凉血散瘀、涤痰开窍之法，扶正则以大剂量人参、黄芪、附片、山茱萸等益气救阴、回阳固脱。但治疗过程中我们总体把握攻补兼施，有时以祛邪为主，兼顾补虚，有时以补虚为主，不忘祛邪，有时两者并行。

该患者一诊入院前发热后出现神志淡漠，全身湿冷，尿少，血压、血氧饱和度下降，舌诊不配合，脉软数。四诊合参，中医辨证属疫毒入里，内闭外脱证。另外，患者基础疾病多，加之存在中枢性甲状腺功能减退等，进一步导致患者全身功能衰退，疫毒邪热闭遏于内则身热；热灼津液为痰，痰热瘀闭阻心包络，则情志昏聩不语；气阴两伤，正气欲脱，失于固摄，则汗多，气息短促，脉软无力。阳脱，肺主呼吸功能失司，则呼吸浅促；阳脱，温煦固摄无权，则见全身皮肤湿冷。"脱者欲其收，不收则死"（《金匮翼》），故急予中药人参粉 30g，安宫牛黄丸 1 粒温开水化后胃管注入大补元气，醒神开窍。

二诊患者体温下降，皮温恢复，神志淡漠，二便调，舌诊不配合，脉软数。证属疫毒内闭心窍。患者经积极抢救，脱证改善，但疫毒炽盛，内闭心包不去，故神昏；正气稍复，但气阴两伤仍存，故见脉软无力。予益清口服液（院内制剂）加减联合人参粉 30g，安宫牛黄丸 1 粒化入中药中胃管注入，全方取《温病条辨》银翘散、《丹溪心法》玉屏风散、《伤寒论》小柴胡汤、《景岳全书》独参汤之意，具补元固表、辟秽解毒化浊、醒神开窍之功。方中太子参补益脾肺，益气生津；黄芪甘温，补脾肺之气，固表；黄芩苦寒，清热燥湿，泻火解毒；共为君药，起益气解毒之效。金银花和连翘配伍，轻清升浮宣散，合贯众、板蓝根，清热解毒之力倍增。柴胡升清解郁，柴胡助黄芩，共奏升清降浊、解郁退热、调和表里之效。白术健脾燥湿；防风走表而散风邪；白术、防风助黄芪以益气祛邪。白术、防风、金银花、连翘、贯众、板蓝根、柴胡助黄芪、黄芩，以加强益气解毒清热之功，共为臣药。厚朴健胃消食，下气宽中，燥湿消痰；陈皮理气燥湿化痰；厚朴和陈皮相互促进，共奏化湿和胃之功效。赤芍清热凉血，活血祛瘀；淫羊藿补肾、祛风除湿；北沙参养阴清肺，祛痰止咳。淫羊藿、北沙参合用，阴阳互助。厚朴、陈皮、赤芍、淫羊藿、北沙参共为佐药。甘草调和诸药，为使药。另配合人参、安宫牛黄丸。全方取银翘散、玉屏风散、小柴胡汤、独参汤之意，具补元固表、辟秽解毒化浊、醒神开窍之功，共奏益气固表、解毒清热化湿之效。

三诊患者经治疗后神志逐渐转清，但由于再次细菌感染，导致患者菌血症后出现神志淡漠、呼吸急促，张口呼吸，咳嗽痰多，痰色黄、质黏、不易咳出，二便调，舌诊不配合，脉软数。中医辨证属疫毒炽盛，内闭外脱证。患者血培养提示头状葡萄球菌生长，前邪未去后邪又至，两邪相加，机体无力抗邪，正不胜邪，致邪毒进一步内陷心包络及肺脏，伤精耗液，故见神志淡漠、呼吸急促、张口呼吸、咳嗽痰多，痰色黄、质黏、不易咳出，脉软数。予固本口服液（院内制剂）加减联合人参粉 30g，安宫牛黄丸 1 粒化入中药中胃管注入，全方取《丹溪心法》玉屏风散，《伤寒论》小柴胡汤、真武汤，《景岳全书》独参汤之意。具益气温阳固脱、醒神开窍之功，痰热清注射液清热、化痰、解毒。方中重用人参、黄芪益气固脱。

四诊患者神志转清，咳嗽咳痰，痰色淡黄、量多、易咳出，畏寒、胸闷心慌，双下肢水肿，舌质淡，苔腐腻，脉沉滑。证属肾阳衰微、痰湿壅肺证。患者呼吸功能改善，拔气管插管，血压稳定至正常范围，予渐停血管活性药物。患者经中西医协同治疗，目前邪退正胜，神志转清，邪毒已退包络，但仍留肺脏，故仍可见咳嗽咳痰，正气虽复，但肾阳仍衰微，阳虚水犯心包，故可见畏寒、胸闷心慌，中药予《伤寒论》真武汤合《韩氏医通》三子养亲汤加减，方中重用人参、黄芪，同时有四君子汤之意，具温阳利水、健脾益气、化痰止咳之功。

五诊患者神志清，乏力，易自汗，口干，咳嗽咳痰，痰色黄、量一般、易咳出，畏寒改善，大便多，纳可，夜寐安，舌质淡，苔腻稍黄，脉滑。证属痰湿壅肺证。予《太平惠民和剂局方》三拗汤合益清口服液（院内制剂）加减，奏温阳益气、化痰止咳、辟秽解毒化浊之功。

六诊患者神志清，乏力，口干、自汗改善，咳嗽咳痰，痰色淡黄、易咳出，二便调，纳可，夜寐安，舌质淡，苔腻，脉滑。证属痰湿壅肺证。患者新冠病毒核酸长期阳性，舌苔腐腻，考虑湿毒黏滞，前方减芦根、桃仁、细辛、山茱萸，取《温疫论》达原饮之意，加地肤子、草果、槟榔、厚朴、茯苓、陈皮，协力直达其巢穴，使寒湿邪气溃败，速离膜原。全方共奏温阳益气、化痰止咳、辟秽解毒化浊之功。方中重用人参、黄芪大补元气，以期托邪外出。

七诊患者神志清，乏力改善，咳嗽咳痰改善，二便调，纳可，夜寐安，舌质淡，苔腻，脉滑。证属痰湿壅肺证。效不更方，前方减人参粉，共奏温阳益气、化痰止咳、辟秽解毒化浊之功。

八诊患者神志清，乏力改善，咳嗽咳痰改善，二便调，纳可，夜寐安，舌质淡，苔稍腻，脉濡。证属痰湿壅肺证。前方减杏仁、生地黄、玄参，加白鲜皮、生薏苡仁，共奏温阳益气、化痰止咳、辟秽解毒化浊之功。

2. 用药分析 本案是一例中西医结合治疗的危重型新冠病毒感染并发细菌感染、呼吸衰竭、休克、心力衰竭、菌血症患者，西医学着重机械通气、血管活性药物的应用，增强免疫、抗病毒、抗细菌感染、抗炎、营养支持等，中医根据病机、辨证论治，联合运用益气固表、温阳固脱、辟秽化浊、清热解毒、涤痰开窍等治则治法，后期以益气健脾、温化寒湿、辟秽化浊等法为主善后治疗。诸法合用，取得良效。

患者病毒长期不能清除之中医病机及用药体会：患者新冠病毒核酸长期阳性达月余，舌苔久腻，甚至出现腐苔，考虑疫毒表现为湿邪为重，"湿毒"具有湿性黏滞、留恋不解、阻滞气机的特点，致使病势缠绵、复杂多变，其既可化寒，亦可化热，后期气机无法外达，更可热深厥深，出现内闭外脱，这给治疗该患者带来了很大难度。徐灵胎说："病之变迁无定，知其一定之治，随其病之千变万化，而应用不爽。"虽然新冠病毒的传变存在不确定性，但以方证相应的思路应对此次疫情，就能对疾病的诊疗进行精准把握。该患者"湿毒"影响气机的运行、伤阳、黏滞、性重浊，邪伏膜原，考虑患者素体虚弱，基础疾病多，脾虚运化无权，化湿乏力，故新冠病毒核酸转阴缓慢。后期待患者生命体征稳定后，选方仿达原饮方义加减应用，诸药协力直达其巢穴，使寒湿邪气溃败，速离膜原。同时在治疗全程中重用人参、黄芪大补元气，以扶助正气，攻伐扶正并举，达到托邪外出之目的。最终患者经过温阳、化湿治疗，随着腻苔转薄，病毒也得以清除，CT 提示肺部感染明显好转，一般情况及呼吸道症状缓解康复出院。

3. 得失点 本案是一例中医协同西医学救治新冠病毒感染危重型患者的成功案例。西医学研究发现，危重型新冠病毒感染发生发展，可以产生一系列病理生理变化：病毒可对多个器官造成直接损伤；免疫反应失调可引发局部或全身的细胞炎性因子风暴，出现广泛的炎症反应，活化的巨噬细胞和中性粒细胞促进细胞因子和趋化因子的释放，进一步促进炎症反应，引起肺水肿、低氧血症和血管内皮炎症损伤，进而诱发广泛的血栓形成，并伴有微血管病变；肾素－血管紧张素－醛固酮系统失调增加血管通透性，继发炎症级联反应，引起急性肺损伤、ARDS、心肌病变，甚至死亡。这一系列的病理生理改变，在本例患者中也得到了较为充分的体现，病程中患者先后并发了呼吸衰竭、休克、心力衰竭、菌血症等，导致了严重的后果。针对患者的病情发展，西医学治疗着重机械通气、血管活性药物的应用、改善心脏负荷、保持机体容量稳定、维持水盐电解质和酸碱平衡、增强免疫、抗病毒、抗菌、抗炎、营养支持等，在救治过程中发挥了重要作用，但仍存在进一步提升救治能力的空间。

从中医学角度看该例新冠病毒感染危重症患者，同样认为病情进展迅速，正邪交争，疫毒内壅，弥漫分传，疫毒化热、化湿，弥漫充斥三焦，多脏受损，气阴耗竭，阴损及阳，阳损及阴，阴阳俱损，内闭外脱。此外，患者病程中因为病情严重导致中医证型多变且极端，始终虚实夹杂，且有时以实证为主，有时却以虚证为主。故在治疗过程中，我们结合患者的病情特点和西医学的干预效果，充分发挥中医药的优势，攻邪以重锤猛击，急施以安宫牛黄丸、银翘散等加减，乃清热解毒、化湿辟秽、凉血散瘀、涤痰开窍之法；扶正则以大剂量人参、黄芪、淡附片、山茱萸等益气救阴，回阳固脱。但治疗过程中我们总体把握攻补兼施，分进合击，有时以祛邪为主，有时以补虚为主，有时两者并行，综合采用了益气固表、温阳固脱、辟秽化浊、清热解毒、涤痰开窍等多种中医治则治法。鉴于患者病程中湿邪伏于膜原，脾虚运化无权，化湿乏力，致使病势缠绵，新冠病毒核酸 CT 值长期阳性达月余，故在中药处方时仿达原饮方义，同时重用人参、黄芪等大补元气和草果、厚朴、黄芩等燥湿清热之品，攻伐扶正并举，诸药协力直达其巢穴，使湿邪之气溃败，速离膜原。

　　总之，对于本例危重型新冠病毒感染患者，中医药在提高机体免疫力、拮抗病原微生物、改善机体的应激和抗病能力、减少肺的渗出、抑制炎性因子释放、稳定血氧饱和度、改善肺功能等方面均发挥了作用，同时也在辅助及时脱机和促进康复等方面发挥了效能，充分体现了中西医协同的重要性。

（复旦大学附属华山医院董竞成、孙贤俊整理）

三十六、新冠病毒感染重型伴消化道出血、尿路感染案

（一）一般资料

荣某，男，79岁，救治医院：复旦大学附属华山医院宝山院区，住院号：96×××540。入院时间：2022年4月9日；出院时间：2022年6月5日；住院天数：56日。

（二）入院前情况

患者因"新冠病毒核酸筛查异常2天"入院。家属电话代诉患者于2022年4月7日外院门诊行新冠病毒核酸筛查阳性，伴有咳嗽，咳痰，痰黄，质黏不易咳出，胸闷心慌，无发热、咽痛等，为进一步治疗至我院。既往史：家属电话代诉患者有慢性阻塞性肺疾病10余年，用药不详；有高血压病史，平素口服缬沙坦，血压控制可；有心律失常病史，具体不详，否认糖尿病、肿瘤等其他内科疾病史。新冠疫苗接种史：未接种。

（三）入院时情况

体格检查：体温36.3℃，心率115次/分，呼吸20次/分，血压136/80mmHg，指脉血氧饱和度90%（未吸氧）。

神志清，精神萎靡，对答欠切题，进食不能，形体消瘦。颈软，口唇局部出血、无发绀，双侧呼吸运动对称，无胸膜摩擦感，无皮下捻发感，两肺呼吸音粗，未闻及干湿啰音。腹软，全腹无压痛反跳痛，肝脾肋下未及，双下肢无浮肿。四肢肌肉萎缩，双下肢肌力减退，右侧肢体肌力3级。舌绛苔薄黄，局部出血，脉浮大而数。

（四）入院诊断

1.西医诊断
（1）新冠病毒感染（重型）。
（2）Ⅰ型呼吸衰竭。

（3）慢性阻塞性肺疾病。

（4）心房颤动。

（5）高血压。

2. 中医诊断

疫病，气营两燔证。

（五）诊疗经过

2022 年 4 月 9 日患者咳嗽，咳痰，痰黄，质黏不易咳出，胸闷心慌，入院后予以心电监护、监测血氧饱和度（指脉血氧饱和度 90%）、面罩吸氧、深静脉置管、俯卧位通气、鼻饲肠内营养乳剂等营养支持治疗，美托洛尔、缬沙坦口服控制心率血压，奈玛特韦片/利托那韦片口服抗病毒治疗。中医予益清口服液（院内制剂）合清营汤加减治疗。

2022 年 4 月 14 日患者咳嗽咳痰，痰难咳出，乏力明显，口唇干，胸部 CT 提示双肺多发炎症，符合病毒性肺炎表现。入院时白细胞计数 13.53×10^9/L，成熟中性粒细胞 81.6%，C 反应蛋白 43.01mg/L，血清淀粉样蛋白 A ＞ 300.00mg/L。予头孢哌酮钠舒巴坦钠抗感染治疗，维生素 K_1 改善凝血功能。白蛋白：25.5g/L，予白蛋白静脉滴注改善低蛋白血症。中医予益清口服液（院内制剂）加减，加人参 30g，痰热清静脉滴注。

2022 年 4 月 28 日患者精神较前好转，复查 CT 双肺多发病毒性肺炎改变，较前片吸收，双侧胸腔积液，心包少量积液，较前片吸收。肺气肿。主动脉、冠脉钙化。新冠病毒核酸检测连续两次均为阴性。

2022 年 5 月 5 日患者心电监护提示心率 120 ～ 150 次/分，心电图提示心房扑动。NT-pro BNP：3416.0pg/mL，心脏彩超 LEVF45%，予胺碘酮复律，地高辛片、倍他乐克强心控制心室率，托拉塞米利尿。患者口唇已无出血，予低分子量肝素钙注射液抗凝治疗。已改鼻导管吸氧。中医予黄连温胆汤合生脉饮加减治疗。

2022 年 5 月 17 日患者出现黑便两次，急查血常规：白细胞计数 16.20×10^9/L ↑，红细胞计数 1.57×10^{12}/L ↓，血红蛋白 48g/L ↓，红细胞比容 15.2% ↓，血小板计数 277×10^9/L，成熟中性粒细胞 76.9%。患者血红蛋白急剧下降，考虑消化道出血且失血量大，血压、心率尚平稳。急予禁食，先后予红细胞悬液 1200mL 输注，艾司奥美拉唑抑酸，生长抑素、矛头蝮蛇血凝酶静脉滴注止血，胃管内去甲肾上腺素＋冰盐水局部止血，白蛋白等积极营养支持。2022 年 5 月 20 日复查血红蛋白：90g/L，NT-proBNP：3826.0pg/mL ↑，肌钙蛋白 T：0.039ng/mL ↑，考虑补液加重心脏负荷，致心功能不全，给予重组人脑利钠肽 0.5mg 维持 2mL/h 改善心衰症状，逐步停用肠外营养，加强肠内营养支持。中医予地榆散加减，胃管注入。

2022 年 5 月 25 日患者尿常规细菌计数＞ 10000.0/μL，尿培养有皮特不动杆菌，血常规提示白细胞计数 14.75×10^9/L，根据药敏予头孢他啶、左氧氟沙星抗感染治疗，更换导尿管，导尿袋中可见小便色深、淡血性，中医予八正散去大黄，加生地黄、知母、白茅根、仙鹤草、黄芪、西洋参。

2022年6月1日患者一般情况稳定，神志转清，血压120/68mmHg，心率93次/分。血氧饱和度100%，呼吸14次/分。血常规、尿常规、脑钠肽、白蛋白等结果好转，时有咳嗽咳痰，痰量少，口干、畏风。中医以固本口服液（院内制剂）加减。患者一般情况好转，6月5日出院。

2022年4月10日辅助检查：①血气分析：实际碱剩余4.9mmol/L↑，标准碳酸氢盐28.5mmol/L↑，乳酸1.1mmol/L，总血红蛋白浓度15.6g/dL，氧分压72.83mmHg↓，血氧饱和度93.6%。②心肌标志物：肌酸激酶同工酶MB质量（CKMB-MASS）34.40ng/mL↑，脑利钠肽前体（NT-pro BNP）2390.0pg/mL↑，肌红蛋白（MYO）481.00ng/mL↑，肌钙蛋白T（TNT）0.092ng/mL↑。③血常规：白细胞计数13.53×10^9/L，红细胞计数4.54×10^{12}/L，血红蛋白141g/L，血小板计数327×10^9/L，成熟中性粒细胞81.6%↑，C反应蛋白43.01mg/L↑，血清淀粉样蛋白A为5.00mg/L。降钙素原（PCT）2.70ng/mL。④生化检查：谷丙转氨酶35U/L，肌酐63μmol/L，总胆红素12.8μmol/L，总蛋白56.2g/L↓，直接胆红素7.1μmol/L↑，尿酸428.6μmol/L↑，白蛋白26.3g/L↓，血糖6.80mmol/L↑。⑤凝血功能：凝血酶原时间14.7↑，抗凝血酶Ⅲ72.00%↓，国际标准化比率1.17，纤维蛋白原定量5.67g/L↑，D-二聚体0.91mg/L↑。⑥粪尿常规：阴性。

1. 西医治疗方案

（1）氧疗过程：2022年4月9日～5月5日面罩吸氧（5～7L/min）；5月5日～6月5日鼻导管吸氧（3L/min）。

（2）抗病毒治疗：奈玛特韦片/利托那韦片，奈玛特韦片300mg联用利托那韦片100mg，每12小时1次，治疗5天。

（3）抗生素治疗：头孢哌酮钠舒巴坦钠3g，静脉滴注，每8小时1次，治疗10天；头孢他啶2g，静脉滴注，每日2次，治疗5天；左氧氟沙星注射液0.5g，静脉滴注，每日1次，治疗5天。

（4）强心利尿：人脑利钠肽、地高辛片、托拉塞米。

（5）抗凝药物：那曲肝素钙4100U皮下注射，每日2次，治疗5天。

（6）止血治疗：艾司奥美拉唑抑酸、生长抑素、矛头蝮蛇血凝酶、维生素K$_1$。

（7）免疫治疗：胸腺法新1.6mg，每周2次。

（8）营养支持：人血白蛋白、20%中长链脂肪乳、18AA氨基酸、脂溶性维生素、水溶性维生素、氯化钾注射液、葡萄糖酸钙注射液、肠内营养混悬液。

（9）输血：输注红细胞悬液1200mL。

（10）其他：鼻饲、美托洛尔、缬沙坦、胺碘酮复律，氨溴索注射液。

2. 中医治疗方案

（1）2022年4月9日一诊：患者咳嗽，咳痰，痰色黄，质黏不易咳出，胸闷心慌，精神萎靡，对答欠切题，进食不能，形体消瘦，大便调，小便黄，舌质红绛苔薄黄，局部出血（见附录彩色图图36-1），脉浮大而数。正如清代叶天士《温病条辨》所说"热入营血，其舌必绛"，四诊合参，中医辨证气营两燔证。中医予益清口服液（院内制剂）合清营汤加减治疗。全方取《温病条辨》银翘散、清营汤，《丹溪心法》玉屏风散，《伤寒论》小柴胡汤之意。具清热凉血、辟秽解毒化痰、益气养阴之功，拟方如下：太子参 30g，黄芩 20g，金银花 10g，连翘 10g，贯众 10g，板蓝根 15g，黄芪 20g，白术 10g，防风 10g，柴胡 20g，厚朴 10g，淫羊藿 10g，北沙参 15g，赤芍 15g，陈皮 10g，甘草 6g，金荞麦 30g，水牛角 30g（先煎），生地黄 15g，玄参 15g，竹叶 9g，麦冬 10g。5 剂（2022 年 4 月 9 ～ 13 日）。水浓煎，取汁 200mL，早晚各 100mL 服用，日 1 剂。

（2）2022 年 4 月 14 日二诊：患者咳嗽咳痰、痰黏、口唇出血、心慌较前改善，乏力明显，咳痰无力，口唇干，大便调，小便黄。胸部 CT 提示双肺多发炎症。白蛋白：25.5g/L。舌质红，苔薄黄（见附录彩色图图 36-2），脉浮大而数。四诊合参，中医辨证痰热壅肺、气阴两虚证。肺部 CT 及血常规提示同时合并细菌感染存在，效不更方，中医予益清口服液（院内制剂）合清营汤加减治疗，同时加人参 30g 大补元气，全方取《温病条辨》银翘散、清营汤，《丹溪心法》玉屏风散，《伤寒论》小柴胡汤，《景岳全书》独参汤之意。共奏补气养阴、辟秽解毒化浊、清热凉血之效，同时痰热清注射液静脉滴注清热、化痰、解毒，拟方如下：黄芩 20g，金银花 10g，连翘 10g，贯众 10g，板蓝根 15g，黄芪 20g，白术 10g，防风 10g，柴胡 20g，厚朴 10g，淫羊藿 10g，北沙参 15g，赤芍 15g，陈皮 10g，甘草 6g，金荞麦 30g，水牛角 30g（先煎），生地黄 15g，玄参 15g，竹叶 9g，麦冬 10g。7 剂（2022 年 4 月 14 ～ 21 日）。人参粉 15g，每日 2 次化入中药中胃管注入。痰热清注射液 20mL，静脉滴注，每日 1 次，治疗 1 周。水浓煎，取汁 200mL，早晚各 100mL 服用，日 1 剂。

（3）2022 年 4 月 21 日三诊：患者时有咳嗽咳痰、痰色白，易咳出，口唇出血已无，咳痰无力好转，口唇干，二便调。胸部 CT 提示胸腔积液。舌质红，苔薄黄腻（见附录彩色图图 36-3），脉弦数。四诊合参，中医辨证痰热犯肺、饮停胸胁证。主因疫毒、痰热袭肺，患者素体虚弱，使水液输布乏力而停聚成饮所致。中医益清口服液（院内制剂）合葶苈大枣泻肺汤治疗，同时加人参 30g 大补元气，全方取《温病条辨》银翘散、清营汤，《丹溪心法》玉屏风散，《伤寒论》小柴胡汤，《金匮要略》葶苈大枣泻肺汤，《景岳全书》独参汤之意。具补气养阴、辟秽解毒化浊、泻肺利水之功，拟方如下：黄芩 20g，金银花 10g，连翘 10g，贯众 10g，板蓝根 15g，黄芪 20g，白术 10g，防风 10g，柴胡 20g，厚朴 10g，淫羊藿 10g，北沙参 15g，赤芍 15g，陈皮 10g，甘草 6g，金荞麦 30g，葶苈子 30g，车前子 15g，大枣 15g。14 剂（2022 年 4 月 21 日～ 5 月 4 日）。水浓煎，取汁 200mL，早晚各 100mL 服用，日 1 剂。人参粉 15g，每日 2 次化入中药中胃管注入。2022 年 4 月 28 日患者精神等一般情况较前好转，复查 CT 双肺多发病毒性肺炎较前片吸收，双侧胸腔积液，心包少量积液较前片吸收。新冠病毒核酸检测转阴。

（4）2022 年 5 月 5 日四诊：患者时有咳嗽咳痰、痰色白，易咳出，心慌、胸闷，大便调，小便黄，舌质红，苔薄黄腻（同三诊），脉促、结代，心电监护提示心率 120 ～ 150 次 / 分，心电图提示心房颤动。NT-pro BNP 3416.0pg/mL，心脏彩超 LEVF45%。四诊合参，中医辨证痰热扰心证。中医予《三因极一病证方论》黄连温胆汤合《内外伤辨惑论》生脉饮加减治疗，西洋参粉冲服。共奏清热化痰、益气复脉固脱、养阴生津之效，拟方如下：党参40g，炙黄芪40g，麦冬30g，五味子10g，黄连6g，竹茹20g，枳实12g，半夏10g，陈皮10g，甘草6g，茯苓20g，金荞麦40g。10剂（2022年5月5～15日）。水浓煎，取汁200mL，早晚各100mL服用，日1剂。西洋参粉15g，每日2次化入中药中胃管注入。治疗3天后脉率逐渐转平，脑钠肽下降。

（5）2022年5月17日五诊：患者出现黑便两次，量多，乏力，血压、心率尚平稳。小便调，舌质淡舌体萎，苔焦黄（见附录彩色图图36-4），脉细软。急查血常规：血红蛋白48g/L，考虑消化道出血且失血量大。四诊合参，属热伤肠络证。该患者由于前期房颤应用了抗凝治疗，使得肠络损伤，加之温邪下移中焦，造成伤络而出血。中医予地榆散加减，西洋参粉冲入中药中，冰箱4℃冷藏后胃管注入。奏清热凉血止血、益气养血固脱之效，拟方如下：地榆炭30g，茜草15g，当归10g，黄芩10g，黄连9g，栀子10g，侧柏炭15g，白及10g，瓦楞子30g，海螵蛸30g，黄芪40g，党参40g。7剂（2022年5月17～23日）。水浓煎，取汁200mL，早晚各100mL服用，日1剂。西洋参粉15g，每日2次化入中药中胃管注入。

（6）2022年5月25日六诊：患者导尿袋中可见小便色深、淡血性，咳嗽咳痰无，纳一般，大便调，口干，舌质淡红，苔焦黄（见附录彩色图图36-5），尿常规细菌计数＞10000.0/μL，尿培养有皮特不动杆菌，血常规提示白细胞计数14.75×10^9/L。四诊合参，属下焦湿热证。患者长期留置导尿管导致泌尿道细菌感染、毒邪外侵，外邪引动温热余邪，热伤膀胱脉络，故见尿色深、血尿。中医予《太平惠民和剂局方》八正散去大黄加生地黄、知母、白茅根、仙鹤草，西洋参益气养阴，拟方如下：车前子15g，瞿麦15g，萹蓄15g，滑石30g，山栀子10g，甘草6g，通草10g，生地黄30g，知母10g，白茅根10g，仙鹤草30g，炙黄芪40g，党参40g。5剂（2022年5月25～29日）。水浓煎，取汁200mL，早晚各100mL服用，日1剂。西洋参粉15g，每日2次化入中药中胃管注入。

（7）2022年6月1日七诊：患者一般情况稳定，神志转清，时有咳嗽咳痰，痰量少，口干，畏风，纳一般，二便调，夜寐安，舌质红，苔薄干（见附录彩色图图36-6），脉细。四诊合参，证属肺脾肾俱虚、气阴不足证。中医予固本口服液（院内制剂）加减。全方取《丹溪心法》玉屏风散，《太平惠民和剂局方》四君子汤、三拗汤，《金匮要略》葶苈大枣泻肺汤，补肾益气汤（院内制剂）之意。共奏健脾益气固表、泻肺止咳、滋阴温阳之效，拟方如下：黄芪40g，白术15g，防风10g，党参50g，茯苓20g，青皮12g，陈皮12g，黄芩30g，马鞭草30g，麻黄9g，杏仁9g，细辛6g，甘草9g，桔梗6g，葶苈子30g（包煎），赤芍20g，白芍20g，川厚朴20g，淫羊藿10g，熟地黄20g，枸杞子30g。水浓煎，取汁200mL，早晚各100mL服用，日1剂。患者一般情况好转，6月5日出院。

（六）疗效评估

1. 肺部炎症变化　4 月 13 日胸部 CT（图 36-7）：双肺多发病毒性肺炎。双侧胸腔积液，心包少量积液。肺气肿。主动脉、冠脉钙化。5 月 15 日胸部 CT（图 36-8）：双肺多发病毒性肺炎，较前片略吸收。双侧胸腔积液，心包少量积液，较前片吸收。肺气肿。主动脉、冠脉钙化。

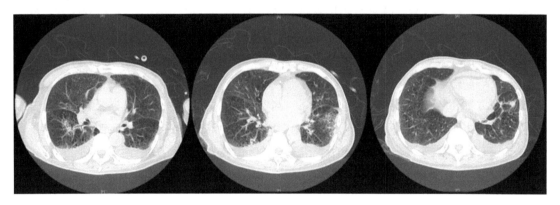

图 36-7　4 月 13 日胸部 CT

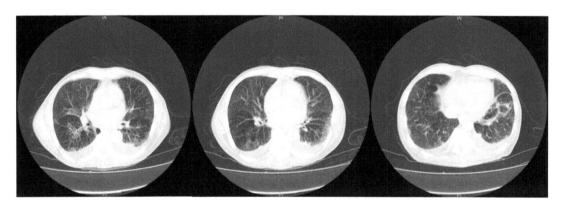

图 36-8　5 月 15 日胸部 CT

2. 主要症状　患者属于新冠病毒感染重型，病程前期以咳嗽黄痰、口舌出血等痰热壅肺、热入营血症状为主，经过中西医结合治疗后，神志转清，呼吸道症状明显改善。病程中患者又分别出现房颤、心力衰竭、消化道出血等危急重症，具体表现为脉数、胸闷气促、心悸、黑便等，经积极中西医结合治疗，症状缓解出院。

3. 生化检查变化　（表 36-1 ～ 表 36-5）

表36-1　血气变化

日期	酸碱度	二氧化碳分压（kPa）	氧分压（kPa）	血氧饱和度（%）	标准碳酸氢盐（mmol/L）	实际碳酸氢盐（mmol/L）	标准碱剩余（mmol/L）	实际碱剩余（mmol/L）	乳酸（mmol/L）
4月10日	7.348	6.58	9.87	98.3	28.5	30.10	5.8	4.9	1.1
4月19日	7.422	6.16	9.71	94.6	28.5	30.10	5.7	4.7	0.9
5月17日	7.529	4.83	22.4	100	30.8	30.3	7.6	6.9	1.3
5月28日	7.40	5.75	17.5	99.9	30	32.7	7.9	6.1	1.4

表36-2　心肌标志物变化

日期	TNT（ng/mL）	MYO（ng/mL）	CKMB-MASS（ng/mL）	NT-pro BNP（pg/mL）
4月10日	0.092	481	34.4	2390
4月13日	0.065	102	3.51	2940
4月29日	0.033	< 21.00	4.41	2044
5月19日	0.041	41.9	2.33	1352
5月30日	0.029	< 21.00	3.55	478

表36-3　血常规、炎症指标变化

日期	白细胞计数（×10⁹/L）	成熟中性粒细胞（%）	红细胞计数（×10¹²/L）	血红蛋白（g/L）	血小板计数（×10⁹/L）	C反应蛋白（mg/L）	血清淀粉样蛋白A（mg/L）	降钙素原（ng/mL）
4月13日	9.7	72.9	4.34	135	261	35.0	5	
4月23日	8.26	74.4	4.49	139	361	26.11	174.03	
4月29日	9.21	77.3	4.13	126	281	30.79	244.03	
5月5日	9.75	81.7	4.32	134	256	31.88	180.12	0.10
5月24日	11.37	78.4	2.69	84	271			1.01
6月2日	6.35	75.7	2.84	87	198	20.8		0.34

表 36-4　凝血功能变化

日期	国际标准化比率	凝血酶原时间（秒）	部分凝血活酶时间（秒）	纤维蛋白原定量（g/L）	凝血酶时间（秒）	D-二聚体（mg/L）	纤维蛋白原降解产物（g/L）
4月13日	1.17	14.7	49.1	5.67	16.4	0.91	＜2.50
4月25日	1.13	14.3	45.5	6.34	15.8	1.88	3.9
5月9日	1.03	13.3	53.6	5.12	16.3	1.15	2.6
5月22日	1.00	13.0	42.5	2.99	15.4	2.61	5.20
5月30日	1.15	14.4	44.1	3.68	15.8	1.42	6.2

表 36-5　新冠病毒核酸基因 CT 值变化

项目	4月10日	4月12日	4月16日	4月21日	4月25日	4月26日	4月27日	4月28日	4月29日
ORF1ab基因CT值	22.24	24.81	29.92	31.53	34.45	36.85	＞40	＞40	＞40
N基因CT值	19.86	22.34	27.24	28.73	33.08	33.96	39.26	＞40	＞40

（七）出院时情况

患者神志清，精神萎靡，无咳嗽咳痰，无胸闷气促，无腹痛腹泻，胃纳一般。胸部影像学显示炎症明显吸收，连续多次咽拭子检测阴性，大小便出血消失，2022 年 6 月 5 日出院。随访 2 周未见核酸复阳。

（八）案例讨论与分析

1. 辨证施治思路　疫病的病邪性质有温热和湿热两大类，温热类多发于冬春季节，湿热类多发于夏秋季节。该患者症状以唇舌出血、口干、舌绛、咳嗽黄痰、乏力、呼吸困难、气短、喘息、气促为主，与温热证候更为符合。该例是新冠病毒感染重型病例，病情进展迅速，入院时已见痰热壅肺、热入营血，"温热疫病"的特点为病邪传变迅速，易逆传心包或波及五脏，伤及营血，病情危重。该患者年长，长期有心律失常基础疾病，温热毒邪前期侵犯肺脏为主，从生理解释，肺与心同居上焦，肺与心相连，因此肺热犯病最易逆传心包。清代叶天士在《温热论》提出"温邪上受，首先犯肺，逆传心包"，指出口鼻为清窍，为人体上部，温疫邪气先从口鼻而入，感受部位为肺，若不能顺传于阳明气分，则直陷心包，出现神昏、谵语惊厥等危重临床表现，病情凶险。新冠病毒感染危重型属于"疫病"范畴，疾病容易逆传心包，致心系包络受损。心衰患者本身心系包络受损，若感染温疫邪气，则会进一步加重病情，引发危重症。患者前期上焦肺脏受邪为主，经积极治疗肺脏毒邪得解，核酸转阴。但该患者营养状况极差，无法进食，基础疾病多，由于补液加重心脏负荷，抗凝药物应用损伤中焦胃肠络脉，长期留置导尿管导致细菌感染、毒邪外侵，下焦虚损，抗邪无力，温热毒邪余邪反复，最终导致三焦均前后受病。

一诊患者咳嗽，咳痰，痰色黄，质黏不易咳出，胸闷心慌，精神萎靡，对答欠切题，不能进食，形体消瘦，大便调，小便黄，舌质红绛苔薄黄，局部出血，脉浮大而数。正如叶天士所说"热入营血，其舌必绛"，四诊合参，中医辨证痰热壅肺、热入营血证。温热毒邪袭肺，可见咳嗽咳黄痰，热耗肺津，故见痰黏不易咳出；热入营血，血热"耗血、动血"，耗血则伤营及血，扰乱心神，故见胸闷心慌；动血则血热迫血妄行，产生舌唇出血。中医予益清口服液（院内制剂）合清营汤加减治疗。全方取《温病条辨》银翘散、清营汤，《丹溪心法》玉屏风散，《伤寒论》小柴胡汤之意。具清热凉血、辟秽解毒化痰、益气养阴之功。方中太子参补益脾肺，益气生津；黄芪甘温，补脾肺之气，固表；黄芩苦寒，清热燥湿，泻火解毒；共为君药，起益气解毒之效。金银花和连翘配伍，轻清升浮宣散，合贯众、板蓝根，清热解毒之力倍增。柴胡升清解郁，柴胡助黄芩，共奏升清降浊、解郁退热、调和表里之效。白术健脾燥湿；防风走表而散风邪；白术、防风助黄芪以益气祛邪。水牛角、生地黄、玄参、竹叶、麦冬清热凉血养阴，白术、防风、金银花、连翘、贯众、板蓝根、柴胡助黄芪、黄芩，以加强益气解毒清热之功，共为臣药。厚朴健胃消食，下气宽中，燥湿消痰；陈皮理气燥湿化痰；厚朴和陈皮相互促进，共奏化湿和胃之功效。赤芍清热凉血，活血祛瘀；淫羊藿补肾、祛风除湿；北沙参养阴清肺，祛痰止咳。淫羊藿、北沙参合用，阴阳互助。厚朴、陈皮、赤芍、淫羊藿、北沙参共为佐药。甘草调和诸药，为使药。诸药合用，共奏益气固表、解毒清热化湿之效。方中玄参、水牛角等清营之品，配合金银花、连翘、竹叶等清泄之品，达到透热转气的目的，另外清营之品多寒凉滋腻，如生地黄、玄参、麦冬等，一味使用该类药物，易阻遏气机，不利于营分邪热外达，应加用轻清宣透之品，使气机通达，有利于邪热清除。

二诊患者咳嗽咳痰、痰黏、口唇出血、心慌较前改善，乏力明显，咳痰无力，口唇干，大便调，小便黄。胸部CT提示双肺多发炎症。白蛋白25.5g/L。舌红绛苔薄黄，脉浮大而数。四诊合参，中医辨证为痰热壅肺、气阴两虚证。患者高龄、基础疾病多，患病前营养状况极差，而逐邪的同时本身会有"耗气之变"，患者输注抗生素等外在阴液，在体内需要气化而耗气，此外，温热疫毒本身在体内易伤津耗气。故可见痰黏、咳痰无力、口唇干等气阴两伤之象。肺部CT及血常规提示同时合并细菌感染存在，效不更方，中医予益清口服液（院内制剂）合清营汤加减治疗，同时加人参30g大补元气，全方取《温病条辨》银翘散、清营汤，《丹溪心法》玉屏风散，《伤寒论》小柴胡汤，《景岳全书》独参汤之意。具补元养阴、辟秽解毒化浊、清热凉血之功，同时痰热清注射液静脉滴注清热、化痰、解毒。

三诊患者时有咳嗽咳痰、痰色白，易咳出，口唇出血已无，咳痰无力好转，口唇干，二便调。胸部CT提示胸腔积液。舌质红，苔薄黄腻，脉弦数。四诊合参，中医辨证为痰热犯肺、饮停胸胁证。主因疫毒、痰热袭肺，患者素体虚弱，使水液输布乏力而停聚成饮所致。中医予益清口服液（院内制剂）合葶苈大枣泻肺汤主治，同时加人参30g大补元气，全方取《温病条辨》银翘散、清营汤，《丹溪心法》玉屏风散，《伤寒论》小柴胡汤、《金匮要略》葶苈大枣泻肺汤，《景岳全书》独参汤之意。具补元养阴、辟秽解毒化浊、泻肺利水之功，方中重用人参、黄芪以益气固脱。

四诊患者大便调，小便黄，舌质红，苔薄黄腻（同三诊），脉促、结代，心电监护提示心率120～150次/分，心电图提示心房颤动。NT-pro BNP 3416.0pg/mL，心脏彩超LEVF 45%。四诊合参，中医辨证为痰热扰心证。肺与心同居上焦，肺与心相连，因此肺热犯病最易逆传心包。该患者疫毒本已衰，但由于心脏基础疾病严重，加之补液等加重心脏负荷，故余邪横逆心包见脉促结代。中医予《三因极一病证方论》黄连温胆汤合《内外伤辨惑论》生脉饮加减治疗，西洋参粉冲服，奏清热化痰、益气复脉固脱、养阴生津之效。方中重用人参、黄芪益气复脉固脱。

五诊患者出现黑便两次，量多，血压、心率尚平稳。小便调，舌质淡舌体萎，苔焦黄，脉细软。急查血常规：血红蛋白48g/L，考虑消化道出血且失血量大。四诊合参，属热伤肠络证。该患者由于前期房颤应用了抗凝治疗，使得肠络损伤，加之温邪下移中焦，造成伤络出血。中医予地榆散加减，西洋参粉冲入中药冷藏后胃管注入，奏清热凉血止血、益气养血固脱之效。

六诊患者导尿袋中可见小便色深、淡血性，咳嗽咳痰无，纳一般，大便调，口干，舌质淡红，苔焦黄，尿培养有皮特不动杆菌，血常规提示白细胞计数14.75×10^9/L，四诊合参，属下焦湿热证。患者长期留置导尿管导致细菌感染、毒邪外侵，外邪引动温热余邪，热伤旁络故见尿色深、血尿。中医予《太平惠民和剂局方》之八正散去大黄加生地黄、知母、白茅根、仙鹤草，清热利湿凉血止血，西洋参益气养阴。方中重用人参、黄芪益气复脉固脱，以防邪去正脱。

七诊患者一般情况稳定，患者神志转清，时有咳嗽咳痰，痰量少，口干、畏风。胃纳一般，二便调，夜寐安，舌质红，苔薄干，脉细。中医以固本口服液（院内制剂）加减。全方取《丹溪心法》玉屏风散，《太平惠民和剂局方》四君子汤、三拗汤，《金匮要略》葶苈大枣泻肺汤及补肾益气汤（院内制剂）之意。具健脾益气固表、泻肺止咳、滋阴温阳之效。

2. 用药分析　本案是一例中西医结合治疗的重型新冠病毒感染并发消化道出血、心力衰竭、心律失常、肺部及尿路感染患者，西医学着重氧疗、止血药物的应用、输血、增强免疫、抗病毒、抗细菌感染、强心利尿、营养支持等，中医根据病机，辨证论治，运用清热凉血、辟秽解毒化痰、益气养阴、复脉固脱，后期以益气健脾、辟秽化浊为主善后治疗，该患者素体虚弱，营养状况差，随时有厥脱风险，中医治疗过程中大剂量运用人参、黄芪益气固脱，最终患者化险为夷。

3. 得失点　本案是一则中医药及时干预、中西医协同的成功案例，该患者入院时温热毒邪侵入营血，热邪横逆三焦，但前期上焦肺脏受邪为主，经积极治疗肺脏毒邪得解，核酸转阴。但该患者营养状况极差，无法进食，素体虚弱，基础疾病多，又由于补液加重心脏负荷，抗凝药物应用损伤中焦胃肠络脉，长期留置导尿管导致细菌感染，毒邪外侵，下焦虚损，抗邪无力，温热毒邪余邪反复，最终导致三焦相继受病。经清热凉血、辟秽解毒化痰、益气养阴、复脉固脱等中医治疗，患者邪除血止、脉静，肺部 CT 等检查提示肺部及尿路感染好转，一般情况及呼吸道症状缓解，康复出院。

（复旦大学附属华山医院董竞成、孙贤俊整理）

三十七、新冠病毒感染普通型伴急性戊型肝炎、人工肝案

（一）一般资料

周某，男，79岁，救治医院：上海市公共卫生临床中心，住院号：21×××6。入院时间：2022年5月6日；出院时间：2022年5月23日；住院天数：17日。

（二）入院前情况

主诉"发现新冠病毒核酸阳性1天"入院。患者2月底前因前列腺肥大从内蒙古来沪就医，后因等待手术及上海市新冠防控滞留于在沪家属家，2022年4月18日出现乏力、皮肤黄染等症状，于2022年4月22至嘉定某医院就诊，诊断为"急性戊型肝炎"，予保肝退黄治疗，病情稍好转，2022年5月5日转诊至上级医院就诊，查新冠病毒核酸阳性，为进一步诊治，2022年5月6日由"120"转入上海市公共卫生临床中心治疗。既往史：患者既往有高血压病史5年，口服苯磺酸氨氯地平片10mg，每日1次。有前列腺肥大病史3年，未服药。传染病史：本次入院前有戊型肝炎病史。手术史：2009年因肺部恶性肿瘤行左肺全切术。新冠疫苗接种史：曾接种2针新冠疫苗。

（三）入院时情况

患者本次发病以来，精神较差，偶有咳嗽，乏力，纳差，睡眠尚可，大便未解，小便色黄，体重未见明显下降。体格检查：体温35.9℃，心率100次/分，呼吸20次/分，血压131/69mmHg。指脉氧：97%。神志清楚，精神较差，无嗜睡。全身皮肤及巩膜重度黄染。颈软，口唇无发绀，咽部无充血，双侧扁桃体无明显肿大，无脓性分泌物。双侧呼吸运动对称，无胸膜摩擦感，无皮下捻发感，两肺呼吸音粗，未闻及干湿啰音。腹软，全腹无压痛反跳痛，肝脾肋下未及，肠鸣音正常存在，双下肢无浮肿。四肢活动自如。舌淡红，苔黄腻，脉弦滑。

（四）入院诊断

1. 西医诊断
（1）新冠病毒感染（普通型）。
（2）急性戊型肝炎（重症）。
（3）前列腺增生。
（4）高血压3级（高危）。
（5）肺部恶性肿瘤（左肺全切术后）。

2. 中医诊断
疫病，湿热蕴肺证。

（五）诊疗经过

5月6日入院当晚，值班医生给予鼻导管吸氧3L/min，监测血氧饱和度，予丁二磺酸腺苷蛋氨酸、谷胱甘肽、熊去氧胆酸片保肝退黄治疗。

5月7日给予人血白蛋白支持，间苯三酚扩张胆道，头孢哌酮钠舒巴坦钠抗感染，氯化钾颗粒补钾，维生素K_1改善凝血功能，肠内营养乳剂补充营养。中药茵陈四苓汤加减治疗。

5月8日予俯卧位通气。

5月9日因总胆红素高，药物治疗效果不明显，行人工肝治疗。

5月10日患者偶有咳嗽，身目黄染，予茵陈术附汤加减治疗。

5月11日予复方甘草酸苷保肝降酶，低分子量肝素钙注射液抗凝。

5月13日患者偶有咳嗽，新冠病毒核酸CT值上升缓慢，继以茵陈术附汤加减治疗。

5月19日患者寐差，身目轻度黄染，继以茵陈术附汤加减治疗至出院。

5月6日辅助检查：①血常规：白细胞计数$11.49×10^9$/L，血小板计数$176×10^9$/L，中性粒细胞计数$6.83×10^9$/L，淋巴细胞计数$2.68×10^9$/L，单核细胞计数$1.91×10^9$/L。超敏C反应蛋白28.62mg/L。红细胞沉降率24mm/h。降钙素原2.13ng/mL。②生化检查：谷丙转氨酶561U/L，谷草转氨酶396U/L，碱性磷酸酶204U/L，总胆红素＞427.5μmol/L，直接胆红素＞256.5μmol/L，白蛋白34.00g/L，尿素7.70mmol/L，肌酐95.60μmol/L，表皮生长因子受体70.002mL/（min×1.73m²）。③淋巴细胞亚群：CD_3计数2022.68cell/μL，CD_4计数1051.95cell/μL，CD_8计数850.91cell/μL。

2022年5月7日胸部CT（图37-1）：右肺下叶后基底段磨玻璃结节为炎性结节的可能大，请随访。左肺切除术后改变，左侧胸膜增厚伴少许钙化，左侧胸腔少量包裹性积液。右肺上胸膜下炎症。冠脉少许钙化。心包少量积液。

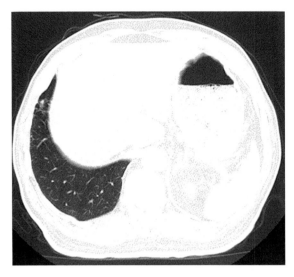

图 37-1　5 月 7 日胸部 CT

1. 西医治疗方案

（1）氧疗过程：鼻导管吸氧（3L/min）。

（2）抗病毒治疗：无。

（3）抗炎治疗：无。

（4）抗感染诊疗：头孢哌酮钠舒巴坦钠 3g，每 12 小时 1 次。

（5）免疫治疗：无。

（6）抗凝治疗：依诺肝素钠 4000IU，每日 1 次。

（7）保肝降酶：熊去氧胆酸片，每日 3 次，每次 250mg。丁二磺酸腺苷蛋氨酸 2000mg，每日 1 次。谷胱甘肽 2.4g，每日 1 次。复方甘草酸苷 80mL，每日 1 次。人工肝。

（8）其他：人血白蛋白 10g，每日 1 次支持；间苯三酚 80mg，每日 1 次扩张胆道；氯化钾颗粒 1.57g，每日 3 次补钾；维生素 $K_1$10mg，每日 1 次，改善凝血功能；肠内营养乳剂（TP-T）200mL，每日 2 次补充营养。

2. 中医治疗方案

（1）2022 年 5 月 7 日一诊：患者无发热，偶有咳嗽，身目黄染，大便未解，小便黄。舌淡红，苔黄腻（见附录彩色图图 37-2），脉弦滑。四诊合参，中医辨证考虑湿热蕴肺证。患者先感湿热之邪，蕴结于中焦，脾胃运化失常，湿热熏蒸于脾胃，累及肝胆，以致肝失疏泄，胆汁不循常道，随血泛溢，外溢肌肤，上注眼目，下流膀胱，故身目小便俱黄。而肺为娇脏，外邪上受，首先犯肺，患者素体湿热再感疫毒，疫毒夹湿热合而犯肺，使其失于宣发肃降，湿热疫毒蕴结胸中则见咳嗽之证候。治疗以解毒利湿、通腑泄热为主，方取茵陈四苓汤加减：茵陈 9g，泽泻 9g，白术 9g，枳实 6g，猪苓 6g，马鞭草 15g，生大黄 10g（后下），鱼腥草 15g，虎杖 15g，青蒿 15g。3 剂（2022 年 5 月 7～9 日）。水浓煎，日 1 剂，每剂取汁 200mL，早晚各 100mL 口服。

（2）2022 年 5 月 10 日二诊：患者无发热，最高体温 37℃，偶有咳嗽，大便每日一行，小便黄。舌暗红，苔白腻（见附录彩色图图37-3），脉沉弦。患者2022年5月9日曾行人工肝治疗。目前证属寒湿阻遏。治以温阳利湿，清肺解毒。拟茵陈术附汤加减：茵陈15g，白术20g，附片6g，干姜6g，肉桂3g，枳实15g，马鞭草15g，虎杖15g，垂盆草30g，鱼腥草15g，生大黄10g（后下）。3剂（2022年5月10～12日）。水浓煎，日1剂，取汁200mL，早晚各100mL服用。

（3）2022年5月13日三诊：患者无发热，最高体温36.8℃，偶有咳嗽，纳寐尚可，大便每日一行，小便黄。舌暗红，苔薄白腻，脉弦。证属寒湿阻遏。治以温阳利湿，清肺解毒。拟茵陈术附汤加减：茵陈20g，白术10g，附片10g，干姜10g，肉桂6g，枳实15g，马鞭草15g，虎杖15g，垂盆草30g，鱼腥草15g，生大黄10g（后下），薏苡仁20g，草果仁12g，苍术10g，黄芪15g，当归6g，川芎10g，人参3g。3剂（2022年5月14～16日）。水浓煎，日1剂，取汁200mL，早晚各100mL服用。

（4）2022年5月19日四诊：患者无发热，最高体温37℃，纳可，寐差，大便每日一行，小便稍黄。舌暗红，苔薄黄（见附录彩色图图37-4），脉弦。证属湿热蕴肺。治以清热利湿，清肺安神。拟茵陈术附汤合黄连温胆汤加减：茵陈20g，白术10g，附片6g，枳实15g，垂盆草30g，生大黄6g（后下），薏苡仁20g，黄芪15g，当归6g，川芎10g，生晒参10g，麦冬15g，玉竹15g，金钱草15g，半夏10g，陈皮10g，竹茹15g，茯苓10g，黄连6g，酸枣仁10g，远志10g，夜交藤10g。3剂（2022年5月19～21日）。水浓煎，日1剂，取汁200mL，早晚各100mL服用。

（六）疗效评估

1. 胸部影像学变化　5月21日胸部CT（图37-5）：右肺下叶后基底段磨玻璃样结节为炎性的可能大，请随访。左肺切除术后改变，左侧胸膜增厚伴少许钙化，左侧胸腔少量包裹性积液。右肺上胸膜下炎症。冠脉少许钙化。心包少量积液。

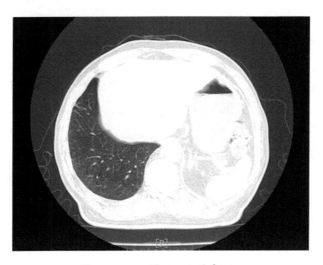

图37-5　5月21日胸部CT

2. 主要症状　患者属于普通型，病程前期以咳嗽、黄疸为主，经过中西医结合治疗后，呼吸道及消化道症状明显改善。

3. 生化检查变化　（表37-1）

表37-1　主要生化指标变化

日期	白细胞计数（×10⁹/L）	中性粒细胞计数（×10⁹/L）	淋巴细胞计数（×10⁹/L）	超敏C反应蛋白（mg/L）	白细胞介素-6（pg/mL）	D-二聚体（μg/mL）	总胆红素	谷丙转氨酶	谷草转氨酶
正常值	3.5～9.5	1.8～6.3	1.1～3.2	0～10	＜5.4	0～0.5	3.4～20.5	9.0～50.0	15.0～20.0
5月6日	11.49	6.83	2.68	28.62	4.40	0.81	＞427.5	561.00	396.00
5月9日	6.31	4.74	1.06	16.55	—	0.85	165.10	203.00	124.00
5月20日	7.62	4.28	2.33	3.93	—	1.22	51.80	63.00	37.00

4. 核酸CT值变化　（表37-2）

表37-2　CT值变化

项目	5月7日	5月10日	5月13日	5月18日	5月23日
CT值	23	19	27	34	阴性

（七）出院时情况

患者神志清，精神可，全身皮肤及巩膜轻度黄染，无咳嗽咳痰，无胸闷气促，无腹痛腹泻，胃纳可。胸部影像学显示炎症明显吸收，连续两次鼻拭子、一次咽拭子核酸检测阴性，2022年5月23日出院。

（八）案例讨论与分析

1. 辨证施治思路　《灵枢·百病始生》曰："风雨寒热不得虚，邪不能独伤人。卒然逢疾风暴雨而不病者，盖无虚，故邪不能独伤人。此必因虚邪之风，与其身形，两虚相得，乃客其形。"患者年老体弱素体本虚，加之普通型新冠病毒感染与急性戊型肝炎合并感染，病情复杂，症状寒热错杂、虚实并见。肺与大肠相表里，肺气不降，腑气不通；邪郁化热，或与伏燥搏结，灼伤津液；邪气壅阻，气血不畅，脉络瘀滞；邪盛伤正，可致气血阴阳不足。而胆为中清之腑，合气于肝，胆液之生成和输泄，与肝之疏泄功能关系密切。若因外感、内伤等因素导致湿热侵入血分，郁于肝脾，或湿浊瘀滞胆道，均可使胆液不循常道，外泄而为黄疸。而肺主肃降，肝主升发，若肝气犯肺，气机升降失调亦可加重本病。因此，治疗上当肺肝同治。此患者一诊时处于疾病高峰期，偶有咳嗽，全身皮肤及巩膜重度黄染，大便未解，小便黄。给予茵陈四苓散加减。

二诊时，患者舌暗红，苔白腻。考虑行西医学人工肝治疗，导致其证候学改变，耗伤体内阳气，使湿热疫毒转变为寒湿之邪。结合西医学治疗后淋巴细胞计数降低亦可佐证。治宜温阳利湿，清肺解毒。《金匮要略》云："见肝之病，知肝传脾，当先实脾。"加入枳实、白术健脾化湿。方用茵陈术附汤合枳术丸加减。

三诊时，患者仍有咳嗽，舌暗红，苔薄白腻。续上方，加薏苡仁、草果仁、苍术加强化湿之力，当归、川芎行气活血，患者新冠病毒核酸CT值上升缓慢，《素问·刺法论》所说："正气存内，邪不可干。"故加黄芪、人参扶正祛邪。

四诊时，患者纳可，寐差，大便每日一行，小便稍黄。舌暗红，苔薄黄。《备急千金要方》云："治大病后，虚烦不得眠，此胆寒也。宜温胆汤。"予上方去温热药物，重补气，合温胆汤化痰安神。

2. 用药分析　这是一例中西医结合治疗的普通型新冠病毒感染合并急性戊肝的患者，西医着重抗炎、保肝、营养支持等，中医主要抓住病机变化自湿热蕴肺转变为寒湿阻遏，对症施治，中西医结合治疗使患者入院后呼吸道症状及消化道症状快速改善，3周内咽拭子及鼻拭子核酸转阴出院。

3. 得失点　本案是一则中医药及时干预的成功案例，患者入院前先感戊肝，再感新冠，两种病毒合而发病，临床治疗颇有难度，肝藏血，肺藏气，肝气与肺气上下阴阳升降，以维持人体气机的正常升降。肝肺同治，阴阳并调，获得佳效。中医药的及时干预截断了患者肺部炎症的发展趋势，同时予保肝退黄清利湿热，防止患者的湿热疫毒之邪逆传心包转为危急重症。值得一提的是，在西医学人工肝治疗后患者的证候发生了改变，其阳气耗伤，使得湿热转化为寒湿，在治疗上及时补充阳气，扭转了病势，使得患者快速康复出院。

（上海市公共卫生临床中心陈龙、陈晓蓉、陆云飞整理）

三十八、新冠病毒感染重型伴糖尿病酮症酸中毒、慢性肾功能衰竭案

（一）一般资料

许某，女，92岁，救治医院：上海市公共卫生临床中心，住院号：21××73。

入院时间：2022年5月18日；出院时间：2022年6月19日；住院天数：32天。

（二）入院前情况

主诉"发现新冠病毒核酸异常1天"入院。患者长期居住于某养老院，5月17日新冠病毒核酸检测结果异常，为进一步诊治，5月18日由"120"转运来我院。患者无发热、咳嗽、咳痰，无鼻塞流涕等不适。疾病史：有高血压病史30年，降压治疗不规律，目前血压控制不详。有糖尿病病史30年，未服用降糖治疗。

（三）入院时情况

患者入院时，咳嗽，喉中有痰，无发热，无气急气促，二便正常。体格检查：体温36.8℃，心率82次/分，呼吸20次/分，血压130/80mmHg，血氧饱和度99%，身高155cm，体重40kg。正常面容，神志模糊，精神欠佳，定向力不合作，计算力不合作，推入病区，自主体位，查体合作。全身皮肤黏膜无黄染，无瘀点，无瘀斑，呼吸平，心肺暂未听诊，腹软，肝脾肋下未触及，全腹无明显压痛及反跳痛，双下肢无明显浮肿。牙关闭紧，无法舌诊。

（四）入院诊断

1. 西医诊断

（1）新冠病毒感染（重型）。

（2）高血压。

（3）糖尿病。

（4）慢性肾功能不全。

2. 中医诊断

疫病（重型），疫毒闭肺。

（五）诊疗经过

入院后加强支持治疗，保证充分的能量摄入；监测生命体征、指脉血氧饱和度等。给予头孢他啶抗感染治疗。氨溴索化痰、低分子量肝素钙注射液抗凝、脂肪乳氨基酸、维生素C、人血白蛋白营养支持治疗，肾衰宁、碳酸氢钠、非布司他降尿酸。

5月20日患者状况不佳，意识不清，刺激有轻微反应，四肢不能活动，无发热，有咳嗽咳痰，有排便一次，为黄色黏稠便。入量2050mL，出量100mL。实验室检查提示糖尿病酮症酸中毒、肾衰竭，追问患者家属，诉患者2月前有肾功能不全病史，就诊于上海交通大学医学院附属新华医院，肌酐最高500μmol/L，对症处理（具体治疗不详）后肌酐下降至300μmol/L左右。2022年5月20日，胸部CT检查报告提示右肺及左肺下叶混合性感染可能（细菌性伴病毒性肺炎），两肺下叶局部不张。超声：双肾实质回声增高，双侧输尿管未见扩张，双侧胸腔未见明显积液。给予纠正酮症酸中毒，给予碳酸氢钠纠酸，醋酸钠林格氏液扩容，胰岛素泵入控制血糖，请肾内科专科医师会诊，评估患者肾脏衰竭病情，给予血液透析。改用美罗培南抗感染，艾司奥美拉唑保护胃黏膜，复方维生素、胸腺法新调节免疫，乙酰半胱氨酸化痰，特布他林、布地奈德雾化，呋塞米利尿，干扰素雾化吸入抗病毒，大承气汤灌肠通腑解毒。麻杏石甘汤宣肺。

5月23日贫血输注红细胞悬液支持治疗，硝苯地平、缬沙坦氨氯地平降压，继续每日透析治疗，超滤1000mL左右。

5月30日患者神志较前好转，呼之能应，不能对答，每日尿量增加至1000mL左右，降低透析频次为每周2次。

6月19日患者无咳嗽咳痰，出入量基本平衡，无吸氧，呼之能睁眼，6月14日复查两肺感染灶部分吸收，胸腔积液明显减少，两下肺局部肺不张消散。核酸转阴，病情稳定出院。

1. 西医治疗方案

（1）氧疗过程：入院时鼻导管3L/min，5月20日改氧流量5L/min。

（2）抗病毒治疗：干扰素雾化吸入（5月22日～6月12日）。

（3）抗感染治疗：头孢他啶1.0g，每8小时1次（5月18～20日）；美罗培南0.5g，每8小时1次（5月20日～6月3日）。

（4）免疫治疗：胸腺法新1.6mg，皮下注射，隔日1次。

（5）抗凝治疗：低分子量肝素钙注射液4100IU，皮下注射，每日1次。

（6）营养支持：脂肪乳氨基酸、人血白蛋白、维生素C、红细胞悬液。

（7）其他：艾司奥美拉唑、胰岛素、醋酸钠林格氏液、乙酰半胱氨酸、特布他林、布地奈德、呋塞米、螺内酯、硝苯地平、缬沙坦氨氯地平、肾衰宁、非布司他、碳酸氢钠。

2. 中医治疗方案

（1）2022年5月20日一诊：患者意识不清，刺激有轻微反应，四肢不能活动，无发热，有咳嗽咳痰，呼吸30次/分，双下肢轻度水肿，昨日排便一次，为黄色黏稠便。24小时尿量100mL。给予大承气汤灌肠。芒硝30g，生大黄30g，枳实20g，川厚朴20g。3剂（2022年5月20~22日）。水浓煎，取汁500mL，每日250mL灌肠两次。

（2）2022年5月22日二诊：患者鼻导管吸氧，5L/min，意识不清，刺激有轻微反应，四肢不能活动，无发热，有咳嗽咳白色黏痰，呼吸26次/分，无排便。昨日入量3320mL，出量1305mL（尿量305mL+透析1000mL）。腹部略膨隆，无肌紧张，四肢不能活动，双手背水肿，左下肢轻度水肿，左侧股静脉透析置管。患者拒绝张口，舌诊不能进行。方拟麻杏石甘汤加减攻下泻肺，清热解毒。生麻黄10g，苦杏仁10g，生石膏15g（先煎），炙甘草6g，黄芩15g，人参15g，开金锁30g，葶苈子10g，皂角刺10g，柴胡10g，鱼腥草20g，马鞭草20g，生大黄10g（后下），枳实10g，瓜蒌子10g，瓜蒌皮10g。3剂（2022年5月22~24日）。水浓煎，取汁200mL，早晚各100mL。

（3）2022年5月28日三诊：患者病情尚平稳，嗜睡状态，呼之能睁眼，能示意交流，无言语应答，无发热，无胸闷气急，鼻导管吸氧3L/min，时有咳嗽，咽中有白痰，四肢无明显浮肿，昨日尿量730mL，复查尿素12.90mmol/L，肌酐257.00μmol/L，较前好转。目前血液透析隔日1次。患者拒绝张口，受刺激后牙关紧闭。继续给予麻杏石甘汤加减攻下泻肺，清热解毒。生麻黄10g，苦杏仁10g，生石膏15g（先煎），炙甘草6g，黄芩15g，人参15g，开金锁30g，葶苈子10g，柴胡10g，鱼腥草20g，马鞭草20g，生大黄10g（后下），枳实10g，瓜蒌子10g，瓜蒌皮10g。3剂（2022年5月28~30日）。水浓煎，取汁200mL，早晚各100mL。

（4）2022年6月1日四诊：患者病情如前，仍呈嗜睡状，无发热畏寒，无胸闷气急，患者刻下呼之能睁眼，可示意对答，鼻导管吸氧3L/min，无明显咳嗽，四肢无明显浮肿，昨日尿量1150mL，大便1次，量多质软。停用血液透析。血常规：白细胞计数$8.33×10^9$/L，血红蛋白55g/L。患者贫血加重，无消化道出血，无尿血，考虑肾性贫血及营养不良性贫血，给予八珍汤益气补血。当归20g，生地黄20g，白芍10g，川芎10g，党参15g，茯苓15g，白术20g，炙甘草10g，人参20g，西洋参20g，生山楂15g，鸡内金15g，西砂仁9g（后下）。3剂（2022年6月1~3日）。水浓煎，取汁200mL，早晚各100mL。

（5）2022年6月3日五诊：患者仍呈嗜睡状，喉头有少许痰鸣音，呼之能睁眼，可示意对答，生命体征稳定，双下肢及双手背无明显浮肿，昨日小便1050mL，大便2次。原方加减益气补血，宣肺化痰。当归20g，生地黄20g，白芍10g，川芎10g，党参15g，茯苓15g，白术20g，炙甘草10g，人参20g，西洋参20g，生山楂15g，鸡内金15g，西砂仁9g（后下），鱼腥草15g，开金锁15g，麻黄6g，杏仁6g。2剂（2022年6月4~5日）。水浓煎，取汁200mL，早晚各100mL。

（6）2022 年 6 月 5 日六诊：患者昨日无发热畏寒，无胸闷气急，喉中仍有痰鸣音，24 小时入量 1800mL，出量 1550mL，大便 1 次。嗜睡，大声呼之能睁眼示意，无言语对答，腹壁及四肢末梢略有水肿。舌淡红，苔薄白腻。给予实脾饮加减温阳健脾，化痰行气利水。白术 20g，木瓜 15g，木香 9g，草果仁 10g，大腹皮 15g，茯苓 20g，淡附片 10g（先煎），干姜 10g，生甘草 6g，鱼腥草 15g，开金锁 15g，杏仁 9g。4 剂（2022 年 6 月 6 ~ 9 日）。水浓煎，取汁 200mL，早晚各 100mL。

（7）2022 年 6 月 13 日七诊：患者无发热，无明显咳嗽咳痰，24 小时出入量基本稳定，大便每日一行。呼之能睁眼，无言语对答，四肢末梢无明显浮肿。6 月 9 日胸部 CT 提示：两肺感染灶较前部分有吸收，两侧胸腔积液及两肺下叶局部不张。给予原方加减温阳健脾，强心利水。白术 20g，木瓜 15g，木香 9g，草果仁 10g，大腹皮 15g，茯苓 20g，淡附片 10g（先煎），干姜 10g，鱼腥草 15g，开金锁 15g，桂枝 10g，炙甘草 6g，葶苈子 15g，生晒参 20g。3 剂（2022 年 6 月 13 ~ 15 日）。水浓煎，取汁 200mL，早晚各 100mL。

（8）2022 年 6 月 16 日八诊：患者无发热，无寒战畏寒，无咳嗽咳痰，大便每日一行，黄色质软，出入量基本平衡，无吸氧。呼之能睁眼，无言语对答，四肢末梢无明显浮肿，四肢肌力查体不合作。患者核酸转阴，病情稳定，6 月 14 日复查两肺感染灶部分吸收，胸腔积液明显减少，两下肺局部肺不张消散。给予六味地黄汤合六君子汤加减，益气健脾补肾。熟地黄 15g，山茱萸 15g，牡丹皮 15g，山药 15g，茯苓 15g，泽泻 10g，人参 30g，白术 20g，炙甘草 6g，陈皮 10g，姜半夏 10g。7 剂（2022 年 6 月 16 ~ 22 日）。水浓煎，取汁 200mL，早晚各 100mL。

（六）疗效评估

1. 临床体征　患者属于新冠病毒感染重症，基础疾病危重型，失智失能，长期卧床，入院后出现糖尿病酮症酸中毒，肾衰竭少尿，经过中西医结合治疗，患者无咳无痰，二便通畅，四肢不肿，胸部 CT 提示感染吸收，胸腔积液减少，核酸检测阴性出院。

2. 实验室检查数据　（表 38-1 ~ 表 38-4）

表 38-1　肝功能、肾功能、血糖

项目	5 月 18 日	5 月 20 日	5 月 24 日	6 月 1 日	6 月 6 日	6 月 16 日
谷丙转氨酶	6	24	6	3	6	5
白蛋白	38	29	29.33	28.5	29	39.7
尿素	31.2	44.6	12.5	10.14	18.4	42.38
肌酐	312	500.8	218	207	269	244
表皮生长因子受体	12.84	8.23	19.44	20.64	15.21	17.01
空腹血糖	12.87	35.35	7.63	4.75	5.15	6.34
糖化血红蛋白	6.4			6.5	6.2	

表 38-2　血常规

项目	5 月 18 日	5 月 20 日	5 月 24 日	6 月 1 日	6 月 6 日	6 月 12 日	6 月 16 日
白细胞计数	15.62	11.59	12.85	8.33	5.38	6.84	5.81
血红蛋白	115	85	74	55	63	80	80
中性粒细胞百分比	88.2	90.5	84	81	73.1	75.7	73.8
C 反应蛋白	4.27	62.4	59.12	23.07	21.3	18.09	18.96

表 38-3　凝血指标

项目	5 月 18 日	5 月 20 日	5 月 28 日	6 月 1 日	6 月 12 日	6 月 16 日
纤维蛋白原	4.68	2.97	3.75	3.2	2.95	2.93
D- 二聚体	1.46	0.36	0.39	0.89	1.49	1.86

表 38-4　核酸 CT 值变化

项目	5 月 18 日	5 月 20 日	5 月 29 日	6 月 6 日	6 月 10 日	6 月 14 日	6 月 16 日
N 基因	18.21	17.64	25.42	31.24	35.42	39.64	—
O 基因	19.44	19.37	23.28	30.33	33.37	—	—

3. 胸部 CT 变化　5 月 19 日胸部 CT（图 38-1）：右肺及左肺下叶混合性感染可能（细菌性伴病毒性肺炎），建议治疗后复查；两肺下叶局部不张。冠脉钙化；心包少量积液。T_4 椎体致密灶，建议胸椎 CT 检查。5 月 30 日胸部 CT（图 38-2）：两肺混合性感染病灶较 5 月 19 日范围显著增大；两侧胸腔积液较前明显增多，伴两肺下叶局部肺不张。6 月 9 日胸部 CT（图 38-3）：两肺感染灶较 5 月 30 日有部分吸收，两侧胸腔积液量及两肺下叶局部不张较前相仿。6 月 14 日胸部 CT（图 38-4）：两肺感染灶对比 6 月 9 日片部分吸收，胸腔积液明显减少，两下肺局部肺不张消散。

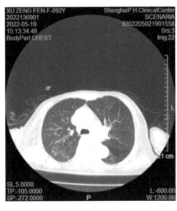
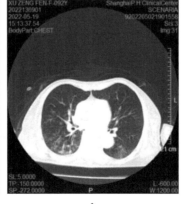
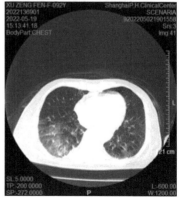

a　　　　　　　　　　　　b　　　　　　　　　　　　c

图 38-1　5 月 19 日胸部 CT

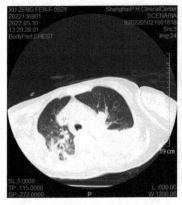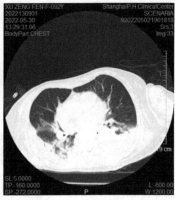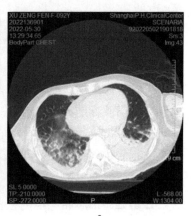

a　　　　　　　　　　b　　　　　　　　　　c

图 38-2　5 月 30 日胸部 CT

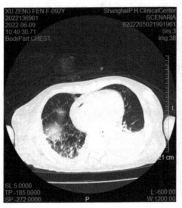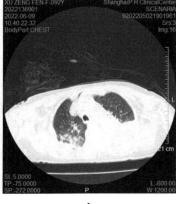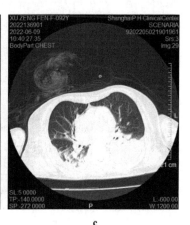

a　　　　　　　　　　b　　　　　　　　　　c

图 38-3　6 月 9 日胸部 CT

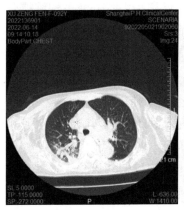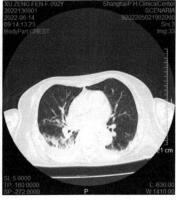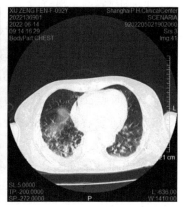

a　　　　　　　　　　b　　　　　　　　　　c

图 38-4　6 月 14 日胸部 CT

（七）出院时情况

患者神志欠清，呼之能应，不能对答，无咳无痰，二便通畅。连续两次新冠病毒核酸检测符合出院标准，2022 年 6 月 19 日出院。

（八）案例讨论与分析

1. 辨证施治思路　本例患者为老年高龄女性，长期卧床，无法进食，有尿毒症、糖尿病病史。肾衰竭期，阴损及阳，阴阳两虚，脾阳不振，肾失温煦，水湿气化不利，再兼感受外邪，肺失宣肃，进一步加重水湿停滞，浊毒停聚于体内，肾元衰败，五脏皆损，气血阴阳亏虚，三焦阻滞，气机逆乱，造成关格重症。

一诊时患者意识不清，深昏迷，有咳嗽咳痰，双下肢轻度水肿，24 小时尿量 100mL。给予大承气汤灌肠。中药灌肠治疗尿毒症，是在仲景蜜煎导法基础上发展完善起来的中药外治之一，经现代临床研究发现，中药灌肠可以明显加强血尿素氮的清除，通过泻下降浊达到清除毒素的目的。

二诊时患者仍深昏迷，有咳嗽咳痰，每日透析中。考虑患者既往糖尿病，素体阴虚，外感湿热之邪，热壅于肺，而见咳嗽气急，给予麻杏石甘汤加葶苈子、鱼腥草、瓜蒌、黄芩、开金锁、皂角刺，宣肺化痰，清肺平喘。患者大便不通，"肺与大肠相表里"，温邪袭肺，肺气不降，导致大肠传导失司，大便不通。治疗使用上下合治，在上清热宣肺平喘，在下用大黄、枳实攻里通下。

三诊时患者神志好转，呼之能应，尿量较前增加。继续给予麻杏石甘汤加减攻下泻肺，清热解毒。

四诊时复查，患者贫血严重，因患者久病，无法进食，仅靠肠内营养液鼻饲维持营养，同时伴有慢性肾衰竭，气血两虚，使用八珍汤和血养血补血，健脾补气，加用生晒参、西洋参增强补益功效。考虑患者久病，胃肠功能减退，辅以生山楂、鸡内金、西砂仁健脾理气，增强脾胃运化之功。

五诊时患者喉中有痰鸣音，加麻黄、杏仁、鱼腥草、开金锁宣肺化痰。

六诊时患者腹壁、四肢轻度水肿。《景岳全书》云："凡水肿等证，乃肺脾肾三脏相干之病。"患者脾肾阳虚，再兼感受外邪，肺失宣肃，阳不化水，水气内泛，故腹壁四肢水肿。实脾饮中淡附片、干姜温脾肾、助气化，茯苓、白术健脾燥湿利尿，木瓜芳香醒脾，草果仁、大腹皮、木香行气下气，化湿利水；鱼腥草、杏仁、开金锁清宣肺气，化痰止咳。

七诊时患者四肢肌肤水肿好转，但胸中有积液，为饮停胸胁，究其病因，为心脾肾阳虚，一身之气化弱，水湿停留中焦。故给予实脾饮合桂枝甘草汤加减，加用生晒参大补元气，心脾肾得温，肺气得宣，水饮得化。

八诊时患者已无明显不适，无咳无痰，二便通畅，四肢不肿，胸部CT提示感染吸收，胸腔积液减少。患者仍有贫血。疾病恢复期，当以补益为主，给予六味地黄汤合六君子汤加减，肺脾肾同治，扶助正气。

2. 用药分析 本例患者基础疾病危重，虽感受外邪，但治疗仍以基础疾病为主，本虚标实，本虚为脾肾阳虚，标实为痰饮停滞。故本案在诊治过程中，应以补益五脏为主，祛邪为辅，又因感受外邪部位在肺，心肺脾肾同治。

3. 得失点 本案为新冠病毒感染重型合并基础疾病危重症的老年失智失能女性，由于患者基础疾病危重，从而出现关格危象，西医学血液透析为抢救赢取了时间，给予了中药扶正祛邪发挥作用的时机，但同时，西医学一些抢救性操作，如血液透析、血浆置换等，对人体正气有损，故可同时配合使用扶助正气之药物。纵观本案的治疗全过程，早期以补益兼祛邪，病情稳定后以补益为主，正气得复，则患者病毒清除转阴而出院。

（上海市公共卫生临床中心陆云飞、陈晓蓉整理）

三十九、新冠病毒感染重型伴脑梗死后、脑出血后案

（一）一般资料

束某，男，78 岁，救治医院：上海交通大学医学院附属第九人民医院北部新冠救治定点医院，住院号：76×××9。

入院时间：2022 年 4 月 19 日；出院时间：2022 年 5 月 18 日；住院天数：29 天。

（二）入院前情况

主诉"新冠病毒核酸检测阳性 5 日"入院。患者 2022 年 4 月 15 日新冠病毒核酸检测阳性，伴有发热、咳嗽、咳痰，为进一步诊治收入我院。

既往史：家属代诉，患者既往有糖尿病病史，平素口服药物（具体不详）治疗，血糖控制尚可；有高血压病史，平素口服非洛地平缓释片，血压控制尚可；脑梗死后；脑出血后；胃癌术后（具体时间不详）。否认其他内科疾病史及药物食物过敏史。

（三）入院时情况

患者本次发病以来，精神差，发热，咳嗽，咳痰，胃纳可（留置胃管），睡眠可，大便如常，小便如常，体力下降，体重未见明显下降。

体格检查：体温 37.9℃，心率 76 次 / 分，呼吸 18 次 / 分，血压 128/78mmHg，血氧饱和度 95%。

神志清楚，精神差，无嗜睡。颈软无抵抗，双侧瞳孔等大等圆，对光反射存在，口唇无发绀，咽部无充血，扁桃体无明显肿大及脓性分泌物。双侧呼吸运动对称，无胸膜摩擦感，双肺呼吸音粗，未闻及干湿啰音。心律齐，腹软，无明显压痛及反跳痛，肝、脾肋下未触及，肠鸣音正常存在，双下肢无浮肿。

（四）入院诊断

1. 西医诊断

（1）新冠病毒感染（普通型）。

（2）肺部感染。

（3）2型糖尿病。

（4）高血压。

（5）脑梗死后。

（6）脑出血后。

（7）胃癌术后。

（8）聋哑症。

2. 中医诊断

疫病，湿毒郁肺证。

（五）诊疗经过

入院后予完善血常规、肝肾功能、电解质、凝血功能、血气分析、心肌损伤标志物、尿常规、便常规、胸部CT等相关检查，监测血糖及血氧饱和度，随访新冠病毒核酸检测结果。予奈玛特韦片／利托那韦片抗病毒，左氧氟沙星片口服抗感染，复方维生素静脉滴注以提供营养支持。4月26日患者咳嗽明显，听诊双肺呼吸音粗，可闻及少许干湿啰音，胸部CT提示两肺散在磨玻璃渗出影，调整抗感染方案为头孢西丁＋左氧氟沙星静脉滴注。4月29日患者血氧饱和度多次下降至84%左右，无明显胸闷气促，听诊双肺呼吸音粗，双肺底可闻及干湿啰音，予鼻导管吸氧，复查CT示两肺散在渗出、实变影，较前片进展，调整抗感染方案为美罗培南＋左氧氟沙星静脉滴注，予盐酸溴己新静脉滴注以化痰，并予雾化吸入平喘治疗。5月1日凌晨家属喂水时患者呛咳，查体：心率123次／分，血氧饱和度77%，神志淡漠，反应较差，脱水貌。考虑存在误吸，嘱停止经口喂食，吸痰，改为面罩吸氧，留置胃管，并予极化液补充容量以降低高渗。处理后复测心率110次／分，血氧饱和度96%。患者偶有咳嗽、咳痰，痰液黏稠不易咳出，无发热，神清，精神萎靡，可闻及痰鸣音。胸部CT平扫示两肺散在渗出、实变影，伴两肺下叶膨胀不全，较前片进展。在当前抗病毒、抗感染、平喘、化痰、营养支持的基础上，加用低分子量肝素钙注射液抗凝、甲强龙抗炎。加强气道护理（吸痰、雾化、翻身拍背等），密观患者呼吸及氧合情况。

5月3日3时，患者呼吸急促、烦躁不安，监护仪示血氧饱和度在90%～95%之间，血压108/72mmHg，心率90～150次／分，心律不齐，呼吸33次／分。患者突发神志改变，结合其既往脑出血、脑梗死病史，不除外新发脑血管意外可能，同时合并心律失常。

目前氧和不稳定，血气分析示氧分压 40mmHg，肝功能异常较前进展，考虑患者病情危重，遂告病危，建议气管插管改善低氧血症，家属拒绝并签字，同意应用高流量呼吸湿化治疗仪辅助呼吸，予高流量吸氧（氧流量 60L/min，氧浓度 70%）。全院大会诊后，遵会诊要求，予人免疫球蛋白免疫治疗、强化激素抗炎和抗凝治疗，予中药醒脑静注射液以清热解毒、开窍醒脑。患者感染呈进展趋势，5 月 4 日转入新冠呼吸重症病房继续治疗。继续高流量吸氧（氧流量 60L/min，氧浓度 50%），予加强气道护理（吸痰、雾化、翻身拍背等），调整抗感染方案为注射用头孢哌酮钠舒巴坦钠 + 替加环素，予胸腺法新免疫调控治疗，并予补充白蛋白及保肝、降糖治疗，中药荆银固表方口服以清热解毒、扶正祛邪。5 月 5 日、5 月 6 日患者连续两次新冠病毒核酸检测 N 基因和 ORF 基因 CT 值均 ≥ 35（荧光定量 PCR 方法，界限值为 40，采样时间间隔大于 24 小时），按照《新型冠状病毒肺炎诊疗方案（试行第九版）》要求，已达到国家解除隔离标准，解除隔离管理。

5 月 7 日患者转入呼吸科普通病区进一步治疗。继续予抗感染、抗炎、化痰平喘、抗凝、降糖、保肝、免疫调节、营养支持治疗，中药继予荆银固表方口服以清热解毒、扶正祛邪。5 月 11 ~ 12 日患者高流量吸氧支持条件较前下降明显，予逐步调整氧流量参数至 25L/min、氧浓度 30%，脉氧维持良好。5 月 13 日患者咳嗽、咳痰症状明显减轻，脉氧维持良好，生命体征平稳。停用高流量吸氧，改为面罩吸氧，氧流量 5L/min。5 月 14 日血常规示，白细胞计数、C 反应蛋白、降钙素原较前升高，调整抗感染方案为注射用头孢哌酮钠舒巴坦钠 + 左氧氟沙星，另予血必净注射液以化瘀解毒。5 月 16 ~ 17 日复查血常规示白细胞计数、C 反应蛋白、降钙素原较前明显下降，予停用静脉抗生素，改为左氧氟沙星片口服。5 月 17 日改为鼻导管吸氧，氧流量 6L/min，脉氧维持良好，生命体征平稳。患者已无明显咳嗽咳痰，一般情况良好，辅助检查感染指标明显改善，请示上级医师后，患者于 5 月 18 日出院。

入院时辅助检查：①血常规（4 月 20 日）：白细胞计数 9.5×10^9/L，中性粒细胞百分比 37.6%，中性粒细胞计数 3.57×10^9/L，淋巴细胞百分比 38.7%，淋巴细胞计数 3.7×10^9/L，单核细胞百分数 23.5%，血红蛋白 139g/L，C 反应蛋白 13.79mg/L，降钙素原 0.06ng/mL。②血气分析（4 月 30 日）：酸碱度 7.39，二氧化碳分压 38.0mmHg，氧分压 90.1mmHg，血氧饱和度 96.8%，标准碳酸氢盐 23.0mmol/L，碱剩余 –1.7mmol/L。③生化检查（4 月 20 日）：谷丙转氨酶 18U/L，谷草转氨酶 35U/L，白蛋白 42g/L，肌酐 87μmol/L，尿素 6.6mmol/L，估算肾小球滤过率 73mL/（min×1.73m²）。④凝血功能（4 月 22 日）：国际标准化比值 1.00，凝血酶原时间 11.6 秒，纤维蛋白原 3.36g/L，D- 二聚体 0.36μg/mL。⑤淋巴细胞亚群：CD_3 计数 560cell/μL，CD_4 计数 321cell/μL，CD_8 计数 195cell/μL，CD_{19} 计数 121cell/μL。⑥细胞因子：白细胞介素 1β 5.41pg/mL，白细胞介素 –6 20.50pg/mL，白细胞介素 –8 11.30pg/mL，肿瘤坏死因子 –α 11.50pg/mL，白细胞介素 –10 16.30pg/mL。

1. 西医治疗方案

（1）氧疗过程：4 月 29 日鼻导管吸氧；5 月 1 日改为面罩吸氧；5 月 3 日改为高流量吸氧，氧流量 60L/min，氧浓度 70%；5 月 11 ~ 12 日逐步调整高流量吸氧参数至 25L/min、氧浓度 30%；5 月 13 日改为面罩吸氧，氧流量 5L/min；5 月 17 日改为鼻导管吸氧，氧流量 6L/min。

（2）抗病毒治疗：奈玛特韦片 300mg+利托那韦片 100mg，每 12 小时 1 次，口服。

（3）抗炎治疗：甲强龙 40mg，每日 2 次，静脉滴注。

（4）抗感染治疗：入院时予左氧氟沙星片 500mg，每日 1 次，口服；4 月 26 日调整为头孢西丁 2g，每日 2 次，左氧氟沙星 0.5g，每日 1 次，静脉滴注；4 月 29 日调整为美罗培南 1g，每 12 小时 1 次，左氧氟沙星 0.5g，每日 1 次，静脉滴注；5 月 4 日调整为注射用头孢哌酮钠舒巴坦钠 3g，每 12 小时 1 次，替加环素 50mg，每 12 小时 1 次，静脉滴注；5 月 14 日调整为注射用头孢哌酮钠舒巴坦钠 3g，每 12 小时 1 次，左氧氟沙星 0.5g，每日 1 次，静脉滴注；5 月 17 日调整为左氧氟沙星片 500mg，每日 1 次，口服。

（5）免疫治疗：胸腺法新 1.6mg，每日 1 次，皮下注射。

（6）抗凝治疗：低分子量肝素钙注射液 4100IU，每 12 小时 1 次，皮下注射。

（7）营养支持：人血白蛋白 10g，每日 2 次，静脉滴注；注射用复方维生素 2 支，每日 1 次，静脉滴注；多种微量元素注射液 40mL，每日 1 次，静脉滴注；复方氨基酸注射液 21.2g，每日 1 次，静脉滴注；维生素 C 注射液 5g，每日 1 次，静脉滴注；维生素 B_1 注射液 0.2g，每日 1 次，静脉滴注；肠内营养混悬液 500mL，每日 2 次，鼻饲；肠内营养乳剂 500mL，每日 3 次，鼻饲。

（8）其他：乙酰半胱氨酸注射液 8g，每日 1 次；还原型谷胱甘肽 1.8g，每日 1 次，静脉滴注以保肝治疗。盐酸溴己新 8mg，每日 2 次，静脉滴注以祛痰。吸入用乙酰半胱氨酸溶液 0.6g，每日 3 次，雾化吸入促进排痰。非洛地平缓释片 5mg，每日 1 次，口服以降压。诺和灵 R 早餐前 4IU、午餐前 8IU、晚餐前 4IU，皮下注射以降糖治疗。

2. 中医治疗方案

（1）2022 年 5 月 3 日一诊：患者神志欠清，偶有烦躁，不能言语，面色㿠白，发热，轻度咳嗽，咳黄痰，未解大便。唇红，舌质红，舌苔未见（患者聋哑，伸舌不配合），脉弦数。患者面容及舌质（附录彩色图 39-1b）见图 39-1。四诊合参，中医辨证考虑疫毒

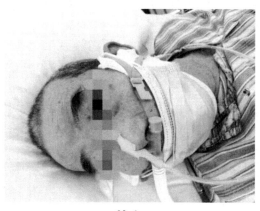

39-1a

图 39-1　患者一诊时面容

闭肺，气血逆乱。疫毒之邪经皮毛、口鼻内犯于肺，肺气失宣而上逆，故见咳嗽；宣肃失职，津液不布，郁久化热，炼液生痰则痰黄，舌质红，脉数；疫毒炽盛，扰乱神明，故发热、烦躁。治疗以清热解毒、凉血开窍为主，予醒脑静注射液10mL，每日1次，用0.9%氯化钠注射液250mL稀释后静脉滴注。

（2）2022年5月4日二诊：5月4日患者转入新冠呼吸重症病房继续治疗。查房时患者神志尚可，不能言语，面色㿠白，未发热，仍有轻度咳嗽，咳黄痰，未解大便。唇红，舌质红，舌苔未见（患者聋哑，伸舌不配合），脉弦数。四诊合参，在5月3日的基础上，加以疏风清热，扶正固表，拟方如下，荆银固表方：金银花15g，荆芥9g，黄芪9g，防风9g，广藿香9g，板蓝根15g，桔梗10g，芦根15g，炒白术6g，生甘草6g。10剂（2022年5月4～13日）。水煎服，1剂分3次口服。

（3）2022年5月14日三诊：5月14日患者已连续两次新冠病毒核酸检测阴性，但复查血常规示白细胞计数、C反应蛋白、降钙素原较前升高，胸部CT亦提示两肺炎症较前进展，故转入呼吸科普通病房继续治疗。患者神志清，精神可，不能言语，无恶寒发热，仍有咳嗽咳痰，偶有喘促，二便调。舌质暗红，舌苔未见（患者聋哑，伸舌不配合），脉弦。四诊合参，中医辨证考虑瘀毒互结。患者既往有心脑血管慢性疾病史，瘀阻经络，此次疫毒袭肺，毒邪入血，弥漫血络，而为瘀毒互结证。中医治疗以清热化瘀解毒为主，予血必净注射液50mL，每日2次，用0.9%氯化钠注射液100mL稀释后静脉滴注。

（六）疗效评估

1. 体温变化趋势　患者入院后偶有发热，经中西医结合治疗，新冠病毒核酸检测转阴后，体温未见升高（图39-2）。

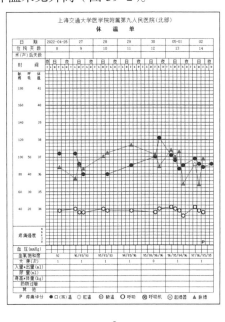

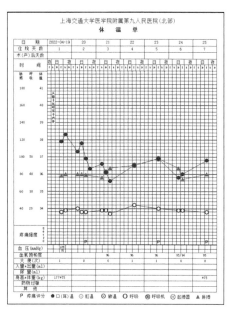

a

b

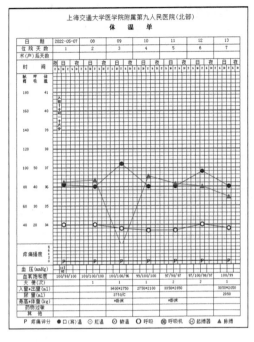

c

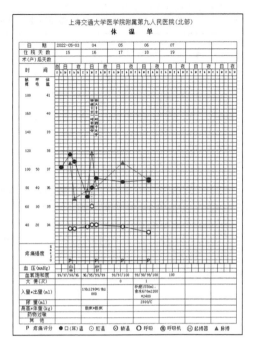

d

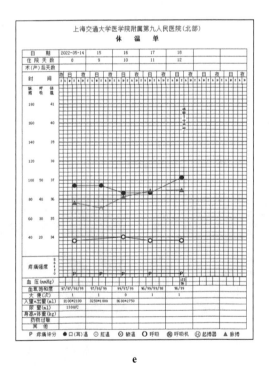

e

图 39-2　体温变化图

2. 主要症状　患者属于重型，以发热、咳嗽咳痰为主要症状，偶有神志欠清、烦躁、呼吸急促，经过中西医结合治疗后，呼吸道症状及神志明显改善。

3. 生化检查变化　（表 39-1～表 39-3）

表 39-1　主要生化指标变化

日期	白细胞计数（×10⁹/L）	中性粒细胞计数（×10⁹/L）	淋巴细胞计数（×10⁹/L）	C反应蛋白（mg/L）	降钙素原（ng/mL）	D-二聚体（mg/L）	凝血酶原时间（秒）
4月20日	9.5	3.57	3.7	13.79	0.06	0.49	11.6
5月2日	16.1	13.7	1.1	39.23	7.92	1.16	14.5
5月17日	5.6	2.75	1.6	30.92	0.16	0.83	12.4

表 39-2　主要生化指标变化

日期	白蛋白（g/L）	谷丙转氨酶（U/L）	谷草转氨酶（U/L）	肌酐（μmol/L）	肾小球滤过率（mL/min/1.73m²）	白细胞介素-6（pg/mL）
4月20日	42	18	35	87	73	11.6
5月2日	28	31	60	100	62	20.5
5月17日	38	63	28	50	99	

表 39-3　CT 值变化

项目	4月20日	4月23日	4月26日	4月29日	5月3日	5月5日	5月6日
ORF基因	20.20	33.02	29.01	33.48	32.72	阴性	阴性
N基因	24.29	33.44	29.14	32.35	32.68	阴性	38.99

4. 胸部影像学变化　4月21日胸部CT（图39-3）：两肺散在磨玻璃渗出影，以两肺下叶胸膜下为著；两肺上叶局限性肺气肿；两肺散在小结节；主动脉及冠状动脉钙化，升主动脉扩张；心包少量积液。5月1日胸部CT（图39-4）：两肺散在渗出、实变影，伴两

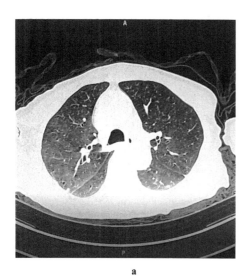
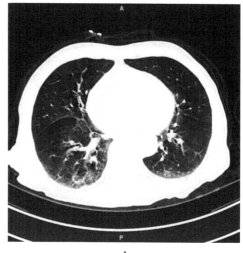

a　　　　　　　　　　　　　b

图 39-3　4月21日胸部CT

肺下叶膨胀不全，较前片进展，符合新冠病毒感染；两肺上叶局限性肺气肿；两肺散在小结节；主动脉及冠状动脉钙化，升主动脉扩张；心包少量积液。5月15日胸部CT（图39-5）：两肺散在渗出，右肺为著伴实变；两肺上叶局限性肺气肿；两肺散在小结节；主动脉及冠状动脉钙化，升主动脉扩张；心包少量积液。

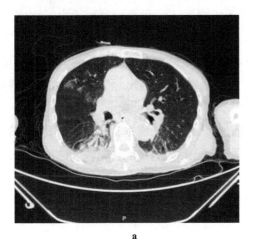 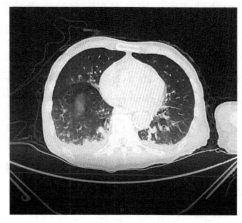

a   b

图39-4　5月1日胸部CT

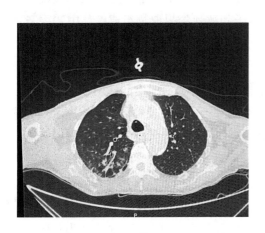 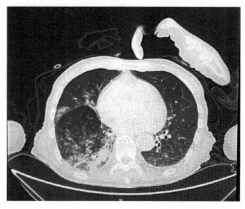

a   b

图39-5　5月15日胸部CT

（七）出院时情况

患者神志清，精神可，未吸氧，无发热，无咳嗽咳痰，无胸闷气促，无腹痛腹泻，胃纳可。患者体温正常3天以上，连续两次新冠病毒核酸检测N基因和ORF基因CT值均≥35，按照《新型冠状病毒肺炎诊疗方案（试行第九版）》要求，已达到国家解除隔离标准，可解除隔离管理，转入呼吸科普通病区，经中西医结合治疗后，辅助检查感染指标明显改善，胸部影像学显示炎症有所吸收，2022年5月18日出院。随访4周未见核酸复阳。

（八）案例讨论与分析

1. 辨证施治思路　该患者属重型新冠病毒感染，病情复杂，进展迅速。患者老年男性，既往基础疾病较多，有脑血管疾病及胃癌手术史，正气亏虚，抗邪无力，故疫毒壅盛，传变迅速，内闭外脱。疫毒之邪经皮毛、口鼻内犯于肺，肺气失宣而上逆，故见咳嗽；宣肃失职，津液不布，郁久化热，炼液生痰则痰黄，舌质红，脉数；疫毒炽盛，扰乱神明，加之患者既往有脑血管疾病史，瘀阻脉络，故发热、烦躁。邪盛重在疫毒、瘀阻、窍闭，正虚重在气阴两虚。

一诊时，患者突发神志改变，结合其既往脑出血、脑梗死病史，不除外新发脑血管意外可能，同时合并心律失常，血气分析示氧分压 40mmHg，肝功能异常较前进展，病情危重。床旁查看患者时，神志欠清，偶有烦躁，不能言语，面色㿠白，发热，轻度咳嗽，咳黄痰，大便未行，唇红，舌质红，脉弦数。西医已予高流量吸氧、抗病毒、抗感染、雾化排痰、抗凝、强化激素抗炎、免疫与营养支持治疗。患者既往有脑血管疾病史，久病成瘀，加之疫毒炽盛，扰乱神明，气营两燔，本着"急则治其标"的原则，中医予醒脑静注射液以开窍醒神、清热解毒、凉血活血。醒脑静注射液组方源自清代著名医家吴鞠通《温病条辨》中的安宫牛黄丸，由麝香、郁金、栀子和冰片的提取物组成。其中麝香辛香走窜，开窍醒脑，活血通经，为醒神回苏之要药；郁金活血行气，清心解郁凉血；栀子泻火除烦，清热利湿，凉血解毒；冰片气味芳香，引药上行，助麝香醒神回苏。且相关研究显示，醒脑静注射液能促进机体产生高效价的干扰素，故亦具有一定的抗病毒作用。

二诊时，患者已转入新冠呼吸重症病房继续治疗，血常规及影像学检查提示肺部感染较前加重，但新冠病毒核酸 CT 值已较前明显升高。查房时患者神志尚可，不能言语，面色㿠白，未发热，仍有轻度咳嗽，咳黄痰，当日未解大便。唇红，舌质红，脉弦数。四诊合参，疫毒邪热已由营血分转出气分，故在西医强化抗感染、抗炎治疗，以及中医一诊醒脑静注射液开窍醒神、清热解毒凉血的基础上，予荆银固表方口服以疏风清热、扶正固表。荆银固表方作为治疗新冠病毒感染的针对性中药汤剂，以荆芥、金银花为君药，其中荆芥辛香透散，善解表散风，金银花入肺经，清肺经之邪疏散风热，两者合用，共解外感表证；再加防风祛风解表，广藿香解暑发表，芳香化浊，不论外寒外热，可解诸种外感表证。此外，金银花又入心经、胃经，清热解毒，可泄心胃之热；板蓝根清热解毒，凉血利咽；芦根清热泻火，生津除烦；三味合用，针对此次新冠病毒感染以湿热之邪侵袭为主的病机，清热解秽。桔梗宣肺利咽，祛痰排脓；黄芪补气升阳，固表利水，炒白术健脾益气，固表燥湿，与解表药、清热药配用，正所谓"正气存内，邪不可干"，攻伐时不忘顾护正气；再有生甘草既清热解毒，又止咳祛痰，还能补气健脾，调和诸药。全方有散有敛，能清能补，共奏疏风清热、扶正固表之效。从现代药理学角度来说，其组成药物具有抗病毒、提高免疫功能的作用，为西医抗病毒、抗感染治疗提供辅助，以缩短核酸转阴时间。

三诊时，患者在二诊治疗后气分余热渐退，正气得以顾护，新冠病毒核酸转阴，转入呼吸科普通病区进一步治疗，高流量吸氧支持条件较前下降明显，予逐步调低氧流量参数，脉氧维持良好，生命体征平稳。但复查血常规示白细胞计数、C反应蛋白、降钙素原较前升高，胸部CT提示两肺炎症较前进展，西医予调整抗感染方案。查房时患者神志清，精神可，不能言语，无恶寒发热，仍有咳嗽咳痰，偶有喘促，二便调，舌质暗红，舌苔未见，脉弦。患者此时余热未清，《温疫论》云："邪热久羁，无由以泄，血为热搏，其血必凝。"邪热炽盛，阴液销铄，阴亏血涸，可造成血行壅滞而成瘀；邪热亦可迫血妄行，造成血溢脉外而成瘀。针对患者余热未清及血行瘀滞的病机，又以血必净注射液静脉滴注以清热解毒化瘀。血必净注射液以血府逐瘀汤为基础，主要由红花、赤芍、川芎、丹参和当归的提取物组成，具有活血化瘀、解毒散结的功效。多用于治疗因感染诱发的全身炎症反应及多器官功能失常综合征等，现代药理及临床研究证实其具有调控炎症反应、改善凝血功能、调整免疫功能等作用。在协助西药抗感染治疗的同时，巩固治疗效果，防止患者新冠复阳。

治疗后患者神志清，脉氧维持良好，生命体征平稳，无明显咳嗽咳痰，辅助检查感染指标明显改善，符合解除隔离与出院标准，予以出院。

2. 用药分析 这是一例中西医结合治疗的重型新冠病毒感染患者，西医治疗以抗病毒、抗感染、氧疗、雾化排痰、抗凝、免疫与营养支持为主，中医根据病机进行辨证论治。初诊时患者神志欠清、烦躁、发热，氧分压进行性下降，结合其既往脑出血、脑梗死病史，不除外新发脑血管意外可能，本着"急则治其标"的原则，治以开窍醒神、清热解毒、凉血活血为主。二诊时患者神志恢复，新冠病毒核酸CT值已较前明显升高，疫毒邪热已由营血分转出气分，故加以疏风清热，扶正固表，亦为西医抗病毒、抗感染治疗提供辅助，以缩短核酸转阴时间。三诊时患者新冠病毒核酸已转阴，但辅助检查提示感染仍较重，考虑余热未清、血行瘀滞，在西医抗生素升级治疗的基础上，中医予清热化瘀解毒治疗，协助西药抗感染并巩固疗效。诸法合用，取得良效。

3. 得失点 本案是一则中医药及时干预的成功案例，患者入院后氧和进行性下降，神志欠清，既往又有脑梗死、脑出血病史，不除外新发脑血管意外的可能，故先予开窍醒神、清热解毒、凉血活血治疗。邪热由营血分转入气分后，治以疏风清热、扶正固表药物，攻伐的同时顾护正气。待患者核酸转阴、神志转清、生命体征平稳后，针对患者仍有余热、血行瘀滞的病机，治以清热解毒化瘀，使余邪得以尽快祛除，协助西药抗感染并巩固疗效。治疗过程中无不良反应。

国医大师颜德馨曾率先提出"脑病宜清"的治疗原则，即源于"头为天象，诸阳之会，清则灵"。清化瘀热尤为重要，"久病多瘀""怪病多瘀"，王清任亦有"血乱而神机失常"之说，故该患者属于瘀血者。

颜德馨还提出祛风可以醒脑，对祛风药有独到的见解和发挥。该病案采用荆银固表方，其疏散风热之效既符合风药可透发郁热，亦遵"火郁发之"的要义。

（上海交通大学医学院附属第九人民医院梁嘉玲、胡军、唐人彦整理）

四十、新冠病毒感染重型伴肾衰案

（一）一般资料

唐某，男，67 岁，救治医院：上海交通大学医学院附属第九人民医院北部新冠救治定点医院，住院号：B00076×××1。

入院时间：2022 年 4 月 22 日；出院时间：2020 年 5 月 14 日；住院天数：23 日。

（二）入院前情况

主诉"新冠病毒核酸检测阳性 3 天入院"。患者 2022 年 4 月 19 日新冠病毒核酸检测阳性，由养老院转入上海交通大学医学院附属第九人民医院北部定点医院进一步治疗。入院时患者发热。患者无陪护，不能交流，生活不能自理，具体病史不详。

既往史（家属电话补充）：患者既往有高血压病史 5 年余，服用厄贝沙坦，血压控制可；有冠心病病史 5 年余，服用单硝酸异山梨酯片、盐酸曲美他嗪片；脑梗死病史 4 年余，经治疗遗留言语缓慢，无其他明显后遗症，服用阿司匹林、阿托伐他汀钙片；平时坐轮椅。有阿尔茨海默病病史。否认其他内科疾病病史及药物食物过敏史。否认手术史及外伤史。未接种新冠疫苗。

（三）入院时情况

患者入院以来，神清，精神差，发热，无咳嗽，无咳痰，无咽痛及呼吸困难，纳差，大便溏，小便少。舌质嫩红，无苔，脉沉细。入院血氧饱和合度 95%。

体格检查：体温 39.5℃，心率 130 次 / 分，呼吸 20 次 / 分，血压 152/82mmHg（右上臂）。入院时血氧饱和度 95%。神清，精神差。颈软无抵抗，双侧瞳孔等大等圆，对光反射存在，口唇无发绀，咽部无充血，扁桃体无明显肿大及脓性分泌物。双侧呼吸运动对称，无胸膜摩擦感，双肺呼吸音粗，未闻及明显干湿啰音。心律齐，腹软，无明显压痛及反跳痛，肝脾肋下未及，双下肢不肿。舌质嫩红，无苔，脉沉细。

（四）入院诊断

1. 西医诊断

（1）新冠病毒感染（轻型）。

（2）高血压。

（3）阿尔茨海默病。

（4）脑梗死后遗症。

2. 中医诊断

疫病，疫毒袭肺证（气分证）。

（五）诊疗经过

5月15日入院当晚，予俯卧位、面罩吸氧（2L/min），禁食，监测血氧饱和度、血压，完善相关检查。

5月16日留置胃管，记24小时出入量，乙酰半胱氨酸、布地奈德雾化吸入化痰，奥美拉唑肠溶胶囊修复胃黏膜，低分子量肝素钙注射液抗凝，头孢克肟、左氧氟沙星抗感染，氨溴索化痰，酪酸梭菌活菌片调节肠道菌群，谷胱甘肽保肝，胸腺肽提高免疫力，人血白蛋白、葡萄糖氯化钠、氯化钾营养支持，留置导尿，胃肠减压，鼻导管吸氧3L/min，告病危。

2022年5月15日辅助检查：①血气分析：酸碱度7.44，氧分压131.0mmHg，血氧饱和度98.5%，总二氧化碳23.8mmol/L。②血常规：白细胞计数$6.0×10^9$/L，血小板计数$270×10^9$/L，中性粒细胞计数$3.88×10^9$/L，淋巴细胞计数$1.4×10^9$/L，单核细胞计数$0.74×10^9$/L，血红蛋白108.0g/L，C反应蛋白161.78mg/L，红细胞沉降率88mm/h，降钙素原<0.05ng/mL。③生化检查：谷丙转氨酶88U/L，谷草转氨酶89U/L，白蛋白29g/L，尿素2.8mmol/L，肌酐72μmol/L，肾小球滤过率85mL/（min×$1.73m^2$）。④凝血功能：国际标准化比值1.03，凝血酶原时间11.9秒，D-二聚体1.37mg/mL。⑤细胞因子：白细胞介素-6 88.70pg/mL（2022年5月16日）。B型利钠肽619pg/mL。

2022年5月15日胸部CT（图40-1）：两肺间质变伴散在渗出，左肺上叶斑片结节影，左肺下叶膨胀不全，右侧叶间裂及两侧少量胸腔积液，纵隔淋巴结可疑增大；慢性阻塞性肺疾病，肺气肿，两肺上叶钙化灶。心包少量积液。

2022年5月15日上腹部CT（图40-2）：腹部肝左叶密度欠均，腹腔少量积液；腹主动脉及分支血管硬化。

2022年5月15日下腹部CT（图40-3）：前列腺钙化灶，少量盆腔积液。

2022年5月15日心电图（图40-4）：①窦性心律。②频发房性早搏（时呈二联律）。

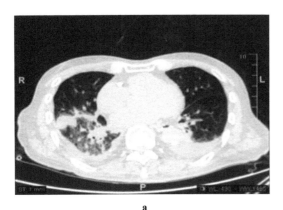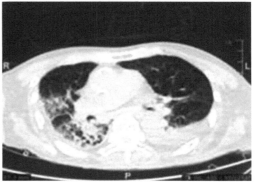

a　　　　　　　　　　　　　　　　　b

图 40-1　5 月 15 日胸部 CT

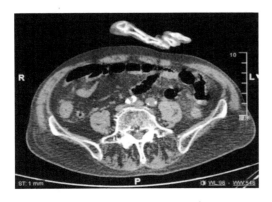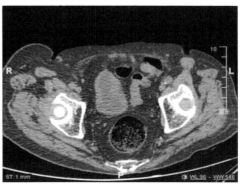

图 40-2　5 月 15 日上腹部 CT　　　　图 40-3　5 月 15 日下腹部 CT

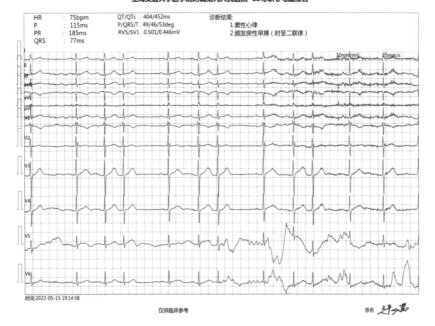

图 40-4　5 月 15 日心电图

1. 西医诊疗方案

（1）氧疗过程：4月23～26日：鼻导管吸氧，氧浓度3L/min，心电监护示血氧饱和度波动于86%～93%。4月26日～5月4日：患者经口气管插管接呼吸机辅助呼吸，容量控制模式（潮气量450mL，呼吸15次/分，吸入氧浓度100%），心电监护示血氧饱和度波动于90%～93%。5月4～13日：行口插管拔除，改用高流量经鼻吸氧（经鼻高流量氧疗：吸入氧浓度40%，呼吸15次/分，呼气末正压5cm H_2O，潮气量450mL）。5月13～14日：鼻导管吸氧，氧浓度3L/min，指脉血氧饱和度100%左右。

（2）抗病毒治疗：予奈玛特韦片150mg＋利托那韦片100mg，每12小时1次，连用5日。

（3）抗炎治疗：予注射用甲基强的松龙40mg，每日1次。

（4）抗感染治疗：注射用头孢曲松钠2g，每日1次；左氧氟沙星氯化钠注射液0.5g，每日1次；注射用美罗培南0.5g，每12小时1次；氟康唑氯化钠注射液200mg，每日1次；利奈唑胺葡萄糖注射液600mg，每12小时1次；注射用哌拉西林钠他唑巴坦钠4.5g，每6小时1次；注射用头孢哌酮钠舒巴坦钠3g，每12小时1次。

（5）镇静镇痛治疗：注射用盐酸右美托咪定注射液0.25mg，每日1次；注射用盐酸瑞芬太尼2mg，每日1次。

（6）免疫治疗：注射用胸腺法新1.6mg，每日1次。

（7）抗凝治疗：那屈肝素钙注射液2000U，每日1次。

（8）营养支持：注射用人血白蛋白注射液20g，每日1次；注射用复方氨基酸注射液500mL，每日1次。

（9）其他：注射用还原型谷胱甘肽1.8g，每日1次；注射用奥美拉唑钠20mg，每日1次。

（10）基础疾病治疗药物：厄贝沙坦片1粒，每日1次；瑞舒伐他汀钙片1粒，每日1次；单硝酸异山梨酯缓释胶囊1粒，每日1次；琥珀酸美托洛尔缓释片1粒，每日1次；铝镁加混悬液1袋，每日1次；蒙脱石散1袋，每日3次；酪酸梭菌活菌片1粒，每日3次。

（11）输血治疗：4月26日凝血功能异常，输血（输血品种：冰冻血浆100mL）600mL，低温沉淀物8U；5月2日：输入新冠恢复期血浆（输血品种：冰冻血浆100mL）400mL以抗病毒；5月11日：纠正贫血，输血（输血品种：悬浮红细胞1U）2U。

（12）肾替代治疗：4月26日行连续性静脉-静脉血液透析滤过（CVVHDF）治疗1次。

2. 中医治疗方案

（1）2022年4月22日一诊（轻型）：患者入院，无陪护，不能交流，具体病史不详。神清，精神差，发热，无咳嗽，无痰，无咽痛及呼吸困难，纳差，大便溏，小便少。舌质嫩红，无苔，脉沉细。四诊合参：疫毒从口鼻而入，由表入里，由卫转气，传变迅速。肺位最高，疫毒入里首先袭肺，此时患者正气尚足，正盛邪实，正邪剧争，阳热亢盛；热壅于肺，肺失宣发肃降，郁而化热，故见高热、尿少；疫毒内传累及胃肠，热毒在胃，灼伤胃中津液，则见无苔；热毒下迫大肠，肠热炽盛，则兼热结旁流，大便稀溏；疫毒化热灼阴，故见舌嫩红，无苔，脉沉细。此为疫毒袭肺之气分证候，方用连花清瘟颗粒（1袋，每日3次，温水送服），以清热解毒，宣肺泄热。

护理：落实各项护理安全措施，连花清瘟溶解于100mL温水中，饭后30分钟协助其服药，并观察用药反应，做好记录。保持病室安静及定期开窗通风，避免环境刺激诱发不良情绪。

（2）2022年4月30日二诊（重型）：神昏，喘促，无发热，无咳嗽，下肢斑疹隐隐。禁食（肠外营养），大便无，小便可。持续镇静镇痛，持续经口呼吸机辅助呼吸中。舌诊不配合，脉沉细。4月24日胸部CT提示：右肺多发渗出伴实变，左肺下叶少许渗出（患者二诊面色见图40-5）。

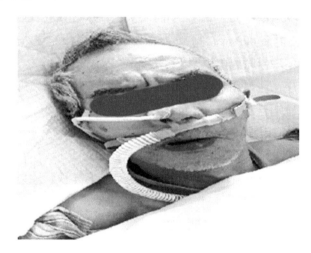

图40-5　二诊面色图

四诊合参：疫毒内陷，迅速由气入营，胸部CT提示双肺渗出，转为新冠病毒感染（重型）。疫毒炽盛，邪盛伤正致正气衰竭，气脱亡阳，出现肾衰竭和急性呼吸衰竭、肺部感染等合并症，病情危重。经过积极抢救，患者病情逆转。但疫毒壅塞于肺，肺热郁蒸，则见喘促；营气通于心则心神被扰，故见神昏；疫毒窜入血络，故见斑疹隐隐，脉沉细。虽正气稍复，但疫毒炽盛，正虚邪正盛，不能祛邪外出，瘀毒壅滞于内，致气阴两伤之营分证，治宜化瘀解毒，补气养阴。予血必净注射液100mL，静脉滴注，每日1次，连用10天，以化瘀解毒，缓解肺部症状，促进肺部炎症病灶吸收；参麦注射液100mL，静脉滴注，每日1次，连用5天，以益气养阴，扶正固脱。

护理：严格按照护理常规落实各项基础护理。每6小时协助患者按摩双侧足三里、三阴交，每个穴位3～5分钟。

（3）2022年5月3日三诊（重型）：神志不清，体温平，无咳嗽，痰多，喘促，小便可，大便无（目前禁食，肠外营养），舌诊不配合，脉沉细。患者持续经口呼吸机辅助呼吸。

四诊合参：患者年老体弱，经过治疗，正气渐复，肺肾功能逐渐改善。但疫毒侵袭日久，正气虚弱，不能祛邪外出，病邪由营转气分、卫分，邪留肌表，肺卫失宣，是以呼吸急促、痰多，为正虚邪恋，余热之邪壅滞于肺之卫分证，宜扶正解表透邪，予荆银固表方，拟方如下：金银花15g，荆芥9g，黄芪9g，防风9g，广藿香9g，板蓝根15g，桔梗10g，芦根15g，炒白术6g，生甘草6g。7剂（2022年5月3～9日）。水煎取汁200mL，100mL鼻饲，早晚各1次。

护理：暂停营养液持续滴入后30分钟，予以温药，鼻饲，每日2次，间隔12小时。仔细观察用药后二便情况。

（4）2022年5月10日四诊（普通型）：神清，精神差，体温37.4℃，面色无华，体倦乏力，纳少，腹泻，小便可。舌嫩红，无苔，脉沉细。持续经鼻高流量湿化氧疗中，大便潜血（+），血红蛋白持续下降。

四诊合参：患者年老体弱，因疫毒日久伤正、伤阴、伤气，致中焦受阻，脾胃虚弱，不能化生气血，故见精神萎靡，面色无华，体倦乏力，纳少、腹泻等气血不足之证。中医治以健脾和胃，补气养血，予补中益气颗粒、健脾生血颗粒治疗（各1袋，温水20mL溶后鼻饲，每日3次）。

护理：合理安排中成药的鼻饲；床旁定时播放《梁祝》予以五音疗法，进行情志疏导。

（六）疗效评估

1. 体温变化趋势 患者4月22日入院时发热，体温39.5℃，后经中西医结合治疗，4月23日降至36.2℃。直至出院，患者体温保持平稳，未见升高（图40-6）。

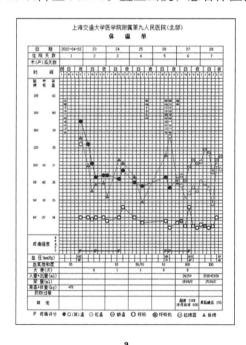

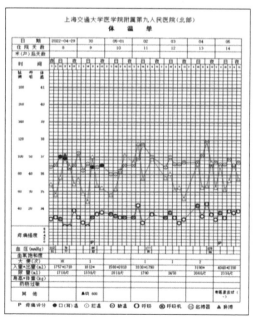

a   b

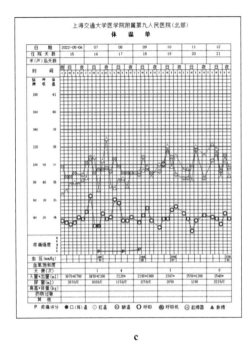
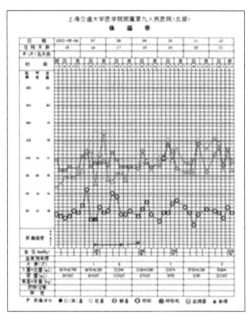

　　c　　　　　　　　　　　　　　　　　　　　d

图 40-6　体温变化图

2. 主要症状　患者入院时发热，体温 39.5℃，无咳嗽，无痰，神清，精神差。病程早期为新冠病毒感染轻型，有高血压、阿尔茨海默病、脑梗死后遗症。经中西医结合治疗后体温恢复正常。后患者病情进一步发展，出现无尿及肺部感染，结合生化检查结果，诊断为新冠病毒感染（重型）合并肺部感染、肾衰竭，转至肾内科行血液透析疗法。患者在连续静脉血液透析滤过过程中出现血氧饱和度下降至 76%～80%，血压 130/80mmHg，心率 120 次 / 分，立即给予回血，联系麻醉科，紧急气管插管，简易呼吸气囊辅助通气后，血氧饱和度恢复至 98%，转至 ICU。此时患者病情危重，神志不清，新冠病毒感染（重型），合并症危重型。经过中西医结合治疗后，患者的呼吸道症状明显改善，肺部渗出显著减少，肾功能明显好转。

　　3. 生化检查变化　患者住院期间血常规、主要生化指标及核酸 CT 值变化（表 40-1 ～表 40-6）。

表 40-1　血常规

日期	白细胞计数（×10⁹/L）	中性粒细胞计数（×10⁹/L）	淋巴细胞计数（×10⁹/L）	红细胞计数（×10¹²/L）	血红蛋白（g/L）	血小板计数（×10⁹/L）	C 反应蛋白（mg/L）	降钙素原（ng/mL）
4 月 23 日	7.2	6.28	0.5	4.81	148	126	202.30	> 50.0
4 月 26 日	13.5	11.6	1.4	5.68	175	119	213.76	41.06
4 月 30 日	9.9	8.42	0.9	3.59	113	132	100.32	14.41
5 月 4 日	8.0	6.99	0.7	2.37	75	120	7.33	1.19
5 月 14 日	7.5	5.41	1.1	2.58	81	307	67.3	0.24

表 40-2　血气分析

日期	酸碱度	二氧化碳分压（mmHg）	氧分压（mmHg）	血氧饱和度（%）	标准碳酸氢盐（mmol/L）	碱剩余（mmol/L）	标准碱剩余（mmol/L）	碳酸氢盐（mmol/L）	总二氧化碳（mmol/L）
4 月 24 日	7.32	23.0	152.0	98.3	15.5	−11.9	−14.1	11.9	10.6
4 月 26 日	7.16	42.5	240.0	98.9	14.5	−13.4	−13.8	15.0	13.8
4 月 30 日	7.49	64.8	82.9	95.7	46.5	21.7	25.5	48.9	43.9
5 月 13 日	7.45	36.7	116	98.9	25.4	1.1	1.1	25.2	23.7

表 40-3　生化指标 1

日期	总胆红素（μmol/L）	直接胆红素（μmol/L）	间接胆红素（μmol/L）	谷丙转氨酶（U/L）	谷草转氨酶（U/L）	γ-谷氨酰基转移酶（U/L）	碱性磷酸酶（U/L）
4 月 23 日	14.8	4.5	10.3	60	99	38	65
5 月 4 日	17.3	4.5	12.8	35	42	93	77
5 月 10 日	7.9	2.1	5.8	60	45	171	111
5 月 14 日	7.8	2.0	5.8	89	74	367	213

表 40-4　生化指标 2

日期	尿素（mmol/L）	肌酐（μmol/L）	尿酸（μmol/L）	估算肾小球滤过率（mL/min/1.73m^2）
4 月 23 日	4.88	632	1045	7
4 月 27 日	99.2	902	1147	5
4 月 30 日	78.2	534	999	9
5 月 6 日	20.0	121	236	53
5 月 12 日	11.7	83	209	84

表 40-5　凝血变化

日期	凝血酶原时间（秒）	活化部分凝血活酶时间（秒）	D-二聚体（mg/L）	凝血酶时间（秒）	纤维蛋白原（g/L）
4 月 23 日	12.9	49.8	1.62	16.4	7.58
4 月 28 日	14	34.6	2.47	18.2	6.90
4 月 30 日	14.5	35.4	5.67	19.0	5.77
5 月 3 日	13.3	36.4	3.66	17.8	3.79
5 月 14 日	12.7	34.5	1.64	15.1	6.88

表 40-6 核酸 CT 值变化

日期	O 呼吸 F1ab 基因	N 基因	核酸
4 月 23 日	23.58	27.32	阳性
4 月 30 日	34.97	34.12	阳性
5 月 2 日	34.08	34.15	阳性
5 月 6 日	阴性	阴性	阴性
5 月 7 日	34.32	33.23	阳性
5 月 11 日	阴性	35.52	阳性
5 月 12 日	29.83	28.23	阳性
5 月 13 日	阴性	阴性	阴性
5 月 14 日	阴性	37.59	阴性

4. 影像学变化

（1）CT：2022 年 4 月 24 日胸部 CT 平扫：右肺多发渗出伴实变，左肺下叶少许渗出。

2022 年 4 月 24 日下腹部 CT 平扫：下腹部 CT 平扫未见明显异常。

2022 年 4 月 24 日上腹部 CT 平扫：上腹部 CT 平扫未见明显异常。

2022 年 5 月 3 日胸部 CT 平扫（图 40-7）：右肺及左肺下叶散在多发渗出，较前片（4 月 24 日）好转；右肺上叶陈旧性病灶。

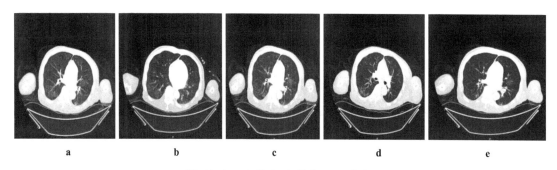

| a | b | c | d | e |

图 40-7　5 月 3 日胸部 CT 平扫

2022 年 5 月 3 日上腹部 CT 平扫：上腹部 CT 平扫未见明显异常。

2022 年 5 月 3 日下腹部 CT 平扫：下腹部 CT 平扫未见明显异常。

2022 年 5 月 3 日头颅 CT 平扫：两侧基底节及半卵圆中心多发缺血灶，老年性脑改变，脑白质疏松症。

（2）床旁胸片：2022 年 4 月 24 日胸片：右肺多发渗出伴实变，左肺下叶少许渗出。

2022 年 4 月 26 日胸片（图 40-8）：右肺散在渗出，较前（4 月 24 日）未见明显吸收。

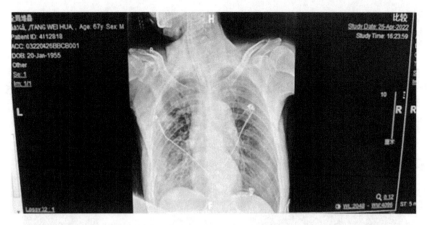

图 40-8　4 月 26 日床旁胸片

2022 年 4 月 28 日胸片（图 40-9）：右肺散在渗出，较前（4 月 26 日）略进展。

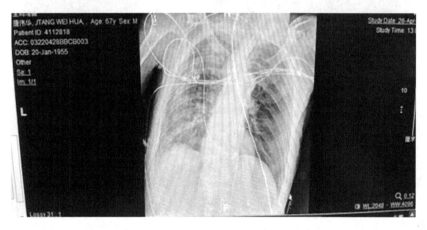

图 40-9　4 月 28 日床旁胸片

2022 年 4 月 30 日胸片（图 40-10）：右肺散在渗出，较前（4 月 28 日）吸收。

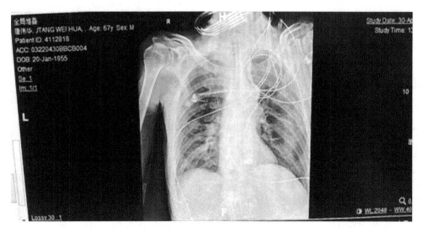

图 40-10　4 月 30 日床旁胸片

2022年5月5日胸片：两肺野散在少量渗出影。

2022年5月10日胸片：两肺野散在少量渗出影，右下肺野渗出较前片（5月5日）稍增多。

2022年5月12日胸片（图40-11）：两肺野散在少量渗出影，较前片（5月10日）相仿。

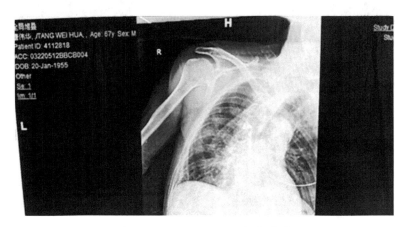

图40-11　5月12日床旁胸片

（七）出院时变化

患者神清，精神尚可，无发热、咳嗽，有痰，无腹泻腹痛，胃纳一般，二便可。肺部CT平扫示炎症明显吸收。患者体温正常，目前无明显呼吸道症状，经连续两次新冠病毒核酸检测 N 基因和 O 呼吸 F1ab 基因核酸 CT 均≥35，按照《新型冠状病毒肺炎诊疗方案（试行第九版）》要求，已达到解除隔离标准，可解除隔离管理，2022年5月14日予以出院。随访4周，未见核酸复阳。

（八）案例讨论与分析

1. 辨证施治思路　该患者刚入院为新冠病毒感染轻型，由于年老体虚，兼有多种基础性疾病，病情复杂，传变迅速，很快发展为新冠病毒感染重型，合并肾衰竭、急性呼吸衰竭、肺部感染，病情危重。新冠病毒感染归属于中医学"疫病""瘟疫"范畴，具有明确的传染性和普遍易感性。《素问·刺法论》中指出："五疫之至，皆相染易，无问大小，病状相似。"发病之初，患者正气不足，疫毒从口鼻而入，由表入里，传变迅速。疫毒袭肺，邪郁化热而致患者高热；进而瘀毒内结，灼伤津液，耗气伤阴致气阴两虚，患者出现神昏、无苔、脉沉细等症状；邪气壅阻，气血不畅，致脉络瘀滞；邪盛伤正，中焦受阻，脾胃不能化生气血，致气血不足，出现面色无华、气虚乏力等贫血症状。病理特点主要涉及热、毒、瘀、虚。病位主要在肺，累及脾胃、大肠、心、肝、肾等。治疗上宜扶正祛邪，清热解毒，益气养阴，使正气渐复，驱疫毒外出，患者即可治愈。

患者一诊，初发病，疫毒首先袭肺，郁而化热，致肺经热盛，此时正气尚存，正邪剧烈交争，故见高热；入院时，其舌嫩红，加之患者年老久病伤阴，故无苔，脉沉细，乃疫毒化热灼阴之象。辨证为疫毒袭肺，方选连花清瘟颗粒以清热解毒、宣肺泄热。其方中麻黄、细辛、藿香、鱼腥草、薄荷脑味辛，辛散行气通络；金银花、连翘、板蓝根、大黄等清营解毒通络，气营同治，体现了祛除病邪早期干预，以防传变的治疗思想。

二诊时由于患者肾衰竭和急性呼吸衰竭、肺部感染，经过积极抢救，处于持续经口呼吸机辅助呼吸状态。神志不清，体温平，喘促，禁食，肠外营养中，大便无，小便尚可。舌诊不配合，脉沉细。胸部 CT 提示双肺渗出。患者双肺呼吸音粗，可闻及湿啰音，双肺未闻及明显干啰音。呼吸急促，兼肾功能衰竭，病情危重。中医学认为，疫毒壅于肺，肺热郁蒸，则见喘促；营气通于心则心神被扰，故见神昏；疫毒由气入营，故见斑疹隐隐，脉沉细。虽正气稍复，但疫毒炽盛，正虚邪正盛，不能祛邪外出，瘀毒壅滞于内致气阴两伤。辨证为瘀毒内结，气阴两虚，故选血必净注射液化瘀解毒，参麦注射液益气养阴，扶正固脱。血必净注射液由红花、赤芍、川芎、丹参、当归组成，红花、川芎、丹参行气活血化瘀，赤芍清热解毒，共奏化瘀解毒之效。主要用于发热、喘促、心悸、烦躁等瘀毒互结证，也可用于因感染诱发的全身炎症反应综合征，以及配合治疗多器官功能失常综合征的脏器功能受损期。因此，使用血必净可以有效缓解患者的呼吸症状，促进患者肺部渗出的吸收，配合治疗也可改善患者的肾功能损伤。参麦注射液主要由红参、麦冬组成。红参大补元气，复脉固脱，益气摄血，麦冬润肺养阴，益胃生津，两药结合，益气固脱，养阴生津，生脉之效良。血必净和参脉注射液的联合使用，扶正祛邪，相得益彰，逆转了疾病的态势，加快了新冠病毒的快速转阴。

三诊时，患者持续经口呼吸机辅助呼吸。患者经过中西医结合治疗，肺肾功能改善，正气渐复，但疫毒日久，正虚邪恋，病势迁延。症见体温平，痰多，小便可，大便无（禁食中，肠外营养），舌诊不配合，脉沉细。辨证为正虚邪恋、余热蕴肺，方用荆银固表方 7 剂。其中取金银花、荆芥解表除热；黄芪、防风、白术益气固表；板蓝根清热解毒，凉血利咽；桔梗化痰止咳平喘；甘草补脾益气，祛痰止咳；共奏扶正、解表透邪之效。

四诊时，患者口插管已拔除，持续经鼻高流量氧疗中，神志转清，精神萎靡，腋温37.4℃，面色无华，体倦乏力，纳少，腹泻，小便可。舌质嫩红，无苔，脉沉细。大便潜血（+），血红蛋白持续下降。患者疫毒日久伤正，致中焦受阻，脾胃虚弱，不能化生气血。患者曾有凝血功能障碍，且仍有消化道出血，因此有贫血症状。西医予输血以纠正贫血。中医辨证为脾胃虚弱，气血不足，处方补中益气颗粒、健脾生血颗粒健脾和胃，补气养血。

2. 用药分析 这是一例中西医结合治疗的新冠病毒感染重型、合并症危重型患者，西医着重增强免疫、抗病毒、抗炎、抗凝、营养支持等治疗。其中因肾功能衰竭行肾替代治疗一次，患者在连续静脉血液透析过程中出现急性呼吸衰竭，紧急经口气管插管接呼吸机辅助通气，后经中西医结合治疗肺、肾功能好转。中医抓住温病卫气营血辨证：疫毒上袭肺卫，进而入气、入营，治以清热解毒化痰，扶正益气养阴。经过中西医结合治疗，改善患者的呼吸道症状，加快肺部渗出病灶的吸收，改善肺、肾功能。患者因年老体虚、合并症危重，因此病情迁延，经过中西医的共同努力，诸法合用，最终在3周左右使患者新冠病毒核酸转阴出院。

3. 得失点　本案是一则采用中医药汤剂遵循辨证论治及时介入干预的成功案例。患者年老体弱，正气不足，兼基础疾病较多，致病情传变迅速，出现疫毒之邪伤正，正气衰脱的症状。清热解毒，扶正固脱，益气养阴，使正气渐复，疫毒之邪得以祛除。参麦注射液大补元气，复脉固脱，配以血必净注射液活血化瘀，构成补气活血法，仿王清任急救回阳汤之意，以扶阳活血，中药治疗在遵循经典的原则下，在危急重症治疗中取得显著疗效。

患者新冠病毒感染入院后出现无尿症状，为肾衰竭病情严重之征象。孟河医家马培之先生曾云："自大症，大便不妨微溏，小水切不可短数。"肺为华盖，主一身之气。若肺失宣降，则三焦气化不畅。膀胱不利，为癃。本案取连花清瘟颗粒，以清肺之痰热，以求肺脏恢复宣肃之权，既可治疗新冠病毒对机体的损害，又可通利三焦，加强气化则通利小便的力量，即"提壶揭盖"之法，肺为水之上源之义。

因连花清瘟颗粒内苦寒之药颇多，难免有易损胃气的顾虑，故服法采用温水送服，也取"寒药热服"的旨义。

《灵枢·通天》谓："中气不足，溲便为之变。"本案经中西医联合急救治疗后，病情稳定，邪气渐净，故复诊改用补中益气汤以扶助正气，同时治疗无尿之肾衰之证，有一举两得之功。

（上海交通大学医学院附属第九人民医院雷海燕、史海霞、曹振东整理）

四十一、新冠病毒感染重型伴肺气肿、高血压、肠功能紊乱案

（一）一般资料

吴某，男，91岁，救治医院：上海交通大学医学院附属第九人民医院北部新冠救治定点医院，住院号：B00076×××8。

入院时间：2022年5月15日；出院时间：2022年5月26日；住院天数：12日。

（二）入院前情况

主诉"新冠病毒核酸检测阳性11天"入院。患者2022年5月4日新冠病毒核酸检测阳性，第二天转至静安区闸北中心医院。当时患者有发热，咳嗽，咳痰，无头晕、头痛等不适。入院时患者腹部膨隆，叩诊鼓音。隐血试验呕吐物弱阳性。入院后使用头孢吡肟、莫西沙星、氟康唑联合抗感染。5月13日胸部CT提示：两肺炎症、两侧胸腔少量积液，两肺气肿；两肺肺间质纤维化，两肺上叶部分陈旧性病灶。提示较前胸片明显进展。腹胀加重，给予灌肠，胃肠减压后改善不明显，给予告病重。为进一步诊治转入上海交通大学医学院附属第九人民医院北部定点医院治疗。

既往史（家属代述）：高血压病史3年余，最高血压及平时血压不详，服用降压药物（具体不详）；慢性支气管炎伴肺气肿病史3年余；中度阿尔茨海默病3年余；20多岁肺结核经治疗后治愈；30多岁出现白癜风；4年前摔倒后有颅内出血病史，予以保守治疗。否认有糖尿病、冠心病、脑梗死等病史。

（三）入院时情况

患者本次入院以来，无发热，咳嗽，咳痰，纳差（鼻饲胃管），腹胀，大便不通，小便如常。

体格检查：体温37℃，心率75次/分，呼吸19次/分，血压119/57mmHg。

指尖血氧饱和度93%，神清，精神差，双肺呼吸音粗，未闻及明显干湿啰音，心律齐，腹膨隆，有腹部压痛，无反跳痛，肝脾肋下未及，双下肢不肿。

（四）入院诊断

1. 西医诊断

（1）新冠病毒感染（普通型）。

（2）慢性支气管炎伴肺气肿。

（3）肺部感染。

（4）非特异性间质性肺炎。

（5）肺结核个人史。

（6）胸腔积液。

（7）高血压3级（极高危）。

（8）肠功能紊乱。

（9）颅内出血个人史。

2. 中医诊断

疫病，湿毒郁肺证。

（五）诊疗经过

5月15日入院当晚，予俯卧位、面罩吸氧（2L/min），禁食，监测血氧饱和度、血压，完善相关检查。

5月16日留置胃管，记24小时出入量，乙酰半胱氨酸、布地奈德雾化吸入化痰，奥美拉唑肠溶胶囊修复胃黏膜，低分子量肝素钙注射液抗凝，头孢克肟、左氧氟沙星抗感染，氨溴索化痰，酪酸梭菌活菌片调节肠道菌群，谷胱甘肽保肝，胸腺肽提高免疫力，人血白蛋白、葡萄糖氯化钠、氯化钾营养支持，留置导尿，胃肠减压，鼻导管吸氧3L/min，告病危。

2022年5月15日辅助检查：①血气分析：酸碱度7.44，氧分压131.0mmHg，血氧饱和度98.5%，总二氧化碳23.8mmol/L。②血常规：白细胞计数6.0×10^9/L，血小板计数270×10^9/L，中性粒细胞计数3.88×10^9/L，淋巴细胞计数1.4×10^9/L，单核细胞计数0.74×10^9/L，血红蛋白108.0g/L，C反应蛋白161.78mg/L，红细胞沉降率88mm/h，降钙素原＜0.05ng/mL。③生化检查：谷丙转氨酶88U/L，谷草转氨酶89U/L，白蛋白29g/L，尿素2.8mmol/L，肌酐72μmol/L，肾小球滤过率85mL/（min×1.73m²）。④凝血功能：国际标准比值1.03，凝血酶原时间11.9秒，D-二聚体1.37mg/mL。⑤细胞因子：白细胞介素-6为88.70pg/mL（2022年5月16日）。B型利钠肽619pg/mL。

2022年5月15日胸部CT（图41-1）：两肺间质变伴散在渗出，左肺上叶斑片结节影，左肺下叶膨胀不全，右侧叶间裂及两侧少量胸腔积液，纵隔淋巴结可疑增大；慢性阻塞性肺疾病，肺气肿，两肺上叶钙化灶；心包少量积液。

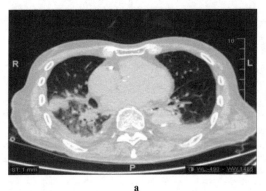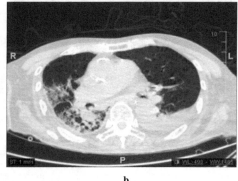

a   b

图 41-1　5 月 15 日胸部 CT

2022 年 5 月 15 日上腹部 CT（图 41-2）：腹部肝左叶密度欠均，腹腔少量积液；腹主动脉及分支血管硬化。

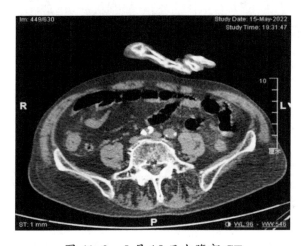

图 41-2　5 月 15 日上腹部 CT

2022 年 5 月 15 日下腹部 CT（图 41-3）：前列腺钙化灶，少量盆腔积液。

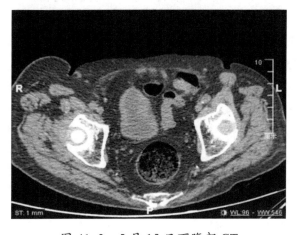

图 41-3　5 月 15 日下腹部 CT

2022 年 5 月 15 日心电图（图 41-4）：①窦性心律。②频发房性早搏（时呈二联律）。

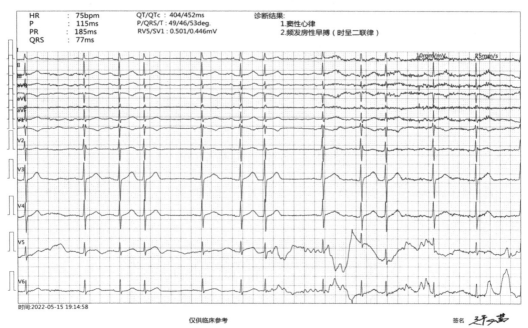

图 41-4　5 月 15 日心电图

1. 西医治疗方案

（1）氧疗过程：2022 年 5 月 15 ～ 18 日：面罩吸氧，鼻导管吸氧。

2022 年 5 月 19 ～ 23 日：高流量吸氧（血氧饱和度下降为 47.6%）。

2022 年 5 月 24 ～ 25 日：气管插管、呼吸机辅助通气（模式：同步间歇指令通气模式，吸入氧浓度 40%，呼气末正压 8cm H_2O）。2022 年 5 月 23 日晚出现神志不清、呼之不应、血氧饱和度进行性下降，与家属沟通后，予持续镇静 + 镇痛治疗，并行气管插管、呼吸机辅助通气。2022 年 5 月 25 日患者停用镇痛、镇静药物，予呼吸锻炼，尝试撤机拔管。

2022 年 5 月 26 日：经鼻高流量吸氧，氧浓度 35%，氧流量 50L/min（患者 5 月 25 日拔除气管插管导管，5 月 26 日呼吸稳定，复查血气氧合指数＞400mmHg，更换为鼻导管吸氧）。

（2）抗病毒治疗：奈玛特韦片 / 利托那韦片（5 月 16 ～ 18 日 150mg，口服，每日 1次；5 月 19 ～ 23 日改为奈玛特韦片 1 粒，口服，每 12 小时 1 次 + 利托那韦片 1 粒，口服，每 12 小时 1 次）。

（3）抗感染：头孢吡肟 2g，静脉滴注，每 12 小时 1 次；左氧氟沙星 0.5g，静脉滴注，每日 1 次；哌拉西林钠他唑巴坦钠 3g，静脉滴注，每 6 小时 1 次。

（4）化痰：氨溴索 30mg，静脉滴注，每日 2 次；乙酰半胱氨酸 0.6g，喷雾吸入，每日 2 次。

（5）雾化抗炎：布地奈德 2mL，喷雾吸入，每日 2 次。

（6）抗凝治疗：低分子量肝素钙注射液 4100IU，皮下注射，每 12 小时 1 次。

（7）提高免疫力：胸腺肽 50mg，皮下注射，每日 1 次。

（8）营养支持治疗：人血白蛋白 10g，静脉滴注，每日 1 次；葡萄糖氯化钠、氯化钾 3g，静脉滴注，每日 1 次。

（9）其他：呋塞米 20mg，泵入，每日 1 次，利尿降低心脏负荷。酪酸梭菌活菌片 40mg，口服，每日 3 次，调节肠道菌群。谷胱甘肽 1.8g，静脉滴注，每日 1 次，保肝。留置导尿，胃肠减压。灌肠（5 月 16 ～ 17 日硫酸镁注射液 7.5g，纳肛，加 90mL 温水灌肠）。左侧持续胸腔闭式引流（5 月 24 ～ 26 日床旁胸片提示气胸）。

2. 中医治疗方案

（1）2022 年 5 月 17 日一诊：患者神志欠清，嗜睡，面色㿠白，口唇色淡，无发热，咳嗽，少痰，色黄，黏稠，腹胀，小便偏黄，灌肠后未解大便。舌未见（伸舌不配合），脉细数。患者腹部如下图（图 41-5）。

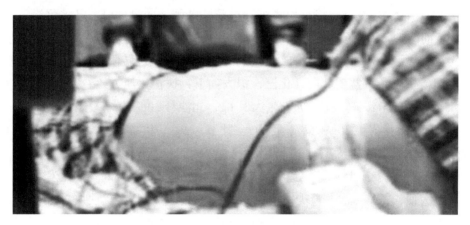

图 41-5 患者一诊时腹部图像

四诊合参，中医辨证考虑湿毒郁肺。肺为娇脏，外邪上受，首先犯肺，肺气为湿毒痰热所困，失于宣发肃降，蕴结胸中则见咳嗽咳痰之证候。患者高龄病久，致气血阴阳俱虚，面色㿠白，口唇色淡；脾阳亏虚，运化无力，腹胀便秘；肺与大肠相表里，腑气不降，肺气不宣。治疗以大补元气、通腑泄热为主，方取四磨汤，拟方如下：四磨汤口服液 10mL×10 支，灌肠后口服。

（2）2022 年 5 月 18 日二诊：患者神志欠清，嗜睡，面色㿠白，口唇色淡，无发热，咳嗽，少痰，色黄，黏稠，小便偏黄，大便一日两次（灌肠后），色黄，呈水样，腹胀缓解，双下肢无浮肿。舌未见（伸舌不配合），脉细数。患者面容如下图（图 41-6）。证属疫毒闭肺，瘀阻脉络，元气不足。治以清热解毒、通腑泄热、活血通络以祛邪，回阳固脱以扶正，拟方如下：参附汤（5 月 18 日专家督导组会诊、处方）：人参 30g，生大黄 25g，地龙 12g，蜈蚣 6g，蒲公英 30g，红藤 30g，制附子 25g，葶苈子 30g，大枣 10 枚。1 剂，水浓煎 100mL 口服。

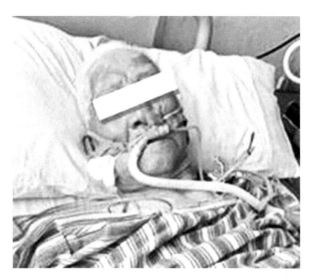

图 41-6　患者二诊时面容

（3）2022年5月20日三诊：患者神志欠清，嗜睡，面色㿠白，口唇色淡，无发热，轻咳，痰较前减少，色淡黄，略黏，小便微黄，大便每日两次（灌肠后），色黄，呈水样，双下肢无浮肿。舌未见（伸舌不配合），脉细数。核酸检测已转阴。证属正气亏虚，湿毒闭肺。治拟清热解毒，益气养阴，化湿，拟方如下：扶正化浊方（专家组会诊、处方）：生黄芪45g，虎杖30g，马鞭草30g，生大黄6g，北沙参30g，黄芩25g，连翘18g，生贯众6g，藿香9g，薏苡仁30g，鬼箭羽30g，肿节风9g，生甘草9g。水煎，每日0.5剂，每剂取汁200mL，水煎口服。

（4）2022年5月26日四诊：患者神志清，面色㿠白，口唇色淡，无发热，无咳嗽、咳痰，自解大便，每日1次，量少，色黄，呈水样伴少量粪渣，无腹胀，双下肢无浮肿。予出院。中医护理：①病情观察：重点观察患者神志、发热汗出、咳嗽咳痰、大小便，以及呼吸运动的频率、节律、深度等情况。②情志护理：移情易性法，通过播放视频及舒缓的音乐，使患者放松心情，舒缓紧张情绪，并耐心向患者解释病情，树立战胜疾病的信心。顺情从欲法，耐心细致地为患者实施各项治疗护理操作，让患者能感受到一种爱与归属感。③辨证施膳：根据患者症状及食物属性给予家属相应的饮食指导。患者肺脾气虚，宜宣肺健脾，指导其饮食定时定量，清淡易消化，富于营养，如牛奶、鸡蛋等；患者便秘，推荐其服用润肠通便类食物：蜂蜜、香蕉、火麻仁等；忌用滋腻之物，以免湿重生痰。④患者出院疾病恢复期间：指导患者家属可选取肺脾胃经穴，如尺泽、足三里、三阴交等进行穴位按摩，每日2～3次，按揉3个周期，达到健脾益肺之功。

（六）疗效评估

1. 体温变化趋势　患者入院经中西医结合治疗后，生命体征平稳，体温未见升高。详见下图（图41-7，实心圆点所在曲线为体温变化曲线）。

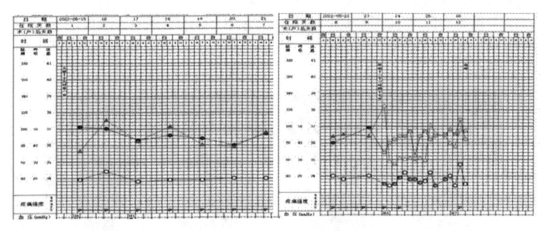

图 41-7　体温变化图

2. 主要症状　本例属于重型患者，病程前期以咳嗽、咳痰、腹胀、大便秘结不畅为主，经过中西医结合治疗后，呼吸道症状明显改善，腹胀消失，大便自如。

3. 检查指标变化　（表 41-1、表 41-2、表 41-3）

表 41-1　主要指标变化

日期	白细胞计数（×10⁹/L）	中性粒细胞计数（×10⁹/L）	淋巴细胞计数（×10⁹/L）	C 反应蛋白（mg/L）	谷丙转氨酶（U/L）	谷草转氨酶（U/L）	白蛋白（g/L）
5 月 15 日	6.0	3.88	1.4	161.78	88	89	29
5 月 19 日	7.7	4.91	1.6	44.58	194	276	39
5 月 25 日	13.0	10.1	1.4	47.95	56	30	37

表 41-2　主要指标变化

日期	白细胞介素 -6（pg/mL）	D- 二聚体（mg/L）	血清淀粉样蛋白 A（mg/L）	脑钠肽（pg/mL）	体温 N 体温（ng/mL）	肌酸激酶（U/L）
5 月 15 日		1.37	290.43	619	0.025	716
5 月 23 日	17.8	1.20	143.47	75	0.028	320
5 月 26 日		0.84	113.83	220	0.028	

表 41-3　CT 值变化

日期	O 基因	N 基因	核酸
5 月 13 日	24.21	20.16	阳性
5 月 16 日	38.41	34.96	阳性
5 月 17 日	26.14	28.04	阳性
5 月 18 日	36.78	35.22	阴性
5 月 19 日	阴性	37.02	阴性

4. 影像学变化　2022 年 5 月 19 日胸部 CT（图 41-8）：两肺间质性改变、多发渗出，右肺下叶为著，符合新冠病毒感染改变；慢性支气管炎，肺气肿，两肺上叶陈旧性结核可能，两侧胸腔少量积液；右侧叶间裂包裹性积液可能。

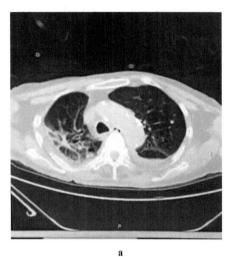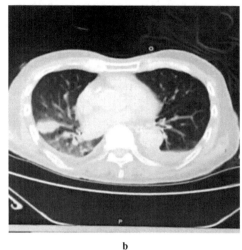

a　　　　　　　　　　　　　　　　b

图 41-8　5 月 19 日胸部 CT

2022 年 5 月 19 日下腹部 CT：右下腹近回盲部肠管排列紊乱。前列腺钙化灶。腰 3 椎体许莫氏结节。膀胱导尿管留置中。

2022 年 5 月 19 日上腹部 CT：肝脏多发囊样灶；胰腺钩突旁脂肪间隙略模糊，前腹壁皮下少许积气。

2022 年 5 月 24 日 0 时 45 分床旁胸片（图 41-9）：肺气肿；右肺散在渗出，右侧少许包裹性胸腔积液；左侧大量气胸，左肺大部不张；两肺上叶陈旧性病灶。

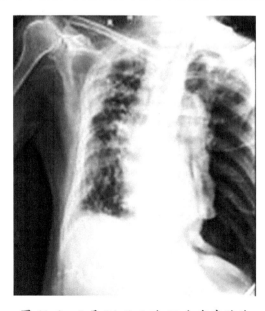

图 41-9　5 月 24 日 0 时 45 分床旁胸片

2022年5月24日11时22分床旁胸片（图41-10）：左侧胸腔引流中，左肺基本复张。肺气肿，两肺散在渗出，两侧少许胸腔积液，右肺为著，较前片（0时45分）稍进展，两肺上叶陈旧性病灶。

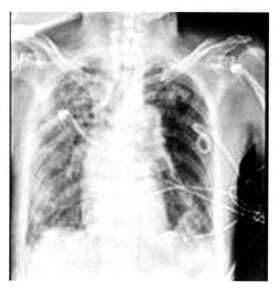

图41-10　5月24日11时22分床旁胸片

2022年5月24日腹部超声：①肝脏实质稍增粗，欠均匀。②非空腹胆囊，胆囊腔显示不清。③胰腺显示欠清，主胰管稍增宽。④脾脏、双肾未见明显异常。⑤双侧输尿管未见扩张；胸腔、腹腔积液探查：未见明显积液。

2022年5月24日心脏超声：①左房稍增大。②轻中度二尖瓣、三尖瓣反流。③轻度主动脉瓣钙化，轻度主动脉瓣反流。④左心室收缩功能未见明显异常。

2022年5月26日床旁超声：双侧无明显胸腔积液及肺不张，心脏探查不清。

（七）出院时情况

患者神清，无发热，无明显咳嗽、咳痰，无气促，无腹胀，未吸氧。心电监护示：血压117/56mmHg，心率90次/分，律齐，指尖血氧饱和度95%。该患者体温正常3天以上，连续两次新冠病毒核酸检测N基因和O呼吸F1ab基因核酸CT值均≥35，按照《新型冠状病毒肺炎诊疗方案（试行第九版）》要求，已达到国家解除隔离标准，可解除隔离管理，2022年5月26日出院。

（八）案例讨论与分析

1. 辨证施治思路　该患者入院时属普通型新冠病毒感染，此时疫毒内传，病情复杂，传变迅速，短时即进展为重型。疫毒之邪经皮毛、口鼻内犯于肺，肺气失宣而上逆，故见咳嗽；肺宣肃失职，津液不布，故酿生痰湿，郁久化热，炼液生痰则痰黄、脉数；疫毒炽盛，热郁胸膈，扰乱心神，加之患者既往心脑血管慢性疾病史，瘀阻经络，故神志欠清、嗜睡；肺与大肠相表里，肺气不降，气机痹阻，腑气不通，故大便秘结，腹部膨隆。总结其病理因素，涉及毒、湿、热、郁、虚、瘀等，病位主要在肺、脾，与心、肝、大肠密切相关。

一诊时，患者无发热，咳嗽咳痰症状轻微，嗜睡，腹部膨隆较明显，大便秘结，灌肠后仍无法排便。西医已予抗病毒、抗感染、氧疗、雾化排痰、抗凝、免疫与营养支持治疗。考虑到患者无发热、谵语、狂乱、面赤气粗等典型热闭证候，虽《温病条辨》指出"脉虚者，人参汤下"，但综合考虑患者的肠道实际情况，不采用安宫牛黄丸；同时，鉴于西医治疗中的当日补液容量限制及遵循"虚不受补"的考量，准备择时使用"参附注射液"。本着"温病下不嫌早"的原则，中医予灌肠后加服四磨汤口服液以降逆行气通腑治疗。方中乌药、沉香味辛走窜，疏通气机；槟榔破气导滞，下气降逆而除胀满；于辛降之中又寓补气之法，以人参益气扶正，祛邪而不伤正。

二诊时，患者新冠病毒核酸检测仍未转阴，血常规示中性粒细胞百分比、C反应蛋白仍升高，肺部CT示两肺仍存在多发渗出，故仍存在肺部感染。西医继续予抗病毒、抗感染、氧疗、雾化排痰、抗凝、免疫与营养支持治疗。此时患者腹胀缓解，灌肠后大便可一日两次，无发热，仍有咳嗽，少量黄痰，神志仍欠清，嗜睡。中医考虑疫毒闭肺，瘀阻脉络，元气不足，属本虚标实之证，以阳虚为主，治宜清热解毒、通腑泄热、活血通络以祛邪，回阳固脱以扶正。方用锦红汤合参附汤加味。锦红汤主要由大黄、红藤、蒲公英组成，其中大黄、红藤入血分，蒲公英入气分，为顾氏外科奠基人顾伯华教授在"六腑以通为用"理论指导下，以复方大黄牡丹汤为基础化裁而来，具有清热解毒、行气通腑、活血消肿的功效。临床上锦红汤在多种感染性疾病的治疗中具有确切疗效，相关研究显示其能显著减少或替代抗生素的使用。患者高龄，既往有多种慢性疾病史，现神志欠清、嗜睡、面色㿠白、口唇色淡，脉细，为元阳亏虚之象。参附汤具有回阳、益气、固脱的功效，且现代研究显示，参附汤能通过抗炎、抗氧化、抗病毒、抗凋亡、增强免疫、改善能量代谢等方面，保护心、肺等靶器官，起到防治新冠病毒感染的作用。故锦红汤合参附汤加味，在改善患者症状的同时，亦为西医抗病毒、抗感染治疗提供辅助，以缩短患者核酸转阴的时间。

三诊时，患者在服用上方后元阳恢复，新冠病毒核酸转阴，感染指标较前下降，呼吸道症状减轻，排便规律，腹胀缓解。治疗以清热解毒、益气养阴、化湿为主，方用经验方扶正化浊方。在巩固当前治疗效果的同时，清理余热，养正搜邪，以免炉灰复炽，防止患者新冠病毒核酸复阳。

四诊时，患者神志清，无发热，无咳嗽、咳痰等呼吸道症状，可自主排大便，排便规律，腹胀消失。连续两天新冠病毒核酸检测呈阴性，符合解除隔离与出院标准，予以出院。

2. 用药分析　这是一例中西医结合治疗的普通型迅速转变为重型新冠病毒感染患者，

西医治疗以抗病毒、抗感染、氧疗、雾化排痰、抗凝、免疫与营养支持为主，中医在疾病发展不同阶段治疗有所侧重。在初诊时"温病下不嫌早"，降逆行气通腑，以改善患者腹胀明显、大便秘结症状为主；二诊时患者腹胀及大便好转，则抓住肺部感染这一主要矛盾，用锦红汤合参附汤加味以清热解毒，通腑泄热，活血通络以祛邪，同时回阳益气固脱以扶正；三诊时患者新冠病毒核酸已经转阴，治疗以祛除余邪、防止复阳为主。中西医结合治疗使患者入院后腹胀便秘尽快好转，精神转佳，呼吸道症状改善，感染指标下降，影像学表现好转，缩短了新冠病毒核酸转阴的时间。

3. 得失点 本案是一则中医药及时干预的成功案例，患者入院前新冠病毒核酸阳性伴呼吸道症状已有 10 天，入院后先以降气通腑为主，待腹胀便秘症状改善后，则尽快予以清热解毒、通腑泄热、活血通络治疗，同时注意顾护正气，使疫毒之邪得以尽快祛除，而正气得固。治疗过程中无不良反应。

以下几点尤其值得注意。其一，患者高龄，加上患者已患病十天有余，正气愈发受损，邪热更甚，当属本虚标实，因此中医药在治疗过程中，始终以扶正祛邪为治疗原则。体弱正虚的患者使用诸如安宫牛黄丸类寒凉之剂，还须综合考量，切不可胶柱鼓瑟。初诊用四磨饮，二诊用参附汤、黄龙汤出入，以求扶正达邪，邪去正安。

其二，本病的病位在肺，肺为华盖，主宣肃，与大肠相表里，邪热犯肺，病初肺失宣发，病久则表现为肺失肃降。因此在治疗过程中，除在扶正祛邪的总治疗原则上，肃降肺气尤为重要。二诊中加入葶苈大枣泻肺汤，并重用葶苈子肃降肺气，是治疗取得效果的关键之一。

其三，肺与大肠相表里，肺的肃降功能可以通过大肠的排泄，洁净腑而达成。清代医家徐灵胎曾谓："凡外感之邪，久必归阳明。"新冠病毒从外入侵，也当属外邪的一种，侵入人体后，必犯在阳明位，故而通腑排便以祛除病毒，也是本例取得治疗效果的关键之一。

（上海交通大学医学院附属第九人民医院姜娜、李琰、毛艳整理）

四十二、新冠病毒感染重型伴脑梗死、糖尿病案

（一）一般资料

曹某，男，69岁，救治医院：上海市普陀区利群医院，住院号：Z25×××8。

入院时间：2022年4月19日；出院时间：2020年5月13日；住院天数：25天。

（二）入院前情况

主诉"新冠病毒核酸阳性6天，胸闷气促1天"入院。2022年4月13日单采核酸检测结果异常，自服连花清瘟颗粒，4月14日新冠病毒核酸检测阳性。入院当天咳嗽少痰，胸闷气促，乏力，无发热。

既往史：有高血压病史20年，平时用药控制中症状稳定。有脑梗死病史，留有左侧肢体活动不利。有血糖偏高史4年，未正规治疗。否认其他内科疾病史及药物食物过敏史。

（三）入院时情况

患者本次入院咳嗽少痰，胸闷气促，乏力，无发热，精神略差，纳差，睡眠欠安，大便每日2～3次，小便如常，体力无明显下降，体重未见明显下降。

体格检查：体温37℃，心率96次/分，呼吸25次/分，血压140/80mmHg。神志清楚，精神萎靡，无嗜睡。颈软，口唇无发绀，咽部无充血，双侧扁桃体无明显肿大，无脓性分泌物。双侧呼吸运动对称，无胸膜摩擦感，无皮下捻发感，两肺呼吸音粗，可闻及干湿啰音。腹软，全腹无压痛反跳痛，肝脾肋下未及，肠鸣音正常存在，双下肢无浮肿。四肢活动自如。

（四）入院诊断

1. 西医诊断

（1）新冠病毒感染（重型）。

（2）高血压1级（中危组）。

（3）脑梗死后遗症。

（4）2型糖尿病。

2. 中医诊断

疫病，疫毒闭肺证，兼有寒湿证。

（五）诊疗经过

入院当天指脉血氧饱和度87%，查胸部CT：两肺散在炎症。予高流量吸氧（40L/min，氧浓度50%），加用头孢曲松钠抗感染，盐酸氨溴索注射液化痰，甲强龙抗炎平喘。4月23日转入ICU进一步治疗，于俯卧位、高流量吸氧（氧流量50L/min，氧浓度60%），血氧饱和度可达94%～96%，加用血必净化瘀解毒，低分子量肝素钙注射液抗凝，脂溶性维生素注射液（Ⅱ）、肠内营养乳剂营养支持。

辅助检查：2022年4月19日血常规检验报告：白细胞计数$9.45×10^9$/L，中性粒细胞百分比85.20%，淋巴细胞百分比10.70%，中性粒细胞计数$8.05×10^9$/L↑，淋巴细胞计数$1.01×10^9$/L，红细胞计数$4.93×10^{12}$/L，血红蛋白测定141g/L，血小板计数$392×10^9$/L，C反应蛋白112.7mg/L，血清淀粉样蛋白测定＞500.00mg/L。生化检验报告：钾测定3.0mmol/L，钠测定134.4mmol/L，氯测定95.0mmol/L，二氧化碳35mmol/L。生化检验报告：血糖测定8.07mmol/L，尿素氮5.4mmol/L，肌酐85μmol/L，尿酸236μmol/L。

2022年4月19日胸部CT（图42-1）：两肺炎性病变，请结合临床随访。

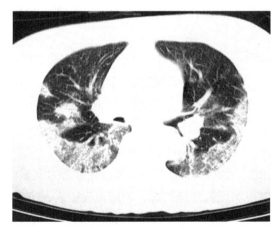 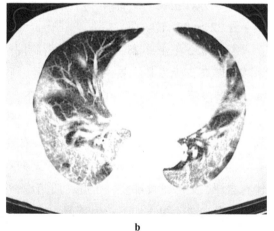

a   b

图 42-1   4月19日胸部CT

1. 西医治疗方案

（1）氧疗过程：2022年4月19日开始高流量吸氧支持。

（2）抗炎治疗：甲强龙40mg，每日1次，连用5日。

（3）抗感染治疗：头孢曲松钠1g，每日1次，连用5日。

（4）抗凝治疗：低分子量肝素钙注射液6000U，每日1次，连用3日。

（5）营养支持：脂溶性维生素 10mL，每日 1 次；肠内营养乳剂 1000mL，分次鼻饲；氯化钾 10mL，每日 1 次。

（6）其他：静脉滴注氨溴索 30mg，每日 2 次；谷胱甘肽 1.2g，每日 1 次；异甘草酸镁注射液 40mL，每日 1 次；双环醇 50mg，每日 3 次，口服；奥美拉唑肠溶胶囊 20mg，每日 1 次，口服。

2. 中医治疗方案

（1）2022 年 4 月 19 日一诊：患者无发热，胸闷气促，咳嗽少痰，乏力，大便次数多，不成形，舌质暗红，苔白腻，脉滑。患者舌象见附录彩色图图 42-2。四诊合参，中医辨证考虑疫毒闭肺兼有寒湿夹瘀。寒湿疫邪侵袭卫表，其临床表现为乏力、咳嗽咳痰、胸部憋闷感，舌暗红，苔白腻，脉滑。治疗以解表散寒、祛湿化浊为主，方取九味羌活汤加减，拟方如下：炒苍术 15g，陈皮 12g，厚朴 9g，藿香 9g，草果 6g，生麻黄 6g，羌活 9g，川芎 9g，生姜 6g，槟榔 9g。3 剂（2022 年 4 月 19～21 日）。水浓煎，取汁 200mL，早晚各 100mL 服用。针灸治疗方案：大椎，肺俞，太溪，列缺。针刺平补平泻，留针 30 分钟，每日 1 次。

（2）2022 年 4 月 22 日二诊：患者仍有胸闷气促，困重乏力，脘痞纳差，无发热，大便正常，舌质暗红，苔白腻。寒湿疫邪直击中焦，脾主运化而升清，胃主受纳而降浊，脾阳损伤，升降纳运失司，故见脘腹痞满，疲倦食少，治拟温中理气祛湿。方拟九味羌活汤合理中汤加减：炒苍术 15g，陈皮 12g，厚朴 9g，藿香 9g，草果 6g，生麻黄 6g，羌活 9g，川芎 9g，生姜 6g，细辛 6g，制半夏 9g，人参 6g，生白术 15g，甘草 6g。6 剂（2022 年 4 月 22～27 日）。

（3）2022 年 4 月 28 日三诊：患者胸闷气促减轻，气短，乏力，偶有脘闷，大便通畅，无咳嗽咳痰，无发热，胃纳好转，舌胖，质暗红薄白腻苔。证属肺脾气虚。治以补益脾肺，健脾渗湿。方取参苓白术散加减如下：制半夏 9g，陈皮 12g，人参 12g，炙黄芪 30g，炒白术 12g，茯苓 15g，砂仁 6g（后下），薏苡仁 30g，怀山药 15g，桔梗 6g，甘草 6g。6 剂（2022 年 4 月 28 日～5 月 3 日）。水浓煎，取汁 200mL，早晚各 100mL 服用。

（4）2022 年 5 月 4 日四诊：患者无胸闷气促，无发热，无咳嗽咳痰，气短乏力明显，伴有自汗，纳可，夜寐安，舌胖，质暗红，薄白苔。证属肺脾气虚。治拟益气固表，方取玉屏风散加减，拟方如下：生黄芪 45g，炒白术 12g，防风 9g，煅龙骨 30g（先煎），煅牡蛎 30g（先煎），茯苓 15g，陈皮 12g，桃仁 9g，川芎 9g，甘草 6g。8 剂（2022 年 5 月 5～12 日）。水浓煎，取汁 200mL，早晚各 100mL 服用。

（六）疗效评估

1. 体温变化趋势　患者入院经中西医结合治疗后，生命体征平稳，体温未见升高。详见下图（图 42-3，实心圆点所在曲线为体温变化）。

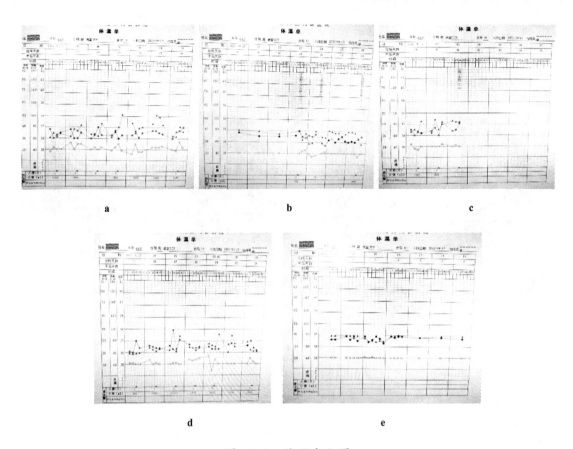

图 42-3　体温变化图

2. 主要症状　患者属于重型，病程期间以胸闷气促为主要症状，经过中西医结合治疗后，患者呼吸道症状明显改善。

3. 生化检查变化　（表 42-1、表 42-2）

表 42-1　主要生化指标变化

日期	白细胞计数（$\times 10^9$/L）	中性粒细胞计数（$\times 10^9$/L）	淋巴细胞计数（$\times 10^9$/L）	超敏 C 反应蛋白（mg/L）	D- 二聚体（μg/mL）
4 月 19 日	9.45	8.05	1.01	112.77	0.4
4 月 24 日	9.98	9.13	0.51	55.3	0.49
4 月 30 日	8.37	6.32	1.14	21.23	0.94
5 月 8 日	6.24	3.91	1.36	35.6	0.62

表 42-2　核酸 CT 值的变化

项目	4 月 19 日	4 月 24 日	4 月 27 日	4 月 29 日	5 月 9 日
N 基因	25	28	37	36	100
ORF1ab 基因	28	31	37	100	100

4. 胸部影像学变化 （图 42-4）

2022 年 5 月 11 日胸部 CT：两肺感染，较前片部分感染性病变吸收。

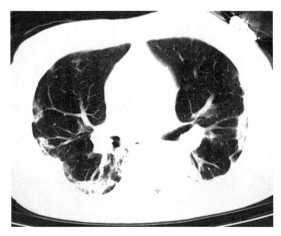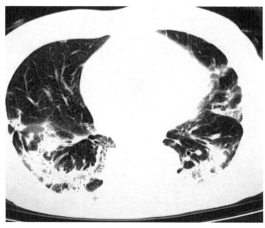

a　　　　　　　　　　　　　　b

图 42-4　5 月 11 日胸部 CT

（七）出院时情况

患者神志清，精神可，略感乏力，无咳嗽咳痰，无胸闷气促，无腹痛腹泻，胃纳可，二便正常。胸部影像学显示炎症明显吸收，连续 5 次咽拭子阴性，2022 年 5 月 13 日出院。

（八）案例讨论与分析

1. 辨证施治思路　肺居于人体的至高之位，位高近君，恰似宰辅之首，具有抵御外邪入侵的功能。然则肺又为娇脏，易感受邪气，宣发肃降失常而致机体发病。该患者因寒湿疫毒起病，病程初期主要出现寒湿束表等证。寒湿外侵肌表，卫阳被遏，肺主气属卫，肺气宣降失司，故呈现出一派上焦肺气郁闭的征象。

二诊时寒湿疫毒直入中焦脾土，困脾伤阳，清阳不升，湿浊之气上蒙，则表现为头身困重，胸闷不饥，脘腹痞满，苔白厚腻，以理中汤益气健脾，补中助阳。与此同时，应祛湿与理气并举，方中可配伍陈皮、厚朴等理气之品。

三诊时患者核酸 CT 值＞ 35，症状好转，并没有完全消失，此为湿毒未尽，肺脾气虚，若一味补益，避实就虚，则余邪不去，致使闭门留寇；若避虚就实，仅关注湿毒之邪未尽而忽略肺脾亏损，则气津难复，导致病程延长。因此，往往需要清补并行，内外宣通，虚实同治，使湿疫毒邪不致久羁，真气缓缓内生。故治疗上紧紧围绕受邪的肺脾二脏开展，治以补益肺脾、健脾渗湿为主，用参苓白术散组方平补平泻。

四诊时患者病情好转，伴有自汗，以肺脾气虚为主，久病肺虚络瘀，治疗以补虚化瘀通络为主，予以玉屏风散为主，加用川芎、桃仁等活血抗纤维化药物。

2. 用药分析　这是一例中西医结合治疗的重型新冠病毒感染患者，西医着重增强免疫、抗病毒、抗炎、抗凝、营养支持等，中医主要抓住病机变化为寒、湿、疫毒三种致病因素合而为病。寒湿疫毒与燥邪相搏，闭阻肺气，导致其宣降失常。治以解表散寒，祛湿化浊，温中理气，健脾渗湿。中西医结合治疗使患者呼吸道症状改善，病原核酸转阴出院。

3. 得失点　本案是一则中医药及时干预的成功案例，患者入院前1周有呼吸道症状，自服连花清瘟颗粒，但与患者寒湿阻肺的治疗方案相违。入院第一时间予解表散寒，祛湿化浊，因势利导，寒邪得以快速祛除，治疗过程中无不良反应。

（上海市普陀区利群医院熊艳文整理）

四十三、新冠病毒感染重型伴高血压重症案

（一）一般资料

黄某，男，83岁，救治医院：上海市闵行区中西医结合医院，住院号：1×39×2。入院时间：2022年4月10日；出院时间：2022年5月20日；住院天数：41日。

（二）入院前情况

主诉"咳嗽1周"入院。2022年4月3日患者出现咳嗽，咳少量黄痰，4月7日核酸筛查结果异常，无发热，无鼻塞流涕，无咽痛，无胸闷、心悸、胸痛，无气喘，无恶心、呕吐，今至我院，拟"新冠病毒感染"收入院。

既往史：疫苗接种情况：未接种。患者有糖尿病病史30年，目前口服二甲双胍0.25g，每日3次，血糖控制尚平稳；有高血压病史30年，血压最高达180/100mmHg，平时服用缬沙坦80mg，每日1次。有多次脑梗死病史，遗留有右侧肢体偏瘫、血管性痴呆，现有记忆力减退、反应迟钝；有心律失常（房性早搏）病史20年，平时服用倍他乐克11.875mg，每日1次；有前列腺增生病史。

（三）入院时情况

自发病以来，患者饮食不佳，睡眠欠佳，二便尚可，近期体重无明显变化。体格检查：体温36.6℃，心率88次/分，呼吸19次/分，血压130/85mmHg，血氧饱和度99%（未吸氧）。神清，精神软弱，痴呆状，伸舌居中，颈软，两肺呼吸音粗，两肺未闻及明显干湿啰音。心率88次/分，律齐，各瓣膜听诊区未闻及病理性杂音，左侧肢体肌力Ⅴ级，右上肢肌力Ⅳ级，右下肢肌力Ⅳ级，肌张力正常，双下肢不肿，病理征未引出。

（四）入院诊断

1.西医诊断

（1）新冠病毒感染（普通型）。

（2）高血压3级（极高危组）。

（3）2型糖尿病。

（4）脑梗死后遗症，血管性痴呆。

（5）慢性胃炎。

（6）前列腺增生。

2. 中医诊断

疫病，湿毒郁肺证。

（五）诊疗经过

入院后予以内科一级护理，忌糖普食，心电监测，测血压、心率、指脉氧监测，血糖监测，俯卧位通气。

1. 西医治疗方案

（1）氧疗过程：5月8～13日鼻导管吸氧3L/min，5月13～20日鼻导管吸氧3～5L/min。

（2）抗病毒治疗：奈玛特韦片。

（3）抗感染治疗：头孢呋辛片口服0.25g，每日2次。

（4）免疫治疗：胸腺法新注射液1.6mg，每周2次。

（5）抗凝：低分子量肝素钙注射液4000IU，每日1次。

（6）营养支持：复方氨基酸注射液200mL，每日1次。脂肪乳注射液250mL，每日1次。肠内营养混悬液500mL，每日2次。

（7）其他：缬沙坦80mg，每日1次，控制血压；二甲双胍0.25g，每日3次，控制血糖；硫酸氢氯吡格雷片75mg，每日1次，抗血小板；阿托伐他汀钙片20mg，每晚1次，降脂稳斑；雷贝拉唑20mg，每日1次，制酸、保护胃黏膜；非那雄胺5mg，每日1次，抗前列腺增生；倍他乐克缓释片11.875mg，每日1次，控制心率、抗心律失常；氯化钾缓释片1g，纠正低钾等。

4月16日患者仍有咳嗽、咳黄痰，无畏寒、发热，将抗生素升级为头孢唑肟钠注射液2g，每日2次，静脉滴注抗感染。

4月19日患者咳嗽较前好转，呼吸频率下降，结合血常规、C反应蛋白结果，提示感染控制，继续当前治疗。

4月26日患者仍有咳嗽、咳痰，痰量较前减少，余无特殊。加用人血白蛋白注射液10g，隔日1次，静脉滴注；余治疗继续。

5月1日复查胸部CT：两肺炎症复查，与前片（4月15日）比较，病灶大部分吸收。继续当前治疗。

5月8日患者出现纳差，进食少，稍有咳嗽，痰黏不易咳出，无发热。查体：体温36.3℃，指脉血氧饱和度99%（鼻导管3L/min），血压117/62mmHg，呼吸20次/分，神清，部分对答，精神软弱，呼吸平稳，无贫血貌，两肺未闻及啰音，心率106次/分，心律齐，腹部（−），双下肢无浮肿。肌力同前，病理征未引出。胸部CT：两肺下叶炎症，患者肺部炎症较前明显加重，予以修改诊断：新冠病毒感染（重型），结合患者肝肾功能，予以加用奈玛特韦片口服，同时将抗生素更改为注射用头孢哌酮钠舒巴坦钠注射液1.5g，每日2次，静脉滴注继续抗感染治疗。

5月11日患者咳嗽、咳痰同前，精神萎靡，进食差，考虑患者营养差，加用肠内营养乳剂500mL，每日1次，支持治疗。

5月13日患者仍精神萎靡，伴咳嗽，痰液黏稠不易咳出，色黄，肺部CT提示：①两肺炎症，较前片（2022年5月8日）进展。②左侧胸腔少量积液。附见胆囊结石。患者肺部感染较前进展，予以调整抗生素为盐酸莫西沙星氯化钠注射液250mL，每日1次，静脉滴注；哌拉西林钠他唑巴坦钠4.5g，每8小时1次，静脉滴注，以覆盖革兰阴性菌、革兰阳性菌、不定型致病菌。同时予以调整胸腺法新1.6mg，隔日1次，增强免疫力。

5月17日患者精神软弱，进食少，时有咳嗽、咳痰，一般状况尚可。查体：体温36.7℃，指脉血氧饱和度97%（鼻导管5L/min），血压101/62mmHg，神清，可对答，精神软弱，呼吸平稳，无贫血貌，两肺未闻及啰音，心率78次/分，心律齐，腹部无压痛。双下肢不肿。经专家查房探讨，结合患者症状、体征、新冠病毒核酸CT值、影像学检查结果，考虑患者肺部感染结核待排，完善痰涂片、痰真菌培养等相关检查，建议肺科医院进一步检查明确诊断，患者进食量少，加用脂肪乳250mL，每日1次，静脉滴注营养支持。

5月20日患者咳嗽咳痰好转，精神饮食可，无发热、畏寒，查体：神清，气平，精神软弱，口唇无发绀，胸廓对称，两肺呼吸音清，两肺闻及少许湿啰音，心率82次/分，律齐，各瓣膜听诊区未闻及病理性杂音。腹平软，无压痛，双下肢不肿；患者新冠病毒核酸检测结果连续两次大于35，予以解除隔离，建议前往肺科医院进一步诊治。

2. 中医治疗方案

（1）2022年4月11日一诊：患者咳嗽，咳痰，痰少，色黄，伴全身肌肉酸痛，无发热，无咽痛，患者纳不佳，夜眠欠安，二便调，舌质淡，苔黄腻（见附录彩色图图43-1），脉滑。四诊合参，属中医学"疫病"范畴，证属湿毒郁肺，治疗以清热宣肺，化湿解毒，以宣肺败毒方加减，拟方如下：炙麻黄6g，炒苦杏仁15g，生石膏15g（先煎），薏苡仁30g，炒苍术10g，藿香10g，开金锁30g，虎杖20g，马鞭草30g，芦根30g，葶苈子15g（先煎），陈皮10g，生甘草10g。5剂（2022年4月11～15日）。水煎，每剂取汁400mL，早晚各200mL口服。

（2）2022年4月15日二诊：患者咳嗽，咳痰，痰少，色黄白相间，全身肌肉酸痛缓解，纳谷不馨，夜眠安，大便干，舌质暗红，苔薄微黄，脉滑数。四诊合参，属中医学"疫病"范畴，证属湿毒郁肺，郁久化热，治以清热宣肺，化湿解毒，以宣肺败毒方加清热化痰，拟方如下：炙麻黄6g，炒苦杏仁15g，生石膏30g（先煎），薏苡仁30g，炒苍术10g，藿香10g，开金锁30g，虎杖20g，马鞭草30g，芦根30g，葶苈子15g（包煎），陈皮10g，生甘草10g，生大黄3g（后下），浙贝母10g。5剂（2022年4月16～20日）。水煎，每剂取汁400mL，早晚各200mL口服。

（3）2022年4月20日三诊：患者偶有咳嗽，无痰，纳可，夜眠不安，大小便正常，舌质暗，苔薄，脉滑。四诊合参，属中医学"疫病"范畴，证属湿毒郁肺，治以清热宣肺，化湿解毒，以宣肺败毒方加减，考虑患者舌质久暗，加用活血化瘀之丹参、赤芍，拟方如下：炙麻黄6g，炒苦杏仁15g，丹参15g，薏苡仁30g，炒苍术10g，赤芍15g，西洋参30g，虎杖20g，马鞭草30g，芦根30g，陈皮10g，生甘草10g，白茯苓15g，茯神15g。5剂（2022年4月21～25日）。水煎，每剂取汁400mL，早晚各200mL口服。

（4）2022年4月25日四诊：患者咳嗽，咳痰，泡沫状痰，伴有气短，乏力，纳少，夜眠稍安，大便溏薄，舌质淡，苔薄，脉细。四诊合参，属肺脾气虚之证，治以健脾补肺，以参苓白术散加减，拟方如下：人参10g，炒白术15g，白茯苓15g，薏苡仁30g，炒白扁豆30g，山药15g，莲子肉10g，砂仁3g（后下），马鞭草30g，芦根30g，姜半夏15g，陈皮10g，生甘草10g，大枣10g，炙黄芪15g，茯神15g。5剂（2022年4月26～30日）。水煎，每剂取汁400mL，早晚各200mL口服。

（5）2022年4月30日五诊：患者咳嗽，痰少，气短乏力改善，纳差，夜眠安，二便调，舌质淡，苔薄，脉细。症状明显好转，效不更方，如下：人参10g，炒白术15g，白茯苓15g，薏苡仁30g，炒白扁豆30g，山药15g，莲子肉10g，砂仁3g（后下），马鞭草30g，芦根30g，姜半夏15g，陈皮10g，生甘草10g，大枣10g，炙黄芪15g，茯神15g。5剂（2022年5月1～5日）。水煎，每剂取汁400mL，早晚各200mL口服。

（6）2022年5月5日六诊：患者5月3日体温值已近35℃，今日无咳嗽，稍有气短，口干，乏力，纳差，夜眠安，大小便正常，舌淡，苔薄，脉细。四诊合参，属疫病之恢复期，气阴两虚证，治以恢复期之益气养阴方，拟方如下：西洋参10g，南沙参15g，北沙参15g，五味子6g，生石膏15g（先煎），麦冬15g，淡竹叶10g，桑叶10g，马鞭草30g，芦根30g，丹参15g，虎杖20g，生甘草6g。5剂（2022年5月6～10日）。水煎，每剂取汁400mL，早晚各200mL口服。

（7）2022年5月8日七诊：患者5月7日夜被巡回护士发现被盖脱落，外受风邪，无发热，今查房：精神萎靡，干咳少痰，身微热，纳差，进食少，大便溏，舌质淡红，苔稍白腻，脉濡细。四诊合参，属于暑邪夹湿袭肺证，治以化湿宣肺，以藿朴夏苓汤合达原饮加减，拟方如下：生麻黄6g，苦杏仁15g，白豆蔻3g（后下），藿香10g，炒苍术10g，厚朴10g，姜半夏10g，白茯苓15g，泽泻15g，羌活6g，淡豆豉15g，陈皮10g，生甘草6g，槟榔10g，黄芩10g，草果3g。3剂（2022年5月8～10日）。水煎，每剂取汁400mL，早晚各200mL口服。

（8）2022年5月10日八诊：患者精神差，干咳，身已不热，胃纳仍差，进食少，大便稍溏，舌质淡红，苔微白腻，脉濡细。参合四诊，属于暑邪夹湿袭肺证，治以化湿宣肺，诸症稍减，继以藿朴夏苓汤进行调整，拟方如下：生麻黄3g，炒苦杏仁10g，白豆蔻3g（后下），藿香10g，炒苍术10g，厚朴10g，姜半夏10g，白茯苓15g，泽泻15g，羌活6g，淡豆豉15g，陈皮10g，生甘草6g，槟榔10g，西洋参10g。5剂（2022年5月11～15日）。水煎，每剂取汁400mL，早晚各200mL口服。

（9）2022年5月15日九诊：患者精神可，无咳嗽，纳一般，夜眠安，二便尚调，舌尖红，少苔，脉细。证属疫病恢复期之气阴两虚证，治以益气养阴，以生脉饮加味，拟方如下：西洋参10g，南沙参15g，北沙参15g，五味子6g，炙黄芪15g，麦冬15g，淡竹叶10g，桑叶10g，马鞭草30g，芦根30g，人参10g，陈皮10g，生甘草6g。5剂（2022年5月16～20日）。水煎，每剂取汁400mL，早晚各200mL口服。

（10）2022年5月20日十诊：患者精神好，无咳嗽，纳可，夜眠安，二便尚调，舌质淡红，少苔，脉细。证属疫病恢复期之气阴两虚证，治以益气养阴，以生脉饮加味，拟方如下：西洋参10g，南沙参15g，北沙参15g，五味子6g，炙黄芪15g，麦冬15g，淡竹叶10g，生甘草6g，芦根30g，人参10g，陈皮10g。7剂（2022年5月21～26日）。水煎，每剂取汁400mL，早晚各200mL口服。

（六）疗效评估

1. 体温变化趋势　患者入院经中西医结合治疗后，生命体征平稳，体温未见升高。

2. 主要症状　患者属于普通型，病程前期以咳嗽咳痰等症状为主，经过中西医结合治疗后好转，5月8日患者病情变化，经专家组会诊诊断为新冠病毒感染重症，即予中西医结合等治疗后，患者症状明显改善，于5月20日符合标准解除隔离。

3. 生化检查变化　（表43-1～表43-2）

表43-1　主要生化指标变化

日期	白细胞计数（×10⁹/L）	中性粒细胞比例（%）	淋巴细胞计数（×10⁹/L）	超敏C反应蛋白（mg/L）	D-二聚体（μg/mL）	钾（mmol/L）	钠（mmol/L）	氯（mmol/L）	白蛋白（g/L）
4月11日	7.6	65.2	1.5	97.55	2.17	3.1	139	102	/
4月16日	10.1	83.7	0.9	142.9	0.78	3.1	141	98	34
4月19日	8.4	80.1	1.0	50.77	1.12	/	/	/	/
4月26日	11.4	75.3	1.6	23.18	/	4.4	137	98	31
5月3日	8.4	72.3	1.6	35.4	/	/	/	/	/
5月8日	7.8	64.6	1.8	45.42	/	3.2	140	100	28
5月16日	8.7	76.1	1.3	8.80	/	3.8	140	101	36
5月19日	10.9	75.3	1.5	16.48	/	3.9	144	102	36

表 43-2 住院期间核酸 CT 值

日期	O 呼吸 F1ab 基因	N 基因
4 月 11 日	21.36	22.31
4 月 17 日	23.41	24.64
5 月 1 日	33.26	33.34
5 月 9 日	27.59	27.86
5 月 12 日	32.38	31.87
5 月 17 日	29.08	29.40
5 月 18 日	35.33	35.03
5 月 19 日	37.18	35.57

4. 胸部影像学变化（图 43-2～图 43-6）

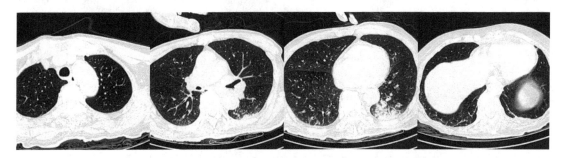

图 43-2 4 月 15 日胸部 CT

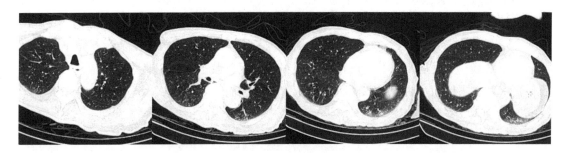

图 43-3 5 月 1 日胸部 CT

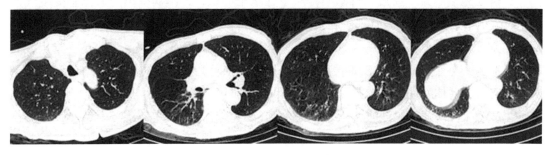

图 43-4 5 月 8 日胸部 CT

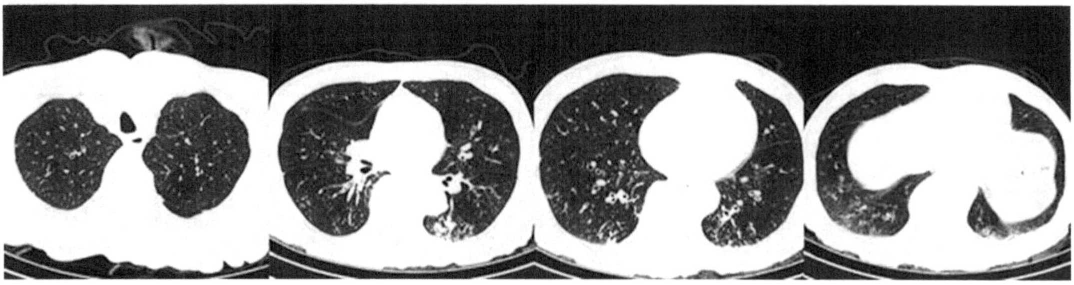

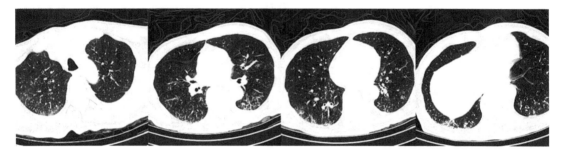

图 43-5　5 月 16 日胸部 CT

图 43-6　5 月 19 日胸部 CT

（七）出院时情况

患者无咳嗽咳痰，查体：体温 36.6℃，心率 81 次 / 分，呼吸 20 次 / 分，血压 120/70mmHg，血氧饱和度 99%，舌质淡红，少苔，脉细。神清，气平，精神可，对答切题，查体合作，伸舌居中，咽红充血，胸廓对称，两肺呼吸音清，两肺未闻及干湿啰音，心界叩诊无扩大，心率 81 次 / 分，律齐，各瓣膜听诊区未闻及病理性杂音。腹平软，无压痛、反跳痛，肝脾肋下未及，肝肾区无叩击痛，双下肢不肿，左侧肌力正常，右侧上肢肌力Ⅳ级，右下肢肌力Ⅲ级，双侧肌张力正常，病理征（-）。

（八）案例讨论与分析

1.辨证施治思路　新冠病毒感染，从中医学角度认识，本病病因为人体感受疫气致病，《诸病源候论》曰："人感乖戾之气而生病，则病气转相染易，乃至灭门，延至外人。"病因有别于普通的六淫，不从风、寒、暑、湿、燥、火病性而论治。《温疫论》指出"邪由口鼻而入，鼻通于肺"，故疫毒侵袭人体，肺系受损首当其冲，初见咳嗽、咳痰、咽干、鼻塞、乏力、肢体酸痛等症，邪气入体，正邪交争阶段可见发热、汗出、乏力等症，若病势入里，或生湿酿痰，湿毒郁肺，见胸闷憋闷，痰鸣喘促；或邪郁化热，伏燥搏结，灼伤津液，成津亏血燥之象；或邪气壅阻，子病及母，脾土受累，枢机不利，邪伏膜原；甚则邪气逆传，内陷心包，成内闭外脱之危象。可见新冠病毒感染病因为感受疫疠之气，病位在肺，累及脾、大肠，延及心、肾。病理因素为毒、湿、寒、热、燥、瘀、虚等，具有传播迅速、早期症状多变，且其他见症繁杂，可受体质、宿疾、气候等因素影响疾病转归预后。

此患者一诊时处于疾病初发期，症见咳嗽咳痰，伴有全身肌肉酸痛，纳差，无发热，无咽痛，舌质淡，苔黄腻，脉滑。中医辨证湿毒郁肺证，予宣肺败毒方清热宣肺，化湿解毒，望透邪而出。二诊时，患者痰黄白相间，便干，苔薄微黄，脉滑数，考虑湿毒阻肺，入里郁而化热所致，治以化湿解毒为主，加以清宣泄热，故加倍使用生石膏，加用生大黄以通腑泄热，加入开金锁、浙贝母清热化痰。三诊时，患者便通，湿热已解，舌质转暗，考虑病久夹瘀，辅以丹参、赤芍活血化瘀。四诊患者出现气短、便溏、脉细等症，考虑疫毒之邪稽留，已伤及正气，肺脾气虚，无力托毒外出，故先以参苓白术散补益脾肺之气。五诊时，患者诸症好转，正气渐复，效不更方。六诊时，患者核酸 CT 值已经接近单阴，给予恢复期之益气养阴方善后。后因夜间复受风邪，患者出现精神萎靡，干咳少痰，身微热，纳差，进食少，大便溏，舌质淡红，苔稍白腻，脉濡细。此身微热，乃邪气复聚，吴又可指出："里证下后，脉不浮洪，烦渴减，身热退，三五日后复发热者，亦无伤食劳役，乃余邪尚有隐伏，因而复发，此必然之理。"考虑时值立夏后，如《素问·热论》云："先夏至日者为病温，后夏至日者为病暑。"立夏之后，气候炎热，热蒸湿动，使空气中湿度增加，故暑邪为病，常兼夹湿邪以侵犯人体。考虑该患者新感暑湿之邪，内有余邪未尽，故以藿朴夏苓汤畅外解表化湿，达原饮以内开达膜原，避秽化浊。八诊身热已退，原方减少生麻黄、炒苦杏仁用量，加用西洋参益气养阴，顾护阴液。九诊、十诊患者诸症好转，以生脉饮加味益气养阴，调理善后。

2. 用药分析　这是一例中西医结合治疗的重型新冠病毒感染患者，西医着重增强免疫、抗病毒、抗炎、营养支持等。中医方面，疾病早期疫毒之邪留于肺卫肌肉腠理之间，以生麻黄、炒苦杏仁、生石膏之品发汗宣肺，并取叶天士温热夹湿之治法："夹湿加芦根、滑石之流，或透风于热外，或渗湿于热下，不与热相搏，势必孤矣。"故合芦根、薏苡仁、炒苍术之药渗湿于下，佐虎杖、大黄、马鞭草清热解毒之品，加强排毒之功。病程之中，患者虽现好转之象，但出现伤津之势，叶天士云："救阴不在血，而在津与汗。"王孟英言："救阴须用充液之药，以血非易生之物，而汗需津液以化也。"故选用西洋参、南沙参、北沙参、麦冬之甘寒之品，增液存阴，加人参、黄芪、白茯苓、炒白术等益气健脾，时刻顾护正气。疾病的后期，患者受夏夜暑湿之邪，病情反复，邪气再复，吴又可言："槟榔能消能磨，除伏邪，为疏利之药，又除岭南瘴气；厚朴破戾气所结；草果辛烈气雄，除伏邪盘踞；三味协力，直达其巢穴，使邪气溃败，速离膜原。"配合藿香、白豆蔻等芳香化湿之流，畅达膜原，健脾化湿。在西医治疗的基础上，结合中医辨证论治，随证变化遣方用药，最终使患者邪去病安，核酸转阴出院。

3. 得失点　本案是一则中医药及时干预的长程患者核酸转阴案例。患者高龄，入院前 1 周已经有咳嗽咳痰，合并多种慢性疾病，营养状态较差，入院后针对病情及时予中西医结合治疗，多靶点、多途径手段干预，但新冠病毒感染病情变化迅速，且易受体质、宿疾、气候等因素影响；患者5月7日核酸单阴后因半夜受邪而再度出现病情变化，经院内专家组会诊，确诊为新冠病毒感染重型患者，继续加强营养支持，强化抗生素，细化一人一策中医药治疗方案后，最终邪去正安，患者得以解除隔离。该病案为老年男性患者，合并基础疾病重症，宜及早抗病毒药物干预，以防发展成为新冠病毒感染重型；同时应加强老年患者的看护及护理，避免因受外界因素干扰而出现病情反复。

（上海市闵行区中西医结合医院吴定中、朱珀、董彦整理）

四十四、新冠病毒感染普通型伴 2 型糖尿病性高渗性高糖状态昏迷案

（一）一般资料

潘某，女，86 岁，救治医院：上海市闵行区中西医结合医院，住院号：14××39。

入院时间：2022 年 5 月 4 日；出院时间：2022 年 5 月 13 日；住院天数：10 日。

（二）入院前情况

主诉"新冠病毒核酸筛查异常 1 天伴昏迷 2 小时"入院。家属代诉，患者于 2022 年 5 月 3 日在养老机构行新冠病毒核酸筛查时结果异常，5 月 3 日夜间出现发热，最高体温 39.0℃，伴意识不清，肢体抽搐，二便失禁，无咳嗽、咳痰，无恶心、呕吐，无咯血，无腹泻、黑便，5 月 4 日凌晨至我院就诊。

既往史：新冠疫苗接种史：无。有高血压病史 30 余年，最高血压 180/110mmHg，平素规律服用缬沙坦 80mg，每日 1 次，控制血压；2 型糖尿病 22 年，口服二甲双胍缓释片 0.5g，每日 2 次，血糖控制情况不详。有冠心病病史 20 年，规律服用倍他乐克 23.75mg，每日 1 次；阿司匹林 100mg，每日 1 次；阿托伐他汀钙片 20mg，每日 1 次。

（三）入院时情况

体格检查：体温 39.2℃，心率 135 次 / 分，呼吸 20 次 / 分，血压 150/82mmHg，指脉血氧饱和度 90%（鼻导管吸氧 3L/min）。昏迷状态，查体不合作。口唇无发绀。颈静脉无怒张，肝颈静脉反流征（－）。两肺呼吸音粗，两肺底可及少许湿啰音，未闻及哮鸣音。心率 120 ~ 190 次 / 分，心律绝对不齐。各瓣膜听诊区未闻及病理性杂音。全腹平软，肝脾肋下未及，移动性浊音（－），双下肢无水肿。舌诊不配合，脉微细数。中枢神经系统：双瞳孔等大等圆，对光反射迟钝，压眶刺激双侧面肌有收缩，疼痛刺激四肢可有活动，颈软无抵抗，克氏征（－），双侧巴氏征（－）。

（四）入院诊断

1. 西医诊断

（1）新冠病毒感染（普通型）。

（2）2 型糖尿病性高渗性高糖状态昏迷。

（3）吸入性肺炎。

（4）冠状动脉粥样硬化性心脏病，心律失常，阵发性心房颤动。

（5）高血压 3 级（极高危）。

2. 中医诊断

疫病，内闭外脱证。

（五）诊疗经过

1. 辅助检查　患者入院后予以心电监护、监测血氧饱和度、吸氧、吸痰、留置鼻饲、导尿管；鼻饲肠内营养乳剂，一般物理降温，深静脉置管。①头颅 CT：双侧基底节区腔隙性梗死灶。②胸部 CT：两肺下叶少许坠积性炎症。③血气分析：酸碱度 7.480，血氧饱和度 91.0%，总二氧化碳 19.5mmol/L，二氧化碳分压 28.0mmHg，氧分压 57.0mmHg，剩余碱 –4.5mmol/L。④血常规：白细胞计数 $18.5×10^9$/L，红细胞计数 $5.46×10^{12}$/L，血红蛋白 144g/L，血小板 $123×10^9$/L，淋巴细胞计数 $1.9×10^9$/L，中性粒细胞比例 79.9%，C 反应蛋白 27.71mg/L。⑤生化检查：谷丙转氨酶 24U/L，尿素氮 7.3mmol/L，血糖 38.9mmol/L，肌酐 126μmol/L，尿酸 534μmol/L，钾 4.0mmol/L，钠 160mmol/L，氯 123mmol/L，谷草转氨酶 62U/L，肌酸磷酸激酶 350U/L，总蛋白 53g/L，白蛋白 35g/L，总胆固醇 2.76mmol/L，钙 2.08mmol/L，糖化血红蛋白 12.5%。⑥凝血检查：凝血酶原时间 15.3 秒，纤维蛋白原 2.29g/L，D– 二聚体 1.94mg/L，国际标准化比值 1.310。⑦心肌标记物：肌红蛋白 571.40ng/mL，超敏肌钙蛋白体温 0.065ng/mL，CK 同工酶 2.41ng/mL，N 端 B 型钠尿肽前体 425.90pg/mL。⑧尿液分析：尿比重 1.040，尿白细胞（–），亚硝酸盐（–），尿隐血 2+，尿蛋白 2+，尿糖 4+，酸碱度 5.5，白细胞 9.10 个 /μL，红细胞 24.60 个 /μL。⑨心电图：心房颤动，心室率 179 次 / 分，间歇性完全性右束支传导阻滞，ST–T 改变。

2. 西医治疗方案

（1）氧疗过程：入院后予以心电监护、监测血氧饱和度（血气分析血氧饱和度 91.0%）、吸氧、吸痰，2022 年 5 月 4 ～ 8 日鼻导管吸氧 3L/min；5 月 9 ～ 10 日面罩吸氧（5 ～ 7L/min）；5 月 11 ～ 13 日鼻导管吸氧 3L/min。

（2）抗病毒治疗：予奈玛特韦片 / 利托那韦片。

（3）抗感染治疗：头孢曲松钠 2.0g，静脉滴注，每日 1 次。

（4）抗凝治疗：达肝素钠注射液 5000U 皮下注射，每日 1 次。

（5）免疫治疗：胸腺法新 1.6mg，每周 2 次。

（6）营养支持：人血白蛋白 10g 隔日 1 次，肠内营养乳剂 500mL 每日 1 次。

（7）其他：氯吡格雷 75mg，每日 1 次；阿托伐他汀钙片 20mg，每日 1 次；倍他乐克 25mg，每日 2 次；呋塞米注射液 20mg，每日 1 次；螺内酯 20mg，每日 2 次；甘精胰岛素 16U，每日 1 次；门冬胰岛素 8U、8U、6U，泮托拉唑注射液 40mg，每日 1 次；氯化钾注射液等。

5 月 4 日患者高糖、高钠，血有效渗透压 366.9mOsm/L，考虑患者为 2 型糖尿病性高渗性高糖状态昏迷，予鼻饲、补液、降糖治疗，监测血钾、尿量、肝肾功能等。结合血常规和肺部 CT 考虑肺部炎症，予头孢曲松钠 2.0g，每日 1 次抗感染，予醒脑静 20mL 每日 1 次，静脉滴注醒神开窍，安宫牛黄丸 1 粒温开水化后胃管注入。

5 月 5 日患者目前昏迷状态，复查血糖 19.9mmol/L，钾 4.2mmol/L，钠 153mmol/L，氯 115mmol/L，血气分析：酸碱度 7.410，血氧饱和度 94.0%。继续予补液、鼻饲、降糖治疗，安宫牛黄丸 1 粒温开水化后胃管注入。

5 月 6 日患者意识好转，目前嗜睡状态，发热，生命体征平稳。复查头颅 CT：右侧颞顶叶软化灶，两侧基底节区及左侧丘脑腔隙性梗死灶，脑白质疏松，老年脑；肺部 CT：两肺炎症，右肺下叶炎症较前明显增多。生化检查示：血糖 18.8mmol/L，钾 4.5mmol/L，钠 145mmol/L，氯 108mmol/L；血常规：白细胞计数 13.2×10^9/L，淋巴细胞计数 1.2×10^9/L，中性粒细胞比例 72.7%，C 反应蛋白 41.12mg/L。患者血糖时有波动，控制在 15 ～ 20mol/L，调整降糖方案，继续降糖、维持内环境稳态治疗。结合体温及胸部影像学表现，考虑患者新冠病毒感染加重，已予白蛋白 10g，静脉滴注，营养支持，胸腺法新 1.6mg 隔日 1 次，提高抵抗力。

5 月 8 日患者嗜睡，时有咳嗽，无发热，生命体征尚平稳，生化检查：血糖 13.1mmol/L；B 型钠尿肽前体 820.40pg/mL。患者心室率、血压尚平稳，目前血糖控制尚可。

5 月 11 日患者神志转清，倦怠乏力、口干、干咳，舌红少苔，脉虚无力，予生脉注射液 30mL 每日 1 次，静脉滴注。

5 月 13 日患者体温 36.2℃，心率 77 次 / 分，呼吸 18 次 / 分，血压 130/80mmHg，指脉血氧饱和度 98%（鼻导管吸氧 3L/min）。神志清，精神可，两肺呼吸音粗，未闻及明显干湿啰音，未闻及哮鸣音。心率 77 次 / 分，律齐，各瓣膜听诊区未闻及病理性杂音。腹平软，肝脾肋下未及，双下肢不肿。连续两日核酸检测结果阴性，心电图：窦性心律，ST-T 改变，肺部 CT 结果较前好转，生化指标尚可，予解除隔离，转回养老院。

3. 中医治疗方案

（1）2022 年 5 月 4 日一诊：患者入院前高热伴昏迷，抽搐，二便失禁，肢冷汗出，血氧饱和度下降，舌诊不配合，脉微细数。四诊合参，中医辨证属疫病，疫毒入里，内闭外脱证。予中药人参粉 15g，每日 2 次；安宫牛黄丸 1 粒温开水化后胃管注入；醒脑静静脉滴注；旨在大补元气，辟秽解毒化浊，醒神开窍。

（2）2022 年 5 月 5 日二诊：患者昏迷，高热，无抽搐，二便失禁。舌诊不配合，脉微数。四诊合参，中医辨证属疫病，疫毒入里，内闭外脱证。继续一诊治疗方案。

（3）2022年5月6日三诊：患者嗜睡，面红发热，时有气促，偶有咳嗽、咳痰，痰黄量少，不易咳出，小便少，无大便。舌诊不配合，脉滑数，证属疫毒闭肺证，予化湿败毒方加减，方拟如下：生石膏15g（先煎），生麻黄6g，杏仁9g，厚朴10g，草果6g，藿香10g，槟榔10g，西洋参15g，赤芍9g，制半夏9g，开金锁30g，葶苈子15g（包煎）。3剂（2022年5月6～8日）。水煎，取汁400mL，早晚各200mL鼻饲。

（4）2022年5月8日四诊：患者嗜睡，无发热，无气促，咳嗽好转，痰不易咳出，胸闷，小便可，大便偏溏。舌诊不配合，脉濡细。证属寒湿阻肺，予宣肺化毒方加减，方拟如下：苍术15g，陈皮10g，厚朴10g，藿香10g，草果6g，羌活10g，槟榔10g，杏仁15g，生姜9g，生麻黄6g，开金锁30g，葶苈子15g（包煎）。3剂（2022年5月8～11日）。水煎，取汁400mL，早晚各200mL鼻饲。

（5）2022年5月11日五诊：患者神志好转，偶有干咳，倦怠乏力，气短，口干喜饮，舌红少苔（见附录彩色图图44-1），脉虚无力。中医辨证属疫毒邪气入里后，气津两伤证。予竹叶石膏汤加减，生脉散静脉滴注，拟方如下：人参10g，生石膏15g（先煎），麦冬15g，南沙参、北沙参各10g，竹叶15g，五味子6g，西洋参15g，炒白术10g，炙黄芪15g，连翘10g，金银花30g，生甘草10g。3剂（2022年5月11～13日）。水煎，取汁400mL，早晚各200mL鼻饲。

（6）2022年5月13日六诊：患者病情好转，新冠病毒感染痊愈，予解除隔离。有乏力，气短，口干喜饮，舌红少苔，脉细。以益气养阴方善后，如下：人参10g，西洋参30g，五味子6g，炙黄芪15g，芦根30g，南沙参、北沙参各15g，麦冬15g，丹参15g，炙甘草6g，炒白术15g，白茯苓15g。7剂（2022年5月14～20日）。水煎，取汁400mL，早晚各200mL鼻饲。

（六）疗效评估

1.胸部影像学变化　5月4日胸部CT（图44-2）：两肺下叶少许坠积性炎症。5月6日胸部CT（图44-3）：两肺炎症，右肺下叶炎症较5月4日明显增多，合并病毒性肺炎可能。5月11日胸部CT（图44-4）：两肺炎症，右肺下叶炎症较5月6日有所吸收。

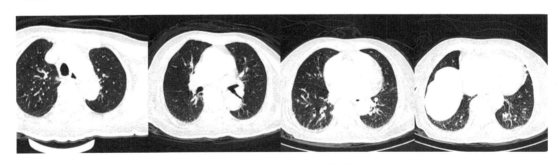

图44-2　5月4日胸部CT

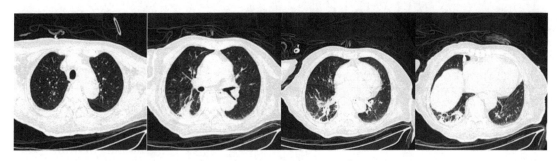

图 44-3　5 月 6 日胸部 CT

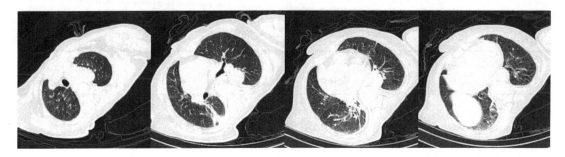

图 44-4　5 月 11 日胸部 CT

2. 头颅 CT 变化 （图 44-5）

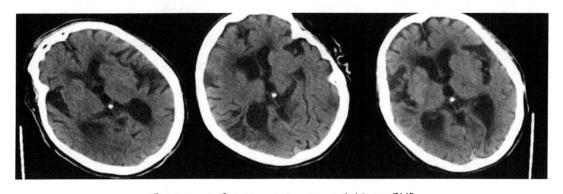

图 44-5　5 月 4 日、6 日、11 日头颅 CT 影像

　　3. 主要症状　患者入院前昏迷，入院后考虑为 2 型糖尿病性高渗性高糖状态昏迷，病程前期主要以高热、昏迷、肢体厥冷、脉微等内闭外脱证为主，病程中患者新冠病毒感染病情进展迅速，经过中西医结合治疗后，神志转清，呼吸道症状明显改善，解除隔离。

　　4. 生化检查变化　（表 44-1 ～表 44-2）

表 44-1 主要生化指标变化

日期	白细胞计数（×10⁹/L）	中性粒细胞比例	淋巴细胞计数（×10⁹/L）	C 反应蛋白（mg/L）	D- 二聚体（μg/mL）	钾（mmol/L）	钠（mmol/L）	氯（mmol/L）	白蛋白（g/L）
5月4日	18.5	79.9	1.9	27.71	1.94	4.0	160	123	35
5月6日	13.2	72.7	1.2	41.12	1.28	4.5	145	108	33
5月8日	9.4	68.4	1.1	37.37	0.73	3.8	142	107	/
5月11日	7.8	67.1	1.0	4.47	0.45	3.7	139	103	30

表 44-2 核酸 CT 值变化

项目	5月4日	5月7日	5月9日	5月11日	5月12日	5月13日
ORF1ab 基因	26	23	29	33	36	38
N 基因	25	22	28	32	35	37

（七）出院时情况

患者神志较前好转，无胸闷气促，无明显咳嗽咳痰，无发热，两肺呼吸音粗，未闻及明显干湿啰音，未闻及哮鸣音。心率 85 次 / 分，律齐，各瓣膜听诊区未闻及病理性杂音。腹平软，肝脾肋下未及，双下肢不肿。生化指标可，胸部影像提示炎症较前有所吸收。5月 12 日、5 月 13 日连续两天核酸检测达到解除隔离标准。

（八）案例讨论与分析

1. 辨证施治思路 本案是新冠病毒感染普通型基础疾病危重案例。中医学认为，新冠病毒感染是人体感受疫气致病，《温疫论》指出"邪由口鼻而入，鼻通于肺"，故疫毒侵袭人体，肺脏先受邪扰。而该病例患者因其高龄，素体亏虚，且有糖尿病基础，肺、脾、肾多脏器受损，消渴日久，易成津液亏耗、燥热偏盛之象，亦使血行不畅，血脉瘀阻，逐渐可成痰瘀阻络、阴阳两虚等证。有此病理基础，患者受邪后，疫毒湿邪夹痰夹瘀，一则内陷脏腑，二则上袭清窍，脑脉闭阻，成内闭外脱之危象。症见高热、抽搐、神昏、脉微等象。此期法当用急，猛药攻之，择安宫牛黄丸、醒脑静清热解毒，避秽化浊，开窍醒神。其后，患者本多脏腑受损，疫毒入里后易出现亡阴、亡阳之危象，择独参汤、生脉散益气生津，温阳固本，有效扼住病情向脱证转变的可能。待病情稳定，再予宣肺败毒方等芳香化湿、清热燥湿之品祛湿疫之邪外出，合活血化瘀、清肺化痰、益气健脾、养阴生津之法渐清病灶，而患者体弱，疾病多且重，治疗需徐徐图之。

2. 用药分析 本案是一则中西医结合治疗危重型的新冠病毒感染合并2型糖尿病性高渗性高糖状态昏迷的案例。西医主要通过改善通气状况、降糖、纠正内环境紊乱、抗病毒、抗炎、增强免疫、营养支持等治疗。

该案属于中医学"闭证"。一诊时，患者高热伴昏迷入院，伴抽搐，二便失禁，肢冷汗出，脉微细数。四诊合参，中医辨证属疫毒入里，内闭外脱证。凡闭证必有邪阻，一旦成闭，多急且重，法当用急。故急用安宫牛黄丸清热解毒，避秽化浊，开窍醒神。安宫牛黄丸出自《温病条辨》，用于热病、邪入心包、高热惊厥、神昏谵语等症。《灵枢·邪客》云："诸邪之在于心者，皆在于心之包络。"该方中牛黄为主药，犀角、黄连、朱砂、珍珠、麝香、雄黄等皆具有清心解毒、豁痰开窍之功，故取"安宫"之名。另外，高龄患者需注意元气的维护，疫病最易伤津耗气，配合独参汤、生脉散益气扶正，温阳固脱。采用攻伐并举的治疗方法。

二诊时，患者高热伴昏迷，但无抽搐，脉微数。症见好转，继续前方治疗。

三诊时，患者发热，咳嗽咳痰，《温疫论》曰："邪毒渐张，内侵于腑，外淫于经。"邪气攻入肺腑，症见面红发热，时有气促，咳嗽、咳痰，痰黄量少，不易咳出，小便少，大便难。舌诊不配合，脉滑数，此时病机考虑邪气入里，疫毒闭肺所致。治以化湿解毒为主，予化湿败毒方加减。

四诊时，患者无气促，无发热，咳嗽好转，神志减轻，考虑湿毒郁肺程度有所减轻，在前方基础上调整处方为宣肺化毒方，继续祛湿排毒。

五诊时，患者倦怠乏力，气短，口干，心悸，汗多，干咳少痰。舌红，苔少，脉虚无力。此时患者邪毒之气已得到控制，但余邪未清，邪伤气分，症见乏力、口干、干咳、午后低热等，中医辨证属气津两伤证。故选方竹叶石膏汤加减，并生脉散静脉滴注益气养阴。《伤寒论》云："伤寒解后，虚羸少气，气逆欲吐，竹叶石膏汤主之。"竹叶、生石膏清解余热，人参、生甘草益气生津，麦冬、沙参滋养肺胃，佐连翘、金银花清热解毒，炙黄芪、炒白术健脾益气，丹参活血化瘀，共助邪外出。

六诊时，患者已达解除隔离标准，带回益气养阴方调理善后。

3. 得失点 本案是一则中医药及时干预闭证抢救成功的案例，患者高龄，有多种基础疾病病史，平素素体已有痰瘀、气阴亏虚等病理基础，感染疫毒时邪后，多种病理因素致病，疾病进展迅速，且病情危重，死亡率高。入院后急予安宫牛黄丸等猛药重锤病邪，防止由闭证向脱证转变。在灵活运用中医辨病辨证结合西医学治疗后，最终患者病情稳定，解除隔离。然而，此案虽救治及时，避免病情的进一步恶化，但后期的相关治疗及护理仍需重点关注。本案提示，高龄、合并多种基础疾病的患者，其新冠病毒感染救治需兼顾多方面的病理因素，同时返回养老院后的生活护理也不容忽视。

（上海市闵行区中西医结合医院吴定中、朱珀、罗婕萌整理）

四十五、新冠病毒感染危重型伴血管免疫母细胞性 T 细胞淋巴瘤化疗中、呼吸衰竭案

（一）一般资料

宋某，男，66 岁，住院号：51×××9。

入院时间：2022 年 4 月 18 日；出院时间：2022 年 5 月 12 日；住院天数：25 日。

（二）入院前情况

主诉"发热、干咳、肌痛 3 天，核酸筛查异常 2 天"入院。2022 年 4 月 16 日，患者无明显诱因出现发热、干咳、肌痛，不伴咳痰，无头晕，无头痛，无咽痛，无鼻塞流涕等不适。赴上海市东方医院行核酸筛查单采异常被隔离管控。为进一步诊治，2022 年 4 月 18 日由"120"转运来我院。

患者既往有血管免疫母细胞性 T 细胞淋巴瘤（Ⅳ 期 B 组）病史，于上海市东方医院行规律化疗，本次入院前因"复发发热伴皮疹"于上海市东方医院明确诊断为"血管免疫母细胞性 T 细胞淋巴瘤（Ⅳ 期 B 组）"。于 2022 年 3 月 3 日及 2022 年 3 月 25 日两次行"CHOP 方案"化疗，效果不明显，其间合并带状疱疹及肺部感染。4 月 9 日出现颜面、颈部、胸部皮肤明显红肿，颈部淋巴结肿大，当时给予地塞米松、反应停、利奈唑胺、美罗培南、氟康唑、卡泊芬净等治疗。出院时上海市东方医院建议"沙利度胺联合地塞米松 10mg，静脉滴注，控制淋巴瘤"；有高血压病史 10 余年，最高血压达 160/90mmHg，平素口服坎地沙坦酯片每日 1 次，尼莫地平片每日 2 次，自诉血压控制可；冠心病病史 6 年余；有前列腺炎、慢性胃炎病史。

（三）入院时情况

患者本次发病以来，发热、干咳、肌痛，神志清，精神差，饮食欠佳，睡眠一般，大便不畅。体重未见明显减轻。体格检查：体温 38.2℃，心率 76 次 / 分，呼吸 18 次 / 分，血压 168/98mmHg，血氧饱和度 98%，神志清楚，精神略差，颜面及颈部大片皮疹及浮肿。颈软，口唇无发绀，咽部无充血，双侧扁桃体无明显肿大，无脓性分泌物。双肺听诊未行，

心律齐，腹软，全腹无压痛反跳痛，肝脾肋下未及，肠鸣音正常存在，双下肢无浮肿。四肢活动自如。辅助检查：2022年4月18日检查，血常规：白细胞计数 23.07×10^9/L，中性粒细胞计数 12.53×10^9/L，超敏C反应蛋白 184.7mg/L，淋巴细胞计数 9.05×10^9/L，红细胞计数 3.51×10^{12}/L，血红蛋白 115g/L，降钙素原 0.12ng/mL。肝肾功能、电解质：白蛋白 27.5g/L，钾 3.16mmol/L，钠 133mmol/L，余尚可。

（四）入院诊断

1. 西医诊断

（1）新冠病毒感染（普通型）合并细菌性肺炎可能。

（2）血管免疫母细胞性T细胞淋巴瘤（Ⅳ期B组）。

（3）高血压2级（中危）。

（4）冠状动脉粥样硬化性心脏病。

（5）前列腺炎。

（6）慢性胃炎。

2. 中医诊断

疫病，疫毒闭肺证。

（五）诊疗经过

4月18日入院当天见发热（38.2℃）、干咳、肌痛，精神略差，颜面及颈部大片皮疹及浮肿，纳差，睡眠一般，大便不畅。肺部无法听诊。考虑患者既往血管免疫母细胞性T细胞淋巴瘤，予维持既往基础疾病治疗的同时，嘱卧床休息，加强支持治疗，保证充分能量和营养摄入，注意水、电解质平衡，维持内环境稳定。

患者入院后反复发热，4月21日最高体温 39.7℃。

4月23日患者胸部常规CT平扫提示：①两肺间质改变，两肺多发感染，纵隔多发淋巴结肿大，请结合临床及治疗后复查。②轻度肺气肿，右肺上叶尖段及后段实性小结节灶，请随访。③主动脉壁钙化。

4月24日患者出现电解质代谢紊乱，钠 118mmol/L，结合肺部CT检查，修正诊断：新冠病毒感染（危重型），补充诊断：电解质紊乱（低钠血症）。转入重症医学科继续治疗。转入后，患者反复发热，体温波动于 38.0～39.4℃，仍有干咳、肌痛症状，气促明显，纳眠欠佳，端坐位。患者反复发热，不排除与原发疾病相关，予高流量吸氧、抗病毒治疗（奈玛特韦片/利托那韦片）；抗感染治疗；纠正电解质紊乱，加用低分子量肝素钙注射液，预防深静脉血栓治疗。

4月28日，患者端坐位呼吸急促、费力，痰白量多，患者血氧饱和度无明显改善，血氧饱和度最低85%，呼吸急促。考虑患者高流量吸氧效果不佳，行气管插管抢救，并行超声引导下腋静脉穿刺置管术。并经督导组建议，暂停淋巴瘤治疗方案，监测皮质醇水平，使用恢复期血浆、免疫球蛋白等治疗方案，抗生素升级为注射用头孢哌酮钠舒巴坦钠抗感染治疗。根据患者目前情况，更正和补充诊断：①新冠病毒感染（危重型）合并细菌性肺炎。②呼吸衰竭。③电解质紊乱（低钠血症）。④血管免疫母细胞性 T 细胞淋巴瘤（Ⅳ期 B 组）。⑤高血压 2 级（中危）。⑥冠状动脉粥样硬化性心脏病。⑦前列腺炎。⑧慢性胃炎。中医诊断：疫病，疫毒闭肺证。

5 月 3 日患者复查胸部 CT 提示：较 4 月 23 日吸收。经前期积极治疗，患者血氧饱和度逐渐改善，生命体征平稳正常，5 月 6 日 13 时 15 分顺利拔除气管插管。

5 月 10 日患者连续两次间隔超过 24 小时核酸阴性，符合解除隔离标准，予解除隔离。

5 月 12 日顺利出院。

1. 西医治疗方案

（1）氧疗过程：2022 年 4 月 18 日经鼻吸氧，4 月 23 日高流量吸氧中（吸入氧浓度48%），4 月 28 日气管插管辅助通气，5 月 6 日拔除气管插管，经鼻吸氧。

（2）抗病毒治疗：2022 年 4 月 24 日开始口服奈玛特韦片 / 利托那韦片 300mg/100mg，每日 1 次，连服 5 天。

（3）抗感染治疗：头孢他啶改为头孢哌酮钠舒巴坦钠 3g，每 8 小时 1 次，静脉滴注。

（4）免疫治疗：共输注新冠病毒感染免疫球蛋白 20g，康复者恢复期血浆 800mL。

（5）抗凝治疗：低分子肝素钠注射液抗凝，根据凝血调整剂量。

（6）抗肿瘤治疗：沙利度胺联合地塞米松 10mg，静脉滴注（4 月 28 日停用）。

（7）其他：化痰，补充氨基酸、维生素、白蛋白，降压、维持电解质平衡等对症处理；鼻饲：肠内营养混悬液 500mL，每日 1 次。

2. 中医治疗方案

（1）2022 年 4 月 29 日一诊：患者反复发热，最高体温 39.9℃，痰白黏量多，神志不清，颜面及颈部大片皮疹，面浮肢肿，双足皮肤破溃。气管插管辅助通气，鼻饲饮食中，大便不畅。舌红，苔黄腻，脉弦滑数。查体：刻下体温 39.9℃，心电监护示：血压 172/102mmHg，心率 103 次 / 分，呼吸 19 次 / 分。颜面及颈部大片皮疹及浮肿，双足皮肤破溃、浮肿，心律齐，因疫情原因无法肺部听诊。腹平软，肌力查体不配合，肌张力正常，四肢肢端浮肿。中医辨证分析：患者此次疫毒之邪外感，肺先受之，热毒内蕴，故见发热，热毒蕴肺，肺气失宣，故可见病起时和病进时咳嗽胸闷，倚息难卧；肺与大肠相表里，肺气失宣，故见大便不畅；肺其华在毛，肺脏受损，毛皮失养，故见颜面皮疹；久病不复，耗伤脾气，脾失健运，脾为后天之本，生痰之源，痰湿内生，故见痰白量多；加之患者素有痼疾，病久及肾，肾主水失司，肺脾肾三脏相干而病，水道不通，水湿停滞，故见肢肿。中医辨证：疫病，疫毒闭肺证，一诊拟泄热化痰，肺肠同治，方拟宣白承气汤合麻杏石甘汤加减：葶苈子 60g，全瓜蒌 60g，生石膏 60g（先煎），杏仁 10g，生大黄 6g（后下），生麻黄 10g，桑白皮 30g，马鞭草 30g，虎杖 15g，生黄芪60g，麦冬 30g。3 剂（2022 年 4 月 29 日～5 月 1 日）。水煎，每剂取汁 200mL，早晚各

100mL 鼻饲管分次注入。

（2）2022 年 5 月 2 日二诊：患者发热仍在，最高体温较前降低，腑气已通，痰量稍减，肢肿改善，舌淡，腐腻苔，脉弦滑。核酸 CT 值仍低于 30。中医证属痰热蕴肺，正虚邪留，治拟清热化浊，益气解毒。在上方的基础上，生黄芪改为 90g，加人参 30g，苍术 30g，以增强益气解毒化浊之功，处方如下：葶苈子 60g，全瓜蒌 60g，生石膏 60g（先煎），杏仁 10g，生大黄 6g（后下），生麻黄 10g，桑白皮 30g，马鞭草 30g，虎杖 15g，生黄芪 90g，麦冬 30g，人参 30g，苍术 30g。5 剂（2022 年 5 月 2～6 日）。水煎，每剂取汁 200mL，早晚各 100mL 鼻饲管分次注入。

（3）2022 年 5 月 7 日三诊：患者气管插管拔除后，痰量减少，仍有发热，峰值较前下降，颜面及颈部皮疹明显改善，肢肿明显减轻。苔薄白稍腻（见附录彩色图图 45-1），脉弦滑。查体：体温 38.3℃，血压 138/58mmHg，血氧饱和度 95%～97%，神志清，呼吸平稳，20 次/分，鼻饲饮食中，心律齐，腹平软，肌力可，肌张力正常。效不更方，续予 4 月 29 日方：葶苈子 60g，全瓜蒌 60g，生石膏 60g（先煎），杏仁 10g，生大黄 6g（后下），生麻黄 10g，桑白皮 30g，马鞭草 30g，虎杖 15g，生黄芪 60g，麦冬 30g。3 剂（2022 年 5 月 6～8 日）。水煎，每剂取汁 200mL，早晚各 100mL 鼻饲管分次注入。

（六）疗效评估

1. 每日最高体温变化趋势　（图 45-2）

2. 主要症状　体征患者入院时发热、干咳、肌痛，颜面颈部皮疹脱屑，纳眠欠佳，随着病情的变化，患者出现胸满憋闷，喘促倚息，痰白量多，神昏肢肿。经治疗，患者入院及病程中出现的症状消失，唯发热症状未解，考虑与基础疾病相关。

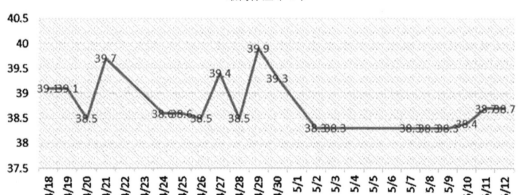

图 45-2　患者住院期间每日最高体温变化趋势

3. 新冠病毒核酸 CT 值变化情况 （表 45-1）

表 45-1 核酸 CT 值变化

日期	新冠病毒 ORF1a 基因 CT 值	新冠病毒 N 基因 CT 值
4 月 22 日	+	+
4 月 25 日	13.05	12.08
5 月 3 日	27.22	24.41
5 月 8 日	30.15	30.26
5 月 9 日	NoCt	NoCt
5 月 10 日	NoCt	NoCt

4. 生化检查变化 （表 45-2～表 45-4）

表 45-2 主要生化指标变化

日期	白细胞计数（×10^9/L）	中性粒细胞百分比（%）	淋巴细胞计数（×10^9/L）	超敏C反应蛋白（mg/L）	降钙素原（mg/L）	白细胞介素-6（pg/mL）	D-二聚体（μg/mL）
正常范围	3.5～9.5	54.4	9.05	0～10	<0.5	0～20	0～1
4 月 18 日	23.07	1.6	0.08	184.7	0.12	271.6	3.24
4 月 24 日	14.67	65.4	3.29	74.5	0.6	143.5	1.39
5 月 11 日	13.16	71.8	2.03	36.2	0.1	39.3	1.37

表 45-3 血气分析变化

日期	酸碱度	血氧饱和度	氧分压	二氧化碳分压	乳酸浓度
正常范围	7.37～7.45	95～98	70～100	35～46	
4 月 24 日	7.53	85	73	45	0.7
5 月 12 日	7.49	97	84	40	1.0

表 45-4 T 细胞亚群

日期	总 T 淋巴细胞	辅助 T 细胞	抑制性 T 细胞	CD_4/CD_8 值	总 B 淋巴细胞
正常范围	55.0～84.0	31.0～61.0	70～100	35～46	6.0～25.0
5 月 4 日	87.0	43.0	48.0	0.9	4.0

5. 胸部影像学变化

4 月 23 日胸部 CT（图 45-3a）：①两肺间质改变，两肺多发感染，纵隔多发淋巴结肿大，请结合临床及治疗后复查。②轻度肺气肿，右肺上叶尖段及后段实性小结节灶，请随访。③主动脉壁钙化。5月3日胸部CT（图45-3b）：①两肺间质改变，两肺多发感染，下叶部分病灶较前（4月23日）有吸收，右肺新见少许胸腔积液，请结合临床及继续治疗后复复查。②轻度肺气肿，右肺上叶尖段及后段实性小结节灶，纵隔多发淋巴结肿大，请随访。③主动脉壁钙化。

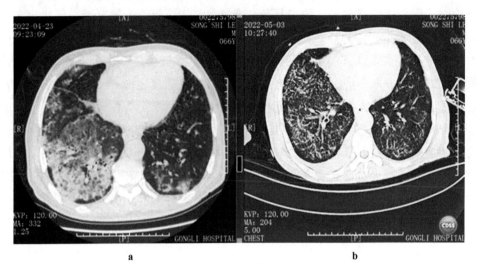

图45-3　4月23日、5月3日胸部CT

（七）出院时情况

患者神志清，鼻导管吸氧（3～5L/min），呼吸平稳，20次/分，体温38.7℃，血压138/58mmHg，血氧饱和度95%～97%，鼻饲饮食中，鼻饲管通畅，口唇不绀，颜面四肢无肿胀。

（八）案例讨论与分析

1. 辨证施治思路　患者入院时即出现外感之邪实，而表现为发热、干咳、肌痛等症，亦有纳差、精神差、饮食欠佳之本虚之候。

一诊时患者已使用气管插管辅助通气治疗，于镇静镇痛中，神昏不应，且出现肺脾肾三脏相干之水液内停之证，病情复杂，兼见腑气不通，属本虚标实证无疑。其突出的两大症候群表现为：肺热壅盛和水湿内停，临证虽见虚实并存，多脏俱损，当厘清缓急之候，先治其卒病，《素问·六微旨大论》曰："出入废则神机化灭，升降息则气立孤危。"考虑疫毒闭肺，热毒内蕴，肺失宣降为当前之所急，其解围之法在脏腑同治，唯宜上宣肺气，下通地道，脏腑并调，于证始惬。故选方用吴鞠通《温病条辨》中脏腑合治的方剂宣白承气汤，宣肺气之闭，通腑气之塞。药后患者腑气得通，邪热稍散，故见体温下降，水肿稍减。

二诊时，患者发热仍在，腑气已通，痰量稍减，肢肿改善，舌淡，腐腻苔，脉弦滑。考虑患者正气虚损，虽使用小分子抗病毒药物及恢复期血浆和免疫球蛋白等治疗，患者的新冠病毒核酸 CT 值仍处于较低水平；患者久病体虚，正气亏耗，且曾使用免疫抑制剂治疗，故适当增加补虚之用，同时加强化浊之力。

三诊时，患者诸症皆改善，浊去苔净，唯发热，效不更方，故复减益气化浊之力，续一诊时方剂续清余邪。

2. 用药分析　本方以宣白承气汤为基础方，宣白承气汤是一个上下同治、肺肠同治、脏腑同治的方剂，方取白虎、承气两方加减而成。一宣肺气之痹，一清肠腑热结。方中生石膏、全瓜蒌性寒，降火涤痰，行气宽胸，二药去热痰壅滞，杏仁宣降肺气，生大黄泄热通腑，助肺气下行，脏腑同治；生石膏、全瓜蒌、生大黄荡涤胃肠积滞，融白虎、承气于一方，泻脏通腑，脏腑合治；杏仁味苦降泄，肃降而宣发肺气。如吴鞠通曰："以杏仁、石膏宣肺气之痹，以大黄逐肠胃之结，此脏腑合治法也。"六腑以通为用，肺气以降为和，肺气降则六腑之气流通。所以宣白承气汤可清肺热、宣肺痹、润肺燥、通腑气。由于其有通腑之功，能使肺脏热邪痰浊有泻下之机，常用于痰热壅肺，肺气不降，而阳明肠腑又有热结之证。同时加入生麻黄，有麻杏石甘汤之意，考虑肺热壅盛，生麻黄、生石膏为伍，以生石膏清其里热，得生麻黄疏泄，壅者宜宣，得生麻黄疏散，闭者宜开；佐以葶苈子、桑白皮泻肺清热；同时以生黄芪、麦冬补虚，兼顾气阴，生黄芪具有补气升阳、益胃固表、利水消肿之功，麦冬具有养阴润肺、益胃生津、清心除烦之用；加入虎杖、马鞭草清热解毒，有抗病毒之意。全方脏腑同治，扶正祛邪。

本例患者治疗中用药具有两大突出特点：第一，病为重症，非重剂不取。方中多种药物的用量均达到常用剂量的数倍之多。第二，扶正祛邪并用，重用扶正。此例患者为新冠病毒感染转为危重型患者，既往有 T 细胞淋巴瘤，且正在化疗期间，同时使用免疫抑制剂治疗，因病情变化出现严重电解质紊乱、呼吸衰竭，肿瘤和新冠病毒感染的治疗存在冲突，且经小分子抗病毒药物、恢复期免疫球蛋白、恢复期血浆等治疗后，患者 CT 值仍不能达标，故二诊时结合患者证候表现，加大益气化浊之力，促其阴转。

3. 得失点　本例患者带给我们的思考：一是危重症患者中补虚药物的使用时机和使用剂量，本例中扶正药物贯穿始终，且适时加大剂量；二是重剂之品或中病即止，以防伤正，或补足为用，以免碍邪；三是危重症患者中医药治疗应当尽早介入，或可阻止病程进展。

（上海市浦东新区公利医院唐芯芯、陈逸云整理，首都医科大学附属北京中医医院刘清泉指导）

四十六、新冠病毒感染危重症伴休克、高渗性昏迷、右下肢坏疽案

（一）一般资料

郑某，女，93岁，住院号：51×××8。

入院时间：2022年5月17日；出院时间：2022年5月29日；住院天数：13日。

（二）入院前情况

主诉"核酸阳性4天，意识淡漠3天伴突发呼吸困难半天"入院。患者于5月13日新冠病毒核酸检测阳性，当天被转移至隔离点隔离。入院前3天患者出现神志逐渐淡漠，并出现交流减少，伴有拒食和拒绝饮水。5月17日7时30分患者突然出现呼吸困难、气急，遂联系"120"转至我院。患者入抢救室时意识不清，无法对答，呼吸急促，指脉血氧饱和度极低（65%，吸氧3L/min），四肢末梢干冷，血压100/60mmHg，胃管引流约50mL咖啡色液体。故立即予以气管插管、呼吸机辅助呼吸，拟"新冠病毒感染（重型）"收住我院EICU病房。

患者既往有高血压病史10多年，平素予门冬氨酸氨氯地平片治疗。1年前因为摔伤，曾至上海市东方医院就诊，复查头颅CT提示硬膜下血肿，曾有心脏起搏器植入病史，近年来有换心脏起搏器。

（三）入院时情况

患者神志不清，气管插管接呼吸机辅助通气中，无发热，四肢末端干冷，小便少，大便数日未行。患者本次发病以来，神志不清，3日未能进食和进水。体格检查：体温36.3℃，心率83次/分，呼吸20次/分（呼吸机辅助通气同步间歇指令通气模式，氧浓度60%，呼气末正压5cm H₂O，潮气量400mL，呼吸14次/分），血氧饱和度84%，血压106/50mmHg，神志不清，颈软。心率83次/分，律齐，腹软。双下肢无浮肿，双手、双下肢及双足皮肤末梢呈青紫色，皮温低，右足底及部分足背部色黑、肿胀。桡动脉、足背动脉搏动触及不清。伸舌不能配合，寸口脉细微，趺阳脉无。

辅助检查：2022 年 5 月 7 日头颅 CT：①右侧顶叶出血性梗死？蛛网膜下腔出血？右侧额叶软化灶，脑沟局限增宽。②双侧基底节区及放射冠腔隙性脑梗死。③老年性脑萎缩，脑白质变性。腹部 CT：膀胱内导尿管留置伴少许积气。请随访。肠道内积粪明显。右肾下份囊灶，腹主动脉硬化。肝小囊灶；胆囊增大，颈部小结石，底部息肉？十二指肠降部憩室。胸部 CT：①两肺下叶感染，以左肺下叶明显。②两上肺尖后段、右肺下叶陈旧性病灶伴支气管扩张，右下侧壁胸膜局部增厚伴钙化。③主动脉及冠脉钙化。血常规：白细胞计数 15.34×10⁹/L，中性粒细胞百分比 87.2%，血小板 117×10⁹/L，淋巴细胞计数 1.57×10⁹/L，血红蛋白 157g/L。血气 + 电解质 + 乳酸：酸碱度 7.22，二氧化碳分压 39mmHg，氧分压 285mmHg，碱剩余 –11.10mmol/L，血氧饱和度 100%，乳酸 5.6mmol/L。电解质：钠 182mmol/L。凝血功能：D- 二聚体 74.08μg/mL，血浆纤维蛋白原测定 6.38g/L。生化检查：谷丙转氨酶 37.0U/L，谷草转氨酶 53.0U/L，肌酐 254μmol/L，钠 182mmol/L，肌钙蛋白 I 为 0.51，尿酸 843μmol/L。尿常规分析：尿糖（–），酮体（–），尿比重 1.024。

（四）入院诊断

1. 西医诊断

（1）新冠病毒感染（危重型）合并细菌性肺炎。

（2）严重高渗状态（脱水）。

（3）电解质紊乱（高钠、高氯血症）。

（4）应激性溃疡伴出血。

（5）冠状动脉粥样硬化性心脏病。

（6）高血压 3 级（极高危）。

（7）肾功能不全。

（8）梗死后出血？

（9）下肢动脉硬化闭塞症伴坏疽。

2. 中医诊断

疫病，内闭外脱证。

（五）诊疗经过

5 月 17 日 10 时 30 分患者入抢救室时即出现意识不清，无法对答，呼吸急促，指脉血氧饱和度极低（血氧饱和度 65%，吸氧 3L/min），四肢末梢干冷，右踝以下发绀，足底及足背部色黑、肿胀，血压 100/60mmHg，胃管引流约 50mL 咖啡色液体，立即予口插呼吸机辅助通气，鼻胃管引流，收入 EICU 治疗，予抗感染、抑酸止血、心电监护，密切监测生命体征，并急查血气分析、凝血功能、电解质、床旁超声，评估心脏及四肢血管情况。

5月17日16时10分接到危急值报告：血钠＞180mmol/L。查看患者见昏迷中，气管插管、呼吸机辅助呼吸中，查体：体温36.8℃，心率79次/分，呼吸23次/分，血压118/62mmHg，指端末梢血氧饱和度70%（考虑末梢循环差所致，动脉血气氧分压、血氧饱和度正常）。血糖14.30mmol/L，乳酸浓度4.1mmol/L，二氧化碳分压38.60mmHg，酸碱度7.244，氧分压104.00mmHg，氧合指数207mmHg，血氧饱和度97.0%；床旁超声：右下肢腘动脉至足背动脉闭塞可能，双侧上肢动脉及下肢动脉多发粥样斑块形成。患者目前有严重高钠血症、高渗状态，予停止钠盐摄入，补液均改为葡萄糖溶剂（监测血糖），加大补液支持，中医予参麦注射液益气养阴固脱，纠正休克状态；血必净注射液解毒活血，改善全身炎性反应状态，注意监测心率血压尿量，避免诱发心衰；纠正高渗状态的同时，根据胃管引流液情况，可适量注入凉水；复测动脉血气内环境电解质变化。

通过补液扩容，纠正高渗状态，组织灌注较前改善，血钠逐渐降低，胃肠引流液未见咖啡色液体，但5月18日患者出现低热，晨起体温37.7℃，右足底及足背部色黑面积较昨日扩大。在继续补液扩容之外，予替加环素和阿米卡星抗感染；胃肠引流液未见活动性出血，但右足坏疽面积扩大，予小剂量低分子肝素钠注射液抗凝；并予中药益气升阳、清热育阴之甘温除热法治疗低热及组织器官灌注不足。

5月19日患者血压、气促改善，生命体征平稳，上肢肤温改善，但随着循环改善，右踝以下足背、足底发黑、肿胀无缓解，患者出现高热，体温最高39℃，呈弛张热，患者无自主排痰，气管插管呼吸机辅助通气治疗中，吸痰为黄色浓痰黏痰。考虑肺部炎性及右下肢坏疽并感染，有菌血症倾向，抗生素调整为美罗培南0.5g，每12小时1次，另予痰热清注射液清热化痰解毒，以加强退热之功，安宫牛黄丸清热开窍。

5月22日患者发热较前缓解，但时有低热，血象仍高，随着循环改善，右踝以下足背、足底发黑、肿胀无明显缓解，患者气管插管、呼吸机辅助呼吸中（同步间歇指令通气模式，吸入氧浓度35%，潮气量370mL，呼气末正压4cm H2O），血浆D-二聚体20.00μg/mL，纤维蛋白（原）降解产物55.10μg/mL，凝血酶原时间10.60秒。C反应蛋白81.5000mg/L，白细胞介素-6（IL-6）100.00pg/mL，降钙素原1.76ng/mL，血清淀粉样蛋白102.00mg/L，在继续抗感染、小剂量抗凝、补液扩容的基础上，予中药解毒活血益气，以改善下肢循环并抗感染，以防坏疽液化坏死后出现菌血症而危及生命。

5月25日患者无发热，连续两次核酸检测均为阴性，患者转院，气管插管接呼吸机辅助呼吸中，神志不清，查体不合作，颈软。双肺呼吸音粗，两肺未闻及明显湿啰音，心率66次/分，心律不齐，各瓣膜区未闻及明显病理性杂音，腹软，压痛、反跳痛不配合，四肢肌力检查不配合。足部暗黑面积减少，近心部位颜色稍淡，不温，右踇趾呈干性坏疽。

患者炎症指标与前相仿，体温正常，下肢坏疽面积较前减少，右足踇趾呈干性坏疽，继续目前抗感染、补液支持治疗及中医解毒活血益气治疗，避免右下肢坏疽液性坏死，促病变从干性坏疽转化，而使病灶局限，从而避免截肢之不良结局。

1. 西医治疗方案

（1）新冠病毒感染治疗：①呼吸机辅助通气（同步间歇指令通气模式），监测血压、体温、指脉血氧饱和度。②高侧卧位通气。③抗凝：依诺肝素（2000U，每日 1 次）。④营养支持及免疫调节：白蛋白、输注免疫球蛋白（因肾功能异常，肌酐清除率＜10mL/min，未使用小分子抗病毒药物）。

（2）基础疾病治疗：①监测血糖。②补液扩容，纠正高渗状态（平衡液等、胃管内注水）。③完善相关检查。④抗感染：替加环素、阿米卡星、美罗培南（0.5g，每 12 小时 1 次，静脉滴注）。⑤抑酸止血：奥美拉唑。

2. 中医治疗方案

（1）2022 年 5 月 17 日一诊：神昏，气促，呼之不应，面白肢冷，口唇色绀，爪甲不荣，耳轮干枯，未闻及异常气味，四肢末端发绀，以右踝以下明显，伴右足底及足背部暗紫。伸舌不能配合，寸口脉细微，趺阳脉无（入院时望诊见图 46-1 ～图 46-2）。

中医辨证分析：因患者年事已高，脏气衰微，冲和失布，中州不运，病起后饮食未进，而致气血津液更为耗竭；气虚津枯而致瘀血内停，加之新感疫毒之邪，邪盛正衰则病进，疫毒之邪依附，患者体内存在瘀血，形成瘀毒内蕴，正气耗伤欲成脱证，瘀毒结聚，闭阻血脉而成坏疽，呈内闭外脱证。中医辨证：疫病，内闭外脱证。针对脏气衰微、瘀毒内结之主要病机，治拟益气固脱、解毒活血并治，目前呈内闭外脱之势，急予参麦注射液益气养阴固脱合血必净解毒活血为治。参麦脉注射液 100mL 每日 1 次＋血必净注射液 100mL 每日两次，微泵入。

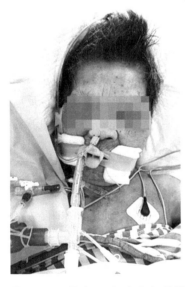
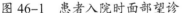

图 46-1　患者入院时面部望诊

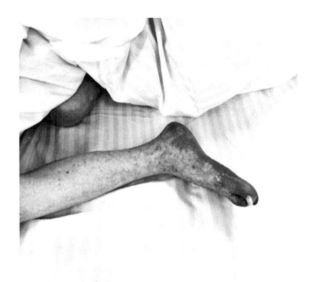

图 46-2　患者入院时右下肢望诊

（2）2022 年 5 月 18 日二诊：患者身体蜷缩，四末逆冷，间有低热，无汗，形体瘦削，意识不清，呼之不应，面白肢冷，右踝以下发绀，足底及部分足背部色黑、肿胀。伸舌不能配合，掰开口唇见舌前部及牙龈色淡，寸口脉细微，趺阳脉无。脾主清阳，实四肢，中焦虚衰，清阳不能达于四末，故见逆冷；阳气不能敷布周身，故身体蜷缩；清阳被遏，火郁脾土而伤阴，故间有发热。因此，治疗上当仿李东垣升阳散火法，拟益气升阳，清热育阴，方予补中益气汤加减：人参30g，生黄芪30g，炒白术30g，陈皮10g，当归15g，升麻6g，柴胡6g，麦冬15g，五味子6g，虎杖15g，青蒿15g（后下），制附片10g。3剂（2022年5月18～20日）。水煎，每日1剂，每剂取汁200mL，早晚各100mL胃管注入。

（3）2022年5月19日三诊：患者高热、神昏，呼之不应，气管插管，呼吸机辅助通气治疗中，吸痰为黄色浓痰黏痰，四末逆冷较前改善，右踝以下足背、足底发黑、肿胀无缓解，伸舌不能配合，掰开口唇见舌前部及牙龈色淡，寸口脉细微，趺阳脉无。患者由二诊时间有低热，发展到三诊时高热神昏，提示邪正盛衰的变化，由正气衰为主，进展到以邪气盛为主，三诊时痰热蕴毒，邪热内陷，弥漫三焦，蒙蔽清窍，故高热神昏，予清热、化痰、解毒之痰热清注射液及清热开窍之安宫牛黄丸。痰热清注射液40mL，每日1次，微泵入；安宫牛黄丸1丸，水化，胃管注入，立即。

（4）2022年5月22日四诊：患者发热隐隐，无寒战，无明显汗出，镇静中，呼之不应，面白肢冷，下肢尤甚，寸口脉细弱，趺阳脉无。右足底及部分足背部色黑不温、肿胀。血象提示细菌感染，床旁超声示右下肢腘动脉至足背动脉闭塞可能，双侧上肢动脉及下肢动脉多发粥样斑块形成。患者因右下肢腘动脉和足背动脉闭塞所致右下肢坏疽，但因存在脑梗死伴脑出血、上消化道出血之抗凝溶栓反指征，西医学的抗凝溶栓治疗受限，但右下肢坏疽若不及时处理，唯右足截肢可能。从中医学角度理解，患者血脉瘀阻，闭阻经脉，血脉不通故发绀、肿胀，瘀而化热故发热隐隐，急当清热解毒，活血化瘀通络，方选治疗热毒炽盛之坏疽专方四妙勇安汤；因寸口脉细微，气血皆有不足，有形之血不能速生，无形之气所当急固，补气血，分缓急，鉴于"有形之血不能自生，生于无形之气"，当以人参、黄芪等益气固脱为急务，另有脑出血、上消化道出血，更加三七以其活血止血，两者兼顾，故以四妙勇安汤加味以解毒活血益气：生晒参90g，黄芪120g，金银花90g，玄参60g，当归60g，生甘草15g，三七粉6g（冲服）。3剂（2022年5月22～24日）。水煎，每日1剂，每剂取汁200mL，早晚各100mL胃管注入。

（5）2022年5月25日五诊：发热除，足部暗黑面积减少，近心部位颜色稍淡，不温，右趾呈干性坏疽。镇静中，呼之不应，面白肢冷，下肢尤甚，寸口脉细，趺阳脉无，肿胀。经予四妙勇安汤加味治疗后，患者发热缓解，坏疽面积较前缩小，效不更方，续以四妙勇安汤加味以解毒活血益气：生晒参90g，黄芪120g，金银花90g，玄参60g，当归60g，生甘草15g，三七粉6g（冲服）。3剂（2022年5月25～27日）。水煎，每日1剂，每剂取汁200mL，早晚各100mL胃管注入。

（六）疗效评估

1. 体温变化趋势 （图46-3）

体温 /℃

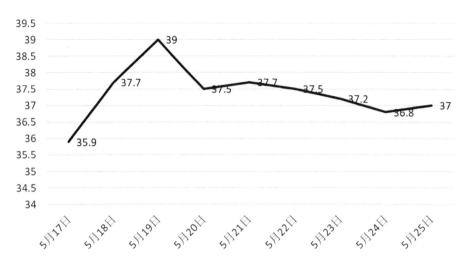

图 46-3　患者住院期间体温变化趋势

2. 症状体征　本案为新冠病毒感染危重症合并右下肢动脉闭塞并坏疽患者，入院时即出现休克、呼吸衰竭、高渗性昏迷伴高钠血症，生命体征不能维持，予以呼吸机支持、扩容补液、血管活性药合参麦注射液，纠正休克及高渗状态治疗，血必净、痰热清合益气活血解毒中药复方，治疗右下肢坏疽并感染，患者生命体征平稳，高钠血症纠正，右下肢坏疽面积变小，近心部位颜色稍淡，右趾呈干性坏疽（右下肢坏疽对比情况见图 46-4）。

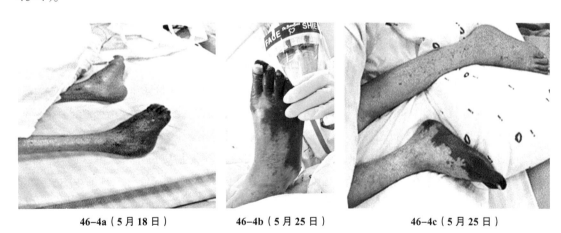

46-4a（5 月 18 日）　　46-4b（5 月 25 日）　　46-4c（5 月 25 日）

图 46-4　右下肢坏疽对比情况图

3. 生化检查变化　（表 46-1～表 46-2）

表 46-1　血细胞分类及炎性指标、D- 二聚体

日期	白细胞计数（$\times 10^9$/L）	中性粒细胞计数（$\times 10^9$/L）	淋巴细胞计数（$\times 10^9$/L）	超敏 C 反应蛋白（mg/L）	降钙素原（mg/L）	白细胞介素 -6（pg/mL）	D-二聚体（μg/mL）
正常范围	3.5 ～ 9.5	1.8 ～ 6.3	1.1 ～ 3.2	0 ～ 10	< 0.5	0 ～ 20	0 ～ 1
5 月 17 日	15.34	13.37	1.12	112	1.26	271.6	74.08
5 月 19 日	11.39	10.70	0.49	150	2.83	606.5	21.02
5 月 25 日	13.34	11.45	1.02	49.2	1.07	141.00	7.68

表 46-2　肝肾功能

日期	总胆红素（μmol/L）	直接胆红素（μmol/L）	谷丙转氨酶（U/L）	谷草转氨酶（U/L）	肌酐（μmol/L）
正常范围	2.0 ～ 21.0	0 ～ 7.0	0 ～ 50	17 ～ 59	58 ～ 110
5 月 17 日	18.2	3.8	37	53	254
5 月 22 日	21.5	7.7	100	249	82
5 月 25 日	18.5	4.9	94.0	206	65

4. 血气分析及电解质（表 46-3）

表 46-3　血气分析及电解质

日期	酸碱度	血氧饱和度	氧分压	二氧化碳分压	乳酸浓度	血钠
正常范围	7.37 ～ 7.45	95 ～ 98	70 ～ 100	35 ～ 46	0.5 ～ 1.7mmol/L	135 ～ 145mmol/L
5 月 17 日	7.220	100	285	39	5.6	182
5 月 18 日	7.407	98	100	25	3.2	155
5 月 24 日	7.420	98	95	46	2.5	140

5. 影像学变化　5 月 17 日肺部 CT（图 46-5）：①两肺下叶感染，以左肺下叶明显。②两上肺尖后段、右肺下叶陈旧性病灶伴支气管扩张，右下侧壁胸膜局部增厚伴钙化。③主动脉及冠脉钙化。5 月 17 日头颅 CT（图 46-6）：①右侧顶叶出血性梗死？蛛网膜下腔出血？右侧额叶软化灶，脑沟局限增宽。②双侧基底节区及放射冠腔隙性脑梗死。③老年性脑萎缩，脑白质变性（仅有入院时影像学资料，解除隔离时未复查，因此缺少前后对照）。

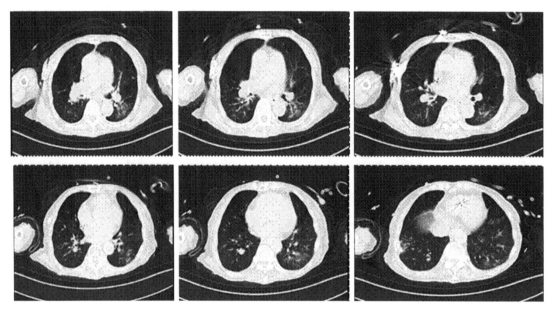

图 46-5　5 月 17 日肺部 CT

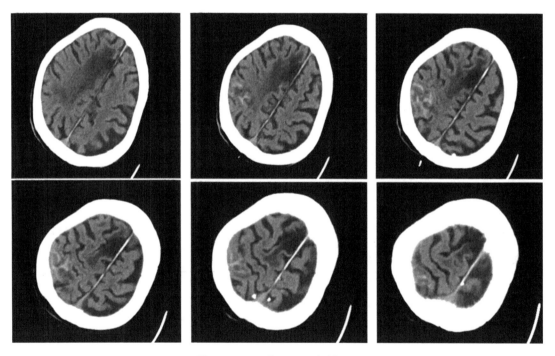

图 46-6　5 月 17 日头颅 CT

（七）出院时情况

气管插管接呼吸机辅助呼吸中，神志不清，查体不合作，体温 36.7℃，心率 65 次 / 分，呼吸 14 次 / 分（呼吸机辅助通气：同步间歇指令通气模式），血氧饱和度 99%，血压

112/60mmHg，颈软。双肺呼吸音粗，两肺未闻及明显湿啰音，心率66次/分，心律不齐，各瓣膜区未闻及明显病理性杂音，腹软，压痛、反跳痛不配合，四肢肌力检查不配合，桡动脉、足背动脉搏动双侧不可触及，足部暗黑面积减少，近心部位颜色稍淡，不温，右趾呈干性坏疽。

（八）案例讨论与分析

1. 辨证施治思路　此例老年患者，因年事已高，加之基础疾病较多，平素往往正气不足，脏腑虚衰，气血失畅，致痰瘀等病理产物在体内沉积，而导致新冠病毒感染，使本已虚损的脏腑阴阳气血更为耗伤，虚衰之正气则为邪毒内陷大开方便之门；加之中州失运，病起后饮食未进，气血津液生化乏源，更成气虚津枯瘀阻之证，疫毒与瘀阻合邪，病势骤进而呈内闭外脱之势；瘀毒结聚，闭阻血脉而成坏疽。此例中医辨证：疫病，脏气衰微，瘀毒内结。针对内闭外脱证，当祛邪与固脱并举，但对于此例入院时即出现神昏、四肢逆冷之厥脱，益气固脱当为首务，及时扭转危重趋势；同时兼顾瘀毒互结之邪毒内闭，因此在治疗上整体拟益气固脱、解毒活血并治。

一诊时患者神昏、四肢逆冷、脉细微模糊，有外脱之危，急当益气固脱。面白肢冷，舌质淡，脉微，提示为阳气欲脱之征，本宜大剂参附以回阳，但患者又存在阴津不足之高渗性昏迷，恐纯刚之药难以承受，脉细示阴液欲涸之体，若予温热之大补，则有涸阴之弊，应益气固脱与收摄真阴并举，故予益气养阴复脉之参麦注射液，以挽回阳气阴津于生死之途。另患者四肢末端发绀，以右踝以下明显，伴右足底及足背部暗紫，跗阳脉无，提示瘀毒内阻血脉，予血必净注射液解毒活血通脉为治。血必净注射液含红花、赤芍、川芎、丹参、当归等中药材提取物，有活血解毒的作用，是新冠病毒感染引起的全身炎性反应综合征瘀毒互结证的主要治疗用药，这为本案使用此药的用意之一，另外即是针对右足坏疽以活血通脉。

二诊时患者身体蜷缩，四末逆冷，间有低热，提示患者发热恶寒并存，临床可见于两种情况：一为外感风寒表证，二为脾胃气虚，内伤发热。外感风寒表证是由于寒邪郁表，阳不得伸或邪正交争，故恶寒发热。内伤发热则是由于脾胃气虚，表上无阳，故恶寒；阴火上冲，故发热，如《脾胃论》云："脾胃气虚，则下流于肾，阴火得以乘其土位。"在治法上，李东垣云："内伤脾胃，乃伤其气；外感风寒，乃伤其形。伤外为有余，有余者泻之，伤内为不足，不足者补之。汗之、下之、吐之、克之，皆泻也；温之、和之、调之、养之，皆补也。内伤不足之病，苟误作外感有余之病泻之，则虚其虚也。"从患者发热间而有之，结合舌淡脉微之阳气不足及神昏气促之脏气衰微表现，考虑脾胃气虚，内伤发热，因此当宗《黄帝内经》"劳者温之，损者温之"的原则，予甘温除热法，方拟补中益气汤加减，方中生黄芪、人参、炒白术等辛甘温之剂，补其中，借升麻、柴胡之性味苦平，引胃中清气上升，使得甘味药能够顺势上行而升其阳，升麻、柴胡另有"火郁发之"之义；陈皮理气，助辛甘为用，阴火伏于中，乃营血渐亏，故加当归和之，更加青蒿以透营阴之邪热。另外，患者高渗性昏迷、脉微细，气阴皆有不足，加麦冬、五味子合人参以益气养阴复脉，并寓"甘寒泻其火"之意；另加制附片少量，与人参合成参附剂，以期回阳救逆之功。整体组方以益气升阳、清热育阴为主，以期"辛温升其阳，甘寒泻其火"。

三诊时患者生命体征平稳，休克纠正，四末逆冷之外脱证改善，但出现高热、神昏，呼之不应，气管插管吸痰见黄色浓痰黏痰，右踝以下足背、足底发黑、肿胀无缓解，当前表现为痰热瘀毒之内闭。相较于二诊时以正气衰微主要表现的"间有低热"，此时表现为邪热炽盛的"高热神昏"，提示痰热蕴毒，邪热内陷，弥漫三焦，蒙蔽清窍，病情有进展趋势。张景岳云："凡火所居，其有结聚敛伏者，不宜蔽遏，故当因其势而解之、散之、升之、扬之，如开其窗，如揭其被，皆谓之发，非独止于汗也。"针对目前痰、热、瘀、毒结聚之内闭证，予安宫牛黄丸清热开窍，痰热清注射液以透热化痰，另继前血必净注射液解毒活血，三药合用，共奏开窍启闭、透热外达、化痰解毒、通脉散结之功。

四诊时寸口脉由细微转细弱，提示益气固脱起效，外脱之危暂解。高热除，但仍发热隐隐，无寒战，无明显汗出，右足底及部分足背部色黑不温、肿胀，随着休克纠正和组织灌注改善，右足坏疽反有扩大之势，特别是右足底有液化趋势，血常规仍提示细菌感染，床旁超声示右下肢腘动脉至足背动脉闭塞，D-二聚体升高，除积极抗感染，本拟西医学之抗凝溶栓治疗，但因存在脑梗死伴脑出血、上消化道出血之抗凝溶栓反指征，只能冀中医药手段改善高凝状态及下肢循环并抗感染，以防坏疽液化坏死后出现菌血症而危及生命。针对目前痰、热、瘀、毒结聚之标，方选针对热毒壅盛、耗伤阴血之脱疽专方四妙勇安汤，方中金银花甘寒入心，功善清热解毒；玄参泻火解毒，养阴散结；当归活血散瘀，流通血脉；生甘草清解百毒，配金银花加强清热解毒之力，合当归、玄参养阴生津，调和诸药，四药合用，清热解毒，活血化瘀，药仅四味，量大力专，意在攻邪。但患者同时又有正气虚衰之本，四妙勇安汤在攻其标的同时，加生晒参、黄芪以益气固其本，另加三七粉，取其活血止血之双重功效，祛瘀同时兼顾脑出血、上消化道出血。

五诊时患者发热除，右足坏疽面积较前缩小，且右蹈趾呈干性坏疽。经前方治疗后右足坏疽得到控制，但仍有面白肢冷，下肢尤甚，寸口脉细，趺阳脉无。此时患者气虚之本及瘀毒之标仍存，续以四妙勇安汤加味以解毒活血益气。

2. 用药分析　本案为新冠病毒感染危重症合基础疾病危重型患者，整体的病情演变表现：新冠病毒感染诱发基础病加重，加重表现为三个方面：新冠病毒感染合并细菌性肺炎致呼吸衰竭；新冠病毒感染后气阴耗伤致高渗性昏迷及休克；瘀毒内结致右足坏疽加重。针对这三个方面的危重症，呼吸衰竭主要通过呼吸机辅助通气，中医治疗主要采用痰热清注射液以加强清热化痰，改善呼吸功能；高渗性昏迷及休克，除了西医学的补液扩容、血管活性药使用，中医治疗以益气固脱、清热育阴之中药汤剂，予补中益气汤加味以"辛温升其阳，甘寒清其热"，合参麦注射液益气养阴，复脉固脱；瘀毒内结致右足坏疽，除西医学抗感染治疗，中医予四妙勇安汤合生晒参、黄芪、三七粉以清热解毒，活血益气，合血必净注射液解毒活血通脉。另外，对于该例入院时即气立孤危的患者，在用药时机上充分体现了中医尽早、尽快干预，在用药策略上体现了扶助正气、益气固脱为主，祛邪攻逐为辅。首先要稳住脏腑的基本功能，如此化痰、清热、祛瘀、解毒等攻邪之法方可发挥用武之地。

3. 得失点　这是一例中西医结合共同救治的新冠病毒感染危重症合并呼吸衰竭、休克、高渗性昏迷、右下肢坏疽并取得治疗成效的患者，在整个救治过程中，"紧急对症救标"和"保护机体正气"兼顾，围绕主要矛盾和核心病机，确定中西医结合临床救治策略，以做到中西医互补和效果叠加。对于此例入院即危重的老年患者，我们重视了急救中药注射剂及中成药的选用，先后予参麦脉注射液、血必净注射液、痰热清注射液、安宫牛黄丸等，配合中药汤剂，共同发挥作用，从而及时扭转病情，截断危重趋势。

（上海市浦东新区公利医院唐苾芯、陈逸云整理，
首都医科大学附属北京中医医院刘清泉指导）

四十七、高龄、新冠病毒感染重症伴营养不良案

（一）一般资料

王某，男，95岁，救治医院：上海市第四人民医院，住院号2××7。

入院时间：2022年5月26日；出院时间：2022年6月9日；住院天数：15天。

（二）入院前情况

主诉"咳嗽、咳痰，核酸检测阳性2天"入院。患者2022年5月24日核酸筛查混采异常，被隔离管控，2022年5月26日由"120"转运来我院。患者咳嗽、痰多，无发热，无头晕，无头痛，无肌肉酸痛，无鼻塞、流涕等不适症状，入院时血氧饱和度97%。

既往史：高血压病史多年，食管裂孔疝病史多年，腹股沟疝病史多年。否认其他内科疾病史。新冠病毒感染疫苗接种史：无。

（三）入院时情况

体格检查：体温36.9℃，心率57次/分，呼吸20次/分，血压145/85mmHg，血氧饱和度97%（未吸氧）。神志清，精神萎靡，手足温，对答切题。颈软，口唇无发绀，双侧呼吸运动对称，无胸膜摩擦音，无皮下捻发感，两肺呼吸音粗，未闻及干湿啰音。腹软，未触及腹部包块，全腹无压痛、反跳痛，肝脾肋下未及，双下肢无浮肿。四肢肌肉略萎缩，双下肢肌力略减退。舌略紫红，苔厚腻，脉细滑略虚。

（四）入院诊断

1. 西医诊断

（1）新冠病毒感染（普通型）。

（2）呼吸衰竭。

（3）高血压。

（4）食管裂孔疝。

（5）腹股沟疝。

2. 中医诊断

疫病（轻型），湿热蕴肺证。

（五）诊疗经过

5月26日：精神萎靡，咳嗽，痰多。胸部CT：右肺下叶炎症伴胸腔积液，两肺多发小结节，两肺上叶斑片纤维灶（右肺为著），少量心包积液。腹部CT：胆囊多发结石，胆总管扩张。血白细胞计数 $1.87×10^9/L$，淋巴细胞计数 $0.39×10^9/L$，中性粒细胞计数 $1.09×10^9/L$，血红蛋白118g/L，C反应蛋白25.34mg/L，D-二聚体2.71mg/L，白细胞介素-6为16.36pg/mL，降钙素原0.097ng/mL，谷丙转氨酶7.01U/L，血肌酐81.3μmmol//L，总蛋白48.55g/L，白蛋白28.39g/L，血钙2.03mmol/L，血钾2.04mmol/L，血糖5.62mmol/L。处理：一级护理；心电监测，检测血氧饱和度；鼻导管低流量吸氧；俯卧位大于12小时；小分子抗病毒：奈玛特韦片/利托那韦片300mg/100mg，每12小时1次，口服；抗凝：依诺肝素钠注射液0.4mL，每日1次，皮下注射；稀释痰液：盐酸氨溴索注射液，60mg，静脉注射；肠内营养混悬液1500mL，每日1次，鼻饲；中成药：痰热清胶囊。

5月28日：气促明显，伴咳嗽咳痰，精神差，营养差，无寒热，无恶心呕吐，左肺呼吸音粗，右肺呼吸音低。心率74/分，呼吸26次/分，血压145/85mmHg；输液675mL+饮食2000mL-尿1400mL，大便1次；血氧饱和度88%。头颅平扫：脑内多发性腔隙灶，脑白质变性，老年脑改变。血白细胞计数 $10.42×10^9/L$，淋巴细胞计数 $0.38×10^9/L$，中性粒细胞计数 $9.56×10^9/L$，血红蛋白120g/L，C反应蛋白35.59mg/L，D-二聚体2.70mg/L，白细胞介素-6为327.4pg/mL，降钙素原0.561ng/mL，谷丙转氨酶8.22U/L，血肌酐73.6μmmol//L，总蛋白55.22g/L，白蛋白33.01g/L，血钙0.95mmol/L，血钾2.90mmol/L，血糖10.3mmol/L。修改诊断：西医诊断：新冠病毒感染（重型）。中医诊断：疫病（重型），疫毒闭肺证。补充诊断：西医诊断：胆囊结石伴胆管扩张。中医诊断：胆胀。处理：一级护理；吸氧：高流量，氧流量40L/min，呼吸机辅助通气；肠内营养混悬液1500mL，每日1次，鼻饲；俯卧位大于12小时；小分子抗病毒：奈玛特韦片/利托那韦片300mg/100mg，每12小时1次，口服。

5月29日：咳嗽咳痰，精神差，留置胃管中，俯卧位，高流量吸氧，气促好转，血氧饱和度95%，左肺呼吸音粗，右肺呼吸音低，右下腹股沟可触及腹部包块7cm×8cm，伴压痛、反跳痛，无明显肌紧张，全腹不固定压痛，可疑肌紧张。补充诊断：右侧腹股沟嵌顿疝。

5月30日胸部CT：两肺炎症，右肺下叶斑片实变，双侧胸腔积液，左侧胸腔积液略增多。两肺多发小结节，两肺上叶斑片纤维灶，右肺尖肺大疱，胸主动脉及冠状动脉硬化，心包少量积液，肝内多发囊性低密度灶，左肾低密度灶，胆囊结石，食管裂孔疝。腰椎CT：L_1～L_5椎体楔形变，L_1椎体压缩骨折，L_2椎体略后移。肠道水肿明显。处理：禁食禁水；抗感染：注射用头孢哌酮钠舒巴坦钠3g，每12小时1次，静脉滴注；盐酸莫西沙星氯化钠注射液 250mL，每日 1 次，静脉滴注；深静脉穿刺；肠外营养。

6月3日：体温 36.7℃，心率 77 次 / 分，呼吸 19 次 / 分；输液 2700mL＋饮食 200mL-尿 2100mL；大便 1 次；鼻饲温开水 500mL 后无肠道不适，小肠水肿较前改善。处理：拟开放补充性肠内营养，肠内营养：百普素 62.5g 冲至 500mL，30mL/h，泵入；调节肠道菌群：酪酸梭菌活菌胶囊，2 片，每日 3 次，口服；其余治疗不变。

6月9日：无明显气促，血氧饱和度正常，白细胞介素 -6 及 C 反应蛋白均明显下降，精神稍振，疲乏减轻，大便 1 次，质软，偶有咳嗽咳痰，面色白少华，淋巴细胞计数有上升趋势，仍贫血、低蛋白血症，时有低钾、低钙，舌胖，淡红紫，苔薄根腻，脉弦细弱。核酸 CT 值昨日和今日两次阴性。新冠病毒感染已经痊愈，明日出院，出院后根据遗嘱门诊随访，并中医调理，以善其后。

1. 西医治疗方案

（1）氧疗过程：高流量吸氧，氧流量 40L/min，呼吸机辅助通气，9 天。

（2）抗病毒治疗：小分子抗病毒：奈玛特韦片 / 利托那韦片 300mg/100mg，每 12 小时 1 次，口服，治疗 5 天。

（3）抗凝：依诺肝素钠注射液 0.4mL，每日 1 次，皮下注射，15 天。

（4）稀释痰液：盐酸氨溴索注射液 0.4mL，60mg，静脉注射，15 天。

（5）扩张气管：吸入用异炳托溴铵溶液 1mg＋注射用糜蛋白酶 4000U＋吸入用布地奈德混悬液，吸入给药；多索茶碱注射液 0.2g，每日 1 次，静脉滴注；复方甲氧那明胶囊，1 粒，口服；均为 9 天。

（6）抗感染：头孢哌酮钠舒巴坦钠 3g，每 12 小时 1 次，静脉滴注，3 天；盐酸莫西沙星氯化钠注射液 250mL，每日 1 次，静脉滴注，7 天。

（7）增强免疫力：注射用胸腺法新，1.6mg，每周 2 次，皮下注射，12 天。

（8）肠外营养：中 / 长链脂肪乳、复方氨基酸注射液、丙氨酸谷氨酰胺注射液、10% 氯化钾注射液、多种微量元素注射液（Ⅱ）、注射用水溶性维生素注射液、脂溶性维生素注射液（Ⅱ），5 天。人血白蛋白 10g，静脉滴注，9 天。10% 氯化钾，15mL，每日 1 次，静脉滴注，9 天。

（9）抑制胃酸，保护胃黏膜：奥美拉唑钠 40mg，每日 1 次，静脉注射，5 天。

（10）调节菌群，改善肠道功能：酪胺梭菌活菌胶囊 400mg，每日 3 次，口服，5 天。

（11）其他：外科手法复位疝气。

2. 中医治疗方案

（1）2022 年 5 月 28 日一诊：今气促明显加重，血氧饱和度低于 90%，咳嗽，痰多，黏稠，咳痰难出，面色少华，精神萎靡，疲乏无力，纳呆，大便 1 次，质软，核酸 CT 值低，白细胞介素 -6 及 C 反应蛋白均明显增高，胸部 CT 示右肺下叶炎症伴胸腔积液，两肺多发小结节，两肺上叶斑片纤维灶（右肺为著），少量心包积液。食管裂孔疝形成，胆总管扩张。淋巴细胞计数低，贫血、低蛋白血症，低钾、低钙，舌略紫红，苔厚腻（5 月 28 日舌象，见附录彩色图图 47-1），脉细滑略虚。中医清热宣肺，祛痰化湿，益气健脾消食。宣肺败毒方去化橘红，加黄芩、麦冬、瓜蒌皮、太子参、炙黄芪、炒紫苏子、砂仁。处方：炙麻黄6g，杏仁15g，石膏30g，薏苡仁30g，苍术10g，藿香15g，甘草10g，青蒿12g，虎杖20g，马鞭草30g，芦根30g，葶苈子15g，麦冬15g，瓜蒌皮15g，黄芩30g，太子参15g，炙黄芪30g，炒紫苏子15g，砂仁3g。3剂，水煎，早晚各1次，饭后1小时温服。

（2）2022年5月31日二诊：气促明显减轻，血氧饱和度恢复正常，核酸CT值增加，白细胞介素-6及C反应蛋白均明显下降，胸部CT示两肺上叶炎症稍减轻，右肺下叶斑片纤维实变，双侧胸腔积液少量，心包少量积液。仍咳嗽，痰多，咳痰易出，面色白少华，精神萎靡，疲乏无力，纳呆，大便1次，质软，淋巴细胞计数仍低，仍贫血、低蛋白血症，时有低钾、低钙，舌脉同前。祛邪有效，扶正不足，效不更方，中医清热宣肺，祛痰化湿，大补元气，通腑消食。原方去太子参、炙黄芪，加生晒参、生大黄。处方：炙麻黄6g，杏仁15g，石膏30g，薏苡仁30g，苍术10g，甘草10g，青蒿12g，虎杖20g，马鞭草30g，芦根30g，葶苈子15g，麦冬15g，瓜蒌皮15g，黄芩30g，炒紫苏子15g，砂仁3g，生晒参30g，生大黄5g（后下）。7剂，水煎，早晚各1次，饭后1小时温服。

（3）2022年6月5日三诊：无明显气促，血氧饱和度正常，核酸O呼吸F1ab基因35、N基因36的CT值均达到35以上，胸部CT示两肺炎症渗出明显减轻，右肺下叶实变，双肺胸腔积液少量，心包少量积液，IL-6及C呼吸P均明显下降，精神稍振，疲乏减轻，大便1次，质软，今鼻饲进食后腹胀明显，隐隐作痛，仍咳嗽咳痰偶有，面色白少华，淋巴细胞计数有上升趋势，仍贫血、低蛋白血症，时有低钾、低钙，舌胖，淡红紫，苔薄根腻（见附录彩色图图47-2），脉弦细弱。中医祛邪、扶正有效，疫毒大减，脾胃运化不足，气机阻滞不畅，拟扶正祛邪并重，清热宣肺，祛痰祛饮，大补元气，行气通腑除胀。方用麻杏苡甘汤、生脉饮、六磨汤加芦根、青蒿、黄芩、葶苈子、瓜蒌皮。处方：炙麻黄6g，杏仁15g，薏苡仁30g，甘草10g，生晒参30g，麦冬15g，五味子9g，广木香9g，枳实9g，乌药9g，沉香末3g（冲服），槟榔9g，生大黄5g（后下），芦根30g，青蒿12g，黄芩15g，葶苈子15g，瓜蒌皮15g。3剂，水煎，早晚各1次，饭后1小时温服。

（4）2022年6月8日四诊：无明显气促，血氧饱和度正常，核酸CT值达标1天，又转阳2天，今再次达到35以上，白细胞介素-6及C反应蛋白均明显下降，精神稍振，疲乏减轻，大便1次，质软，前方1剂后腹胀、隐痛即止，偶有咳嗽咳痰，面色白少华，淋巴细胞计数有上升趋势，仍贫血、低蛋白血症，时有低钾、低钙，舌胖，淡红紫，苔薄根腻（见附录彩色图图47-3），脉弦细弱。祛邪、扶正有效，疫毒已去，正气稍复，脾胃运化不足，肠腑气机不畅，效不更方，中医原方继服，缓缓图功，以善其后。处方：炙麻黄6g，杏仁15g，薏苡仁30g，甘草10g，生晒参30g，麦冬15g，五味子9g，广木香9g，枳实9g，乌药9g，沉香末3g（冲服），槟榔9g，生大黄5g（后下），芦根30g，青蒿12g，黄芩15g，葶苈子15g，瓜蒌皮15g。7剂，水煎，早晚各1次，饭后1小时温服。

辅助检查：5月26日入院时胸部CT：右肺下叶炎症伴胸腔积液，两肺多发小结节，两肺上叶斑片纤维灶（右肺为著），少量心包积液。

（六）疗效评估

1. 体温变化趋势 （表47-1、图47-4）

表 47-1　体温变化趋势

项目	5月26日	5月27日	5月28日	5月29日	5月30日	5月31日	6月1日	6月2日	6月3日	6月4日	6月5日	6月6日	6月7日	6月8日	6月9日
体温（℃）	36.9	36.6	37.1	37.1	36.1	36.6	36.4	36.7	36.6	37.1	36.1	36.5	37	36.4	36.6

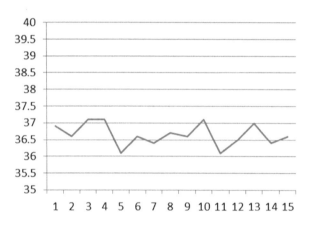

图 47-4　体温变化趋势

2. 生化检查变化 （表47-2～表47-5）

表 47-2　核酸 CT 值变化

项目	5月26日	5月30日	5月31日	6月3日	6月4日	6月6日	6月7日	6月8日	6月9日
O 呼吸 F1ab 基因	18.9	24.1	25.8	27.5	31.8	33	33.2	36	36.1
N 基因	20.3	25.2	26.9	27.7	30.4	30.3	31.5	35.5	35.5

表 47-3　淋巴细胞计数

单位	5月26日	5月28日	5月31日	6月1日	6月2日	6月5日	6月6日	6月7日	6月9日
×10⁹/L	0.39	0.38	0.19	0.14	0.16	0.23	0.08	0.3	0.14

表 47-4　C 反应蛋白

单位	5 月 26 日	5 月 28 日	5 月 29 日	5 月 30 日	5 月 31 日	6 月 1 日	6 月 2 日	6 月 4 日	6 月 5 日	6 月 7 日	6 月 9 日
mg/L	25.3	35.6	135	157	121	84.8	71.1	68	46.6	38	60

表 47-5　D- 二聚体

单位	5 月 26 日	5 月 28 日	5 月 29 日	5 月 30 日	6 月 1 日	6 月 2 日	6 月 3 日	6 月 5 日	6 月 7 日	6 月 9 日
mg/L	2.71	2.7	1.93	1.85	4.06	2.08	1.72	2.27	1.63	1.92

3. 胸部影像学变化　5 月 26 日胸部 CT（图 47-5）：右肺下叶炎症伴胸腔积液，两肺多发小结节，两肺上叶斑片纤维灶（右肺为著），少量心包积液。5 月 29 日胸部 CT（图 47-6）：两肺炎症，右下为著，右胸腔积液，右肺下实变部分增大，左肺上病灶略进展，

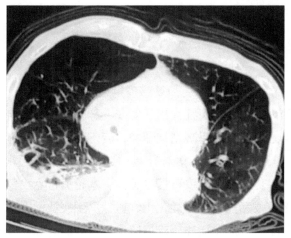

图 47-5　5 月 26 日胸部 CT

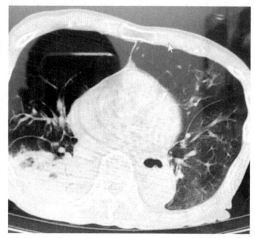

图 47-6　5 月 29 日胸部 CT

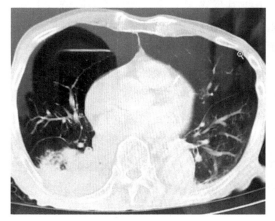

图 47-7　5 月 31 日胸部 CT

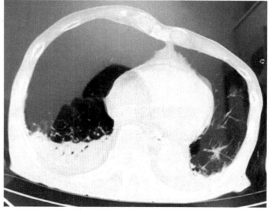

图 47-8　6 月 5 日胸部 CT

胸腔积液稍吸收，少量心包积液，两肺多发小结节，两肺上叶斑片纤维灶，右肺为著。5月31日胸部CT（图47-7）：两肺炎症，右肺下叶斑片实变，双侧胸腔积液，左侧胸腔少量积液。两肺多发小结节，两肺上叶斑片纤维灶，右肺尖肺大疱，心包少量积液。6月5日胸部CT（图47-8）：两肺炎症明显吸收消散，右肺下叶斑片实变影，两肺胸腔积液同前。两肺多发小结节，两肺上叶斑片纤维灶，右肺尖肺大疱，心包少量积液。

（七）出院时情况

核酸检测CT值连续两次高于35（阴性），在高流量吸氧改为低流量吸氧或不吸氧，仍然呼吸正常，不气喘，血氧饱和度正常，胸部CT显示肺部炎症渗出吸收；腹胀、隐痛即止，白细胞介素-6及C反应蛋白均明显下降，精神稍振，疲乏减轻，大便1次，质软，偶有咳嗽咳痰，面色白少华，淋巴细胞计数有上升趋势，仍贫血、低蛋白血症，时有低钾、低钙，但可以控制，不再加重，舌胖，淡红紫，苔薄根腻，脉弦细弱，反映了疫毒之邪已消退，正气尚未复原，需要进一步调理善后。

（八）案例讨论与分析

1. 辨证论治思路　一诊时，患者95岁高龄，脏腑已衰，复感疫毒之邪，虚中有实。正气不足，无力抗邪，虽疫毒已入肺经，肺内出现大片炎症渗出、实变、胸腔积液等，但患者仅有咳嗽、咳痰、喘息，而无高热邪实之象，反而呈现精神萎靡，疲乏无力，故其虚实夹杂、虚实并存证无疑。患者高龄，且脾胃不运，虽西医补充蛋白、补钾、肠外营养等，但其贫血不减，低钾、低蛋白时轻时重。但初诊毕竟疫毒侵犯肺经，本轮奥密克戎毒株仍属于湿毒之邪，其侵犯肺经，阻碍肺之宣发功能，津不能化生气血，反生痰浊，影响肺气肃降，是以咳嗽、咳痰、气喘；气阴不足，故痰少而黏，难以咳出；舌胖而红紫，苔厚腐腻，脉细滑无力，为痰热湿毒蕴肺、肺气不足之象。

二诊时，3剂药后患者气促明显减轻，血氧饱和度恢复正常，核酸CT值持续上升，白细胞介素-6及C反应蛋白均明显下降，胸部CT示两肺上叶炎症稍减轻，右肺下叶斑片纤维实变，双侧胸腔积液少量，心包少量积液。仍咳嗽，痰多，咳痰易出，面色白少华，精神萎靡，疲乏无力，纳呆，大便1次，质软，淋巴细胞计数仍低，仍贫血、低蛋白血症，时有低钾、低钙，舌脉同前。祛邪有效，扶正不足，效不更方。

三诊时，5剂中药后患者已无明显气促，血氧饱和度正常，核酸CT值今达到35以上，胸部CT示两肺炎症渗出明显减轻，右肺下叶实变，双肺胸腔积液少量，心包少量积液，白细胞介素-6及C反应蛋白均明显下降，精神稍振，疲乏减轻，大便1次，质软，今鼻饲进食后腹胀明显，隐隐作痛，仍偶有咳嗽咳痰，面色白少华，淋巴细胞计数有上升趋势，仍贫血、低蛋白血症，时有低钾、低钙，舌胖，淡红紫，苔薄根腻，脉弦细弱。疫毒大减，唯脾胃运化不足，气机阻滞不畅。

四诊时，前方 1 剂后患者腹胀、隐痛即止，3 剂药后核酸 CT 值 2 次达到 35 以上，白细胞介素 –6 及 C 反应蛋白均明显下降，精神稍振，疲乏减轻，大便 1 次，质软，偶有咳嗽咳痰，面色白少华，淋巴细胞计数有上升趋势，仍贫血、低蛋白血症，时有低钾、低钙，舌胖，淡红紫，苔薄根腻，脉弦细弱。疫毒已去，正气稍复，脾胃运化不足，肠腑气机不畅，当缓缓图功，以善其后。

2. 用药分析 患者脏腑已衰，复感疫毒之邪，虚中有实。正气不足，无力抗邪，虽疫毒已入肺经，肺内出现大片炎症渗出、实变、胸腔积液等，但患者仅有咳嗽、咳痰、喘息，而无高热邪实之象，反而呈现精神萎靡，疲乏无力，故其虚实夹杂、虚实并存证无疑。故初诊时以宣肺败毒方加黄芩（重用），清热宣肺，化湿解毒；加麦冬、瓜蒌皮养阴润燥化痰；太子参、炙黄芪益气健脾；炒紫苏子、砂仁和胃消食、降气；去化橘红之燥。祛邪为主，兼以扶正。

二诊后患者气促明显减轻，血氧饱和度恢复正常，核酸 CT 值持续上升，白细胞介素 –6 及 C 反应蛋白均明显下降，胸部 CT 示两肺上叶炎症稍减轻，但仍咳嗽，痰多，咳痰易出，面色白少华，精神萎靡，疲乏无力，纳呆，大便 1 次，质软，淋巴细胞计数仍低，仍贫血、低蛋白血症，时有低钾、低钙，舌脉同前。前方祛邪有效，但扶正不足，故在原方基础上，加大剂生晒参大补元气，小量生大黄通腑消食；太子参、炙黄芪力弱，故去之。

三诊患者无明显气促，血氧饱和度正常，核酸 O 呼吸 F1ab 基因 35，N 基因 36 转阴，核酸 CT 值均达到 35 以上，胸部 CT 示两肺炎症渗出明显减轻，唯今鼻饲进食后腹胀明显，隐隐作痛，说明药后疫毒大减，然而脾胃运化不足，气机阻滞不畅，拟扶正祛邪并重，清热宣肺，祛痰祛饮，大补元气，行气通腑除胀。方用麻杏苡甘汤加芦根、青蒿、黄芩、葶苈子、瓜蒌皮清肺化痰逐饮；生脉饮益气养阴以扶正气；六磨汤加重行气通腑除胀之力。

四诊：前方 1 剂后患者腹胀、隐痛即止，已无明显气促，血氧饱和度正常，核酸 CT 值 2 次达到 35 以上，白细胞介素 –6 及 C 反应蛋白均明显下降，疫毒已去，正气稍复，脾胃运化稍健，肠腑气机已畅，效不更方，中医原方继服，缓缓图功，以善其后。

3. 得失点 老年人高龄，患有多种疾病，正气亏虚，患新冠病毒感染后病势进展迅速，但病情隐匿，症状并不明显，故本案并未第一时间服用中药煎剂，因而在入院 2 天后突发呼吸衰竭，出现呼吸困难加重，血氧饱和度下降至 90% 以下，这是其不足之处。但在出现呼吸衰竭后迅速准确辨证处方，与西医高流量吸氧、俯卧位配合使用，很快控制了病情，气促缓解，血氧饱和度恢复正常，是其所得。

本案患者体质虚弱，食欲不振，食则腹胀，长期处于低蛋白血症、时有低血钾、低血钙，甚至低血糖等，长时间淋巴细胞计数低下，西医采取对症治疗，补白蛋白、补钾、补钙、肠外营养等措施，但未能明显改善。在免疫力低下无力抗病毒的情况下，持续使用清热宣肺、化湿解毒、益气扶正为主的中药煎剂治疗后，核酸 CT 值不断升高，最终成功转阴，展现出中药的非特异治疗病毒感染性疾病的特色优势。影响核酸转阴的因素有多种，除了正气不足以外，肠腑气机通畅也是其原因之一，这一点正与中医学理论中"肺与大肠相表里"的观点相合，本案在 6 月 5 日核酸 CT 值已经达到 35 以上时，因进食后腹胀加重，患者再次复阳。但在及时调整中药处方，予以行气通腑治疗之后，核酸 CT 值很快重新升至 35 以上，并保持不降，获得成功。

（上海市第四人民医院张迪整理）

四十八、新冠病毒感染普通型伴高危因素伴吸入性肺炎、肝损伤、电解质紊乱、脑梗死、类风湿关节炎、乳腺肿瘤术后案

（一）一般资料

郭某，女，90岁，救治医院：上海市静安区闸北中心医院，住院号：84×××3。入院时间：2022年5月8日；出院时间：2022年5月22日；住院天数：14日。

（二）入院前情况

主诉"新冠病毒核酸阳性6天"入院。患者2022年5月2日赴养老院行核酸筛查，单采结果异常，被隔离管控。为进一步诊治，2022年5月8日由"120"转运来我院。患者有发热，最高体温39℃，咳嗽、咳痰、咽痛，无头晕、头痛，无肌痛、鼻塞流涕等不适。本次发病以来，患者精神略差，无牙咀嚼欠佳，胃纳略差，睡眠可，大便秘结，小便解出，体力有下降，体重略下降。

既往史：既往高血压病史20余年，长期口服用苯磺酸氨氯地平片（每次1粒，每日1次）；有类风湿关节炎病史20余年，曾长期使用激素；有脑梗死个人史10余年，未用药；2013年行乳腺肿瘤手术，未放化疗。患者长期居住于养老院，卧床，生活不能自理。新冠疫苗接种史：无。

（三）入院时情况

体格检查：体温36.8℃，心率78次/分，呼吸20次/分，血压113/73mmHg，指脉血氧饱和度92%～97%（未吸氧）。

神志清，精神及反应略差，无嗜睡。表情淡漠，慢性面容，无法行走，查体欠合作，略气促，呼吸无明显酮味。皮肤弹性减低。双眼睑裂无增宽，无突眼，斯泰尔瓦格征阴性，冯·格雷费征阴性，焦夫洛征阴性，默比乌斯征阴性，巩膜无黄染，瞳孔等大等圆，双侧瞳孔对光反射灵敏。颈软，口唇略紫暗，咽部略肿胀充血，双侧扁桃体检查不配合。

双侧呼吸运动尚对称，肺部听诊暂缺（医师穿大白防护服，不便听诊）。心率78次/分。腹壁柔软、紧张度适中，肝脾肋下未及，无压痛、反跳痛，肠鸣音存在，双下肢肌肉萎缩，无水肿。四肢肌力减退，肢体肌力3级+，活动略欠佳。口唇略紫暗，舌淡胖，苔厚腻略黄，脉滑略数，沉取无力。

（四）入院诊断

1. 西医诊断

（1）新冠病毒感染（普通型伴高危因素）。

（2）吸入性肺炎。

（3）肝功能不全。

（4）电解质代谢紊乱（低钾、低钠）。

（5）脑梗死个人史。

（6）高血压2级（高危）。

（7）2型糖尿病。

（8）老年便秘。

（9）类风湿关节炎。

（10）乳腺肿瘤术后。

2. 中医诊断

疫病，湿毒郁肺证。

（五）诊疗经过

入院当天，患者精神萎靡，痰量多，不易咳出，无气促。查体：神志清楚，呼吸平稳，精神萎靡，心率90次/分，血压130/70mmHg，动脉血氧饱和度92%。

处理：①新冠病毒感染治疗：患者肾小球滤过率46mL/（min×1.73m²），给予奈玛特韦片减量至早晚各1片治疗，D-二聚体偏高，抗凝治疗，考虑患者高龄，出血风险较高，给予依诺肝素0.6mL皮下注射。②基础疾病治疗：给予化痰、增强免疫、营养支持、纠正电解质紊乱等治疗。配合降压、通便及对症支持治疗，并予荆银固表方治之。

2022年5月8日18时58分患者心电监护提示血氧饱和度92%（鼻导管吸氧，氧流量5L/min），急予高流量无创呼吸湿化治疗仪改善呼吸。

2022年5月9日患者精神萎靡，痰量多，不易咳出，动脉血氧饱和度95%。处理：俯卧位通气，心电监护，氧气吸入，给予吸痰护理，注意翻身拍背。患者高龄，加强营养支持，给予肠内营养乳剂及脂肪乳注射液加强营养。

2022年5月11日患者略咳嗽、咽痛，发热，最高体温39℃，方取小承气汤合人参大黄汤加减通腑泄热、肺肠同治。

2022年5月13日患者腹胀不适，以针刺通络行气除满。

2022年5月8日胸部CT（图48-1，CT号00124326）：两肺少许炎症；两肺多发小、微结节，良性结节可能，请随诊。主支气管、右肺中间支气管内分泌物可能。两侧胸腔少量积液，左侧叶间积液。心脏增大，主动脉及冠状动脉硬化，心包少量积液。附见甲状腺右叶密度欠均匀伴结节，建议超声检查。

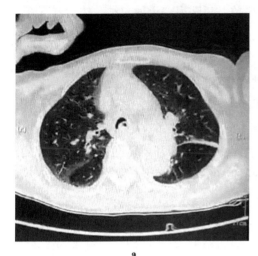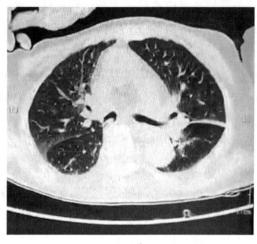

a   b

图48-1　5月8日胸部CT

1. 西医治疗方案

（1）氧疗过程：2022年5月8日起，高流量无创呼吸湿化治疗仪改善呼吸，设定参数：流量35～40L/min、氧浓度40%～50%，使用3天。后改呼吸支持（鼻导管吸氧，氧流量5L/min）。

（2）抗病毒治疗：奈玛特韦片，早晚各1片，口服（考虑患者高龄，肾小球滤过率＜60）。

（3）抗炎抗感染治疗：醋酸泼尼松片10mg，每日3次，口服3天。注射用美罗培南0.5g，每8小时1次，静脉滴注。（甲）硫酸阿米卡星注射液0.4g，每日1次，静脉滴注，连续6天。

（4）免疫治疗：胸腺法新1.6mg，皮下注射，每日1次；人免疫球蛋白5g，每日1次，静脉滴注。

（5）抗凝治疗：依诺肝素注射液6000U，每日1次，皮下注射。

（6）其他：注射用盐酸溴己新4mg，每日2次，静脉推注；注射用艾司奥美拉唑钠40mg，每日1次，静脉推注。注射用（还原型）谷胱甘肽1.8g，每日1次，静脉滴注；（甲）多烯磷脂酰胆碱注射液15mL，每日1次，静脉滴注；ω-3鱼油脂肪乳注射液100mL，每日1次，静脉滴注；人血白蛋白10g，每日1次，静脉滴注；（甲）注射用托拉塞米10mg，每日1次，静脉推注。（甲）氯化钾注射液1.5g，（甲）注射用脂溶性维生素（Ⅱ）1复方、（甲）注射用维生素C 2g，每日1次，静脉滴注。肠内营养乳剂1000mL，每日 1 次，鼻饲分次口服。苯磺酸氨氯地平片 5mg，每日 1 次，口服；卡维地洛片 10mg，每日 1 次，口服。多库酯钠 100mg，每日 3 次，口服。（甲）枸橼酸莫沙必利片 5mg，每日 3 次，口服。浓氯化钠注射液 10mL，每日 3 次，温开水稀释后鼻饲。

2. 中医治疗方案

（1）2022 年 5 月 8 日一诊：患者新冠病毒感染明确，女性，高龄，略咳嗽，有轻度咽痛，精神及反应略差，无牙咀嚼欠佳，胃纳略差，睡眠可，大便秘结，体力有下降，体重略下降。口唇略紫暗，舌淡胖，苔厚腻略黄，脉滑略数，沉取无力。患者舌象如下（见附录彩色图图 48-2）。四诊合参，新冠病毒自外来，传变迅速，属疫疠之邪，疫病属外感范畴，属湿、属热，可见发热、咽痛，舌苔黄腻。体虚年老者尤其不能幸免，正所谓"正气内存，邪不可干"，亦要"避其毒气"。辨病论治，宜疏风清热，扶正固表，以荆银固表方治之。拟方如下：金银花 9g，荆芥 9g，黄芪 12g，防风 9g，广藿香 9g，板蓝根 9g，桔梗 6g，芦根 15g，炒白术 9g，生甘草 6g。11 剂（2022 年 5 月 8 日至 2022 年 5 月 22 日，其间有中断）。水浓煎，每剂取汁 200mL，早晚各 100mL 口服（分次鼻饲）。此外，配合参麦注射液益气扶正，血必净注射液化瘀解毒。

（2）2022 年 5 月 11 日二诊：患者略咳嗽，有咽痛，略乏力懒言，发热，最高体温 39℃，精神及反应略差，胃纳略差，大便秘结。口唇略紫暗，舌淡胖，苔腻略黄，脉滑略数，沉取略无力。四诊合参，中医辨证考虑湿毒郁肺证，兼腑实。肺为娇脏，温热之邪，多见火热之象而发热；外邪上受，首先犯肺，肺气为痰热所困，失于宣发肃降，蕴结胸中，则见咳嗽咳痰之证候。肺与大肠相表里，肺热可及大肠，则见大便秘结。加之高龄患者脏器虚损，气血本不足。治疗以清肺通腑泄热为主，辅以扶正顾护正气，亦有"釜底抽薪"泻火清热之意，方取宣白承气汤、小承气汤合人参大黄汤加减，拟方如下：大黄 6g（后下），芒硝 9g（冲服），甘草 10g，瓜蒌皮 15g，瓜蒌子 15g，木香 6g，砂仁 6g（后下），人参 15g，黄芪 50g。3 剂（2022 年 5 月 12～14 日）。水浓煎，每剂取汁 400mL，早晚各 200mL 口服（分次鼻饲）。

（3）2022 年 5 月 13 日三诊：患者无发热，精神及反应转好，腹胀不适，大便解出，每日 2～3 次。证属腑气不通。以针刺通络行气除满，拟方如下：予轻手法手指点穴后穴位埋针，配合轻手法摩腹。取穴：中脘、气海、天枢（双侧）、内关（双侧）、足三里（双侧）、上巨虚（双侧）。埋针 3 日（2022 年 5 月 13～15 日）。

（4）2022 年 5 月 16 日四诊：患者腹胀减轻。神情姿态明显转好。略咳嗽，有咽痛，略乏力懒言，无发热，精神及反应可，鼻饲饮食可，大便稀。口唇略紫暗，舌淡胖有齿痕，苔腻，脉滑，沉取略无力（见图 48-3a 和附录彩色图 48-3b）。患者表证基本祛除，停用荆银固表方。今住院已第 9 天，恐老年高龄患者核酸长时间不转阴，予促转阴的一人一方中药汤剂尽早干预。参照《上海市新型冠状病毒感染中医药诊疗专家共识（2022 春季版）》中核酸长期阳性患者（简称"长阳"）中医药治疗专家共识（2022 年 5 月 12 日），遵"长阳"之理，辨证为正虚湿困证，予扶正祛湿之法，治宜正虚湿困方加减，拟方如下：生黄芪 30g，党参 15g，茯苓 15g，苍术 9g，陈皮 9g，半夏 12g，藿香 12g（后下），蒲公英 18g，马鞭草 30g，玉竹 12g，薏苡仁 15g，干姜 9g，丹参 18g，甘草 6g，人参 15g，葛根 15g。3 剂（2022 年 5 月 17 ～ 19 日）。水浓煎，取汁 400mL，早晚各 200mL 口服（分次鼻饲）。

（5）2022 年 5 月 19 日五诊：患者无发热，咳嗽减轻，有咽痛不适，无发热，精神及反应可，大便稀。口唇略紫暗，舌淡胖有齿痕，苔薄腻略黄，脉滑。17 日患者胸部 CT 示炎症仍然存在。继续配合西医抗生素等运用。18 日患者核酸首次转阴。效不更方，仍宗"长阳"正虚湿困方加减，拟方如下：生黄芪 30g，党参 15g，茯苓 15g，苍术 9g，陈皮 9g，半夏 12g，藿香 12g（后下），蒲公英 18g，马鞭草 30g，玉竹 12g，薏苡仁 15g，干姜 9g，丹参 18g，甘草 6g，人参 15g，葛根 15g，桔梗 6g，金荞麦

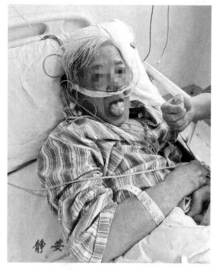

48–3a

图 48-3　四诊时体态

15g，板蓝根 10g。7 剂（2022 年 5 月 20 ～ 26 日）。水浓煎，取汁 400mL，早晚各 200mL 服用（鼻饲）。

（六）疗效评估

1. 体温变化趋势　患者入院经中西医结合治疗后，生命体征平稳，体温未见升高。详见下图（图 48-4，实心圆点所在曲线为体温变化）。

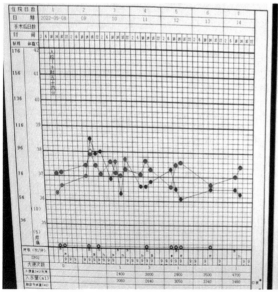
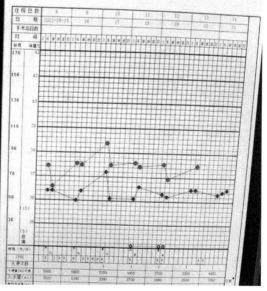

a

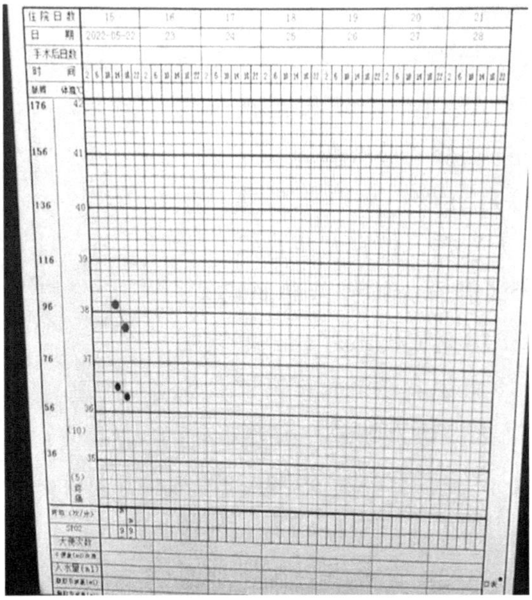

b

图 48-4　体温变化图

2. 主要症状　患者属于普通型，病程中一度出现指尖血氧饱和度低于 92%，而基于患者高龄、有心脑血管疾病（高血压、脑梗死后遗症）、有免疫功能缺陷（如类风湿疾病长期使用皮质类固醇药物导致免疫功能减退状态）等三个属于重型 / 危重型高危人群的因素，故归于重型管理。患者前期以发热咽痛、咳嗽咳痰、便秘等症状为主，经过中西医结合积极治疗后，呼吸道症状明显改善，很快在两周内，患者新冠病毒感染获痊愈而出院。

3. 生化检查变化　（表 48-1、表 48-2）

表 48-1　主要生化指标变化

日期	白细胞计数（×10⁹/L）	中性粒细胞计数（×10⁹/L）	淋巴细胞计数（×10⁹/L）	超敏 C 反应蛋白（mg/L）	白细胞介素 -6（pg/mL）	D- 二聚体（μg/mL）
正常范围	3.5 ～ 9.5	1.8 ～ 6.3	1.1 ～ 3.2	0 ～ 10	< 5.4	0 ～ 0.5
5 月 8 日	3.94	2.76	0.83	8.30	/	0.66
5 月 11 日	5.75	4.69	0.60	23.90	/	0.43
5 月 15 日	8.66	6.94	0.72	9.30	/	0.47
5 月 20 日	9.61	8.04	0.64	13.30	/	0.76

表48-2　核酸CT值变化

5月13日	5月14日	5月16日	5月17日	5月18日	5月20日
ORFN	ORFN	ORFN	ORFN	ORFN	ORFN
29.4828.60	27.8126.32	30.1328.24	31.3030.24	—	—
阳性	阳性	阳性	阳性	阴性	阴性

4. 胸部影像学变化　5月17日胸部CT（图48-5）：两肺少许炎症，较5月8日相仿；两肺多发小、微结节，良性结节可能，请随诊。主支气管、右肺中间支气管内分泌物可能。右侧胸腔少量积液。

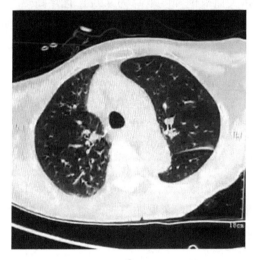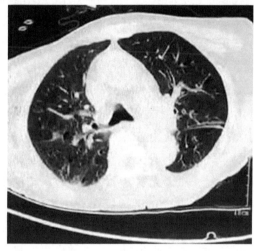

a　　　　　　　　　　　　　　　　　　b

图48-5　5月17日胸部CT

（七）出院情况

患者神志清，精神可，无咳嗽咳痰，无胸闷气促，无腹痛腹泻，鼻饲胃纳可，二便自解。胸部影像学显示炎症仍然存在，5月20日患者第二次核酸检测为阴性，新冠病毒感染痊愈，于5月22日即住院14天后顺利出院。随访2周未见核酸复阳。

（八）案例讨论与分析

1. 辨证施治思路　重型、危重型新冠病毒感染病情复杂，常寒热错杂、虚实表里并见。老年高龄新冠病毒感染患者即使为普通型，往往伴有诸多高危因素，与重型有类似性，甚至因表现隐匿而有贻误治疗的风险。肺与大肠相表里，肺气不降，腑气不通；邪郁化热，或与伏燥搏结，灼伤津液；邪气壅阻，气血不畅，脉络瘀滞；邪盛伤正，可致气血阴阳不足。总结其病理因素，涉及毒、湿、寒、热、燥、瘀、虚等，病位主要在肺、脾，与心、肝、肾、大肠密切相关。且属疫病之邪，传染、传播尤速。针对老年高龄患者，大都合并基础疾病且症状隐匿，需综合评估患者脏器功能、营养状况、脱水情况，尤其注意辨别新冠病毒感染普通型伴高危因素、重型、危重型、基础疾病不稳定且加重等情况，分清基础疾病与新冠病毒感染之间的主次，重视基础疾病的变化。应当尽早识别、尽早研判、尽早干预，按照重症管理，实施一人一方一策，早期加强益气扶正祛邪，尤其高龄患者核酸转阴时间往往较长而很难转阴，早期使用促转阴的中药治"长阳"方剂，则可截断扭转病势，促进患者核酸尽快转阴，进而降低转重症、危重症的概率，减少死亡风险。

此患者一诊后处于疾病高峰期，一度出现指尖血氧饱和度下降为92%，且伴高热、气促的重症征象，需高流量吸氧，同时抗感染、支持治疗、一般情况差、营养差，无大便。给予扶正基础上的解表治疗，予参麦注射液扶正，荆银固表方扶正固表，血必净注射液化瘀解毒。

二诊时，患者有咽痛、发热（最高体温39℃），精神及反应略差，胃纳略差，大便秘结。口唇略紫暗，舌淡胖，苔腻略黄，脉滑略数。加之高龄患者，脏器虚损，气血本不足。治疗以清肺通腑泄热为主，辅以扶正顾护正气，亦有"釜底抽薪"泻火清热之意，方取宣肺承气汤、小承气汤合人参大黄汤加减。

三诊时，患者无发热，咽痛减轻，精神及反应转好，尽管大便每日2～3次解出，诉有腹胀不适。此诊可谓转折点，扶正达邪，"肺肠同治"，而见腑气通、身热退、正气来复。虑补而有壅滞之嫌，故仅以针刺通络行气除满，以期收功。

四诊时，患者腹胀减轻，神情姿态明显转好。无发热，咽痛仍在，精神及反应可，鼻饲饮食可，大便稀。口唇略紫暗，舌淡胖有齿痕，苔腻，脉滑，沉取略无力。此时，正气已来尚未盛，尚有余邪。遂遵"长阳"调整之法，扶正祛湿，予正虚湿困方加减。3剂而见核酸首次转阴。

五诊时，患者整体新冠病毒感染情况好转，效不更方，再予正虚湿困方调理，因肺部基础疾病仍有炎症，加用金荞麦、板蓝根等清热解毒之品。

2. 用药分析　这是一例中西医结合治疗的普通型伴诸多高危因素的新冠病毒感染患者，西医着重增强免疫、抗病毒、抗炎、营养支持等，中医主要抓住病机变化为外感表证肺热腑实，以清肺通腑为主，兼顾益气扶正达邪，用药特点突出"点面结合"，因患者早期表证表现为发热、咳嗽、咽痛等，中后期表证一直未退尽，如咽痛等一直存在，故荆银固表方解表通用于有表证存在的治疗全过程，即荆银固表方"大水漫灌"，贯穿于治疗全过程为面，一人一方精准辨证针药结合施治为点。其中，重要的一点是"肺肠同治"，即通腑使用小承气汤、大黄后，腑气通，病症即转折，病情明显好转。中西医结合协同治疗，使90岁高龄患者入院后大便出而呼吸道症状快速改善，2周内咽拭子核酸转阴出院。

3. 得失点　本案是一则中医药及时干预的老年高龄新冠病毒感染患者成功案例。入院第一时间予荆银固表方解表固表，后续一人一方一策，在益气扶正达邪基础上"肺肠同治"，腑气通、正气存而热邪除。治疗过程中无不良反应。不足在于中后期尤其三诊后腑气通表，邪已去大半，尽管表邪未尽，若改荆银固表方的固定方为灵活辨证的药物，加入一人一方的整体汤剂辨证之中，可能取效更快一些。此外，患者有诸多基础疾病，鼓励患者取坐位及下床活动，注意翻身拍背，鼓励咳痰，防止误吸等，须后续随访诊疗。

（上海市静安区闸北中心医院张国梁、谷胜利、姬广玲整理）

四十九、新冠病毒感染危重症伴心衰、高凝状态、低蛋白血症案

（一）一般资料

王某，女，79岁，救治医院：上海市公共卫生临床中心，住院号：16×××2。入院时间：2020年4月24日；出院时间：2020年5月7日；住院天数：13日。

（二）入院前情况

患者平素生活均能自理。4月17日患者不慎摔倒，至某医院就诊拍片，未见骨折、骨裂，当日所测核酸正常。次日患者出现发热，最高39.0℃。20日小区测得患者核酸阳性，居家隔离至今。居家期间，患者行动能力日益减退。为进一步诊治，4月24日晚转入上海市公共卫生临床中心治疗。

流行病史：未接种新冠疫苗。

既往史：患者有高血压病史30年，2型糖尿病病史10年余。

（三）入院时情况

患者行动能力减退，目前坐则不能卧，卧则不能起。反应迟钝，神昏，口干，吞咽困难，咳嗽痰少色黄，胃纳较差，大便干结，3日未行，小便黄赤。体格检查：体温38.2℃，心率90次/分，呼吸20次/分，血压135/70mmHg。反应迟钝，精神差。呼吸略促。唇燥，咽部无充血，双侧扁桃体无明显肿大，无脓性分泌物。双侧呼吸运动对称，无胸膜摩擦感，无皮下捻发感，两肺呼吸音粗，双下肺可及少量湿啰音。腹软，全腹无压痛反跳痛，肝脾肋下未及，肠鸣音正常存在，双下肢略浮肿。血氧饱和度90%。入院后急查胸部CT，主要相关辅助检查回报：①血气分析（未吸氧状态）：酸碱度7.35，血氧分压65mmHg，二氧化碳分压35mmHg。②血气分析（经鼻高流量湿化氧疗后）：酸碱度7.38，血氧分压80mmHg，二氧化碳分压38mmHg。③血常规：白细胞计数8.63×10⁹/L，血小板计数97×10⁹/L，中性粒细胞81.2%，淋巴细胞计数0.84×10⁹/L，C反应蛋白58.51mg/L。④生化检查：谷丙转氨酶35U/L，谷草转氨酶30U/L，尿素2.0mmol/L，白蛋白28g/L，肌酐

48.09μmol/L，肾小球滤过率 112mL/（min×1.73m^2）。⑤凝血功能：D- 二聚体 20μg/mL。⑥淋巴细胞亚群：CD$_4$-T 淋巴细胞计数 285cell/μL。⑦心功能：B 型利钠肽原 838.2pg/mL。

（四）入院诊断

1. 西医诊断

（1）新冠病毒感染（重型）。

（2）心功能不全。

（3）高凝状态。

（4）低蛋白血证。

（5）高血压。

（6）2 型糖尿病。

2. 中医诊断

疫病（重型），疫毒闭肺证。

（五）诊疗经过

1. 西医治疗方案

（1）氧疗过程：经鼻高流量湿化氧疗呼吸支持，心电监护。

（2）抗病毒治疗：干扰素 κ 雾化，每日 2 次。

（3）抗感染治疗：头孢哌酮钠舒巴坦钠 3g，每 8 小时 1 次

（4）免疫治疗：胸腺法新 1.6mg，每日 1 次。

（5）抗凝治疗：低分子量肝素钙注射液 5000U，每日 1 次。

（6）利尿：托拉塞米 20mg，每日 1 次。

（7）营养支持：人血白蛋白 10g，每日 1 次。

（8）降压：硝苯地平控释片 30mg，每日 1 次。

（9）降糖：达美康 80mg，每日 1 次；阿卡波糖 50mg（餐中），每日 3 次。

2. 中医治疗方案

（1）2022 年 4 月 25 日晨一诊：患者发热（体温 38.0℃），行动能力减退，目前坐则不能卧，卧则不能起。反应迟钝，神昏，口干，吞咽困难，胃纳较差，大便干结，3 日未行，小便黄赤，唇燥，舌干皲缩色红，苔白，略有焦黄（见附录彩色图图 49-1）。四诊合参，中医辨证：疫病，痰热蕴肺，腑气积滞。治拟清肺泄热，养阴攻下。增液承气汤合三黄石膏汤加减，拟方如下：生石膏 45g（先下），生地黄 30g，玄参 30g，麦冬 30g，牡丹皮 15g，生大黄 12g（后下），芒硝 6g（冲服），黄芩 15g，黄柏 9g，知母 6g，黄连 6g，芦根 15g。3 剂（2020 年 4 月 25 ～ 27 日）。水浓煎，每剂取汁 400mL，早晚各 200mL 口服。

（2）2022年4月28日二诊：患者热退，大便已行。双足痿软不用，咳嗽痰少色黄。舌干色红伴裂纹，苔白少（见附录彩色图图49-2）。治拟清热润燥，养阴濡筋，予清燥救肺汤加减，拟方如下：生石膏15g（先下），生地黄15g，桑叶12g，麦冬15g，火麻仁30g，黄芩15g，苦杏仁9g，炙枇杷叶15g，牡丹皮15g，炙甘草9g。3剂（2020年4月28～30日）。水浓煎，每剂取汁400mL，早晚各200mL口服。

（3）2022年5月1日三诊：患者大便一日一行，食欲欠佳，口燥咽干，能坐片刻，咳嗽咳痰减少。舌红少苔，伴裂纹（见附录彩色图图49-3）。证属肺胃气阴两伤，拟益气养阴，补益肺胃，予四君子汤合益胃汤加减，拟方如下：西洋参30g，白术12g，茯苓12g，山药18g，仙鹤草30g，生地黄20g，炒谷芽、炒麦芽各30g，瓦楞子30g，玉竹10g，牡丹皮15g，炙甘草9g。3剂（2020年5月1～3日）。水浓煎，每剂取汁400mL，早晚各200mL口服。

（4）2022年5月4日四诊：患者胃纳改善，能立片刻，坐能延时，咳嗽咳痰少。舌质紫暗，苔薄白，脉细涩。双下肢络脉曲张（见附录彩色图图49-4及图49-5所示）。证属瘀阻络脉，治拟益气养营，活血化瘀，予补阳还五汤加减，拟方如下：黄芪15g，桃仁9g，红花9g，当归15g，赤芍9g，地龙9g，人参6g，鳖甲15g，橘络9g。3剂（2020年5月4～6日）。水浓煎，取汁200mL，早晚各100mL服用。

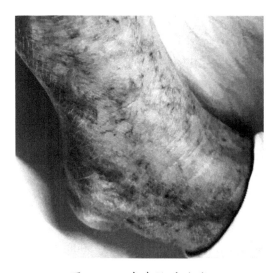

图49-5 患者络脉曲张

（六）疗效评估

1. 体温变化趋势 患者入院经中西医结合治疗后，生命体征平稳，体温未见升高。

2. 主要症状 患者入院时血氧饱和度90%，属于重型患者，病程前期以发热、咳嗽咳痰、吞咽困难、大便干结为主，经过中西医结合治疗后，患者呼吸道症状明显改善，核酸转阴。

3. 生化检查变化 （表 49-1）

表 49-1　主要生化指标及 CT 值变化

日期	白蛋白（g/L）	白细胞计数（×10⁹/L）	中性粒细胞百分比（%）	血小板（×10⁹/L）	D-二聚体（μg/mL）	氧分压（kPa）	B型利钠肽原（pg/mL）	钾离子（mmol/L）	肾小球滤过率（min×1.73m²）	核酸CT值
4月25日	28	8.63	84	97	20	65	832.2	4.3	112	24.76，28.23
4月30日	31	7.5	70	110	5	80	450.0	4.0	110	33.26，35.25
5月5日	36	6.8	65	105	1.2	82	129.2	4.2	115	40.68，阴性

4. 胸部影像学变化 （图 49-6 和图 49-7）

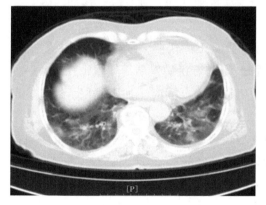 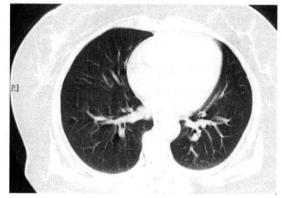

图 49-6　4 月 24 日胸部 CT　　　　　图 49-7　5 月 6 日胸部 CT

（七）出院时情况

患者神志清，精神可，行动能力改善，无咳嗽咳痰，无胸闷气促，胃纳可，二便调。胸部影像学显示炎症明显吸收，连续两次咽拭子核酸检测 CT 值大于 35，患者于 2020 年 5 月 7 日出院。随访 4 周未见核酸复阳。

（八）案例讨论与分析

1. 辨证施治思路　患者年老体弱，跌倒后肢体疲软，坐卧不得，复又染疫，身热咳嗽，胃纳顿减，痰热内蕴，腑行不畅，伤津耗液，肺脾两虚，生化乏源，血行受阻，经清肺化痰、通腑行滞、养阴生津、补益肺脾、养血通瘀等治疗告瘥。

一诊时患者唇燥口干，阳明热也。唇舌色深红，小便黄赤，是为热甚。胃腑燥热，伤津耗液。肺与大肠相表里，津伤而肠燥，水枯津燥，故大便干结难行。此皆肺热引起，故以生石膏为君，并加用黄芩、芦根等清泄肺热。另施以增液承气汤以增水行舟。加用麦冬30g，取仲景麦门冬汤之意，与芦根合用，更取芦根饮之意。

二诊患者热退，大便已行，热势大减。改投以清燥救肺汤清热润燥，养阴濡筋。清燥救肺汤以滋润为主。其性较为清纯，药物皆有滋阴润肺之功，效专力宏，旨在解决津枯肺燥之根本病机，有"牵一发而动全身"之势，不仅能够治疗肺本证之咳喘痰多、声音嘶哑等，还有生津增液之功，恢复肺脏治节功能，使五脏得安。除滋阴润肺外，还兼顾清火、祛痰、解郁、敛浮等效，旨在保护肺金，使肺气恢复平和。

三诊患者食欲欠佳。脾胃属土，肺为金，土生金，脾胃为母，肺为子。又"脾为生气之源""肺为主气之枢"。脾主运化水谷津液，升清精微，胃主收纳、腐熟水谷，脾胃之气充盛，水谷精微可充养五脏，肺气阴得养；而脾胃功能下降，运化无力，则肺脏失养，故见肺脏亏虚，故脾胃功能的正常与否，对肺脏功能的影响往往具有决定性的作用。脾为肺之母，子病及母，肺病及脾，则脾气亏虚，进一步加重肺气的亏损。故三诊加强顾护脾胃，加用白术、山药等健脾养胃，炒谷芽、炒麦芽开胃消食。

四诊患者舌质转为紫暗，且双下肢络脉曲张加重。王清任在《医林改错》中说："元气既虚，必不能达于血管，血管无力，必停留而瘀。"随着疾病发展，气虚、气滞、痰凝等会进一步加重血瘀，故四诊加用黄芪为君，益气以行血。同时，加用桃仁、红花、当归、地龙等活血化瘀。

2. 用药分析　这是一例中西医结合治疗的重型新冠病毒感染患者，西医着重增强免疫、抗病毒、抗炎、营养支持等，中医抓住主要病机肺肠同治，肠清则肺安，为本病治疗的一大特点，继则扶正祛邪共施。中西医结合治疗使患者入院后呼吸道症状快速改善，顺利出院。

3. 得失点　患者入院第一时间则予中医辨证施治，一人一方，本案是一则中医药及时干预的成功案例，治疗过程中无不良反应。

（上海中医药大学附属曙光医院肺病科刘鲁炯整理）

五十、新冠病毒感染重型伴乏力、纳差、舌干红

（一）一般资料

邵某，男，85岁，救治医院：上海市公共卫生临床中心，住院号：21×××5。
入院时间：2022年4月11日；出院时间：2022年5月4日；住院天数：24日。

（二）入院前情况

主诉"发现新冠病毒核酸检测异常1天"。患者居住于敬老院已7年，年老失能，长期卧床，生活不能自理，4月10日新冠病毒核酸检测呈阳性，无发热，无咳嗽咳痰，无气促，无吐泻，遂于4月11日转入上海市公共卫生临床中心行进一步诊治。

既往史：有高血压（2级）史。未接种新冠疫苗。

（三）入院时情况

患者无发热，无咳嗽咳痰，无气促，无恶心呕吐，无腹痛腹泻，胃纳较少，大便2天1次。体格检查：体温36.8℃，心率80次/分，呼吸18次/分，血压127/66mmHg。神志清，气平，消瘦，不能对答，平车推入病房，口唇无发绀，两肺呼吸音低，心率80次/分，律齐，腹软，无压痛，肝脾无肿大，双下肢无浮肿。

（四）入院诊断

1. 西医诊断

（1）新冠病毒感染（无症状感染）。

（2）高血压2级。

2. 中医诊断

疫病，脾胃气虚证。

（五）诊疗经过

患者4月11日入院时氧合指数＞300mmHg，无发热，无咳嗽咳痰气促等症状，但自4月14日起出现气促，痰液增多，咳吐无力，喉间有痰鸣声，氧合指数降为252mmHg，外周血白细胞计数、淋巴细胞计数均明显下降，CD4细胞也明显低于正常，给予鼻导管吸氧、抗病毒、抗感染、免疫调节、糖皮质激素、抗凝等治疗，修正诊断为新型冠状病毒感染重型，中医诊断：疫病，疫毒闭肺证。4月21日心脏彩超示左室增大伴左室整体收缩活动减弱（左心室射血分数41%），轻度偏多二尖瓣反流，左室舒张功能减退，极少量心包积液。胸部CT见冠脉钙化斑块，遂补充诊断冠心病、慢性心衰。患者病情无明显改善，新冠病毒核酸未转阴，4月22日胸部CT示病灶较前进展，痰培养阴性，4月23日出现发热，遂加用中药汤剂口服，经中西医结合治疗，患者新冠病毒核酸转阴，病情好转出院。

1. 西医治疗方案

（1）氧疗：4月14日起予鼻导管吸氧，4月16日改用高流量氧疗，经治疗后病情逐渐好转，4月30日改为鼻导管吸氧。

（2）抗病毒：奈玛特韦片/利托那韦片，口服，连用5日（4月14～18日）。

（3）抗感染：莫西沙星片0.4g，每日1次，口服（4月14日～5月4日）；头孢曲松钠2g，每日1次，静脉滴注（4月15～28日）。

（4）激素：甲强龙80mg连用3日（4月14日起）→40mg连用5日→20mg连用6日。

（5）抗凝：低分子量肝素钙注射液4100U，每日1次，皮下注射（4月14日～5月4日）。

（6）免疫治疗：胸腺法新1.6mg，每日1次，皮下注射（4月16～30日）。

（7）营养支持：白蛋白10g，每日2次，静脉滴注（4月17～30日）。

（8）利尿：呋塞米20mg+螺内酯40mg，每日1次，口服（4月15～28日）。

（9）改善心功能：沙库巴曲缬沙坦钠片50mg，每日2次，口服（4月21日～5月4日）。

（10）化痰：氨溴索30mg，每日2次，静脉注射（4月14日～5月4日）。

2. 中医治疗方案

（1）2022年4月23日一诊：患者消瘦，有低热，神疲乏力，偶咳，喉间痰鸣，无力咳吐，高流量吸氧中，气略促，纳差，大便2日一行，舌干红无苔（见附录彩色图图50-1），脉细。四诊合参，考虑患者为正气亏虚，疫毒犯肺，痰浊内蕴，郁而化热，肺热伤阴，治拟清肺排毒，祛痰平喘，益气扶正，方拟清肺排毒汤加减：人参10g，南沙参30g，芦根30g，苦杏仁12g，麻黄6g，石膏15g（先煎），柴胡12g，黄芩12g，虎杖18g，马鞭草30g，鱼腥草30g，浙贝母15g，金荞麦30g，葶苈子12g，炙甘草9g。5剂

（2022年4月24～28日），水煎服400mL，每日1剂，早晚分2次服用，饭后30分钟温服。

（2）2022年4月28日二诊：患者神疲乏力，胃纳偏少，无发热，高流量吸氧中，呼吸尚平稳，喉间有痰，痰量较前减少，大便2日一行。舌脉同前。患者热退，痰减，气促缓解，邪毒渐退，而正虚愈显，仍以前法进退，拟清肺化痰，益气养阴治之，拟方如下：人参10g，西洋参15g，芦根30g，苦杏仁12g，鱼腥草30g，浙贝母15g，金荞麦30g，葶苈子12g，大枣15g，炙甘草12g。3剂（2022年4月29日～5月1日），水煎服400mL，每日1剂，早晚分2次服用，饭后30分钟温服。

（3）2022年5月2日三诊：患者鼻导管吸氧（4L），呼吸平稳，痰少，胃纳偏少，大便每日一行，舌脉同前。患者病情好转，邪毒已十去八九，然正气未复，属正虚阴伤，肺脾两虚之象，治拟补肺健脾，益气养阴，方拟沙参麦冬汤加减：人参15g，西洋参30g，南沙参30g，芦根30g，麦冬15g，玉竹15g，白术15g，桑白皮12g，山药30g，桔梗9g，炙甘草9g。3剂（2022年5月2～4日），水煎服400mL，每日1剂，早晚分2次服用，饭后30分钟温服。

（六）疗效评估

1. 体温变化趋势 患者入院后无发热，至4月23日体温升至37.7℃，次日体温即降至正常，之后直至出院，患者体温均基本正常（图50-2）。

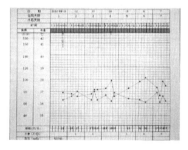 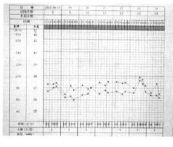 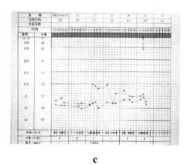

a   b   c

图50-2 体温变化图

2. 主要症状 患者入院时无发热，无咳嗽咳痰气促等呼吸道症状，纳差，大便2日一行，4月14日起患者开始出现气促，痰液增多，咳吐无力，喉间有痰鸣声，经抗病毒、抗感染、调节免疫等治疗，病情无明显改善，4月23日出现低热，予加用中药治疗，患者热退，气促逐渐缓解，痰量较前减少，胃纳偏少，大便每日一行，于5月4日好转出院。

3. 生化检查变化 （表50-1～表50-3）

表 50-1　血常规指标变化

日期	白细胞计数（×10^9/L）	淋巴细胞计数（×10^9/L）	中性粒细胞百分比（%）	C 反应蛋白（mg/L）
4月12日	3.49	1.16	53.60	41.56
4月14日	2.99	0.22	85.90	35.90
4月17日	2.98	0.35	82.30	110.25
4月22日	10.11	0.54	90.00	47.51
4月28日	12.84	0.46	92.30	9.77
5月1日	7.89	0.68	84.80	20.91

表 50-2　主要生化指标变化

日期	降钙素原（ng/mL）	CD_4 细胞（cell/μL）	白细胞介素 -6（pg/mL）	D- 二聚体（μg/mL）	氧合指数（mmHg）	脑钠肽（pg/mL）	白蛋白（g/L）
4月12日	0.11	588.16	7.39	0.46	346	183.30	30.59
4月14日	0.35	93.48		0.73	252		33.00
4月17日	3.55		16.59	0.90	172	493.18	27.00
4月22日	0.23			0.51	230	1420.10	30.00
4月28日	0.12			0.38		184.44	32.00
5月1日				0.50	315	265.68	34.27

表 50-3　新冠病毒核酸检测结果

项目	4月13日	4月14日	4月15日	4月16日	4月19日	4月20日	4月22日	4月24日	4月26日	4月27日	4月28日	4月29日
N	24.30	26.66	22.67	19.81	31.38	27.88	26.98	28.91	39.69	31.77	36.63	（-）
ORF	26.50	27.73	24.25	20.40	34.58	29.72	27.76	35.43	41.26	33.79	38.14	（-）

4. 胸部影像学变化　4月14日胸部 CT（图 50-3）：两肺多发病毒性炎症；两侧少量胸腔积液；心脏增大，冠脉钙化斑块。4月22日胸部 CT（图 50-4）：两肺弥漫性病毒性肺炎伴支气管扩张，较前 4月14日片进展；左肺下叶局部肺不张；两侧胸腔少量积液；全心增大，升主动脉瘤样增粗。5月1日胸部 CT（图 50-5）：两肺散在病毒性肺炎，较前片吸收好转；右肺中间段支气管内黏液及两肺下叶阻塞性不张及炎症，两肺上叶支气管扩张，右侧少量胸腔积液；主动脉增粗，左心增大，冠脉钙化。

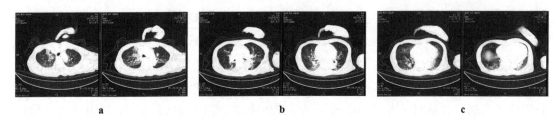

图 50-3　4 月 14 日胸部 CT

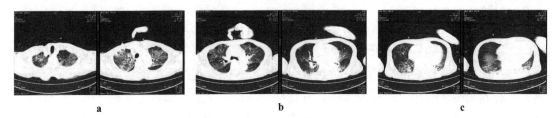

图 50-4　4 月 22 日胸部 CT 平扫

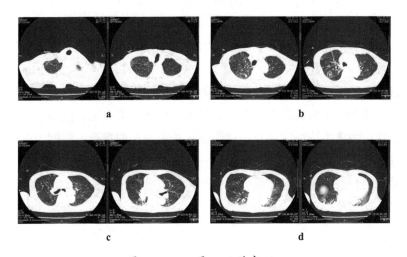

图 50-5　5 月 1 日胸部 CT

（七）出院时情况

患者体温正常，呼吸平稳，鼻导管吸氧（2L），痰少，胃纳偏少，大便日一行。患者病情稳定，新冠病毒核酸检测阴性，胸部 CT 影像明显好转，因长期卧床，生活不能自理，故转至外院继续治疗。

（八）案例讨论与分析

1. 辨证施治思路　患者耄耋之年，长期卧床，正气亏虚，兼之外感疫疠之气，入院之初虽无发热、咳喘等症状，但自 4 月 14 日起患者氧合指数明显下降，出现气促、咳嗽，喉间有痰，且患者年老体弱，无力咳吐痰液，4月16日予高流量氧疗，至4月23日一诊时，患者咳、痰、喘等症状与前相仿，却又出现低热，且患者食水摄入偏少，舌质干红，无苔，考虑患者为痰湿内蕴，郁而化热，肺热伤阴，故治疗原则当以祛邪与扶正相结合，既要清肺化痰排毒，又要益气养阴，扶助正气。一诊处方中清肺化痰排毒之力较强，益气养阴扶正为辅，二诊时患者发热已退，气促较前缓解，但喉间仍有痰声，咳吐无力，故处方中清肺之力减而扶正之力增。三诊之时，更是以健脾益气、养阴生津为主，以冀收培土生金之效。

2. 用药分析　一诊时患者有发热，咳、痰、喘等症，处方以麻杏石甘汤、小柴胡汤为基础，清肺热、宣肺气；加用鱼腥草、浙贝母、金荞麦以增强清肺化痰之功；葶苈子以泻肺平喘；虎杖、马鞭草清热利湿，对新冠病毒有较好的抑制作用；南沙参、芦根既可清肺热，又有养阴生津的功效，再加人参、炙甘草益气扶正。至二诊时患者热已退，喘促明显减轻，而阴虚之象愈显，故处方中减去柴胡、黄芩、石膏、麻黄、虎杖、马鞭草等药味，改南沙参为西洋参，以增强益气养阴之功效，加大枣以护胃气。三诊时患者新冠病毒核酸已转阴，胸部CT影像显示较前明显好转，病情稳定，后期当以益气养阴为主，故处方以沙参麦冬汤、生脉散为基础，人参、白术、山药、桔梗则取培土生金之意，健脾益气、养阴生津以善其后。

3. 得失点　老年新冠病毒感染患者往往因自身体质虚弱、基础疾病众多等因素，容易由轻症或普通型转变为重型甚至危重型，本案患者即属此类典型。这类患者正虚表现较为突出，新冠病毒核酸阳性持续时间长，转阴慢，若中医药能在第一时间及时介入，且在祛邪的同时注意扶助正气，则有望加速核酸转阴，缩短病程。

温病最易伤阴，老年患者又往往因疾病而影响食欲，进食偏少，营养不足，水分补充不够，甚至有轻度脱水的现象，故治疗中必须加强营养支持，适当补充水分，遣方用药要时时记得顾护阴液，所谓"留得一分津液，便有一分生机"是也。

（上海中医药大学附属曙光医院张涛、
上海中医药大学附属岳阳中西医结合医院张院辉整理）

五十一、新冠病毒感染普通型伴阿尔茨海默病、胃大部切除术案

（一）一般资料

周某，男，92岁，救治医院：上海中医药大学附属曙光医院，住院号：02××××5。入院时间：2022年5月9日；出院时间：2022年5月15日。

（二）入院前情况

主诉：因"咳嗽1天"于2022年5月6日入院。患者5月6日出现咽痛，略有咳嗽，乏力纳差，发病时无发热，大便尚调，夜寐尚安。2022年5月5日小区筛查新冠病毒核酸检测异常，为进一步治疗收治我院。既往否认高血压、糖尿病等慢性内科疾病史。2021年12月起出现认知障碍，交流困难，外院诊断为阿尔茨海默病，予思博海等治疗。有前列腺增生病史，目前服用坦索罗辛、非那雄胺治疗。1973年曾因消化道溃疡行胃大部切除术。

（三）入院时情况

患者入院时反应迟钝，精神欠佳，形体消瘦，咳嗽，喉间有痰难咳，无发热，纳少，大便每日1次，质成形。夜尿3～4次。舌淡红，苔薄白腻，脉细。体格检查：体温37℃，心率69次/分，呼吸16次/分，血压98/61mmHg。患者神志清，精神稍差，发育正常，营养中等，查体合作，全身皮肤黏膜无黄染，浅表淋巴结未触及，头颅无畸形，双侧瞳孔等大等圆，口唇无发绀，颈软，颈静脉无怒张，甲状腺不大。心率69次/分，心律齐。全腹平软，无压痛及反跳痛，肝脾肋下未及。双肾区无叩击痛，四肢脊柱无畸形，神经系统检查未见异常，双下肢无浮肿。未闻及异常声息气味。

（四）入院诊断

1.西医诊断

（1）新冠病毒感染（普通型）。

（2）阿尔茨海默病。

（3）低蛋白血症。

（4）尿路感染。

（5）胃大部切除术后。

2. 中医诊断

疫病（普通型），湿毒郁肺。

（五）诊疗经过

1. 西医治疗方案

（1）患者入院后完善相关理化检查：2022 年 5 月 10 日核酸检测：ORF 基因 CT 值 22.81，N 基因 CT 值 22.25；2022 年 5 月 10 日血气分析（鼻导管吸氧 2L/min）：酸碱度 7.40，氧分压（校正）207.00mmHg，血氧饱和度 100.40%，二氧化碳分压 38.70mmHg；氧合指数 739mmHg；2022 年 5 月 10 日胸部 CT（见附录彩色图图 51-1）：①右肺上叶后段及两肺下叶炎症，两侧胸腔少许积液，请结合临床。②两肺上叶肺气肿，两肺散在慢性炎症。③左肺上叶陈旧结核。④主动脉硬化，冠脉多发钙化斑。⑤附见肝内多发囊肿，提示患者存在胸部影像学改变。2022 年 5 月 10 日血细胞分析：白细胞计数 $3.81×10^9$/L，中性粒细胞百分比 56.10%，淋巴细胞百分比 28.30%，淋巴细胞计数 $1.08×10^9$/L，红细胞计数 $2.74×10^{12}$/L，血红蛋白 100.0g/L，血小板计数 $112×10^9$/L，C 反应蛋白 2.88mg/L。尿常规：细菌（尿沉渣）87.20/μL，镜检白细胞（+++），镜检红细胞（+）。生化检查：谷丙转氨酶 14U/L，谷草转氨酶 32U/L，γ-谷氨酰转肽酶 149U/L，白蛋白 25.2g/L，尿素氮 4.7mmol/L，血肌酐 92μmol/L，尿酸 271μmol/L，钾离子 3.65mmol/L，钠离子 135mmol/L，钙离子 2.01mmol/L，肌钙蛋白 I 为 0.008ng/mL，脑钠肽 186.0pg/mL；肌酸激酶（-）。心脏彩超：主动脉窦部增宽、升主动脉内径增宽；主动脉瓣钙化、主动脉瓣中等量反流左室收缩功能未见异常；二尖瓣后叶根部钙化；左室壁收缩功能未见异常。左心室射血分数 61%。提示白细胞减少，轻度贫血，低蛋白血症，轻度心功能减退，肝肾功能及电解质正常。D-二聚体 3.13mg/L。

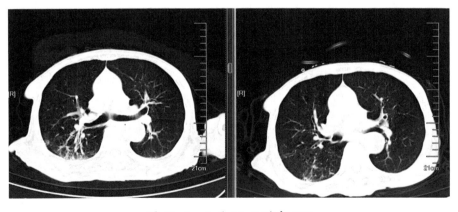

图 51-1　5 月 10 日胸部 CT

（2）氧疗：吸氧（2L/min）；心电监护；俯卧位通气。

（3）抗凝：那屈肝素钙注射液0.4mg，皮下注射，每日1次。

（4）对症处理及营养支持：整蛋白型肠内营养剂肠内营养，静脉人血白蛋白10g，静脉滴注，每日1次。

2. 中医治疗方案

（1）2022年5月10日一诊：患者反应迟钝，精神欠佳，咳嗽，喉间有痰难咳，无发热，纳少，大便每日1次，质成形。夜尿3～4次。舌淡红，苔薄白腻（见附录彩色图图51-2），脉细。证属疫病湿毒郁肺。疫毒从口鼻而入，首先犯肺。肺失宣肃，故见咳嗽咳痰。患者高龄，本有肝肾亏虚、髓海空虚、气津不足之本病，肝脾肾均有不足。疫毒湿邪从口鼻犯肺，以致肺失宣降，时有咳嗽；脾失运化，纳谷不馨。且肺为贮痰之器，脾为生痰之源，标本俱病，治当治标为先，但需注意顾护脾胃生生之气，避免损伤气津。治拟清热宣肺兼健脾益气。予宣肺败毒方加减：炙麻黄9g，苦杏仁9g，生薏苡仁15g，熟薏苡仁15g，藿香12g（后下），虎杖20g，马鞭草30g，金银花15g，金荞麦30g，黄芩12g，葶苈子12g，陈皮9g，桔梗9g，炙甘草6g，黄芪30g，人参6g，炒麦芽15g。3剂，水煎服400mL，每日1剂，早晚分2次服用，饭后30分钟温服。参麦注射液40mL，每日1次，静脉滴注。

（2）2022年5月13日二诊：精神一般，咳嗽痰少，不爽，无发热，纳少，大便每日1次，质成形。夜尿3～4次。舌淡红，苔薄白腻（见附录彩色图图51-3），脉细。疫毒未清，继予加强清肺化痰之力。去葶苈子等峻烈之药，加桑叶、桑白皮等润燥清肺，瓜蒌皮加强清热化痰，舌质较红，故去人参，加南沙参（如有西洋参更佳）、芦根、麦冬益气养阴生津以顾护正气，托毒外出，拟方如下：炙麻黄9g，苦杏仁9g，石膏30g，虎杖20g，马鞭草30g，金银花30g，金荞麦30g，黄芩12g，佛手6g，瓜蒌皮15g，桑叶15g，桑白皮15g，马齿苋30g，南沙参30g，黄芪30g，炒麦芽15g，芦根15g，麦冬9g。3剂，水煎服400mL，每日1剂，早晚分2次服用，饭后30分钟温服。

（3）2022年5月15日三诊（出院带药）：精神好转，乏力好转，咳嗽好转，痰不多，无发热，纳少，大便每日1次。核酸检测已转阴。舌淡红，苔薄腻（见附录彩色图图51-4），脉细。余邪已净，肺脾两虚，治拟健脾益肺，润肺生津。以防复阳，拟方如下：桑叶9g，苦杏仁9g，瓜蒌皮15g，佛手6g，党参15g，南沙参15g，白术15g，茯苓12g，炙甘草6g，玉竹15g，砂仁3g，桔梗6g，石菖蒲15g，郁金15g。7剂（带回，2022年5月16～22日），水煎服400mL，每日1剂，早晚分2次服用，饭后30分钟温服。

（六）疗效评估

1. 体温变化趋势 患者入院后无发热。

2. 主要症状 患者入院时反应迟钝，精神欠佳，咳嗽，喉间有痰难咳，无发热，纳少，大便每日1次，质成形。经中医药治疗后，精神明显好转，纳可，咳嗽咳痰缓解，疗效明显。

3. 生化检查变化 （表51-1～表51-2）

表51-1 血常规指标变化

日期	白细胞计数	中性粒细胞计数（×10⁹/L）	淋巴细胞计数（×10⁹/L）	血红细胞（g/L）	C反应蛋白（mg/L）
5月10日	3.81	2.13	1.08	100	2.88
5月15日	3.99	6.19	2.45	103	7.54

表51-2 生化指标变化

日期	谷丙转氨酶（U/L）	谷草转氨酶（U/L）	γ-谷氨酰转肽酶（U/L）	白蛋白（g/L）	血肌酐（μmol/L）	脑钠肽（pg/mL）
5月10日	14	32	149	25.2	92	186
5月15日	20	35	146	36.2	84	319.6

4. 胸部影像学变化　5月15日胸部CT：①右肺上叶后段及两肺下叶炎症，两侧胸腔少量积液，建议治疗后复查。②两肺上叶肺气肿，两肺散在慢性炎症。③左肺上叶陈旧结核。④主动脉瓣钙化，主动脉硬化，冠脉多发钙化斑。⑤附见肝内多发囊肿。

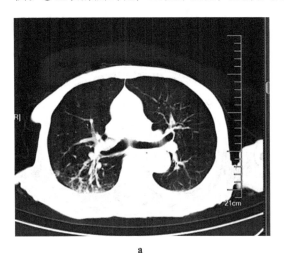 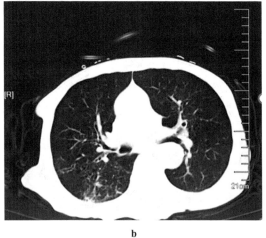

a　　　　　　　　　　　　　　　b

图51-5　5月15日胸部CT

（七）出院时情况

精神好转，乏力好转，咳嗽好转，痰不多，无发热，纳少，大便每日1次。舌淡红，苔薄腻，脉细。出院后4周未复阳。

（八）案例讨论与分析

1. 辨证施治思路　本例患者属于新冠病毒感染普通型，年事已高，基础疾病较重。中医治疗的主要目的在于扶正祛邪，促进核酸转阴。患者年事已高，本有肝肾精血不足，发为阿尔茨海默病。既往又有胃部切除手术，脾胃不足可想而知。此次发病见咳嗽、胸闷、痰黏不畅，舌红少津，苔薄白腻，脉细。西医检查见白细胞减少，胸部影像学检查见下肺炎症，因此在治疗时既要急则治其标，开宣肺气，清热化痰，同时患者舌红少津，津液不足。又要注意顾护津液和肺脾肾之正气。取截断扭转之法，初诊治以清热宣肺，健脾益气，宣肺败毒汤加减。取其中麻杏苡甘汤之意宣肺化湿，黄芩、虎杖、金荞麦、马鞭草清热解毒，人参、黄芪、甘草扶中，麦芽健运。

二诊时，患者舌质转红，痰黏难咳，仍属邪实正虚，疫毒犯肺，气阴耗伤。治仍需宣肺清热，益气养阴。用麻杏石甘汤加强清肺热之力，去藿香之香燥以防伤津，去葶苈子等峻猛之药以防伤正，加瓜蒌皮、桑白皮加强润肺清热化痰之效，并加重益气生津之力，加大芦根的剂量。经治疗患者核酸顺利转阴，理化指标好转，胸部影像学有所改善，症状均有好转。

出院时予健脾益肺之剂善后，待病情稳定后，可再加补肾填精、活血涤痰之药治本。

2. 用药分析　本例患者是以中药治疗为主的新冠病毒感染普通型患者。抓住患者湿毒郁肺的主要病机，先予宣肺清热，又注意患者气阴耗伤的特点，与健脾益气之法治疗，后期健脾益肺，使正气渐复，顺利康复。经中医药干预后核酸转阴出院。

3. 得失点　本案是中医药早期干预的成功案例。患者入院前有呼吸道症状和肺部的影像学表现，且年龄较大，基础疾病较重，经中西医结合治疗，中医清热宣肺，以截断扭转之法缩短病程，注重顾护阴液，加快了老年患者的病毒转阴，并预防了重症肺炎的发生。后期以健脾益肺之法善后，防止复阳。

（上海中医药大学附属曙光医院朱旭莹、徐隽斐整理）

五十二、新冠病毒感染轻型伴 T 淋巴母细胞淋巴瘤异基因造血干细胞移植术后案

（一）一般资料

刁某，女，26 岁，救治医院：上海中医药大学附属曙光医院，住院号：02××××3。入院时间：2022 年 5 月 2 日；出院时间：2022 年 5 月 24 日；住院天数：23 天。

（二）入院前情况

主诉"鼻塞流涕 1 天"入院。患者 2022 年 4 月 30 日开始出现鼻塞流涕，无发热，无咳嗽、咳痰，无头晕、头痛，无咽痛、肌痛等不适，5 月 1 日小区查核酸阳性。5 月 2 日区疾病预防控制中心通知该患者新冠病毒核酸检测阳性，为进一步诊治，转运来我院治疗。

既往史：患者 2020 年 12 月在上海交通大学医学院附属瑞金医院经前纵隔肿物穿刺活检，确诊为"T 淋巴母细胞淋巴瘤（白血病）"，予化疗治疗 5 个疗程、放疗 10 个疗程以后，于 2021 年 10 月行异基因造血干细胞移植术。术后予复方磺胺甲噁唑片、左氧氟沙星、更昔洛韦、泊沙康唑、他克莫司、恩替卡韦等药物治疗。目前仅服用恩替卡韦 0.5mg，每晚 1 次口服。否认药食物过敏史。未接种新冠疫苗。有多次输血史，血型 O型，末次输血日期为 2022 年 1 月 13 日。

（三）入院时情况

患者稍有鼻塞流涕，无发热，无咳嗽，无咳痰，纳谷正常，夜寐尚安，二便调。体格检查：体温 37℃，心率 80 次 / 分，呼吸 16 次 / 分，血压 120/78mmHg。患者神志清，精神可，发育正常，营养中等，查体合作，全身皮肤黏膜无黄染，浅表淋巴结未触及，头颅无畸形，双侧瞳孔等大等圆，口唇无发绀，颈软，颈静脉无怒张，甲状腺不大。心率 80次 / 分，心律齐。全腹平软，无压痛及反跳痛，肝脾肋下未及。双肾区无叩击痛，四肢脊柱无畸形，神经系统检查未见异常，双下肢无浮肿。未闻及异常声息气味。舌暗红，苔黄腻，脉细。

（四）入院诊断

1. 西医诊断

（1）新冠病毒感染（轻症）。

（2）T淋巴母细胞淋巴瘤（白血病）。

（3）异基因造血干细胞移植术后（基础疾病重症）。

2. 中医诊断

疫病（轻型），湿毒犯肺证。

（五）诊疗经过

1. 西医治疗方案 患者入院后完善相关检查，予恩替卡韦0.5，每晚1次口服维持抗病毒治疗。入院查新冠病毒核酸检测：OFR基因CT值21.03，N基因CT值20.08，内标27.50。5月4日胸部CT：前上纵隔占位。影像学未见明显肺炎表现，诊断为新冠病毒感染（轻型）。拟予帕罗韦德片治疗，但患者拒绝小分子药物治疗。患者入院后查白细胞计数降低，5月3日血细胞分析：白细胞计数2.80×10^9/L，中性粒细胞百分比21.70%，淋巴细胞百分比69.30%，中性粒细胞计数0.61×10^9/L，红细胞计数3.26×10^{12}/L，血红蛋白109.0g/L，红细胞比容0.323，血小板70×10^9/L，淋巴细胞计数1.94×10^9/L，C反应蛋白 < 0.50mg/L。分别予5月4日、5月10日、5月19日分别予重组人粒细胞刺激因子注射液300μg皮下注射升高白细胞。炎症指标5月3日降钙素原0.048ng/mL，白细胞介素-6为1.03pg/mL，未予特殊处理。2022年5月3日肝肾功能：谷丙转氨酶18U/L，直接胆红素4.5μmol/L，间接胆红素20.6μmol/L，谷草转氨酶40U/L，谷氨酸脱氢酶11.0U/L，碱性磷酸酶76U/L，γ-谷氨酰基转移酶9U/L，尿酸207μmol/L，尿素2.1mmol/L，肌酐40μmol/L，肾小球滤过率188mL/（min×1.73m²），总蛋白70.7g/L，白蛋白41.8g/L，球蛋白29g/L，白蛋白/球蛋白1.4。肝肾功能基本正常，未予特殊处理。2022年5月3日血细胞簇分化抗原（CD_8：CD_{28}^+ T_8淋巴细胞（$CD_{8/28}$）20.03%，CD_{38}^+ T_8淋巴细胞（$CD_{8/38}$）70.95%，CD_4/CD_8和T_4/T_8淋巴细胞比值0.1↓，MHC-IIT细胞（CD_3/HLA-DR）71.93，白细胞功能相关抗原2（CD_2）82.79，调节性T细胞百分数（$CD_{3/4/25}$）10.53%，总T淋巴细胞百分比（CD_3^+）71.73%，T_4淋巴细胞百分比（$CD_3^+ CD_4^+$）6.87%，T8淋巴细胞百分比（$CD_3^+ CD_8^+$）57.51%，NK淋巴细胞百分比（$CD_3^- CD_{16/56}^+$）11.10%，B淋巴细胞百分比（$CD_3^- CD_{19}^+$）5.35%，细胞免疫提示免疫功能下降，建议患者使用胸腺肽，但患者拒绝。

2. 中医治疗方案

（1）2022年5月3日一诊：患者稍有鼻塞流涕，无发热，无咳嗽，无咳痰，纳谷正常，夜寐尚安，二便调。舌暗红，苔黄腻（见附录彩色图图52-1），脉细。证属疫病风热犯肺。疫毒夹湿从口鼻而入，首先犯肺。肺失宣肃，故见鼻塞流涕。患者禀赋不足，经多次药物化疗及放疗后，气血不足，治拟疏风清热化湿兼益气固表，拟方如下：金银花12g，藿香12g（后下），荆芥12g，防风9g，板蓝根15g，桔梗9g，芦根30g，黄芪18g，白术12g，甘草6g。3剂，水煎服400mL，每日1剂，早晚分2次服用，饭后30分钟温服。之后患者拒服中药1周。

（2）2022年5月12日二诊：患者无鼻塞流涕，无发热，无咳嗽，无咳痰，纳谷正常，夜寐尚安，二便调。舌暗红，苔薄白腻（见附录彩色图图52-2），脉细。证属正虚邪恋，脾虚而生化乏源。治拟扶正祛邪，健脾益气，拟方如下：陈皮9g，茯苓15g，甘草6g，藿香6g（后下），金银花12g，黄芩12g，太子参30g，佩兰9g，马鞭草30g，虎杖10g，黄芪30g。7剂（2022年5月12～18日），水煎服400mL，每日1剂，早晚分2次服用，饭后30分钟温服。

（3）2022年5月18日三诊：患者无鼻塞流涕，无发热，无咳嗽，无咳痰，纳谷正常，夜寐尚安，二便调。舌暗红，质稍干，苔白腻（见附录彩色图图52-3），脉细。证属正虚邪恋，气阴不足，脾虚湿盛，以致疫毒缠绵不退。治拟扶正祛邪，健脾化湿，拟方如下：陈皮9g，茯苓15g，甘草6g，藿香6g（后下），金银花12g，黄芩12g，太子参30g，苍术9g，马鞭草30g，虎杖10g，黄芪30g，草果3g，麦冬9g，石斛15g，苦杏仁9g。3剂，水煎服400mL，每日1剂，早晚分2次服用，饭后30分钟温服。

（六）疗效评估

1. 体温变化趋势　患者未出现发热。

2. 主要症状　患者初期有鼻塞流涕等症状，经中医药治疗疗效迅速缓解。

3. 核酸 CT 值

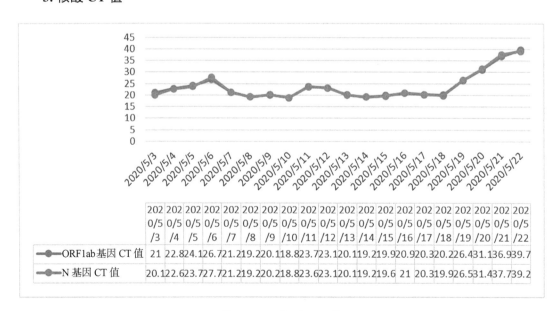

	2020/5/3	2020/5/4	2020/5/5	2020/5/6	2020/5/7	2020/5/8	2020/5/9	2020/5/10	2020/5/11	2020/5/12	2020/5/13	2020/5/14	2020/5/15	2020/5/16	2020/5/17	2020/5/18	2020/5/19	2020/5/20	2020/5/21	2020/5/22
ORF1ab基因 CT 值	21	22.8	24.1	26.7	21.2	19.2	20.1	18.8	23.7	23.1	20.1	19.2	19.9	20.9	20.3	20.2	26.4	31.1	36.9	39.7
N 基因 CT 值	20.1	22.6	23.7	27.7	21.2	19.2	20.2	18.8	23.6	23.1	20.1	19.2	19.6	21	20.3	19.9	26.5	31.4	37.7	39.2

图 52-4　核酸 CT 值

4. 血常规检查变化

表 52-1 血常规检查变化

日期	白细胞计数（×10⁹/L）	中性粒细胞计数（×10⁹/L）	淋巴细胞计数（×10⁹/L）	血红细胞（g/L）	血小板计数（×10⁹/L）	C 反应蛋白（mg/L）
5 月 3 日	2.8	0.61	1.94	109	70	< 0.5
5 月 5 日	9.07	6.19	2.45	103	55	< 0.5
5 月 11 日	13.07	9.64	2.4	103	58	< 0.5
5 月 15 日	2.8	1.04	1.44	105	54	< 0.5
5 月 19 日	2.64	0.86	1.49	112	48	< 0.5

5. 胸部影像学变化 前后无明显新冠病毒感染表现。

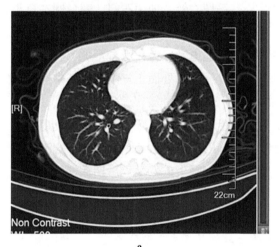 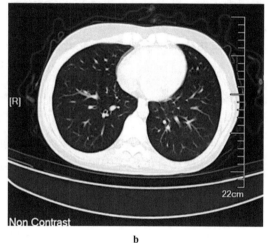

图 52-5 胸部 CT 变化图

（七）出院时情况

患者无鼻塞流涕，无发热，无咳嗽，无咳痰，纳谷正常，夜寐尚安，二便调。出院 1 周未复阳。

（八）案例讨论与分析

1. 辨证施治思路 本例患者虽属于新冠病毒感染轻症，但基础疾病较重，既往为 T 淋巴母细胞淋巴瘤（白血病）异基因造血干细胞移植术后（基础疾病重症），曾服用免疫抑制剂。目前仍存在前纵隔占位，因此核酸检测迟迟不能转阴。此为禀赋不足，脾胃虚弱而气血生化无源。《灵枢·营卫生会》有云："人受气于谷，谷入于胃，乃传与五脏六腑，五脏六腑皆受于气，其清者为荣，浊者为卫，荣行脉中，卫行脉外。"因此，脾胃功能不足，则营卫之气不能奉生，卫外不足。又因感染疫毒，湿毒缠绵肺脏而见邪气不能外出。病位主要在肺脾肾，是典型的正虚邪恋之证。因此，治疗时以疏风清热化湿治标，兼以扶正。以金银花、荆芥、防风、板蓝根清热疏风解毒，藿香辟秽化湿醒脾，黄芪、白术健脾益气扶正以期托毒外出。

二诊时，患者停服中药4天，核酸CT值仍然为强阳性。证仍属湿毒留恋，正虚邪恋。治拟健脾化湿，扶正祛邪。考虑患者体质虚弱，禀赋不足。脾肾两虚，气血不足。但此时不宜滋补太过，病情仍处于正虚邪恋的状态。疫毒久留，耗伤气阴，且脾虚则水谷不化，湿邪与疫毒交缠，更不易祛除。因此，加重健脾益气化湿解毒之力。加用太子参益气养阴而不留寇，加马鞭草、虎杖、黄芩等清热解毒，促进病毒转阴。

三诊时，患者核酸CT值已有明显上升，但舌苔白腻，余邪未净，证属湿毒恋肺，治拟清肺化湿，健脾益气。进一步予草果醒脾化湿，有辟秽之效，加用石斛、麦冬制约草果之燥性，以免过伤阴液。3日后核酸转阴。

2. 用药分析　本例患者是以中药治疗为主的新冠轻症患者。抓住患者正虚邪恋的主要病机，初期疏风清热，健脾化湿，中后期佐以扶正，使邪有去处而正气渐复。经中医药干预后核酸转阴出院。

3. 得失点　本案是中医药适时干预的成功案例。患者入院前有呼吸道症状，且患者一直白细胞偏低，属典型的正虚邪恋之候，因此注重扶正之法的应用是本例患者的治疗重点。经中西医结合治疗，中医清热疏风益气，预防了重症肺炎的发生。后期在祛邪的同时注重扶正，加快了转阴的过程。

（上海中医药大学附属曙光医院徐隽斐、朱旭莹整理）

五十三、新冠病毒感染普通型伴肺部恶性肿瘤术后复发、鼻咽恶性肿瘤案

（一）一般资料

王某，男，71岁，住院号：21×××7。

入院时间：2022年5月4日；出院时间：2022年5月24日；住院天数：21日。

（二）入院前情况

主诉"胸闷不适1天"入院。患者2022年5月1日于当地社区自测抗原提示异常，2022年5月3日因自觉胸闷、心悸、恶心呕吐，至上海交通大学医学院附属新华医院急诊就诊，后行新冠病毒核酸检测阳性。为进一步诊治，2022年5月4日转入上海市公共卫生临床中心治疗。

既往史：高血压病史，平素口服硝苯地平。糖尿病病史。冠心病病史，房颤史，平素口服阿司匹林、波立维、培达。半年前诊断为鼻咽癌，后行放疗。手术史：2019年诊断肺部恶性肿瘤，曾行手术，病理腺癌。术后定期复查，2020年初发现左肺门占位考虑复发，行易瑞沙靶向治疗至今。曾因发生股动脉栓塞行股动脉支架植入术。新冠疫苗接种史：无。

（三）入院时情况

患者本次发病以来，精神尚可，咳嗽少，动则喘促，痰黏难咳、量少，胸闷，口干，体温平，纳差，睡眠可，大便每日1次，偏干，小便如常，体力无明显下降，体重未见明显下降。

体格检查：体温36.2℃，心率73次/分，呼吸23次/分，血压140/70mmHg。神志清楚，精神尚可，无嗜睡。颈软，口唇无发绀，咽部无充血，双侧扁桃体无明显肿大，无脓性分泌物。双侧呼吸运动对称，无胸膜摩擦感，无皮下捻发感，两肺呼吸音粗，未闻及干湿啰音。腹软，全腹无压痛反跳痛，肝脾肋下未及，肠鸣音正常存在，双下肢无浮肿。四肢活动自如。舌光红，苔薄，有裂纹，脉细。

（四）入院诊断

1. 西医诊断

（1）新冠病毒感染（普通型）。

（2）肺部恶性肿瘤术后复发。

（3）鼻咽恶性肿瘤。

（4）高血压。

（5）糖尿病。

（6）冠状动脉粥样硬化性心脏病。

（7）心房颤动。

2. 中医诊断

疫病（普通型），湿毒郁肺证。

（五）诊疗经过

患者入院后予以心电监护、监测血氧饱和度（指脉血氧饱和度95%）、鼻导管吸氧、口服肠内营养粉剂、俯卧位通气＞12h/d。5月4日急查床旁胸片：两肺散在炎症；心脏增大，建议治疗后复查。予奈玛特韦片/利托那韦片口服抗病毒治疗。患者肺部恶性肿瘤术后复发，口服易瑞沙靶向治疗至今。患者既往有肺部恶性肿瘤术后复发和鼻咽恶性肿瘤的病史，5月6日查淋巴细胞计数$0.56×10^9$/L，考虑患者免疫力低下，予胸腺法新提高免疫力。

2022年5月4日胸片（图53-1）：两肺散在炎症；心脏增大，建议治疗后复查。

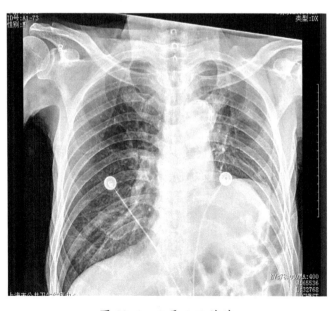

图53-1　5月4日胸片

2022年5月6日胸部CT（图53-2）：①左肺门占位伴远端少许炎症，左侧少量胸腔积液，建议胸部增强CT检查。②左肺上叶及右肺中叶轻度支气管扩张。③两肺气肿并多发肺大疱。

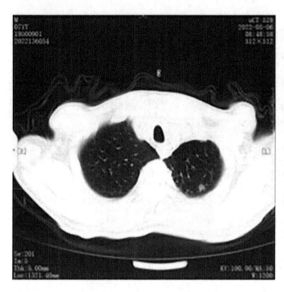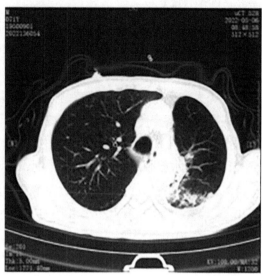

图53-2　5月6日胸部CT

1. 西医治疗方案

（1）氧疗过程：鼻导管吸氧，3L/min。俯卧位通气。

（2）抗病毒治疗：奈玛特韦片/利托那韦片，奈玛特韦片300mg联用利托那韦片100mg，每12小时1次口服，连续服用5天（2022年5月5～9日）。

（3）抗炎治疗：无。

（4）抗感染诊疗：无。

（5）免疫治疗：胸腺肽50mg，皮下注射，每日1次（2022年5月4～6日）。胸腺法新1.6mg，皮下注射，每日1次（2022年5月6～23日）。

（6）抗凝治疗：那曲肝素钙4100IU，皮下注射，每日1次。

（7）靶向治疗：吉非替尼（易瑞沙）0.25g，口服，每日1次。

（8）营养支持：肠内营养粉剂400g，口服，每日1次。肠内营养乳剂500mL，口服，每日1次。人血白蛋白30g，静脉滴注，每日1次。维生素C 10g，静脉滴注，每日1次。

（9）其他：硝苯地平控释片30mg，口服，每日1次。阿司匹林肠溶片（拜阿司匹林）100mg，口服，每日1次。硫酸氢氯吡格雷（波立维）75mg，口服，每日1次。西洛他唑100mg，口服，每日1次。奥美拉唑40mg，静脉推注，每日1次。氯化钾注射液1.5g，静脉滴注，每日1次（2022年5月4～6日）。氯化钾缓释片1g，口服，每日2次。阿托伐他汀10mg，口服，每晚1次。苏黄止咳胶囊3粒，口服，每日3次。乙酰半胱氨酸片0.6g，口服，每日3次。祛痰灵口服液30mL，口服，每日3次。人干扰素α2b喷雾剂2喷，喷雾，每日1次。

2. 中医治疗方案

（1）2022年5月5日一诊：患者咳嗽少，动则喘促，痰黏难咳、量少，胸闷，口干，纳差，眠安，大便每日1次，偏干，舌光红，苔薄，有裂纹，脉细。患者舌象如下（见附录彩色图图53-3）。

四诊合参，中医辨证考虑湿毒困脾、郁肺伤津。肺为娇脏，疫毒之邪侵袭，首先犯肺，肺为湿热毒邪所困，失于宣发肃降，蕴结胸中，则见咳嗽咳痰，动则喘促，胸闷。湿毒积于体内，化热伤津，加之患者靶向药毒伤阴，则见痰黏难咳，津液不能上承下达，则见口干、大便偏干。湿毒困脾，脾胃运化失司，则见纳差。治疗以滋阴清热、化湿解毒为主，方予沙参麦冬汤加减：南沙参30g，麦冬12g，玉竹12g，桑叶12g，桑白皮15g，芦根30g，石斛12g，地黄15g，虎杖18g，马鞭草30g，浙贝母15g。5剂（2022年5月6～10日），水煎服400mL，每日1剂，早晚分2次服用，饭后30分钟温服。

5月6日患者大便仍干，加予大承气汤口服：大黄9g（后下），芒硝15g（冲服），枳实15g，厚朴15g。2剂（2022年5月7～8日），水煎服400mL，每日1剂，早晚分2次服用，饭后30分钟温服。

（2）2022年5月10日二诊：患者咳嗽少，动则喘促，痰黏难咳、量少，口干，纳差，眠安，大便2～3次/天、质稀，舌光红，苔薄，有裂纹，脉细。患者舌象如下（见附录彩色图图53-4）。

证属湿毒困脾、郁肺伤津。治疗以滋阴清热，化湿解毒，止咳化痰。方予沙参麦冬汤加减：南沙参30g，麦冬12g，玉竹12g，桑叶12g，桑白皮15g，芦根30g，石斛12g，地黄15g，虎杖18g，马鞭草30g，浙贝母15g，五味子6g，西洋参15g，生白术15g，金荞麦30g，乌梅15g。5剂（2022年5月11～15日），水煎服400mL，每日1剂，早晚分2次服用，饭后30分钟温服。

（3）2022年5月15日三诊：患者乏力，气促，纳差，痰黏难咳、量少，口干，眠安，大便欠畅，舌光红，苔薄，有裂纹，脉细。患者大便仍欠畅，予以生白术、熟地黄等加强通便。证属湿毒困脾，郁肺伤津。治疗以滋阴清热，化湿解毒，止咳化痰。方予沙参麦冬汤加减：南沙参30g，麦冬12g，玉竹12g，桑叶12g，桑白皮15g，芦根30g，石斛12g，地黄15g，虎杖18g，马鞭草30g，浙贝母15g，五味子6g，西洋参15g，生白术20g，金荞麦30g，乌梅15g，当归9g，熟地黄15g，炙甘草9g。4剂（2022年5月16～19日），水煎服400mL，每日1剂，早晚分2次服用，饭后30分钟温服。

（4）2022年5月18日四诊：患者神疲乏力，气促，纳差，痰黏难咳、量少，口干，眠安，大便畅，每日1次，舌红，苔薄黄，有裂纹，脉细。患者年事已高，肺癌、鼻咽癌耗伤机体正气，外感疫疠之气侵袭，正气愈加亏虚，则见神疲乏力。患者舌象如下（见附录彩色图图53-5）。

证属湿毒困脾，郁肺伤津，气阴两虚。治疗以滋阴清热，化湿解毒，止咳化痰，益气扶正。方予沙参麦冬汤加减：南沙参30g，麦冬12g，玉竹12g，桑叶12g，桑白皮15g，芦根30g，石斛12g，地黄15g，虎杖18g，马鞭草30g，浙贝母15g，五味子6g，西洋参

15g，生白术 20g，金荞麦 30g，乌梅 15g，当归 9g，熟地黄 15g，炙甘草 9g。1 剂（2022年 5 月 19 日），水煎服 400mL，每日 1 剂，早晚分 2 次服用，饭后 30 分钟温服。

（5）2022 年 5 月 19 日五诊：患者神疲乏力，气促，纳差，痰黏难咳、量少，口干，眠安，大便畅，每日 1 次，舌红，苔薄黄，有裂纹，脉细。患者服药后仍有神疲乏力，咳嗽咳痰情况未见明显减轻，国家和市级专家组专家讨论后认为患者湿毒未清，困脾郁肺，而致气阴两虚，应加强化湿解毒，清除余邪，同时扶助正气，逐邪外出。方予化湿败毒方加减：麻黄 6g，苦杏仁 9g，石膏 15g，炙甘草 9g，人参 30g，西洋参 30g，黄芪 30g，金荞麦 30g，鱼腥草 30g，大黄 9g（后下），藿香 10g（后下），生白术 15g，茯苓 30g，麦冬 12g，冬瓜子 15g，瓜蒌皮 15g，桑白皮 15g，黄芩 12g。3 剂（2022 年 5 月 20～22 日），水煎服 400mL，每日 1 剂，早晚分 2 次服用，饭后 30 分钟温服。

（6）2022 年 5 月 22 日六诊：患者仍有神疲乏力，活动后气促，胃纳欠佳，咳嗽较前减少，痰黄咳吐不利、量少，口干喜饮，眠安，大便不畅，每日 1 次，小便黄少，舌深红，苔薄少，有裂纹，脉细数。患者服药后神疲乏力仍有，咳嗽咳痰稍减轻，国家和市级专家组专家讨论后认为患者湿毒残留，结合患者既往药毒侵袭致气阴两虚，应加强扶助正气，化湿解毒，清除余邪而善后。方予化湿败毒方加减：苦杏仁 9g，石膏 15g，炙甘草 9g，人参 30g，西洋参 30g，黄芪 30g，金荞麦 30g，蒲公英 30g，大黄 12g（后下），藿香 10g（后下），生白术 15g，茯苓 30g，麦冬 12g，冬瓜子 15g，瓜蒌皮 15g，桑白皮 15g，黄芩 18g，葶苈子 15g，龙齿 30g（先煎），浙贝母 15g，地黄 12g，佛手 15g。3 剂（2022年 5 月 23～25 日），水煎服 400mL，每日 1 剂，早晚分 2 次服用，饭后 30 分钟温服。

（六）疗效评估

1. 体温变化趋势 患者入院经中西医结合治疗后，生命体征平稳，体温未见升高。详见下图（图 53-6，实心圆点所在曲线为体温变化）。

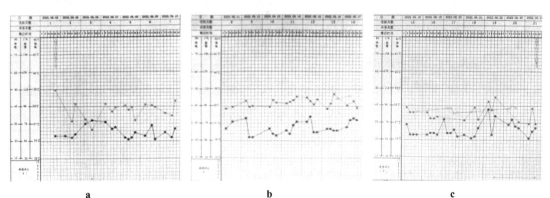

图 53-6 体温变化图

2. 主要症状 本例属于新冠病毒感染普通型、基础疾病重型的患者，病程前期以咳嗽咳痰，痰黏难咳，口干，大便干，气促，神疲乏力为主，经过中西医结合治疗后，呼吸道、消化道症状明显改善。

3. 生化检查变化（表 53-1～表 53-2）

表 53-1　血细胞分类及炎性指标、D- 二聚体表

日期	白细胞计数（×10⁹/L）	中性粒细胞计数（×10⁹/L）	淋巴细胞计数（×10⁹/L）	超敏 C 反应蛋白（mg/L）	白细胞介素 -6（pg/mL）	D- 二聚体（μg/mL）
5 月 4 日	3.93	2.30	1.21	17.25	5.13	0.70
5 月 12 日	5.19	3.84	0.90	29.16	18.05	0.88
5 月 22 日	7.31	5.69	0.64	18.44	/	0.78

表 53-2　CT 值变化

5 月 6 日	5 月 7 日	5 月 10 日	5 月 13 日	5 月 17 日	5 月 20 日	5 月 21 日	5 月 22 日
24.20	23.22	30.47	24.74	27.02	34.17	阴性	36.14
25.01	24.28	34.15	26.36	31.91	35.97		38.72

4. 胸部影像学变化（图 53-7）

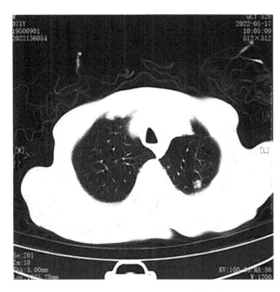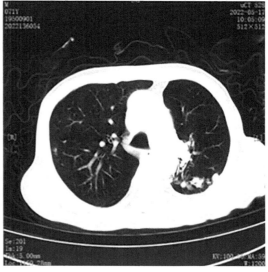

图 53-7　5 月 17 日胸部 CT

（七）出院时情况

患者神志清，精神可，稍有乏力，偶有气促，咳嗽咳痰减少，眠安，无胸闷，无腹痛腹泻，胃纳尚可，二便调。胸部影像学显示炎症稍吸收，连续两次咽拭子、鼻拭子新冠病毒核酸检测阴性，2020 年 5 月 24 日出院。

（八）案例讨论与分析

1. 辨证施治思路 新冠病毒奥密克戎变异株新冠病毒感染属于中医学"疫病"范畴，病因为感受"疫疠"之气，证候上表现为湿毒夹风热。肺为娇脏，疫毒之邪侵袭，首先犯肺，肺为湿热毒邪所困，宣发肃降失司。湿毒积于体内，化热伤津，靶向药毒伤阴，阴液耗伤更甚。湿毒困脾，脾胃运化失司。总结其病理因素，涉及毒、湿、热、燥、虚等，病位主要在肺、脾，与心、大肠等密切相关。

此患者一诊时痰黏难咳、量少，口干，纳差，大便每日 1 次，偏干，舌光红，苔薄，有裂纹，脉细，中医辨证考虑湿毒困脾、郁肺伤津。给予沙参麦冬汤加减。同时患者大便偏干，加用大承气汤口服通便。

二诊时，患者口干仍有，咳嗽少，动则喘促。考虑患者阴虚日久，耗气伤津。治宜扶正祛邪，以滋阴清热、化湿解毒、止咳化痰为主。方用沙参麦冬汤加减。患者口干仍有，咳嗽少，动则喘促，在前方的基础上予西洋参益气养阴，金荞麦止咳化痰。

三诊时，患者大便仍欠畅，予以生白术、熟地黄、当归等润肠通便。

四诊时，患者病情尚稳，续前方。

五诊时，患者服药后仍有神疲乏力，咳嗽咳痰情况未见明显减轻，国家和市级专家组专家讨论后认为患者湿毒未清，困脾郁肺，而致气阴两虚，应加强化湿解毒，清除余邪，同时扶助正气，逐邪外出。

六诊时，患者服药后神疲乏力仍有，咳嗽咳痰稍减轻，国家和市级专家组专家讨论后认为患者湿毒残留，结合患者既往药毒侵袭致气阴两虚，应加强扶助正气，化湿解毒，清除余邪而善后。

2. 用药分析 这是一例中西医结合治疗的新冠病毒感染为普通型、基础疾病为重型患者，既往有肺部恶性肿瘤、鼻咽恶性肿瘤的病史，西医着重提高免疫力、抗病毒、靶向治疗、俯卧位通气、营养支持等，中医主要抓住病机变化为素体气阴两虚，湿毒困脾，郁肺伤津，治疗上扶正祛邪，滋阴清热，化湿解毒，止咳化痰，中西医结合治疗使患者入院后呼吸道、消化道症状明显改善，咽拭子、鼻拭子核酸 2 次转阴出院。

3. 得失点 本案是一则中医药及时干预的成功案例，患者既往有肺部恶性肿瘤、鼻咽恶性肿瘤的病史，曾行肺部恶性肿瘤手术、鼻咽恶性肿瘤放疗，目前肺部恶性肿瘤复发后靶向治疗，患者正气亏虚，疫疠之气乘虚而入。患者感受疫疠之气后，湿毒困脾，郁肺伤津，使机体正气更为亏虚，祛邪外出也更为艰难。入院后国家和市级专家组专家讨论认为患者正气亏虚，湿毒困脾，郁肺伤津，入院后予扶正祛邪，因势利导，滋阴清热，化湿解毒，止咳化痰，疫疠之气得以祛除，治疗过程中无不良反应发生。

（上海中医药大学附属岳阳中西医结合医院张院辉、龚亚斌、许玲整理）

五十四、新冠病毒感染重型伴胃恶性肿瘤术后、喉恶性肿瘤术后案

（一）一般资料

章某，男，90岁，住院号：21×××1。

入院时间：2022年4月24日；出院时间：2022年5月8日；住院天数：15日。

（二）入院前情况

主诉"发现新冠病毒核酸阳性1周"入院。患者一直在上海市徐汇区某村居住，2022年4月17日于当地社区新冠病毒核酸检测阳性，伴有咳嗽咳痰，发热，最高38.9℃。为进一步诊治于2022年4月24日转入上海市公共卫生临床中心治疗。

既往史：高血压病史，糖尿病病史，前列腺增生病史。手术史：胃恶性肿瘤部分切除术。喉恶性肿瘤术后，2021年化疗（具体方案不详）。新冠疫苗接种史：无。

（三）入院时情况

患者本次发病以来，精神可，咳嗽，无痰，体温平，纳差，眠欠安，大便2日未解，小便如常，体力无明显下降，体重未见明显下降。体格检查：体温36.5℃，心率80次/分，呼吸22次/分，血压125/73mmHg。神志清楚，精神尚可，无嗜睡。颈软，口唇无发绀，咽部无充血，双侧扁桃体无明显肿大，无脓性分泌物。双侧呼吸运动对称，无胸膜摩擦感，无皮下捻发感，两肺呼吸音粗，未闻及干湿啰音。腹软，全腹无压痛反跳痛，肝脾肋下未及，肠鸣音正常存在，双下肢无浮肿。四肢活动自如。舌红，苔薄白，偏干，脉弦数。

（四）入院诊断

1. 西医诊断

（1）新冠病毒感染（重型）。

（2）胃恶性肿瘤术后。

（3）喉恶性肿瘤术后。

（4）高血压。

（5）2型糖尿病。

（6）前列腺增生。

2. 中医诊断

疫病（重型），湿毒郁肺困脾证。

（五）诊疗经过

患者入院后予以心电监护、监测血氧饱和度（指脉血氧饱和度96%）、鼻导管吸氧、口服肠内营养乳剂、俯卧位通气＞12h/d。4月25日血常规：白细胞计数6.02×10⁹/L，中性粒细胞计数5.17×10⁹/L，中性粒细胞百分比85.9%。超敏C反应蛋白57.14mg/L。降钙素原0.13ng/mL。予头孢哌酮钠舒巴坦钠抗感染，地塞米松抗炎，奈玛特韦片/利托那韦片口服抗病毒，中药予沙参麦冬汤加减。患者年龄偏大，既往有胃恶性肿瘤术后和喉恶性肿瘤术后的病史，4月25日查淋巴细胞计数0.31×10⁹/L，考虑患者免疫力低下，予胸腺法新提高免疫力。

2022年4月29日患者咳嗽仍有，无痰，气促，乏力，纳差，眠欠安，口干，大便每日2～3次，不成形。2022年4月25日胸部CT（图54-1）：①两肺多发病毒性肺炎伴两肺肺气肿、肺大疱、局部支气管扩张及右肺下叶实变、两侧胸腔少量积液。②纵隔淋巴结肿大。③冠脉钙化。④肝囊肿。予酪酸梭菌活菌片调节肠道菌群，中药改予麻杏石甘汤合理中丸加减。

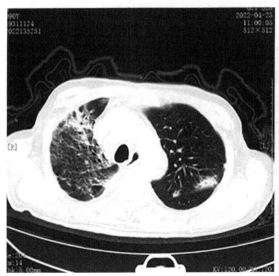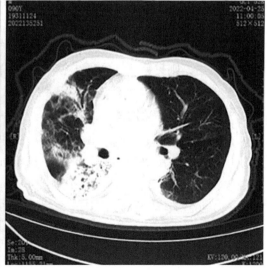

图54-1　4月25日胸部CT

1. 西医治疗方案

（1）氧疗过程：鼻导管吸氧，3L/min。俯卧位通气。

（2）抗病毒治疗：奈玛特韦片／利托那韦片，奈玛特韦片300mg联用利托那韦片100mg，每12小时1次口服，连续服用5天（2022年4月25～29日）。

（3）抗炎治疗：地塞米松注射液5mg，静脉推注，每日1次（2022年4月25～29日）。

（4）抗感染治疗：头孢哌酮钠舒巴坦钠3g，静脉滴注，每12小时1次（2022年4月25日～5月8日）。

（5）免疫治疗：胸腺法新1.6mg，皮下注射，每日1次（2022年4月24日～5月8日）。

（6）抗凝治疗：低分子量肝素钙注射液4100IU，皮下注射，每日1次。

（7）营养支持：肠内营养乳剂500mL，口服，每日1次。人血白蛋白10g，静脉滴注，每日1次。维生素C 5g，静脉滴注，每日1次。

（8）其他：坎地沙坦酯片8mg，口服，每日1次。苯磺酸氨氯地平片2.5mg，口服，每日1次。阿卡波糖胶囊50mg，口服，每日3次。甲磺酸多沙唑嗪缓释片4mg，口服，每日1次。盐酸坦索罗辛胶囊0.2mg，口服，每日1次。人干扰素α2b喷雾剂2喷，喷雾，每日2次。氨溴索注射液30mg，静脉推注，每日2次。奥美拉唑40mg，静脉推注，每日2次。氯化钾缓释片0.5g，口服，每日3次。甘精胰岛素（来得时）8U，皮下注射，每晚1次。赖脯胰岛素早6U、中10U、晚8U，皮下注射，三餐前。葡萄糖酸钙注射液1g，静脉滴注，每日1次。酪酸梭菌活菌片40mg，口服，每日2次。

2. 中医治疗方案

（1）2022年4月25日一诊：患者咳嗽，无痰，气促，纳差，眠欠安，口干，大便2日未解，舌红，苔薄白，偏干，脉弦数。患者舌象如下（见附录彩色图图54-2）。

四诊合参，中医辨证考虑湿毒郁肺困脾。肺为娇脏，疫毒之邪侵袭，首先犯肺，肺为湿毒邪气侵袭，宣发肃降失司，则见咳嗽，气促。湿毒积于体内，化热伤津，则见津液不能上承下达，则见口干、大便欠畅。脾喜燥而恶湿，湿毒之邪困脾，脾胃运化失司，则见纳差。同时湿邪困脾，气机受阻，大便欠畅，眠欠安。治疗以滋阴止咳、化湿解毒为主，方予沙参麦冬汤加减：北沙参15g，麦冬12g，桑叶12g，葶苈子15g（后下），红枣15g，桔梗6g，苦杏仁9g，金荞麦30g，浙贝母9g，六神曲30g，虎杖12g，马鞭草30g。4剂（2022年4月26～29日），水煎服400mL，每日1剂，早晚分2次服用，饭后30分钟温服。

（2）2022年4月29日二诊：患者咳嗽仍有，无痰，气促，乏力，纳差，眠欠安，口干，大便每日2～3次，量可，舌淡红，苔薄白，舌体胖大，脉滑。患者舌象如下（见附录彩色图图54-3）。

患者年事已高，素体正气亏虚，疫疠之气乘虚而入，湿毒之邪侵犯肺脾。脾喜燥而恶湿，湿毒之邪困脾，脾胃运化失司，脾阳不升，则见纳差、舌淡红、舌体胖大。国家和市级专家组专家讨论后认为，本病属于在内伤基础上的外感邪毒。证属正气亏虚，湿毒困脾，郁肺伤津。治疗以补气健脾，化湿解毒，止咳化痰，拟方如下：人参10g，西洋参10g，炒白术20g，干姜9g，炙甘草9g，炙麻黄6g，苦杏仁9g，浙贝母12g，虎杖20g，金荞麦20g。4剂（2022年4月30日～5月3日），水煎服400mL，每日1剂，早晚分2次服用，饭后30分钟温服。

（3）2022年5月3日三诊：患者咳嗽仍有，无痰，气促，乏力仍有，纳差，眠欠安，口干，大便每日2～3次，量可，舌淡红，苔薄白，舌体胖大，脉滑。患者舌象如下（见附录彩色图图54-4）。

患者仍有口干，去干姜。患者仍有咳嗽，增加金荞麦药量，增强止咳化痰。患者核酸CT值仍偏低，一方面增加人参、西洋参药量扶正正气，另外加马鞭草清热解毒，祛除邪气。证属正气亏虚，湿毒困脾，郁肺伤津。治疗以补气健脾，化湿解毒，止咳化痰，拟方如下：人参15g，西洋参15g，炒白术20g，炙甘草9g，炙麻黄6g，苦杏仁9g，浙贝母12g，虎杖20g，金荞麦30g，马鞭草30g。3剂（2022年5月4～6日），水煎服400mL，每日1剂，早晚分2次服用，饭后30分钟温服。

（4）2022年5月6日四诊：患者咳嗽减少，无痰，气促好转，乏力稍好转，纳尚可，眠安，口干，大便每日1～2次，量可，舌淡红，苔薄白，舌体胖大，脉滑。证属正气亏虚，湿毒困脾，郁肺伤津。治疗以养阴益气，健脾祛湿。结合患者高龄，正气亏虚，应加强扶助正气，健脾化湿，清除余邪而善后，拟方如下：炙黄芪15g，炒白术10g，南沙参15g，麦冬15g，茯苓15g，地黄15g。7剂（2022年5月7～13日），水煎服400mL，每日1剂，早晚分2次服用，饭后30分钟温服。

（六）疗效评估

1.体温变化趋势　患者入院经中西医结合治疗后，生命体征平稳，体温未见升高。详见下图（图54-5，实心圆点所在曲线为体温变化）。

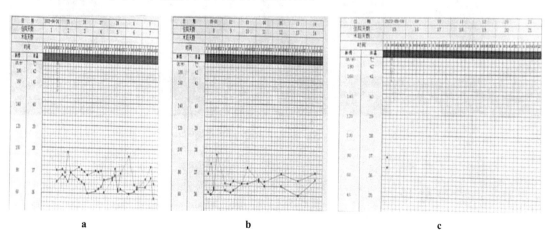

图 54-5　体温变化图

2. 主要症状　患者高龄，平素正气亏虚，属于新冠病毒感染重型、基础疾病轻型的患者，病程前期以咳嗽，气促，口干，纳差，乏力，大便欠畅为主，经过中西医结合治疗后，呼吸道、消化道症状明显改善。

3. 生化检查变化　（表 54-1～表 54-2）

表 54-1　血细胞分类及炎性指标、D- 二聚体表

日期	白细胞计数（×10⁹/L）	中性粒细胞计数（×10⁹/L）	淋巴细胞计数（×10⁹/L）	超敏 C 反应蛋白（mg/L）	白细胞介素-6（pg/mL）	D- 二聚体（μg/mL）
4月25日	6.02	5.17	0.31	57.14	25.3	9.19
5月1日	7.80	7.14	0.24	3.53	/	/

表 54-2　CT 值变化

4 月 25 日	4 月 27 日	4 月 30 日	5 月 3 日	5 月 4 日	5 月 5 日
16.69	27.83	33.98	24.97	35.33	37.76
18.86	30.42	35.92	27.37	37.28	40.21

4. 胸部影像学变化　4 月 28 日胸部 CT（图 54-6）：①两肺多发病毒性肺炎伴两肺肺气肿、肺大疱、局部支气管扩张及右肺下叶实变，较 4 月 25 日好转，两侧少量胸腔积液较前稍有吸收。②纵隔淋巴结肿大。③冠脉少许钙化。④附见肝囊肿。

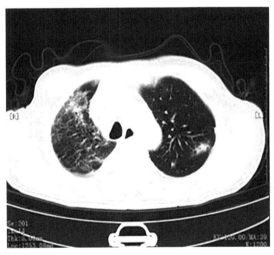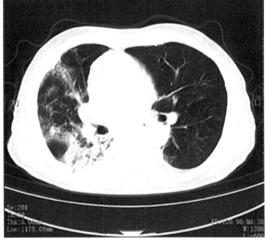

图 54-6　4 月 28 日胸部 CT

（七）出院时情况

患者神志清，精神可，咳嗽减少，无痰，气促好转，乏力稍好转，纳尚可，眠安，口干，大便每日 1～2 次，小便调。胸部影像学显示炎症稍吸收，连续两次咽拭子、鼻拭子新冠病毒核酸检测阴性，2020 年 5 月 8 日出院。

（八）案例讨论与分析

1. 辨证施治思路　新冠病毒奥密克戎变异株新冠病毒感染属于中医学"疫病"范畴，病因为感受"疫疠"之气，证候上表现为湿毒夹风热。患者年事已高，素体正气亏虚，疫疠之气乘虚而入，属于在内伤基础上的外感邪毒。肺为娇脏，疫毒之邪侵袭，首先犯肺，肺为湿毒邪气侵袭，宣发肃降失司。湿毒积于体内日久，化热伤津。脾喜燥而恶湿，湿毒之邪困脾，脾胃运化失司，脾阳不升，浊阴不降，津液不能上承下达。总结其病理因素，涉及毒、湿、热、燥、虚等，病位主要在肺、脾，与心、大肠等密切相关。

此患者一诊时咳嗽，无痰，气促，纳差，眠欠安，口干，大便 2 日未解，舌红，苔薄白，偏干，脉弦数。中医辨证考虑湿毒郁肺困脾，给予沙参麦冬汤加减。

二诊时，患者咳嗽仍有，无痰，气促，乏力。患者年事已高，素体正气亏虚，疫疠之气乘虚而入，湿毒之邪侵犯肺脾。脾喜燥而恶湿，湿毒之邪困脾，脾胃运化失司，脾阳不升，纳差、舌淡红、舌体胖大，皆为脾阳不升的表现。国家和市级专家组专家讨论后认为，该患者属于内伤基础上的外感邪毒，证属正气亏虚，湿毒困脾，郁肺伤津。治疗以补气健脾，化湿解毒，止咳化痰，予麻杏石甘汤合理中丸加减。

三诊时，患者仍有口干，考虑干姜可能助热，去干姜。患者仍有咳嗽，增加金荞麦药量，增强止咳化痰。患者核酸 CT 值仍偏低，一方面增加人参、西洋参药量扶正正气，另外加马鞭草清热解毒，祛除邪气。

四诊时，咳嗽减少，无痰，气促好转，乏力稍好转。结合患者高龄，正气亏虚，应加强扶助正气，健脾化湿，清除余邪而善后。

2. 用药分析　这是一例中西医结合治疗的新冠病毒感染为重型、基础疾病为轻型的患者，既往有胃恶性肿瘤、喉恶性肿瘤的病史，西医着重提高免疫力、抗病毒、抗感染治疗、抗感染、俯卧位通气、营养支持等，中医主要抓住病机变化为素体正气亏虚，湿毒困脾、郁肺伤津，治疗上扶正祛邪，补气健脾，化湿解毒，止咳化痰，中西医结合治疗使患者入院后呼吸道、消化道症状明显改善，咽拭子、鼻拭子核酸 2 次转阴出院。

3. 得失点　本案是一则中医药及时干预的成功案例，患者既往有肺部恶性肿瘤、鼻咽恶性肿瘤的病史，曾行胃恶性肿瘤手术、喉恶性肿瘤手术，手术损伤患者正气，使患者正气亏虚，疫疠之气乘虚而入。患者感受疫疠之气后，湿毒困脾，郁肺伤津，使机体正气更为亏虚，祛邪外出也更为艰难。入院后国家和市级专家组专家讨论认为患者正气亏虚，湿毒困脾、郁肺伤津，入院后予扶正祛邪，因势利导，补气健脾，化湿解毒，止咳化痰，疫疠之气得以祛除，治疗过程中无不良反应发生。

（上海中医药大学附属岳阳中西医结合医院张院辉、龚亚斌、许玲整理）

五十五、新冠病毒感染重型伴高血压糖尿病案

（一）一般资料

沈某，男，81岁，救治医院：上海交通大学医学院附属同仁医院，住院号：2022×××28。

入院时间：2022年4月16日；出院时间：2022年5月4日；住院天数：19日。

（二）入院前情况

主诉"新冠病毒核酸筛查异常1天"入院。

既往史：患者有高血压病史，血压在140/80mmHg上下波动，长期口服苯磺酸氨氯地平片2.5mg，每日1次控制血压；有2型糖尿病病史，皮下注射诺和灵30R（早16U、晚14U）控制血糖。疫苗接种史：无。

（三）入院时情况

患者于2022年4月16日新冠病毒核酸检测阳性，无咽干咽痛，无咳嗽咳痰，无发热鼻塞流涕等。体格检查：体温36.8℃，心率80次/分，呼吸20次/分，血压139/80mmHg。指脉血氧饱和度97%（未吸氧）。神清，精神可。颈软，口唇无发绀，咽部无充血，双侧扁桃体无明显肿大，无脓性分泌物。双侧呼吸运动对称，无胸膜摩擦感，无皮下捻发感，两肺呼吸音粗，两肺底闻及湿啰音。腹软，全腹无压痛反跳痛，肝脾肋下未及，肠鸣音正常存在。双下肢无浮肿。四肢肌力V级，肌张力正常，无增高。生理反射存在，病理征未引出。舌诊不配合，脉滑数。

（四）入院诊断

1. 西医诊断

（1）新冠病毒感染（普通型）。

（2）高血压。

（3）2型糖尿病。

2. 中医诊断

疫病，疫毒闭肺证。

（五）诊疗经过

2022 年 4 月 18 日：患者喘促明显，呼吸 35 次 / 分。时测指脉血氧饱和度 93%（鼻导管吸氧 5L/min）。血气分析：酸碱度 7.455；二氧化碳分压 4.71kPa；氧分压 9.2kPa；血氧饱和度 95.9%（吸氧中）。血常规：白细胞计数 $7.27×10^9$/L；中性粒细胞比例 79.6%；C反应蛋白 167.68mg/L；D- 二聚体 1.39mg/L。予头孢曲松钠联合左氧氟沙星抗感染，二羟丙茶碱平喘，甲强龙抗炎。

2022 年 4 月 20 日：患者仍气促，心电监护示：呼吸 30 ～ 35 次 / 分，自觉憋闷，时测指脉血氧饱和度 92% ～ 93%（未吸氧），伴纳差。复查胸部 CT：两肺弥漫多发病灶，较前片（2022 年 4 月 15 日）明显加重，符合间质性肺炎改变。予告病危，更正诊断：新冠病毒感染（重型），转至 ICU 进一步诊疗。ICU 予高流量吸氧，每 12 小时 1 次俯卧位通气。奈玛特韦片 / 利托那韦片抗病毒，甲强龙抗炎，依诺肝素抗凝，中成药喜炎平清热解毒。

2022 年 4 月 24 日：患者气促好转，出现咳嗽咳痰。血气分析：酸碱度 7.412；二氧化碳分压 5.35kPa；氧分压 9.7kPa。血常规：白细胞计数 $16.86×10^9$/L；中性粒细胞比例 94.5%；C 反应蛋白 12.91mg/L；血氧饱和度 97.3%（吸氧）；停用甲强龙，加用氨溴索化痰，中成药血必净抗炎、宣肺止嗽合剂止咳。2022 年 4 月 26 日中医辨证处方介入，同时更换抗生素，予厄他培南抗感染，人免疫球蛋白、胸腺法新调节免疫。

2022 年 4 月 29 日：患者咳嗽咳痰好转，但觉气短，2022 年 4 月 28 日血常规：白细胞计数 $8.33×10^9$/L；中性粒细胞比例 75%；C 反应蛋白 12.17mg/L；D- 二聚体 4.54mg/L；予调整中医辨证处方，停用厄他培南抗感染，停用喜炎平活血解毒，余中西医结合治疗同前。

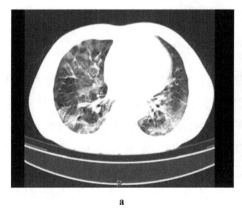 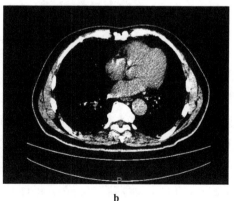

a   b

图 55-1　4 月 15 日胸部 CT

1. 西医治疗方案

（1）氧疗过程：2022 年 4 月 16 ～ 17 日鼻导管吸氧 3L/min。2022 年 4 月 18 ～ 19 日

鼻导管吸氧 5L/min。2022 年 4 月 20 ～ 25 日面罩吸氧 5 ～ 7L/min。4 月 26 日～ 5 月 3 日经鼻高流量湿化氧疗（20 ～ 45L/min）；5 月 4 日鼻导管吸氧 3L/min。

2022 年 4 月 26 于 ICU 行高流量吸氧，每 12 小时 1 次俯卧位通气。

（2）抗感染治疗：先后予头孢曲松钠 2.0g，每日 1 次；左氧氟沙星 0.5g，每日 1 次；厄他培南钠 1.0g，每日 1 次。

（3）抗病毒治疗：奈玛特韦片 / 利托那韦片。

（4）抗炎治疗：甲强龙 40mg，每日 1 次。

（5）免疫治疗：胸腺法新 1.6mg，皮下注射，每日 1 次。

（6）抗凝治疗：依诺肝素钠 40mg，皮下注射，每日 12 小时 1 次。

（7）其他：忌糖半流饮食，门冬胰岛素、甘精胰岛素降糖，肠内营养乳剂，复方氨基酸，多种维生素营养支持。氨溴索化痰，二羟丙茶碱平喘，泮托拉唑护胃。

2. 中医治疗方案

（1）2022 年 4 月 26 日一诊：气促，需高枕卧位，纳欠佳，寐欠安。西医治疗同时更换抗生素，予厄他培南抗感染，伸舌不配合，脉滑数。患者状态如图 55-2。

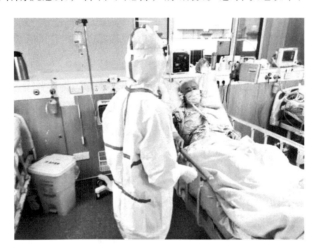

图 55-2　一诊患者状态

四诊合参，中医辨证为疫毒闭肺证。肺为娇脏，外邪疫毒，首先犯肺。患者老年，脏腑虚损，复感疫邪，疫毒闭肺，肺失宣肃，发为喘促；年老脏衰，肾不纳气，故气短难续；疫毒顺传入胃腑，则纳差。患者喘促与纳差并见，因此治疗当仿李东垣益气扶正法，拟益气扶正，降气平喘。方予"黄芪人参汤"加减：黄芪 20g，太子参 30g，五味子 9g，地龙 15g，葶苈子 15g，紫苏子 15g，矮地茶 15g，马鞭草 20g，合欢皮 30g，大枣 9g。3 剂（2022 年 4 月 27 ～ 29 日），水煎服 300mL，每日 1 剂，早晚分 2 次服用，饭后 30 分钟温服。

（2）2022 年 4 月 30 日二诊：仍自觉气稍促，有憋闷感，咳嗽咳痰，痰白黏，尚可自行咳出，大便 3 日未解。患者舌红，苔黄腻，脉滑数。患者舌象见附录彩色图图 55-3。

四诊合参，中医辨证为湿毒郁肺证。疫毒袭肺，宗气为湿毒所闭阻，则见憋闷；肺气上逆，肺津失布，则咳嗽咳痰；又因肺与大肠相表里，湿毒蕴肺，下传肠腑，则见便秘。

因此，治疗上既当遵东垣益气扶正法，又当予化湿败毒法以祛邪，方予"黄芪人参汤"加减：人参15g，黄芪50g，红景天30g，山茱萸45g，淫羊藿15g，巴戟天15g，炙麻黄9g，苦杏仁9g，生地黄24g，熟地黄24g，石膏15g，炒知母5g，甘草9g，丹参30g，合欢皮30g，葶苈子30g，陈皮9g，竹茹30g，化橘红9g，羌活15g，草果6g，连翘15g，枳实6g，砂仁6g（后下），旋覆花30g（包煎），生麦芽18g，炙鸡内金12g，代赭石30g（先煎）。5剂（2022年5月1～5日），水煎服300mL，每日1剂，早晚分2次服用，饭后30分钟温服。

（六）疗效评估

1. 体温变化趋势 患者入院经中西医结合治疗后，生命体征平稳，体温未见升高。详见下图（图55-4，实心圆点所在曲线为体温变化）。

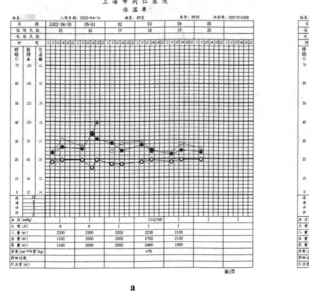 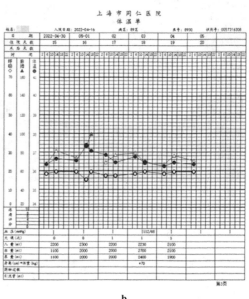

a   b

图 55-4 体温变化图

2. 主要症状 本例为新冠病毒感染（重型）患者，病程以气促、咳嗽咳痰症状为主，经中西医结合治疗后，气促转平，咳嗽咳痰好转。

3. 生化检查变化 （表55-1～表55-2）

表 55-1 主要生化指标变化

日期	白细胞计数（×10⁹/L）	中性粒细胞百分比（%）	C反应蛋白（mg/L）	D-二聚体（mg/L）	白蛋白（g/L）	B型钠尿肽（pg/mL）
4月15日	8.13	84.6	178.44	0.50	37.2	86.89
4月21日	11.09	84.7	100.80	45.34	27.8	69.24
4月24日	8.33	75.0	12.17	4.54	24.6	21.99

表 55-2　CT 值变化

项目	4 月 15 日	4 月 19 日	4 月 28 日	5 月 3 日
OFR 基因		NoCt	NoCt	NoCt
N 基因		NoCt	NoCt	NoCt
E 基因		NoCt	NoCt	NoCt
IgG	（－）			
IgM	（－）			

4. 胸部影像学变化 （图 55-5 ～ 55-7）

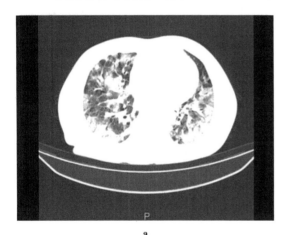
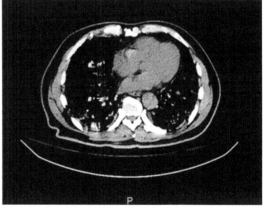

a　　　　　　　　　　　　　　　　b

图 55-5　2022 年 4 月 20 日胸部 CT

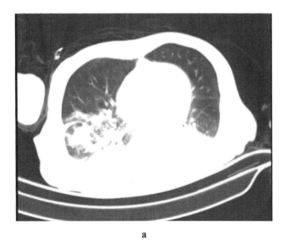
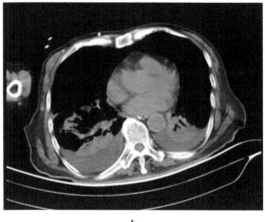

a　　　　　　　　　　　　　　　　b

图 55-6　2022 年 4 月 24 日胸部 CT

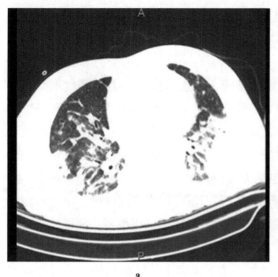
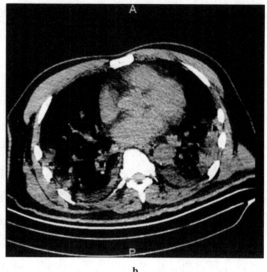

图 55-7　2022 年 5 月 3 日胸部 CT

（七）出院时情况

患者神清气平，精神可，偶有咳嗽咳痰，痰白量不多，可自行咳出，指脉血氧饱和度 95%（未吸氧）。分别于 4 月 28 日、5 月 3 日 2 次非同日复测核酸阴性，5 月 3 日复查胸部 CT 较 4 月 24 日好转，2022 年 5 月 4 日解除隔离出院。随访 4 周，未见核酸复阳。

（八）案例讨论与分析

1. 辨证施治思路　高龄、合并心脑血管疾病（含高血压）、慢性肺部疾病、糖尿病等基础疾病者，均为新冠病毒感染重型/危重型高危人群。患者老年正气不足，脏腑虚损，外染疫毒，正虚邪盛。虽新冠病毒核酸检测持续转阴，但胸部影像明显加重，肺部炎症吸收时间长，符合"湿性"重着黏滞、病势缠绵的特征，符合中医湿温类疫病"湿毒疫"的特点。

《诸病源候论》曰："人感乖戾之气而生病，则病气转相染易，乃至灭门，延至外人。"人体感染新冠病毒而致病，病情若进展到重症或危重阶段，"疫毒闭肺"往往是其主要病机。"疫毒闭肺"导致卫外不固，邪正交争，而使水饮痰湿壅塞于肺，肺失司呼吸、通调水道、主治节功能，则见气促、喘憋之主症。本例患者病位在肺，与脾、肾及大肠密切相关。病理因素涉及热、毒、湿、虚等，法当"益气扶正，化湿败毒"贯穿始终。

一诊时，患者气促，处于疾病高峰期。方中黄芪、太子参、五味子益气扶正，纳气平喘；葶苈子、地龙清肺化痰，止咳平喘；紫苏子降气消痰，止咳平喘；围绕"气促"，诸药并举。针对"胸部影像明显加重"的西医学影像学特征，依据《上海市老年新冠病毒感染中医药救治工作专家组共识》，予矮地茶、马鞭草活血解毒，合欢皮、大枣和血宁心。经一诊中西医结合治疗后，患者气促好转，吸氧状态下，指脉血氧饱和度95%，纳寐好转。

二诊时，患者仍自觉气稍促。吴鞠通《温病条辨·中焦》自注："其因肺气不降而里证又实者，必喘促，则以苦杏仁、石膏宣肺气之痹。"《温病条辨·下焦》云："喘咳息促，吐稀涎……为热饮，麻杏石甘汤主之。"《金匮要略》论述："肺痈，喘不得卧，葶苈大枣泻肺汤主之。"故方取"麻杏石甘汤""白虎汤""葶苈大枣泻肺汤"加减，开肺气之痹，宣肺泄热。配伍熟地黄、山茱萸、淫羊藿、巴戟天等补肾纳气，一肺一肾，金水相生，标本兼顾；患者并见憋闷，咳嗽咳痰便秘，舌质偏红，苔黄腻。湿毒郁闭胸膺，宗气不转则憋闷；湿毒郁闭于肺，水道不利则为痰；湿毒郁闭下焦，肠腑不通则便秘；故予竹茹、陈皮、化橘红清化痰热湿浊；羌活、连翘、草果解时行疫毒而胜湿；枳实、旋覆花降气，疏脾胃升降之机，理气健脾化湿；代赭石降逆通便，清下以宣上，肺肠同治。考虑患者老年，既往高血压、糖尿病等心脑血管疾患，故易太子参为人参，倍黄芪，效法李东垣人参黄芪汤，益气扶正，纳气平喘；红景天、丹参、合欢皮气血双调，心肺同治。

经二诊中西医结合治疗后，患者气促已平，鼻导管3L/min吸氧状态下，指脉血氧饱和度98%，未吸氧时指脉血氧饱和度95%。偶有咳嗽咳痰，痰白量不多，可自行咳出，自觉憋闷感较前缓解，大便已行。

2. 用药分析　气促、憋闷是重症新冠病毒感染患者的常见症状，也是中西医救治的重点。这是一例中西医结合治疗的老年重症新冠病毒感染患者，胸部影像进展明显。西医着重抗病毒，调节免疫、营养支持、抗凝等，中医依据《上海市老年新型冠状病毒感染中医药救治工作专家共识》结合患者老年，正气不足，脏腑虚损，气血失畅，基础疾病多，易迅速转为重症的特点，针对"气促"，抓住"开肺气之痹"的治疗原则，益气扶正，肺肾同治；针对"憋闷、咳嗽、咳痰、便秘"，抓住"湿毒郁肺"的病机特点，益气扶正，化湿败毒，取得良好疗效。

3. 得失点　本案是一则中医药积极干预的成功案例。经中医辨证处方，中西医结合治疗后，患者气促已平，未吸氧时指脉血氧饱和度95%，憋闷感及咳嗽咳痰均好转，大便已行，体现了中西医结合治疗对老年新冠病毒感染重症患者的积极作用，治疗过程中无明显不良反应。本例患者中医辨证施治过程中，兼顾考虑了患者的西医学影像学特征，加用"病证相合"的专病用药，以促进新冠病毒感染患者康复，体现了传统中医辨治与西医学技术的有机结合。

（上海交通大学医学院附属同仁医院蔡之幸、陈越整理）

五十六、新冠病毒感染危重型伴扩张性心肌病、心力衰竭案

（一）一般资料

耿某，男，24岁，住院号：30×××××××2。

入院时间：2022年4月26日；出院时间：2022年5月16日；住院天数：21日。

（二）入院前情况

主诉"核酸异常1日"入院。2022年4月25日患者单采新冠病毒核酸阳性，4月26日由"120"转运至上海交通大学医学院附属仁济医院南院。患者于3月底出现咳嗽咳痰，痰中有血，当时无发热，活动后稍有胸闷气促。于上海健康医学院附属周浦医院就诊，补液两天后停药（上海健康医学院附属周浦医院后改为定点医院），具体诊疗资料不详，后3月31日及4月8日于上海市东方医院就诊，查心脏彩超示左室壁运动显著降低，左心室附壁血栓形成（多发），全心明显增大，肺动脉压50mmHg，左心室射血分数11%，局部少量心包积液。患者胸闷气促，咳嗽咳痰进行性加重，伴见下肢浮肿及尿量较少。4月11日来上海交通大学医学院附属仁济医院东院急诊就诊，予头孢吡肟抗感染、呋塞米利尿等治疗。4月25日患者新冠病毒核酸检测阳性，转入上海交通大学医学院附属仁济医院南院ICU进一步治疗。既往史：患者既往有扩张性心肌病病史数年，长期服用利尿剂。新冠疫苗接种史：无。

（三）入院时情况

本次发病以来，患者发热，最高体温39.2℃（4月26日），活动后胸闷气促，偶有咳嗽咳痰，痰难咳，伴见下肢微浮肿及尿量较少，胃纳较差，夜寐欠安，大便日行一次，便软，肢冷，未吸氧血氧饱和度97%。体格检查：体温39.2℃，心率106次/分，呼吸31次/分，血压132/100mmHg。神志清楚，精神略萎，形体肥胖，体重指数42，口唇暗，咽部无充血，双侧扁桃体无明显肿大，无脓性分泌物。双侧呼吸运动对称，无胸膜摩擦感，无皮下捻发感，两肺呼吸音低，散在干湿啰音。腹软，全腹无压痛反跳痛，肝脾肋下未及，肠鸣音正常存在，双下肢微浮肿。四肢活动自如。

（四）入院诊断

1. 西医诊断

（1）新冠病毒感染（危重症）。

（2）扩张性心肌病，心功能不全，心功能Ⅳ级，左心室附壁血栓形成。

（3）肝功能不全。

2. 中医诊断

疫病，内闭外脱证。

（五）诊疗经过

患者 4 月 26 日入院后因伴有多脏器功能衰竭，转入 ICU，监测血氧饱和度，予头孢吡肟抗感染，呋塞米利尿，低分子量肝素钙注射液抗凝，谷胱甘肽保肝。

4 月 26 日辅助检查：①血气分析：酸碱度 7.504，血氧分压 81mmHg，二氧化碳分压 27.3mmHg，血氧饱和度 93.5%。②血常规：白细胞计数 5.02×10^9/L，淋巴细胞计数 1.35×10^9/L，中性粒细胞百分比 60.2%，C 反应蛋白 42.2mg/L。③生化检查：谷丙转氨酶 136U/L，谷草转氨酶 240U/L，碱性磷酸酶 30.6U/L，乳酸脱氢酶 262U/L，尿素 13.9mmol/L，肌酐 92μmol/L；脑钠肽＞5000pg/mL。④凝血功能：凝血酶原时间 15.7 秒，D- 二聚体 2.18μg/mL。⑤细胞因子：白细胞介素 -6 为 36.58pg/mL，降钙素原 1.45μg/L。⑥心脏彩超：左室壁整体收缩活动普遍减弱，左心室射血分数 17%，左室腔内多发占位，血栓不能排除；全心增大，左室舒张功能中度减退；乳头肌功能不全，伴轻度二尖瓣反流；肺动脉高压，肺动脉增宽，伴轻度三尖瓣反流；右室收缩活动减弱；室间隔增厚；少量心包积液。⑦心电图：心动过速；ST-T 改变（ST：Ⅰ、aVL、$V_2 \sim V_6$ 水平型压低 0.05 ～ 0.1mV，T 波：Ⅰ、Ⅱ、Ⅲ、aVL、aVF、V_6 低平）；Ⅱ呈 qR 型，Ⅲ、aVF 呈 QR 型。

2022 年 4 月 28 日胸部 CT（图 56-1）如下。

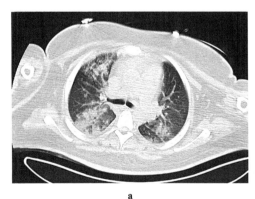 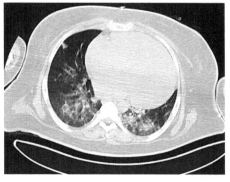

a　　　　　　　　　　　　　b

图 56-1　4 月 28 日胸部 CT

1. 西医治疗方案

（1）氧疗过程：鼻导管吸氧（2L/min）。

（2）抗病毒治疗：4月26日予奈玛特韦片300mg/利托那韦片100mg，每12小时1次。

（3）抗感染治疗：头孢吡肟2g，每12小时1次，静脉滴注。

（4）免疫治疗：无。

（5）抗凝治疗：先后予低分子量肝素钙注射液4100U，每12小时1次；华法林5mg，每日1次。

（6）其他：先后予呋塞米20mg，每日2次，口服，螺内酯20mg，每日2次，口服，托拉塞米20mg，每日1次，静脉推注，利尿减轻心脏负荷；地高辛0.125mg，每日1次，口服，强心、控制心室率；富马酸比索洛尔2.5mg，每日1次，口服，控制心室率；沙库巴曲缬沙坦钠片100mg，每日2次，口服；冻干重组人脑利钠肽0.0075μg/（kg·min）维持24小时，改善心功能；维持水电解质平衡等治疗。

2. 中医治疗方案

（1）2022年4月26日一诊：患者神清，乏力，精神萎靡，鼻导管吸氧（2L/min），活动后气短，自主咳痰无力，痰难咳出，大便日行一次，纳差，小便偏少，今日最高体温39℃，刻下体温平，指脉血氧饱和度98%，自觉肢冷，双下肢略浮肿。舌胖大，苔少，边有齿印，脉细数。患者舌象如下（见附录彩色图图56-2）。患者素体肥胖，心阳不足，痰湿聚集，复感疫毒，拟诊内闭外脱，心阳暴脱，治拟温阳利水，宣肺解毒。方用真武汤加减，处方：茯苓15g，大腹皮15g，牵牛子10g，茯苓15g，赤芍15g，白芍15g，生姜10g，熟附子10g，白术15g，人参10g，马鞭草15g，鱼腥草30g，金荞麦30g。3剂（2022年4月27～29日），水煎服400mL，每日1剂，早晚分2次服用，饭后30分钟温服。

（2）2022年4月29日二诊：患者神清，体温已平，精神萎靡略改善，鼻导管吸氧（2L/min），活动后气短略减轻，偶有咳痰，大便未行，纳差，小便量有所增加，指脉血氧饱和度98%，自觉肢冷有所好转，双下肢浮肿减轻。舌胖大，苔少，边有齿印，脉细数。效不更方，治拟温阳利水，宣肺解毒，理气健脾，守方加减，处方：茯苓15g，大腹皮15g，牵牛子10g，茯苓15g，赤芍15g，白芍15g，生姜10g，熟附子10g，白术15g，人参10g，马鞭草15g，鱼腥草30g，金荞麦30g，砂仁6g，枳壳12g。7剂（2022年4月30日～5月6日），水煎服400mL，每日1剂，早晚分2次服用，饭后30分钟温服。

（3）2022年5月6日三诊：患者神清，精神可，乏力改善，鼻导管吸氧（2L/min），活动后气短略减轻，偶有咳痰，大便间隔而行，量少，纳差略有好转，小便可，体温平，指脉血氧饱和度98%，自觉肢冷不明显，双下肢浮肿减轻。舌胖大，苔少，边有齿印，脉细数。效不更方，治拟益气健脾利水，宣肺解毒，守方加减，处方：炙黄芪30g，人参15g，茯苓15g，大腹皮15g，牵牛子10g，茯苓15g，赤芍15g，白芍15g，鱼腥草30g，金荞麦30g，马鞭草20g，砂仁6g，炙甘草6g。7剂（2022年5月7～13日），水煎服400mL，每日1剂，早晚分2次服用，饭后30分钟温服。

（4）2022年5月13日四诊：患者刻下无发热，神清，精神可，鼻导管吸氧（2L/min），活动后气短减轻，偶咳少痰，大便间隔而行，量少，纳好转，小便可，指脉血氧饱和度99%，双下肢浮肿不明显。5月12日新冠病毒核酸已转阴，待复查核酸拟近期出院。舌胖大，苔少，边有齿印，脉细数。效不更方，治拟益气健脾利水，宣肺解毒，守方加减，处方：炙黄芪30g，人参15g，茯苓15g，大腹皮15g，茯苓15g，赤芍15g，白芍15g，鱼腥草30g，金荞麦30g，马鞭草20g，砂仁6g，炙甘草6g。3剂（2022年5月14～16日），水煎服400mL，每日1剂，早晚分2次服用，饭后30分钟温服。

（六）疗效评估

1.体温变化趋势　患者入院最高体温39.2℃，经中西医结合治疗后，生命体征平稳，体温转平。详见下图（图56-3，实心圆点所在曲线为体温变化）。

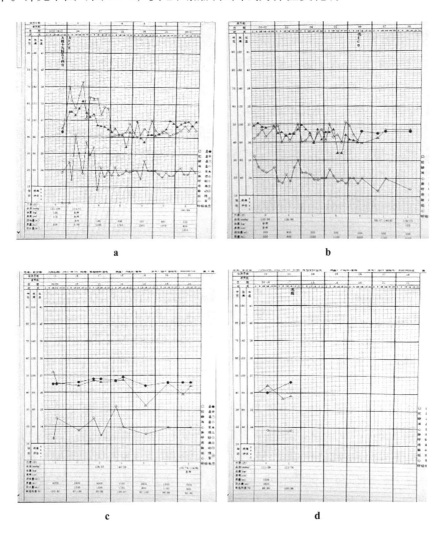

a

b

c

d

图56-3　体温变化图

2. 主要症状　患者合并多脏器功能衰竭，包括心功能不全及肝功能不全，发热、咳嗽咳痰，伴见活动后气短，基础疾病见扩张性心肌病，心室附壁血栓，猝死风险较高，经中西医结合治疗，症状明显改善后出院。

3. 生化检查变化　（表56-1～表56-2）

表56-1　主要生化指标变化

日期	白细胞计数（×10⁹/L）	中性粒细胞计数（×10⁹/L）	淋巴细胞计数（×10⁹/L）	超敏C反应蛋白（mg/L）	白细胞介素-6（pg/mL）	D-二聚体（μg/mL）
4月26日	5.02	3.04	1.35	42.24	36.58	2.18
5月14日	5.59	3.49	1.66	27.78	20.10	1.23

表56-2　CT值变化

项目	4月25日	5月1日	5月6日	5月2日	5月14日
OFR	19.83	30.23	31.67	阴性	阴性
N	19.32	29.24	30.69	阴性	阴性

（七）出院时情况

患者神志清，精神可，未见明显胸闷气促，活动后气短好转，吸空气指脉血氧饱和度98%，大便日行一次，患者可下床如厕活动，纳尚可，小便调。5月12日及5月14日连续两次新冠病毒核酸检测阴性，2022年5月16日出院。

（八）案例讨论与分析

1. 辨证施治思路　本例为新冠病毒感染危重症中较为少见的年轻患者，因其有基础疾病扩张性心肌病，形体肥胖，体重指数42，且在此次感染新冠病毒之前，已有肺部感染基础，则此次感染疫毒后较快出现多脏器功能衰竭，并见高热，除心功能不全症状有所加重之外，复见肝功能不全，遂考虑为基础疾病危重症，收治入ICU。

一诊时，患者入院后一度高热，咳嗽咳痰，属疫毒闭肺；乏力气短，自主咳痰无力，是为肺气亏虚，失于宣肃；素体肥胖，痰难咳出，是为痰湿聚集；纳差，是为脾气亏虚，失于健运；小便偏少，自觉肢冷，双下肢略浮肿，为心肾阳虚，水饮泛溢。故见内闭外脱，拟诊疫毒闭肺，心阳暴脱，拟真武汤加减：熟附子、人参温阳益气；扶正固托之余，予茯苓、大腹皮、牵牛子、茯苓加强利水化饮；另予马鞭草、鱼腥草、金荞麦解毒化痰。

二诊时，患者体温已平，乏力精神萎靡略改善，活动后气短略减轻，偶有咳痰，小便量有所增加；但见大便未行，纳差，腑气不通，脾失健运，守原方之意，加强健脾理气通腑，加入人参、枳壳。

三诊、四诊患者活动后气短改善较明显，大便间隔而行，量少，纳差略有好转，小便可，自觉肢冷不明显，双下肢浮肿减轻；守方益气健脾利水，宣肺解毒；5 月 12 日新冠病毒核酸已转阴，复查后出院。

2. 用药分析　此例患者虽然年轻，感染疫毒，高热咳痰，然仔细辨证论治分析，可知其为真武汤证之本质。审证求因，于瘟疫病中投附子亦见大效，可知治病必求于"本"。考虑患者虚实夹杂，疫毒痰阻内闭，三诊、四诊患者肢冷水肿病情好转后，则停附子温阳，中病即止，防止疫毒化热，继予人参、炙黄芪扶正鼓舞心气。

另外，患者于病程中见较为明显的纳差与大便不通，而肺与大肠互为表里，腑气得通，胃气得保，这是危重症患者度过危险期的重要保障。因此，在面对该患者的脾胃证候时，考虑其一则为虚——脾虚纳差进食量少，则无大便可生，二则为滞——久病卧床肠蠕动减慢，肺气不宣而腑气亦滞，故投以人参、炙黄芪健运中焦，辅以枳壳等理气行滞之品，四诊之后患者胃纳改善，大便亦间隔得通，同时心肺证候亦改善。

3. 得失点　本案亦为中西医结合救治之良案。患者心脏彩超示左心室射血分数最低为11%，且有心室附壁血栓，感染疫毒后，出现多脏器功能衰竭，随时有猝死风险。西医充分应用强心利尿减轻心脏负荷、冻干重组人脑利钠肽等改善心功能，维持肝功能，且在患者纳差时，根据出入量调整补液，维持水电解质平衡，为中医辨证论治调治争取了时间。中药汤剂鼓动心阳，扶正祛邪，健脾补肾，亦为防止厥脱、平衡脏腑功能赢得时机，并加快核酸转阴，患者顺利出院。

（上海交通大学医学院附属仁济医院南院李鹤、陈申旭，

上海中医药大学附属岳阳中西医结合医院沈融整理）

五十七、新冠病毒感染危重症伴胃癌术后、心功能不全（矛盾中医病理因素）案

（一）一般资料

唐某，女，63岁，住院号：30×××××××4。

入院时间：2022年4月10日；出院时间：2022年5月9日；住院天数：29天。

（二）入院前情况

主诉"核酸异常2日"入院。2022年4月10日患者出现发热，有咳嗽、咳痰，无头晕、头痛、咽痛、鼻塞流涕、呼吸困难等，2022年4月10日单采新冠病毒核酸阳性，由"120"转运至上海交通大学医学院附属仁济医院南院。既往史：患者既往有慢性心功能不全史10余年。手术史：胃癌术后史10余年，否认其他手术史。新冠疫苗接种史：无。

（三）入院时情况

患者本次发病以来，精神萎靡，无发热，有咳嗽、咳痰，痰色黄脓，时有气短喘促，纳差，夜寐欠安，大便日行一次，质偏稀，小便如常，未吸氧血氧饱和度95%。体格检查：体温36.9℃，心率105次/分，呼吸22次/分，血压105/62mmHg。神志清楚，精神略萎，无嗜睡。颈软，口唇暗，咽部无充血，双侧扁桃体无明显肿大，无脓性分泌物。双侧呼吸运动对称，无胸膜摩擦感，无皮下捻发感，两肺呼吸音低，散在干湿啰音。腹软，全腹无压痛反跳痛，肝脾肋下未及，肠鸣音正常存在，双下肢无浮肿。四肢活动自如。

（四）入院诊断

1. 西医诊断

（1）新冠病毒感染（危重症）。

（2）胃癌术后。

（3）心功能不全。

2. 中医诊断

疫病，疫毒闭肺兼气阴两虚证。

（五）诊疗经过

患者4月10日入院后监测血氧饱和度，予美罗培南、左氧氟沙星抗感染；依诺肝素抗凝；溴己新、氨茶碱化痰；呋塞米减轻心脏负荷。4月19日患者喘促明显，未吸氧血氧饱和度82%，遂予转入ICU。予以告病危，高流量湿化吹氧（50L/min，50%），奈玛特韦片/利托那韦片抗病毒。4月12日辅助检查：①血气分析：酸碱度7.49，血氧分压62mmHg，二氧化碳分压49mmHg，血氧饱和度94.5%。②血常规：白细胞计数9.6×10^9/L，淋巴细胞百分比6.9%，中性粒细胞百分比87.1%，血小板315×10^9/L，C反应蛋白69.79mg/L。③生化检查：谷丙转氨酶55U/L，谷草转氨酶150U/L，碱性磷酸酶163U/L，乳酸脱氢酶453U/L，尿素11.06mmol/L，肌酐25μmol/L。④凝血功能：D-二聚体2.11μg/mL。⑤细胞因子：白细胞介素-6为30.81pg/mL，降钙素原0.11μg/L。⑥CT值：ORF为20.13，N为19.78。2022年4月19日胸部CT（图57-1）如下。

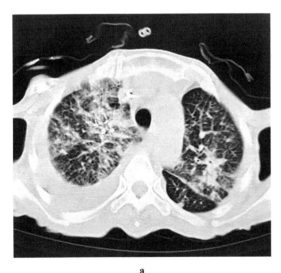
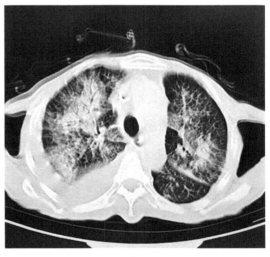

a   b

图57-1　4月19日胸部CT

患者4月19日转入ICU后，即予以中医巡诊会诊，患者嗜睡，舌诊不配合，纳差明显，流质进食量少，予以血必净注射液100mL，每日2次，静脉滴注；参麦注射液100mL，每日2次，静脉滴注，扶正祛邪。4月23日起患者汗出淋漓，纳差加重，遂于4月24日中医巡诊复诊，与患者沟通后予以"一人一方"辨证论治，行中医汤剂干预。二诊后患者大汗淋漓、纳差明显好转，咳痰喘促逐渐改善，延方调治直至出院。

1. 西医治疗方案

（1）氧疗过程：4月19日高流量呼吸支持（50L/min，浓度50%）与无创呼吸机辅助通气（吸气相压力 20cm H_2O，呼气相压力 5cm H_2O）交替。

（2）抗病毒治疗：4 月 19 日予奈玛特韦片 / 利托那韦片 300/100mg，每 12 小时 1 次，口服。

（3）抗感染治疗：美罗培南 1g，每 8 小时 1 次，静脉滴注；左氧氟沙星 0.5g，每日 1 次，静脉滴注。

（4）免疫治疗：胸腺肽 40mg，每日 1 次。

（5）抗凝治疗：那屈肝素钙注射液 4100U，每日 1 次。

（6）其他：营养支持（人血白蛋白 10g，每日 1 次）；奥美拉唑肠溶胶囊 40mg，每日 1 次，口服抑制胃酸护胃；维持水电解质平衡等治疗。

2. 中医治疗方案

（1）2022 年 4 月 24 日一诊：患者神清，言语清晰，形体消瘦，面色无华，时有喘促，伴见胸闷，咳痰无力，痰难咳出，时有汗出淋漓，乏力，大便时有偏稀，隔日而行，纳差，小便调，无发热，高流量吸氧，流量 50L/min，浓度 50%，指脉血氧饱和度 98%。查体：体温平，呼吸 26 次 / 分，心率 110 次 / 分，血压 122/76mmHg，口唇无发绀，双肺活动度对称，无三凹征，腹软，四肢活动可。舌暗红，苔黄腻而干（见附录彩色图图 57-2），脉细数。四诊合参，中医辨证考虑疫毒闭肺，气阴两虚，治拟益气养阴，清肺化痰。当日于上海市中医药管理局召开的病例讨论会上交流该病例，根据专家组指导意见，拟方如下：西洋参 30g，苍术 12g，茯苓 15g，芦根 30g，麦冬 12g，桔梗 9g，浙贝母 15g，马鞭草 30g，虎杖 15g，丹参 15g，鱼腥草 30g，青蒿 12g，橘红 3g，炙甘草 6g。7 剂（2022 年 4 月 24 ～ 30 日），水煎服 400mL，每日 1 剂，早晚分 2 次服用，饭后 30 分钟温服。

（2）2022 年 4 月 30 日二诊：患者神清，未见明显汗出淋漓，咳嗽咳痰较前好转，痰仍较难咳出，纳较前转馨，可进食流质，大便偏稀好转，隔日而行，乏力仍有，小便调，无发热，高流量辅助通气（流量 50L/min，浓度 50%）与无创呼吸机辅助通气（吸气相压力 20cm H_2O，呼气相压力 5cm H_2O）交替，指脉血氧饱和度 98%。4 月 28 日新冠病毒核酸 CT 值：ORF 基因阴性，N 基因 36.29，已转阴。查体：体温平，呼吸 22 次 / 分，心率 101 次 / 分，血压 142/82mmHg，口唇无发绀，双肺活动度对称，无三凹征，腹软，四肢活动可。舌暗红，苔黄腻而干（见附录彩色图图 57-3），脉细数。当日于上海市中医药管理局召开的病例讨论会上交流该病例，根据专家组指导意见，邪伏膜原，气阴两虚，予达原饮合增液汤加减，修改中医处方如下：西洋参 30g，黄芩 9g，知母 12g，厚朴 6g，槟榔 6g，苍术 12g，茯苓 15g，地黄 15g，麦冬 9g，玄参 9g，桔梗 9g，浙贝母 15g，马鞭草 30g，虎杖 15g，丹参 15g，鱼腥草 30g，橘红 3g，炙甘草 6g。7 剂（2022 年 5 月 1 ～ 7 日），水煎服 400mL，每日 1 剂，早晚分 2 次服用，饭后 30 分钟温服。

（3）2022 年 5 月 7 日三诊：患者神清，乏力好转，气切套管处接高流量吸氧（20L/min，浓度 40%）与鼻导管吸氧（3L/min）交替；咳痰量减少，色黄，纳转馨，指脉血氧饱和度 98%。患者新冠病毒核酸连续阴性，病情好转稳定，拟于 5 月 9 日转出定点医院 ICU，于普通医院延诊。查体：体温平，呼吸 19 次 / 分，心率 98 次 / 分，血压 129/68mmHg，双肺活动度对称，无三凹征，两肺散在湿啰音，腹软，四肢活动可。俯卧位舌诊不配合（见附录彩色图图 57-4），脉细数。证属痰热蕴肺，气阴两虚。治拟清肺化痰，益气养阴，守方加减，拟方如下：西洋参 30g，黄芩 9g，知母 12g，生白术 12g，茯苓 15g，地黄 15g，麦冬 9g，玄参 9g，桔梗 9g，浙贝母 15g，马鞭草 30g，虎杖 15g，丹参 15g，鱼腥草 30g，橘红 3g，炙甘草 6g。3 剂（2022 年 5 月 8 ～ 10 日），水煎服 400mL，每日 1 剂，早晚分 2 次服用，饭后 30 分钟温服。

（六）疗效评估

1. 体温变化趋势　患者入院后反复发热，体温 38℃左右，5 月 12 日体温 39.2℃，经中西医结合治疗后，生命体征平稳，体温逐渐转平。详见下图（图 57-5，实心圆点所在曲线为体温变化）。

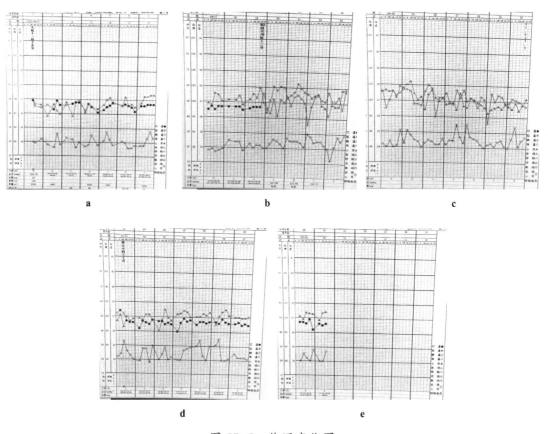

图 57-5　体温变化图

2. 主要症状　患者属于危重型，一度出现呼吸衰竭，并喘促咳嗽，咳痰无力，痰多色黄，见脱证之象，出现大汗淋漓，纳差，胃气将绝，经过中西医结合治疗后，患者呼吸道和胃肠道症状明显改善。

3. 生化检查变化 （表 57-1～表 57-2）

表 57-1　主要生化指标变化

日期	白细胞计数（×10⁹/L）	中性粒细胞计数（×10⁹/L）	淋巴细胞计数（×10⁹/L）	超敏C反应蛋白（mg/L）	白细胞介素-6（pg/mL）	D-二聚体（μg/mL）
4月12日	9.6	8.35	0.66	69.79	30.81	2.11
4月23日	13.18	12.08	0.069	18.67	—	—
4月28日	12.02	10.69	1.61	58.3	10.50	3.14

表 57-2　CT值变化

项目	4月12日	4月22日	4月27日	4月28日	4月29日
ORF	20.13	24.95	阴性	阴性	35.07
N	19.78	25.38	34.91	36.29	35.93

4. 胸部影像学变化 （图 57-6）

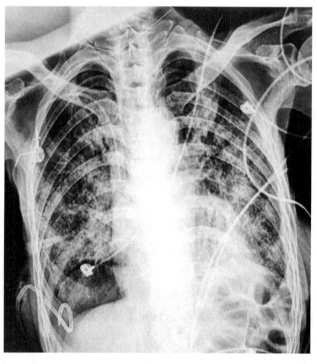

图 57-6　4月22日床旁胸片

（七）出院时情况

患者神志清，精神可，未见明显胸闷气促，自主咳嗽咳痰，痰色黄，量减少，鼻导管吸氧（3L/min），指脉血氧饱和度 97% ～ 98%，大便日行一次，成形，4 月 28 日起连续 3 次新冠病毒核酸检测阴性，2022 年 5 月 9 日出院。

（八）案例讨论与分析

1. 辨证施治思路　本例危重症患者呈现此次疫情中老年危重患者中较为典型的虚实夹杂、湿燥夹杂等矛盾病理因素的临床表现，亦是遣方用药和把握疾病时机与主要矛盾的难点。

一诊时，患者伴见癌病基础疾病，复感疫毒，喘促胸闷、咳痰色黄，是为痰热疫毒邪实闭肺，肺失宣肃；咳喘无力，是为肺气亏虚；纳差明显，大便偏稀，是为脾气亏虚；时有大汗淋漓，则有气阴亡脱之虞；舌苔厚腻，是为浊秽湿毒内伏，苔见燥干，则内伤津液。遂以较大剂量西洋参益气养阴固脱，苍术、茯苓健脾化湿，马鞭草、虎杖、丹参清热解毒活血，浙贝母、鱼腥草、桔梗、橘红化痰止咳，芦根、麦冬养阴，炙甘草调和诸药。

二诊时，患者神清，未见明显汗出淋漓，气阴得固，已无脱证之虑；纳较前转馨，可进食流质，大便偏稀好转，隔日而行，脾气亏虚好转；患者新冠病毒核酸已较为迅速地转阴，咳嗽咳痰较前好转，但痰仍较难咳出，舌苔仍黄厚腻而干，属秽浊邪伏膜原，又兼见阴伤燥热。遂以达原饮合增液汤加减，槟榔、厚朴辛散湿邪，化痰破结，化浊辟秽；知母滋阴，黄芩清燥热之余，炙甘草清热和中；余守前方清肺化痰，益气养阴。

三诊时，患者神清、乏力好转，氧疗已可交替为鼻导管吸氧；咳痰量减少，色黄，纳转馨，舌苔厚腻好转，遂去达原饮，守方以清肺化痰，益气养阴，患者转出定点医院 ICU。

2. 用药分析

（1）矛盾病理因素与疾病主要矛盾时机得把握：患者伴见癌病基础疾病，复感疫毒，首先本病存在虚实夹杂之矛盾。喘促胸闷、咳痰色黄，是为痰热疫毒邪实闭肺，肺失宣肃；并见咳喘无力、纳差明显、大便偏稀之肺脾气虚症状，时有大汗淋漓，则有气阴亡脱之虞。其次，本病存在湿浊之邪与燥热阴伤夹杂之矛盾。舌苔黄厚腻而干，是为浊秽湿毒内伏，内伤津液。此时以正气将脱为主要矛盾，但固托气阴又要防止邪实炽盛内闭。经专家组指导，以较大剂量西洋参益气养阴，不忘茯苓等健脾化湿，以马鞭草、鱼腥草加强清肺化痰解毒，同时佐以清润不滋腻的芦根等养阴生津之品。

二诊时终挽救亡失气阴之虞，正气得复，为后续继续调治争取了时间。此时患者痰仍较难咳出，舌苔仍黄厚腻而干，矛盾病理因素主要集中于秽浊邪伏膜原，又兼见阴伤燥热。根据专家组指导，遂以达原饮合增液汤加减收功。因膜原位于半表半里之间，若盘踞于膜原之毒邪无法及时祛除，则可能出现表里分传，即外犯三阳而现表证，或化热入里而出现里证。此时，原达原饮证之白苔，可由舌根渐黄至中央，提示邪渐入胃。热毒即内侵入里，热伤津液，并湿浊之邪阻滞气机，故加知母以滋阴，黄芩清燥热，再以增液汤佐制达原饮之燥。

三诊患者舌苔厚腻减轻，此时主要矛盾为复杂长期的基础疾病复感重症疫毒后的正虚邪恋，予守方意，转出定点医院ICU，行进一步调治。

（2）中医干预促进新冠病毒核酸转阴及后续治疗的思考：患者应用奈玛特韦片/利托那韦片5天疗程后，新冠病毒核酸CT值仍处于较低水平。初诊中药汤剂辨证论治介入后，予以辨证论治、扶正祛邪后，患者核酸较快转阴。值得注意的是，患者核酸转阴后，中医辨证论治见痰热壅肺的证候仍较重。老年患者往往虽以疫毒起病，而疫毒虽匿，所引起的虚实病理因素未消，未可轻视，仍当着重调治。

3. 得失点　本例危重症患者呈现了此次疫情中老年危重患者中较为典型的矛盾病理因素（虚实夹杂、湿浊燥热并存），其中对疾病标本主要矛盾的判断、达原饮等名方的化裁佐制值得思考。同时，对于重症患者的中医干预，促进患者新冠病毒核酸转阴及后续治疗，亦是值得进一步思考的。

（上海中医药大学附属岳阳中西医结合医院沈融，
上海交通大学医学院附属仁济医院南院李鹤、陈申旭整理）

五十八、新冠病毒感染危重症伴脑出血案

（一）一般资料

秦某，男，60岁，住院号：30×××××××7。

入院时间：2022年4月24日；出院时间：2022年5月15日；住院天数：27日。

（二）入院前情况

主诉"核酸异常1日"入院。2022年4月24日患者赴上海交通大学医学院附属仁济医院东院进行核酸筛查混采异常，被隔离管控，2022年4月20日单采新冠病毒核酸检测结果异常，2022年4月24日由"120"转运至上海交通大学医学院附属仁济医院南院。患者1周前突发呕吐，伴右侧肢体乏力，遂来我院，测血压偏高，急诊CT提示左侧基底节出血，破入脑室，伴中线右偏，胆囊炎可能。神经外科会诊后，家属要求保守治疗，遂以甘油果糖+甘露醇脱水治疗，现患者呕吐好转，收住院，予以告病重，吸氧，心电监护，暂禁食，加强补液营养支持治疗，甘露醇、甘油果糖降颅压，头孢美唑抗感染等支持治疗，并更换膀胱引流袋。既往史：患者既往慢性胆囊炎病史数年（具体不详）。手术史：膀胱癌术后，膀胱造瘘2年，否认其他手术史。新冠疫苗接种史：无。

（三）入院时情况

患者本次发病以来，精神略差，胃纳较差，大便如常。体格检查：体温38.5℃，心率105次/分，呼吸27次/分，血压136/101mmHg。神志恍惚，对答欠佳，腹软，右侧肢体肌力1级，生命体征平稳，一般情况重。

（四）入院诊断

1.西医诊断

（1）新冠病毒感染（危重症）。

（2）脑出血。

（3）膀胱恶性肿瘤术后。

（4）胆囊炎。

2. 中医诊断

疫病，疫毒闭肺证。

（五）诊疗经过

患者 4 月 24 日入院后完善相关检查，脱水降低颅内压治疗，请神经外科会诊，建议复查头颅 CT 评估手术指征，建议转监护室，联系外科监护室，当日转入外科 ICU。辅助检查：①血气分析：二氧化碳分压 31.8mmHg，氧分压 189mmHg。②血常规：白细胞计数 11.22×10⁹/L，淋巴细胞百分比 13.2%，中性粒细胞百分比 75.3%，红细胞计数 3.84×10¹²/L，血红蛋白 117g/L，血小板 81×10⁹/L，C 反应蛋白 160.47mg/L。③凝血功能：纤维蛋白原 8.74g/L，D- 二聚体 2.67μg/mL。④细胞因子：白细胞介素 –6 为 37.09pg/mL。

4 月 30 日患者因昨晚Ⅰ型呼吸衰竭，意识障碍，GCS 下降予以气管插管，机械通气状态。修正诊断：西医诊断：①新冠病毒感染（危重症）。②脑出血。③膀胱恶性肿瘤。④胆囊炎。中医诊断：疫病，疫毒闭肺证。去甲肾上腺素 5mcg/min 维持循环，小剂量瑞芬镇痛，无镇静。今日体温降至 38.3℃，痰中等量、黏。右侧腹部膀胱造口见浑浊带絮状物尿液，造口处可见白色絮状物附着。辅助检查：①血常规：白细胞计数 15.44×10⁹/L，淋巴细胞百分比 13.3%，中性粒细胞百分比 81.3%，红细胞计数 3.84×10¹²/L，血红蛋白 117g/L，血小板 32×10⁹/L，C 反应蛋白 79.87mg/L。②生化检查：尿素 16.97mmol/L，肌酐 153μmol/L；尿酸 437.00μmol/L。③床旁超声：脂肪肝；胆囊壁毛糙增厚伴胆囊淤积胆囊多发结石；右肾轻度积水，双肾结晶；右侧输尿管上段扩张，中下段显示不清；膀胱术后；胰腺、脾脏、左输尿管未见明显异常。④床旁胸部正位片：两肺渗出较前片（2022 年 4 月 28 日）相仿，请结合临床，定期复查；气管插管中。⑤床旁心脏彩超（体位受限）：左房内径增大，室间隔增厚。继续予万古霉素 + 注射用哌拉西林钠他唑巴坦钠抗感染治疗，患者急性肾损伤，根据肌酐清除率调整剂量，今日行纤维支气管镜检查。

2022 年 4 月 29 日胸部 CT（图 58-1）如下。

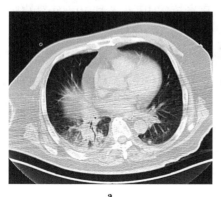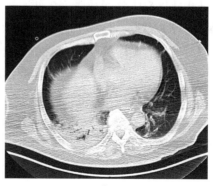

a　　　　　　　　　　　　b

图 58-1　4 月 29 日胸部 CT

5 月 1 ～ 4 日患者机械通气状态，循环趋于稳定，呼之能应，部分配合睁眼，痰仍多，较黏稠，加强吸痰护理。继续当前抗感染治疗方案。辅助检查：①凝血功能：纤维蛋白原 6.40g/L，D- 二聚体 3.58μg/mL。②血常规：白细胞计数 8.46×10⁹/L，淋巴细胞百分比 11.0%，中性粒细胞百分比 80.5%，红细胞计数 3.88×10¹²/L，血红蛋白 118g/L，血小板 31×10⁹/L，C 反应蛋白 113.03mg/L。③血气分析：氧分压 101mmHg。5 月 5 日患者脱机拔管后顺利鼻吸氧中，患者血小板持续上升中，继续抗感染、雾化化痰等对症处理。5 月 6 日辅助检查：血常规：白细胞计数 7.96×10⁹/L，淋巴细胞百分比 11.4%，中性粒细胞百分比 75.4%，红细胞计数 3.28×10¹²/L，血红蛋白 110g/L，血小板 86×10⁹/L，C 反应蛋白 18.58mg/L；5 月 7 日辅助检查：血气分析：二氧化碳分压 50.3mmHg，碳酸氢根浓度 29.3mmol/L，总血红蛋白 10.1g/dL，标准碱剩余 4.1mmol/L，实际碱剩余 3.4mmol/L。2022 年 5 月 8 日胸部 CT（图 58-2）如下。

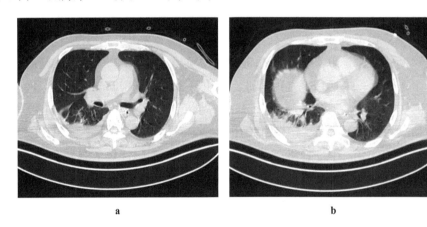

图 58-2　5 月 8 日胸部 CT

5 月 20 日辅助检查：①血常规：白细胞计数 10.82×10⁹/L，淋巴细胞百分比 13.1%，中性粒细胞百分比 78.2%，红细胞计数 3.71×10¹²/L，血红蛋白 113g/L，血小板 70×10⁹/L，C 反应蛋白 40.58mg/L，血清淀粉样蛋白 A 39.07mg/L。②凝血功能：纤维蛋白原 5.00g/L，D- 二聚体 3.73μg/mL。③细胞因子：白细胞介素 –6 为 67.69pg/mL。④血气分析：酸碱度 7.264。5 月 9 日及 5 月 11 日患者连续两次新冠病毒核酸阴性，5 月 20 日患者出院。

1. 西医治疗方案

（1）氧疗过程：4 月 30 日气管插管，机械通气状态持续气道正压通气 / 自主呼吸支持模式，自主呼吸为 8，呼气终末正压为 5，吸入氧浓度 40%；5 月 5 日患者脱机拔管顺利，鼻吸氧（2 ～ 3L/min）。

（2）抗病毒治疗：4 月 25 日予奈玛特韦片 / 利托那韦片 300/100mg，每 12 小时 1 次。

（3）抗炎治疗：无。

（4）抗感染治疗：先后予头孢美唑、盐酸万古霉素、注射用哌拉西林钠他唑巴坦钠。头孢美唑 2g，每 12 小时 1 次；盐酸万古霉素 1000mg，每 12 小时 1 次；注射用哌拉西林钠他唑巴坦钠 4.5g，每 8 小时 1 次。

（5）免疫治疗：胸腺肽 40mg，每日 1 次。

（6）抗凝治疗：无。

（7）其他：人血白蛋白 10g，每日 1 次营养支持；奥美拉唑肠溶胶囊 40mg，每日 1 次抑制胃酸护胃；溴己新 4mg，每日 3 次化痰；甘露醇 50g，每 12 小时 1 次；甘油果糖 250mL，每 12 小时 1 次降颅压；呋塞米 20mg，每 12 小时 1 次；维持水电解质平衡等治疗。

2. 中医治疗方案

（1）2022 年 4 月 25 日一诊：患者嗜睡，鼻导管吸氧（3L/min），痰难咳出，吸痰色黄，时有呕吐胃内容物，大便日行，纳差，小便调，发热 38℃，指脉血氧饱和度 98%。查体：呼吸 22 次 / 分，心率 96 次 / 分，血压 109/56mmHg，双肺活动度对称，无三凹征，两肺散在干湿啰音，腹软，右侧病理征（+），肌力查体不配合。舌暗红，苔薄白腻（见附录彩色图图 58-3），脉细数。四诊合参，中医辨证考虑疫毒闭肺证，疫毒痰热蕴肺，上蒙清窍，治拟清肺化痰，开窍醒脑。予痰热清注射液清肺化痰；醒脑静注射液清热解毒，开窍醒脑。

（2）2022 年 5 月 1 日二诊：患者意识不清，气管插管呼吸机辅助通气中，吸痰色黄量多，体温仍在 38℃波动，大便数日未行，指脉血氧饱和度 98%。查体：呼吸 20 次 / 分，心率 102 次 / 分，血压 102/61mmHg，双肺活动度对称，无三凹征，两肺散在干湿啰音，腹软，右侧病理征（+），肌力查体不配合。口插管中，舌诊欠配合，脉细数。证属疫毒闭肺，痰热腑实，上蒙清窍，予宣白承气汤加减，清肺化痰，通腑开窍，处方如下：石膏 30g，杏仁 9g，大黄 15g（后下），瓜蒌皮 9g，黄芩 9g，桔梗 9g，浙贝母 15g，马鞭草 60g，虎杖 20g，鱼腥草 30g，石菖蒲 15g，金荞麦 30g，胆南星 15g，炙甘草 6g。3 剂（2022 年 5 月 2～4 日），水煎服 400mL，每日 1 剂，早晚分 2 次服用，饭后 30 分钟温服。

（3）2022 年 5 月 4 日三诊：患者体征较前稳定，吸痰色黄，大便转行，小便调，发热波动，指脉血氧饱和度 98%。拟拔除口插管脱机。查体：呼吸 19 次 / 分，心率 95 次 / 分，血压 123/76mmHg，双肺活动度对称，无三凹征，两肺散在干湿啰音，腹软，右侧病理征（+），肌力查体不配合。口插管中，舌诊欠配合，脉细数。证属痰热蕴肺，拟方如下：石膏 15g，黄芩 9g，苦杏仁 9g，桔梗 9g，浙贝母 15g，马鞭草 60g，虎杖 20g，鱼腥草 30g，橘红 3g，石菖蒲 15g，金荞麦 30g，瓜蒌皮 15g，大黄 6g，胆南星 15g，炙甘草 6g。7 剂（2022 年 5 月 5～11 日），水煎服 400mL，每日 1 剂，早晚分 2 次服用，饭后 30 分钟温服。

（4）2022 年 5 月 11 日四诊：患者刻下无发热，拍之可睁眼，查体不合作，鼻导管低流量吸氧（3L/min），吸痰量略有减少，痰黄，大便日行，小便调，指脉血氧饱和度 98%。查体：呼吸 19 次 / 分，心率 89 次 / 分，血压 132/65mmHg，双肺活动度对称，无三凹征，两肺散在干湿啰音，腹软，右侧病理征（+），肌力查体不配合。脉细数。效不更方，守方如下：黄芩 9g，苦杏仁 9g，桔梗 9g，浙贝母 15g，马鞭草 60g，虎杖 20g，鱼腥草 30g，橘红 3g，石菖蒲 15g，金荞麦 30g，栀子 12g，瓜蒌 15g，胆南星 15g，炙甘草 6g。7 剂

（2022年5月12～18日），水煎服400mL，每日1剂，早晚分2次服用，饭后30分钟温服。

5月6日起患者已核酸连续阴性，四诊后效不更方调治，5月20日患者出院。

（六）疗效评估

1.体温变化趋势　患者入院反复发热，体温38℃左右，经中西医结合治疗后，生命体征平稳，体温逐渐转平。详见下图（图58-4，实心圆点所在曲线为体温变化）。

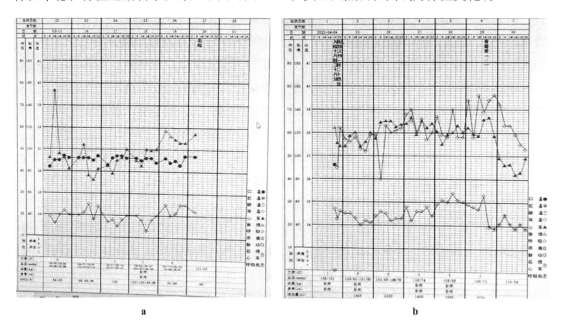

a　　　　　　　　　　　b

图 58-4　体温变化图

2.主要症状　患者属于危重型，一度出现呼吸衰竭，同时伴有脑出血，意识不清，经过中西医结合治疗后，呼吸道症状和神经系统症状明显改善。

3.生化检查变化（表58-1、表58-2）

表58-1　主要生化指标变化

日期	白细胞计数（×10⁹/L）	中性粒细胞计数（×10⁹/L）	淋巴细胞计数（×10⁹/L）	超敏C反应蛋白（mg/L）	白细胞介素-6（pg/mL）	D-二聚体（μg/mL）
4月24日	11.22	8.45	1.48	160.47	37.09	2.67
4月29日	21.95	18.74	2.06	71.67	—	4.10
5月3日	8.68	7.02	0.91	81.24	—	—
5月8日	8.93	6.27	1.39	20.12	—	5.43

表 58-2　CT 值变化

项目	4月29日	5月3日	5月6日	5月8日
ORF	21.35	阴性	阴性	阴性
N	21.16	33.19	37.32	37.14

4. 影像学变化　（图 58-5 ～图 58-7）

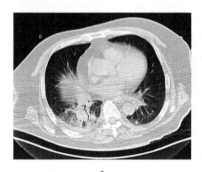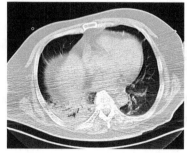

a　　　　　　　　　　　　　　　b

图 58-5　4 月 29 日胸部 CT

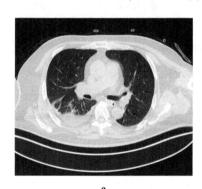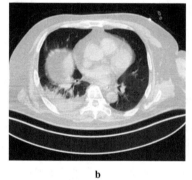

a　　　　　　　　　　　　　　　b

图 58-6　5 月 8 日胸部 CT

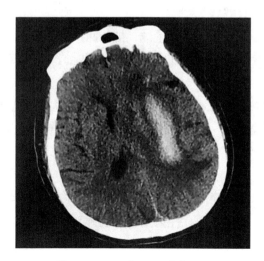

图 58-7　5 月 8 日头颅 CT

（七）出院时情况

患者嗜睡，呼之可睁眼，未及啰音，鼻吸氧（2L/min），呼吸平稳，无明显气急，双肺呼吸活动度好。腹软，双下肢足背动脉可扪及，失语，右侧偏瘫，右侧病理征（＋）。指脉血氧饱和度98%。5月9日及5月11日患者连续两次新冠病毒核酸阴性，5月20日患者出院。

（八）案例讨论与分析

1. 辨证施治思路　本例危重症患者基础疾病复杂（癌病），同时伴有起病和变化凶险的合并症（新发卒中）。

一诊时，患者初见卒中，影像学见脑出血破入脑室，出血量较大，颅内高压症状较为明显，反复呕吐胃内容物，故未予以汤药口服。患者痰难咳出，吸痰色黄，舌暗红，苔薄白腻，是为疫毒痰热闭肺；嗜睡神志欠清，则为上蒙清窍。故予以痰热清注射液清肺化痰；醒脑静注射液清热解毒，开窍醒脑。

二诊时，患者呕吐症状好转，但喉间痰鸣明显，呼吸衰竭，行气管插管，遂予中医以辨证论治干预。患者发热，痰色黄量多，是为痰热壅盛；大便数日未行，是为痰热腑实，遂以宣白承气汤加减。吴瑭《温病条辨·中焦》云："喘促不宁，痰涎壅滞，右寸实大，肺气不降者，宣白承气汤主之。"体现了从肠论治肺病的思想，肺气不降，里证又实，宣化通下。石膏清泄肺热，瓜蒌皮既可配合大黄通腑，亦可配合杏仁宣肺化痰，另合马鞭草、虎杖、黄芩清热解毒活血，桔梗、浙贝母、鱼腥草、金荞麦等清热化痰，石菖蒲、胆南星开窍豁痰。喻嘉言《医门法律》中论述："其一为清得一分肺热，留得一分肺气；其二为勿早进补剂；其三为分杀其势于大肠，令痰浊瘀血日渐下行为妙。"肺肠同治，亦对痰浊及血不循经妄行清窍有益。

三诊时，患者体温趋于稳定，吸痰量减，拟拔除口插管脱机。邪实有所减少，而患者高龄基础疾病众多，为免正气损伤，在守原方意的同时，略减少石膏、大黄用量，并加瓜蒌皮辅助通便。

四诊时，患者无发热，拍之可睁眼，查体不合作，鼻导管低流量吸氧（3L/min），吸痰量略有减少，大便间隔而通。考虑此时大便未见日行，与进食流质量偏少有关，痰热腑实好转，神志恢复，清窍得开，予守原方意，继续予以清肺化痰，停用石膏及大黄。患者顺利出院。

2. 用药分析　患者入院时卒中，病情变化迅速，颅内高压症状明显，此时考虑患者实际情况，未予口服汤剂，中医危重症注射剂此时发挥其给药途径的优势。西医治疗方案及时予以脱水减轻颅内压，并在患者出现呼吸衰竭时，得以迅速气管插管及呼吸机辅助通气，为中医救治争取了时间。

患者因高龄，基础疾病众多，故在肺肠同治的过程中，对宣白承气汤的应用考虑中病即止，较为积极地根据体温、大便的情况，调整减少石膏及大黄用量。

3.得失点 此病例中，患者病情变化凶险迅速，中西医救治方案的互补，把握中病即止与疾病主要矛盾的考量，药物剂量的决断，给予临床颇多思考。

疾病之初，患者颅内高压症状较为明显，反复呕吐胃内容物，未予口服汤药，灵活以中药汤剂配合西医救治方案；二诊患者痰壅腑实之邪实明显，故以宣白承气汤祛邪为主；三诊和四诊根据患者高龄基础及进食量情况，临床实际判断腑实情况，及时中病即止，以防正虚邪恋而致病情反复。

（上海中医药大学附属岳阳中西医结合医院沈融，
上海交通大学医学院附属仁济医院南院李鹤、陈申旭整理）

五十九、新冠病毒感染危重型伴慢性支气管炎、肺气肿、支气管哮喘案

（一）一般资料

邵某，男，79岁，上海市浦东医院，住院号：71×××5。

入院时间：2022年5月25日；出院时间：2022年6月6日；住院天数：13天。

（二）入院前情况

主诉"发现新冠病毒核酸阳性伴咳嗽气促"。2022年5月18日，患者因核酸检测阳性收入浦东新区某方舱医院，5月24日患者出现咳嗽咳痰气促，乏力纳差加重，二便尚可。于5月25日转入上海市浦东医院治疗。既往史：有支气管哮喘病史15年，有高血压病史，有冠心病房颤病史，平素用药情况不详。新冠疫苗接种史：无。

（三）入院时情况

症状：患者精神差，咳嗽咳痰气促，咳黄痰，稍有汗出，乏力纳差，无发热，无胸闷胸痛，无腹痛，无呕吐，无黑蒙晕厥，无抽搐，无其他不适，睡眠略差，二便尚可。查体：体温37.4℃，心率122次/分，呼吸21次/分，血压165/103mmHg，吸氧状态下血氧饱和度96%～98%，不吸氧时89%，神清，精神萎靡，双侧瞳孔等大等圆，直径约2.5mm，对光反射灵敏，颈静脉无充盈，口唇无发绀，咽部无充血，双侧扁桃体无明显肿大，双侧胸廓呼吸动度对称，无胸膜摩擦感，心肺听诊无法完成，心率122次/分，房颤律，腹软，全腹无压痛、反跳痛，肝脾肋下未及，肝肾区无叩击痛，双下肢无浮肿。

（四）入院诊断

1. 西医诊断

（1）新冠病毒感染（重型）。

（2）支气管哮喘。

（3）高血压。

（4）冠心病。

（5）心房颤动。

（6）慢性支气管炎。

2. 中医诊断

疫病，疫毒闭肺证。

（五）诊疗经过

1. 西医诊疗方案

2022年5月25日患者入院后予经鼻高流量吸氧40L/min，吸氧浓度50%，俯卧位通气，间断使用无创呼吸机辅助通气（夜间为主），每3小时监测血压、血氧饱和度1次，乙酰半胱氨酸5mg，丙酸氟替卡松0.5mg，特布他林5mg，雾化治疗，每日2次；化痰止咳：盐酸氨溴索30mg，口服，每日2次，解痉平喘，多索茶碱0.3g，口服，每日1次，患者心肺功能较差，控制补液量及速度。抗病毒治疗：口服奈玛特韦片300mg+利托那韦片100mg，每12小时1次，治疗5天。低分子量肝素钙注射液4100U抗凝，每12小时1次，皮下注射。予胸腺法新1.6mg，皮下注射，每日1次，5月29日患者输新冠病毒感染康复期血浆400mL。5月31日复查胸部CT提示肺部感染较前进展，开始用注射用头孢吡肟2g，静脉滴注，每日2次，抗感染。

2. 中医诊疗方案

（1）2022年5月25日一诊：主症：患者精神差，咳嗽咳痰气促，咳黄痰，稍有汗出，乏力纳差，无发热，无胸闷胸痛，无腹痛，无呕吐，无黑蒙晕厥，无抽搐，无其他不适，睡眠略差，二便尚调。舌脉：舌暗红，苔黄腻，脉滑数。四诊合参，考虑中医辨证为疫毒闭肺，兼脾虚、湿热困阻。治则：清肺化痰，化瘀解毒，健脾化湿。处方如下：蒲公英20g，紫花地丁15g，蜜紫菀18g，川贝母粉3g（另吞），款冬花18g，桑白皮20g，枳壳6g，甘草10g，百部15g，白茯苓15g，生白术15g，马鞭草15g，板蓝根12g，炙麻黄6g，苦杏仁12g，生山楂20g，炒鸡内金15g，炒麦芽10g，丹参15g，桃仁15g。3剂（2022年5月26～28日），水煎服400mL，每日1剂，早晚分2次服用，饭后30分钟温服。

（2）2022年5月28日二诊：患者精神差，咳嗽咳痰，憋闷气促，咳黄痰减少，乏力纳差，轻度腹泻，大便2～3次，部分为水泻，无发热，无胸痛，无腹痛，无呕吐，无黑蒙晕厥，无抽搐，无其他不适，睡眠略差，小便色黄。患者新冠病毒核酸检测仍为阳性。舌脉：舌红，苔根中后部黄腻，脉滑数。中医辨证：疫毒闭肺。治则：化湿解毒，止咳平喘。处方如下：炙麻黄6g，苦杏仁6g，石膏30g（先下），丹参15g，炒苍术15g，制半夏9g，浙贝母10g，青蒿10g（后下），虎杖15g，党参30g，生黄芪30g，白茯苓15g，马鞭草30g，板蓝根12g，炒鸡内金15g，炒麦芽10g，藿香12g，甘草10g。3剂（2022

年 5 月 29 ～ 31 日），水煎服 400mL，每日 1 剂，早晚分 2 次服用，饭后 30 分钟温服。

（3）2022 年 5 月 31 日三诊：患者精神略差，憋闷气促好转，咳嗽咳痰，痰量少，色黄白相间，乏力好转，纳差，无发热，无胸痛，无腹痛，无呕吐，无黑蒙晕厥，无抽搐，无其他不适，睡眠尚可，二便尚可。核酸已转阴。舌脉：舌淡红，苔根中后部薄黄腻，脉滑偏数。中医辨证：湿毒郁肺，肺脾两虚。治则：健脾化湿解毒，止咳平喘。处方如下：炙麻黄 6g，苦杏仁 12g，石膏 30g（先下），白茯苓 15g，制半夏 9g，浙贝母 10g，炒苍术 15g，人参 15g（另煎），黄芪 30g，青蒿 10g（后下），虎杖 15g，丹参 15g，藿香 12g，生白术 15g，炒鸡内金 15g，炒麦芽 10g，炒薏苡仁 15g，甘草 10g。3 剂（2022 年 6 月 1 ～ 3 日），水煎服 400mL，每日 1 剂，早晚分 2 次服用，饭后 30 分钟温服。

（4）2022 年 6 月 3 日四诊：患者精神略差，憋闷未见，气促乏力仍有，咳嗽基本未见，痰量少，色白，纳差好转，无发热，无胸痛，无腹痛，无呕吐，无黑蒙晕厥，无抽搐，无其他不适，睡眠尚可，小便尚可，大便不畅。核酸阴性。舌脉：舌淡红，苔根部薄腻，脉滑。中医辨证：肺脾两虚，痰湿蕴肺。治则：健脾化湿，祛痰止咳。处方如下：炙麻黄 6g，苦杏仁 12g，炙甘草 6g，石膏 15g（先下），炒白术 10g，白茯苓 10g，柴胡 6g，黄芩 10g，制半夏 9g，款冬花 6g，山药 15g，炒枳实 6g，陈皮 6g，炒苍术 6g，防风 6g，党参 30g，生黄芪 15g，青蒿 10g（后下），浙贝母 10g。3 剂（2022 年 6 月 4 ～ 6 日），水煎服 400mL，每日 1 剂，早晚分 2 次服用，饭后 30 分钟温服。

（六）疗效评估

1. 体温变化　入院后患者生命体征平稳，体温逐步下降，详见下图（图 59-1）。

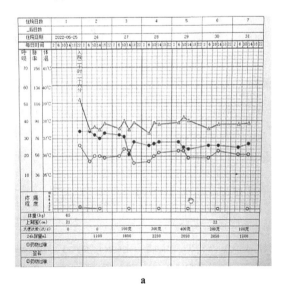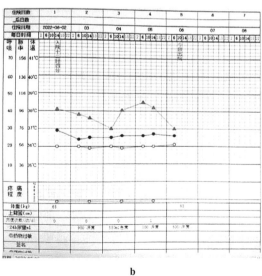

a　　　　　　　　　　　　　　　　b

图 59-1　体温变化图

2. 症状变化 5月25日患者入院时为新冠病毒感染普通型，精神差，咳嗽咳痰气促，咳黄痰，稍有汗出，乏力纳差，无发热，予药物对症治疗，入院完善相关检查及高流量吸氧，俯卧位通气及中西医结合药物治疗后，从5月31日开始患者胸闷气急逐步改善，血氧饱和度持续稳定在95%～97%，体温正常，咳嗽明显缓解，6月5日，患者偶有咳嗽，痰少，无口干，饮食睡眠正常，低流量吸氧，血氧饱和度均在97%以上，氧合指数310mmHg。

3. 生化检查变化

表59-1 感染相关指标

日期	白细胞计数（×10⁹/L）	中性粒细胞计数（×10⁹/L）	淋巴细胞计数（×10⁹/L）	超敏C反应蛋白（mg/L）	D-二聚体（mg/mL）	降钙素原（ng/mL）	白蛋白（g/L）
5月25日	7.72	6.72	0.34	3.29	0.51	0.19	42.6
6月3日	5.88	4.52	0.44	17.98	0.74	0.15	35.3

表59-2 血气分析

日期	酸碱度	氧分压（mmHg）	二氧化碳分压（mmHg）	碱剩余（mmol/L）	乳酸（mmol/L）
5月25日	7.52	150.45	42	-2.9	1.2
5月28日	7.39	152.25	43.50	1.3	1.2
6月1日	7.43	151.65	46.20	4.8	<1

表59-3 核酸检测结果

项目	5月26日	5月30日	5月31日	6月1日	6月4日	6月5日
核酸	阳	阳	阴	阴	阴	阴
N	25.20	33.57	38.72	—	—	—
ORF	24.11	33.98	39.50	—	—	—

4. 影像学变化 5月25日胸部CT（图59-2）：①慢性支气管炎伴两肺感染，肺气肿征象，局部肺大疱；左肺下叶小结节。②左肺上叶钙化点。心影饱满，冠脉硬化。5月29日胸部CT（图59-3）：①慢性支气管炎、肺气肿、肺大疱；双肺少许炎症，右肺下叶病灶较前（5月25日）减少，左肺下叶病灶较前稍增加。②左肺下叶小结节，随访。③左肺上叶钙化点，双侧胸腔少量积液。冠脉硬化、心包少量积液。

5. 舌苔变化 （见附录彩色图图59-4～图59-7）

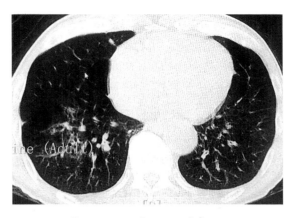

图 59-2　5 月 25 日胸部 CT

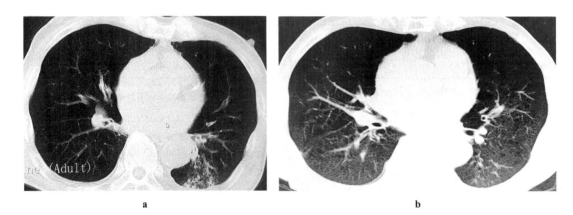

a　　　　　　　　　　　　　　　　　　　b

图 59-3　5 月 29 日胸部 CT

（七）出院时情况

患者精神尚可，咳嗽、咳痰、气促基本缓解，乏力纳差好转，无发热，无胸闷胸痛，无腹痛，无呕吐，无黑蒙晕厥，无抽搐，无其他不适，睡眠尚可，二便尚可。胸部 CT 显示炎症明显吸收，连续两次咽拭子核酸检测阴性，2022 年 6 月 6 日出院。

（八）案例讨论分析

1. 辨证施治思路　患者男，79 岁，核酸阳性已经 1 周，咳嗽、气促，有冠心病、高血压等基础疾病，入院时患者精神萎靡，咳嗽咳痰气促，咳黄痰，动辄汗出，乏力纳差，入院胸部 CT 提示肺部炎症，此患者为感染疫病，病位在肺，《临证指南医案·咳嗽》云："咳为气逆，嗽为有痰，内伤外感之因虽多，确不离乎肺脏也。"风热疫毒之邪侵袭肺卫，肺卫被伤，邪正相搏，化热入里，炼液成痰，痰热内阻，肺失清肃，发为喘咳、胸痛等症，《景岳全书·喘促》说："实喘之证，以邪实在肺也，非风寒则火邪耳。"外邪耗伤正气，则见乏力不适，气逆则发为喘咳，"子盗母气"，耗伤脾气，运化失常，以致纳差明显。

一诊时，患者精神差，咳嗽咳痰气促，咳黄痰，稍有汗出，乏力纳差，无发热，舌暗红，苔黄腻，脉滑数，考虑患者邪气较盛，四诊合参，中医辨证为痰热蕴肺。治则：清肺化痰、化瘀解毒、健脾化湿，主以桑白皮汤加减，患者精神差，纳差乏力，辅以炒鸡内金、生白术等药物健脾护胃助消化。

二诊时，患者新冠病毒核酸检测仍为阳性，精神差，咳嗽咳痰，憋闷气促，咳黄痰减少，乏力纳差，大便溏薄，日行 2～3 次，考虑一诊处方中清热化痰药物偏多，患者素体脾气亏虚，脾阳不振，一遇寒凉则伤及中阳，观其苔薄黄腻，舌淡胖，中医辨证为湿毒郁肺，脾虚失运，故调整处方，减桑白皮、蜜紫菀、款冬花、百部、桃仁、蒲公英、紫花地丁等药物，因脾喜燥恶湿，加用益气健脾燥湿药物党参、生黄芪、炒苍术、制半夏以资中阳。

三诊时，患者核酸已转阴，精神略差，憋闷气促好转，咳嗽咳痰明显缓解，痰量少，色黄白相间，乏力已减，大便成形，日行一次，胃纳不馨，无发热，睡眠尚可，舌淡红，苔根中后部薄黄腻，脉滑偏数，中医辨证为湿毒郁肺，肺脾两虚，治疗重点在于健脾补气、化湿解毒，标本同治，上方减马鞭草、板蓝根等，重用人参补气，加用藿香、炒鸡内金、炒麦芽、炒薏苡仁等以助脾胃运化，脾运得复，肺金肃降自安。

四诊时，患者精神略差，憋闷未见，气促好转，偶有咳嗽，痰量少，色白，纳佳，睡眠尚可，小便尚可，大便不畅。胸部 CT 显示炎症明显吸收，患者在不吸氧状态下血氧饱和度监测为 95%～96%，舌淡红，苔根部薄腻，脉滑。中医辨证为肺脾两虚，痰湿蕴肺，改用恢复期中药调理。上方减炒鸡内金、炒麦芽，重用党参、生黄芪补益肺脾，加陈皮、山药、款冬花健脾补肺祛湿化痰，柴胡、黄芩调畅中焦气机等。

2. 用药分析　这是一例新冠病毒感染重型患者，伴有慢性支气管炎、肺部感染、支气管哮喘等，是容易转为危重型的高危人群，予抗感染、抗凝、增强免疫、营养支持，以及中成药清热化痰等药物治疗，中医根据病机变化，结合患者体质特征，以清热解毒、化痰平喘、活血祛瘀、健脾补肺等辨证施治，纵观患者实验室检查指标，淋巴细胞计数偏低，此类患者往往存在脏腑亏虚之象，辨证施治过程中尤须注意标本兼顾。经治疗，患者呼吸道症状显著改善，2 周后顺利出院。

3. 得失点　整个治疗过程中要始终顾护患者脾胃功能，即使患者早期核酸 CT 值偏低，也要根据辨证，重视人参、生黄芪等补益药物的运用，时时顾护后天之本。切不能认为病毒大量复制，一定是热毒亢盛。正虚不能胜邪，邪正相持，病势迁延，才是老年患者久治不愈的关键因素，在清热解毒药物运用中，同时兼顾脏腑亏虚，加用扶正药物，既可制约药物的寒凉之性，又有治本之意，体现中医整体观念。本案患者高龄，伴有多发基础疾病，通过中西医结合治疗，使用小分子抗病毒药物、抗凝、高浓度氧疗、恢复期新冠病毒感染患者的血浆输注，多种方法并用，使患者核酸快速转阴，避免转为重症。

（上海市浦东医院张长明、弓少康整理）

六十、新冠病毒感染普通转危重症、长期卧床患者案

（一）一般资料

裴某，男，78 岁，救治医院：上海市静安区闸北中心医院，住院号：×××××××。入院时间：2022 年 5 月 1 日；出院时间：2022 年 6 月 1 日；住院天数：31 天。

（二）入院情况

主诉"新冠病毒核酸阳性 1 天"入院。患者由养老院来医院就诊，本次发病以来，精神略差，神志欠清，咳嗽，痰多。既往有阿尔茨海默病、多发腔隙性脑梗死，长期卧床。查体：体温 36.5℃，血压 136/86mmHg，心率 76 次 / 分，血氧饱和度 97%（吸氧）。一般情况：发育正常，营养不良，神志模糊，被动体位，慢性面容，查体不合作，呼吸无酮味。皮肤：弹性减低，瞳孔等大等圆，双侧瞳孔对光反射灵敏。甲状腺：无肿大，未扪及结节。心率 76 次 / 分。腹壁柔软，紧张度适中，无液波震颤，肝脾未触及。足背动脉搏动无减弱，双下肢无水肿，四肢肌肉萎缩。

（三）入院诊断

1. 西医诊断

（1）新冠病毒感染（普通型）。

（2）脑梗死后。

（3）阿尔茨海默病。

2. 中医诊断

疫病，湿毒郁肺证。

（四）诊疗经过

2022 年 5 月 1 日患者入院当天，精神略差，神志欠清，咳嗽，痰多，予鼻导管吸氧，

间断俯卧位通气。入院后予抗凝治疗。根据血象考虑合并细菌性肺炎，予抗感染及支持治疗。2022年5月4日患者呼吸困难呈进行性加重，血气分析示氧分压降至49mmHg，Ⅰ型呼吸衰竭，查胸部CT示双下肺磨玻璃渗出影，考虑新冠病毒感染进展。

2022年5月7日患者神志欠清，心率160次/分，呼吸34次/分，指脉血氧饱和度85%，体温39.1℃，予降温、控制心率、平喘、化痰，予无创呼吸机辅助通气（ST模式：吸气压力：16cm H₂O，呼气压力8cm H₂O，呼吸16次/分），至22：00，患者高流量吸氧下血氧饱和度85%，予以换用无创呼吸机辅助通气模式（同步间歇指令通气模式：潮气量500mL，f 18bpm，呼气终末正压6cm H₂O）。2022年5月8日复查胸部CT提示炎症进展，且患者出现氧分压、血氧饱和度下降，继昨日给予无创呼吸机辅助通气治疗后，氧分压及血氧饱和度仍未见明显改善，转入ICU。

2022年5月10日考虑患者为新冠病毒感染（危重型）。转入ICU后予经鼻高流量氧疗（流速60L/min，氧浓度50%），患者血小板下降，停用低分子量肝素钙注射液。继续甲强龙抗炎，同时继续抗病毒、抑酸护胃、纠正低蛋白血症、中医药等治疗。更正西医诊断：新冠病毒感染，危重型；中医诊断：疫病，内闭外脱证。

2022年5月19日患者核酸两次转阴，但有发热，体温37.6℃，痰培养查见肺炎克雷伯菌，超广谱β-内酰胺酶，抗感染方案为头孢他啶阿维巴坦钠＋阿米卡星＋氨曲南，治疗后患者体温下降，呼吸困难较前改善。2022年5月21日撤出无创呼吸机及经鼻高流量氧疗，改予鼻导管吸氧（3L/min，动脉血氧饱和度94%～100%）。

2022年5月23日患者无发热，咳痰量较前明显减少，复查血常规、炎症指标均有好转，提示治疗有效，胸部CT可见右肺下叶实变减少、右肺上叶炎症进展，继续当前抗感染方案，动态复查异常指标。转出ICU病区。2022年5月25日患者发热，最高体温38.6℃，复查CT结果提示炎症未吸收，予安宫牛黄丸1丸，每日3次口服，2022年5月26日结合患者皮肤多处破溃，改用美罗培南联合万古霉素抗感染，2022年5月27日考虑为广泛耐药革兰阴性杆菌（XDR-GNB），加用阿米卡星后2022年5月28日患者体温下降至正常，咳痰较前减少，体征好转，血氧饱和度96%（鼻导管吸氧2L/min），于2022年6月1日出院。

1. 西医治疗方案

（1）氧疗过程：鼻导管吸氧，经鼻高流量通气（最高流速60L/min，氧浓度50%），无创呼吸机辅助通气，雾化。

（2）抗病毒治疗：奈玛特韦片/利托那韦片1片，每12小时1次。

（3）抗感染抗炎治疗：先后予美罗培南1g，每8小时1次；氨曲南2g，每12小时一次；甲强龙40mg，每日1次；头孢他啶阿维巴坦钠2.5g，每8小时1次＋阿米卡星0.6g，每日1次＋氨曲南1g，每8小时1次；美罗培南2g，每8小时1次＋万古霉素1g，每12小时1次＋阿米卡星0.6g，每日1次。

（4）免疫治疗：胸腺法新1.6mg，每12小时1次。

（5）抗凝治疗：依诺肝素钠40mg，每日1次。

（6）营养支持：肠外营养，补充白蛋白、维生素。

（7）其他：雾化平喘，醒脑静20mg，每日1次，改善脑功能；盐酸溴己新20mg，每日1次化痰；注射用奥美拉唑钠40mg，每日1次，兰索拉唑30mg，每日1次，洛索克护胃；阿托莫兰1.8g，每日1次护肝；呋塞米20mg，每日1次，利尿消肿；重组人促红素注射液10000IU，每日1次，右旋糖酐铁200mg，每日1次，琥珀酸亚铁片0.4g，每日1次，纠正贫血。

（8）原发病治疗：卡维地洛、酒石酸美托洛尔降压，降低心室率，改善心功能，阿卡波糖降糖。

2. 中医治疗方案

（1）2022年5月9日一诊：患者新冠病毒核酸检测阳性，无发热，最高体温36.6℃。目前患者神志模糊、呼吸困难、急促，无发热，咳少量白，黏痰不易出，大便一日未解，舌红，苔黄腻，脉滑数。中医诊断：疫病，疫毒闭肺、腑气积滞证，治疗以清热化痰、润肠通腑为主，中药给予：蜜炙麻黄6g，苦杏仁9g（后下），生石膏30g（先煎），桂枝6g，茯苓15g，柴胡18g，半夏9g，黄芩10g，广郁金10g，南葶苈子15g，黄芪30g，赤芍10g，川芎10g，大黄10g（后下），桃仁10g，石菖蒲15g，丹参15g，射干10g，胆南星9g。1剂（2022年5月10～10日），水煎服400mL，早晚分2次服用，饭后30分钟温服。

（2）2022年5月10日二诊：中医专家陈咸川主任医师查看患者，患者新冠病毒核酸检测阳性，无发热，最高体温36.8℃，无创呼吸机辅助通气中。目前患者仍神志不清，呼吸急促，无发热，咳痰量少不易咳出，2日未解大便，舌红，苔薄黄腻，脉细滑数。中医诊断：疫病，内闭外脱兼阴虚津亏证，治疗以化痰通腑、清热养阴为主，中药给予：南沙参10g，北沙参10g，麦冬15g，炙五味子6g，淡竹叶10g，桑叶15g，生石膏15g（先煎），芦根20g，牡丹皮12g，甘草9g，虎杖15g，马鞭草15g，瓜蒌皮15g，瓜蒌子10g，火麻仁10g。3剂（2022年5月11～14日），水煎服400mL，每日1剂，早晚分2次服用，饭后30分钟温服。

（3）2022年5月14日三诊：中医专家陈咸川主任医师查看患者，患者大便已解，日行一次，仍神志不清，精神差，呼吸急促，咳嗽咳痰增多，色淡黄质黏不易出，舌质淡胖，苔薄黄腻，脉滑数。中医诊断：疫病，痰热郁肺兼肺脾亏虚、气阴不足证，治疗以清热化痰止咳、益气健脾为主，中药给予：半夏9g，陈皮10g，党参15g，黄芪50g，蜜麸炒白术12g，茯苓24g，藿香10g，紫菀12g，甘草6g，款冬花12g，玄参12g，赤芍12g，桑白皮15g，瓜蒌皮15g，南葶苈子12g，蒲公英10g，山茱萸20g。2剂（2022年5月15～16日），水煎服400mL，每日1剂，早晚分2次服用，饭后30分钟温服。并予输注生脉注射液。

（4）2022年5月16日四诊：中医专家组陈咸川主任医师查看患者，患者昨日低热，最高体温37.6℃。患者目前精神差，咳嗽，不能自主排痰，吸痰为黄痰，痰量较前增多，舌红少苔，脉细。中医诊断：疫病，痰热留滞兼气阴亏虚，治疗给予清热化痰，益气养阴，中药给予：金银花15g，蒲公英15g，南葶苈子15g，紫苏叶9g，马鞭草15g，麦冬15g，地黄15g，蝉蜕6g，芦根30g，太子参30g，黄芪30g，虎杖15g，藿香9g，瓜蒌子15g，瓜蒌皮15g，大枣30g。3剂（2022年5月17～19日），水煎服400mL，每日1剂，早晚分2次服用，饭后30分钟温服。

（5）2022年5月20日五诊：患者意识转清，痰量逐渐减少，神萎身疲，体温37.5℃，目前吸痰仍为黄脓痰，大便次数2～3次/日，核酸已转阴，舌红少苔，脉细小。中医诊断：疫病，邪热留滞兼气阴亏虚证，治疗给予益气养阴，清泻余热，中药给予：太子参30g，蒲公英15g，南葶苈子15g，紫苏叶9g，芦根60g，麦冬15g，地黄15g，蝉蜕6g，黄芪30g，大枣30g，藿香9g，瓜蒌皮15g。3剂（2022年5月21～23日）。水煎服400mL，每日1剂，早晚分2次服用，饭后30分钟温服。

（6）2022年5月23日六诊：患者昨日发热，今日最高体温37.6℃。意识尚可，精神一般，周身乏力，咳痰好转，痰量减少，大便质偏稀，舌红少苔，脉细滑。中医诊断：疫病，余邪内恋兼肺脾虚弱证，治疗给予清热解毒，补肺健脾，中药给予：蒲公英15g，紫苏叶9g，麦冬15g，芦根30g，太子参30g，黄芪30g，藿香9g，瓜蒌皮15g，大枣30g，蜜麸炒白术10g，茯苓20g，党参15g，甘草9g，桑白皮15g。4剂（2022年5月24～28日）。水煎服400mL，每日1剂，早晚分2次服用，饭后30分钟温服。

（7）2022年5月25日七诊：患者体温升高至38.6℃，神志不清，咳嗽咳痰，气促，舌红少苔，脉细数。考虑热毒内陷，予安宫牛黄丸1片，每日2次口服。

（8）2022年5月29日八诊：患者体温恢复正常，意识清，精神转佳，可对答，咳痰好转，大便日2～3次，质偏稀，舌红少苔，脉细滑。患者复查胸部CT（5月25日）右肺下叶实变减少，右肺上叶炎症较前无变化。中医诊断：疫病，肺脾虚弱，痰热渐清，治疗给予补肺健脾，续清余邪，以固前效。中药给予：黄芪60g，白术15g，茯苓15g，全瓜蒌15g，地龙9g，射干9g，浙贝母9g，桃仁9g，石菖蒲9g，鱼腥草30g，芦根30g，青蒿30g，党参60g。3剂（2022年5月30日～6月1日）。水煎服400mL，每日1剂，早晚分2次服用，饭后30分钟温服。

（五）疗效评估

患者入院后病情加重，由普通型转为危重症，转入ICU，经中西医结合治疗后，核酸转阴，余病情好转，转出ICU，继续巩固治疗，最终好转出院。

1. 体温变化趋势　（图60-1）

2. 主要症状　患者初期属于普通型，病程中咳嗽咳痰，以呼吸道症状为主。住院期间病情反复，进一步进展为危重型患者。经过中西医结合治疗后，患者症状明显改善。

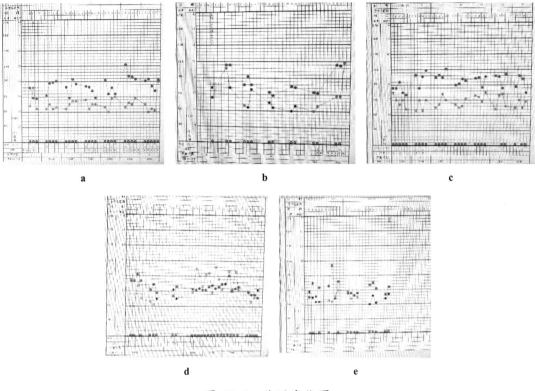

图 60-1　体温变化图

3. 生化检查变化　（表 60-1～表 60-2）

表 60-1　实验室检查

日期	白细胞计数	中性粒细胞计数（×10⁹/L）	淋巴细胞计数（×10⁹/L）	超敏C反应蛋白（mg/L）	D-二聚体（μg/mL）
5月6日	3.09			1.3	0.554
5月7日	5.96	5.2	0.37	10.4	1.2
5月9日	5.4	4.79	0.37	97.1	> 5
5月13日	11.56	10.17	0.42	2.3	1.11
5月15日	16.97	15.93	0.44	43.2	0.964
5月19日	15.39	13.40	0.78	42.9	0.995
5月22日	7.5	6.34	0.59	43.6	0.723
5月25日	10.73	8.58	1.21	18.7	1.53
5月27日	8.9	6.96	0.99	13.7	2.02

表 60-2　核酸 CT 变化

日期	核酸
5 月 2～16 日	阳性
5 月 17 日	阴性
5 月 18 日	阴性
5 月 24 日	阴性

4. 胸部影像学变化（图 60-2～图 60-7）

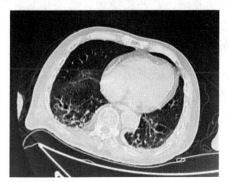

图 60-2　5 月 4 日胸部 CT

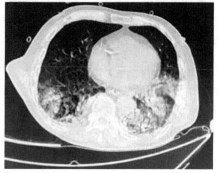

图 60-3　5 月 7 日胸部 CT

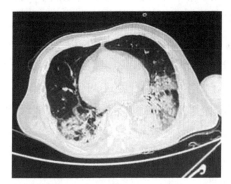

图 60-4　5 月 11 日胸部 CT

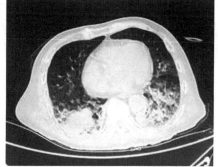

图 60-5　5 月 14 日胸部 CT

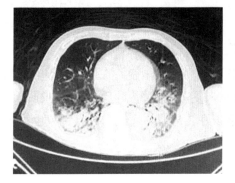

图 60-6　5 月 21 日胸部 CT

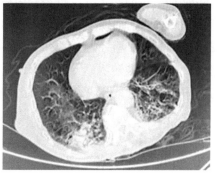

图 60-7　5 月 25 日胸部 CT

（六）出院时情况

患者体温正常，意识清，精神转佳，可对答，咳痰好转，新冠病毒核酸检测已连续数日阴性，予办理出院。

（七）案例讨论与分析

1. 辨证施治思路　危重型新冠病毒感染病情复杂，常寒热错杂、虚实并见。肺与大肠相表里，肺气不降，腑气不通；邪郁化热，或与伏燥搏结，灼伤津液；邪气壅阻，气血不畅，脉络瘀滞；邪盛伤正，可致气血阴阳不足。总结其病理因素，涉及毒、湿、寒、热、燥、瘀、虚等，病位主要在肺、脾，与心、肝、肾、大肠密切相关。

此患者一诊时处于疾病进展期，神志模糊，无创呼吸机辅助通气，咳少量白黏痰不易出，无大便。中医考虑此期为疫毒闭肺证，病情重，同时痰浊蒙蔽神窍，给予化湿败毒方加减，宣肺平喘，同时辅以清热解毒通腑，醒神开窍。

二诊时，患者大便仍未解，舌红，苔薄黄腻，症状与一诊时相比加重。张景岳云"邪实在肺而为痰为喘"。今考虑患者痰热郁肺，肺气不降，腑气不通，同时热邪最易化燥灼伤阴液。薛生白云："热邪伤阴，阳明消烁，宜清宜凉。"另外，《温病条辨》记载："燥伤肺胃阴分……以甘寒救其津液。"故治疗上加强化痰通腑，清热养阴。

三诊时，患者精神萎靡，呼吸急促仍有，咳嗽增加，痰量增多，色淡黄质黏不易出，舌质淡胖，苔薄黄腻。此时患者病情继续加重，肺部感染加重，分泌物增多，正邪交争，《类经》有云："甚虚甚实者，所畏在虚，但固守根本以先为己之不可胜，则邪无不退也。"故治疗上在祛邪的同时，加强扶正，同时加用血必净以解毒活血，生脉注射液以益气养阴。三诊舌质变化提示在运用清解寒凉药物时当顾护脾胃，后天之本乃气血生化之源，祛邪同时不忘醒脾运脾。

四诊时，患者精神好转，但发热，咳痰黄脓，量少。考虑患者病情反复，余邪未净，仍有痰热内恋。患者年老，脾气亏虚，且抗感染药物在中医的观点中多被认为属苦寒之品，在祛邪的同时也易伤正气，更易"瘥后劳复"。李东垣也曾云："无阳以护营卫，则不任风寒。"故在治疗上予以清解余邪的同时，佐以益气养阴，加重使用太子参、黄芪等顾护正气之品。

五诊时，患者核酸转阴，无发热，大便次数多，证候未变，在原方基础上减虎杖、马鞭草、瓜蒌子。《医述》云："余焰尚在，阴血未复。"同时，叶氏曾云："救阴不在补血，而在养津与测汗。"故而此期考虑患者病情逐步好转，但热病伤阴，且舌象也符合阴液亏虚之证，继续予太子参、芦根等益气养阴。

六诊时，患者病情好转，偶见低热，咳痰好转，大便稀。考虑患者余毒未清，正气未复。李东垣在《内外伤辨惑论·饮食劳倦论》中云："内伤不足之病，惟当以甘温之剂，补其中，升其阳，甘寒以泻其火自愈。"《重订广温热论》中有云："清热亦有二法：初病时之热为实热，宜用苦寒药清之；大病后之热为虚热，宜用甘寒药清之。"故在治疗上选用麦冬、芦根之品。同时疾病后期，以顾护正气为主，故治法为清除余邪基础上，予以补肺健脾益气。

七诊时，患者出现高热，神昏，予以安宫牛黄丸。《温病条辨》云："此芳香化秽浊而利诸窍，咸寒保肾水而安心体，苦寒通火腑而泻心用之方也……合四香以为用，使闭固之邪热温毒深在厥阴之分者，一齐从内透出，而邪秽自消，神明可复也。"

八诊时，患者病情好转，体温正常，意识清，精神转佳，可对答，咳痰好转，患者胸部CT（5月25日）右肺下叶实变减少，右肺上叶炎症较前无变化。属于疫病后期，正气亏虚，余邪残留，予以补益正气，清除余毒，巩固疗效。

2. 用药分析 这是一例中西医结合治疗危重型新冠病毒感染的患者，西医着重增强免疫、抗病毒、抗炎、营养支持、呼吸支持等，中医主要抓住病机变化为湿热邪毒袭肺，蒙蔽神窍，以解热毒、化湿毒、通腑气为原则急则治标，因患者年老，久病体虚，正气不足，加之邪毒灼津炼液为痰，寒凉药恐伤及脾胃，治疗中当注意顾护正气，固守根本，又须虑及热病后伤津耗液，养阴同时宜醒脾运脾，即祛邪不忘扶正，扶正切忌恋邪。此患者在较长一段时间内淋巴细胞计数偏低，根据病机变化不断调整扶正药的运用，自5月25日以后症状出现改善，该指标对疾病的预后转归有较大价值。中西医协同治疗，根据患者证候变化及时调整用药，核酸迅速转阴，症状明显好转后出院。

3. 得失点 本案是一则中医药及时干预的成功案例，患者入院后未予中医药干预，症状逐渐加重，转入ICU后，予以清热化痰通腑，益气养阴，使邪去正安，湿热之邪得以快速祛除。中西医协同治疗，取得很好疗效，治疗过程中无不良反应。但同时也有一些需要改善的地方：①尽早中医药干预，以达到更好的协同效果。②ICU内患者耐药菌感染，使症状加重，病程延长，证候更为复杂。③患者前期俯卧位通气未能很好执行，肺部渗出增加。后期加强后，收效明显。总结优点与不足，在以后的病患救治中可以借鉴参考。

（上海市中医医院张蕾、上海中医药大学附属岳阳中西医结合医院陈咸川、

上海市静安区闸北中心医院刘炳祥整理）

六十一、新冠病毒感染危重症伴肝功能不全案

（一）一般资料

郑某，女，90岁，救治医院：上海市静安区闸北中心医院，住院号：×××××××。入院时间：2022年4月24日；出院时间：2022年5月20日；住院天数：26天。

（二）入院情况

主诉"新冠病毒核酸阳性3天"入院。

患者长期住养老院，反应迟钝，神志清，偶有咳嗽，胃纳可，二便调。患者于2022年4月21日核酸筛查混采异常被隔离管控，于2022年4月24日由"120"转运来我院进一步诊治。既往有脑梗死病史、高血压病史。患者本次发病以来，精神略差，神志清，有咳嗽、咳痰，无发热，胃纳可，二便调。查体：体温36.5℃，血压145/75mmHg，心率90次/分，血氧饱和度96%。一般情况：发育正常，营养良好，神志清，慢性面容，查体不合作，呼吸平稳。皮肤：弹性减低，瞳孔等大等圆，双侧瞳孔对光反射灵敏。甲状腺：无肿大、未扪及结节。心率90次/分，律齐。腹壁柔软、紧张度适中，无液波震颤，肝脾未触及。足背动脉搏动无减弱，双下肢无水肿，四肢肌肉萎缩。

（三）入院诊断

1. 西医诊断

（1）新冠病毒感染（普通型）。

（2）原发性高血压。

（3）脑梗死后。

2. 中医诊断

疫病，湿毒郁肺证。

5月6日更正西医诊断：新冠病毒感染（重型）。

更正中医诊断：疫病，疫毒闭肺证。

（四）诊疗经过

2022年4月24日入院予化痰、抗凝治疗，半卧位氧疗等。

2022年4月25日～5月3日患者咳嗽、痰少症状持续，胃纳减退，其间监测患者指脉氧在95%～98%。2022年5月4日患者精神萎靡，纳差，咳嗽，痰黏难咳，夜间胸闷不适，血氧饱和度96%（吸氧3L/min），谷丙转氨酶126U/L，行保肝治疗。2022年5月6日患者精神萎靡，咳嗽，痰黏难咳，胸部CT示疾病进展，鼻导管吸氧血氧饱和度92%（吸氧4L/min），合并肝功能不全，考虑病情加重，诊断为新冠病毒感染重型，同时转ICU进一步治疗，予经鼻高流量通气、抗病毒、抗凝、抗感染、营养支持、保肝等处理。

更正西医诊断：新冠病毒感染（重型）。

更正中医诊断：疫病，疫毒闭肺证。

2022年5月9日患者症好转，呼吸情况改善，谷丙转氨酶85U/L，转出ICU，改为鼻导管通气血氧饱和度95%（吸氧3L/min）。2022年5月14日患者出现发热，最高体温38.4℃，结合胸部CT考虑患者肺部细菌感染，予抗感染治疗。2022年5月20日患者精神转佳，症状改善，两次核酸转阴，准予出院。

1. 西医治疗方案

（1）氧疗过程：半卧位氧疗（3L/min）鼻导管吸氧、经鼻高流量通气（最高流速60L/min，氧浓度50%）。

（2）抗感染治疗：美罗培南1g，每12小时1次；头孢他啶2g，每日2次。

（3）免疫抗炎治疗：胸腺法新＋甲泼尼龙。

（4）抗凝治疗：先后予依诺肝素钠60mg，每日1次；低分子量肝素钙注射液5000IU，每日1次抗凝。

（5）营养支持：肠外营养，补充白蛋白，维生素B$_6$。

（6）其他：氨溴索30mg，每日2次；谷胱甘肽1.8g，每日1次护肝；艾普拉唑钠10mg，每日1次，艾司奥美拉唑钠40mg护胃；氯化钾1g，每日2次补钾。

（7）基础病治疗：单硝酸异山梨酯缓释胶囊40mg，每日1次；盐酸曲美他嗪20mg口服，每日3次；注射用三磷酸腺苷辅酶20mg，每日1次营养心肌。

2. 中医治疗方案

（1）2022年5月7日一诊：患者新冠病毒核酸检测阳性。肝功能：5月4日谷丙转氨酶126U/L，5月7日谷丙转氨酶86U/L。患者精神萎靡，偶咳嗽，痰量少，不易咳出，气促，纳差，腹胀，面部浮肿，双下肢不肿，大便2日未行，舌淡红少津，苔干，脉细数。中医诊断：疫病，疫毒闭肺，肝木受伐，兼有气阴两虚证。治疗以辛凉宣泄、清肝化湿、益气养阴为主，中药给予：麻黄6g，杏仁10g，柴胡12g，沙参15g，麦冬15g，玄参15g，升麻8g，桑叶15g，黄芩10g，桑白皮15g，生石膏20g（先煎），茵陈15g，青蒿 15g，生大黄 6g（后下）。3 剂（2022 年 5 月 8～10 日）。水煎服 400mL，每日 1 剂，早晚分 2 次服用，饭后 30 分钟温服。辅以痰热清注射液静脉滴注。

（2）2022 年 5 月 10 日二诊：患者新冠病毒核酸检测阳性，肝功能：谷丙转氨酶 53U/L。患者精神转佳，大便日 1～2 次，咳嗽减轻，痰黏难咳，气促稍缓解，无发热畏寒，面部浮肿减轻，双下肢不肿，舌淡红，苔少偏干微腻，脉细数。中医诊断：疫病，湿热犯肺兼气阴两虚证。治疗以清解湿热、益气养阴为主，中药给予：木香 6g，阳春砂 6g（后下），南沙参 10g，北沙参 10g，生白术 15g，茯苓 15g，马鞭草 15g，虎杖 15g，桃仁 12g，薏苡仁 15g，麦冬 15g，地黄 15g，芦根 30g，蒲公英 15g，皂角刺 15g。5 剂（2022 年 5 月 11～15 日）。水煎服 400mL，每日 1 剂，早晚分 2 次服用，饭后 30 分钟温服。

（3）2022 年 5 月 15 日三诊：患者核酸已经转阴。肝功能正常。国医大师刘尚义会诊：患者偶神志欠清，反应迟钝，阵发性咳嗽，咳少量黄白黏痰，口渴喜饮，无恶寒发热、胸闷、心悸、胸痛等症，二便可，舌红，津少，无苔，脉细数。考虑患者湿邪未净，清窍受蒙，气阴耗伤，予以化湿败毒，醒神开窍，拟方如下：龟甲 20g，地黄 30g，制胆星 10g，白芥子 30g，蜈蚣 10g，石菖蒲 10g，羌活 20g，牡蛎 30g，贯众 20g，浙贝母 15g，细辛 3g，马鞭草 15g，虎杖 15g。3 剂（2022 年 5 月 16～18 日）。水煎服 400mL，每日 1 剂，早晚分 2 次服用，饭后 30 分钟温服。

（4）2022 年 5 月 19 日四诊：患者神志转清，可以对答，咳嗽稍减，咳少量痰，乏力，胃纳增加，大便日 1～2 次，舌红无苔、裂纹，脉细数，中医诊断：疫病，肺脾不足，气阴亏虚证。治疗以补益肺脾、清润止咳为主，中药给予：浙贝母 10g，杏仁 10g，地黄 15g，虎杖 15g，枇杷叶 10g，黄芪 30g，南沙参 20g，麦冬 20g，桑叶 10g，芦根 30g，丹参 15g，生甘草 6g。3 剂（2022 年 5 月 19～21 日）。水煎服 400mL，每日 1 剂，早晚分 2 次服用，饭后 30 分钟温服。

（五）疗效评估

患者入院后肺部病情加重，合并肝损伤，转入 ICU 经中西医结合治疗后，核酸转阴，继续巩固治疗，最终好转出院。

1.体温变化趋势 （图 61-1）

2.主要症状 患者属于普通型，以咳嗽咳痰为主要症状入院，在院期间出现咳嗽加重、气促、神志不清、胃纳减退等表现，实验室检查胸部 CT 出现进展合并肝功能异常，进一步进展为重型患者。经过中西医结合治疗后，神志转清，可以对答，呼吸道症状及肝功能明显改善。

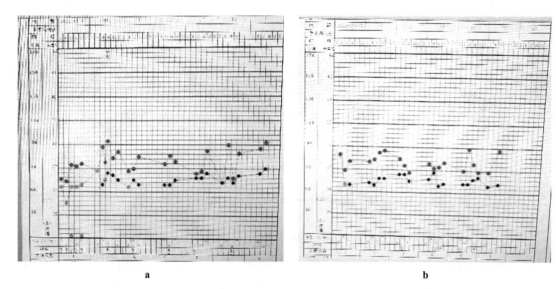

a   b

图 61-1　体温变化图

3. 生化检查变化 （表 61-1 ～表 61-2 ）

表 61-1　实验室检查

日期	白细胞计数（×10⁹/L）	中性粒细胞计数（×10⁹/L）	淋巴细胞计数（×10⁹/L）	超敏C反应蛋白（mg/L）	D-二聚体（μg/mL）	谷丙转氨酶（U/L）
4月25日	8.75	5.78	2.35	10.9	1.09	10
4月27日	5.37	2.51	2.30	22.7	1.53	17
5月4日	6.61	4.88	1.43	57.9	0.275	126
5月10日	8.40	5.77	1.59	45.4	0.571	53
5月13日	13.14	10.62	1.45		0.533	41

表 61-2　核酸CT变化

日期	核酸
4月30日～5月11日	阳性
5月12日	阴性
5月13日	阳性
5月14日	阳性
5月15日	阴性
5月16日	阴性

4. 胸部影像学变化 （图61-2～图61-5）

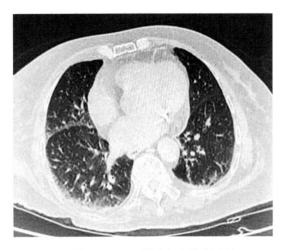

图61-2　4月26日胸部CT

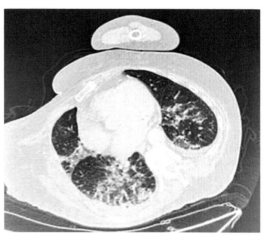

图61-3　5月6日胸部CT

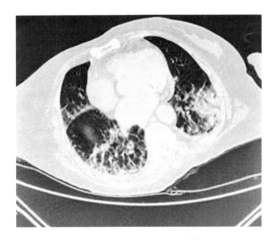

图61-4　5月15日胸部CT

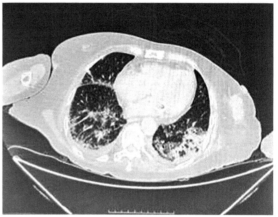

图61-5　5月18日胸部CT

（六）出院时情况

患者精神明显好转，可以对答，偶有咳嗽，痰不易咳出，未见发热。连续两次新冠病毒核酸检测阴性，予办理出院。

（七）案例讨论与分析

1. 辨证施治思路　新冠病毒感染重型患者病情复杂，常寒热错杂、虚实并见。肺与大肠相表里，肺气不降，腑气不通；邪郁化热，或与伏燥搏结，灼伤津液；邪气壅阻，气血不畅，脉络瘀滞；邪盛伤正，可致气血阴阳失调。总结其病理因素，涉及毒、湿、寒、热、燥、瘀、虚等，病位主要在肺、脾，与心、肝、肾、大肠密切相关。

此患者一诊时精神萎靡，偶有咳嗽，痰不易咳出，气促，纳差，腹胀，面稍浮肿，《广温疫论》云："咳者，疫邪夹他邪干肺也。"此时疫毒犯肺，夹有湿热之邪，患者兼有素体气阴两虚，加之疫毒侵及肝胆，证属湿热犯肺，肝木受伐，兼有气阴两虚证，治以辛凉宣泄，清肝化湿，益气养阴。

二诊时，患者精神转佳，大便已通，仍有咳嗽，痰黏难咳，气促稍缓解，患者肝功能已好转，胸部CT炎症有进展，调整治疗方向，加重祛邪力度，治疗以清解湿热、益气养阴为主，原方基础上加用千金苇茎汤。《金匮要略论注》中论述："盖咳而有微热，是邪在阳分也。烦满则夹湿也……故以苇茎之轻浮而甘寒者，解阳分之气热，桃仁泻血分之结热，薏苡下肺中之湿……所谓在上者越之耳。"

三诊时，患者核酸已经转阴。此时患者仍有神志欠清，偶有咳嗽咳痰，舌红，津少，无苔等症状，考虑患者疫病后期，湿邪未净，气阴耗伤。《温病条辨》云："盖少阴藏精，厥阴必待少阴精足而后能生。"故虽疾病后期，但患者仍有神志欠清之征，此时当以救阴益气为要。予以咸寒入阴，化湿败毒，醒神开窍。"温病伤人身之阴，故喜辛凉甘寒甘咸，以救其阴"，故选龟甲、牡蛎之品为君，"咸寒入阴"。

四诊时，患者精神转佳，咳嗽偶有，咳痰少量，舌红无苔，裂纹，脉细数，考虑气阴亏虚，予沙参麦冬汤加减。此患者恢复期仍有肺部炎症，合并余邪的一些表现，即余邪未尽。是由于大邪已去，但元气不足，加之患者高龄，脏腑虚衰，无力祛邪外出，故在治疗上注意顾护元气，扶正以祛邪，予以补益肺脾，清润止咳。

2. 用药分析 这是一例中西医结合治疗的重型新冠病毒感染患者，西医着重增强免疫、抗病毒、抗炎、营养支持等，中医主要抓住病机变化遣方用药，治疗的关键是截断病势，阻止向危重症进展。患者90岁，素体气阴两虚，初期湿热犯肺，肝木受伐，中期湿热持续，后期湿邪未净、肺脾不足，治疗上扶正祛邪并用，注重脾气肺阴贯穿始终，初期以辛凉宣泄、清肝化湿、益气养阴，中期清解湿热，醒神开窍，后期补益肺脾、清润止咳，中西医协同治疗使患者神志转清，体温下降，呼吸道症状改善明显。连续两次新冠病毒核酸检测阴性，患者乃顺利出院。

3. 得失点 本案是患者入院后长时间未予中医药干预，病情加重。后予中西医协同治疗，根据患者体质特点及病机变化，随时调整用药，取得良好效果。提示在新冠病毒感染的治疗中，要注重中医药的早期干预，防止疾病传变，提升治疗效果。

此患者前期治疗中因种种原因未能坚持应用俯卧位通气，后续出现肺部炎症进展，包括卧床后产生吸入性肺炎。此病例带给临床的提示：老年普通型患者有基础疾病属高危人群，极易进展，在筛查、预警方面要更严谨，在治疗上要更规范，一旦出现病情变化，应迅速采取综合有效措施，以改善预后。

（上海市中医医院张蕾、上海中医药大学附属岳阳中西医结合医院陈咸川、
上海市静安区闸北中心医院刘炳祥整理）

六十二、针刺疗法加快新冠病毒感染普通型核酸转阴案

（一）一般资料

董某，男，73 岁，救治医院：上海市第四人民医院，住院号：2××7。

入院时间：2022 年 6 月 2 日；出院时间：2022 年 6 月 8 日；住院天数：7 天。

（二）入院前情况

主诉"发热 1 天"入院。2022 年 6 月 1 日患者出现发热，咳嗽、咳痰，肌肉酸痛，有鼻塞、流涕，无头晕、头痛、咽痛等。2022 年 5 月 31 日因患者妻子核酸阳性被隔离管控于上海天鹅信谊宾馆，2022 年 6 月 2 日患者新冠病毒核酸检测阳性，为进一步诊治转入上海市第四人民医院（定点医院）治疗。

既往史：有焦虑症病史 3 年，平素服用奥氮平 2.5mg，每晚 1 次；盐酸文拉法辛缓释胶囊 150mg，每日 1 次；氯硝西泮 1 片，每晚 1 次。高血压病史多年，不规律服药，近期未服药。冠状动脉粥样硬化病史多年。新冠疫苗接种史：无。

（三）入院时情况

刻下：患者精神不振，面色欠华，胃纳可，睡眠差，不易入睡，二便常，舌淡红，苔薄黄，脉滑数。体格检查：体温 37.6℃，心率 98 次/分，呼吸 20 次/分，血压 124/82mmHg。神志清楚，精神一般，无嗜睡。颈软，口唇无发绀，咽部无充血，双侧扁桃体无明显肿大，无脓性分泌物。双侧呼吸运动对称，无胸膜摩擦感，无皮下捻发感，两肺呼吸音粗，未闻及干湿啰音。腹软，全腹无压痛反跳痛，肝脾肋下未及，肠鸣音正常存在，双下肢无浮肿。四肢活动自如。

（四）入院诊断

1. 西医诊断

（1）新冠病毒感染（普通型）。

（2）焦虑症。

（3）高血压。

（4）冠状动脉粥样硬化。

2. 中医诊断

疫病（轻症），湿热蕴肺证。

（五）诊疗经过

6月2日入院当晚，予奈玛特韦片/利托那韦片抗病毒，氨氯地平贝那普利片控制血压，氯化钾缓释片平衡电解质，连花清瘟颗粒清热解毒，俯卧位管理等治疗。6月3日予中药汤剂口服；6月4日、6月5日行刺络放血治疗；6月6日予胸腺法新增强免疫力，加行针灸治疗。

6月3日辅助检查：①肝肾功能：总蛋白61.60g/L，直接胆红素5.75μmol/L，前白蛋白150.98mg/L，肌酐56.0μmol/L，肾小球滤过率132。②电解质：钾3.05mmol/L。③血白细胞计数$5.47×10^9$/L，红细胞计数$4.28×10^9$/L，血小板计数$160×10^9$/L，中性粒细胞计数$3.88×10^9$/L，淋巴细胞计数$0.91×10^9$/L，单核细胞计数$0.63×10^9$/L。C反应蛋白11.10mg/L。

6月5日辅助检查：血气分析：酸碱度7.39，血氧分压9.31kPa，血氧饱和度94%，二氧化碳分压6.81mmol/L。

2022年6月3日胸部CT报告：双肺多发微小结节；双肺下叶轻度间质性改变；主动脉及冠状动脉硬化；右侧肾上腺外侧支小结节，请结合临床，建议进一步检查（图62-1）。

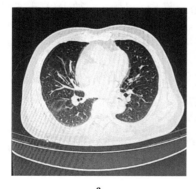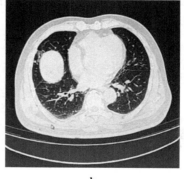

a　　　　　　　　　　　　　b

图62-1　6月3日胸部CT

1. 西医治疗方案

（1）抗病毒治疗：奈玛特韦片300mg，利托那韦片100mg，每12小时1次。

（2）抗凝治疗：依诺肝素钠40mg，每日1次皮下注射。

（3）免疫治疗：胸腺法新1.6mg，每日1次皮下注射。

（4）营养支持：氨氯地平贝那普利片40mg，每日1次；氯化钾缓释片1g，每日3次；连花清瘟颗粒1袋，每日3次。

2. 中医治疗方案

（1）2022年6月3日一诊：患者低热，乏力、头身困重，肌肉酸痛，咳嗽，咳白色泡沫样痰，声音嘶哑，伴鼻塞流涕，胸闷。舌淡红（见附录彩色图图62-2），苔薄黄，脉滑数。四诊合参，中医辨证属疫病，湿热蕴肺证，拟方如下：金银花9g，苦杏仁9g，金荞麦15g，藿香15g，马鞭草30g，青连翘9g，生石膏30g，板蓝根15g，甘草9g，荆芥9g，柴胡9g，薄荷5g（后下），薏苡仁30g，蜜炙麻黄9g，黄芩15g，芦根30g，牡丹皮9g。服法：每日1剂，水煎400mL，早晚各1次，分2次服用。

（2）2022年6月4日二诊：患者低热，最高体温37.3℃，今晨患者诉咽痛，饮水饮食难以咽下，伴咳嗽，咳痰，声音嘶哑，胸闷未见明显改善；纳差，二便常；舌淡，舌尖边红，苔薄黄，脉滑数。查体：见咽部黏膜充血，肿胀，视觉模拟评分法（VAS）评测咽痛程度为9分。拟刺络放血进行辅助治疗，选穴：少商（双）、耳尖（双）。治疗结束后，患者即可自觉咽部疼痛稍有缓解。4小时后复诊，患者自觉咽痛症状改善明显，VAS评分为5分；8小时后，VAS评分为2分。

（3）2022年6月5日三诊：患者无发热，最高体温36.9℃，今晨患者诉咽痛稍有反复，饮水饮食已正常，伴声音嘶哑；咳嗽、咳痰稍有减轻；胃纳可，二便可；舌淡，苔薄白，脉滑数。查体：见咽部黏膜稍有充血，肿胀，视觉模拟评分法（VAS）评测咽痛程度为5分。拟刺络放血进行辅助治疗，选穴：商阳（双）。8小时后复诊，患者自觉咽痛症状完全缓解，VAS评分为0分。

（4）2022年6月6日四诊：患者无发热，最高体温36.8℃，患者诉咳嗽，咳痰，胸闷，稍有乏力，夜寐欠安，入睡困难；小便正常，大便溏。拟针灸进行辅助治疗，采用0.25mm×40mm一次性针灸针，选穴：合谷、孔最、风门、肺俞、足三里、列缺、天突、丰隆、百会，风池，均平补平泻，留针30分钟。每次针刺单侧穴位，隔日改取对侧穴位。

（5）2022年6月8日五诊：治疗3次后（6月6～8日），患者无发热，无咽痛咳嗽，无胸闷气短，寐好转，晨起神清精神可，胃纳可，二便正常。

（六）疗效评估

1. 核酸CT值变化　患者入院经中西医结合治疗后，CT值从入院时小于20，到5天内O基因迅速转阴、N基因大于35（表62-1）。

表 62-1 核酸 CT 值

项目	6月3日	6月4日	6月5日	6月6日	6月7日	6月8日
ORF1ab 基因	18.88	21.51	24.76	27.41	38.37	NocT
N 基因	19.65	21.46	24.13	25.64	35.22	35.46

2. 体温趋势变化　患者入院经中西医结合治疗后,生命体征平稳,体温未见升高(图 62-3,实心圆点所在曲线为体温变化)。

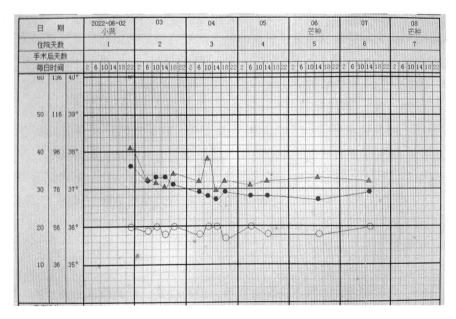

图 62-3　体温变化图

3. 主要症状　患者属于普通型,病程前期以咳嗽咳痰、咽痛、声音嘶哑症状为主,经过中西医结合治疗后,呼吸道症状明显改善,患者转阴后未遗留咳嗽、咳痰、胸闷、疲劳等新冠病毒感染常见后遗症。

4. 生化检查变化　(表 62-2)

表 62-2　主要生化指标变化

日期	白细胞计数 ($\times 10^9$/L)	中性粒细胞计数 ($\times 10^9$/L)	淋巴细胞计数 ($\times 10^9$/L)	单核细胞计数 ($\times 10^9$/L)	C反应蛋白 (mg/L)	钾离子 (mmol/L)
6月3日	5.47	3.88	0.91	0.63	11.10	3.05
6月6日	5.32	3.18	1.60	0.37	22.19	3.84

(七) 出院时情况

患者神志清,精神可,无发热,无咳嗽咳痰,无胸闷气促,无腹痛腹泻,胃纳可,夜寐安。连续两次咽拭子核酸检测 CT > 35，2022 年 6 月 8 日下午出院。随访两周未见核酸复阳。

（八）案例讨论与分析

1. 辨证论治思路　一诊中医证型：湿热蕴肺证。

病情分析：四诊合参，本病属中医学"疫病"范畴，中医辨证为湿热蕴肺证，湿热困阻，热邪郁而不发则见低热；湿热之邪困阻胸中，肺失宣肃，水液失调，则见咳嗽咳痰；湿热之邪阻遏气机，则见头身困重，肌肉酸痛。治疗当以清热化湿、理气宣肺为主，方取荆银清化方加减。

二诊：中医证型：湿热蕴肺证。

治疗：少商（双）、耳尖（双）点刺放血。

病情分析：湿热疫毒侵袭肺卫，肺卫开阖失司，故见发热；邪毒上攻咽喉，则见咽痛；邪气犯肺，肺失宣肃故咳嗽；湿邪阻遏气机，则兼头身困重，肌肉酸痛；疫毒之邪耗伤津液，故而口渴咽干；结合舌脉，是为湿热郁肺，上攻咽喉所致。治当以清肺泄毒，利咽消肿。"至于瘟疫，或有咽喉诸症则刺少商穴"，取双侧少商清肺卫风热，双侧耳尖点刺清热祛邪，使火势得上升而散，邪有出路。

三诊：中医证型：湿热蕴肺证。

治疗：商阳（双）点刺放血。

病情分析：湿热疫毒性黏滞，虽邪去大半，但易反复。取商阳穴点刺放血，既有宣肺理气、解毒利咽之效，又有泻大肠、清肺热之功。

四诊：主穴：合谷、孔最、风门、肺俞、足三里。胸闷气短：列缺。咳痰：天突、丰隆。失眠：百会、风池。

上穴均平补平泻，留针 30 分钟。每次针刺单侧穴位，隔日改取对侧穴位。

病情分析：邪去大半而正未安，湿热疫毒之邪阻遏气机，肺失宣肃，故见咳嗽咳痰胸闷；湿邪困脾，脾失健运，则见便溏；心脾气虚，心神失养，则见夜寐欠安。治疗以宣肺理气散邪，调补心脾。取合谷、列缺、孔最、天突疏风散邪，理气宣肺，足三里、三阴交调补心脾，丰隆祛痰，神门安眠以达疗效。

五诊：病情分析：邪去正安。

2. 治疗分析　这是一例中西医结合成功治疗的普通型新冠病毒感染患者的典型案例。在此过程中，中西医各自扮演着不同的角色，并相辅相成。西医治疗以抗病毒、增强免疫、营养支持等为主要原则，把握新冠病毒感染发病过程中病毒侵袭的关键环节，减少病毒入体带来的多种免疫副反应，结合患病的基础疾病进行治疗；中医则抓住疫病病机的变化，把握湿热蕴肺的核心病机，通过中药、针刺、刺血等多种治疗方法，达到祛风清热化湿、理气宣肺的治疗目的。同时在疾病后半阶段兼顾祛邪扶正，使祛邪而不伤正，邪去正安；中医治疗有效缓解了困扰病患的临床症状，改善了病患住院期间的生活质量，促进了机体正气的恢复，是治疗部分的"升华"。中西医结合治疗加速了新冠病毒感染患者的病情好转，使患者入院后呼吸道症状快速改善，加快了呼吸功能的恢复，促进患者"转阴"，5天内鼻咽拭子核酸转阴出院。

3. 得失点　本案是一则中西医结合及时干预新冠病毒感染患者并促进"转阴"的成功案例，患者入院前有呼吸道及全身症状，入院后第一时间予西医抗病毒、增强免疫、营养支持治疗，并在此基础上通过中药、针灸、刺血等多种中医治疗方式精准干预，达到疏风清热解毒、化湿理气宣肺的目的。由于患者5天内核酸转阴，病情未达到需要进行二次胸部CT复查的标准，故未留下二次影像学记录。治疗过程中未见无不良反应，由于中西医结合的精准康复，使得患者能大大缩短病程，提升了患者住院期间的生活质量。

（上海市第四人民医院陈采陶、孔璟怡、张弘整理）

六十三、刺络放血快速缓解新冠病毒感染咽喉痛案

（一）一般资料

夏某，男，63 岁。救治医院：上海市第四人民医院。住院号：1××7。
入院时间：2022 年 4 月 26 日；出院时间：2022 年 5 月 5 日；住院天数：9 天。

（二）入院前情况

主诉"发热、咳嗽 3 日"入院。2022 年 4 月 23 日患者出现发热、咳嗽、咳痰，无气急，核酸筛查提示阳性，居家隔离期间最高体温 39.8℃，4 月 26 日为进一步诊治转入上海市第四人民医院（定点医院）治疗。症见：发热、咳嗽、咳痰、咽喉痛甚，严重影响饮水饮食，无气急，无腹痛、腹泻，无呕吐，无尿频、尿急、尿痛。

既往史：糖尿病病史 10 余年，平时口服药物，血糖控制可。2016 年 10 月 12 日因房颤于外院行射频消融术，目前无不适。2021 年 3 月 17 日于肺科医院行右肺占位切除术，诉病理报告恶性早期，后未进行放化疗及相关药物治疗，定期随访，最后一次随访时间为 2022 年 3 月 23 日，提示肺部情况同前，未见明显进展，少许炎症。新冠疫苗接种史：无。

（三）入院时情况

刻下：患者精神不振，咽痛难忍，饮食难下，声音嘶哑；伴咳嗽、咳黄痰、气促、发热、身痛；纳差，睡眠可，大小便如常。舌红，苔黄腻，脉滑浮数。体格检查：体温 37.4℃，心率 80 次 / 分，呼吸 19 次 / 分，血压 134/90mmHg。神清，气平，咽痛，VAS 评分为 9 分。两肺呼吸音粗，右肺可闻及少量湿啰音，心率 80 次 / 分，律齐，无杂音。体力体重无明显下降。腹平软，双下肢不肿。四肢活动自如。

（四）入院诊断

1. 西医诊断

（1）新冠病毒感染（普通型）。

（2）2 型糖尿病。

（3）右肺肿瘤切除术后。

（4）房颤射频消融术后。

2. 中医诊断

疫病（普通型），湿毒郁肺证。

（五）诊疗经过

患者于 2022 年 4 月 26 日入院，入院后完善相关检查，予以鼻导管吸氧 2L/min，监测血氧饱和度，奈玛特韦片 / 利托那韦片抗病毒治疗，连花清瘟胶囊、双黄连和中药煎剂对症治疗，抗凝治疗，止咳化痰治疗，维持基础疾病治疗，营养支持治疗，俯卧位治疗。中医放血疗法治疗咽痛，8 小时后疼痛缓解了 50%，24 小时后缓解 80%，能够正常进食和睡眠。

辅助检查：2022 年 4 月 27 日 IL–6 为 642.90pg/mL，降钙素原 0.217ng/mL，胸痛五联：N 末端脑利钠肽前体 195.20pg/mL，肌酸激酶同工酶 1.45ng/mL，肌钙蛋白 T 为 0.006ng/mL，肌钙蛋白 I 为 0.013ng/mL，肌红蛋白 42.24mg/mL。

2022 年 4 月 27 日血常规、C 反应蛋白、血清淀粉样蛋白 A：白细胞计数 8.88×10^9/L，中性粒细胞计数 5.51×10^9/L，淋巴细胞计数 2.36×10^9/L，单核细胞计数 0.96×10^9/L，嗜酸性细胞计数 0.03×10^9/L，嗜碱性粒细胞计数 0.02×10^9/L，中性粒细胞百分比 62.10%，红细胞计数 5.58×10^9/L，血红蛋白 166g/L，C 反应蛋白 198.19mg/L，血清淀粉样蛋白 A ＞ 320.00mg/L。

2022 年 4 月 28 日胸部 CT（图 63-2）：右肺散在炎症，局部实变，右侧少量胸腔积液，请结合临床，建议治疗后复查。胸主动脉及冠状动脉硬化。纵隔淋巴结显示：胆囊结石。左肾上极囊肿可能。

1. 西医治疗方案

（1）氧疗过程：鼻导管 1 ～ 2L/min 呼吸支持。

（2）抗病毒治疗：奈玛特韦片 300mg，利托那韦片 100mg，每 12 小时 1 次。

（3）抗凝治疗：注射用依诺肝素钠 40mg，每日 1 次，皮下注射。

（4）营养支持：肠内营养混悬液 500mL，口服，每日 1 次，糖尿病普食。

（5）其他治疗：复方甲氧那明胶囊 2 粒，口服，每日 3 次；乙酰半胱氨酸胶囊 0.2g，口服，每日 3 次；阿卡波糖胶囊 50mg，口服，每日 3 次；达格列净片 10mg，口服，每日 1 次。

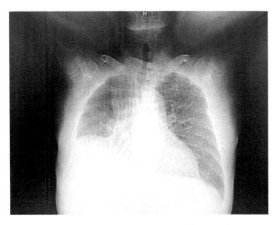

图 63-1　4 月 28 日胸部 X 片

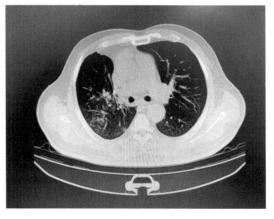

图 63-2　4 月 28 日胸部 CT

2. 中医刺络放血治疗方案　2022 年 4 月 26 日入院，患者精神不振，咽痛难忍，饮食难下，声音嘶哑；伴咳嗽、咳黄痰、气促、发热、身痛；纳差，睡眠可，大小便如常。舌红，苔黄腻，脉滑数。四诊合参，患者湿毒郁肺，枢机不利，而出现咽喉疼痛，证属疫病，湿毒郁肺证。予中医放血疗法治疗：①医者先用大拇指、食指在耳穴或少商穴周围推捏 3～5 次，使局部血液充盈。②局部酒精消毒，用三棱针或一次性采血针点刺穴位，挤出血液，到血液颜色变淡为止（5～9 滴），用棉球揩去。③隔日 1 次，3 次为 1个疗程。

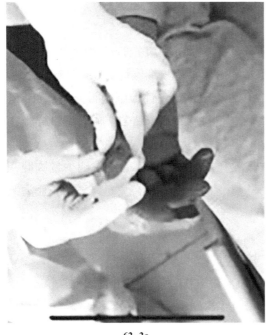

63-3a

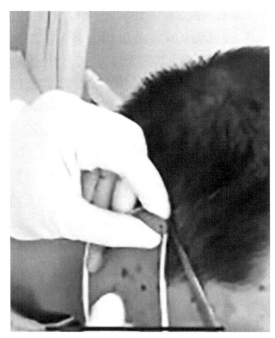

63-3b

图 63-3　中医刺络放血法

（六）疗效评估

1. 体温变化趋势 患者入院经中西结合治疗后，生命体征平稳，体温未见升高（图63-4）。

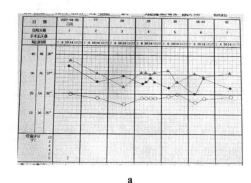
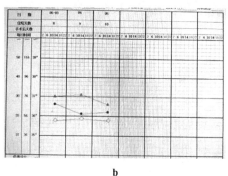

a   b

图 63-4   体温变化图

2. 主要症状 患者属于普通型，病程前期以咳嗽咳痰、咽部剧痛症状为主，经过中西医结合治疗后，呼吸道症状明显改善，8 小时后咽喉疼痛缓解了 50%，24 小时后缓解 80%，能够正常进食和睡眠。经过中西医结合治疗，患者转阴后未遗留咳嗽、咳痰、胸闷、疲劳等新冠病毒感染常见后遗症。

3. 核酸 CT 值变化 （表 63-1）

表 63-1   核酸 CT 值变化

项目	4月27日	4月28日	4月29日	4月30日	5月1日	5月2日	5月3日	5月4日
ORF1ab 基因	22.66	27.52	28.64	31.95	32.99	33.54	NoCt	41.20
N 基因	22.17	28.67	28.23	31.27	31.90	32.38	38.96	35.29

4. 胸部影像学变化 4 月 28 日胸部 CT 示：右肺散在炎症，局部实变，右侧少量胸腔积液，请结合临床，建议治疗后复查。胸主动脉及冠状动脉硬化。纵隔淋巴结显示：胆囊结石。左肾上极囊肿可能。

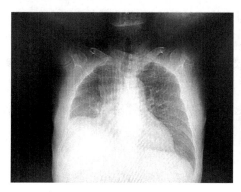
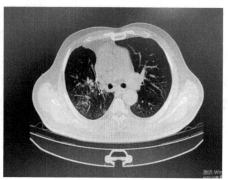

图 63-5   4 月 28 日胸片   图 63-6   4 月 28 日胸部 CT

（七）出院时情况

患者于 2022 年 5 月 3 日 11 时 47 分及 2022 年 5 月 4 日 11 时 35 分连续两次新冠病毒核酸检测阴性，根据《新型冠状病毒肺炎诊疗方案（试行第九版）》及上海市相关规定予以解除隔离管理。嘱遵出院小结。随访 2 周未见核酸复阳。

（八）案例讨论与分析

1. 辨证论治思路 这是一例中西结合普通型新冠病毒感染患者，西医着重抗病毒、营养支持、增强机体免疫力等。中医主要抓住病机变化为热邪侵袭肺卫、气分，宣肺理气化痰，经过中西医结合治疗，患者入院后症状快速改善。

其中，放血疗法又叫刺络疗法，最早文字记载见于《素问·针解》，其云："菀陈则除之者，出恶血也。"即以针刺某些穴位或体表小静脉而放出少量血液的治疗方法。此例患者属于风热袭肺，上犯咽喉，肿痛难耐。选用少商、耳尖，少商穴为手太阴肺经井穴，刺少商，泄肺脏之热，肿自消，痛自止；耳尖穴属于经外奇穴，"卷耳取之，尖上是穴"，清热祛风，解痉止痛。辨证分型、对症施治之后效果立竿见影。针灸是中医救治急重病证的重要方法，以其简便快速有效为特色，是中医学丰富多彩医学宝库的一颗璀璨明珠，上海市第四人民医院新冠病毒感染救治团队勤求古训、博采众方，积极研究新冠病毒感染的证治规律，采用刺络放血为特色的中西医结合救治新冠病毒感染方案，对咽喉疼痛起到了快速缓解作用，为中医深度介入新冠病毒感染救治增添了有力的手段，值得推广和进一步深入研究。

2. 诊治分析 咽喉剧痛是很多奥密克戎变异株新冠病毒感染的特有症状，按照一般的清热解毒、利咽止痛效果并不明显，而且新冠病毒感染缓解后咽喉疼痛并未随之减轻，会延续数周。本案是一则中医治疗方法及时干预的成功案例，患者入院前有呼吸道症状，尤以重度咽痛为著，自诉痛如刀割，明显影响患者的饮水进食睡眠。患者起病急，疼痛剧烈，是以实证疼痛。综合病机，由于湿毒郁肺，枢机不利，故出现咽痛。中医辨证施治，对症处理，及时予以宣肺透邪，解毒利咽止痛。少商为肺经井穴，功善清肺泄热，祛邪外出；患者体内热邪盛，故配以双侧耳尖，使热邪得以快速祛除，治疗过程中无不良反应。

3. 得失点 本院治疗团队已用此法治疗近百例咽喉剧痛型新冠病毒感染患者，均取得了快速缓解的效果，是其所得。本案不足之处在于：未能在患者出院前及时复查胸部 CT 及血常规、D- 二聚体等指标，对于各项炎症指标尤其是疼痛相关性指标的检测不够全面，因而难以推断本疗法的作用机制，是其不足。后续研究将注意完善，及时检查，及时记录，及时收集检查结果。

（上海市第四人民医院孔璟怡、陈采陶、邹钒整理）

六十四、新冠病毒感染危重型案

（一）一般资料

王某，女，68岁，救治医院：上海健康医学院附属周浦医院，住院号：L20×××4。入院时间：2022年4月13日；出院时间：2022年5月7日；住院天数：25日。

（二）入院情况

主诉"发现新冠病毒核酸阳性10日"入院。4月3日患者因"发现新冠病毒核酸阳性"被送到方舱医院隔离观察。在方舱医院观察期间，患者出现咳嗽、咳痰、纳差、乏力、发热等症状，体温最高39.4℃，完善血常规、胸部CT检查未见异常。方舱医院予以退热治疗。患者症状不能缓解，遂于4月13日22时转入新冠定点收治医院上海健康医学院附属周浦医院普通病房住院治疗。本次发病以来，患者精神略差，咳嗽、咳痰、纳差、乏力，睡眠一般，大便干，小便如常，体力较前下降，体重未见明显下降。入院时：患者咳嗽，咳痰，发热，体温最高39.4℃，纳差，上腹部偶有疼痛，偶有恶心，无呕吐，无黑便便血，乏力，大便干，数日未行，夜寐一般。新冠疫苗接种史：无。

（三）入院时情况

体格检查：体温37.8℃，心率89次/分，呼吸22次/分，血压145/75mmHg。神志清楚，精神略差，无嗜睡。颈软，口唇无发绀，咽部无充血，双侧扁桃体无明显肿大，无脓性分泌物。双侧呼吸运动对称，无胸膜摩擦感，无皮下捻发感，两肺呼吸音粗，未闻及干湿啰音。腹软，全腹无压痛反跳痛，肝脾肋下未及，肠鸣音正常存在，双下肢无浮肿。四肢活动自如。

（四）入院诊断

1. 西医诊断
（1）新冠病毒感染（轻型）。
（2）上腹痛（急性胃炎？）。

2. 中医诊断

疫病，湿热郁肺证。

（五）诊疗经过

患者于 4 月 13 日晚 11 时入院，值班医生给予鼻导管吸氧 3L/min，监测血氧饱和度，完善入院相关检查，予以抑酸、护胃、营养支持等治疗。患者出现咳嗽、胸闷、气促不适，病情尚平稳，继续对症治疗，完善实验室检查（胸腹部 CT），监护血压、心率和血氧饱和度。

2022 年 4 月 14 日中午 12 时 20 分患者突然出现呼吸急促，胸部 CT 提示病毒性肺炎可能。血常规：中性粒细胞比例 89.90%↑，淋巴细胞百分比 7.40%↓，单核细胞比率 2.60%↓，C 反应蛋白 132.18mg/L↑。血气分析：二氧化碳分压 4.57kPa↓，氧分压 9.68kPa↓，钾 2.80mmol/L↓，钙 1.00mmol/L↓，乳酸 1.9mmol/L↑。患者伴有咳嗽咳痰，低热，伴有乏力，胸闷、气促不适，无腹泻等不适。请 ICU 会诊后，考虑新冠病毒感染重症，伴有呼吸衰竭，建议转 ICU 进一步治疗，诊断为新冠病毒感染（危重症），给予无创呼吸机辅助通气、小分子药物奈玛特韦片 / 利托那韦片抗病毒、增强免疫功能、抗凝等规范化治疗。

2022 年 4 月 16 日患者咳嗽咳痰较前略有好转，气喘好转，大便欠畅，已改无创呼吸机辅助通气为高流量吸氧及俯卧位通气治疗。维持原治疗。

2022 年 4 月 20 日患者咳嗽气喘减轻，无发热，咳痰，痰白量多，活动后仍有胸闷气促，纳欠佳，大便偏稀。患者症状明显好转，停用血必净及静脉用药，转入普通病区继续中药治疗。继续予以高流量吸氧及俯卧位通气治疗。

2022 年 5 月 7 日患者偶有咳嗽咳痰，无明显气促，纳可，便调。证属肺脾两虚，治以健脾补气。维持上方，7 剂，带中药出院治疗。

1. 西医治疗方案

（1）氧疗过程：2022 年 4 月 14 日无创呼吸机辅助通气。

（2）抗病毒治疗：奈玛特韦片 / 利托那韦片（300mg/100mg 口服，每 12 小时 1 次）。

（3）抗炎治疗：无。

（4）抗感染治疗：莫西沙星 0.4g，静脉滴注，每日 1 次；甲强龙 40mg，每日 1 次，连用 5 日。

（5）免疫治疗：胸腺肽 1.6mg，每日 1 次。

（6）抗凝治疗：低分子量肝素钙注射液 5000U，每日 1 次。

（7）营养支持：复方氨基酸注射液 20.65g，每日 1 次。还原型谷胱甘肽 1.2g，每日 1 次。结构脂肪乳注射液 250mL，每日 1 次。维生素 C 5g，每日 1 次。氯化钾注射液 1.5g，每日 1 次。

（8）其他：静脉滴注：氨溴索 90mg，每日 1 次。艾司奥美拉唑胶囊 20mg，每日 2

次，口服。

2. 中医治疗方案

（1）2022年4月13日一诊：患者咳嗽，咳痰，发热，体温37.8℃，纳差，大便干结，数日未行，夜寐一般。患者舌淡红，苔黄腻，脉濡。四诊合参，中医辨证属湿毒疫病（湿热蕴肺证）。肺为娇脏，外邪上受，首先犯肺，肺气为痰热所困，失于宣发肃降，蕴结胸中，则见咳嗽咳痰之证候。机体感受邪气，卫气失于宣扬，则见发热。肺与大肠相表里，邪滞大肠，腑气不通，则见大便干结。患者舌淡红，苔黄腻，脉濡，则为佐证。治疗以宣肺透邪、化痰平喘为主，方取麻杏石甘汤合银翘散加减，拟方如下：炙麻黄6g，杏仁9g，金银花12g，黄芩9g，生石膏30g（先煎），荆芥9g（后下），连翘9g，柴胡9g，金荞麦18g，板蓝根12g，薄荷6g（后下），芦根15g，藿香9g（后下），薏苡仁15g，牡丹皮9g，甘草6g。2剂（2022年4月13～14日），每日1剂。水煎服，煎400mL，分2次，饭后30分钟温服。配合中药穴位（双侧肺俞、定喘穴）贴敷，以宣肺化痰，改善症状。

（2）2022年4月14日二诊：患者突然出现呼吸急促，胸闷，伴发热，咳嗽咳痰，痰黄，量多，纳欠佳，大便二三日一行。患者舌偏红，苔黄腻，脉数。转入ICU，给予无创呼吸机辅助通气、小分子药物抗病毒、增强免疫功能、抗凝等规范化治疗。证属湿毒疫病（疫毒闭肺证）。治以宣肺平喘，化湿解毒，泄热通便，拟方如下：生麻黄6g，生石膏15g（先煎），藿香10g（后下），炒苍术15g，半夏10g，大黄5g（后下），葶苈子10g（包煎），杏仁10g，甘草3g，厚朴10g，草果仁9g，茯苓15g，黄芪10g，赤芍10g。3剂（2022年4月14～16日）。水浓煎，取汁400mL，早晚各200mL服用。2022年4月16日患者咳嗽咳痰较前略有好转，气喘好转，大便欠畅，已改无创呼吸机辅助通气为高流量吸氧及俯卧位通气治疗。维持原治疗。

（3）2022年4月17日三诊：患者高流量吸氧及俯卧位通气治疗中，仍有咳嗽咳痰，痰黄，气喘，动则明显，无发热，纳欠佳，大便欠畅，两日一行。患者舌暗紫，苔黄腻，脉滑数。证属湿毒疫病（疫毒闭肺，毒损肺络证）。治以宣肺降浊，化瘀通络。方以定喘汤、宣白承气汤、达原饮加减，拟方如下：炙麻黄6g，杏仁10g，炒苍术15g，葶苈子20g，黄芩10g，大黄15g（后下），槟榔15g，厚朴10g，瓜蒌皮15g，马鞭草60g，虎杖30g，款冬花15g，桃仁10g，赤芍30g，枳壳15g，茯苓15g，甘草3g。3剂（2022年4月17～19日）。水浓煎，取汁400mL，早晚各200mL服用。

（4）2022年4月20日四诊：患者咳嗽气喘减轻，无发热，咳痰，痰白量多，活动后仍有胸闷气促，纳欠佳，大便偏稀。舌淡红，苔黄腻，黄腻苔较前减轻，脉弦滑。患者症状明显好转，停用血必净及静脉用药，转入普通病区继续中药治疗。继续予以高流量吸氧及俯卧位通气治疗。患者病情好转，继续予以上方3剂治疗。

（5）2022年4月22日五诊：患者仍有咳嗽咳痰，痰少，色白，活动后仍有气促，纳欠佳，便调。舌淡红，苔白腻，脉细数。连续两日患者鼻咽拭子核酸阴性。证属湿毒疫病恢复期（肺脾气虚证）。治以健脾益气，化湿解毒。中药予以参苓白术散合三仁汤加减，拟方如下：党参 15g，苍术 10g，炒白术 10g，茯苓 15g，厚朴 10g，陈皮 15g，薏苡仁 30g，杏仁 10g，豆蔻 10g，砂仁 10g（后下），炒麦芽 15g，炒稻芽 15g，丹参 20g，甘草 6g。6 剂（2022 年 4 月 22 ～ 27 日）。水浓煎，取汁 400mL，早晚各 200mL 服用。

（6）2022 年 4 月 28 日六诊：患者偶有咳嗽咳痰，气促好转，纳可，便调。舌淡红，苔薄白，脉细。证属湿毒疫病恢复期（肺脾气虚证）。治以健脾益气，宣肺化痰，活血通络。方以六君子汤合华盖散加减，拟方如下：党参 30g，黄芪 15g，苍术 10g，白术 10g，炙麻黄 6g，杏仁 10g，茯苓 15g，陈皮 10g，半夏 10g，丹参 30g，赤芍 15g，枳壳 10g，炙甘草 6g。7 剂（2022 年 4 月 28 日～ 5 月 4 日）。水浓煎，取汁 400mL，早晚各 200mL 服用。

（7）2022 年 5 月 7 日七诊：患者偶有咳嗽咳痰，无明显气促，纳可，便调。证属湿毒疫病恢复期（肺脾气虚证）。治以健脾益肺补气。维持上方，7 剂，带药出院治疗。7 剂（2022 年 5 月 7 ～ 13 日）。水浓煎，取汁 400mL，早晚各 200mL 服用。

（六）疗效评估

1. 体温变化情况　患者入院经中西医结合治疗后，生命体征平稳，体温未见升高。

2. 主要症状　患者属于危重型，病程前期以咳嗽咳痰、乏力症状为主，经过中西医结合治疗后，呼吸道症状明显改善。

3. 生化检查变化　（表 64–1 ～表 64–2）

表 64–1　主要生化指标变化

日期	白细胞计数（×10⁹/L）	中性粒细胞比例 %	淋巴细胞百分比 %	C 反应蛋白
4 月 14 日	8.87	89.9	7.4	132.18
4 月 17 日	7.62	92.3	5.4	211.5
4 月 21 日	6.55	76	15	7.05
4 月 27 日	5.44	65.4	19.7	4.42

表 64–2　核酸 CT 值变化

项目	4 月 14 日	4 月 15 日	4 月 16 日	4 月 18 日	4 月 19 日	4 月 20 日
N 基因	25.5	28.4	31.9	29.3	36.6	阴性
ORF1a/b 基因	26.6	28.3	32.7	29.9	阴性	阴性

4. 胸部影像学变化 （图 64-1 ～图 64-4）

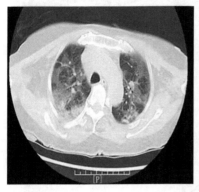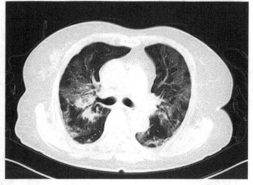

a　　　　　　　　　　　　　　b

图 64-1　4 月 14 日胸部 CT

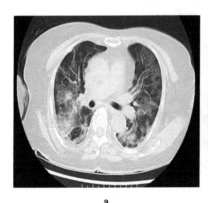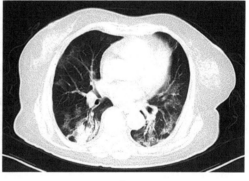

a　　　　　　　　　　　　　　b

图 64-2　4 月 17 日胸部 CT

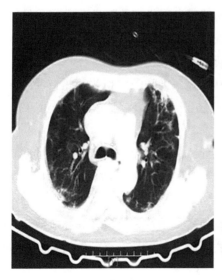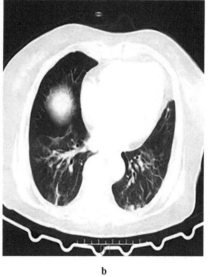

a　　　　　　　　　　　　　　b

图 64-3　4 月 22 日胸部 CT

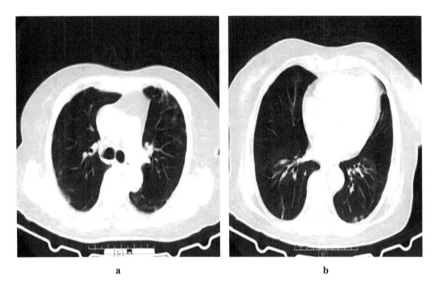

图 64-4　5 月 5 日胸部 CT

（七）出院时情况

患者神志清，精神可，无咳嗽咳痰，无胸闷气促，无腹痛腹泻，胃纳可。胸部影像学显示炎症明显吸收，连续两次咽拭子、一次粪便病原核酸检测阴性，2022 年 5 月 7 日出院。随访两周未见核酸复阳。

（八）案例讨论与分析

1. 辨证施治思路　危重型新冠病毒感染病情复杂，常寒热错杂、虚实并见。肺与大肠相表里，肺气不降，腑气不通；邪郁化热，或与伏燥搏结，灼伤津液；邪气壅阻，气血不畅，脉络瘀滞；邪盛伤正，可致气血阴阳不足。总结其病理因素，涉及毒、湿、寒、热、燥、瘀、虚等，病位主要在肺、脾，与心、肝、肾、大肠密切相关。此患者一诊时，舌淡红，苔黄腻，脉濡，辨证为湿毒疫病（湿热蕴肺证），治以宣肺透邪、化痰平喘，中药方以麻杏石甘汤为基础加减治疗。

二诊时，患者病情突然加重，出现呼吸急促，低氧血症，快速进展为重型新冠病毒感染。治以当以逐邪为第一要义，兼顾扶正，治以化湿解毒，宣肺平喘，中药以麻杏石甘汤、宣白承气汤、达原饮为基础加减。

三诊时，患者病情反复，呼吸气促明显，患者舌暗紫，苔黄腻，脉滑数。病机由湿热闭肺转为湿毒壅肺，毒损肺络，辨证要点为舌质暗紫，可见瘀点、苔黄腻。在督导组专家指导下，继续予以宣肺降浊，化瘀通络，方以定喘汤、宣白承气汤合达原饮加减。

四诊时，为病情转折点，患者症状明显改善，效不更方，继续予以上方治疗。

五诊时，患者病情明显好转，舌淡红，苔白腻，脉细数，方以参苓白术散合三仁汤方加减，治以健脾益气、化湿解毒为主。

六诊时，患者偶有咳嗽咳痰，各项指标均恢复正常，舌淡胖有齿痕、色暗红，苔白腻，以六君子汤合华盖散加减，以健脾益气、宣肺化痰、活血通络为主，促进炎症吸收，改善肺纤维化。

2. 用药分析　这是一例中西医结合治疗的危重型新冠病毒感染患者，西医着重增强免疫、抗病毒、抗炎、营养支持等，中医主要抓住病机变化为热邪侵袭肺卫、气分，以清热除烦，宣肺理气化痰，中西医结合治疗使患者入院后呼吸道症状快速改善，咽拭子及粪便病原核酸转阴出院。

3. 得失点　本案是一则中医药及时干预的成功案例，患者入院前两周有呼吸道症状，未予及时中医药干预，入院第一时间予清热解毒，理气化痰，因势利导，热邪得以快速祛除，而正气未减。治疗过程中无不良反应。

（上海健康医学院附属周浦医院郭锦荣、张鞠华整理）

六十五、新冠病毒感染重型伴小肠梗阻保守治疗

（一）一般资料

杨某，女，92 岁，救治医院：上海健康医学院附属周浦医院，住院号：20××21。入院时间：2022 年 5 月 4 日；出院时间：2022 年 5 月 25 日；住院天数：22 日。

（二）入院前情况

主诉：新冠病毒核酸检测阳性 5 天。3 月内未离开上海，无接触过境外回国人员。患者 2022 年 4 月 30 日社区采样确诊阳性后被隔离管控，2022 年 4 月 30 日起暂居家隔离，未外出，患者标本已采鼻拭子送上海市疾病预防控制中心。现为进一步诊治，2022 年 5 月 4 日由"120"转运来我院，急诊收入我科病房。家属代诉患者无任何不适症状，无咳嗽咳痰，无发热，无腹痛腹泻等。

既往史：有阿尔茨海默病病史，平素不服药；有抑郁病史，平素服用帕罗西汀 1.5 片，每日 1 次。有高血压、冠心病病史，具体情况不祥，平素服用美托洛尔 47.5mg，每日 1 次；沙库巴曲缬沙坦钠片 50mg，每日 2 次；苯磺酸氨氯地平 5mg，每日 1 次；血压、心率控制可。有慢性支气管炎病史，平时服用复方甲氧那明胶囊 2 粒，每天 3 次，氨溴索 1 片，每日 3 次。新冠疫苗接种史：无。

（三）入院时情况

本次发病以来，患者精神可，胃纳可，睡眠可，大便如常，小便如常，体力无明显下降，体重无明显下降。

体格检查：体温 36.7℃，心率 75 次 / 分，呼吸 21 次 / 分，血氧饱和度 97%，血压 182/100mmHg。

神志清楚，精神可，无嗜睡，无法语言交流，部分配合查体。颈软，口唇无发绀，咽部无充血，双侧扁桃体无明显肿大，无脓性分泌物。双侧呼吸运动对称，无胸膜摩擦感，无皮下捻发感，两肺呼吸音粗，未闻及干湿啰音。腹软，全腹无压痛反跳痛，肝脾肋下未

及，肠鸣音正常存在，双下肢无浮肿。四肢活动自如。病理征（－）。

（四）入院诊断

1. 西医诊断

（1）新冠病毒感染（轻型）。

（2）阿尔茨海默病。

（3）高血压。

（4）冠状动脉粥样硬化性心脏病。

（5）慢性支气管炎。

（6）抑郁状态。

2. 中医诊断

疫病，疫毒夹燥证。

（五）诊疗经过

患者入院当天血压偏高，自备美托洛尔 47.5mg，每日 1 次；沙库巴曲缬沙坦钠片 50mg，每日 2 次；苯磺酸氨氯地平 5mg，每日 1 次，服用后血压仍高，予硝苯地平 30mg，每日 1 次，口服控制血压，血压好转。随后以抗新冠病毒治疗（中药＋奈玛特韦片），预防性抗凝（低分子量肝素钙注射液），防止血栓性事件，加强营养，提高免疫力，降压及对症支持治疗。

5 月 6 日上午患者突发气促，血氧饱和度一度下降至 86%，经使用高流量吸氧后上升至 98%，但患者病情不稳定，随后转至 ICU 进一步诊治。因患者静息状态下吸空气时指脉血氧饱和度 ≤ 93%，故更正诊断：新冠病毒感染（重型）。

患者入 ICU 后继续标准新冠病毒感染治疗方案，持续高流量吸氧，强化气道护理及痰液引流，予莫西沙星抗感染，并辅以化痰、平喘等治疗，患者气急气促好转，但仍不稳定，最低降至 85%。

5 月 9 日患者出现腹胀，恶心呕吐，便秘，气急气促。腹部膨隆，腹围 90cm，血氧饱和度下降，最低至 88%。腹部 CT 提示小肠梗阻，胸部 CT 提示两肺支气管疾患并感染，两侧少量胸腔积液伴两肺下叶膨胀不全，较 5 月 6 日进展，随诊；右肺下叶支气管起始部痰栓形成。遂加强抗感染治疗，并予中药通腑，配合胃肠减压，肠外营养。

5 月 16 日患者无恶心呕吐，便秘好转，咳嗽气促好转，腹部膨隆改善。复查胸部CT：双肺感染较前明显好转；腹部 CT：小肠扩张较前明显减轻。之后继续予相应治疗，于 5 月 20 日及 5 月 21 日核酸转阴。2022 年 5 月 25 日转至其他医院继续巩固治疗。

5 月 5 日胸部 CT（图 65-1）：两肺下叶部分支气管扩张伴黏液栓形成（右肺下叶为主），右肺下叶少许感染。

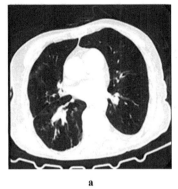 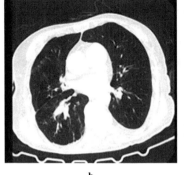 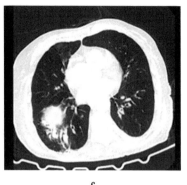

　　　　　a　　　　　　　　　　　b　　　　　　　　　　　c

图 65-1　5 月 5 日胸部 CT

1. 西医治疗方案

（1）氧疗过程：2022 年 5 月 5 ～ 14 日经鼻高流量吸氧，流量 50 ～ 70L/min，吸氧浓度 50% ～ 60%。高侧卧位吸氧。5 月 14 ～ 17 日经鼻高流量吸氧逐步降低，流量 40 ～ 50L/min，吸氧浓度 30% ～ 40%。5 月 17 ～ 25 日鼻导管吸氧 3L/min。

（2）抗病毒：奈玛特韦片 300mg/ 利托那韦片 100mg 口服，每日 1 次，5 天。

（3）抗炎：莫西沙星 0.4g，每日 1 次，静脉滴注，4 天；改予头孢哌酮钠舒巴坦钠 3g，每 12 小时 1 次，静脉滴注，6 天。

（4）增强免疫：胸腺法新 1.6mg，1 周 2 次，皮下注射。

（5）抗凝：低分子量肝素钙注射液 4100IU，皮下注射。

（6）营养支持：肠内营养混悬液 500mL 鼻饲，每日 1 次；氨基酸 200mL，静脉滴注，每日 1 次；中 / 长链脂肪乳 250mL，每日 1 次，静脉滴注。

（7）护胃：兰索拉唑 30mg，每日 1 次，静脉滴注。

（8）化痰：氨溴索 30mg，每 8 小时 1 次，静脉推注。

（9）控制血压：美托洛尔 47.5mg，每日 1 次；沙库巴曲缬沙坦钠片 50mg，每日 2 次；苯磺酸氨氯地平 5mg，每日 1 次。

（10）通便：乳果糖、舒泰清、莫沙必利。

（11）其他：奥氮平 5mg，每日 1 次，镇静。

2. 中医治疗方案

（1）2022 年 5 月 7 日一诊：患者咳嗽，咳痰少许，无发热、胸闷、气促等，大便不通。舌红，少苔，脉细。四诊合参，中医辨证考虑疫毒闭肺证，气阴两虚，腑气不通。肺为娇脏，外邪上受，首先犯肺，肺为热毒所困，失于宣发肃降，蕴结胸中则见咳嗽咳痰之证候。热灼津液，则见肠燥津干，腑气不通，大便不通。患者年事较高，素体气阴不足，正气不足以御外，邪正交争，正气亦虚，舌脉亦为佐证。治则：清热解毒，益气养阴，润肠通便。方用增液承气汤加减，方药如下：麦冬 15g，石膏 15g，桑叶 10g，芦根 15g，甘草 6g，玄参 15g，金银花 20g，虎杖 10g，地黄 10g，西洋参 50g。3 剂（2022 年 5 月 7 ～ 9 日）。水煎，每日 1 剂，每剂取汁 400mL，每次 50mL，多次胃管注入。

（2）2022年5月10日二诊：患者无明显咳嗽咳痰，大便不通，呕吐胃内容物，目前胃肠减压中，腹部膨隆，腹围90cm，中下腹压痛，小便正常。舌干红少苔，脉细。四诊合参，中医辨证考虑疫毒闭肺，气阴两虚，腑气不通。患者热毒未清，津液耗损，燥屎内结，腑气不通，故当急下存阴，使实热随大便泻下而解，使内热得清。方用大承气汤加减，泻下时注意顾护正气，滋阴清热，峻下热结，拟方如下：大黄粉20g，人参粉20g，芒硝10g。以上粉剂每日2次，鼻饲管配合温水注入。配合：制厚朴30g，大黄10g，炒枳实15g，芒硝10g，西洋参30g，鲜石斛15g。3剂（2022年5月10～11日）。水煎，每日1剂，每剂取汁400mL，每次50mL，多次胃管注入。

（3）2022年5月12日三诊：中药服用第2天，大便780mL，且质稀，腹软，无压痛反跳痛，腹围87cm，故暂停中药口服，目前胃肠减压中，腹软，略膨隆，小便正常。舌红，少苔，脉细。四诊合参，中医辨证考虑疫毒闭肺，气阴两虚，腑气不通。因患者大便量偏多，西医医生恐引起患者电解质紊乱，且中药口服入量偏多，故暂停中药口服，考虑予中药灌肠，但患者热毒尤甚，肠燥未改善，故继用上方，酌情调整用量。方用大承气汤加减，泻下时注意顾护正气，扶正祛邪，峻下热结，拟方如下：大黄粉10g，人参粉10g。以上粉剂每日2次，鼻饲管配合温水注入。配合：制厚朴30g，大黄10g，炒枳实15g，芒硝10g，人参10g。4剂（2022年5月12～15日）。水煎，每日1剂，每剂取汁200mL，早晚各100mL，灌肠，减少入量。

（4）2022年5月16日四诊：暂停中药口服后，患者腹胀复作，腹膨隆，无压痛、反跳痛，腹围79cm，无明显咳嗽咳痰，小便正常，大便量少，每日仅100～200mL。舌干红少苔，脉细。四诊合参，中医辨证考虑疫毒闭肺，气阴两虚，腑气不通。患者气阴两虚仍有，且仍有热毒，故需扶正祛邪，滋阴清热，通腑泄浊，改善积食。方用小承气汤合保和丸加减，拟方如下：大黄20g，人参20g。以上粉剂每日2次，鼻饲管配合温水注入。配合：蜜麸炒枳实15g，制厚朴15g，黄芩10g，炒瓜蒌子10g，鲜石斛15g，芦根15g，黄芪30g，蜜麸炒白术15g，炒麦芽15g，神曲15g。2剂（2022年5月16～17日）。水煎，每日1剂，每剂取汁400mL，每次50mL，多次胃管注入。若大便质稀，粉剂可减半服用，汤剂总量可减至200mL/d。

（5）2022年5月21日五诊：患者神清，可简单对答，精神可，食欲正常，饮食、水后呛咳明显，无恶心呕吐，无咳嗽咳痰，大小便正常。腹软，腹稍膨隆（图65-2）。舌红，少苔（见附录彩色图图65-3），脉濡。四诊合参，中医辨证考虑疫毒闭肺，气阴两虚，腑气不通。患者肠燥津亏，燥屎内结，致肠道不通，肠中郁结，加予活血化瘀药通瘀导滞。方用大承气汤合苇茎汤加减，扶正祛邪，滋阴清热，通腑泄浊，活血化瘀，拟方如下：蜜麸炒枳实15g，制厚朴15g，黄芩20g，炒瓜蒌子20g，鲜石斛15g，芦根30g，黄芪30g，蜜麸炒白术15g，炒麦芽15g，神曲15g，大黄5g，牡丹皮15g，人参20g。3剂（2022年5月21～23日）。水煎，每日1剂，每剂取汁400mL，早晚各200mL，口服。若患者仍腹胀明显，大便不畅，可配合：大黄粉10g，人参粉10g。以上粉剂每日2次，鼻饲管配合温水注入。

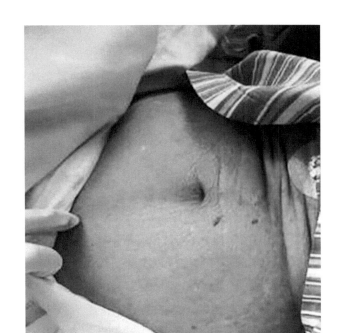

图 65-2　五诊腹部图片

（六）疗效评估

1. 体温变化趋势　患者入院无发热症状。

2. 主要症状　患者属于重型，病程前期以咳嗽咳痰为主，虽核酸转阴，但肺炎进展性加重，后期以小肠梗阻为主，但在通腑泄浊的同时，辅以顾护正气、清热解毒的治法，使患者肺部感染好转，痰栓得去。

3. 生化检查变化　（表 65-1 ～表 65-2）

表 65-1　实验室检查

日期	白细胞计数 （×10⁹/L）	中性粒细胞计数 （×10⁹/L）	C 反应蛋白	D- 二聚体 （mg/L）	肌酐 （μmol/L）	脑钠肽 （pg/mL）
正常范围	3.5 ～ 9.5	1.08 ～ 6.3	0 ～ 10	< 0.5	41 ～ 81	
5 月 4 日	4.9	3.45	9.7	0.29	54	1691
5 月 6 日	12.48	9.7	63.14	0.86	70	1757.86
5 月 10 日	13.46	12.22	61.26	2.75	122	1441.78
5 月 15 日	9.75	7.68	3.73	3.91	51	847
5 月 20 日	7.23	5.72	12.93	1.69	49	1270

表 65-2 CT 值变化

日期	N 基因	ORF1a/b 基因
5 月 5 日	22.46	19.94
5 月 6 日	19.18	18.53
5 月 9 日	27.45	28.17
5 月 13 日	32.09	33.64
5 月 16 日	33.42	35.13
5 月 19 日	阴性	阴性

4. 影像学变化 5 月 9 日胸部 CT（图 65-4）：两肺支气管并感染，两侧少量胸腔积液伴两肺下叶膨胀不全，较 5 月 6 日进展；右肺下叶支气管起始部痰栓形成。5 月 15 日胸部 CT（图 65-5）：两肺支气管疾患并感染，两侧少量胸腔积液伴两肺下叶膨胀不全，较 5 月 9 日明显好转。5 月 9 日腹部 CT（图 65-6）：小肠梗阻可疑。5 月 15 日腹部 CT（图 65-7）：较 5 月 9 日小肠扩张明显减轻。

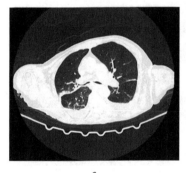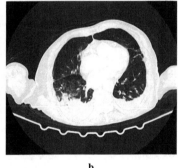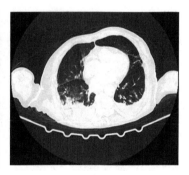

a b c

图 65-4 5 月 9 日胸部 CT

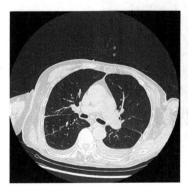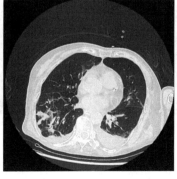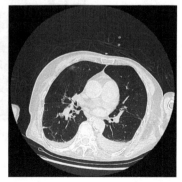

a b c

图 65-5 5 月 15 日胸部 CT

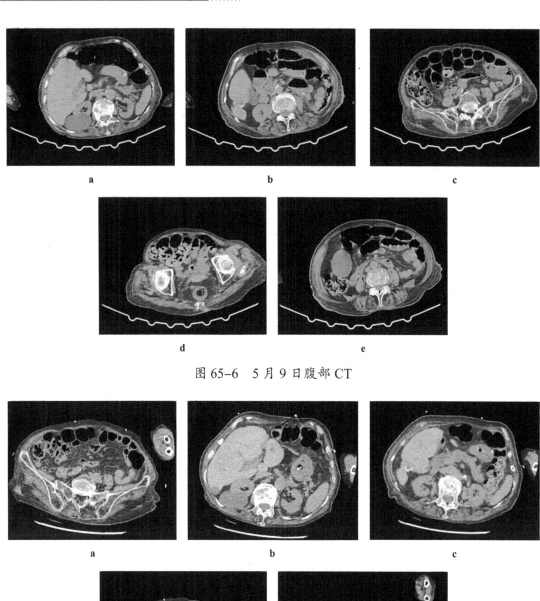

图 65-6　5 月 9 日腹部 CT

图 65-7　5 月 15 日腹部 CT

（七）出院时情况

患者神清，精神可，无咳嗽咳痰，无胸闷气促，无腹痛腹泻，胃纳可，仍有饮水呛咳，腹软，稍鼓，无恶心呕吐，无压痛反跳痛等。胸部影像学显示炎症明显吸收，两次核酸转阴。因患者仍有饮水呛咳，且腹稍鼓等情况，故转至其他医院普通病房继续诊治。

（八）案例讨论与分析

1. 辨证施治思路　新冠病毒感染疫情病情复杂，常寒热错杂、虚实并见。肺与大肠相表里，肺气不降，腑气不通；邪郁化热，或与伏燥相搏，耗伤津液；邪气壅阻，气血不畅，脉络瘀滞；邪盛伤正，可致气血阴阳不足。总结其病理因素，涉及毒、湿、寒、热、燥、瘀、虚等，病位主要在肺、脾，与心、肝、肾、大肠密切相关。此患者一诊时处于炎症反应高峰期，给予增液承气汤加减，滋阴润燥，通腑泄浊，又有清热解毒之功。

二诊时合并小肠梗阻，呕吐胃内容物且腹膨隆。给予大承气汤加减服用，急下存阴，在保存阴液的同时，顾护正气，滋阴润燥。

三诊时，因考虑液体摄入量的问题，改大承气汤灌肠，继续通腑泄浊。

四诊时，因灌肠效果不理想，改用口服中药，小承气汤合保和丸加减，通畅腑气，并调理肠胃，消积化食，西洋参、芦根滋阴润燥。

五诊时，患者舌红转淡，热毒较前消退，在通泄腑气、清热解毒之时，配合健脾益气，滋阴润燥。久病入络，加予牡丹皮活血化瘀。

2. 用药分析　这是一例中西医结合治疗的重型新冠病毒感染患者，合并小肠梗阻，西医着重增强免疫、抗病毒、抗炎、营养支持等，中医主要抓住病机变化为热邪侵袭肺卫、气分，通过通泄腑气，消食导滞，滋阴益气，中西医结合治疗使患者虽经历了几番波折，最终核酸得以转阴，肺炎较前好转，后续也转出重症监护。

3. 得失点　在病情刚开始的时候，给予患者通腑泄浊的力量不足，导致肺炎略有进展；其次，在中药有效之后，因大便量多，补液量问题，未能及时继续与西医医生沟通协商，而是选择了灌肠代替口服，致使疗效欠佳，好在之后又及时纠正不足，扶正祛邪并用，使患者病情得以转危为安。

（上海健康医学院附属周浦医院郝世军、林云志整理）

六十六、新冠病毒感染普通型伴吸入性肺炎、上消化道出血、重度贫血案

（一）一般资料

吕某，男，87 岁。救治医院：上海市宝山区罗店医院，住院号：25×××8。
入院时间：2022 年 4 月 29 日；出院时间：2022 年 5 月 19 日；住院天数：21 天。

（二）入院前情况

患者长期于某护理院住院，4 月 24 日因受凉后出现发热，最高体温 40.0℃，伴畏寒，无寒战，同时咳嗽咳痰，无胸痛气喘，无恶心呕吐，无腹痛腹泻，无尿频、尿急，无端坐呼吸和双下肢浮肿，无阵发性呼吸困难，某护理院查核酸阳性。4 月 28 日来我院急诊就诊，床旁胸片示"两肺间质性改变"，考虑"肺部感染，新冠病毒感染"。血常规：白细胞计数 $6.7×10^9$/L，中性粒细胞比例 66.4%，红细胞计数 $3.59×10^{12}$/L，血红蛋白 114.0g/L，血小板 $99×10^9$/L，C 反应蛋白 54.2mg/L。D-二聚体测定 2.14mg/L。大便潜血 2+。4 月 29 日收入院。

既往史：高血压病史 20 余年；糖尿病；脑梗死（遗留左侧肢体功能受限、卧床）；严重听力障碍。

（三）入院时情况

患者自本次发病以来，精神略差，咳嗽、咳黄痰，痰黏难以咳出，咽部异物感。纳差，不易入睡，解黑色便，小便正常。无发热，无气喘。

体格检查：体温 37.0℃，心率 88 次 / 分，呼吸 16 次 / 分，血压 130/70mmHg。

神志清楚，面色萎黄，自主睁眼，少言语，查体欠合作，全身皮肤黏膜无黄染，无全身浅表淋巴结肿大，颈软，无抵抗感，无颈静脉充盈，气管位置居中，两肺呼吸音粗，下肺闻及少许湿啰音，心率 88 次 / 分，律齐，无杂音，腹部平坦，无腹部压痛及反跳痛，双下肢无凹陷性浮肿，四肢可见自主活动，肌力检查无法配合。

（四）入院诊断

1. 西医诊断

（1）新冠病毒感染（普通型）。

（2）吸入性肺炎。

（3）消化道出血。

（4）重度贫血。

（5）高血压3级。

（6）2型糖尿病。

（7）脑梗死。

2. 中医诊断

疫病（普通型），疫毒犯肺证。

（五）诊疗经过

患者入院时无发热，但咳嗽、咳黄痰、痰黏，咽部异物感，无气促，精神萎靡，纳差，黑便。结合4月28日急诊相关检查，予以抗病毒、抗感染（美罗培南1.0g）、保护胃黏膜（泮托拉唑）、止血、营养支持等对症治疗。

4月30日血常规：白细胞计数$18.5×10^9$/L，中性粒细胞比例79.7%，淋巴细胞计数$3.1×10^9$/L，红细胞计数$3.55×10^{12}$/L，血红蛋白112.0g/L，血小板$112×10^9$/L，C反应蛋白122.4mg/L。降钙素原1.37ng/L，D-二聚体1.57mg/L。血气分析正常。白蛋白26g/L。

5月2日患者体温略有下降，最高体温38.2℃。少量黑便3次，量约100mL。血常规：白细胞计数$10.6×10^9$/L，中性粒细胞比例65.8%，淋巴细胞计数$3.0×10^9$/L，红细胞计数$2.56×10^{12}$/L，血红蛋白79.0g/L，血小板$125×10^9$/L，C反应蛋白183.1mg/L。降钙素原0.71ng/L。白蛋白23g/L。大便潜血2+。予以使用美罗培南抗感染。卡文肠内外营养支持。

5月3日患者体温较前下降，最高37.6℃，黑便4次，量约150mL。大便潜血4+。考虑上消化道出血。禁食，加白眉蛇毒血凝止血，脂肪乳支持营养。但患者咳嗽好转，少量白痰，易咳出，咽部已无异物感。

5月5～10日，患者病情相对稳定，无咳嗽咳痰，无气短。体温时有反复，波动于38.3～37.4℃，黑便次数及量均不多。治疗抗感染（10日停美罗培南，改哌拉西林钠他唑巴坦钠0.6g），抑制胃酸、止血、鼻饲支持营养等。5月6日床旁胸片（图66-1）示：考虑两肺炎症改变，请结合CT检查；主动脉硬化。

5月11日患者下午突然呕吐大量血性液体，量约400mL。急查血常规：白细胞计数$16.8×10^9$/L，中性粒细胞比例62.2%，淋巴细胞计数$5.0×10^9$/L，红细胞计数$1.90×10^{12}$/L，血红蛋白 56.0g/L，血小板 467×10⁹/L，C 反应蛋白 97.5mg/L。当急予降低门脉压力及止血治疗，分 2 次补悬浮红细胞共 4 单位。

5 月 13 日，患者无黑便，无呕血，食欲增强，考虑拔胃管。体温 38.3℃，咳嗽咳痰不显，无气短。血常规：白细胞计数 16.9×10⁹/L，中性粒细胞比例 66.3%，血红蛋白 83g/L，血小板 432×10⁹/L，白蛋白 21g/L。继续抗感染、止血、抑制胃酸、卡文氨基酸营养支持。院内专家会诊：核酸 CT 值较低，予以奈玛特韦片 / 利托那韦片抗病毒治疗。

5 月 14 日胸部 CT（图 66-2）：①两肺感染性病变。②两肺纤维条索灶。③主动脉及冠脉硬化，心脏增大。全腹 CT：①腹主动脉硬化，腹主动脉瘤，建议行 CTA 检查。②右肾囊样灶。③十二指肠憩室。④胰头可疑占位，建议进一步检查。⑤胃管留置，导尿管留置。⑥左侧腰大肌局部增粗并密度不均，考虑血肿可能。⑦前列腺增大伴钙化。

5 月 15 ~ 17 日，患者病情平稳，精神好转。无发热，无咳嗽咳痰，无气促，偶尔少量黑便。大便常规：褐色糊状，潜血 2+。血常规：白细胞计数 15.0×10⁹/L，中性粒细胞比例 36.6%，淋巴细胞计数 5.4×10⁹/L，红细胞计数 3.25×10¹²/L，血红蛋白 101g/L，血小板 282×10⁹/L，C 反应蛋白 25.3mg/L。肝肾功能正常。白蛋白：27g/L。血气分析正常。

5 月 17 ~ 19 日核酸检测：阴性。

影像学资料（图 66-1 ~ 图 66-2）：

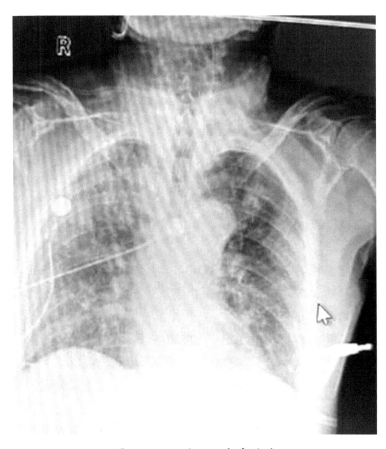

图 66-1　5 月 6 日床旁胸片

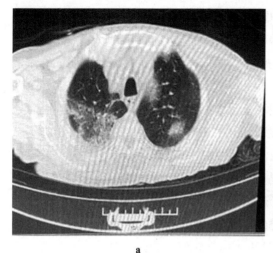
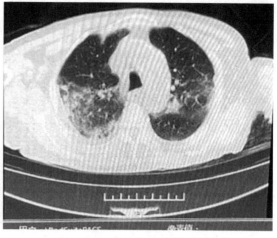

图 66-2　5 月 14 日胸部 CT

1. 西医治疗经过

（1）氧疗过程：吸氧 2L/min；俯卧位通气，每天不少于 12 小时。

（2）抗病毒治疗：奈玛特韦片 / 利托那韦片（5 月 13 日开始）。

（3）抗感染治疗：美罗培南 1.0g，10 天。哌拉西林钠他唑巴坦钠 0.6g，8 天。依曲康唑分散片 200mg，每日 1 次，7 天。

（4）抗凝治疗：那曲肝素钙注射液 0.4mL，皮下注射，每日 1 次，3 天（上消化道出血后停用）。

（5）抑酸治疗：泮托拉唑钠止血。

（6）止血治疗：白眉蛇毒血凝眉，氨甲环酸，去甲肾上腺素，醋酸奥曲肽注射液。

（7）纠正贫血：悬浮红细胞 4 单位。

（8）营养支持：复方氨基酸注射液，脂肪乳氨基酸（17）葡萄糖（11%）注射液，人血白蛋白，鼻饲肠内营养混悬液，注射用复方维生素（3）。

（9）其他：口服替米沙坦 40mg，每日 1 次控制血压。人胰岛素注射液控制血糖。

2. 中医治疗方案

（1）2022 年 4 月 30 日一诊：刻下：面色萎黄，咳嗽，咳黄痰，痰黏难咳出，无发热，无气促，少量黑便，无腹痛，溲黄。舌质红，苔薄黄（见附录彩色图图 66-3），脉濡。中医诊断：疫病。中医证型：疫毒犯肺，热伤血络。治则：宣肺化痰，清热摄血。方药：麻杏石甘汤加减。处方：麻黄 6g，苦杏仁 12g，石膏 15g，甘草 6g，鱼腥草 15g，桑白皮 15g，浙贝母 12g，虎杖 15g，马鞭草 15g，化橘红 9g，桔梗 9g，荆芥炭 9g，陈皮 9g，黄芪 15g，南沙参 15g。3 剂（2022 年 5 月 1 ～ 3 日），水煎，每日 1 剂，每剂取汁 400mL，早晚各 200mL 口服。

2022 年 5 月 4 日中医查房，患者咳嗽、咽中不适感明显好转，咳少量白痰，易咳出。西医学认为，患者咳嗽、咳痰明显好转，体温趋于正常。目前患者每日多次黑便，考虑上消化道出血，禁食中。对于继续服中药表示顾虑，遂暂停中药。

（2）2022年5月11日二诊：患者突然呕吐大量红色液体，约400mL，伴虚汗、精神差。恰逢中医查房，遂请中医会诊。刻下：精神差，烦躁，虚汗，手足温，嘴唇、舌体干缩，伸舌不出，舌质绛红，无苔（见附录彩色图图66-4），脉细数。中医诊断：疫病，呕血。中医证型：邪热伤津，气阴两虚，血溢脉外。治则：宣肺达邪，益气养阴止血。处理：生大黄粉30g，温水冲服。立即生脉注射液50mL，静脉滴注，每日1次。（明起）麻杏石甘汤合沙参麦冬汤加减，处方：麻黄6g，苦杏仁12g，石膏15g，甘草6g，鱼腥草15g，桑白皮15g，浙贝母12g，虎杖15g，马鞭草15g，桔梗9g，白及9g，蒲黄炭9g，大黄炭9g，人参9g，南沙参15g，玉竹15g，地黄15g。3剂（2022年5月12～14日）。水煎，每日1剂，每剂取汁300mL，早晚各150mL胃管注入。

（3）2022年5月14日三诊：刻下：呕血已止，精神转振，言语增多，胃纳见增，拔胃管，无发热，无咳嗽咳痰，自觉舌体活动自如，口干缓解。仍有少许黑便，次数、量较前均减少。尿黄。舌质红，稍有细小裂纹，无苔（见附录彩色图图66-5），脉细。中医诊断：疫病，便血。中医证型：余邪未尽，气阴两虚。治则：宣肺达邪，补益气阴。方药：三拗汤合二根汤加减。处方：麻黄6g，苦杏仁12g，甘草6g，鱼腥草15g，芦根20g，白茅根20g，浙贝母12g，虎杖15g，马鞭草15g，桔梗9g，白及9g，蒲黄炭9g，大黄炭9g，人参9g，南沙参15g，地黄15g，化橘红9g。3剂（2022年5月15～17日）。水煎，每日1剂，每剂取汁400mL，早晚各200mL口服。患者5月17～19日核酸检测阴性。于19日转入其他医院缓冲病房行进一步基础病诊治。

（六）疗效评估

1. 体温变化趋势　患者入院后体温升高，最高体温39.1℃。经过中西医结合治疗，体温恢复正常，详见下图（实心圆点所在曲线为体温变化）。

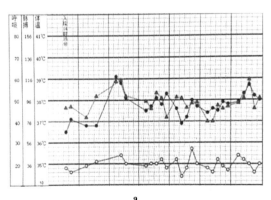
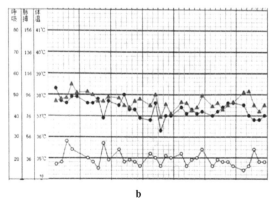

a　　　　　　　　　　　　　b

图66-6　体温变化图

2. 主要症状　患者属于新冠病毒感染普通型，基础病重型（上消化道出血、重度贫血）。入院初期患者咳嗽、咳黄痰，伴黑便。中期出现呕血，便血次数、量较入院时加重，重度贫血，低血容量。经过中西医结合治疗，患者无咳嗽，无咳痰。呕血止，便血次数、量均明显减少。纠正重度贫血纠正后，患者精神转振，胃纳渐馨。

（七）出院时情况

患者神志清，精神振。无咳嗽咳痰，无胸闷气短，无腹痛无呕血，黑便次数及量均减少，胃纳佳。连续 3 次核酸检测阴性。患者于 2022 年 5 月 19 日转入缓冲病房继续行基础病治疗。随访 2 周未复阳。

（八）案例讨论与分析

1. 辨证施治思路 本例为老年男性患者，长期存在多种慢性病病史，素体脏腑亏虚，尤以肺脾肾功能失调为著。4 月 24 日患者因受凉后出现发热，最高体温 40.0℃，伴畏寒，同时咳嗽咳痰；4 月 28 日大便潜血 2+、床旁胸片示"两肺间质性改变"，考虑"肺部感染，新冠病毒感染"。说明疫疠之气确实来势凶猛，4 日内即出现热盛伤津、迫血妄行之变，不同于普通外感疾病的传变规律。

4 月 30 日患者初诊所见：面色萎黄，咳嗽，咳黄痰，痰黏难咳出，无发热，无气促，少量黑便，溲黄。舌质红，薄黄苔，脉濡。患者符合疫毒犯肺证，致气阴两虚，宣降失司，气不固摄，予以麻黄、苦杏仁、石膏、甘草宣肺清肺降肺气；鱼腥草、桑白皮、浙贝母、虎杖、马鞭草等清热解毒；黄芪、南沙参、荆芥炭益气养阴，固摄止血。3 剂后患者咳嗽、咳黄痰明显好转。由于患者黑便次数增多，考虑上消化道出血，禁食并停服中药。

5 月 11 日患者突然呕吐大量红色液体，约 400mL，伴虚汗、精神差，正值中医查房，遂请中医急会诊。当时症见：精神差，烦躁，虚汗，手足温，嘴唇、舌体干缩，伸舌不出，舌质绛红，无苔，脉细数。患者元阴亏虚、气随血脱的症状明显，呈内闭外脱之象，急予益气养阴，复脉固脱，予生脉注射液 50mL，立即静脉滴注；并予以生大黄粉 50g 温水冲服，凉血止血。第 2 天开始生脉注射液 50mL，静脉滴注，每日 1 次。中药汤剂在上方基础上加大黄炭、蒲黄炭止血，白及收敛止血生肌，人参、玉竹益气养阴扶正。

5 月 14 日三诊，患者精神转振、言语增多、舌体转润，胃纳渐馨，予以拔除胃管，黑便次数与量较前均减少。结合舌质红绛，稍有细小裂纹，无苔，脉细，考虑热病伤阴，燥热未解，予以"二根"：芦根 20g，白茅根 20g，3 剂后患者舌象明显转好，诸症也较前缓解。纵观患者病史，其符合疫病的传变特点，不似温病的卫气营血规律，而是直达血分；由于患者有糖尿病病史，因此出现以气阴津损、燥热偏胜的症状，燥热愈盛则阴虚，涉及病变脏腑在肺脾肾，而以肺脾为关键。

2. 用药分析 中医首诊着力祛邪，清热解毒，宣肺化痰，3 剂后患者咳嗽、咳黄痰、咽部异物感消失。二诊运用生大黄粉凉血止血。生脉注射液顾护气阴防脱。中药汤剂宣肺达邪，益气养阴，收敛止血。协同西药达到止血、纠正贫血的效果。三诊继续益气养阴，同时清燥热余邪。联合小分子药物抗病毒治疗。患者持续低迷的核酸 CT 值得到改善，同时上消化道出血得以好转。

3. 得失点　本案中西医结合成功治疗了一例新冠病毒感染普通型合并吸入性肺炎、上消化道出血、重度贫血患者。首次中医治疗后，因患者黑便次数增多，考虑上消化道出血，禁食，停止中药治疗 6 天。在治疗过程中，本病丧失了主动截断"热邪伤津动血"的宝贵时间，是为不当之处，值得反思。

（上海市宝山区罗店医院陶燕飞整理）

六十七、新冠病毒感染普通型伴肝癌胰腺转移案

（一）一般资料

陈某，男，81岁。救治医院：上海市宝山区罗店医院，住院号：25×××8。入院时间：2022年4月30日；转院时间：2022年5月11日；住院天数：12天。

（二）入院前情况

4月24日患者新冠病毒核酸筛查阳性。当时无发热、咳嗽、气短等，无乏力，纳可，二便正常（养老院隔离观察）。4月28日患者出现咽痛、咳嗽、咳痰等上呼吸道症状，但无发热无气短。为进一步诊治，4月30日以"新冠病毒感染"收入上海市宝山区罗店医院行进一步治疗。

既往史：糖尿病病史（具体不详），肝癌3年伴胰腺转移半年（保守治疗中），血氨高（具体数值不详），心脏起搏器置入史2年，右侧髋关节骨折术后4个月。

（三）入院时情况

咽痛，咳嗽，咳少量黄痰，乏力倦怠懒言，胃纳一般，寐浅易醒，溲黄量少，大便偏干。体格检查：体温36.6℃，心率60次/分，呼吸17次/分，血压133/71mmHg。神志清楚，面色萎黄，呼吸平稳，反应略迟钝，少言语，对答切题，口齿清晰，查体合作。全身皮肤黏膜、巩膜黄染，无全身浅表淋巴结肿大，颈软，无抵抗感，无颈静脉充盈，气管位置居中，双侧甲状腺无肿大。胸廓正常，无肋间隙增宽，两肺呼吸音清，双肺未闻及干湿啰音，心率60次/分，律齐，无杂音。腹部平坦，无腹部压痛及反跳痛，肝脾未触及。双下肢无凹陷性浮肿。脊柱正常，右下肢活动受限，小腿肌肉萎缩。余肢体活动正常。

（四）入院诊断

1. 西医诊断

（1）新冠病毒感染（普通型）。

（2）肝恶性肿瘤晚期伴胰腺转移。

（3）肝性脑病。

（4）2 型糖尿病。

（5）心脏起搏器置入术后。

（6）骨折术后恢复期。

（7）血小板减少。

（8）低蛋白血症。

2. 中医诊断

疫病（普通型），湿热郁肺证。

（五）治疗经过

5月1日，患者咽痛，咳嗽，少量黄痰，午后发热，体温 37.4℃，无气促。溲黄量少，食欲差，乏力懒言。

5月2日20时患者高热，最高体温 39.7℃，予以消炎痛栓纳肛，同时抗炎、解痉等对症处理，并请相关科室会诊。床旁 B 超：肝硬化胆囊肿大，胆囊炎胆囊多发结石；胆总管上段扩张，胰腺显示不清，脾肿大，脾静脉迂曲扩张，腹腔少量积液，双肾未见异常。双输尿管未见扩张。前列腺、膀胱显示不清。

5月3日2时30分～3时30分患者体温再次升高至 39.3℃，予以对症处理。7时30分体温降至 37.8℃，午后起体温正常。无咽痛、咳嗽、咳痰及气促等。16时患者小便少，排尿困难，考虑解痉药所致尿潴留，予以调整用药，并留置导尿管。

5月6日患者体温正常，精神好转，仍口干，溲黄。酸碱度 7.446，氧分压 10.40mmHg，二氧化碳分压 3.54mmHg，动脉血氧饱和度 97.4，乳酸 1.8mmol/L。甲胎蛋白＞1000ng/mL，癌胚抗原 3.20ng/mL，CA-125 为 26.1U/mL，CA-153 为 8.15U/mL，CA-199 为 56.39U/mL。血尿淀粉酶均正常，前列腺特异抗原正常。

5月8～10日患者体温正常，精神好，无口干，尿袋内小便清亮。

患者因考虑基础病治疗问题，于5月11日转至复旦大学附属华山医院治疗。

影像学资料如下（图 67-1 和图 67-2）：

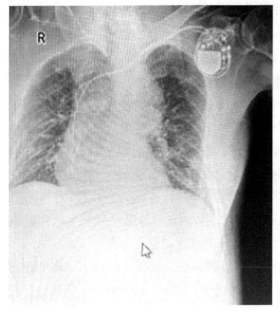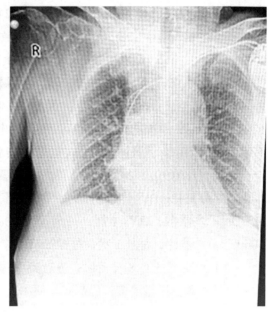

图 67-1　5 月 1 日胸片　　　　　　图 67-2　5 月 5 日胸片

1. 西医治疗用药

（1）呼吸疗法：俯卧位通气。

（2）抗炎治疗：头孢哌酮钠舒巴坦钠 2.0g，静脉滴注 11 日。左氧氟沙星 0.5g，静脉滴注 11 日。

（3）解痉治疗：氢溴酸山莨菪碱注射液 10mg，静脉滴注，每日 2 次，治疗 1 日。间苯三酚 120mg，静脉滴注，每日 1 次，治疗 3 日。

（4）保肝治疗：谷胱甘肽 1.8g，静脉滴注，每日 1 次，治疗 11 日。门冬氨酸鸟氨酸 30g，静脉滴注，每日 1 次，治疗 5 日。后改为精氨酸注射液 15g，静脉滴注，每日 1 次，治疗 5 日。

（5）糖尿病治疗：格列吡嗪控释片、伏格列波糖分散片、人胰岛素注射液。

（6）营养支持、提高免疫等对症治疗：胸腺肽 50mg，肌内注射，每日 1 次，治疗 6 日。白蛋白 10g，静脉滴注，共治疗 4 次。维生素 K_1 注射液 10mg，肌内注射，每日 1 次，治疗 3 日。重组人血小板生成素注射液 15000IU，皮下注射，每日 1 次，治疗 4 日，维持电解质平衡。

2. 中医治疗方案

（1）2022 年 5 月 1 日一诊：患者刻下面色萎黄，咽痛，咳嗽，少量黄痰，午后体热，体温 37.4℃，无气促。腹胀满，溲黄量少，晨起排便 1 次。食欲差，乏力懒言。唇干，舌质红，苔白腻（见附录彩色图图 67-3），脉弦。中医诊断：疫病（普通型），积聚。中医证型：疫邪闭肺，肝郁脾虚。治则：宣肺解毒，清热利湿。方药：三拗汤合小柴胡汤加减。具体组成如下：金银花 9g，荆芥 9g，防风 6g，藿香 15g，板蓝根 15g，桔梗 9g，甘草 6g，芦根 15g，生麻黄 5g，苦杏仁 9g，马鞭草 15g，丹参 15g，柴胡 12g，黄芩 15g，半夏 9g，青蒿 15g，淡竹叶 9g。3 剂（2022 年 5 月 2～4 日）。水煎，每日 1 剂，每剂取汁 400mL，早晚各 200mL 口服。另予茵栀黄口服液 20mL，每日 3 次口服。

（2）2022 年 5 月 4 日二诊：患者刻下高热退，体温正常，无咳嗽、咳痰。精神疲乏，闭眼思睡，不愿言谈，口干喜饮，饮不解渴。溲黄，腹胀，排气少，大便 3 日未解。纳差。唇焦干，舌质红，舌强瘦小、无力自主伸舒，舌下脉络瘀曲，无苔（见附录彩色图图 67-4），脉沉细。中医诊断：疫病，积聚。中医证型：燥热伤津，气虚血瘀。治则：清热凉血，益气养阴。方药：沙参麦冬汤合小柴胡汤加减，拟方如下：南沙参 15g，麦冬 12g，芦根 15g，人参 9g，柴胡 9g，黄芩 9g，半夏 9g，生地黄 15g，白及 9g，马鞭草 15g，虎杖 15g，大黄 12g（后下），甘草 6g，半枝莲 15g，龙葵 15g，竹茹 6g。3 剂（2022 年 5 月 5～7 日）。水煎，每日 1 剂，每剂取汁 400mL，早晚各 200mL 口服。另予生脉注射液 50mL，静脉滴注，每日 1 次；茵栀黄口服液 20mL，每日 3 次口服。

（3）2022 年 5 月 8 日三诊：患者刻下体温正常，精神振，健谈。仍口干，程度较前改善。纳谷香。尿量增多，晨起解软便 1 次，但腹胀同前。唇干，伸舌有力，舌质红，无苔（见附录彩色图图 67-5），脉细。中医诊断：疫病，积聚。中医证型：气阴两虚，正虚邪恋。治则：宣肺达邪，补益气阴。方药：三拗汤合沙参麦冬汤加减，拟方如下：生麻黄 6g，苦杏仁 9g，生甘草 6g，桑叶 9g，化橘红 9g，南沙参 15g，麦冬 12g，人参 9g，醋鳖甲 15g，柴胡 9g，黄芩 12g，龙葵 15g，夏枯草 15g，马鞭草 15g，虎杖 15g，白茅根 15g，竹茹 6g，大黄 6g（后下）。3 剂（2022 年 5 月 9～11 日）。水煎，每日 1 剂，每剂取汁 400mL，早晚各 200mL 口服。另予生脉注射液 50mL，静脉滴注，每日 1 次；茵栀黄口服液 20mL，每日 3 次，口服。

（六）疗效评估

1. 体温变化　患者入院后最高体温 39.7℃。经过中西医结合治疗，体温正常。详见下图（实心圆点所在曲线为体温变化）。

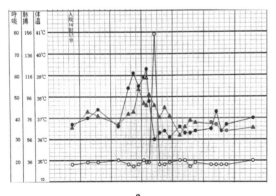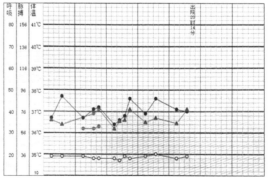

a　　　　　　　　　　　　b

图 67-6　体温变化图

2. 症状　患者属于新冠病毒感染普通型，基础病重型（肝恶性肿瘤伴胰腺转移、肝性脑病）。入院初期患者咳嗽、咳黄痰。入院第3天患者出现高热，肝功能进一步下降。经过中西医结合治疗，体温正常，精神振，健谈。纳谷香。尿量增多，大便通畅。肝功能不全好转。

3. 生化检查指标变化

表 67-1　炎症等指标变化

日期	白细胞计数（×10⁹/L）	中性粒细胞比率（%）	C反应蛋白（mg/L）	降钙素原（ng/L）	红细胞计数（×10¹²/L）	血红蛋白（g/L）	白蛋白（g/L）	淋巴细胞计数（×10⁹/L）	D-二聚体	血小板（×10⁹/L）
5月1日	3.9	62.8	20.8	0.67	3.82	109	27	1.1	1.57	89
5月3日	9.2	87.1	57.8	—	3.41	99	26	0.7	—	40
5月5日	4.8	76.3	44.6	—	3.80	110	28	0.8	—	66
5月10日	4.6	63.1	30.6	0.67	3.35	99	24	1.1	4.94	86

表 67-2　肝功能等指标变化

日期	直接胆红素（μmol/L）	间接胆红素（μmol/L）	碱性磷酸酶（U/L）	谷氨酰转移酶（U/L）	谷丙转移酶（U/L）
5月1日	15.6	27.9	164	183	—
5月3日	77.4	41.7	249	271	68
5月5日	65.7	43.6	313	297	71
5月7日	23.8	23	222	218	46
5月10日	21.1	24.9	179	147	36

表 67-3　核酸 CT 值变化

日期	N 基因	O 基因
5月4日	22.45	25.96
5月6日	17.45	22.90
5月8日	28.8	31.16
5月9日	34.56	—
5月10日	35.75	34.75

（七）转院时情况

患者体温正常，精神振，健谈。纳谷香。尿量增多，大便日行通畅。仍有腹胀、口干。

（八）案例讨论与分析

1. 辨证施治思路　本案为老年男性患者，合并糖尿病、肝癌病史。《医宗必读·积聚》云："积之成也，正气不足，而后邪气踞。"患者素体亏虚、肺脾肝脏腑失调已久。《温疫论》云："本气充满，邪不易人，本气适逢亏欠，呼吸之间外邪因而乘之。"遂感疫疠之气而发病。

2022年5月1日初诊所见：患者面色萎黄，咽痛，咳嗽，少量黄痰，午后体热，体温37.4℃，无气促。腹胀满，溲黄量少，晨起排便一次。食欲差，乏力懒言。唇干，舌质红，苔白腻，脉弦。值孟夏，风热夹湿，与疫疠相合为虚邪，随呼吸侵袭上焦肺卫，肺卫不宣，症见体热，咽痛，咳嗽，黄痰。宿疾叠新感，是故乏力懒言，腹胀满，食欲差。热邪伤津，唇干，舌质红。初诊着力宣肺达邪。三拗汤、金银花、荆芥、防风、桔梗宣肺止咳化痰透邪。板蓝根、马鞭草清热解毒。柴胡、黄芩、半夏取小柴胡汤之意，合青蒿解表散热，疏肝利胆。淡竹叶清热泻火除烦，渗湿于热下。

2022年5月4日二诊所见：患者高热退，体温正常，无咳嗽、咳痰。精神疲乏，闭眼思睡，不愿言谈，口干喜饮，饮不解渴。溲黄，腹胀，排气少，大便3日未解。纳差。唇焦干，舌质红，舌强瘦小、无力自主伸舒，舌下脉络瘀曲，脉沉细。一派热盛伤津耗气之象。气阴两虚，筋脉失于濡养，舌强瘦小，无力自主伸舒。热盛致气血壅滞，舌下脉络瘀曲。肺与大肠相表里，大便三日未解。生脉注射液50mL，静脉滴注，每日1次，协同南沙参、麦冬、芦根、人参共奏益气养阴敛阴之功。柴胡、黄芩、半夏、马鞭草、虎杖清热解表祛邪，同时合半枝莲、龙葵疏肝抗癌。虑及燥热余邪动血，生地黄、白及凉血止血。恐热扰心神，竹茹清热化痰除烦。

2022年5月8日三诊所见：患者体温正常，精神振，健谈。仍口干，程度较前改善。纳谷香。尿量增多，晨起解软便一次，但腹胀同前。唇干，伸舌有力，舌质红，无苔，脉细。气阴两虚征象较二诊明显好转。四诊合参，考虑气阴两虚，正虚邪恋。仍以三拗汤宣肺达邪，桑叶、化橘红透邪。柴胡、黄芩、虎杖疏肝利胆退黄。醋鳖甲血肉有情之品滋阴，同时针对宿疾，合龙葵、夏枯草软坚散结消肿。白茅根清热凉血，生津利尿，与三拗汤上下呼应，使邪有出处。

2. 用药分析　及时动态调整宣肺达邪与防治木火乘侮贯穿始终，所谓"治外感如将，治内伤如相"。患者高龄，素体亏虚，合并糖尿病，肝癌3年，胰腺转移半年，血氨升高。入院后高热，极易"木火刑金，变生他病"，但未至热盛动血和热入心包神昏，得益于中药的宣肺达邪与顾护木火的乘侮关系，如用生麻黄、柴胡、青蒿达邪；马鞭草、虎杖、半枝莲、龙葵疏肝抗癌，辨证用药得当。

3. 得失点　因基础病原因，本病例未使用小分子药奈玛特韦片/利托那韦片抗病毒治疗，治疗 11 天后患者核酸 CT 值达到接近 35，中药对于截断重症基础病患者合并新冠病毒感染向危重症转化具有积极意义。

（上海市宝山区罗店医院陶燕飞整理）

六十八、新冠病毒感染重症伴慢性阻塞性肺疾病、血管性痴呆、房颤案

（一）一般资料

倪某，女，70 岁，住院号：02××××9。

入院时间：2022 年 5 月 16 日；出院时间：2022 年 5 月 31 日；住院天数：16 日。

（二）入院前情况

主诉"呼吸困难 1 天"入院。患者 4 年余前因腰椎骨折行腰椎手术，术后恢复不满意，3 年前开始出现腰部活动受限。2022 年 3 月 9 日至上海市邮电医院内科四病区住院，诊断：①腰椎骨折术后。②慢性阻塞性肺疾病。③高血压 3 级（很高危）。④冠状动脉粥样硬化性心脏病。⑤慢性缺血性脑血管病。⑥泌尿系感染。予氨氯地平片、拜阿司匹林、艾司唑仑、西替利嗪等药物治疗至今。5 月 15 日起患者出现呼吸急促，伴痰鸣，外院例行检查发现新冠病毒核酸检测阳性，患者无流涕、发热，5 月 16 日为进一步诊治转入上海中医药大学附属曙光医院治疗。

入院症见：患者气促，神志模糊，不能活动、缄默状态，卧床。有高血压、腰椎骨折术后、慢性阻塞性肺疾病、冠状动脉粥样硬化性心脏病、慢性缺血性脑血管病等疾病。

（三）入院时情况

患者气促，神志模糊，不能活动，缄默状态，卧床，指氧饱和度 90%（未吸氧）。

体格检查：体温 36.4℃，心率 80 次 / 分，呼吸 24 次 / 分，血压 139/88mmHg。

意识模糊，呼之不应，发育正常，营养状态差。胃管带入。两肺呼吸音粗，未闻及干湿啰音。心率 80 次 / 分，律欠齐，各瓣膜区未闻及杂音。腹平软，腹式呼吸存在，全腹无压痛，无肌紧张、反跳痛，未触及包块，肝脾肋下未触及，肝肾区无叩击痛，移动性浊音阴性，肠鸣音正常。生殖器未查。两下肢无水肿。

（四）入院诊断

1. 西医诊断

（1）新冠病毒感染（重型）。

（2）慢性阻塞性肺疾病。

（3）慢性缺血性脑血管病、血管性痴呆。

（4）冠状动脉粥样硬化性心脏病。

（5）心律失常心房颤动。

（6）高血压3级（极高危）。

（7）陈旧性腰椎骨折。

2. 中医诊断

疫病，肺脾气虚证。

（五）诊疗经过

5月16日患者入院期间发生房颤，予胺碘酮使用后复律。5月17日胸部CT平扫：两肺慢性支气管炎样改变，两下胸膜增厚，左肺上叶尖后段磨玻璃密度灶，请定期随访；主动脉弓及心脏冠状动脉前降支钙化。察病情变化，监测血压、血糖，予营养支持、抗凝治疗、俯卧位通气，无创呼吸辅助通气，帕罗韦德抗病毒治疗。积极治疗原有基础疾病，定时进行新冠病毒核酸检测。5月23日复查胸部CT平扫：两肺下叶炎症，双侧少量胸腔积液，建议治疗后复查；右肺中叶肺大疱，两肺散在慢性炎症，请随诊；附见双侧甲状腺增大伴钙化。5月24日因呼吸困难加重转入ICU治疗，予高流量吸氧、俯卧位通气、营养支持及对症处理。5月26日复查胸部CT：两肺下叶慢性炎症伴右侧少量胸腔积液，较5月23日CT缓解，建议复查；右肺中叶肺大疱，两肺散在慢性炎症。5月27日核酸转阴，5月31日好转出院。

5月21日辅助检查：①血气分析：酸碱度7.48，血氧分压104mmHg，血氧饱和度98.4%，二氧化碳分压30.9mmHg。②血常规：白细胞计数$5.90×10^9$/L，血小板计数$235×10^9$/L，中性粒细胞计数$3.76×10^9$/L，淋巴细胞计数$1.30×10^9$/L。③生化检查：谷丙转氨酶15U/L，谷草转氨酶25U/L，碱性磷酸酶110U/L，乳酸脱氢酶274U/L，白蛋白35.3g/L，尿素8.1mmol/L，肌酐58μmol/L，肾小球滤过率8mL/（min×$1.73m^2$）。④凝血功能：国际标准化比值0.97，凝血酶原时间11.3秒，D-二聚体2.98μg/mL。

2022年5月17日胸部CT（图68-1）：

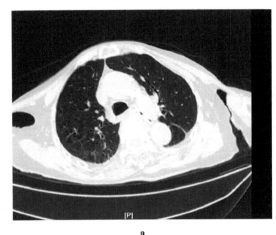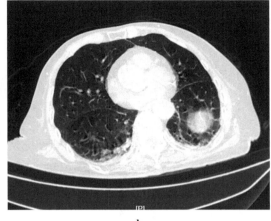

a　　　　　　　　　　　　　b

图 68-1　5 月 17 日胸部 CT

1. 西医治疗方案

（1）氧疗过程：入院予鼻导管氧气吸入，后改用面罩吸氧 8L/min，5 月 19 日予无创呼吸机辅助通气，5 月 24 日患者呼吸困难加重，转入 ICU 改予高流量湿化氧疗，并予俯卧位通气。

（2）抗病毒治疗：5 月 17 日起予帕罗韦德抗病毒。

（3）免疫治疗：5 月 24 日起予胸腺法新 1.6mg，每日 1 次调节免疫。

（4）抗凝治疗：那屈肝素钙注射液 0.4mL，每日 1 次皮下注射。

（5）其他：氨氯地平降压；拜阿司匹林抗血小板聚集；倍他乐克控制心率；整蛋白型肠内营养剂鼻饲；复方氨基酸注射液、白蛋白支持治疗。

2. 中医治疗方案

（1）2022 年 5 月 24 日一诊：患者气促，高流量吸氧中，无发热，无痰，咳嗽无力，面色萎黄，大便尚可，患者神志模糊，无法配合伸舌查看舌象，脉细无力。四诊合参，中医辨证考虑肺脾气虚证。李东垣说："胃为十二经之海，十二经皆禀血气，滋养于身，脾受胃之禀，行其气血也。脾胃既虚，十二经之邪，不一而出。"患者素体亏虚，加之后天失养，脾胃虚弱，加之感受外邪，邪毒犯肺，邪气难以祛除，肺失宣肃，则见气促，脾胃虚弱则见面色萎黄、脉细无力，气阴耗伤则见干咳无痰。治疗以补中益气养阴，清肺解毒，方取补中益气汤加减，拟方如下：西洋参 15g，生黄芪 15g，炒白术 15g，生甘草 9g，金荞麦 30g，牡丹皮 9g，丹参 9g，金银花 9g。3 剂。水浓煎，每剂取汁 200mL，早晚各 100mL 口服。另予参麦注射液 100mL，每日 1 次，静脉滴注。

（2）2022 年 5 月 27 日二诊：患者气促减轻，高流量吸氧中，患者昨日核酸首次转阴（CT 值 38.6），无发热，无痰，大便 200 ～ 300mL，伸舌不配合，脉细。患者中医辨证考虑外邪犯肺，肺脾气虚。治以清肺解毒，补中益气，拟方如下：西洋参 15g，生黄芪 15g，炒白术 15g，生甘草 9g，金荞麦 30g，牡丹皮 9g，丹参 9g，金银花 9g，马鞭草 30g，橘红 6g，桔梗 6g。3 剂。水浓煎，每剂取汁 200mL，早晚各 100mL 口服。另予参麦注射液

100mL，每日 1 次，静脉滴注。

（3）2022 年 5 月 30 日三诊：患者气促明显减轻，病情明显改善，鼻导管吸氧中，患者 26 日、27 日两次核酸阴性，无发热，无痰，大便正常，伸舌不配合，脉细。患者中医辨证考虑外邪犯肺，肺脾气虚。治以清肺解毒，补中益气，拟方如下：西洋参 15g，生黄芪 15g，炒白术 15g，生甘草 9g，金荞麦 30g，牡丹皮 9g，丹参 9g，金银花 9g，马鞭草 30g，橘红 6g，桔梗 6g。3 剂。水浓煎，每剂取汁 200mL，早晚各 100mL 口服。另予参麦注射液 100mL，每日 1 次，静脉滴注。

（六）疗效评估

1. 体温变化趋势　患者入院经中西医结合治疗后，生命体征平稳，无高热。详见下图（图 68-2，实心圆点所在曲线为体温变化）。

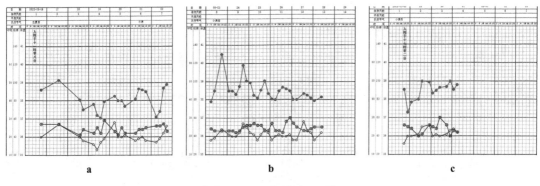

图 68-2　体温变化图

2. 主要症状　患者属于重型，病程前期以气促症状为主，经过中西医结合治疗后，呼吸道症状明显改善。

3. 生化检查变化　（表 68-1 ～表 68-2）

表 68-1　主要生化指标变化

日期	白细胞计数（×10⁹/L）	中性粒细胞计数（×10⁹/L）	淋巴细胞计数（×10⁹/L）	C 反应蛋白（mg/L）	D- 二聚体（μg/mL）
5 月 16 日	5.90	3.76	1.30	31.86	2.98
5 月 22 日	7.15	4.89	1.22	45.53	3.42
5 月 28 日	7.77	5.95	1.02	31.40	3.42

表 68-2　CT 值变化

项目	5 月 17 日	5 月 20 日	5 月 24 日	5 月 26 日	5 月 27 日
CT 值	27.2	30.33	34.93	38.6	NotCt

4. 胸部影像学变化 （图 68-3、图 68-4）

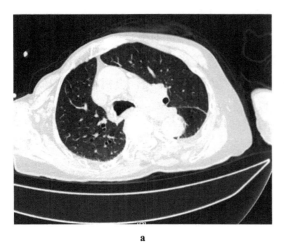
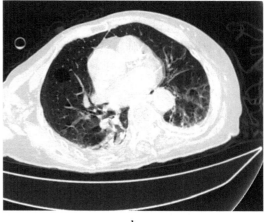

a　　　　　　　　　　　　　　b

图 68-3　5 月 23 日胸部 CT

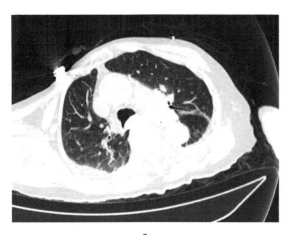
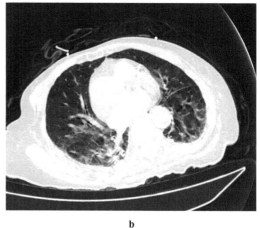

a　　　　　　　　　　　　　　b

图 68-4　5 月 26 日胸部 CT

（七） 出院时情况

患者神志模糊，无发热，无气促，血压和血氧饱和度维持基本正常，体征稳定。

（八） 案例讨论与分析

1. 辨证施治思路　危重型新冠病毒感染病情复杂，常虚实并见。老年人往往正气不足，气血不畅，痰浊瘀滞等基础病症较多，容易感邪，感染后邪气容易深入，病情迅速加重，治疗宜早期、全程益气扶正，在处方时经常使用益气药物，促进核酸转阴，减少病情加重和死亡。一诊采用补中益气汤为主方加减，考虑患者阴虚甚于阳虚，故予西洋参益气养阴，与生黄芪共助益气固表、扶正祛邪、托毒外出之效，加炒白术、生甘草补脾胃、建中气，予牡丹皮、丹参清营，防止邪滞，金荞麦、金银花清肺解毒，同时加用参麦注射液益气养阴，调节免疫，共奏扶正祛邪之效。

二诊时，患者气促减轻，一次核酸阴性，仍需高流量吸氧，患者正气渐复，但肺之邪气仍在，守益气扶正祛邪之法不变，予大剂量马鞭草加强清肺解毒之效，桔梗宣肺、引药入肺经，橘红下气消痰。

三诊时，患者气促明显减轻，病情明显改善，鼻导管吸氧中，患者 26 日、27 日两次核酸阴性。患者无论症状还是实验室指标均见好转，效不更方，守原方益气扶正、清肺解毒治疗，以巩固疗效。

2. 用药分析 这是一例中西医结合治疗的重型新冠病毒感染患者，西医着重调节免疫、抗病毒、营养支持等。《灵枢·百病始生》言："风雨寒热，不得虚，邪不能独伤人。"认为人体正气强弱是发病的关键。老年新冠病毒感染普通型患者正气亏虚，容易感邪，感染后疫疠邪气易深入，临床表现出虚实夹杂的证候特点，治疗时应注重益气扶正，在基础方中应用生黄芪益气固表，气阴亏虚者选用西洋参。扶正祛邪之法对于老年人可以改善人体功能，提高精神面貌，延长救治时间，改善患者临床病情和预后，辨证施用可以促进新冠病毒感染各型，尤其是促进重型、危重型患者核酸转阴。中西医结合治疗使患者转入ICU 后避免了向危重症的转变，气促症状明显改善，1 周左右咽拭子转阴并好转出院。

3. 得失点 本案是一则中医药及时干预的成功案例，患者气促入院，本身有诸多基础疾病，神志模糊，心肺功能不佳，入院前核酸阳性，后气促加重转入 ICU，中医药治疗强调全程益气扶正，祛邪不忘扶正，处方中西洋参、生黄芪等益气扶正药物，有积极的促进核酸转阴、提高新冠病毒感染救治成功率的作用。

（上海中医药大学附属曙光医院张艺宝、张炜整理）

六十九、新冠病毒感染普通型伴心肾功能不全案

（一）一般资料

陈某，女，100岁，救治医院：复旦大学附属华山医院（北部院区），住院号：9600××60。

入院时间：2022年4月30日；出院时间：2022年6月5日；住院天数：36天。

（二）入院前情况

主诉"新冠病毒核酸筛查异常1天"入院。患者在小区排查，于2022年4月30日新冠病毒核酸筛查异常，血常规：白细胞计数$4.8×10^9$/L，中性粒细胞百分比42.8%，C反应蛋白14.4mg/L，淋巴细胞百分比48.8%，血小板、血红蛋白尚可，转至我院行进一步医学观察。当时以乏力不适为主。患者14天内与新冠病毒感染者或疑似感染病例及其密切接触者有接触史。

既往史：有高血压病史40余年，平时口服氨氯地平片每日1片，血压控制稳定。新冠疫苗接种史：无。

（三）入院时情况

患病以来患者偶有干咳，无痰，口干，乏力，无发热、鼻塞流涕、咽痛咽痒、胸闷胸痛、肌肉酸痛等不适。精神萎靡，胃纳欠佳，睡眠好，大小便正常，体重无明显下降。

体格检查：体温36℃，心率70次/分，呼吸16次/分，血压110/70mmHg。

神志清楚，精神萎靡。口唇无发绀，无呼吸浅快。颈软，无抵抗。口唇无充血，双侧扁桃体无明显肿大。颈静脉无怒张，气管居中，无发绀，胸廓对称无畸形，无三凹征。双侧呼吸运动对称，无胸膜摩擦感，听诊受限。全腹平软，无肌紧张及反跳痛，肝脾肋下未及，肠鸣音正常存在，双下肢无水肿。舌红，苔薄腻，脉细数。

（四）入院诊断

1. 西医诊断

（1）新冠病毒感染（普通型）。

（2）高血压2级（高危）。

2. 中医诊断

疫病，疫毒犯肺证。

（五）诊疗经过

4月30日患者入院当晚，予监测血氧饱和度（指脉血氧饱和度98%），5月1日予吸氧3L/min，人血白蛋白、复方氨基酸支持，胸腺法新提高免疫力，静脉滴注氨溴索及口服羧甲司坦化痰，葡萄糖氯化钠补液治疗。

2022年5月1日辅助检查：①血常规：白细胞计数$3.70×10^9$/L，中性粒细胞计数$1.85×10^9$/L，成熟淋巴细胞计数$1.34×10^9$/L，红细胞计数$3.61×10^{12}$/L，血红蛋白108g/L，血小板计数$122×10^9$/L。②生化检查：尿素17.46mmol/L，尿酸752.2μmol/L，肌酐178μmol/L，肾小球滤过率（EPI公式计算）20mL/min/1.73 m^2。③凝血功能：D-二聚体2.00mg/L。④心肌标志物：脑利钠肽前体（N端脑钠肽前体）10172.0pg/mL。⑤糖代谢检测：乳酸1.4mmol/L，血糖3.39mmol/L。

2022年5月1日胸部CT平扫（图69-1）：

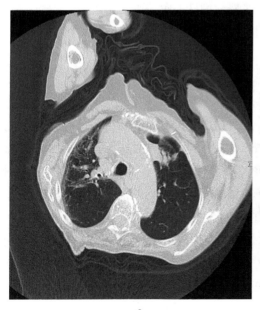 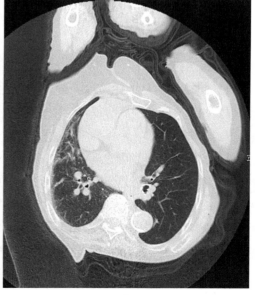

a　　　　　　　　　　　　　　　　　b

图69-1　5月1日胸部CT平扫

　　患者入院后无胸闷气促、心慌心悸、端坐呼吸、下肢水肿等表现，但查 N 端脑钠肽前体 10172.0pg/mL，肾小球滤过率 20mL/min/1.73m^2，提示心肾功能不全，有进展为重症风险，请心内科、肾内科会诊，建议营养支持和补液利尿等对症处理，纠正脏器功能不全。经人血白蛋白、肠内营养液等营养支持，以及补液利尿等对症处理后，患者心肾功能逐步改善。当肾小球滤过率 > 30mL/min/1.73m^2 时，予奈玛特韦片 / 利托那韦片抗病毒治疗。病程中患者曾出现尿路感染，予左氧氟沙星口服后感染控制。同时，予那曲肝素钙抗凝、胸腺法新增强免疫、缬沙坦氨氯地平降压、氨溴索化痰、艾司奥美拉唑护胃等对症治疗。

　　5 月 8 日起患者意识逐渐模糊，生命体征平稳，指脉血氧饱和度 98%，血常规生化等未见明显异常，因家属拒绝测血气分析等检查，仅吸氧 3L/min 对症处理，至 5 月 17 日患者呈嗜睡状态，生命体征和指脉血氧饱和度均正常，仍对症处理，至 5 月 21 日起由嗜睡转为意识模糊，至 5 月 23 日清醒，精神较好，双眼有神。5 月 29 日起患者神志清，精神好，上午可坐起后在床上少量活动，白天卧床时间较前减少。

1. 西医治疗方案

（1）心电监护：高侧卧位通气。

（2）氧疗：鼻导管吸氧 3L/min（直至出院）。

（3）抗病毒治疗：奈玛特韦片 / 利托那韦片组合包装，每天两次，每次 3 粒。

（4）抗炎治疗：左氧氟沙星片，每日 1 次，每次 1 粒。

（5）免疫治疗：胸腺法新 1.6mg，每周 2 次。

（6）抗凝治疗：那曲肝素钙注射液 4100IU，每 12 小时 1 次。

（7）营养支持：人血白蛋白 10g，每日 1 次，应用 15 日。复方氨基酸注射液，每日 1 次。肠内营养粉，分次口服。葡萄糖氯化钠注射液，每日 1 次。

（8）其他：缬沙坦氨氯地平片，每日 1 次，每次 1 片。氨溴索 120mg，每日 1 次。艾司奥美拉唑 40mg，每日 1 次。

2. 中医治疗方案

（1）2022 年 5 月 1 日一诊：患者无发热，偶有干咳，口干，乏力，舌红，苔薄腻，脉细数。四诊合参，中医辨证考虑疫毒犯肺。肺为娇脏，外邪侵袭易于为患，肺气为风热湿毒所困，失于清肃宣降，肺气上逆则见干咳，津液不得上承则见口干，肺气亏虚则见乏力。另外，患者已是期颐之年，脏腑虚损，肾亏尤甚，故乏力、神萎、反应迟钝等明显。治宜益气固表，解毒清热化湿，兼固肾精，予益清口服液（院内制剂）加减，全方取《温病条辨》银翘散、《究原方》玉屏风散、《华山医院验方》补肾益气方之意，具补气益肾固表、辟秽解毒化浊之功，拟方如下：炒白术 10g，板蓝根 15g，连翘 10g，黄芩 20g，金银花 10g，贯众 10g，黄芪 20g，防风 10g，柴胡 20g，厚朴 10g，陈皮 10g，淫羊藿 10g，北沙参 15g，赤芍 15g，甘草 3g。6 剂（2022 年 5 月 2 ～ 7 日）。水煎，200mL，早晚各100mL 服用。

（2）2022 年 5 月 6 日二诊：患者仍有口干，乏力，大便 6 日一行，舌红，苔薄腻，脉细。患者心功能不全，配合度欠佳，有进展为重症风险，自行进食差，5月5日起留置胃管。阳明温病热结阴亏，下之不通，津液不足，故在前证基础上见燥屎不行之症，证属热结津亏，兼气阴两虚，属虚实夹杂，治宜益气养阴，凉血健脾通便，予水清口服液（院内制剂）加减，该方寓《究原方》玉屏风散、《温病条辨》增液汤、《伤寒论》调胃承气汤等之意，拟方如下：黄芪30g，太子参15g，玄参15g，生地黄15g，麦冬15g，金荞麦30g，赤芍10g，荆芥6g，防风6g，蝉蜕6g，茯苓9g，炒稻芽15g，炒麦芽15g，熟大黄9g，甘草6g。7剂（2022年5月7～13日）。水煎剂，200mL，早晚各100mL服用。

（3）2022年5月17日三诊：患者口唇皮肤干燥，5月8日起意识模糊，今起嗜睡状态，痰少难咳，大便5日一行，舌红，苔少，脉沉细（图69-3）。患者高龄，肾精亏损，加之气津耗伤较重，津液亏虚，故见口唇皮肤干燥，痰少难咳，肺脾气虚，故见乏力嗜睡，气虚推动乏力，肠燥津亏，则见大便难行。证属气津两伤，腑气不通。治宜益气养阴，健脾化痰，解毒通便。方予《古今名医方论》香砂六君子汤、《温病条辨》增液承气汤等加减，拟方如下：黄芪45g，党参15g，炒白术15g，麦冬30g，地黄15g，玄参15g，石斛15g，五味子9g，南沙参30g，炒稻芽15g，炒麦芽15g，茶树根15g，马鞭草30g，金荞麦15g，浙贝母15g，陈皮9g，半夏9g，炒木香6g，砂仁9g（后下），全瓜蒌9g，熟大黄6g。7剂（2022年5月17～23日）。水煎剂，200mL，早晚各100mL服用。

（4）2022年5月23日四诊：自5月21日起患者由嗜睡转为意识模糊，今起清醒，精神较好，双眼有神，口唇皮肤干燥较前明显好转，但面色㿠白虚浮，痰少易咳，大便2～3日一行，舌淡红，苔薄白（图69-4），脉细。患者温病后气津两伤较前恢复，但面色㿠白虚浮，证属脾肾阳虚，治宜温肾健脾。方取《伤寒论》真武汤、《太平惠民和剂局方》四君子汤合《究原方》玉屏风散等加减，拟方如下：党参30g，炒白术10g，茯苓9g，黄芪30g，防风6g，熟地黄18g，当归15g，白芍15g，赤芍15g，南沙参、北沙参各15g，淡附片9g，淫羊藿10g，陈皮10g，川芎18g，桃仁10g，玄参15g，麦冬18g，火麻仁30g，枸杞子18g。7剂（2022年5月24～30日）。水煎剂，200mL，早晚各100mL服用。

（5）2022年5月29日五诊：患者神志清，精神好，上午可坐起后在床上少量活动，白天卧床时间减少，面色红润，口唇干有裂纹，无咳嗽咳痰，大便2日一行，舌淡红，苔薄白（图69-5），脉缓。患者气津已有所复，但仍有血虚肠燥，治宜温肾健脾，养血润肠。方选真武汤、四君子汤、玉屏风散合《医垒元戎》桃红四物汤加减，拟方如下：党参30g，炒白术10g，茯苓9g，黄芪30g，防风6g，熟地黄9g，当归15g，南沙参15g，淡附片10g，赤芍15g，白芍15g，淫羊藿10g，川芎18g，桃仁10g，玄参18g，麦冬18g，火麻仁30g，枸杞子18g，红花6g，山茱萸6g。7剂（2022年5月30日～6月5日）。水煎剂，200mL，早晚各100mL服用。

（六）疗效评估

1. 体温变化趋势 （图 69-2）

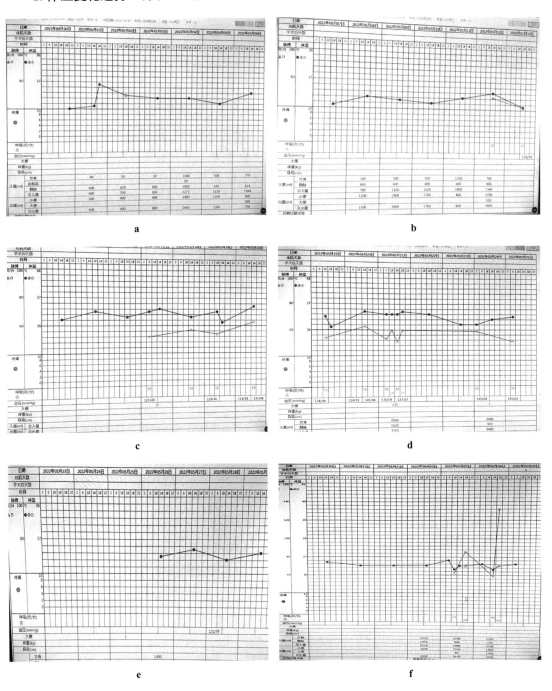

图 69-2　体温变化图

2. 主要症状及舌象 （见附录彩色图图 69-3 ～图 69-5）

3. 新冠病毒核酸转阴情况 （图 69-6）

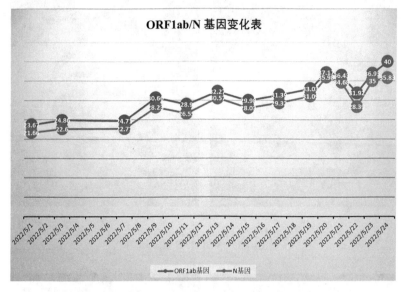

图 69-6　新冠病毒核酸转阴情况

4. 主要生化检查和血气分析变化 （表 69-1 ～表 69-2）

表 69-1　主要生化检查变化

日期	白细胞计数（×10⁹/L）	淋巴细胞计数（×10⁹/L）	血红蛋白（g/L）	血小板计数（×10⁹/L）	降钙素原（ng/mL）	谷丙转氨酶（U/L）	肾小球滤过率（mL/min/1.73m²）	N 端脑钠肽前体（pg/mL）	肌钙蛋白 T（ng/mL）	D-二聚体（μg/mL）
5 月 1 日	3.7	1.34	108	122	0.12	< 7	20	10172	0.204	2
5 月 5 日	4.01	0.74	115	103	0.18	9	55	8494	0.114	8.94
5 月 15 日	5.47	1.43	97	161	0.60	20	60	1987	0.039	2.37
5 月 20 日	3.42	0.83	79	157	0.16	12	61	1193	0.035	2.48
5 月 27 日	4.16	0.82	88	201	0.10	10	64	1157	0.037	1.9

表 69-2　血气分析变化

日期	酸碱度	血氧饱和度	氧分压（mmHg）	二氧化碳分压（mmHg）	碳酸氢根浓度（mmol/L）	阴离子间隙（mmol/L）	乳酸（mmol/L）
5 月 14 日	7.455	98.2	87.75	38.03	26.8	2.8	1.0
5 月 18 日	7.446	99.6	100.5	40.2	27.4	3.6	1.2
5 月 24 日	7.414	100	152.25	40.5	25.5	1.3	1.7
6 月 1 日	7.359	98.5	96	36.68	20.8	-4.8	1.3

5.胸部影像学变化 （图 69-7 ～图 69-9 ）

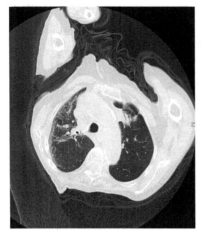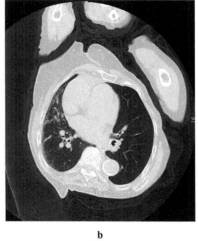

a　　　　　　　　　　　　　　b

图 69-7　5 月 1 日胸部 CT

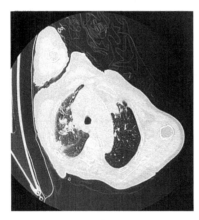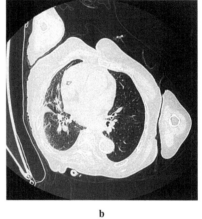

a　　　　　　　　　　　　　　b

图 69-8　5 月 16 日胸部 CT

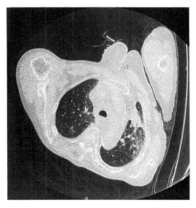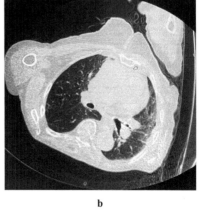

a　　　　　　　　　　　　　　b

图 69-9　5 月 27 日胸部 CT

（七）出院时情况

患者神志清，精神可，无咳嗽咳痰，无胸闷气促，无腹胀腹泻，胃纳可。胸部影像学显示明显吸收，未见病毒性肺炎感染征象。连续两次咽拭子新冠病毒核酸阴性，一次鼻咽双采阴性，继续观察1周后无复阳，准予出院。

（八）案例讨论与分析

1. 辨证施治思路 新冠病毒奥密克戎变异株感染属于中医学"疫病"范畴，临床常见中医证型有疫邪袭卫证、热毒蕴肺证、气阴两虚证、正虚邪恋证等，春季发病者多见于中医学"湿热夹风"之证。本次上海疫情发生于春分清明之交，故罹患此疫者以风热湿毒证为多。本案患者虽属新冠病毒感染普通型，但患者百岁高龄，气虚血亏，其间曾出现心肾功能不全，意识模糊渐至嗜睡状态，合并基础疾病重症，多重因素交织，处理不慎即有转重危险。故一诊采用益清口服液（院内制剂），此方以第九版《新型冠状病毒肺炎诊疗方案（试行第九版）》及《上海市新冠病毒感染定点医院实施方案》为依据，由中医古方《温病条辨》银翘散、《丹溪心法》玉屏风散及《华山医院验方》补肾益气方等化裁而来，以益气固表、解毒清热化湿为主，兼有滋养肝肾和理气活血等功效，也有调节免疫功能和拮抗病原微生物等作用，可用于新冠病毒感染中、重症及其他呼吸道病毒等病原微生物感染的综合治疗。

二诊时，患者口干乏力，大便多日未行，乃湿热邪毒耗伤气阴所致。治宜益气养阴，凉血健脾通便，予水清口服液（院内制剂）加减。水清口服液（院内制剂）寓玉屏风散、增液汤及调胃承气汤等之意。重用黄芪为君，温升补气，玄参、生地黄、麦冬为臣药，增水行舟，君臣药并用，具有阳升阴应、云行雨施之妙，金荞麦、赤芍、荆芥、防风、蝉蜕、茯苓、炒稻芽、炒麦芽、酒大黄为佐药，具有凉血活血、健脾通便、止咳等功效，甘草为使药，调和诸药。诸药合用，共奏益气养阴、凉血健脾通便等功效。西医学认为，此方有改善循环系统功能状态，提高免疫力，改善微循环及开胃通便的作用。

三诊时，患者心肾功能均较前恢复，但仍口唇皮肤干燥，精神萎靡渐至嗜睡，且胸部CT提示病灶较前进展，考虑温病后期气津耗伤深重，且老人高龄，肾水亏损，真阴不足，气血两虚，上中焦气分之热极易乘虚深入下焦而导致真阴枯竭，甚则亡阴脱液，虚风内动，而成危候。疴病用重剂，非重用益气养阴药物所不能敌，大剂甘温之品补气，大剂甘寒之品养阴，同时兼顾祛邪以顿挫病势。方取《古今名医方论》香砂六君子汤合《温病条辨》增液承气汤。香砂六君子汤为清代医家罗美所制，具有益气健脾、行气化痰之功；增液承气汤为清代医家吴瑭之代表方，用于阳明温病，热结阴亏，具有增水行舟之效。两方同用，其目的是"先安未受邪之地，恐其陷入易易耳"。药物以地黄、麦冬、玄参、南沙参重用为妙。

四诊时，口唇皮肤干燥已得到明显缓解，仍有嗜睡，面色㿠白，考虑患者气津耗伤已得以恢复，但如《灵枢·天年》云："百岁，五脏皆虚，神气皆去。"故老人有阴不涵阳、阳气浮越之象，如不及早干预，恐生脱变。方取《伤寒论》真武汤、《太平惠民和剂局方》四君子汤合《究原方》玉屏风散加减。真武汤为温肾健脾之名方，四君子汤为补气之基础方，玉屏风散则为益气固表代表方，三方加减合而为用，温肾健脾，益气防脱。

五诊时，精神明显好转，神志清楚，白天可坐起后在床上稍活动，胸部 CT 示病灶较前减轻，患者阳气浮越症状好转，但血亏肠燥，治宜温肾健脾，养血润肠。在上方基础上加红花，取桃红四物汤养血活血润肠之意。

2. 用药分析　这是一例中西医结合治疗的普通型新冠病毒感染高龄患者，西医学着重抗病毒、增强免疫、抗菌、营养支持等，中医前期主要以疏风祛湿、清热解毒为主，中期以益气养阴、通腑和胃为要，晚期则以温阳固脱防变为善后。初期祛邪后即重用黄芪大补元气，重用地黄、麦冬、玄参、沙参养阴增液，使益气养阴成为用药基本原则。中西医结合治疗使患者入院后整体精神状态得以恢复，核酸转阴出院。

3. 得失点　本案是一例中医药干预合并多种基础疾病的高龄新冠病毒感染患者的成功案例，患者入院时心肾功能不全，病程中意识模糊渐至嗜睡状态，经中西医结合诊治扶正培元，攻守兼施，终使患者转危为安。治疗过程中无不良反应。

（复旦大学附属华山医院弓唯一、董竞成整理）

七十、新冠病毒感染重型伴肾移植状态案

（一）一般资料

赵某，女，53岁，住院号：21×××6。

入院时间：2022年4月15日；出院时间：2022年4月28日；住院天数：13日。

（二）入院前情况

主诉"发现新冠病毒核酸阳性8天"入院。患者长期居家未外出，2022年4月6日小区例行查新冠病毒核酸阳性，次日出现反复发热、咳嗽等症状，最高体温39.5℃，其间居家自行服用连花清瘟胶囊治疗，2022年4月12日转运至某医院隔离治疗，2022年4月14日下午体温逐渐恢复正常，继之出现气喘、腹泻症状，口服黄连素、蒙脱石散治疗后好转，为进一步诊治，2022年4月16日由"120"转入上海市公共卫生临床中心治疗。

流行病史：患者1个月内未离开上海，未接触过境外回国人员，长期居住于家中，2022年4月6日小区例行查新冠病毒核酸阳性。未接种新冠疫苗。

既往史：患者既往有高血压病史7月余，口服硝苯地平缓释片10mg，每日1次。否认其他内科疾病史。

传染病史：否认肝炎、结核等传染病史。手术史：2021年9月19日行肾移植手术，术后口服环孢素、西罗莫司、强的松抗排异。

新冠疫苗接种史：无。

（三）入院时情况

本次发病以来，患者精神一般，气促乏力，纳寐尚可，大便未解，小便尚可，体重未见明显下降。

体格检查：体温36.3℃，心率80次/分，呼吸18次/分，血压140/100mmHg，指脉氧：96%。神志清楚，精神一般，无嗜睡。颈软，口唇无发绀，咽部无充血，双侧扁桃体无明显肿大，无脓性分泌物。双侧呼吸运动对称，无胸膜摩擦感，无皮下捻发感，两肺呼吸音粗，未闻及干湿啰音。腹软，全腹无压痛反跳痛，肝脾肋下未及，肠鸣音正常存在，双下肢无浮肿。四肢活动自如。舌红，苔黄腻，脉滑数。

（四）入院诊断

1. 西医诊断

（1）新冠病毒感染（重型）。

（2）肾移植状态（危重症）。

（3）高血压。

2. 中医诊断

疫病，疫毒闭肺证。

（五）诊疗经过

4月16日予干扰素雾化，甲强龙抗炎抗免疫，乌司他丁抗炎，高流量吸氧（50%/50L），低分子量肝素钙注射液抗凝，胸腺法新；人免疫球蛋白提高免疫力。

4月18日予奈玛特韦片/利托那韦片抗病毒，乳果糖通便。

4月19日予人血白蛋白支持，中药宣肺败毒方加减。

4月22日予美罗培南抗感染，氯化钾颗粒补钾，肠内营养乳剂营养支持，促红素升高红细胞，患者新冠病毒核酸CT值上升缓慢，续宣肺败毒方加减。

4月25日患者症状好转，大便未解，中药续宣肺败毒方，另予大承气汤灌肠。

4月15日辅助检查：血常规：白细胞计数 2.73×10^9/L，血小板计数 164×10^9/L，中性粒细胞计数 2.30×10^9/L，淋巴细胞计数 0.29×10^9/L，单核细胞计数 0.14×10^9/L。超敏C反应蛋白 9.47mg/L。红细胞沉降率 103mm/h。降钙素原 0.27ng/mL。生化检查：白蛋白 33.00g/L，尿素 9.50mmol/L，肌酐 190.30μmol/L，肾小球滤过率 25.450mL/（min×1.73m²）。凝血功能：国际标准化比值 0.95，凝血酶原时间 12.70 秒，D- 二聚体 5.94μg/mL。淋巴细胞亚群：CD_3 计数 153.89cell/μL，CD_4 计数 86.56cell/μL，CD_8 计数 69.46cell/μL。细胞因子：IL-6 为 2.40pg/mL，IFN γ 为 3.12pg/mL。

2022 年 4 月 16 日胸部 CT 如图 70-1：两肺多发病毒性肺炎（约 13.5%），两侧胸腔少量积液。心包少量积液。

1. 西医治疗方案

（1）氧疗过程：高流量吸氧（50L/min，50%，34℃）。

（2）抗病毒治疗：人干扰素 α2b 喷雾剂雾化吸入每次 10mL，

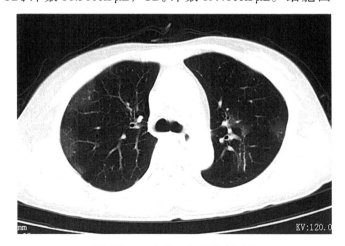

图 70-1　4 月 16 日胸部 CT

1天2次；奈玛特韦片100mg口服，12小时1次；利托那韦片150mg口服，12小时1次。

（3）抗炎治疗：乌司他丁30万U，静脉推注，8小时1次。

（4）抗感染治疗：美罗培南1g，静脉滴注，12小时1次。

（5）免疫抗炎治疗：甲强龙40mg，静脉滴注，每日1次；人免疫球蛋白20g，静脉滴注，每日1次；环孢素100mg口服，每天2次；胸腺法新1.6mg，皮下注射，每日1次；吗替麦考酚酯0.5g口服，每日2次。

（6）抗凝治疗：低分子量肝素钙注射液4000IU，皮下注射，12小时1次。

（7）其他：奥美拉唑40mg，静脉推注，每日1次抑酸护胃；乳果糖通便，氯化钾颗粒补钾，肠内营养乳剂400mL口服，每日1次营养支持；促红素3000IU，皮下注射，每日1次，改善贫血；谷胱甘肽、水飞蓟宾保肝；酪酸梭菌调节肠道菌群等。

2. 中医治疗方案

（1）2022年4月19日一诊：患者昨日发热，最高体温39.6℃，今日体温平，呼吸稍促，大便未解，小便可。舌红，苔黄腻，脉滑数。四诊合参，中医辨证考虑湿毒郁肺证。肺为娇脏，外邪上受，首先犯肺，《景岳全书·杂症谟》云："瘟疫乃天地之邪气，若人身正气内固，则邪不可干，自不相染。"患者素体正气不足再感疫毒，疫毒夹湿毒犯肺，使其失于宣发肃降，故见气促。治疗以解毒利湿、通腑泄热为主，方取宣肺败毒方加减。拟方如下：麻黄6g，杏仁9g，生石膏30g（先煎），薏苡仁30g，苍术10g，藿香15g，青蒿12g，虎杖20g，马鞭草30g，芦根30g，陈皮9g，甘草10g，生大黄10g（后下）。3剂（2022年4月19～21日）。水煎服200mL，每日1剂，早晚分2次服用，饭后30分钟温服。

（2）2022年4月22日二诊：患者无发热，最高体温37℃，胸闷气促，大便每日一行，小便可。舌淡红，苔黄腻（见附录彩色图图70-2）。治以解毒利湿，扶正益气。拟宣肺败毒方加减：麻黄6g，杏仁9g，生石膏15g（先煎），薏苡仁30g，苍术10g，藿香15g，青蒿12g，虎杖20g，马鞭草30g，芦根30g，陈皮9g，甘草10g，生大黄10g（后下），瓜蒌子10g，瓜蒌皮10g，黄芪30g，生晒参15g，粉草薢20g。3剂（2022年4月22～24日）。水煎服200mL，每日1剂，早晚分2次服用，饭后30分钟温服。

（3）2022年4月25日三诊：患者偶有发热，最高体温37.9℃，胸闷气促好转，大便两日一行，小便可。舌淡红，苔薄黄腻。治以解毒利湿，扶正益气。拟宣肺败毒方加减：麻黄6g，杏仁9g，生石膏15g（先煎），薏苡仁30g，苍术10g，藿香15g，青蒿12g，虎杖20g，马鞭草30g，芦根30g，陈皮9g，甘草10g，生大黄10g（后下），瓜蒌子10g，瓜蒌皮10g，黄芪30g，生晒参15g，粉草薢20g。3剂（2022年4月25～27日）。水煎服200mL，每日1剂，早晚分2次服用，饭后30分钟温服。另予大承气汤灌肠通腑泄热：芒硝30g，大黄30g，枳实20g，厚朴20g。3剂（2022年4月25～27日）。水煎，每日1剂，取汁200mL灌肠。

（4）2022年4月28日四诊：患者无发热，最高体温36.8℃，稍有乏力，余无不适，大便每日两行，小便可。舌淡胖，苔薄白腻（见附录彩色图图70-3）。治以行气活血，化湿解毒。拟宣肺败毒方合八珍汤加减：苍术10g，青蒿12g，虎杖20g，马鞭草30g，芦根30g，陈皮9g，甘草10g，生大黄10g（后下），瓜蒌皮10g，瓜蒌子10g，黄芪30g，生晒参15g，粉草薢20g，当归10g，熟地黄10g，赤芍10g，川芎10g，白术10g，茯苓10g。3剂（2022年4月28～30日）。水煎服200mL，每日1剂，早晚分2次服用，饭后30分钟温服。

（六）疗效评估

1. 胸部影像学变化　4月16日胸部CT（图70-1）：两肺多发病毒性肺炎（约13.5%），两侧胸腔少量积液。心包少量积液。4月19日胸部CT（图70-4）：两肺多发病毒性肺炎（约36.7%）。心包少量积液。4月22日胸部CT（图70-5）：两肺多发病毒性肺炎（约43.9%），两侧胸腔少量积液。心包少量积液。双肾萎缩。4月24日胸部CT（图70-6）：两肺多发病毒性肺炎（约33.9%），两侧胸腔少量积液。心包少量积液较前增多。双肾萎缩。

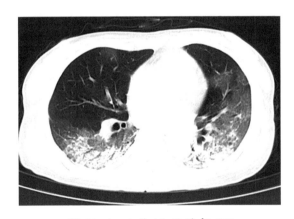

图70-4　4月19日胸部CT

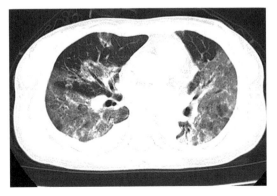

图70-5　4月22日胸部CT

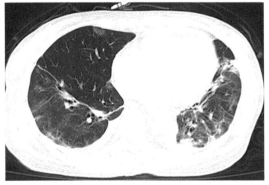

图70-6　4月24日胸部CT

2. 主要症状　患者属于重症，病程前期以胸闷气促为主，经过中西医结合治疗后，患者呼吸道症状明显改善。

3.生化检查变化 （表 70-1～表 70-2）

表 70-1　主要生化指标变化

日期	白细胞计数（×10⁹/L）	中性粒细胞计数（×10⁹/L）	淋巴细胞计数（×10⁹/L）	超敏C反应蛋白（mg/L）	白细胞介素-6（pg/mL）	D-二聚体（μg/mL）	CD₄计数	血红蛋白（g/L）
正常值	3.5～9.5	1.8～6.3	1.1～3.2	0～10	<5.4	0～0.5	410～1590	115～150
4月16日	2.17	2.30	0.29	9.47	2.40	0.81	86.56	85.00
4月19日	11.03	10.74	0.20	16.55	1.00	0.85	—	86.00
4月25日	9.38	8.47	0.62	15.72	—	—	—	80.00
4月28日	6.86	5.36	0.98	3.93	6.43	1.22	374.36	97.00

表 70-2　CT 值变化

项目	4月17日	4月19日	4月22日	4月25日	4月27日
CT 值	17	22	30	31	39

（七）出院时情况

患者神志清，精神可，无咳嗽咳痰，无胸闷气促，无腹痛腹泻，胃纳可。胸部影像学显示炎症较前吸收，连续两次鼻拭子、一次咽拭子核酸检测阴性，2022 年 4 月 28 日出院。

（八）案例讨论与分析

1.辨证施治思路　重症新冠病毒感染病情复杂，加之患者有肾移植病史，症状寒热错杂，虚实并见。肺与大肠相表里，肺气不降，腑气不通；邪郁化热，或与伏燥搏结，灼伤津液；邪气壅阻，气血不畅，脉络瘀滞；邪盛伤正，可致气血阴阳不足。肺主气，司呼吸，而肾主纳气。《类证治裁》曰："肺为气之主，肾为气之根；肺主出气，肾主纳气。阴阳相交，呼吸乃和。"

此患者一诊时处于疾病高峰期，且有发热，最高体温 39.6℃，呼吸稍促，大便未解，小便可。舌红，苔黄腻，脉滑数。给予宣肺败毒方加减，以解毒利湿，通腑泄热。

二诊时，患者胸闷气促，大便每日一行，小便可。舌淡红，苔黄腻。正气无力鼓邪外出，上方生石膏减量，加入全瓜蒌清肺行气，黄芪、生晒参扶正，粉萆薢化湿浊。

三诊时，患者偶有发热，最高体温 37.9℃，胸闷气促好转，大便两日一行，小便可。舌淡红，苔薄黄腻。《灵枢·本输》曰："肺合大肠。"肺与大肠相表里，故清泄肠道可肃降肺气，续上方，加之大承气汤灌肠通腑泄热。

四诊患者无发热，稍有乏力，余无不适，大便每日两行，小便可。舌淡胖，苔薄白腻。予上方去麻黄、杏仁、生石膏、薏苡仁、藿香，加入八珍汤气血双补。

2. 用药分析　这是一例中西医结合治疗的重症新冠病毒感染的患者，西医着重抗病毒、抗炎、免疫治疗、营养支持等，中医主要抓住病机湿毒郁肺，对症施治，宣肺败毒方来源于麻杏石甘汤、麻杏苡甘汤等经典名方，主要功效为宣肺化湿，清热透邪，泻肺解毒；八珍汤气血双补，中西医结合治疗使患者入院后呼吸道症状快速改善，2周内咽拭子及鼻拭子核酸转阴出院。

3. 得失点　本案是一则中医药及时干预的成功案例，患者素有内伤（肾移植病史），长期服用免疫抑制剂，又新感新冠病毒感染，患者正气不足，难以祛邪，入院6天后病情进展，由新冠病毒感染普通型转变为重型，尽管使用小分子抗病毒药物，核酸CT值仍然上升缓慢，中医药的及时干预，如大黄、生石膏等截断了患者热势，与其他清肺解毒类药物合用，结合西医治疗，使得其肺部炎症快速吸收，扭转了患者病势，而参芪类扶正益气类药物使用后，患者的核酸CT值明显升高，使得患者快速康复出院。

（上海市公共卫生临床中心陈龙、陈晓蓉、陆云飞整理）

七十一、新冠病毒感染普通型伴甲状腺功能减退，多浆膜腔积液，冠状动脉粥样硬化性心脏病（支架术后），心功能不全

（一）一般资料

周某，男，90岁，住院号：21×××9。

入院时间：2022年4月30日；出院时间：2022年6月5日；住院天数：36日。

（二）入院前情况

主诉"新冠病毒感染2天"入院。2022年4月28日患者因黑便2天就诊于外院，无腹痛、腹泻，无恶心、呕吐，家属自述同时伴有胸闷、憋气，具体病史不详，就医出现核酸异常，体温37.2℃，自外院转运至上海市公共卫生临床中心。

既往史：有高血压病史，既往冠心病支架术后19年，2021年5月8日曾因上消化道出血就诊于外院，不除外结肠癌。

新冠疫苗接种史：无。

（三）入院时情况

本次发病以来，患者精神较差，胸闷、憋气、不能平卧，无发热，无明显咳嗽咳痰，纳差，黑便，小便如常。

体格检查：体温36.7℃，心率122次/分，呼吸32次/分，血压145/67mmHg。

神志清楚，推入病房，被动体位。结膜苍白，颈软，咽部无充血，双侧扁桃体无明显肿大，无脓性分泌物。呼吸急促，双侧呼吸运动对称，无胸膜摩擦感，无皮下捻发感，两肺呼吸音粗，两下肺呼吸音消失。腹软，全腹无压痛反跳痛，肝脾肋下未及，肠鸣音正常存在，双下肢浮肿。四肢活动自如。舌淡，苔薄白腻。

（四）入院诊断

1. 西医诊断

（1）新冠病毒感染（普通型）。

（2）冠状动脉粥样硬化性心脏病（支架术后），心功能不全，心包积液，胸腔积液。

（3）吸入性肺炎。

（4）高血压。

2. 中医诊断

疫病（普通型），湿毒犯肺证。

（五）诊疗经过

4月30日入院后给予心电监护，鼻导管吸氧，完善相关化验、检查，给予奈玛特韦片/利托那韦片抗病毒，头孢哌酮钠舒巴坦钠抗感染，螺内酯、呋塞米利尿，氨溴索化痰，布地奈德、特布他林雾化吸入平喘，氯化钾颗粒补充电解质等对症处理。

5月3日傍晚患者突发胸闷、憋气，四肢湿冷，大汗淋漓，不能平卧。查体：血压126/68mmHg。神志尚清，精神差，端坐位，查体不配合。心脏彩超提示：①左室整体收缩活动减弱。②轻度二尖瓣反流。③主动脉瓣钙化伴轻中度主动脉瓣反流。④轻度肺动脉高压伴轻度三尖瓣反流。⑤左室舒张功能减退。⑥少量至中量心包积液。影像学提示大量胸腔积液。考虑心衰，给予硝酸甘油、去乙酰毛花苷、呋塞米强心、利尿、扩血管改善心脏血液循环治疗，进一步行胸腔穿刺置管引流。给予高流量吸氧。

5月4日患者状态好转，胸闷略有好转，有咳嗽咳痰，无发热，可以半卧，尿量1925mL，右侧胸腔引流出淡红色血性液体1200mL。为控制入液量，中药暂缓。

5月23日血常规：红细胞计数 $2.54×10^{12}$/L，血红蛋白测定75.00g/L。导尿管中有血丝，考虑留置导尿诱发尿路感染，给予拔除导尿管。给予藿朴夏苓汤、苓桂术甘汤加减温阳化饮，健脾利湿。

5月23日请内分泌科会诊，甲状腺功能：促甲状腺激素107.89uIU/mL，FT_3为2.88pmol/L，FT_4为6.83pmol/L，既往甲状腺病史不详，5月3日起予优甲乐12.5μg，每日1次，考虑患者有冠心病和支架术后，短时大量补充优甲乐会引起心肌耗氧增加，加重心绞痛和心衰症状，目前予优甲乐50μg，每日1次。心包积液和胸腔积液与部分严重甲状腺功能减退有关，补充甲状腺激素有望减轻积液。

6月4日患者无咳嗽咳痰，夜间能平卧。连续两次新冠病毒核酸检测阴性（CT值＞35），准予出院。

1. 西医诊疗方案

（1）氧疗过程：入院时鼻导管5L/min，5月3日改高流量吸氧，5月10日改面罩吸氧。

（2）抗病毒治疗：奈玛特韦片300mg，每12小时1次口服；利托那韦片100mg，每12小时1次口服（5月7～11日）；干扰素200μg，每日2次雾化（5月22日～6月4日）。

（3）抗感染治疗：头孢哌酮钠舒巴坦钠3g，每8小时1次（5月1～11日）；氟康唑100mg，每日1次（5月11～20日）；庆大霉素160mg，膀胱冲洗（5月11～16日）；5月25日莫西沙星0.4g（5月25日～6月4日）。

（4）免疫治疗：胸腺法新1.6mg，皮下注射，隔日1次。

（5）抗凝治疗：低分子量肝素钙注射液4100IU，皮下注射，每日1次。

（6）营养支持：人血白蛋白10g。

（7）其他：优甲乐0.25片，每日1次（5月3～23日），1片每日1次（5月23～31日），1.5片每日1次（5月31日至出院）。

入院时辅助检查：①生化检查：谷丙转氨酶9U/L，谷草转氨酶22U/L，碱性磷酸酶17U/L，乳酸脱氢酶256U/L，白蛋白34g/L，尿素9.6mmol/L，肌酐113μmol/L，肾小球滤过率56mL/（min×1.73m²）。②凝血功能：国际标准化比值1.10，凝血酶原时间14.2秒，D-二聚体1.59μg/mL。

2022年5月1日胸部CT（图71-1）：①左心衰伴肺淤血水肿可能大，伴双侧胸腔中等量积液、双下肺部分不张、心包大量积液。②主动脉瓣病变，右冠PCI术后改变。③两肺散在实性小结节（良性）。

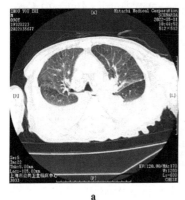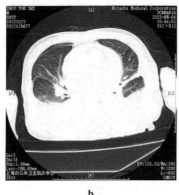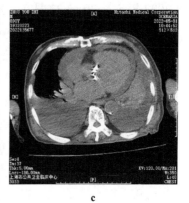

a　　　　　　　　　　　b　　　　　　　　　　　c

图71-1　5月1日胸部CT

2. 中医诊疗方案

（1）2022年5月3日一诊：患者咳嗽咳痰，胸闷气短，呼吸急促，无发热，胃纳尚可，鼻导管吸氧5L/min。二便正常。舌淡，苔薄白腻。证属肺气亏虚，湿邪袭表。治拟解表益气化湿，拟方如下：黄芪15g，党参10g，白术10g，茯苓15g，金银花10g，连翘15g，防风10g，薄荷3g（后下），桔梗10g，牛蒡子15g，甘草10g，马鞭草30，葶苈子15g。2剂（2022年5月3～4日）。水煎服200mL，每日1剂，早晚分2次服用，饭后30分钟温服。

（2）2022年5月7日二诊：患者病情尚稳定，半卧位时无气急气促，不能平躺，有咳嗽咳痰，无痰中带血，大便1次，略干结。24小时尿量1350mL，右侧胸腔引流出淡红色血性液体500mL。舌淡，苔薄根白腻。今日给予拔除胸引管。诊断为湿毒郁肺，给予宣肺败毒方加减，拟方如下：苦杏仁15g，生石膏30g（先煎），薏苡仁30g，苍术10g，藿香15g，虎杖20g，马鞭草30g，芦根30g，葶苈子15g，陈皮15g，甘草10g，生大黄10g（后下），芒硝6g，青皮6g。3剂（2022年5月7～9日）。水煎服200mL，每日1剂，早晚分2次服用，饭后30分钟温服。

（3）2022年5月14日三诊：患者仍半卧位，平躺及下床后有胸闷气短，无呼吸困难，咳嗽咳痰，咳痰费力，无痰中带血，进半流食，24小时尿量920mL，大便1次，较干结。舌暗，苔薄，根微黄腻。给予宣肺败毒方加减，芒硝、大黄泄热通便，生晒参补气生津，拟方如下：苦杏仁15g，生石膏30g（先煎），薏苡仁30g，苍术10g，藿香15g（后下），青蒿12g（后下），虎杖20g，马鞭草30g，芦根30g，葶苈子15g，陈皮15g，甘草10g，生大黄10g（后下），芒硝6g，生晒参10g。3剂（2022年5月14～16日）。水煎服200mL，每日1剂，早晚分2次服用，饭后30分钟温服。

（4）2022年5月20日四诊：患者一般情况稳定，半卧位，不吸氧时有胸闷气短，咳嗽咳痰，咳痰费力，无痰中带血，进半流食，口干欲饮，24小时尿量1300mL，近两日大便干结。舌淡，苔薄微黄。给予增液承气汤，功效滋阴清热，增液通便，拟方如下：玄参30g，麦冬24g，生地黄20g，芒硝4g（后下），生大黄10g，生晒参6g，射干10g。3剂（2022年5月20～22日）。水煎服200mL，每日1剂，早晚分2次服用，饭后30分钟温服。

（5）2022年5月23日五诊：今日血常规：红细胞计数$2.54×10^{12}$/L，血红蛋白测定75.00g/L。半卧位，有胸闷气短，无呼吸困难，咳嗽咳少量白痰，24小时尿量1050mL。导尿管中有血丝，考虑留置导尿诱发尿路感染，给予拔除导尿管。证属饮留中焦，给予藿朴夏苓汤合苓桂术甘汤加减，以温阳化饮，健脾利湿。拟方如下：藿香12g，厚朴9g，姜半夏6g，茯苓30g，赤芍15g，北沙参12g，陈皮6g，枳壳12g，桂枝6g，白术12g，豆蔻3g，知母9g，黄柏3g，当归6g，生黄芪15g，合欢皮15g，桔梗9g，生甘草6g。3剂（2022年5月23～25日）。水煎服200mL，每日1剂，早晚分2次服用，饭后30分钟温服。

（6）2022年5月31日六诊：一般情况尚好，无胸闷气急，无发热畏寒，稍有咳嗽，现夜间能平卧，双下肢无浮肿。舌淡红，苔薄微腻（见附录彩色图图71-2）。复查甲状腺指标：三碘甲状腺原氨酸0.54ng/mL，甲状腺素3.62μg/dL，游离三碘甲状腺原氨酸2.92pmol/L，促甲状腺素67.245uIU/mL。患者甲状腺功能较前好转，今将甲状素片调整为75μg口服，每日1次。证属脾肾阳虚，水饮内停，治拟温阳健脾，行气利水。拟方如下：附片10g（先煎），干姜9g，淫羊藿10g，生晒参10g，生黄芪30g，肉苁蓉15g，白术10g，薏苡仁15g，茯苓15g，车前子15g。3剂（2022年5月31日～6月2日）。水煎服200mL，每日1剂，早晚分2次服用，饭后30分钟温服。

（7）2022年6月4日七诊：患者一般情况尚好，精神食欲好转，无发热畏寒，无胸闷气急，无咳嗽咳痰，夜间能平卧。患者连续两次新冠病毒核酸检测阴性（采样时间间隔大于24小时），准予出院，温阳实脾方加葶苈子、马鞭草利水活血，拟方如下：附片10g（先煎），干姜9g，淫羊藿10g，生晒参10g，黄芪30g，肉苁蓉15g，白术10g，薏苡仁15g，茯苓15g，车前子15g，葶苈子15g，马鞭草15g。7剂（出院带回）。水煎服200mL，每日1剂，早晚分2次服用，饭后30分钟温服。

（六）疗效评估

1. 胸部影像学变化 5月1日胸部CT（图71-3）：左心衰伴肺淤血水肿可能大，伴双侧胸腔中等量积液、双下肺部分不张、心包大量积液。5月14日胸部CT（图71-4）：心衰、主动脉瓣病变伴双肺淤血水肿、双肺下叶部分不张、双侧胸腔及心包积液，合并右肺下叶可疑病毒性肺炎。5月23日胸部CT（图71-5）：双侧胸腔及心包积液较前好转，左下肺较前有复张；较2022年5月14日片比两侧肺纹理清晰，肺内渗出有吸收，肺淤血水肿好转。

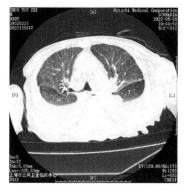 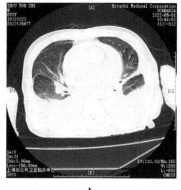 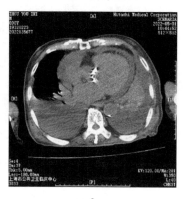

a   b   c

图 71-3 5月1日胸部CT

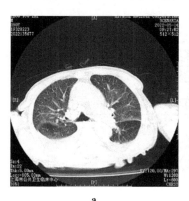 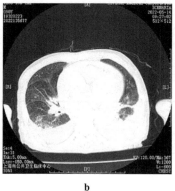 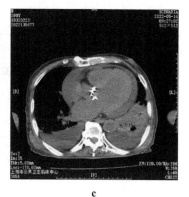

a   b   c

图 71-4 5月14日胸部CT

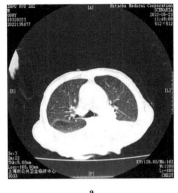
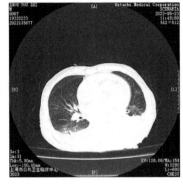
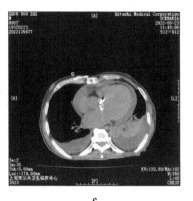

a   b   c

图 71-5   5 月 23 日胸部 CT

2. 主要症状 患者入院时，胸闷气促、不能平卧，咳嗽咳痰，下肢浮肿，出院时可平卧，无胸闷气急气促，稍有咳嗽，下肢无浮肿。

3. 实验室检查

表 71-1 甲状腺功能变化

项目	5 月 1 日	5 月 23 日	5 月 30 日	参考值
FT_3	2.53	2.88	2.92	2.43 ～ 6.06pmol/L
FT_4	8.07	6.83	11.53	9.01 ～ 19.05pmol/L
促甲状腺激素	36.842	107.896	67.245	0.350 ～ 4.940uIU/mL

表 71-2 心肌标志物

项目	5 月 1 日	5 月 7 日	5 月 10 日	5 月 17 日	5 月 24 日	5 月 30 日	参考值
肌钙蛋白	0.08	0.79	0.34	0.04	0.05	0.06	＜ 0.060ng/mL
肌红蛋白	199	207	176	92	92	60	＜ 73.00ng/mL
脑钠肽	1293	1579	992	535	784	442	＜ 19.50pg/mL

表 71-3 核酸 CT 值变化

项目	5 月 3 日	5 月 10 日	5 月 17 日	5 月 20 日	5 月 24 日	5 月 29 日	6 月 3 日
N 基因	22.5	19.02	26.9	32.3	29.71	34.67	—
O 基因	22.55	20.13	27.93	33.54	32.87	36.24	—

（七）出院时情况

患者一般情况尚好，精神食欲好转，无发热畏寒，无胸闷气急，无咳嗽咳痰，夜间能平卧。患者连续两次新冠病毒核酸检测阴性，2022 年 6 月 5 日准予出院。

（八）案例讨论与分析

1. 辨证施治思路 患者既往有高血压、冠心病、消化道出血，素体亏虚，水饮内停，本次感受时邪，外邪引动水饮，肺失清肃，故咳嗽喘息。如单纯的解表发散容易使患者正气更虚，如果单纯地补气，又容易使邪气恋而不去，因此一诊时治疗以解表益气化湿为主。

二诊时，患者气急气促不能平卧，大便干结。诊断为湿毒郁肺。处方麻杏石甘汤为主方，加用芦根、虎杖、薏苡仁、苍术、藿香清热祛湿，葶苈子泻肺行水，马鞭草活血通络，生大黄、芒硝泄热通便。全方宣清并施，标本兼治，共奏宣肺化湿、清热透邪、泻肺解毒之效。

三诊时，患者舌暗，苔薄，根微黄腻。给予宣肺败毒方加芒硝、生大黄泄热通便，生晒参补气生津。生晒参有大补元气、补脾益肺之功效，常用于治疗虚脱之证，又可用于肺脾气虚证。

四诊时，患者大便两日未行，腑气不通则肺气不降，考虑患者年老体虚，肠中津液亏虚，阴虚内热，大便不通，给予增液承气汤，功能滋阴清热，增液通便。

五诊时，患者胸部 CT 提示心包积液，胸腔积液。患者中阳素虚，脾失健运，气化不利，水湿内停。盖脾主中州，职司气化，为气机升降之枢纽，若脾阳不足，健运失职，则湿滞而为痰为饮。而痰饮停于胸胁，则见胸胁支满；上凌心肺，则致心悸、短气而咳。给予藿朴夏苓汤合苓桂术甘汤加减，以温阳化饮，健脾利湿。

六诊时，患者甲状腺功能低下，多浆膜腔积液，证属脾肾阳虚，水饮内停，气机不畅，胸腹胀满，故温阳健脾，行气利水。张秉成指出："治水当以实脾为首务也。""治阴水先实脾。"盖人体水液代谢与肺脾肾密切相关，脾居中州，通连上下，为升降运动之枢纽。肺通调水道，下输膀胱；肾主开阖，蒸化水液，通利小便，无不由脾斡旋其间。本方温阳健脾为主，土实则水治，体现了治病求本的内涵。患者气短懒言，加生黄芪、生晒参补气。

2. 用药分析 这是一例中西医结合治疗的新冠病毒感染普通型、基础疾病重症患者，西医着重抗病毒、强心利尿、调节内分泌、营养支持等，中医主要抓住病机变化为素体亏虚，脾肾阳虚，湿邪侵袭肺卫，外邪引动水饮，治疗以扶正祛邪并进，温阳补气健脾贯穿始终，宣肺化湿利水，标本兼顾。中西医结合治疗使患者入院后临床症状及实验室指标均得到改善，鼻咽拭子两次达到标准而出院。

3. 得失点 本案为新冠病毒感染普通型合并基础疾病危重的老年男性，呼吸道症状不典型，基础疾病较重，故治疗以针对基础疾病为主，新冠病毒感染治疗为辅。本案清热解毒之品使用较少，前期以宣肺化湿利水为主，后期扶助正气，提高免疫为主，帮助患者核酸早日达标。

（上海市公共卫生临床中心陆云飞、陈晓蓉整理）

七十二、新冠病毒感染危重型伴高龄长期卧床案

（一）一般资料

黄某，女，91 岁，住院号：30×××××××2。

入院时间：2022 年 5 月 7 日；出院时间：2022 年 5 月 20 日；住院天数：13 日。

（二）入院前情况

主诉"核酸筛查异常 11 天"入院。2022 年 4 月 27 日患者赴上海市黄浦区瑞金二路街道社区卫生服务中心进行核酸筛查，出现混采异常，被隔离管控，2022 年 5 月 7 日由"120"转运至上海交通大学医学院附属仁济医院南院。

既往史：患者既往有中风病史，具体不详，遗留右侧肢体偏瘫；有帕金森病病史，平素服用多巴丝肼片 100mg，每日 2 次；有高血压病史，平时服用缬沙坦氢氯噻嗪 1 粒，每日 1 次，或氨氯地平片 1 粒，每日 1 次。

新冠疫苗接种史：无。

（三）入院时情况

本次发病以来，患者神尚清，入院时无发热，无咳嗽，有咳痰，无头晕、头痛、咽痛、肌痛、鼻塞流涕等不适。未吸氧血氧饱和度 93%。

体格检查：体温 36.5℃，心率 85 次 / 分，呼吸 23 次 / 分，血压 96/38mmHg。

生命体征尚平稳，一般情况尚可，神尚清，无言语，压眶有痛苦表情，双侧瞳孔等大等圆，直径 0.25cm，对光反射阳性，双眼向右侧凝视，四肢肌张力高，右侧为著，右侧肢体偏瘫，左侧肢体略见活动，双侧病理征阳性。

（四）入院诊断

1. 西医诊断

（1）新冠病毒感染（危重症）。

（2）卒中后遗症。

（3）帕金森病。

（4）高血压。

（5）肺部感染。

2. 中医诊断

疫病，寒湿阻肺证。

（五）诊疗经过

患者 5 月 7 日入院后神欠清，痰多且黏，未吸氧血氧饱和度最低 88%，高流量吸氧中，60L/min，65%，体温 36.3℃，心率 75 次 / 分，呼吸 17 次 / 分，血压 150/71mmHg，血氧饱和度 92% ～ 100%。5 月 7 ～ 17 日前根据患者体温、咳痰情况调整抗生素抗感染治疗，氨溴索化痰，奈玛特韦片 / 利托那韦片抗新冠病毒，降糖药控制血糖。患者体温平稳，咳嗽咳痰量减少，5 月 19 日起患者连续两次新冠病毒核酸阴性，5 月 20 日患者出院。

5 月 7 日辅助检查：①血气分析：钠 130mmol/L，氯 95mmol/L，总血红蛋白 6.4g/dL，标准碱剩余 3.4mmol/L，实际碱剩余 3.1mmol/L，红细胞比容 19.5%。②血常规：血清淀粉样蛋白 A 17.78mg/L。③生化检查：尿酸 124μmol/L，肌酸激酶 28U/L，胆碱酯酶 2.5KU/L，肌酐 36μmol/L。④凝血功能：D- 二聚体 0.57μg/mL，纤维蛋白（原）降解物 5.3μg/L。⑤细胞因子：IL-6 为 1685pg/mL。⑥ CT 值：ORF 为 30.28，N 为 29.22。

2022 年 5 月 8 日胸部 CT 如下（图 72-1）。

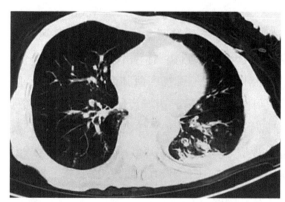 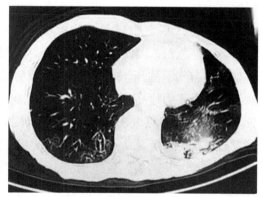

a   b

图 72-1 5 月 8 日胸部 CT

5 月 12 日辅助检查：①生化检查：尿酸 81μmol/L，胆碱酯酶 1.8KU/L，肌酐 33μmol/L。

5 月 17 日辅助检查：①细胞因子：IL-6 为 361.5pg/mL。②血常规：血清淀粉样蛋白 A 为 14.65mg/L，嗜中性粒细胞百分比 91.3%，淋巴细胞百分比 3.2%，嗜酸性粒细胞百分比 0.1%，红细胞计数 $3.55×10^{12}$/L，血红蛋白 100g/L。③血气分析：二氧化碳分压 58.2mmHg，氧分压 195mmHg，碳酸氢根浓度 37.1mmol/L，二氧化碳总量 33.8mmol/L，Gap（K）4.8mmol/L，标准碱剩余 12.6mmol/L，实际碱剩余 10.5mmol/L。

1. 西医诊疗方案

（1）氧疗过程：5 月 7 日高流量氧疗呼吸支持（60L/min，65%），5 月 15 日停用高流量氧疗，改予鼻导管吸氧（4L/min）。

（2）抗病毒治疗：5 月 7 日予奈玛特韦片 / 利托那韦片 400mg，每 12 小时 1 次，口服。

（3）抗感染治疗：先后予头孢他啶、头孢唑肟抗感染。

（4）免疫治疗：胸腺肽 40mg，每日 1 次。

（5）抗凝治疗：那屈肝素钙注射液 4100U，每日 1 次。

（6）其他：营养支持（人血白蛋白 10g，每日 1 次等）；奥美拉唑肠溶胶囊 40mg，每日 1 次，抑制胃酸护胃；溴己新 4mg，每天 3 次化痰；维持水电解质平衡等治疗。

2. 中医诊疗方案

（1）2022 年 5 月 8 日一诊：患者高流量氧疗呼吸支持（60L/min，65%），嗜睡，喉间痰鸣，自主咳痰无力，痰难咳出，吸痰色白质黏，大便未行，纳差，小便调，指脉血氧饱和度 98%。查体：呼吸 20 次 / 分，心率 104 次 / 分，血压 115/69mmHg，双肺活动度对称，无三凹征，两肺散在干湿啰音，腹软，四肢肌张力增高，右侧偏瘫，双侧病理征阳性。舌淡暗，边有齿印，苔白（见附录彩色图图 72-2），脉细数。四诊合参，中医辨证考虑寒湿阻肺，兼见肺脾气虚证，治拟二陈汤合苏子降气汤加减，益气健脾、宣肺化痰，拟方如下：太子参 30g，炒白术 12g，茯苓 15g，紫苏子 12g，姜半夏 9g，陈皮 6g，前胡 12g，厚朴 6g，砂仁 6g，桔梗 9g，杏仁 9g，浙贝母 15g，鱼腥草 30g，炙甘草 6g。7 剂（2022 年 5 月 9 ～ 15 日）。水煎服 200mL，每日 1 剂，早晚分 2 次服用，饭后 30 分钟温服。

（2）2022 年 5 月 15 日二诊：患者神欠清，今改予鼻导管吸氧（4L/min），喉间痰鸣减少，吸痰色白，大便间断而行，指脉血氧饱和度 98%。查体：体温平，呼吸 18 次 / 分，心率 96 次 / 分，血压 132/69mmHg，双肺活动度对称，无三凹征，两肺散在干湿啰音，腹软，四肢肌张力增高，右侧偏瘫，双侧病理征阳性。舌淡暗，边有齿印，苔白，脉细数。证属痰湿犯肺兼见气虚，守前方治法，拟方如下：太子参 30g，炒白术 12g，茯苓 15g，紫苏子 12g，姜半夏 9g，陈皮 6g，前胡 12g，厚朴 6g，鸡内金 15g，砂仁 6g，桔梗 9g，杏仁 9g，浙贝母 15g，鱼腥草 30g，炙甘草 6g。7 剂（2022 年 5 月 16 ～ 22 日）。水煎服 200mL，每日 1 剂，早晚分 2 次服用，饭后 30 分钟温服。

患者神欠清，呼之可睁眼，偶有咳嗽，痰少，无发热，血氧饱和度 100%（鼻导管吸氧中 3L/min）。患者于 5 月 10 日及 5 月 19 日连续两次新冠病毒核酸检测阴性，2022 年 5 月 20 日出院。

（六）疗效评估

1. 体温变化趋势　患者入院体温较平（图 72-3）。

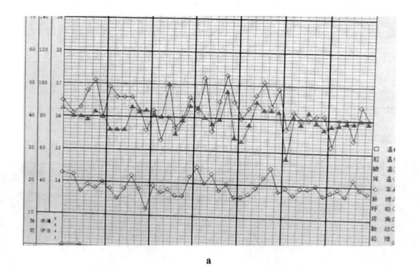

a

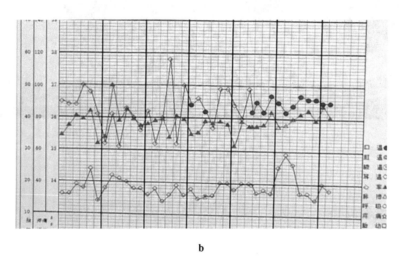

b

图 72-3　体温变化图

2. 主要症状　患者属于危重型，一度出现呼吸衰竭，经过中西医结合治疗后，呼吸道症状明显改善。

3. 生化检查变化　（表 72-1～表 72-2）

表 72-1　主要生化指标变化

日期	血清淀粉样蛋白 A（mg/L）	中性粒细胞计数（×10⁹/L）	淋巴细胞计数（×10⁹/L）	超敏 C 反应蛋白（mg/L）	白细胞介素 -6（pg/mL）	D- 二聚体（μg/mL）
5 月 7 日	17.78	4.01	1.24	3	1685	0.57
5 月 17 日	14.65	7.99	0.28	0.59	361.50	—

表 72-2　CT 值变化

项目	5月7日	5月8日	5月10日	5月19日
ORF	30.28	25.50	阴性	阴性
N	29.22	25.26	阴性	阴性

4. 胸部影像学变化 （图 72-4）

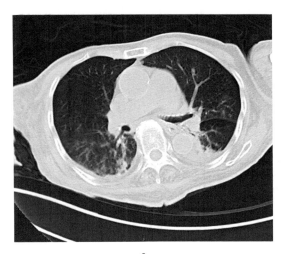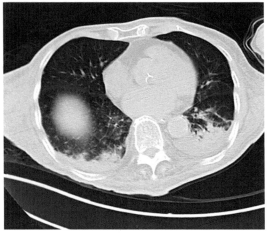

a　　　　　　　　　　　　　　b

图 72-4　5 月 19 日胸部 CT

（七）出院时情况

患者神欠清，呼之可睁眼，无应答，患者咳嗽少，有痰，无发热，无气促等，双肺呼吸音粗，可及痰鸣音，心律尚齐。血氧饱和度 100%（鼻导管吸氧中 3L/min）。腹软，四肢肌张力高，右侧为著，右侧肢体偏瘫，左侧肢体略见活动，双侧病理征阳性。患者于 5 月 10 日及 5 月 19 日连续两次新冠病毒核酸检测阴性，2022 年 5 月 20 日出院。

（八）案例讨论与分析

1. 辨证施治思路　此例患者以痰浊壅盛为特点，喉间痰鸣明显。一诊时患者高流量氧疗呼吸支持，嗜睡，喉间痰鸣，痰难咳出，吸痰色白质黏，舌淡暗，边有齿印，苔白。遂以苏子降气汤加减，紫苏子、前胡、杏仁、桔梗宣肺化痰降气，浙贝母、鱼腥草清热化痰。同时患者高龄，长期卧床，咳痰无力，纳差，大便未行，舌淡齿印明显，属肺脾气虚，运化失常，故予太子参、炒白术、姜半夏、陈皮、砂仁健脾化痰。

二诊时，患者喉间痰鸣减少，吸痰色白，神志情况亦好转，大便间断而行，遂守原方，增加鸡内金等健脾运化，以恢复胃纳通便。患者较快顺利出院。

2. 用药分析　此例患者伴见卒中后遗症，长期卧床，自主咳痰不畅，感受湿邪疫毒，为新冠病毒感染重型的危险因素，属较为明显的喉间痰鸣壅盛之象。西医救治方案抗感染，并及时予以高流量氧疗呼吸支持及勤吸痰，给予患者气道通畅的保障。中药以苏子降气汤加减，紫苏子、前胡、姜半夏、厚朴加强下气化痰平喘，再以扶正健脾，培土生金，痰鸣得到较快控制。

3. 得失点　此病例中，患者高龄，长期卧床，右侧肢体偏瘫；有帕金森病病史，属本虚标实，对于大便欠通畅者，需斟酌其虚实，不可一味攻下。

（上海交通大学医学院附属仁济医院南院李鹤、陈申旭，

上海中医药大学附属岳阳中西医结合医院沈融整理）

七十三、新冠病毒感染危重型伴 2 型糖尿病、感染性休克案

(一) 一般资料

滕某，女，75 岁，住院号：30×××××××1。

入院时间：2022 年 4 月 17 日；出院时间：2022 年 5 月 20 日；住院天数：33 日。

(二) 入院前情况

主诉"核酸异常 1 日"入院。2022 年 4 月 10 日患者因发热及一过性晕厥于某医院急诊就诊，完善检查后考虑多发腔隙性脑梗死，同时查 C 反应蛋白高，右下肺感染，予以头孢唑肟、莫西沙星抗感染后，2022 年 4 月 16 日单采新冠病毒核酸阳性。2022 年 4 月 17 日由"120"转运至上海交通大学医学院附属仁济医院南院。

既往史：脑梗死病史十余年、甲状腺功能减退病史 3 年、左肾原位癌病史 2 年、糖尿病病史（具体不详，未规律服药）。长期服用硫酸氢氯吡格雷片 75mg 一粒，阿司匹林 100mg 一粒，美托洛尔 47.5mg 半粒，每日各 1 次。

新冠疫苗接种史：无。

(三) 入院时情况

本次发病以来，患者精神略差，发热，咳嗽、咳痰，无头痛，无咽痛，无肌痛，无鼻塞。大便隔日而行，纳差，小便调，血氧饱和度 97%。

体格检查：体温 37.9℃，心率 111 次 / 分，呼吸 20 次 / 分，血压 152/94mmHg。

神志清楚，精神略萎，无嗜睡。颈软，口唇暗，咽部无充血，双侧扁桃体无明显肿大，无脓性分泌物。双侧呼吸运动对称，无胸膜摩擦感，无皮下捻发感，两肺呼吸音低，散在干湿啰音。腹软，全腹无压痛反跳痛，肝脾肋下未及，肠鸣音正常存在，双下肢无浮肿。四肢活动自如。

（四）入院诊断

1. 西医诊断

（1）新冠病毒感染（危重型）。

（2）脑梗死个人史。

（3）糖尿病。

2. 中医诊断

疫病，内闭外脱证。

（五）诊疗经过

患者 4 月 17 日入院后继续抗感染，发热 37.9℃，后患者因感染加重出现感染性休克、呼吸衰竭，未吸氧血氧饱和度 82%，血压 73/42mmHg，遂于 4 月 21 日予转入 ICU。继续抗感染、化痰治疗。修正补充诊断，西医诊断：①感染性休克。②新冠病毒感染（危重型）。③呼吸衰竭。④糖尿病。中医诊断：疫病，内闭外脱证。4 月 26 日经过治疗，患者循环趋于稳定，已停用血管活性药物，脑钠肽有增高。考虑血培养提示肠球菌，万古霉素调整为 1g，每 12 小时 1 次。氧合较前改善，暂停俯卧位通气，继续予以经鼻高流量氧疗；转出 ICU 入普通病区治疗。

4 月 17 日辅助检查：①血气分析：pH 值 7.481，血氧分压 53mmHg，二氧化碳分压 46.5mmHg。②血常规：白细胞计数 5.98×10^9/L，淋巴细胞百分比 14.2%，中性粒细胞百分比 79.2%，血小板计数 366×10^9/L，C 反应蛋白 36.52mg/L，血红蛋白 112g/L。③凝血功能：国际标准化比值 1.02，凝血酶原时间 12.0 秒，D- 二聚体 2.09μg/mL。④细胞因子：降钙素原 0.30μg/L。⑤ CT 值：ORF 为 15.61，N 为 13.91。

4 月 27 日辅助检查：①血气分析：pH 值 7.416，血氧分压 90mmHg，二氧化碳分压 34.6mmHg，血氧饱和度 97.1%。②血常规：白细胞计数 9.11×10^9/L，淋巴细胞百分比 9.6%，中性粒细胞百分比 85.0%，红细胞计数 2.56×10^{12}/L，血小板计数 183×10^9/L，C 反应蛋白 45.45mg/L，血红蛋白 70g/L。③ CT 值：ORF 为 26.19，N 为 25.31。④细胞因子：IL-6 为 32.14pg/mL。⑤生化检查：胆碱酯酶 2.9KU/L。

2022 年 4 月 29 日胸部 CT 如下（图 73-1）。

5 月 17 日辅助检查：①血常规：白细胞计数 5.86×10^9/L，淋巴细胞百分比 16.4%，中性粒细胞百分比 76.2%，红细胞计数 2.57×10^{12}/L，血小板计数 310×10^9/L，C 反应蛋白 9.49mg/L，血红蛋白 73g/L。

患者发热逐渐转平，咳嗽咳痰量减少，5 月 14 日及 5 月 16 日患者连续两次新冠病毒核酸阴性，5 月 20 日患者出院。

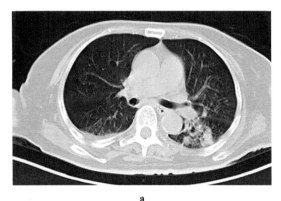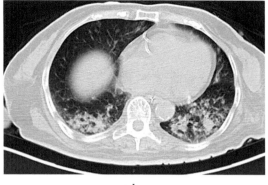

a   b

图 73-1　4 月 29 日胸部 CT

1. 西医治疗方案

（1）氧疗过程：4 月 21 日高流量氧疗呼吸支持（40L/min，40%），5 月 16 日停用高流量氧疗，间断鼻导管低流量吸氧。

（2）抗病毒治疗：4 月 21 日予奈玛特韦片 / 利托那韦片 400mg，每 12 小时 1 次。

（3）抗炎治疗：无。

（4）抗感染治疗：先后予头孢唑肟、莫西沙星、万古霉素。

（5）免疫治疗：胸腺肽 40mg，每日 1 次。

（6）抗凝治疗：那屈肝素钙注射液 4100U，每日 1 次。

（7）其他：营养支持（人血白蛋白 10g，每日 1 次等）；奥美拉唑肠溶胶囊 40mg，每日 1 次抑制胃酸护胃；多巴胺升压；维持水电解质平衡等治疗。

2. 中医治疗方案

（1）2022 年 4 月 22 日一诊：患者神清，乏力，精神萎靡，高流量吸氧（40L/min，40%），患者一度出现四肢厥冷，汗出淋漓，喘促，刻下多巴胺升压维持，自主咳痰无力，痰难咳出，吸痰，痰色黄白，气短时促，声低息微，大便隔日而行，纳差，小便调，昨日体温 38.5℃，指脉血氧饱和度 98%。查体：呼吸 24 次 / 分，心率 109 次 / 分，血压 98/55mmHg，双肺活动度对称，无三凹征，两肺散在干湿啰音，腹软，四肢活动可。舌淡红，边有齿印，少苔（见附录彩色图图 73-2），脉细数。四诊合参，中医辨证考虑内闭外脱证，气阴亡脱，兼见痰热蕴肺，治拟益气养阴，清肺化痰。拟生脉散加减如下：西洋参 30g，太子参 15g，麦冬 12g，生地黄 15g，炒白术 12g，茯苓 15g，桔梗 9g，杏仁 9g，浙贝母 15g，鱼腥草 30g，马鞭草 30g，百部 15g，黄芩 9g，炙甘草 6g。7 剂（2022 年 4 月 23 ～ 29 日）。水煎服 200mL，每日 1 剂，早晚分 2 次服用，饭后 30 分钟温服。

（2）2022 年 4 月 29 日二诊：患者已于 4 月 26 日转出 ICU，神清，高流量吸氧（20L/min，40%）与鼻导管低流量吸氧交替，咳痰无力，痰量略有减少，色黄白，服用汤药后间断大便次数增多，纳差，时有嗳气，小便调，指脉血氧饱和度 98%。查体：体温平，呼吸 23 次 / 分，心率 108 次 / 分，血压 126/76mmHg，双肺活动度对称，无三凹征，两肺散在干湿啰音，腹软，四肢活动可。舌淡红，边有齿印，少苔，脉细数。证属痰热蕴肺，肺脾气虚，气阴亏虚。治拟益气养阴，清肺化痰。拟生脉散合香砂六君子汤加减如下：西洋参 30g，太子参 15g，麦冬 12g，生地黄 15g，炒白术 12g，茯苓 15g，桔梗 9g，杏仁 9g，浙贝母 15g，鱼腥草 30g，马鞭草 15g，百部 15g，黄芩 9g，陈皮 6g，砂仁 6g，木香 3g，炙甘草 6g。7 剂（2022 年 4 月 30 日～ 5 月 6 日）。水煎服 200mL，每日 1 剂，早晚分 2 次服用，饭后 30 分钟温服。

（3）2022 年 5 月 6 日三诊：患者神清，乏力气短好转，鼻导管吸氧，痰色黄白，大便间日而行，纳差好转，小便调，指脉血氧饱和度 98%。患者新冠病毒核酸已转阴。查体：体温平，呼吸 18 次 / 分，心率 87 次 / 分，血压 117/66mmHg，双肺活动度对称，无三凹征，两肺散在干湿啰音，腹软，四肢活动可。舌暗红，齿印好转，苔薄白（见附录彩色图图 73-3），脉细数。证属痰热蕴肺，气阴两虚。效不更方，拟方如下：西洋参 30g，太子参 15g，麦冬 12g，生地黄 15g，炒白术 12g，茯苓 15g，桔梗 9g，杏仁 9g，浙贝母 15g，鱼腥草 30g，马鞭草 15g，百部 15g，黄芩 9g，陈皮 6g，砂仁 6g，木香 3g，炙甘草 6g。7 剂（2022 年 5 月 7 ～ 13 日）。水煎服 200mL，每日 1 剂，早晚分 2 次服用，饭后 30 分钟温服。

（4）2022 年 5 月 13 日四诊：患者神清，偶咳少量痰，未见喘促，舌脉体征如前。证属痰热蕴肺，肺脾气虚，守方 7 剂（2022 年 5 月 14 ～ 20 日），水浓煎 1 剂，每剂 200mL，口服。

患者病情好转，新冠病毒核酸连续阴性，于 5 月 20 日出院。

（六）疗效评估

1. 体温变化趋势 患者入院反复发热，最高体温 39℃ 左右，经中西医结合治疗后，生命体征平稳，体温逐渐转平（图 73-4）。

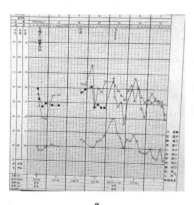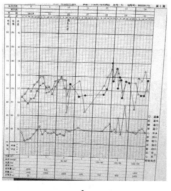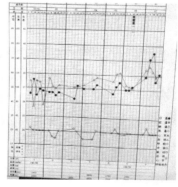

a　　　　　　　　　b　　　　　　　　　c

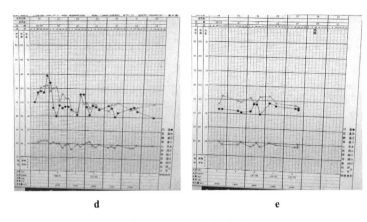

d   e

图 73-4　体温变化图

2. 主要症状　患者属于危重型，一度出现呼吸衰竭、感染性休克，喘促咳嗽，咳痰无力，经过中西医结合治疗后，患者呼吸道症状和内环境循环明显改善。

3. 生化检查变化　（表 73-1、表 73-2）

表 73-1　主要生化指标变化

日期	白细胞计数（×10^9/L）	中性粒细胞计数（×10^9/L）	淋巴细胞计数（×10^9/L）	超敏 C 反应蛋白（mg/L）	白细胞介素 -6（pg/mL）	D- 二聚体（μg/mL）
4 月 17 日	5.98	4.73	0.85	36.52	—	2.09
4 月 27 日	9.11	7.74	0.87	45.45	32.14	—
5 月 17 日	5.86	4.47	0.96	9.49	—	—

表 73-2　CT 值变化

项目	4 月 18 日	4 月 25 日	5 月 6 日	5 月 9 日
ORF	15.61	26.19	阴性	阴性
N	13.91	25.31	阴性	阴性

4. 胸部影像学变化　（图 73-5）

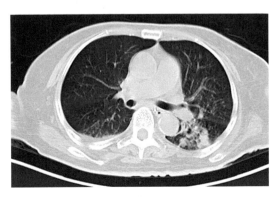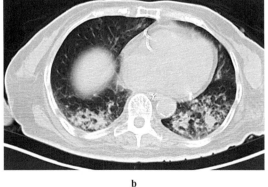

a   b

图 73-5　4 月 29 日胸部 CT

（七）出院时情况

患者神志清，精神可，未见明显胸闷气促，偶咳少痰，吸空气，指脉血氧饱和度97%～98%，5月14日及5月16日患者连续两次新冠病毒核酸阴性，5月20日患者出院。

（八）案例讨论与分析

1. 辨证施治思路 一诊患者一度出现四肢厥冷，汗出淋漓，是为气阴两虚、亡脱之象；气短时促，声低息微，自主咳痰无力，是为肺气亏虚；痰难咳出，吸痰，痰色黄白，则痰热壅肺。大便隔日而行，纳差，属脾气亏虚，运化失司。遂治以扶正固脱，辅以清热化痰，予生脉散加减。西洋参、太子参益气，麦冬、生地黄养阴，炒白术、茯苓健脾，桔梗、杏仁、浙贝母、鱼腥草清热化痰，马鞭草、黄芩清热解毒。

二诊患者高流量吸氧与鼻导管低流量吸氧交替，病情趋于稳定，转出ICU。患者虽然痰量略有减少，色黄白，但见咳痰无力，服用汤药后间断大便次数增多，纳差，时有嗳气，考虑患者高龄，脾胃虚弱，清热解毒药物苦伤脾胃，遂减少马鞭草用量，合香砂六君子汤健脾和胃。

三诊、四诊患者乏力气短好转，鼻导管吸氧，痰色黄白，大便间日而行，纳差好转，效不更方，守方治疗，患者顺利出院。

2. 用药分析 此例危重症患者一度出现感染性休克，四诊合参，见气阴两虚之脱证，西医治疗方案及时予以升压，增强了"扶正救逆"的作用，为中医救治提供了基础，固脱之力更强，则可在配伍中加强清热化痰之力。

"留得一分津液，便有一分生机"，服用汤药后重视患者胃肠道症状变化，考虑患者高龄，脾胃虚弱，为防苦寒伤胃，遂减少马鞭草用量，合香砂六君子汤健脾和胃。

3. 得失点 中西医救治方案的互补及时，尤其对于患者，需重视从脾胃论治。当机体出现感染性休克等重症时，可使肠黏膜通透性增高，引起细菌、内毒素易位，激活炎症反应等，出现危重症合并胃肠功能障碍；胃肠功能障碍又可以诱发或加重多脏器功能不全，二者具有密切联系。

"存胃气"对于中西医在危重症中的治疗来说具有重要意义。本例患者出现感染性休克后，伴见纳差等脾胃虚弱的证候。扶正祛邪治疗后，二诊及时观察患者脾胃症状表现（纳差，嗳气），遂审视方剂避免苦寒。三诊患者呼吸道症状及消化道症状均有明显改善，以收功效。

（上海交通大学医学院附属仁济医院南院李鹤、陈申旭，
上海中医药大学附属岳阳中西医结合医院沈融整理）

七十四、新冠病毒感染重型伴慢性肾衰5期血液透析案

（一）一般资料

金某，男，68岁，住院号：01××××4。

入院时间：2022年5月18日；出院时间：2022年6月2日；住院天数：17日。

（二）入院前情况

主诉：维持性血液透析3年余，发现新冠病毒核酸阳性1天。患者2022年5月17日赴上海交通大学医学院附属新华医院行核酸筛查异常，遂被隔离管控，稍咳嗽，稍咳白痰，活动后胸闷、气促，无头晕、头痛、咽痛、肌痛、鼻塞流涕等不适。为进一步诊治，2022年5月18日由"120"转运来我院。

既往史：既往有高血压、心功能不全、肺部感染病史，10余天前曾于上海交通大学医学院附属新华医院住院接受诊治，痰培养为全耐药肺炎克雷伯菌，予以替考拉宁＋注射用头孢哌酮钠舒巴坦钠治疗10余天后病情好转。有溃疡性结肠炎病史，长期服用药物不详。

患者于3年前发现血肌酐升高，3年前开始行维持性血液透析治疗，3年前行左前臂人工动静脉瘘术，透析方案：每周3次，每次4小时。

新冠疫苗接种史：已接种新冠疫苗。

（三）入院时情况

患者精神可，胃纳可，睡眠可，无发热，稍咳嗽、痰白，活动后胸闷、气促，无头晕、头痛、咽痛、肌痛、鼻塞流涕等不适。

体格检查：体温36.2℃，心率80次/分，呼吸20次/分，血压132/65mmHg。查体：神清，气短，慢性病容，中度贫血貌，营养一般，心率78次/分，律齐，双肺可闻及湿啰音，腹部无膨隆，双下肢无水肿。左上肢人工动静脉瘘处可闻及杂音。

辅助检查：常规心电图检查（2022年5月17日，我院）：①心动过速。②左心室高电压。③ST段改变（Ⅰ、aVL、$V_4 \sim V_6$导联水平或下斜型压低$0.05 \sim 0.2$mV）。④T波

改变（Ⅰ、aVL、Ⅱ、Ⅲ、aVF、V₃～V₆导联低平、倒置0.05～1.0mV）。⑤提示左心室肥大。⑥QTc间期延长。指脉氧（2022年5月18日）：不吸氧状态指脉血氧饱和度93%，吸氧状态指脉血氧饱和度97%。胸部CT（2022年5月18日）：①两肺散在炎症。②双侧胸腔少量积液。③心脏增大。

（四）入院诊断

1. 西医诊断
（1）新冠病毒感染（重型）。
（2）慢性肾脏病5期。
（3）血液透析。
（4）心功能不全。
（5）高血压。
（6）肺部感染。
（7）胸腔积液。
（8）溃疡性结肠炎。
（9）肾性贫血。
（10）中度贫血。

2. 中医诊断
疫病（重型），疫毒闭肺证。

（五）诊疗经过

入院后患者血氧饱和度差，咳嗽、咳痰及指脉血氧饱和度下降，同时合并慢性肾脏病5期、血液透析、心功能不全、高血压、肾性贫血，结合胸部CT提示两肺渗出明显进展，考虑新冠病毒感染重型。给予告病危，心电血压指脉血氧饱和度监护，高流量吸氧，嘱尽可能俯卧位通气12小时，奈玛特韦片150mg/利托那韦片50mg抗病毒，那屈肝素钙注射液抗凝，美沙拉嗪控制肠炎，重组人促红素注射液（益比奥）、蔗糖铁注射液及罗沙司他改善贫血，胸腺法新、人免疫球蛋白及干扰素喷鼻调节免疫，二羟丙茶碱注射液（喘定）和盐酸氨溴索注射液平喘化痰，同时给予床旁连续肾脏替代疗法治疗，维持水液电解质平衡，白蛋白及营养支持，中药痰热清注射液清热化痰解毒等治疗措施。经上述治疗，患者核酸ORF1ab基因CT值（27.30）和N基因CT值（30.50）持续下降，5月23日ORF1ab基因CT值（17.40），N基因CT值（16.50）。

2022年5月24日检验报告：二氧化碳分压30.7mmHg↓，氧分压130mmHg↑，C反应蛋白52.02mg/L↑，血红蛋白72g/L↓，淋巴细胞计数0.81×10⁹/L↓，D-二聚体测定8.91mg/L↑，白蛋白30g/L↓，肌酸激酶同工酶104.4U/L↑，乳酸脱氢酶258U/L↑，肌酐 872μmol/L↑。患者轻微活动后气喘明显，呼吸频率增快，指脉血氧饱和度 90%，提高氧流量至 6L/min，指脉氧可至 98% 左右，心率 102 次 / 分，CT 提示：肺炎炎症进展，遂转 ICU 进一步诊治，在之前治疗的基础上，给予高频湿化氧疗高流量鼻导管吸氧，艾司奥美拉唑钠护胃。中药汤剂给予葶苈大枣泻肺汤合承气汤加减治疗。

2022 年 5 月 26 日患者近两日有发热，最高达 38.6℃，C 反应蛋白 112.1mg/L↑，考虑入院前即有细菌感染情况，5 月 24 日患者肺部 CT 复查较前进展，遂加用哌拉西林钠他唑巴坦钠抗感染，夜间躁动，给予右美托咪定镇静，昨日还给予床旁连续肾脏替代疗法，净超滤 2000mL。同时给予血必净注射液活血解毒，参麦注射液益气固脱，养阴生津。

2022 年 5 月 29 日患者躁动好转，体温正常，有焦虑不配合曾使用右美托咪定，考虑患者存在认知功能障碍，加用盐酸多奈哌齐片 2.5mg，每晚 1 次，盐酸美金刚 5mg，每日 1 次；心衰未纠正，给予多巴酚丁胺强心。中药继续给予泻肺清热、补益气血、活血通络汤剂治疗。

2022 年 6 月 1 日患者病情稳定，核酸转阴慢，考虑元气虚衰，中药在上方基础上给予大剂大补元气之品，托毒外出。

6 月 1 日和 6 月 2 日患者连续两天核酸检测阴性，准予出院，转非定点医院进一步诊治基础疾病。

1. 西医治疗方案

（1）氧疗过程：给予高流量吸氧，氧浓度 40%，流量 4L/min，保证氧供，改善氧合。

（2）抗病毒治疗：给予小分子抗病毒药物抗新冠病毒治疗。

（3）抗炎治疗：无。

（4）抗感染治疗：哌拉西林钠他唑巴坦钠抗感染治疗。

（5）免疫治疗：丙种球蛋白、胸腺肽增强免疫力。

（6）抗凝治疗：低分子量肝素钙注射液抗凝。

（7）其他：完善血常规、C 反应蛋白、感染两项、肝肾功能、电解质、血气分析、心梗一套、氨基末端 B 型利钠肽原、心电图、胸部 CT、心脏彩超等检查。定期复查，行血气分析、血常规、感染指标、心电图、核酸等检查。定期行床旁血液滤过，改善内环境紊乱，根据循环情况调整脱水量。白蛋白等加强营养支持。输血以改善贫血。同时予化痰、护胃、补液、干扰素滴鼻等对症支持治疗。

2. 中医治疗方案　痰热清注射液清热化痰（5 月 18 日始）。参麦注射液（50mL 微泵注入，5 月 24 日始）益气固脱，养阴生津。血必净注射液活血解毒（5 月 26 日始）。中药汤剂治疗主要针对患者正气不足，核酸 CT 值低位徘徊。

（1）2022 年 5 月 24 日一诊：患者无发热，动则气短，咳嗽痰少，面色萎黄，纳少，大便两日未解，少气懒言。舌质暗，苔淡黄腻（见附录彩色图图 74-1），脉濡数。四诊合参，中医辨证考虑疫毒闭肺，腑气不通，脾肾两虚，气虚络阻。肺为娇脏，外邪上受，首先犯肺，肺气为疫毒所困，失于宣发肃降，蕴结胸中，则见咳嗽咳痰、气短之证候，湿毒内蕴日久，络脉瘀阻，正气衰弱，治疗以解毒通络、通腑泄热、扶正固脱为主，以大黄人参汤合四君子汤加减，拟方如下：人参 30g，西洋参 30g，黄芪 30g，金荞麦 15g，生白术 15g，熟大黄 9g，仙鹤草 30g，芦根 30g，炙甘草 9g，地龙 10g。3 剂（2022 年 5 月 25～27 日）。水煎服 100mL，每日 1 剂，早晚分 2 次服用，饭后 30 分钟温服。

（2）2022 年 5 月 28 日二诊：患者前两日曾发热，现已热退，动则气短好转，面色苍白，口唇色淡，咳嗽痰黄，纳少，大便一日两次。舌质淡，苔黄腻（见附录彩色图图 74-2），脉滑数尺沉。证属痰热壅肺，气血不足。治以泻肺清热，补益气血，活血通络，以上方合葶苈大枣泻肺汤加减，拟方如下：人参 30g，西洋参 30g，黄芪 30g，金荞麦 15g，生白术 15g，熟大黄 9g，芦根 30g，地龙 10g，炒车前子 15g，桑白皮 12g，南葶苈子 30g。3 剂（2022 年 5 月 28～31 日）。水煎服 100mL，每日 1 剂，早晚分 2 次服用，饭后 30 分钟温服。

（3）2022 年 6 月 1 日三诊：患者精神好转，气短胸闷偶作，面色萎黄，咳嗽痰少，纳少，大便日 1 次，少气懒言。舌质红，苔少（见附录彩色图图 74-3），脉滑细数。证属正虚邪恋，肺热阴伤，治以清热滋阴，大补元气，托毒外出。上方去葶苈子加生脉饮，重用人参加减，拟方如下：人参 50g，西洋参 30g，黄芪 30g，金荞麦 15g，生白术 15g，熟大黄 9g，芦根 30g，地龙 10g，炒车前子 15g，桑白皮 12g，山茱萸 30g，仙鹤草 30g，麦冬 10g，五味子 10g。3 剂（2022 年 6 月 1～3 日）。水煎服 100mL，每日 1 剂，早晚分 2 次服用，饭后 30 分钟温服。

（六）疗效评估

1. 胸部 CT 改善 （图 74-4～图 74-5）

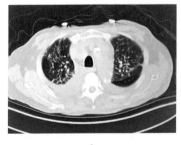 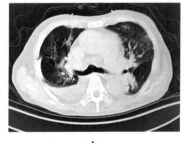 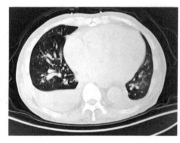

a   b   c

图 74-4　5 月 18 日胸部 CT

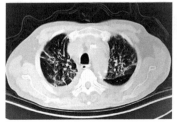 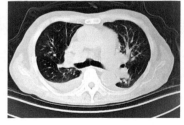 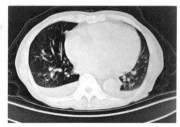

a   b   c

图 74-5　5 月 28 日胸部 CT

2. 主要症状　本例属于新冠病毒感染重型合并有肾衰 5 期血液透析及心衰患者，病程前期以咳嗽痰黄，动则气短，湿热郁肺，外感内伤，湿毒内蕴，正虚邪实为主，经过中西医结合治疗后，患者呼吸道症状明显改善，体温正常，气短好转。病程中患者出现心力衰竭、氧和下降、溃疡性结肠炎发作等，经积极中西医结合治疗，患者症状缓解，基础疾病平稳，新冠病毒感染治愈出院。

3. 核酸 CT 值　6 月 1 日 12 时 37 分患者分子生物检验报告：ORF1ab 基因 CT 值小于最低检出限，N 基因 CT 值小于最低检出限。6 月 2 日 13 时 20 分患者分子生物检验报告：ORF1ab 基因 CT 值 37.10，N 基因 CT 值 39.20。

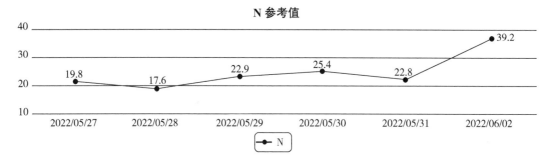

图 74-6　6 月 2 日核酸 CT 值 1

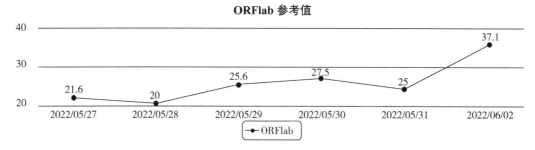

图 74-7　6 月 2 日核酸 CT 值 2

4. 体温　（图 74-8）

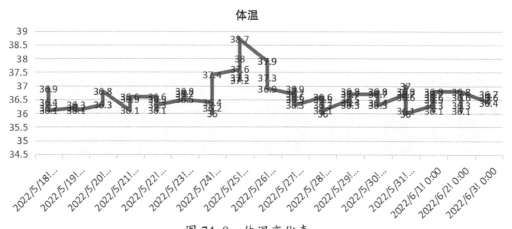

图 74-8　体温变化表

5. 实验室检查指标 （表74-1～表74-3）

表74-1 血常规

日期	白细胞计数（×10⁹/L）	中性粒细胞计数（×10⁹/L）	淋巴细胞计数（×10⁹/L）	超敏C反应蛋白（mg/L）	血小板计数（×10⁹/L）	血红蛋白（g/L）120～160
5月18日	6.05	4.66	0.27	70.43	194	65
5月24日	5.73	4.15	0.18	52.02	131	72
5月29日	8.23	7.51	0.28	54.09	114	80
6月3日	10.58		0.83	11.37	153	94

表74-2 PRO-BNP检测，抗感染两项

日期	降钙素原（ng/L）	白细胞介素-6（pg/mL）	PRO-BNP（ng/L）
5月18日	0.862	110.200	＞35000
5月28日	1.341	13.400	
6月2日	1.222	20.480	＞35000
6月3日	0.622	43.220	＞35000

表74-3 血气分析

日期	pH值（mmol/L）	氧分压（mmHg）	二氧化碳分压（mmHg）	碳酸氢根（mmol/L）	全血剩余碱（mEq/L）	乳酸（mmol/L）
5月18日	7.461	156	27.9	19.8	-3.5	1.1
5月24日	7.405	109	27.9	19.1	-5.0	1.2
5月28日	7.336	151	29.2			2.5

（七）出院时情况

患者神志清，精神可，无咳嗽咳痰，呼吸平稳，胃纳可，无腹痛，服中药后大便日2次，为稀便。胸部影像学显示炎症及胸腔积液较入院时减少，连续两次鼻咽拭子核酸检测阴性，2022年6月2日转往非定点医院治疗基础疾病。随访2周未见核酸复阳。

（八）案例讨论与分析

1. 辨证施治思路 患者基础疾病多且重，同时又外感疫毒，内伤外感交织，疫毒壅肺，湿毒内聚，正虚喘脱，涉及疫毒、湿毒、瘀、虚等病理因素，病位主要在肺、脾，与

心、肾、大肠密切相关。

患者于 5 月 18 日入院，该患者为老年人，伴有多种基础疾病，肾衰 5 期血液透析伴发心衰，血液透析又不充分，西医考虑中药汤剂可能加重患者电解质紊乱，不建议进行中药汤剂治疗，患者痰黄，气短咳嗽，中医辨证为外感疫毒，湿热郁肺，遂先给予痰热清注射液，清热化痰解毒。

5 月 24 日一诊，患者病情加重，气短明显，咳嗽痰少，本次入院后心衰明显，本虚标实，痰热虽有减轻，心脾肾俱虚日显。吴又可在《广温疫论》中指出："而脾虚者更为难治。"更进一步强调"如面色萎黄、神情倦怠、气息微促及心悸、耳鸣皆脾虚中气不振之象，更须通体合参"，说明疫病难愈皆有虚也。该患者病情加重，唯本虚使然，遂用人参、西洋参、黄芪扶正固脱，腑气不通则以熟大黄通腑祛瘀，生白术健脾，并助熟大黄以泻下，仙鹤草止血凉血解肠毒，金荞麦、芦根清热解毒生津，地龙通络兼以清热利水。

5 月 28 日二诊，患者咳嗽痰黄，有肺热又复之嫌，痰饮、水气停留于胸膈而咳逆倚息，短气不得卧，舌质淡，但黄腻苔增多，故在一诊方的基础上加用南葶苈子、桑白皮，以泻肺平喘利水。

6 月 1 日三诊，患者诸症好转，但肺热阴伤，元气大伤，疫毒日久不去，正如《温疫论》所言："今感疫气者……及言其变，然又有应补者，或日久失下，形神几脱，或久病先亏，或先受大劳，或老人枯竭，皆当补泻兼施。设独行而增虚证者，宜急峻补。"上方去葶苈子加生脉饮，重用人参，以峻补托毒外出。

2. 用药分析　这是一例中西医结合治疗的新冠病毒感染重型合并基础疾病重型的患者，西医着重增强免疫、抗病毒、抗炎、营养支持、血液透析、抗心衰等，中医主要抓住病机变化为内伤外感，疫毒壅肺，湿毒内聚，正虚喘脱，以泻肺通腑、扶助正气为中药治疗主线，中西医结合治疗使患者入院后呼吸道症状快速改善，心衰减轻，2 周内鼻咽拭子核酸转阴出院。

3. 得失点　本案是一则中医药及时干预的成功案例，特别是对新冠病毒感染合并肾衰血液透析患者的中医治疗提供了宝贵经验。在充分超滤的情况下，中药浓缩剂兼顾避免含钾高的中药选择，新冠病毒感染合并血液透析患者完全可以采用中药治疗，而且祛邪扶正，协助该类患者尽快核酸转阴疗效肯定，治疗过程中未发现不良反应。

（上海市第六人民医院临港院区贾运滨整理）

七十五、新冠病毒感染重型转轻型伴红斑狼疮及肾功能衰竭 5 期血液透析案

（一）一般资料

高某，女，30 岁，住院号：01××××3。

入院时间：2022 年 5 月 19 日；出院时间：2022 年 6 月 13 日；住院天数：26 天。

（二）入院前情况

主诉"确诊系统性红斑狼疮 8 年余，血液透析 1 月余，发现新冠病毒核酸阳性 1 天"入院。患者 8 年前确诊为系统性红斑狼疮，随后出现蛋白尿，具体治疗不详，1 月前就诊于上海交通大学医学院附属新华医院，发现肌酐升高，行颈内静脉半永久管植入术，予以间断行血液透析治疗，同时予以激素、单抗、环磷酰胺等控制原发病。患者 2022 年 5 月 19 日在上海交通大学医学院附属新华医院行核酸筛查异常被隔离管控。为进一步诊治，2022 年 5 月 19 日"120"转运来上海市第六人民医院临港院区治疗。

既往史：有高血压病史。

新冠疫苗接种史：无。

（三）入院时情况

起病以来患者精神软弱，胃纳一般，睡眠差，无发热，稍咳嗽，稍咳白痰，有活动后胸闷、气促，无头晕、头痛、咽痛、肌痛、鼻塞流涕等不适。

体格检查：体温 36.3℃，心率 88 次 / 分，呼吸 18 次 / 分，血压 160/109mmHg，血氧饱和度 88%（无吸氧下）。神志清楚，慢性病容，贫血貌，双肺呼吸音粗，可及湿啰音，心律齐，无杂音，腹部平坦，无腹部压痛，无反跳痛，肝脏肋下未触及，脾脏肋下未触及，双下肢水肿，全身皮肤散在瘀斑。

（四）入院诊断

1. 西医诊断

（1）新冠病毒感染（重型）。

（2）系统性红斑狼疮。

（3）狼疮性肾炎。

（4）慢性肾脏病 5 期。

（5）肾性高血压。

（6）慢性心功能不全，心功能分级为Ⅲ～Ⅳ级。

（7）中度贫血。

（8）肝功能不全。

2. 中医诊断

疫病（重型），疫毒闭肺证。

（五）诊疗经过

患者入院后给予告病危，心电血压指脉血氧饱和度监护，高流量吸氧，嘱尽可能俯卧位通气 12 小时，血液透析维持水、电解质平衡，静脉滴注血必净活血解毒、痰热清清热化痰，丙种球蛋白、胸腺法新增强免疫力，平喘化痰，抗凝，奈玛特韦片/利托那韦片抗病毒，抗感染万古霉素＋美罗培南，激素治疗原发病，白蛋白加强营养支持及其他辅助治疗。患者入院后核酸 CT 值低，在和肾内科专家充分沟通后，在充分超滤的情况下，24 日中药汤剂介入治疗。

2022 年 5 月 19 日常规心电图检查报告：①窦性心律。② ST 段改变（Ⅱ、Ⅲ、aVF 导联水平型压低 0.05 ～ 0.1mV）。③ T 波改变（Ⅱ、Ⅲ、V_1、V_4 ～ V_6 导联高尖），请结合临床。CT 检查报告：①两肺炎症，右肺为著，左肺条索影。②两侧胸腔积液。③心包积液，心脏增大。其他检验报告：PH 为 7.475 ↑，二氧化碳分压 25.4mmHg ↓，氧分压 76.4mmHg ↓，全血碱剩余 –3.9mmol/L ↓。入院后诊疗措施：①原发病治疗：激素减量（强的松 30mg）＋羟氯喹控制狼疮活动。②增强免疫：丙种球蛋白 10g，每日 1 次；胸腺法新 1.6mg，隔日 1 次。③氧疗：俯卧位通气。④抗病毒：奈玛特韦片/利托那韦片。⑤抗感染：莫西沙星。⑥抗凝：低分子量肝素钙注射液 4100U，每日 1 次。⑦透析及并发症治疗：床旁连续肾脏替代疗法清除毒素，减轻容量负荷，维持水电解质平衡，重组人促红素注射液改善贫血。

2022 年 5 月 20 日予促红细胞生成素，每周 2 次，皮下注射，予以果糖二磷酸钠、辅酶 Q 营养心肌，维生素 C 抗氧化改善心肌代谢等综合治疗；可予以冻干重组人脑利钠肽 3 天改善心功能，贝前列素钠片 40μg，每日 3 次，降肺高压。

2022年5月21日，免疫检验报告：降钙素原检测5.010ng/mL↑，白细胞介素-6检测10.670pg/mL↑，肌钙蛋白T检测0.185ng/mL，氨基末端B型利钠肽原检测＞35000pg/mL。加用莫西沙星抗感染，今日始给予中药汤剂治疗。

2022年5月22日，患者晨起仍有胸闷气促，心电监护提示心率80次/分，呼吸28～30次/分，血红蛋白68g/L↓，停用单硝酸异山梨酯；加用卡维地洛5mg口服，每日2次，沙库巴曲缬沙坦钠片25mg口服，每日2次；输血红细胞悬液2U改善贫血；继续血液透析一次。

2022年5月23日，患者痰色黄，加用痰热清注射液解毒化痰。

2022年5月25日，患者病情明显好转，激素由静脉改为口服甲泼尼龙16mg/d，艾司奥美拉唑减量至每日1次；硝苯地平控释片联合卡维地洛、沙库巴曲缬沙坦钠片。

2022年5月29日，分子生物检验报告：ORF1ab基因CT值33.00，N基因CT值31.10。给予参麦注射液益气固脱、增强免疫力，促进核酸转阴。

2022年6月1日患者昨日血液透析时着凉，鼻塞，恶寒。核酸基因CT值降至17以下。辨证调整中药汤剂。

2022年6月3日今日停用免疫抑制剂，适当减少激素用量。

2022年6月11日，上海专家组意见：该患者为青年女性，基础疾病为系统性红斑狼疮、狼疮性肾炎、慢性肾脏病5期、维持性血液透析，目前主要矛盾为炎症指标异常升高，感染部位不明确。①首先需警惕革兰阴性菌感染的可能，以肠道多见，该患者腹部CT可见积便，需进一步通便，并严密观察肠道情况。②导管相关感染不能排除，仍需继续观察炎症指标及细菌学结果，反复评估后决定是否拔管。③患者基础疾病为系统性红斑狼疮，需严密监测狼疮相关活动指标，警惕狼疮活动可能。④抗感染治疗同意目前美罗培南＋万古霉素方案，若感染好转，需逐渐给予抗生素降级。⑤可考虑给予细胞因子吸附治疗。⑥中药汤剂加强扶正和通腑之力。

2022年6月12日，患者微生物检验报告：培养2天无菌生长。分子生物检验报告：ORF1ab基因CT值小于最低检出限，N基因CT值小于最低检出限。营养风险筛查NRS2002评分=3分。SGA、BCA营养评估考虑患者目前有中重度营养不良。患者目前食欲可，予以整蛋白型肠内营养剂冲服：5～8勺/次，3次/天。

2022年6月13日，12时40分，患者分子生物检验报告：ORF1ab基因CT值小于最低检出限，N基因CT值小于最低检出限。根据《新型冠状病毒肺炎诊疗方案（试行第九版）》及上海市相关规定予以解除隔离管理，患者病情平稳，予办理出院。

1. 西医治疗方案

（1）氧疗过程：告病危，心电血压指脉血氧饱和度监护，高流量吸氧，嘱尽可能俯卧位通气12小时。

（2）抗病毒治疗：奈玛特韦片150mg/利托纳韦100mg，每12小时1次，口服1个疗程。

（3）抗炎治疗：激素剂量由入院前强的松45mg/d调整为甲强龙40mg/d，静脉滴注3

天，减量至甲强龙 20mg/d 静脉滴注 3 天，减量至甲泼尼龙 20mg，每日 1 次，口服。

（4）抗感染治疗：莫西沙星（6 月 8 日）；莫西沙星 + 美罗培南（6 月 9 日）；美罗培南 + 万古霉素（6 月 10 日）。

（5）免疫治疗：胸腺法新、丙种球蛋白调节免疫。

（6）抗凝治疗：低分子量肝素钙注射液抗凝。

（7）其他：给予静脉滴注血必净注射液活血解毒，痰热清注射液清热化痰。血液透析，维持水、电解质平衡（每周 3 次）。沙库巴曲缬沙坦钠片 + 卡维地洛 + 氨氯地平控制高血压，辅酶 Q_{10} 改善心肌代谢；易善复 + 阿托莫兰 + 优思弗保肝；输血及促红素、罗沙司他改善肾性贫血；营养支持，保证充分的能量摄入。

2. 中医治疗方案

（1）2022 年 5 月 21 日一诊：患者胃纳一般，眠差，无发热，咳嗽痰白，胸闷、气促，二便可，舌淡边有齿痕，苔白微腻（见附录彩色图图 75-1），脉滑数。四诊合参，中医辨证考虑疫毒壅肺，正气虚衰。肺为娇脏，外邪上受，首先犯肺，肺气为疫毒所困，失于宣发肃降，蕴结胸中，则见咳嗽咳痰之证候，湿毒内蕴日久，肺脾气虚，正气衰弱，则见气短、胸闷、夜寐不安等症。治疗以宣肺化痰、益气健脾为主，补中益气合葶苈大枣泻肺汤之意，拟方如下：黄芪 30g，人参 20g，陈皮 10g，紫菀 10g，南葶苈子 30g，马鞭草 15g，苍术 15g，生石膏 30g（先煎），西洋参 30g，生白术 15g，熟大黄 6g，白扁豆 10g，车前子 15g。3 剂（5 月 21 ~ 23 日）。水煎服 100mL，每日 1 剂，早晚分 2 次服用，饭后 30 分钟温服。

（2）2022 年 5 月 24 日二诊：患者无发热，咳嗽较前减轻，痰白少，胸闷气短好转，大便日 2 次，小便调。舌淡边有齿痕，苔白腻，边有腐苔（见附录彩色图图 75-2），脉濡滑略数。在补虚宣肺的同时，加强健脾化浊之力，透达膜原，拟方如下：黄芪 30g，人参 20g，陈皮 10g，南葶苈子 30g，西洋参 30g，生白术 15g，熟大黄 6g，白扁豆 10g，车前子 15g，厚朴 12g，薏苡仁 30g，浙贝母 15g，槟榔 15g。3 剂（5 月 24 ~ 26 日）。水煎服 100mL，每日 1 剂，早晚分 2 次服用，饭后 30 分钟温服。

（3）2022 年 5 月 27 日三诊：患者症状明显改善，偶咳，痰少，纳可，二便调，眠改善，舌淡，苔白腻（见附录彩色图图 75-3），脉小弦滑尺沉。邪虽减，正未复，邪伏膜原，上方加草果，加强透达膜原，祛除伏邪，拟方如下：黄芪 30g，人参 30g，陈皮 10g，南葶苈子 30g，西洋参 30g，生白术 20g，熟大黄 9g，白扁豆 10g，车前子 15g，厚朴 12g，薏苡仁 30g，浙贝母 15g，槟榔 15g，粉萆薢 15g，当归 12g，草果 10g。3 剂（5 月 27 ~ 29 日）。水煎服 100mL，每日 1 剂，早晚分 2 次服用，饭后 30 分钟温服。

（4）2022 年 5 月 29 日四诊：患者症状进一步改善（CT 值明显上升），效不更方，守上方继服 3 剂。

（5）2022 年 6 月 1 日五诊：患者昨日血液透析时着凉，轻度恶寒，咽部不适，轻咳，纳可，大便日 1 ~ 2 次，小便调，舌淡红，苔薄白（见附录彩色图图 75-4），脉濡。患者核酸 CT 值明显下降，湿气虽减，正气虚弱，风寒乘虚而入，治疗仍以辅助正气为主，兼以祛风散寒，拟方如下：黄芪 30g，人参 30g，陈皮 10g，南葶苈子 30g，西洋参 30g，生白术 20g，熟大黄 9g，白扁豆 10g，车前子 15g，厚朴 12g，浙贝母 15g，荆芥 10g，防风 9g，桔梗 10g，桂枝 9g。3 剂（6 月 1～3 日）。水煎服 100mL，每日 1 剂，早晚分 2 次服用，饭后 30 分钟温服。

（6）2022 年 6 月 4 日六诊：患者纳可，二便调，精神可，胸闷气短未作，舌苔又现白腻（见附录彩色图图 75-5）。新冠病毒核酸 CT 值低位徘徊，考虑患者阳虚水湿不化，湿毒内蕴，在前方扶正健脾的基础上，加用温阳化湿之品，拟方如下：黄芪 30g，人参 50g，陈皮 10g，南葶苈子 30g，西洋参 30g，生白术 20g，熟大黄 9g，白扁豆 10g，车前子 15g，马鞭草 15g，熟附片 9g，桂枝 9g，白茯苓 15g。3 剂（6 月 4～7 日）。水煎服 100mL，每日 1 剂，早晚分 2 次服用，饭后 30 分钟温服。

（7）2022 年 6 月 7 日七诊：患者近日虽无明显不适症状，纳可，二便调，舌淡边有齿痕，苔白腻（见附录彩色图图 75-6），脉滑。患者化验的炎症指标降钙素原等明显升高，考虑到患者本身湿毒内蕴，疫毒未清，在上方基础上增强清热解毒祛疫毒之力，拟方如下：黄芪 30g，人参 50g，马鞭草 15g，西洋参 30g，生白术 10g，熟大黄 9g，白扁豆 10g，熟附片 9g，桂枝 9g，白茯苓 15g，山茱萸 30g，金荞麦 30g，粉萆薢 15g。3 剂（6 月 7～9 日）。水煎服 100mL，每日 1 剂，早晚分 2 次服用，饭后 30 分钟温服。

（8）2022 年 6 月 9 日八诊：患者近日无发热、咳嗽、咳痰，无胸闷气促，无腹痛腹泻，大便日 1 次，无尿频尿急尿痛等不适，食纳可，精神可，面色㿠白，舌淡边有齿痕，苔白腻（见附录彩色图图 75-7），脉濡滑细。给予扶正温阳，化湿通腑，清热解毒，拟方如下：黄芪 30g，人参 50g，马鞭草 15g，西洋参 30g，生白术 10g，熟大黄 9g，白扁豆 10g，熟附片 9g，桂枝 9g，白茯苓 15g，山茱萸 30g，金荞麦 30g，粉萆薢 15g。2 剂（6 月 10～11 日）。水煎服 100mL，每日 1 剂，早晚分 2 次服用，饭后 30 分钟温服。

（9）2022 年 6 月 11 日九诊：患者精神可，无发热，无咳嗽，纳可，大便日 1～2 次，小便调，舌暗边有齿痕，苔薄腻（见附录彩色图图 75-8），脉濡滑尺沉。腹部 CT 示：肠道有宿便。患者脾肾阳虚，清阳不升，浊阴不降，络脉瘀阻，正虚邪恋，治以扶正托毒、通腑降浊、活血通络为主，拟方如下：黄芪 30g，人参 50g，生白术 10g，熟大黄 15g，白茯苓 15g，熟附片 12g，山茱萸 30g，金荞麦 30g，川芎 10g，草果仁 15g，厚朴 10g，藿香 10g，红景天 15g，金银花 10g。水煎服 100mL，每日 1 剂，早晚分 2 次服用，饭后 30 分钟温服。

（六）疗效评估

1. 主要症状体征 经治疗患者病情好转，无发热、胸闷、气促，无咳嗽、咳痰，无纳差、恶心、呕吐，无腹痛、腹泻，无尿频尿急尿痛，无关节痛等表现。

查体：体温 36.2℃，心率 78 次/分，呼吸 18 次/分，腹平软，无压痛，导管无渗血，双下肢无水肿。

2. CT 变化 （图 75-9～图 75-10）

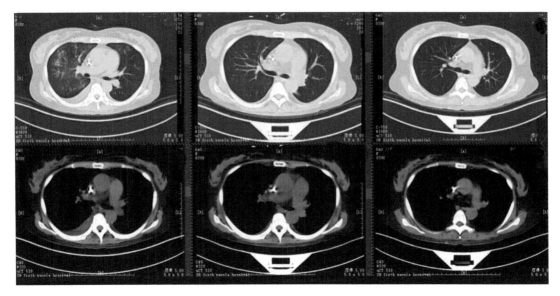

图 75-9　5 月 10 日、5 月 22 日、6 月 6 日胸部 CT

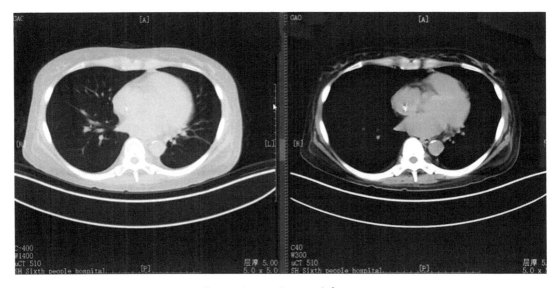

图 75-10　6 月 9 日胸部 CT

3. 核酸基因 CT 值　6 月 12 日 12 时 35 分患者分子生物检验报告：ORF1ab 基因 CT 值小于最低检出限，N 基因 CT 值小于最低检出限。6 月 13 日 12 时 40 分患者分子生物检验报告：ORF1ab 基因 CT 值小于最低检出限，N 基因 CT 值小于最低检出限（图 75-11）。

ORF1ab基因 CT值

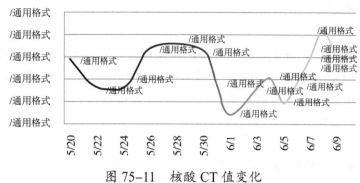

图 75-11 核酸 CT 值变化

4. 实验检验报告

表 75-1 血常规

日期	白细胞计数（×10⁹/L）	中性粒细胞计数（×10⁹/L）	淋巴细胞计数（×10⁹/L）	超敏C反应蛋白（mg/L）	血小板计数（×10⁹/L）	血红蛋白（g/L）
5月20日	11.47	10.66	0.34	175.82	83	78
5月27日	6.47			5.26	137	77
5月29日	9.23			1.83	89	88
6月8日	15.90	15.80	0.21	68.69	82	80
6月12日			0.47		153	94

表 75-2 血气分析

日期	酸碱度（mmol/L）	氧分压（mmHg）	二氧化碳分压（mmHg）	碳酸氢（mmol/L）	全血剩余碱（mEq/L）	钾离子（mmol/L）	血氧饱和度（%）	乳酸（mmol/L）
正常范围	7.35～7.45	80～100	35～45	22～28	-3～+3	3.5-5.5	95%～98%	0.5～1.7
5月19日	7.475	76.4	33.8	18.7	-3.9	4.6	99.4	1.8
5月22日	7.354	150	30.4	18.8	-6.0	3.7	99.7	1.4
5月23日	7.354	150	33.8		-6.7	3.7	99.7	1.4
5月29日	7.384	154	35.2			3.5	99.3	

表 75-3 肝功能组合（不包含电泳）和肾功能

日期	谷丙转氨酶（U/L）	谷草转氨酶（U/L）	总蛋白（g/L）	白蛋白（g/L）	尿素氮（mmol/L）	肌酐（μmol/L）	尿酸（μmol/L）
5月19日	97	73	53	33	19.5	459	385
5月23日	122	58	51	30	17.8	494	494
5月29日	65	38	52	32	24.2	394	
6月8日	65	29	74	33	31.1	375	301

（七）出院时情况

患者病情较前好转，神志清，精神可，无发热，无咳嗽咳痰，胸闷气促偶作，胃纳可，无腹痛，服中药后大便日 3 次，为糊状稀便。查体：体温 36.2℃，心率 78 次／分，呼吸 18 次／分，腹平软，无压痛，导管无渗血，双下肢无水肿。6 月 12 日和 6 月 13 日连续两次鼻咽拭子核酸检测阴性，2022 年 6 月 13 日下午出院。随访 1 周未见核酸复阳。

（八）案例讨论与分析

1. 辨证施治思路　患者基础疾病多且重，长期服用免疫抑制剂及激素，同时又外感疫毒，内伤外感交织，疫毒壅肺，湿毒内聚，正气亏虚，涉及疫毒、湿毒、瘀、虚等病理因素，病位主要在肺、脾，与心、肾、大肠密切相关。

一诊时，该患者有心衰、肾衰 5 期血液透析及红斑狼疮情况，长期服用免疫抑制剂及激素，免疫力低下，从中医辨证上患者也是外感疫毒，正气亏损状态，《温疫论》认为瘟疫之疾"而脾虚者更为难治"，所以中医从一开始就在宣肺化痰的基础上给予扶正治疗，治宜宣肺化痰，益气健脾。药用葶苈子、紫菀泻肺止咳化痰，南葶苈子也有利尿强心的作用，人参、黄芪扶助正气，陈皮、生白术、白扁豆健脾行气化痰，马鞭草经验用药清热解毒除疫气，患者大便正常，佐以少量熟大黄通腑祛瘀肺肠同治，并佐以苍术燥湿健脾，西洋参滋阴补气，生石膏清上焦热。患者尚有小便，遵循叶天士《外感温热篇》"通阳不在温，而在利小便"之意，加用车前子以利水通阳。

二诊时，患者诸症减轻，但新冠病毒核酸基因 CT 值仍低，舌淡边有齿痕，苔白腻边有腐苔，恐邪入膜原，遂在上方的基础上加用厚朴、薏苡仁、浙贝母、槟榔等以祛湿化浊，透达膜原。

三诊时，患者病情好转，CT 值上升，效不更方，上方加草果、粉萆薢加强祛湿化浊之力。

四诊时，患者病情进一步好转，CT 值上升明显，守上方。

五诊时，患者昨日偶感风寒，病情反复，导致核酸 CT 值明显下降，在上方基础上加荆芥、桂枝、防风、桔梗，以祛风寒、利咽。

六诊时，患者舌苔又现白腻，舌质淡，考虑阳虚水湿不化，《金匮要略·痰饮咳嗽病脉证并治》也有"病痰饮者，当以温药和之"之说。遂加用熟附片、桂枝以温阳化饮，白茯苓以健脾利水渗湿，患者核酸长期不转阴，正虚邪恋，故给予大剂人参扶正托毒外出。

七诊时，患者近日炎症指标升高，虽无特别症状，但考虑到患者素体湿毒内蕴，疫毒未清，有可能蕴久化热或膜原之疫邪相争，遂上方加金荞麦，以增强清热解毒祛疫毒之力，加用山茱萸助人参、黄芪托毒外出。

八诊时，患者核酸 CT 值上升，炎症指标好转，效不更方，在上方的基础上加用粉萆萆利湿祛浊。

九诊时，患者虽然每日大便 1 ～ 2 次，腹部 CT 示：肠道有宿便，舌由淡转暗，络脉瘀阻，遂在上方基础上，增加熟大黄用量以通腑祛毒，草果仁、厚朴、藿香以化浊，川芎合熟大黄活血通络，红景天既能活血，又能润肺，还能补虚，正如《四部医典》言其"性平，味涩，善润肺，能补肾，理气养血"，有研究表明对心衰有改善作用。

在中西医结合治疗下，患者的肺部症状很快就改善了，心衰也得到了纠正，新冠病毒核酸 CT 值很快上升到 30 以上，但患者体虚易外感，31 日透析时就因着凉而感冒，正气受损，核酸 CT 值急速下降，中药汤剂在扶正的基础上加用了祛风散寒药味，感冒痊愈后，核酸 CT 值很快又上升了。数天后因患者营养不足，加之免疫功能低下，又出现了新的感染情况，这时，根据中医辨证，加强通腑解毒之力的同时，采用了大剂量的扶正托毒方法，从而使患者正气来复，托毒外出，尽快达到了核酸转阴，正所谓"大实有羸状，至虚有盛候"，祛邪不忘扶正，扶正也要关注邪气的盛衰，这样才能药到病除，效如桴鼓。

2. 用药分析　这是一例中西医结合治疗的新冠病毒感染重型合并心衰、红斑狼疮及慢性肾衰竭 5 期的患者，西医着重增强免疫、抗病毒、抗炎、营养支持、血液透析、抗心衰，以及调整激素及免疫抑制剂剂量等治疗措施，《温疫论》述"正虚邪实，其发必重"，《素问·评热病论》曰："邪之所凑，其气必虚。"中医主要抓住病机变化为内伤外感，疫毒壅肺，湿毒内聚，正虚邪恋，祛邪扶正并举，以健脾补肾、扶助正气为中药治疗主线，在不同阶段配以宣肺解毒、通腑化浊、活血通络等措施，中西医结合治疗使者入院后呼吸道症状快速消失，心衰改善，最终使患者核酸转阴出院。

3. 得失点　经过 6 天治疗，患者 CT 值上升到 N30/O31，患者着凉感冒后核酸 CT 值又下降至 17，之后调整中药方剂，6 天后患者核酸转阴，6 月 9 日化验炎症指标突然上升，核酸 CT 值又降为 N29/O30。

本案是一则中医药及时干预的成功案例，特别是对新冠病毒感染合并长期应用免疫抑制剂及激素核酸长期不转阴的患者，提供了宝贵的治疗经验。这类患者早期即可大剂大补元气，扶正以祛邪，同时注意患者的起居饮食，避免感冒，及时纠正营养不良情况，还要注意预防管路及肠道的感染情况发生，患者的新冠病毒核酸转阴可能会更快。治疗过程中未发现不良反应。

（上海市第六人民医院临港院区贾运滨整理）

七十六、新冠病毒感染重型伴结肠恶性肿瘤案

（一）一般资料

赵某，女，76岁，住院号：01×××7。

入院时间：2022年5月23日；出院时间：2022年6月5日；住院天数：13天。

（二）入院前情况

主诉： 间断下腹痛伴排便减少4月余，加重1天，核酸阳性1天。

病史： 患者2021年12月开始自觉右下腹肿块伴腹痛、腹胀，前往上海交通大学医学院附属新华医院就诊，行肠镜提示乙状结肠占位，病理疑似恶性，考虑升结肠恶性肿瘤，拟行手术治疗，患者入院治疗期间突发急性腔隙性脑梗死，遂暂缓手术，家属要求出院，未继续治疗。2022年1月起患者开始出现下腹部阵发性绞痛，间断发作，逐渐加重，伴腹胀，伴有肛门排气减少，排便减少，多为不成形水样便，无呕吐，不伴发热，无腹泻，不伴皮肤、尿色改变。患者5月23日无明显诱因下出现腹痛、腹胀明显加剧，呈持续性，有腰背放射痛，难以忍受，呈蜷缩体位，前往上海市第一人民医院就诊，查新冠病毒核酸阳性，"120"转运来我院，现为求进一步治疗，收入上海市第六人民医院临港院区。

既往史： 患者既往上海交通大学医学院附属新华医院诊断"升结肠恶性肿瘤、急性腔隙性脑梗死，甲状腺功能减退"，家属自诉回家保守对症处理至今。

疫苗接种史： 已接种新冠疫苗。

（三）入院时情况

本次发病以来，患者精神疲倦，胃纳欠佳，大便减少，小便如常，体重减少。

体格检查： 体温36.8℃，心率102次/分，呼吸20次/分，血压104/75mmHg，血氧饱和度93%。查体：患者蜷缩体位，痛苦面容，查体未能完全配合。皮肤巩膜无黄染，腹部稍膨隆，未见明显胃肠型及蠕动波，腹部稍紧，右下腹可及一包块，质韧，压痛明显，边界触诊不清。

（四）入院诊断

1. 西医诊断

（1）新冠病毒感染（重型）。

（2）升结肠恶性肿瘤。

（3）小肠梗阻。

（4）手术后肠粘连。

（5）腔隙性脑梗死。

（6）甲状腺功能减退。

（7）卵巢囊肿术后。

2. 中医诊断

（1）疫病（重型），疫毒闭肺证。

（2）结肠癌，瘀毒内结。

（五）诊疗经过

2022年5月23日，患者入院后即请外科、介入科、肿瘤科会诊，根据相关专科检查结果及患者、家属意见确定后续治疗方案，必要时需手术治疗。同时给予鼻导管高流量吸氧，俯卧位通气，人干扰素 α2b 喷雾剂喷鼻，禁食及下胃管等措施。

2022年5月24日，上腹部CT检查报告：①升结肠恶性肿瘤伴腹腔及腹膜后广泛转移，累及右肾，近端小肠扩张积气积液、局部肠壁破裂穿孔。②肝内散在小囊性灶，脾脏边缘钙化灶。③胆囊多发结石。④腹腔少量积液。⑤左肾窦内囊性灶。胸部CT检查报告：①双肺散在少许炎症。②右侧胸腔少量积液。③心包少量积液。冠脉分支钙化。降主动脉迂曲。给予胸腺法新增强免疫、奈玛特韦片/利托那韦片抗病毒，连花清瘟颗粒清热解毒，喜炎平注射液协助抗炎抗病毒。

2022年5月25日，行襻式回肠造口术＋广泛肠粘松解＋剖腹探查术，术后入ICU，呼吸机辅助通气。

2022年5月26日，患者感染指标较前明显下降，抗感染有效，继续原抗感染方案，继续给予纠正低蛋白血症、低钙、低钾（鼻饲加静脉补钾）治疗。患者脱机成功，改用鼻导管吸氧。

2022年5月27日，今日给予中药煎剂治疗。

2022年5月28日，胸部CT检查报告：①双肺散在少许炎症。②两侧胸腔积液伴两肺膨胀不全，较前片（5月24日）明显进展。③心包少量积液。冠脉分支钙化。降主动脉迂曲。④附见肝内多发小囊性灶。并给予盐酸氨溴索注射液化痰，继续抗感染、抗病毒治疗。

　　患者于 2022 年 6 月 1 日及 2022 年 6 月 2 日连续两次新冠病毒核酸检测阴性，根据《新型冠状病毒肺炎诊疗方案（试行第九版）》及上海市相关规定，予以解除隔离管理。

1. 西医治疗方案

（1）氧疗过程：一级护理，心电监护，鼻导管吸氧。气管插管辅助通气，每天俯卧位 12 小时改善通气。

（2）抗病毒治疗：免疫球蛋白，奈玛特韦片 300mg（自备 150mg×2 片）联用利托那韦片 100mg（自备 100mg×1 片），每 12 小时口服 1 次。

（3）抗炎治疗：无。

（4）抗感染治疗：奥硝唑抗厌氧菌，头孢他啶抗感染。

（5）免疫治疗：干扰素 α-2b 喷雾剂喷鼻，胸腺法新等提高免疫功能。

（6）抗凝治疗：低分子量肝素钙注射液抗凝治疗。

（7）其他：完善血常规、血气分析、肝肾功能、电解质、胸部 CT 等相关检查。禁食，胃管胃肠减压。行襻式回肠造口术 + 广泛肠粘松解 + 剖腹探查术。白蛋白、复方氨基酸、肠内营养混悬液等营养支持。胸腔引流。

2. 中医治疗方案

中医中药治疗以宣肺通腑、扶正通络为主。中成药：连花清瘟颗粒 1 袋，每日 3 次冲服（5 月 24 ～ 26 日）。

（1）2022 年 5 月 27 日一诊：患者神清，面色无华，唇周晦暗，轻咳，动则气短胸闷，纳可，人工肛门排便 300mL，小便调，舌红，苔少（见附录彩色图图 76-1），脉滑细略数。四诊合参：中医辨证考虑疫毒闭肺，气虚络病，络脉瘀阻，互渗津血，则见胸腔积液，瘀毒内阻，湿热蕴结下焦，则见间断下腹痛伴排便减少（术后好转），治以宣肺解毒，通腑泄热，补气通络，大黄人参汤 + 葶苈大枣泻肺汤 + 承气汤加减，拟方如下：人参 50g，西洋参 30g，黄芪 30g，水蛭 6g，地龙 12g，马鞭草 30g，南葶苈子 30g，金荞麦 30g，川佛手 12g，厚朴 12g，熟大黄 9g，枳实 12g。3 剂（5 月 27 ～ 29 日）。水煎服 200mL，每日 1 剂，早晚分 2 次服用，饭后 30 分钟温服。

（2）2022 年 5 月 30 日二诊：患者药后诸症好转，腹痛未作，咳嗽愈，气短胸闷减轻，舌红，苔少中后部腻（见附录彩色图图 76-2），脉滑略数。疗效肯定，效不更方，原方加抗癌利水之品。拟方如下：人参 50g，西洋参 30g，黄芪 30g，水蛭 6g，地龙 12g，马鞭草 30g，南葶苈子 30g，金荞麦 30g，川佛手 12g，厚朴 12g，熟大黄 9g，枳实 12g，车前子 15g，白花蛇舌草 30g。3 剂（5 月 30 日～ 6 月 1 日）。水煎服 200mL，每日 1 剂，早晚分 2 次服用，饭后 30 分钟温服。

（3）2022 年 6 月 1 日三诊：患者病情继续好转，无气短胸闷，无咳嗽，纳可，人工肛门，大便日 2 次，小便调，舌淡暗，苔腻（见附录彩色图图 76-3），脉滑。上方加健脾燥湿之品继服 3 剂。拟方如下：人参 50g，西洋参 30g，黄芪 30g，水蛭 6g，地龙 12g，马鞭草 15g，南葶苈子 30g，佛手 12g，厚朴 12g，熟大黄 6g，枳实 12g，车前子 15g，苍术 15g，草果 15g，白花蛇舌草 30g。3 剂（6 月 2 ～ 4 日）。水煎服 200mL，每日 1 剂，早晚分 2 次服用，饭后 30 分钟温服。

（六）疗效评估

1. 胸部 CT 变化 （图 76-4 ～图 76-6）

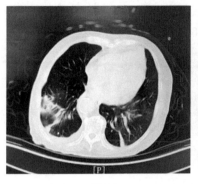 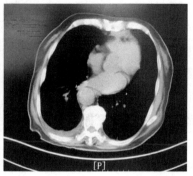

a　　　　　　　　　　　　b

图 76-4　5 月 24 日胸部 CT

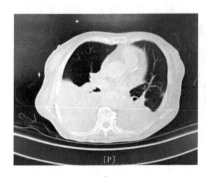 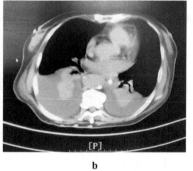

a　　　　　　　　　　　　b

图 76-5　5 月 26 日胸部 CT

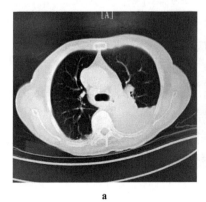 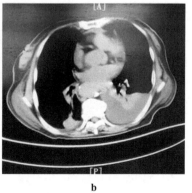

a　　　　　　　　　　　　b

图 76-6　6 月 3 日胸部 CT

2. 主要症状　患者咳嗽咳痰症状经过治疗已经痊愈，气短胸闷症状也明显改善。

3. 核酸 CT 值 （图 76-7）

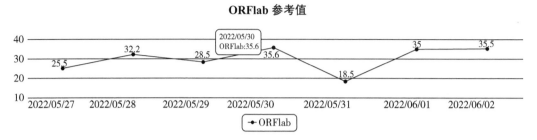

ORFlab 参考值

图 76-7　核酸 CT 值变化

（七）出院时情况

患者入院后完善相关检查，排除手术禁忌，与患者及家属沟通病情后，于 2022 年 5 月 25 日在全麻下行襻式回肠造口术 + 广泛肠粘松解 + 剖腹探查，手术顺利，术后恢复可，进食后无明显不适。同时给予抗病毒，调节免疫，胸腔引流，抗凝，俯卧位通气及中药辨证治疗，目前患者神清，纳可，二便调，于 2022 年 6 月 1 日及 2022 年 6 月 2 日连续两次新冠病毒核酸检测阴性，根据《新型冠状病毒肺炎诊疗方案（试行第九版）》及上海市相关规定，予以解除隔离管理，准予出院，随访两周未见核酸复阳。

（八）案例讨论与分析

1. 辨证施治思路　患者有升结肠恶性肿瘤伴肠梗阻，同时又外感疫毒，内伤外感交织，疫毒壅肺，湿毒内聚，腑气不通，涉及疫毒、湿毒、瘀、虚等病理因素，病位主要在肺、脾、大肠。

一诊时，用南葶苈子合马鞭草、金荞麦以泻肺清热，抗疫毒，"邪之所凑，其气必虚"，加之患者老年及恶性肿瘤病史，正气虚衰，故用大剂人参、黄芪扶正固脱，托毒外出，西洋参清热滋阴补气，承气通腑，清热祛湿，水蛭、地龙通络活血祛瘀，佐以川佛手行气化痰，止呕消胀，和胃。

二诊时，药后患者诸症好转，腹痛未作，咳嗽愈，气短胸闷减轻，效不更方，以前方加车前子利水以助消胸腔积液，白花蛇舌草解毒抗癌。

三诊时，患者已无肺部症状，气短胸闷未作，胃口稍差，舌淡暗，苔腻，脾虚湿盛，核酸已经转阴一次，为巩固疗效，仍大剂人参扶正，减少通腑之力，增加健脾燥湿透达膜原之苍术、草果，使正气得复，伏邪得去。

该患者年事已高，癌症术后复发，正虚邪实，腑气不通，又外感疫毒，络脉受阻，在手术解决癌肿阻滞的问题后，中药给予宣肺通腑，并配以大剂补益气血之品，活血通络，守方 9 剂，使疫毒消除，腑气得通，气血来复，很快患者核酸转阴，达到出院标准。

2. 用药分析　这是一例中西医结合治疗的新冠病毒感染重型合并癌肿手术的患者，西医使用了手术改善腹部症状、增强免疫、抗病毒、抗炎、营养支持等治疗措施，中医主要抓住内伤外感、疫毒壅肺、湿毒内聚、气血亏虚的病机特点，以熟大黄、人参加葶苈大枣泻肺汤再合承气汤之意组方，配以清热解毒祛疫毒之马鞭草、金荞麦，大补之人参、西洋参、黄芪等药味，起到了宣肺解毒、通腑泄热、扶助正气之功，中西医结合治疗，很快就控制了患者加重的肺部炎症及胸腔积液情况。患者正气得复，使得核酸很快转阴。

3. 得失点　本案是一则中医药及时干预的成功案例，特别是对新冠病毒感染合并癌肿及手术的老年患者，提供了宝贵的治疗经验。这类患者多年癌症耗气伤阴，加之手术伤气，合并新冠病毒感染时，一定要给予大剂补益气阴之品，宣肺通腑解毒是解决肺脏问题的关键，顾护正气则是最终使核酸转阴的关键。治疗过程中未发现不良反应。

（上海市第六人民医院临港院区贾运滨整理）

七十七、新冠病毒感染危重型伴基础疾病危重症案

（一）一般情况

于某，女，83岁，住院号：01×××6。

入院时间：2022年5月8日；出院时间：2022年6月7日；住院天数：30天。

（二）入院前情况

主诉：发热1月余，新冠病毒核酸阳性1天。

现病史：患者未离开上海，无接触过境外回国人员。患者2022年3月29日于某医院住院期间出现发热，体温最高不详，转入上海市第十人民医院急诊留观病区治疗，给予左侧股静脉深静脉置管、留置胃管、留置导尿、抗感染及营养支持治疗。2022年5月8日患者核酸采样有异常。患者气管切开状态（2年前气切）、有痰，神志嗜睡，指脉血氧饱和度偏低。为进一步诊治，2022年5月8日由"120"转运来我院。

既往史：患者家属代诉病情，患者既往有糖尿病病史，高血压病史，冠心病、冠脉支架植入术后病史，左侧硬膜下血肿开颅术后，并行气管切开至今，遗留有左侧颅骨缺损、卧床状态、生活不能自理；癫痫病史1年余，首次癫痫发作出现于2021年7月，口服丙戊酸钠控制，服药情况及具体发作情况不详。近1年认知障碍，院外诊断为阿尔茨海默病。

食物药物过敏史：有药物过敏史（青霉素）；无食物过敏。

疫苗接种史：无。

（三）入院时情况

患者发热、有痰，无咳嗽，嗜睡。

体格检查：体温37.7℃，心率82次/分，呼吸27次/分，血压165/61mmHg。神志嗜睡，气管切开状态，见眨眼动作，无眼神交流，无指令动作，左侧窥及瞳孔，圆形，直径2.5mm，对光反射存在，双侧鼻唇沟基本对称，双侧肢体肌张力增高，未见肢体活动，

见散在鲜红皮疹，双手及双足水肿，双侧病理征未引出。

（四）入院诊断

1. 西医诊断

（1）新冠病毒感染（危重型）。

（2）肺部感染。

（3）2 型糖尿病。

（4）冠状动脉粥样硬化性心脏病。

（5）冠状动脉支架植入后状态。

（6）高血压 3 级（极高危）。

（7）癫痫。

（8）认知障碍。

（9）左侧硬膜下血肿术后。

（10）后天性颅骨缺损。

（11）中度贫血。

（12）尿路感染。

2. 中医诊断

疫病（危重型），内闭外脱证。

（五）诊疗经过

患者入我院后予以呼吸、营养支持、抗病毒及细菌感染、增强免疫力、维持内环境紊乱等对症支持及医学观察。气管切开接呼吸机通气。心电监护提示：心率 90 次 / 分，呼吸 26 次 / 分，血压 140/70mmHg，不吸氧状态指脉血氧饱和度 92%，吸氧后 100%。

2022 年 5 月 17 日患者新冠病毒感染危重症，目前予呼吸机辅助通气中，予新冠病毒感染免疫球蛋白调节免疫，奈玛特韦片 / 利托那韦片抗病毒，胸腺肽、干扰素使用中，复查生化等指标，必要时抗凝。监测血气分析，继续观察病情变化。

2022 年 5 月 21 日患者仍有发热，体温高峰有所下降，镇静药已停，唤醒中，逐步脱机；血红蛋白上升，输血有效；关注体温及培养结果，观察病情变化。

2022 年 5 月 27 日患者体温正常，抗感染有效，患者肌酐较前升高，停用多黏菌素，继续利奈唑胺抗感染方案，继续呼吸支持。

2022 年 6 月 7 日因患者核酸检测连续两次均为阴性，今日拟转至上海市第十人民医院，予办理出院，做好交接工作。

1. 西医治疗方案

（1）氧疗过程：氧疗，间断俯卧位通气。

（2）抗病毒治疗：根据患者病情给予适当抗病毒治疗（奈玛特韦片/利托那韦片）。

（3）抗感染治疗：抗感染治疗（头孢拉定、多黏菌素等）。

（4）免疫治疗：胸腺肽；必要时继续免疫、丙种球蛋白免疫治疗。

（5）抗凝治疗：低分子量肝素钙注射液，抗血小板（氯吡格雷）。

（6）其他：卧床休息，加强支持治疗，保证充分能量和营养摄入；注意水、电解质平衡，维持内环境稳定。密切监测生命体征，特别是静息和活动后的指脉血氧饱和度等。根据病情监测血常规、尿常规、C反应蛋白、生化指标（肝酶、心肌酶、肾功能等）、凝血功能、动脉血气分析、胸部影像学等。维持血压（去甲肾上腺素泵入），控制血糖（胰岛素泵入）。护胃（奥美拉唑）；降脂固斑（阿托伐他汀）；控制癫痫，降压。输血、氨溴索祛痰、震动排痰、左乙拉西坦抗癫痫、阿托伐他汀降脂、胰岛素静脉泵入控制血糖。

2. 中医治疗方案　中医治疗以宣肺清热化痰、益气固脱为主。麻杏石甘汤合葶苈大枣泻肺汤及益气固脱的人参等加减。

（1）2022年5月10日一诊：患者发热，胸闷、气促，气管切开状态，痰多，胃管鼻饲饮食，患者不配合，舌象未见，脉弦滑细数。先予益气滋阴，宣肺化痰，健脾祛湿，拟方如下：黄芪30g，党参15g，白茯苓15g，生白术20g，麦冬10g，天冬10g，玄参10g，贝母10g，桑白皮12g，款冬花10g，杏仁15g，薏苡仁30g，砂仁6g（后下），甘草6g，柴胡10g。3剂，浓煎200mL，每次100mL，每日2次，胃管送服。

（2）2022年5月20日二诊：患者昏睡镇静中，发热，痰多色黄，密集暗红色皮疹，大便2日未解，脉滑数，核酸CT值偏低。四诊合参：中医辨证考虑疫毒闭肺，内闭外脱，腑气不通，治以宣肺解毒，通腑泄热，益气固脱。方用麻杏石甘合葶苈大枣泻肺汤及固脱之品加减，拟方如下：人参20g，麻黄8g，杏仁20g，生石膏30g（先煎），甘草6g，南葶苈子30g，马鞭草30g，鱼腥草30g，大黄12g（后下），金荞麦15g，浙贝母15g，葫芦壳15g，车前子15g。3剂，浓煎200mL，每次100mL，每日2次，胃管送服。

（3）2022年5月24日三诊：患者昏睡镇静中，发热退，口唇干红，痰仍多，皮疹减少，大便日1次，舌淡红，苔白滑（见附录彩色图图77-1），脉滑细数。在上方的基础上加西洋参滋阴清热，拟方加减如下：人参20g，麻黄8g，杏仁20g，生石膏30g（先煎），甘草6g，南葶苈子30g，西洋参30g，马鞭草30g，鱼腥草30g，熟大黄12g，金荞麦15g，浙贝母15g，葫芦壳15g。3剂，浓煎200mL，每次100mL，每日2次，胃管送服。同时给予参麦注射液50mL微泵静脉推注，益气固脱，养阴生津。

（4）2022年5月27日四诊：患者无发热，气管切开接呼吸机通气中，痰黏，躯干腹侧皮疹较前好转，红疹颜色变浅，双上肢水肿，尿量偏少，大便日2次，患者不配合未及舌象，脉滑细数。在前方基础上利水消肿，拟方如下：人参20g，麻黄8g，杏仁20g，南葶苈子30g，西洋参30g，鱼腥草30g，金荞麦15g，浙贝母15g，葫芦壳15g，金银花15g，紫苏叶10g，山楂炭15g，泽泻15g。3剂，浓煎200mL，每次100mL，每日两次，胃管送服。

（5）2022年5月30日五诊：患者神昏，无发热，气管切开接呼吸机通气中，痰少色黄，皮疹进一步好转，双上肢水肿减轻，尿量增加，大便日1次，患者不配合未及舌象，脉滑细数。前方去泽泻，加石菖蒲以开窍豁痰，拟方如下：人参20g，麻黄8g，杏仁20g，南葶苈子30g，西洋参30g，鱼腥草30g，金荞麦15g，浙贝母15g，葫芦壳15g，金银花10g，紫苏叶10g，山楂炭15g，石菖蒲15g。3剂，浓煎200mL，每次100mL，每日2次，胃管送服。

（6）2022年6月2日六诊：患者神志欠清，诸症改善，又有低热，舌象未及，口唇红干（见附录彩色图图77-2），脉滑数。核酸基因CT值未转阴，考虑内闭外脱，给予大剂人参扶阳固脱，再予麻杏石甘汤清肺热。下腹部CT：子宫后壁肌瘤可能。头颅CT：左侧大脑半球术后改变，双侧侧脑室及半卵圆中心散在软化灶及腔隙性脑梗死灶可能；老年脑，脑积水可能。加用夏枯草、鳖甲、车前子软坚散结，利水消肿，拟方如下：人参50g，麻黄8g，杏仁20g，南葶苈子30g，西洋参30g，金荞麦15g，浙贝母15g，葫芦壳10g，金银花10g，石菖蒲15g，生石膏30g（先煎），夏枯草10g，鳖甲30g，车前子15g。3剂，浓煎200mL，每次100mL，每日两次，胃管送服。

（7）2022年6月4日七诊：用上药后神志有所好转，发热未作，大便日1～2次，小便可，舌红，苔腻（见附录彩色图图77-3），脉滑细数。上方加强补肾利水之力，拟方如下：人参50g，麻黄8g，杏仁20g，葶苈子30g，西洋参30g，金荞麦15g，浙贝母15g，葫芦壳15g，石菖蒲15g，生石膏30g（先煎），夏枯草10g，鳖甲30g，车前子10g，山茱萸30g，猪苓15g。3剂，浓煎200mL，每次100mL，每日2次，胃管送服。

（六）疗 效 评 估

1. 胸部CT及胸片变化（图77-4～图77-8）

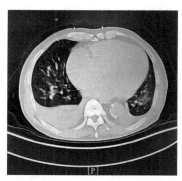
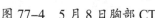

图77-4　5月8日胸部CT

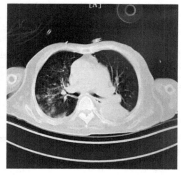

图77-5　5月18日胸部CT

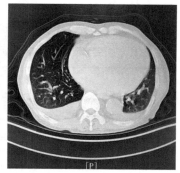

图77-6　6月1日胸部CT

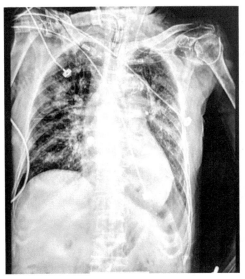
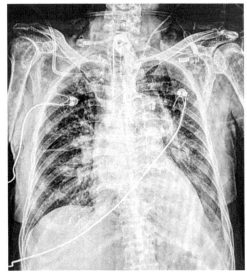

图 77-7　5 月 16 日胸片　　　　　　　图 77-8　6 月 4 日胸片

2. 主要症状　患者神昏改善，咳痰减少，气短未作，生命体征平稳。

3. 核酸 CT 值　2022 年 6 月 4 日及 6 月 5 日连续两次新冠病毒核酸检测阴性（表 77-1）。

表 77-1　新冠病毒核酸基因 CT 值

日期	标本类型	ORF1ab	N
5 月 12 日	鼻咽拭子	17.8	16.00
5 月 31 日	鼻咽拭子	34.40	35.30
6 月 1 日	鼻咽拭子	22.60	20.80
6 月 2 日	鼻咽拭子	37.00	40.10
6 月 3 日	鼻咽口咽拭子	34.00	34.30
6 月 4 日	鼻咽拭子	小于最低检出限	小于最低检出限
6 月 5 日	鼻咽口咽拭子	小于最低检出限	小于最低检出限

4. 实验室检查　（表 77-2）

表 77-2　血常规

日期	白细胞计数（$\times 10^9$/L）	中性粒细胞计数（$\times 10^9$/L）	淋巴细胞计数（$\times 10^9$/L）	超敏 C 反应蛋白（mg/L）	血小板计数（$\times 10^9$/L）	血红蛋白（g/L）
6 月 1 日	9.77	5.86	2.17	30.120	127	66
6 月 3 日	12.06	7.13	2.80	39.910	114	61
6 月 5 日	10.6	7.05	1.42	40.130	128	70
6 月 7 日	14.41	7.76	2.22	90.600	177	66

（七）出院时情况

患者瑞芬太尼、丙泊酚镇痛镇静中，RASS 评分 -4，CPOT 评分 0 分，气管切开接呼吸机辅助通气，呼吸机模式 P-A/C 模式，吸气压力 12cm H_2O，吸入氧浓度 40%，呼气末正压 5cm H_2O，呼吸 12 次 / 分，心电监护提示：心率 86 次 / 分，呼吸 12 次 / 分，血压 122/47mmHg，指脉血氧饱和度 99%。查体：左侧窥及瞳孔，圆形，直径 2.5mm，对光反射迟钝，双肺呼吸音粗，未见啰音，腹部软，心律齐，双侧鼻唇沟基本对称，双上肢僵硬，右上肢内旋翻转，双下肢挛缩屈曲状态，未见肢体活动，全身见散在皮疹、脱屑，躯干部发红，背部明显，四肢无明显水肿，双侧巴氏征未引出。于 2022 年 6 月 4 日及 6 月 5 日连续两次新冠病毒核酸检测阴性。出院后转至上海市第十人民医院继续治疗基础疾病。

（八）案例讨论与分析

1. 辨证施治思路　患者老龄，长期卧床，基础疾病多且重，同时又外感疫毒，内伤外感交织，疫毒壅肺，内闭外脱，涉及疫毒、水湿、瘀、虚等病理因素，病位主要在肺、脾、脑，与心、肾、大肠密切相关。

一诊时，以益气滋阴、宣肺化痰、健脾祛湿为法治疗。疫病之患，常因正气不足而致，故在病患初期当予补气以扶正祛邪；热毒易于伤阴，加上过服清热化湿之品亦易伤阴，故在疫病发展过程中，常见患者气阴不足，主要考虑患者正气不足，所以在疾病早期加入补益药物。

二诊时，因主管医生及组长建议暂停中药，故二诊时病程已过 10 天。患者发热，痰多色黄，密集暗红色皮疹，大便 2 日未解。名医蒲辅周认为："温病最怕表气郁闭，热不得越；更怕里气郁结，秽浊阻塞……治法总以透表宣膈，疏通里气而清小肠，不使热邪内陷或郁闭为要点。"表里双解是为正途。证属内闭外脱，腑气不通，治疗以宣肺清热化痰、益气固脱为主。麻杏石甘汤合葶苈大枣泻肺汤通腑，疫病多虚，加用人参等益气固脱。

三诊时，患者发热退，口唇干红，皮疹减少，大便日 1 次，患者已经渐露气阴不足之象，加西洋参滋阴清热。

四诊时，患者双上肢水肿，尿量偏少，酌加利水消肿药物。

五诊时，患者诸症减轻，但仍神昏，加石菖蒲以开窍豁痰。

六诊时，患者核酸阳性 3 周，仍未转阴，考虑内闭外脱，加大人参剂量，扶阳固脱，清除余邪。

七诊时，患者神志好转，继续维持原方案治疗。

中医中药在泻肺化痰的基础上，及时给予扶正固脱开窍治疗，有利于患者恢复正气，阳气得复，托毒外出。

2. 用药分析　这是一例中西医结合治疗新冠病毒感染危重症合并基础疾病危重症长阳患者成功转阴的病例，西医着重增强免疫、抗病毒、抗炎、营养支持，并针对基础疾病冠心病、心衰、高血压等进行积极救治。中医抓住病机重点疫毒壅肺、内闭外脱这条治疗主线，以扶正为基础，在不同阶段配以宣肺解毒、通腑泄浊、豁痰开窍等措施，中西医结合治疗使患者基础疾病病情有所控制，新冠病毒感染治愈，最终使患者核酸转阴出院，前往非定点医院继续基础疾病治疗。

3. 得失点　本案是一则中医药干预长阳患者转阴的成功案例，特别是对新冠病毒感染危重症合并基础疾病危重症长期不转阴的患者，提供了宝贵的治疗经验。这类患者体质较差，营养不良，气血亏虚，内闭外脱，所以中医中药早期即可大剂大补元气，扶正与祛邪并重，可能会使这类患者更快地转阴。这样才能尽快地集中力量治疗基础疾病，从而使患者病情更快地得到控制。

（上海市第六人民医院临港院区贾运滨整理）

七十八、新冠病毒感染普通型复阳伴大量乳糜性胸腔积液、丙肝后肝硬化伴食管胃底静脉曲张、多浆膜腔积液、肾病综合征、慢性肾功能不全案

（一）一般资料

王某，女，58岁，住院号：71×××4。

入院时间：2022年6月3日；出院时间：2022年6月9日；住院天数：6天。

（二）入院前情况

主诉：因"核酸阳性48天，解除隔离后复阳14天"入院。2022年4月15日患者核酸检测结果异常，收入浦东新区光明中医医院周浦方舱医院隔离观察，2022年5月2日转阴后于上海安达医院治疗。2022年5月20日患者核酸复检异常，6月3日患者转入上海市浦东医院治疗。

既往史：2009年患者因输血，2010年发现丙肝，干扰素治疗1年，HCV-RNA转阴，2015年诊断为丙肝后肝硬化，丙肝基因6型，口服丙通沙治疗6个月，复查HCV-RNA转阴。1990年行剖宫产，1996年于金山石化医院行胆囊切除术。2018年因下肢水肿至医院检查，发现蛋白尿。未接种新冠疫苗。

2022年2月上海交通大学医学院附属仁济医院住院诊断：①膜性肾病（Ⅰ～Ⅱ期），慢性肾小管-间质肾炎，肾病综合征，慢性肾脏病3期。②丙肝后肝硬化，食管胃底静脉曲张；多浆膜腔积液。③甲状腺结节（TI-RADS 3类）。④亚临床甲状腺功能减退。⑤乳糜尿。

（三）入院时情况

症状：患者活动后胸闷，气促，腹部胀满，右侧卧位，低热，无寒战，轻微咳嗽，无痰，无恶心呕吐，无腹泻，纳差，每日小便量700～800mL，右侧胸腔积液，引流量约每

天 1000mL，呈乳白色，睡眠差，乏力疲劳，自汗出。舌淡，苔薄白边有齿痕，根部稍腻，脉沉细。

体格检查：血压 119/70mmHg，心率 88 次 / 分，体温 37.4℃，吸氧状态下血氧饱和度 98%，神清，精神差，颈静脉无充盈，口唇无发绀，咽部无充血，双侧扁桃体无明显肿大及脓性分泌物，双侧胸廓呼吸动度对称，无胸膜摩擦感，心肺听诊无法完成，腹膨隆，无压痛，无肌紧张及反跳痛，移动性浊音阳性，肝脾触诊不满意，肾区无叩击痛，双下肢浮肿，四肢活动自如。

（四）入院诊断

1. 西医诊断

（1）新冠病毒感染（普通型，复阳）。

（2）丙肝后肝硬化，食管胃底静脉曲张，多浆膜腔积液。

（3）膜性肾病（Ⅰ～Ⅱ期），慢性肾小管 - 间质肾炎，肾病综合征，慢性肾脏病 3 期。

（4）乳糜性胸腔积液，乳糜尿。

（5）甲状腺结节（TI-RADS 3 类），亚临床甲状腺功能减退。

2. 中医诊断

（1）疫病，湿毒郁肺证。

（2）悬饮，饮停胸胁证。

（五）诊疗经过

2022 年 6 月 3 日患者入院后予鼻导管吸氧 3L/min，监测血压、血氧饱和度，完善血常规、C 反应蛋白、肝肾功能、电解质、凝血功能、D- 二聚体、降钙素原、结核等相关实验室检查，复查胸部 CT 提示肺部感染较前（2022 年 5 月 3 日上海安达医院）有进展。

1. 西医治疗方案

（1）氧疗过程：6 月 3 日入院开始予持续鼻导管吸氧 3L/min，侧卧位通气。

（2）抗病毒治疗：无。

（3）抗炎治疗：无。

（4）抗感染治疗：无。

（5）免疫治疗：胸腺法新 1.6mg，每日 1 次，皮下注射。

（6）抗凝治疗：低分子量肝素钙注射液 4100U，每天 1 次，皮下注射。

（7）其他：营养支持，人血白蛋白 10g，每日 1 次，静脉缓慢滴注；熊去氧胆酸 0.25g，每日 3 次口服；吸附肠道内毒素，包醛氧淀粉 4 粒，每日 2 次口服；利水消肿，托拉塞米 20mg，每日 1 次，静脉注射，螺内酯 60mg，每日 1 次，口服；控制血压，氯沙坦钾氢氯噻嗪 1 粒，每日 1 次，口服。

2. 中医治疗方案

（1）2022年6月3日一诊：主症：低热，无寒战，咳嗽无痰，胸闷气促，活动后加重，腹部胀满，稍有汗出，侧卧位，纳差，无恶心呕吐，小便及胸腔积液呈乳白色，大便偏软，质成形。舌脉：舌淡，苔薄白，根部稍腻，舌边有齿痕，脉沉细。辨证：湿热郁肺，饮停胸胁，肺脾气虚。治法：清热解毒，健脾化湿，宣肺平喘。方药如下：炙麻黄6g，生石膏30g（先煎），苦杏仁6g，防风10g，藿香12g，板蓝根12g，桔梗6g，炒苍术15g，白茯苓10g，虎杖30g，鸡骨草30g，垂盆草15g，葶苈子30g（包煎），黄芪30g，炒紫苏子10g，炒白芥子10g，泽泻15g，大枣9g，生甘草6g。3剂（6月4～6日）。水煎服400mL，每日1剂，早晚分2次服用，饭后30分钟温服。

（2）2022年6月6日二诊：患者新冠病毒核酸检测仍为阳性。主症：仍低热，胸闷气促，稍有咳嗽，无痰，腹部胀满好转，乏力倦怠，动辄汗出，肢体浮肿，能平卧，无腹泻，胃纳转佳，小便色白，尿量增多，900～1000mL/d，引流乳糜性胸腔积液1400mL/d。舌脉：舌淡，苔薄略黄，舌边有齿痕，脉细。辨证：湿热郁肺，饮停胸胁。治法：清肺解毒，健脾化饮，降气平喘。拟方如下：炙麻黄6g，生石膏15g（先煎），苦杏仁6g，防风10g，板蓝根12g，桔梗6g，黄芩10g，炒白术10g，莱菔子15g，炒白芥子10g，炒紫苏子10g，制半夏9g，葶苈子30g（包煎），大枣9g，泽泻15g，桂枝9g，白茯苓15g，马鞭草30g。3剂（6月7～9日）。水煎服400mL，每日1剂，早晚分2次服用，饭后30分钟温服。

（六）疗效评估

1. 体温变化 入院后患者生命体征基本平稳，体温变化如下（图78-1）。

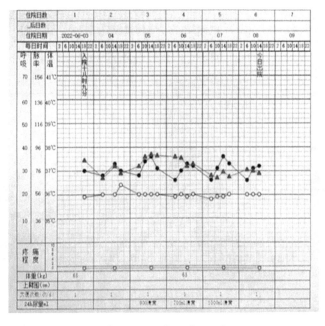

图78-1 体温变化图

2. 症状变化　本案属于普通型复阳病例，患者往来寒热，早晨体温 36.6℃，下午 2 点时温度最高达到 37.8℃，活动后感胸闷气促，腹部胀满，右侧卧位，稍有咳嗽，纳差，每日小便量 700 ~ 800mL，胸腔积液引流 1000mL/d，呈乳白色，睡眠略差，体力下降，经过中西医结合治疗 1 周后，患者腹部胀满好转，能平卧，咳嗽减轻，无痰，仍发热，乏力疲劳，动辄汗出，小便量有所增多达到 1000mL/d，下肢浮肿减轻，引流胸腔积液量较前增多达到 1400mL/d，大便正常。血氧饱和度 97% ~ 99%。

3. 生化检查 （表 78-1 ~ 表 78-3）

表 78-1　感染相关指标变化

日期	白细胞计数（×10⁹/L）	中性粒细胞计数（×10⁹/L）	淋巴细胞计数（×10⁹/L）	单核细胞计数（×10⁹/L）	血红蛋白（g/L）	血小板计数（×10⁹/L）	超敏C反应蛋白（mg/L）	降钙素原（ng/mL）
6 月 3 日	12.74	10.38	0.86	1.32	98	195	< 0.5	0.14
6 月 5 日	7.69	6.07	0.75	0.69	87	136	1.06	

表 78-2　生化检验变化

日期	D- 二聚体（mg/L）	肌红蛋白（ng/mL）	血肌酐（μmol/L）	尿酸（μmol/L）	尿素氮（mmol/L）	谷丙转氨酶（U/L）	白蛋白（g/L）
6 月 3 日	1.57	191.0	135.22	437.40	18.83	26	22.5
6 月 5 日	0.88	109.9	117.34	419.79	13.96	21	25.7

表 78-3　核酸检测结果变化

项目	6 月 4 日	6 月 5 日	6 月 6 日	6 月 7 日	6 月 8 日
核酸	阳性	阳性	阳性	阳性	阳性
RNA（N）	29.12	33.34	31.71	34.17	32.54
RNA（O）	28.19	33.27	31.68	32.98	33.12

4. 影像学变化 （图 78-2）

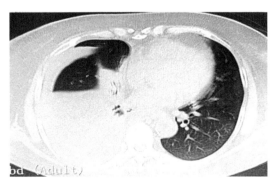
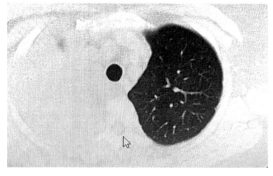

a　　　　　　　　　　　　　　　　　　b

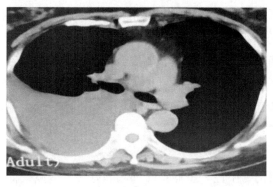
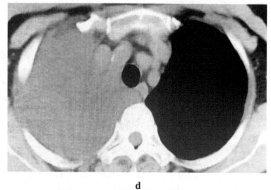

c d

图 78-2　6 月 4 日胸部 CT

5. 舌苔变化（见附录彩色图图 78-3）。

（七）出院时情况

　　患者仍有低热，体温 37.3℃，乏力疲劳，活动后气促，腹部胀满有所减轻，能平卧，稍咳嗽，纳食增多，每日小便量约 1000mL，胸腔积液引流每天 1200mL，呈乳白色，睡眠略差，自汗出，肢体浮肿，大便正常。血氧饱和度 99%。6 月 8 日患者结核感染 T 细胞斑点试验（T-SPOT 试验）检查阳性，考虑肺结核可能，6 月 9 日转至上海市公共卫生临床中心治疗，6 月 10 日、6 月 11 日两次核酸检测阴性，患者发热已退，无咳嗽及咳痰，胸腔积液引流每天 500mL 左右，下肢水肿逐渐减轻，上海市公共卫生临床中心建议进行肺泡灌洗，进行结核杆菌分离，以进一步明确是否为肺结核，患者拒绝，6 月 11 日下午出院。6 月 13 日因胸腔引流管无液体流出，消毒后自行拔除胸引管。

（八）案例讨论分析

　　1. 辨证施治思路　患者女，58 岁，既往有慢性肾病、肝病、甲状腺功能减退等多种疾病，平素长期用药治疗，近 2 月来患者新冠病毒核酸检测反复阳性，并于外院方舱医院诊治，患者基础疾病较多，时间较久，久病可及肾，肾藏精，寓元阴元阳，先天之本，肾主水液，在调节人体水液平衡方面起着非常重要的作用。若肾中精气的蒸腾气化失司，可导致水液的运化障碍，出现水肿；肾与膀胱相表里，若肾与膀胱的气化失司，水道不利，可出现淋证、癃闭、尿浊等病证。肾与其他脏腑的关系非常密切。如肾不纳气，气不归原，可致哮、喘等疾病；依据其病证整体相关性，也可影响各个脏腑系统，最终导致其他脏腑虚损，患者感受疫毒外邪后，由表及里，导致疾病迁延不愈，此患者多次新冠病毒核酸检测阳性，主要考虑患者脏腑虚损，正气不足，体虚复感外邪，正邪交争，湿热郁肺，肺失宣降，故有低热，少许咳嗽，加之患者饮停于胸胁，"咳逆倚息，短气不得卧，其形如肿"，因此，患者活动后胸闷气急，故治疗上，在祛邪的同时，应兼顾扶正。

一诊时，患者 6 月 4 日核酸阳性，主症：低热，无寒战，咳嗽无痰，胸闷气促，活动后加重，腹部胀满，稍有汗出，侧卧位，纳差，小便及胸腔积液呈乳白色，大便偏软，药后胸痛缓解，仍喘息、气促，时有咳嗽咳白色痰，恶热，烦躁，不寐，口干，质成形。舌脉：舌淡齿痕，苔薄白，根部稍黄腻，脉细。辨证：湿热郁肺，饮停于肺，肺脾气虚。治法：清热解毒，健脾化湿，降气平喘，组方应用麻杏石甘汤加葶苈子、炒紫苏子、炒白芥子等平喘，板蓝根、虎杖、鸡骨草、炒苍术等清热利湿解毒，黄芪、大枣、生甘草等补气健脾等。

二诊时，6 月 7 日患者新冠病毒核酸检测仍为阳性，主症：腹部胀满好转，胸闷气促略有好转，稍有咳嗽，无痰，稍有汗出，肢体浮肿，能平卧，无腹泻，胃纳转佳，小便色白，尿量增多，1200 ～ 1300mL/d，引流乳糜性胸腔积液 1600mL/d。舌脉：舌淡，苔薄略黄，脉细，辨证：湿热郁肺，脾虚饮停，治法：清肺解毒，健脾化饮，降气平喘，患者仍气促，胸腔积液较前增多，患者肺部感染未进一步加重，考虑患者气促仍为饮邪影响，故重用苓桂术甘汤温化痰饮。《金匮要略》云："夫短气有微饮，当从小便去之。"柯琴《伤寒来苏集·伤寒附翼》云："君以茯苓，以清胸中之肺气，则治节出而逆气自降。用桂枝以补心血，则营气复而经络自和。白术培既伤之元气，而胃气可复。甘草调和气血，而营卫以和，则头自不眩而身不振摇矣。"

6 月 8 日病例讨论，督导专家意见：

（1）上海中医药大学附属曙光医院蒋梅先教授：患者目前治疗的重点在于大量胸腔积液呈乳糜色，其中含有人体蛋白、脂肪等营养物质，丢失严重，乳糜尿，从中医病机上分析，脾胃主运化，将人体水谷精微蒸腾而化为人体之清气，糟粕向下从大便排出，如果脾胃亏虚，脾失分清泄浊功能，导致清浊不分，混杂而下，尿液浑浊如米泔水。患者多伴有乏力，神疲，食少腹胀，舌淡或边有齿痕，脉细。处方补中益气汤联合苓桂术甘汤加减治疗。

（2）上海中医药大学附属曙光医院余小萍教授：患者病因复杂，原发病多，属于正虚新感外邪，饮邪伏于肺，治疗当祛邪浊，蠲痰饮，通阳气，选择萆薢分清饮加减。

（3）上海市第四人民医院要全保主任：根据上海市名中医彭培初教授经验，对于乳糜胸、乳糜尿等疾病，属于网状淋巴系统疾病，比如丝虫病感染或者是下肢淋巴管炎等，中医参照"流火"进行诊疗，病机考虑湿热兼夹瘀血，方剂选择茵陈蒿汤加栀子、姜黄、黄连、黄芩、黄柏等，活血化瘀以四物汤为基础方，加三棱、莪术、丹参等。住院期间饮食增加肠外营养，充分休息，足够睡眠，减少脂肪的摄入，减轻淋巴回流的负担。

（4）上海市杨浦区市东医院陈少明主任：认为本病由于痰饮伏肺，饮邪郁而化热，可以选择小陷胸汤加减。笔者认为一般小陷胸汤用于痰热互结于心下，为祛痰剂，具有宽胸散结、清热化痰之功效，对于胸脘痞闷、咳嗽痰黄的慢性胃炎、胆囊炎、支气管炎，或者是胸膜炎有效，对于大量的胸腔积液一般疗效甚微。

（5）刘清泉教授：对于本病患者，新冠病毒核酸 CT 值检查在 28 ～ 33 之间，新冠病毒感染不能称之为"复发"，只能称之为"复阳"患者，核酸阳性，不代表患者一定有传染性，建议对这类患者鼻咽拭子进行分泌物核酸分离，确定患者鼻咽部是否存在活病毒。该患者长期以来存在乳糜性胸腔积液引流，没有任何好转迹象，反而有感染的风险，建议先关闭引流阀，进行中医治疗：推荐两个处方，一是《金匮要略》泽漆汤，具有宣肺、涤痰功效，主治水饮内停，咳而脉沉者。泽漆，又名猫眼草，原方用量为3.5kg，配伍半夏、紫参、人参、桂枝、黄芩、白前等。泽漆用量一般为60g起用，逐渐加大至90～120g，甚至可以用到150g。二是紫参，一般指丹参，刘清泉教授用车前草代替。上海市名中医、上海中医药大学附属曙光医院呼吸科黄吉赓教授用泽漆汤治疗肿瘤或者结核导致的大量胸腔积液，泽漆用量也是在90～120g，上海中医药大学附属曙光医院将泽漆做成片剂，治疗肺癌、慢性阻塞性肺疾病等。

十枣汤，选择甘遂、大戟、芫花共1.2g，研细末，用大枣煎汤送服，或者用老红糖30g开水冲服。如果没有大戟、芫花，也可以单用甘遂或者商陆治疗，患者用药后出现腹胀、腹泻，排出痰涎样物，与泽漆汤交替口服，第一天用十枣汤，第二天用泽漆汤，如此交替，对肿瘤或者结核引起的大量胸腹水治疗有效，治疗5～6天后患者胸腔积液逐渐减少，需要医生严密监测患者胃肠道反应及生命体征。

（6）严世芸教授：患者有丙肝后肝硬化、食管胃底静脉曲张、膜性肾病、肾病综合征、慢性肾功能不全，现在又有大量的乳糜性胸腔积液和乳糜尿，复感新冠病毒，基础疾病多，即使明确是肿瘤或者结核性胸膜炎，在抗肿瘤与抗结核治疗的同时，又要顾及患者肝肾功能异常、消化道出血风险的问题，先将病毒转阴为第一要务。古人将小便疼痛、色白如米泔水归入"膏淋"范畴，早期病机属于湿热下注于膀胱，应用八正散或者萆薢分清饮，肝胆湿热应用龙胆泻肝丸治疗。对于中气下陷选择补中益气汤，肾虚不能固摄精微，从补肾升提来治疗。

目前处方应选择补中益气汤为主，重用人参、黄芪，清热解毒可选择金银花、马鞭草，清热祛湿选择苍术、青蒿。反复咳嗽、低热，属于邪热伏于半表半里，可以合用小柴胡汤、达原饮。

2. 用药分析　这是一例新冠病毒感染普通型复阳患者，西药予抗凝、增强免疫、输注白蛋白等营养支持治疗。对于患者出现一侧大量胸腔积液，表现为发热、咳嗽、气急、呼吸转侧时疼痛，中医辨证属"支饮"范畴，《金匮要略》云："咳逆倚息，短气不得卧，其形如肿，谓之支饮。"常见证型：①邪犯胸肺证。胸胁胀痛，呼吸、转侧时疼痛明显，伴咳嗽气急，往来寒热，口苦，咽干，脉弦。治疗：和解少阳，宣利枢机，柴枳半夏汤加减。②饮停胸胁证。胸胁胀痛，咳逆气喘，不能平卧或仅能偏卧于一侧，病侧肋间胀满，严重时可见病侧胸廓隆起，舌苔白腻，脉象沉弦或弦滑。治疗：泻肺逐饮，十枣汤或控涎丹加减。③热毒结胸证。寒战高热，咳嗽，胸痛、胸闷、气促，病侧胸廓饱满，舌红，苔黄，脉数。治疗：清热解毒，泻肺排脓，千金苇茎汤合泻白散加减。④痰瘀阻络证。病久不愈，胸闷疼痛，咳嗽气促，活动后加重，神疲倦怠，面色无华，舌质暗或有瘀斑瘀点，舌苔白滑，脉涩。

本病患者支饮病程2月余，年龄58岁，往来寒热、咳嗽、无痰、胸胁胀满，胸闷气促，腹胀，动辄有汗出，肢体浮肿，胃纳佳，小便色白，引流乳糜性胸腔积液色白如米泔水，舌淡，苔薄略黄，脉细。如果没有进行胸腔引流，证型类似邪犯胸肺，由于患者进行长期引流，胸腔积液中含大量精微物质，日久出现倦怠乏力，动辄汗出，舌边有齿痕，病机表现为脾气亏虚、精微下泄为主。结合督导组会诊意见，目前治疗仍以核酸转阴为主要矛盾，故结合患者多病、久病体虚的特点，应用补中益气汤结合清除半表半里邪热的小柴胡汤、达原饮等方剂为宜。

3. 得失点　患者长期在社区医院治疗，既往治疗方案并未明确诊断，经过两个多月的乳糜性胸腔积液负压引流，但是胸腔积液量一直没有减少。入院后患者核酸虽为阳性，但是核酸 CT 值基本处于临界状态，加之患者气促的一些症状也较明显，在新冠定点医院的治疗方案是以基础疾病治疗为主，还是以新冠病毒感染治疗为主，中医处方虽可两者兼顾，但结果不尽如人意，没有达到预想的治疗效果，经过病例讨论，专家组指导，明确将新冠病毒核酸转阴作为目前首要治疗方向，只有将核酸转阴后，才能确立下一步的专科诊疗方案。

患者后期乳糜性胸腔积液及乳糜尿的诊断和治疗比较棘手，患者虽然 T-SPOT 试验阳性，考虑结核可能性大，但是确诊目前是否在急性感染期，还需要进一步的病原学证据，抗结核治疗的时机还有待进一步商榷。由于患者存在丙肝后肝硬化、食管胃底静脉曲张、慢性肾炎、慢性肾功能不全等基础疾病，对于乳糜性胸腔积液和乳糜尿还不能进行经验性抗结核或手术治疗，中医辨证论治是目前最好的选择。新冠病毒感染可能是加重乳糜性胸腔积液的诱因，目前患者发热已退，新冠病毒转阴，胸腔积液消除，这些证据也不支持结核感染导致乳糜性胸腔积液的诊断。

（上海市浦东医院张长明、弓少康整理）

七十九、新冠病毒感染重型伴呼吸衰竭案

（一）一般资料

吴某，男，68岁，住院号：220××××。

入院时间：2022年5月1日；出院时间：2022年5月18日；住院天数：17天。

（二）入院前情况

主诉：新冠病毒核酸检测异常伴咳嗽2天。患者4月29日新冠病毒核酸检测出现异常，偶有咳嗽，偶有肢体抽搐，言语不利，食纳、睡眠可，胃管、导尿管留置中。为进一步诊治，由"120"转入上海市嘉定区安亭医院治疗。

既往史：有高血压、帕金森病、前列腺增生病史。2021年因肺部感染行气管切开抢救，否认药物、食物过敏史。未接种新冠疫苗。

（三）入院时情况

本次发病以来，患者精神软弱，鼻饲饮食，纳可，导尿管留置中，大小便无异常，夜寐可，体重无明显下降。

体格检查：体温36.6℃，心率76次/分，呼吸19次/分，血压170/110mmHg，血氧饱和度94%。精神软弱，神清，心肺叩诊、听诊未查，四肢肌张力、肌力正常，双下肢无浮肿。舌暗红，苔白腻，脉滑（见附录彩色图图79-1）。

（四）入院诊断

1.西医诊断

（1）新冠病毒感染（重型）。

（2）吸入性肺炎。

（3）急性呼吸衰竭。

（4）帕金森病。

（5）高血压3级（极高危）。

（6）甲状腺功能减退。

（7）前列腺增生。

（8）低钠血症。

2. 中医诊断

湿毒疫，疫毒闭肺证。

（五）诊疗经过

入院后予连花清瘟颗粒冲服清热解毒，硝苯地平控释片降压，服用坦索罗辛、非那雄胺控制前列腺增生病情，服用多巴丝肼片、左甲状腺素钠片控制帕金森病、甲状腺功能减退病情，口服补液盐补钠，低分子量肝素钙注射液抗凝。5月3日0点15分家属诉患者痰多，呼吸困难，口中大量白色泡沫痰，呼吸急促，痰鸣音明显。吸氧2L/min状态下指末血氧饱和度68%，呼吸42次/分，心率103次/分。予提高吸氧流量至5L/min，拍背、吸痰等处理。复测指末血氧饱和度91%（危）。血气分析：酸碱度7.310↓，二氧化碳分压8.80kPa↑，氧分压0.90kPa↓，碳酸氢根离子33.20mmol/L↑。免疫检验报告：新冠病毒核酸检测阳性↑，N基因21.11，ORF1ab为19.45。2022年5月3日4时56分予经口气管插管接呼吸机辅助通气（同步间歇指令通气模式，潮气量480mL，呼气末正压5cm H_2O，吸入氧浓度70%，f：15次/分），肺部CT平扫：两肺炎症。转入ICU予注射用亚胺培南西司他丁钠抗感染，血必净抗炎，氨溴索、多索茶碱化痰平喘，奈玛特韦片/利托那韦片抗病毒，肠内营养液等对症支持治疗。

1. 西医治疗方案

（1）氧疗过程：俯卧位通气，每日6～12小时。入院后鼻导管吸氧2～3L/min；2022年5月3日4时56分气管插管接呼吸机辅助通气，高流量吸氧；2022年5月15日12时29分拔除气管插管，继续鼻导管吸氧2～3L/min。

（2）抗病毒治疗：奈玛特韦片300mg/利托那韦片100mg，每12小时1次，口服。

（3）抗炎治疗：无。

（4）抗感染治疗：注射用亚胺培南西司他丁钠1g，每8小时1次，静脉滴注。

（5）免疫治疗：胸腺肽注射液50mg，每日1次，静脉滴注。

（6）抗凝治疗：低分子量肝素钙注射液4100U，每日1次，皮下注射。

（7）其他：营养支持，肠内营养混悬液500mL，每日2次，胃管注入。氨溴索、多索茶碱化痰平喘等。

2. 中医治疗方案

（1）2022年5月8日一诊：患者目前咪达唑仑镇静，去甲肾上腺素0.4mL/h升压中（视血压变化调整滴速）。患者痰黏淡黄，口唇干，手足温，小便黄，大便未解，无烦躁不安，无发热。呼吸机辅助呼吸（定压控制通气模式：呼气末正压5cm H_2O，吸入氧浓度40%，呼吸15次/分），心电监护示：血压117/70mmHg，心率70次/分，血氧饱和度

99%。辅助检查：2022年5月7日免疫检验报告：新冠病毒核酸检测阳性，N基因26.25，ORF1ab为28.12。证属疫毒闭肺，治以宣肺化湿，清热通腑，拟化湿败毒方加减：生麻黄6g，苦杏仁9g，浙贝母9g，金银花30g，虎杖30g，藿香12g，生晒参15g，黄芪30g，柴胡9g，黄芩30g，薏苡仁30g，芦根30g，砂仁3g（后下），生大黄3g（后下），甘草6g。3剂（2022年5月9～11日）。水煎360mL，每日1剂，早晚分2次鼻饲。

（2）2022年5月11日二诊：中医专家叶勇教授查房，患者目前右美托咪定镇静，血压波动偏高，下肢浮肿，大便未解，无烦躁不安，无发热，痰液430mL。呼吸机辅助呼吸（持续气道正压通气模式：呼气末正压4cm H_2O，吸入氧浓度30%，呼吸16次/分），心电监护示：血压173/93mmHg，心率75次/分，血氧饱和度99%。证属湿热内蕴，腑气不通，予通腑泄热，化湿利水，益气养阴，中药调整如下：生晒参15g，黄芪45g，金银花30g，虎杖30g，柴胡9g，薏苡仁30g，黄芩45g，浙贝母9g，泽泻90g，车前子90g，猪苓90g，葶苈子30g，茯苓90g，莱菔子30g，瓜蒌子45g，地黄30g，玄参30g，生大黄3g（后下），砂仁9g（后下），甘草6g。3剂（2022年5月12～14日）。水煎360mL，每日1剂，早晚分2次鼻饲。

（3）2022年5月14日三诊：患者神志清，血压有波动，血压最低为90/58mmHg，大便已解，无发热，无胸闷、心悸等不适，目前经口气管插管接有创呼吸机辅助通气，SPONT/CPAP+PSV模式：呼气末正压5cm H_2O，吸入氧浓度30%，呼吸14次/分。心电监护：血压134/72mmHg，呼吸22次/分，心率75次/分，血氧饱和度100%。24小时入量2652mL，出量1740mL。辅助检查：2022年5月12日新冠病毒核酸检测阴性，2022年5月13日免疫检验报告：新冠病毒核酸检测单靶阳性↑，N基因33.11，ORF1ab为35.64。2022年5月13日床旁胸片：两肺炎症，较2022年5月10日片比较有吸收。证属肺脾两虚，湿热内蕴，治以益气固脱，扶正解毒，上方倍生晒参，加减续用2剂：生晒参60g，黄芪30g，金银花30g，虎杖30g，柴胡9g，黄芩45g，薏苡仁30g，浙贝母9g，葶苈子30g，泽泻30g，猪苓30g，车前子30g，茯苓30g，莱菔子30g，瓜蒌子15g，地黄15g，玄参15g，焦山楂30g，生大黄3g（后下），砂仁9g（后下），甘草6g。2剂（2022年5月15～16日）。水煎360mL，每日1剂，早晚分2次鼻饲。

（4）2022年5月16日四诊：患者昨日脱机，目前神清，生命体征平稳，稍烦躁，体温正常，偶可自主咳痰，痰白，手足不温，5月14日以来有数次稀水样大便，无胸闷、心悸等不适，小便量正常。舌淡胖，苔白稍腻，脉细。辅助检查：2022年5月16日免疫检验报告：新冠病毒核酸检测单靶阳性，N基因35.00，ORF1ab为36.54。血氧饱和度100%。2022年5月15日肺部CT：两肺炎症，较5月3日片明显吸收。患者病情改善，目前证属正虚邪恋，湿困中焦，予健脾祛湿、扶正解毒为法，拟方如下：生晒参30g，黄芪30g，茯苓30g，苍术12g，薏苡仁30g，焦山楂30g，干姜9g，陈皮9g，半夏9g，马鞭草30g，鬼箭羽15g，金银花12g，虎杖30g，砂仁9g（后下），甘草6g。2剂（2022年5月17～18日）。水煎360mL，每日1剂，早晚分2次鼻饲。

（5）2022年5月18日五诊：患者生命体征平稳，偶有烦躁，可自主咳痰，痰白，手足稍温，无胸闷、心悸等不适，大小便正常。舌暗红，苔薄根稍白腻，脉细（见附录彩色图图79-2）。辅助检查：2022年5月18日血氧饱和度100%。疫病初愈，耗气伤津，证属气阴两虚，虚阳上浮，结合5月17日市级中医病例会诊专家意见，恢复期治以益气养阴，健脾和中，清热祛湿，患者出院带药，自拟方如下：生晒参18g，黄芪18g，制附子6g，薏苡仁30g，茯苓18g，苍术12g，马鞭草30g，陈皮9g，半夏9g，焦山楂30g，鬼箭羽15g，金银花9g，玉竹12g，浙贝母9g，南沙参30g，北沙参30g，丹参15g，砂仁9g（后下），甘草6g。5剂（2022年5月19～24日）。水煎360mL，每日1剂，早晚分2次鼻饲。

（六）疗效评估

1. 主要症状　患者为新冠病毒感染重型，经过治疗，咳嗽、咳痰及气促等呼吸道症状、血氧饱和度及舌苔明显改善。

2. 实验室检查指标变化　（表79-1～表79-2）

表79-1　血细胞分类及C反应蛋白

日期	白细胞计数（×10⁹/L）	中性粒细胞比例（%）	淋巴细胞计数（×10⁹/L）	C反应蛋白（mg/L）
正常范围	3.97～9.15	45～77	0.80～4.0	0.00～10.00
5月3日	8.46	88.70	0.53	15.25
5月5日	5.12	72.40	0.94	137.50
5月7日	5.39	66.80	1.21	207.50
5月9日	5.63	77.10	0.71	141.28
5月11日	5.74	78.00	0.61	104.60
5月13日	7.91	82.00	0.86	36.97
5月15日	6.93	81.40	0.82	18.02
5月17日	7.33	79.50	0.95	13.54

表79-2　D-二聚体及核酸N基因、ORF1ab

日期	D-二聚体（μg/mL）	N基因	ORF1ab
正常范围	0.00～1.00	>35	>35
5月2日	0.57	22.67	18.27
5月4日	1.21	23.20	17.19
5月6日	1.73	26.89	21.79
5月7日	0.99	26.25	28.12
5月10日	1.79	28.28	30.58
5月13日	2.00	33.11	35.64

续表

日期	D-二聚体（μg/mL）	N基因	ORF1ab
正常范围	0.00～1.00	＞35	＞35
5月15日	1.90	31.29	34.12
5月16日	2.70	35.00	36.54
5月17日	1.70	35.88	37.38
5月18日		36.71	39.22

3.胸部影像学变化　（图79-3～图79-7）

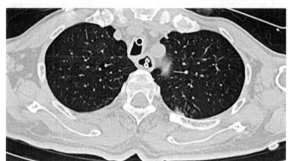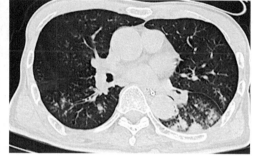

a　　　　　　　　　　　　　　　b

图79-3　5月3日胸部CT

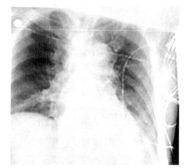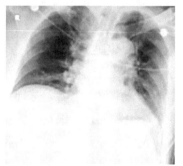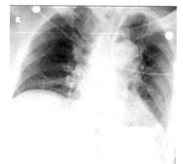

图79-4　5月6日胸片　　　图79-5　5月10日胸片　　　图79-6　5月13日胸片

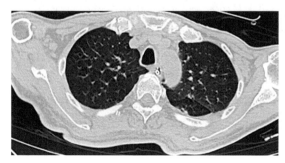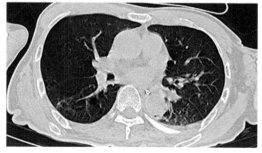

a　　　　　　　　　　　　　　　b

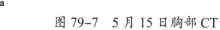

图79-7　5月15日胸部CT

（七）出院时情况

患者咳嗽、咳痰减轻，无发热、气促，鼻导管吸氧（2L/min），体温36.8℃，心电监护示：血压104/65mmHg，心率85次/分，呼吸13次/分，血氧饱和度98%。患者连续两次核酸阴性，基础疾病好转，根据《新型冠状病毒肺炎诊疗方案（试行第九版）》出院标准，予安排出院。

（八）病案讨论与分析

1. 辨证施治思路　本轮上海市新冠病毒感染疫情以"湿热疫毒"为典型特点，本病病位主在肺，可弥漫膜原、三焦。初期即可迅速出现湿毒阻滞气机、郁热内生，甚至化燥伤津之象，而后则湿、毒、热搏结。

老年患者素体虚弱，脏腑虚损，正气不足，常合并多种基础疾病，感染新冠病毒后，易生变证，使病情加重，缠绵难愈。治疗当依据湿热疫毒的核心病机，三因制宜，辨证论治。

初诊时患者痰黏淡黄，口唇干，手足温，小便黄，思其疫毒闭肺，用化湿败毒方加减，宣肺化湿，清热通腑，谨防病邪深入。二诊、三诊时患者血压出现波动，下肢浮肿，斯乃湿热内蕴，壅遏不解，影响宗气之输布；又脾胃为气机升降枢纽，湿热困脾，枢机不利，郁遏不达，三焦气机不畅；脾气升降失调，运化失司，气血生化乏源，正气无力抗邪，加剧机体虚损。故治当以益气固脱、健脾化湿、清热解毒为宜。后期湿毒渐退，疫病初愈，耗气伤津，脾胃失调，虚阳上浮，当治以益气养阴，顾护脾胃，引火归原，瘥后防复。

2. 用药分析　本病例为新冠病毒感染重型患者，基础疾病多。综观本案，用药始终以解毒、扶正、化湿为要义。马鞭草、鬼箭羽、金银花、虎杖为清热解毒抗疫毒之效药，贯穿治疗全过程；大剂量生晒参、黄芪既大补元气，回阳固脱，开胃气，亦能扶助正气，促新冠病毒核酸"长阳"转阴。重症患者常见补液量较大，致使心肺负荷较大，出现压波动等表现，予以葶苈子、车前子清热泻肺利湿浊；治湿不利小便非其治也，运用泽泻、猪苓、茯苓等渗利化湿毒，邪去则正安。恢复期患者核酸检测阴性，此期患者全身症状已明显改善，偶有轻咳、少痰，舌淡红、苔薄白干等气阴两伤症状。吴锡璜言："留得一分津液，便有一分生机。"此期予续清彻余邪，兼以健脾化湿，益气养阴，予陈皮、焦山楂、半夏、玉竹、南沙参、北沙参诸药共参，瘥后防复。

3. 得失点　本病例病势峻猛，病程较长，且新冠病毒核酸长期难以转阴，但选方用药合理，施药时机得宜，毅然截断扭转病势，直至患者病愈出院。

（上海市嘉定区安亭医院徐国海、徐广顺、袁日明整理）

八十、新冠病毒感染重型伴呼吸衰竭、心功能不全案

（一）一般资料

朱某，男，82岁，就诊于上海市嘉定区安亭医院，住院号：22×××5。

入院时间：2022年4月15日；出院时间：2022年5月2日；住院天数：17天。

（二）入院前情况

主诉"新冠病毒核酸检测异常10天"入院。患者2022年4月5日社区筛查发现新冠病毒核酸呈阳性，无发热，稍有咳嗽咳痰，未就诊及治疗，后连续复测核酸阳性，考虑高龄合并基础疾病，居家隔离至4月15日0时30分转入我院进一步隔离治疗。

既往史：慢性支气管炎伴肺气肿病史10余年，偶有咳嗽咳痰，未服药控制；冠心病病史10年，7年前行冠脉支架植入史，近2年心脏药物自行停用。平素长期吸烟、饮酒。入院前2天仍在饮酒。否认高血压、糖尿病病史。疫苗接种史：未接种新冠病毒疫苗。

（三）入院时情况

本次发病以来，患者精神略差，胃纳一般，睡眠可，便秘，小便如常，体力有轻度下降，体重未见明显下降。入院时见稍有咳嗽、咳痰，进食偏少，右上腹偶有疼痛，无发热，无胸闷、气急，大便3日未行，尿量尚可。入院血氧饱和度94%～96%（未吸氧）。

体格检查：体温36.8℃，心率82次/分，呼吸22次/分，血压112/70mmHg。形体消瘦，步入病房，神志清楚，精神略差，无嗜睡。颈软，口唇无发绀，咽部无充血，双侧扁桃体无明显肿大，无脓性分泌物。双侧呼吸运动对称，无胸膜摩擦感，无皮下捻发感，心肺听诊未查体，腹软，右上腹轻压痛，无反跳痛，墨菲征阴性，肝脾肋下未及，叩诊呈鼓音，双下肢无浮肿。舌脉：舌胖暗，边有瘀斑，苔白厚腻稍黄，脉细滑。

（四）入院诊断

1. 西医诊断

（1）新冠病毒感染（普通型？）。

（2）慢性支气管炎伴肺气肿。

（3）冠状动脉粥样硬化性心脏病。

（4）心功能Ⅱ～Ⅲ级。

（5）腹痛待查。

2. 中医诊断

疫病，湿毒郁肺证。

（五）诊疗经过

4月15日0时30分患者入院后给予低流量（2L/min）鼻导管吸氧，监测血氧饱和度，连花清瘟颗粒清热解毒治疗。4月15日15时患者开始出现发热，体温38.0℃，咳嗽咳痰、腹痛较前加重，稍有气喘，血氧饱和度92%～94%（2L/min吸氧状态下），予以物理降温，鼻导管吸氧（3L/min），莫西沙星片口服抗感染；至21时37分诉右腹部疼痛明显，咳嗽、气喘较前明显加重，查体：体温37.9℃，血氧饱和度90%～92%（2L/min吸氧状态下），呼吸28～30次/分，心率125次/分，律绝对不齐，全腹压痛（+）。急查血气分析：酸碱度7.530，二氧化碳分压4.10kPa，氧分压7.20kPa，碱剩余4.00mmol/L，碳酸氢根27.80mmol/L，乳酸1.90mmol/L，吸入氧浓度29%，氧合指数186mmHg；B型钠尿肽前体4783.3pg/mL；生化检查：钾3.60mmol/L，钠126mmol/L，氯94mmol/L，白蛋白34.5g/L，谷草转氨酶77.0U/L，肌酐74μmol/L，尿素12.0mmol/L，淀粉酶39U/L；凝血功能：纤维蛋白原7.17g/L，D-二聚体2.3μg/mL；心肌酶谱：肌酸激酶42U/L，肌酸激酶同工酶1.44ng/mL，高敏肌钙蛋白T为0.031ng/mL，肌红蛋白67.24ng/mL；心电图：快速房颤（128次/分）；胸部CT（图80-1）：右下肺感染，建议治疗后复查，慢性支气管炎、肺气肿伴肺大疱，两肺间质改变，两肺尖及左肺下叶慢性炎症，两侧胸膜局部增厚，大血管壁钙化，腹主动脉管壁钙化灶斑部分内移；全腹CT：胆囊炎表现，腹主动脉局部夹层/壁间血肿？修正第一诊断：新冠病毒感染（重型）。予高流量吸氧，俯卧位通气（俯卧位无法配合，改150°～175°大侧卧位交替）。请外科急会诊，结合腹部CT结果排除急腹症，考虑右下肺炎症引起腹痛。

1. 西医治疗方案

（1）氧疗过程：4月16～18日高流量面罩吸氧（5L/min），4月18～28日鼻导管低流量吸氧（2L/min），俯卧位通气15小时，每日1次（左右大侧卧位交替）。

（2）抗病毒治疗：暂未使用奈玛特韦片/利托那韦片小分子抗病毒药物。

（3）抗感染治疗：4月15日晚开始莫西沙星氯化钠注射液0.4g，静脉滴注，每日1次，抗感染治疗。至4月16日、17日患者烦躁不安，对答不切题，考虑为莫西沙星氯化钠注射液引起的精神症状，改头孢曲松钠0.2g溶于0.9%氯化钠注射液20mL，静脉推注抗感染。

（4）免疫治疗：胸腺肽100mg溶于0.9%氯化钠注射液100mL，静脉滴注，每日1次。

（5）抗凝治疗：4月15日晚开始低分子量肝素钙注射液4100IU，皮下注射，每日1次。

（6）营养支持：4月18日开始人血白蛋白10g，静脉滴注，每日1次；还原型谷胱甘肽1.2g溶于0.9%氯化钠注射液100mL，静脉滴注，每日1次。肠内营养混悬液500mL口服，每日1次。

（7）其他：4月15日晚开始氨溴索30mg溶于0.9%氯化钠注射液20mL，静脉推注，每日2次；血必净50mL溶于0.9%氯化钠注射液100mL，静脉滴注，每日2次；奥美拉唑40mg，静脉推注，每日1次；呋塞米针20mg，静脉推注，每日1次；安体舒通片40mg口服，每日2次。

2. 中医治疗方案

（1）2022年4月16日一诊：患者低热，体温37.5℃，咳嗽，痰难咳出，咳少量黄黏痰，胸闷、气喘、心悸，动则明显，头晕，纳差，低热，无鼻塞流涕，无嗅觉减退，胃纳一般，尿量偏少，口干口苦，便秘，大便4日未行，口唇暗，舌胖暗，边有瘀斑，苔白厚腻稍黄，脉结代，劲如石。7时复查血气分析：酸碱度7.500，二氧化碳分压4.00kPa，氧分压7.9kPa，碱剩余1.6mmol/L，碳酸氢根23.4mmol/L，乳酸1.80mmol/L，吸入氧浓度29%，氧合指数204mmHg。中医诊断：疫病（疫毒闭肺兼阳气虚衰），六经辨证属太阳少阴厥阴并病。治法：回阳祛阴，清肺平喘，化湿泄浊解毒。方拟炙甘草汤合清肺排毒汤加减：炙甘草18g，黄芩12g，太子参30g，桂枝9g，柴胡12g，麻黄9g，桃仁12g，苦杏仁12g，葶苈子18g，大枣9g，檀香9g，金钱草30g，枳实20g，生石膏30g（先下），生大黄5g（后下），鱼腥草30g，龙胆草9g，延胡索15g，红藤30g，桔梗20g，牛膝9g，猪苓9g。5剂（2022年4月16～21日），浓煎200mL，每日1剂，早晚分2次服用，饭后30分钟温服。

（2）2022年4月21日二诊：经治疗患者体温稳定，咳嗽气喘减轻，腹痛、烦躁、身热好转，偶咳，痰色白仍难咳出，稍觉胸闷、气喘，纳差，大便已行，排便不畅，舌暗红，边有瘀斑，苔白腻稍黄，脉弦滑。4月21日7时血气分析：酸碱度7.490，二氧化碳分压5.20kPa，氧分压9.10kPa，碱剩余5.9mmol/L，碳酸氢根29.7mmol/L，乳酸1.40mmol/L，吸入氧浓度29%，氧合指数235mmHg；复查胸部CT（图80-2）：右下肺感染，部分较前吸收减少；心电图：窦性心律（心室率82次/分）。患者大便已行，排便不畅，纳差，证属脾虚湿阻，治以健脾化湿和胃，方拟黄芪四君汤加减：生黄芪30g，生白术30g，太子参27g，白茯苓12g，炙甘草6g，厚朴12g，木香12g，枳实20g，黄芩12g，葶苈子 15g，大枣 9g，瓜蒌子 27g，金钱草 30g，檀香 9g，鱼腥草 30g，丹参 20g，蒲公英 30g，女贞子 12g，车前子 15g。7 剂（2022 年 4 月 21～28 日），浓煎 200mL，每日 1 剂，早晚分 2 次服用，饭后 30 分钟温服。

（3）2022 年 4 月 28 日三诊：患者咳嗽、咳痰、气喘基本缓解，无发热，胃纳尚可，大便正常，小便偏黄，舌暗红瘀斑，苔薄白，脉细滑。4 月 28 日 7 时血气分析：酸碱度 7.45，二氧化碳分压 4.90kPa，氧分压 15.6kPa，碳酸氢根 23.6mmol/L，碱剩余 0.4mmol/L，乳酸 1.50mmol/L，吸入氧浓度 29%，氧合指数 403mmHg。4 月 27 日复查胸部 CT（图 80-3）：右下肺感染，较 4 月 21 日吸收（图 80-2）；结合目前病情好转，患者症状不典型，中药调整为宣肺清热涤痰，补气活血通络，促进炎症吸收，改善肺纤维化，方拟导痰汤合补阳还五汤加减：制半夏 12g，制南星 9g，化橘红 15g，鱼腥草 30g，苦杏仁 12g，陈皮 9g，枳实 9g，桔梗 9g，生黄芪 27g，太子参 27g，牡丹皮 12g，桃仁 12g，红花 9g，牛膝 9g，蒲公英 30g，车前子 15g，生甘草 6g，苍术 9g，巴戟天 15g。7 剂（2022 年 4 月 28 日～5 月 5 日），浓煎 200mL，每日 1 剂，分 2 次服用，饭后 30 分钟温服。

（六）疗效评估

1. 体温变化　患者入院后当天下午开始出现发热，以低热为主（37.5～38.0℃），经中西医结合治疗后，生命体征平稳，自入院第 3 天开始体温平稳，未再出现发热。

2. 主要症状　患者入院前稍有咳嗽咳痰，住院期间病情出现变化，出现咳嗽咳痰加重伴气喘、腹痛，血氧饱和度下降，呼吸频率上升，经过中西医结合治疗后，患者呼吸道症状明显改善，腹痛缓解。

3. 生化检查变化　（表 80-1）

表 80-1　主要生化指标

日期	白细胞计数（×10⁹/L）	中性粒细胞计数（×10⁹/L）	淋巴细胞计数（×10⁹/L）	C 反应蛋白（mg/L）	D- 二聚体（μg/mL）	氧合指数（mmHg）
4 月 15 日	10.14	8.27	0.82	158.37	2.30	186
4 月 21 日	8.06	6.06	1.06	55.64	2.02	235
4 月 28 日	6.27	4.41	1.45	26.18	1.60	403

4. 胸部影像学变化　患者自 4 月 15 日入院后连续查胸部 CT，肺部炎症逐渐吸收好转（图 80-1～图 80-3）。

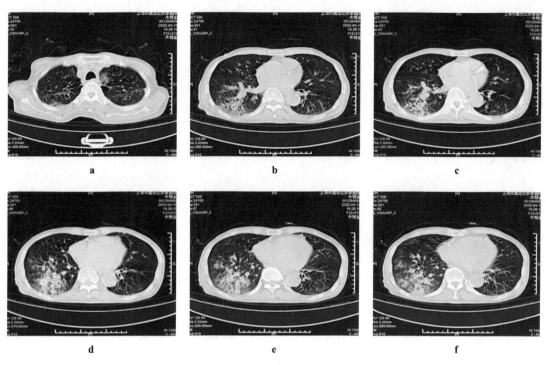

图 80-1　4 月 15 日胸部 CT

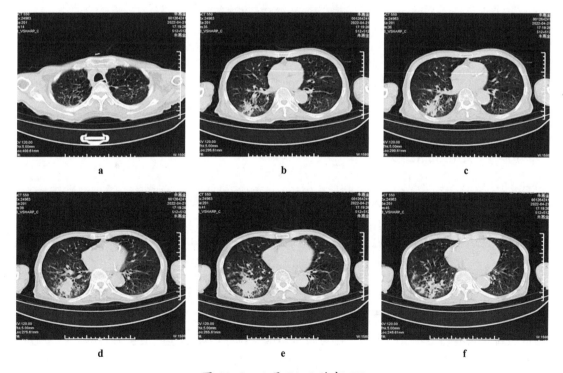

图 80-2　4 月 21 日胸部 CT

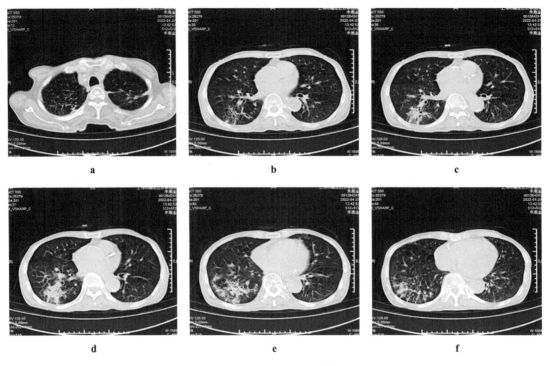

图 80-3　4 月 27 日胸部 CT

（七）出院时情况

　　患者胸部影像学显示炎症明显吸收，2022 年 5 月 2 日（入院第 17 天）连续两日（48 小时）患者新冠病毒鼻咽拭子核酸阴性，予以出院。随访 4 周未见核酸复阳。

（八）案例讨论与分析

　　1. 辨证施治思路　新冠病毒感染具有较强的传染性，主要表现为发热、干咳、乏力，严重者可快速进展为呼吸窘迫综合征、脓毒症休克及多脏器功能衰竭。随着全球疫情的暴发，陆续产生了多种变异毒株，奥密克戎为本次上海暴发的主要流行株，潜伏期 1 ～ 14 天，多为 3 ～ 7 天，患者大多预后良好，少数患者病情危重，多见于老年人、有慢性病基础疾病、晚期妊娠、肥胖人群等。本案例中为老年患者且合并较多基础疾病，为新冠病毒感染重症高危人群，故感染后病情朝夕瞬变，在新冠病毒核酸阳性 10 天后患者病情突然加重。新冠病毒感染属于中医学"湿毒疫"范畴。国家卫生健康委员会公布的《新型冠状病毒肺炎诊疗方案（试行第九版）》将新冠病毒感染纳入中医学"疫病"范畴，病因为感受疫疠之气。《温疫论》曰："疫气者，亦杂气中之一，但有甚于他气，故为病颇重，因名之疠气。""无论老少强弱，触之者即病。"认为疠气可从口鼻侵入人体，且一气自成一病，揭示了新冠病毒的传播途径，临床表现大致相同，人群普遍易感。可见，古人已认识到了疫病是一类具有强烈传染性，体壮实者易疗，体虚弱者病情凶险，重而难愈的疾病。疫邪犯表为标，该患者老年伴有基础疾病，久病素禀不足，体内气血阴阳失衡，伏邪为患为本，新冠病毒传染快，发病快，引动内伏邪气，内外合邪，诱发炎症因子风暴，病势急剧入里转危。

本案虚实夹杂，寒热错杂，患者久病年迈，正气虚衰，疫邪犯表后迅速从太阳直入少阴，出现少阴危殆证并转入厥阴，证属太阳少阴厥阴并病。疫毒外感闭肺，膀胱气化不运，水湿之气不得下降，气机返于上，上干清道，因心肺气虚，阴盛已极，元阳将脱，故见咳嗽气喘，脉促息低；太阳表邪直入少阴，乃因真阳虚弱，阳弱阴必盛，客邪即从阴化，阴气盛，则阳光欲绝，呈现少阴危殆证，出现目瞑蜷卧，声低息短，少气懒言，胸闷气喘；客邪入厥阴，分二途出现寒热错杂证：①厥阴中气为表里之少阳，少阳主火，客邪随之热化，故见厥热往来，心中烦热，气上撞心，口干口苦，痰黄，张目不瞑，腹痛便秘犹如胃家实，实为厥阴中气所化。②厥阴以阴寒为本，故唇舌青紫，六脉劲如石，胸痛气喘息低，此五脏真气虚极，阴寒凝滞，阳虚津液不运。治宜炙甘草汤回阳祛阴，复脉固脱平喘，清肺排毒汤降逆化痰，清利湿热，方中重用炙甘草为君，有三层含义，一则"甘能缓急"，取其益气复脉之意，具有改善心肌缺氧调整心率之功效。二则患者阳虚日久，不能化生真阴，血枯虚阳又炽，甘草补中健运，调燮气机，从阳引阴，滋阴化阴，以消阴霾，三则真阳欲脱，甘草为土，以土覆之，使真火伏藏，命根永固，又得重生，甘草贵为国老，名不虚传，配合桂枝大辛大热为臣药，合甘草辛甘化阳，直补心阳，气行血随，血行气附，阴阳合一，令火种复兴。配合太子参为臣药，太子参性甘味平，补五脏之真阴，檀香辛温芬芳，活血化瘀行气，上方主旨以回阳祛阴，收纳真气为要。清肺排毒汤取麻黄之开，杏仁之降，甘草之和，倍石膏之大寒，清肺热、畅肺气，具有辛凉宣泄、清肺平喘之功效，与五苓散巧妙相合，既祛邪闭又利小便祛湿，既防疫邪入里，又调肝和胃，顾护消化功能，厥阴中气为表里之少阳，少阳主火，客邪随之热化，予柴胡加大黄疏利肝胆，清利湿热，荡涤胃肠气滞以急下存阴，新冠病毒传染快，发病快，引动内伏邪气产生的炎症因子风暴，同时涉及腹腔，佐以龙胆草、金钱草、红藤清热利胆抗炎。

二诊知患者服药后1剂，次日咳喘、胸闷、心悸、发热等症状均好转，能自行下床散步，唯食欲排便未恢复，结合舌苔白厚腻，痰色转白，考虑出现脾虚湿浊内阻之证，治以益气健脾，理气化湿，改黄芪加四君汤加减，使湿邪得以宣畅，脾胃运化功能正常，故纳渐佳，厚腻苔尽去。

三诊患者咳喘缓解，但影像学仍见右下肺实变影及纤维条索影表现，结合年老，久病素禀不足，气血阴阳失衡，仍需涤痰化浊活血，益气固本，宣通肺络，故施以治之。

2. 用药分析　这是一例新冠病毒感染普通型转为重型的老年患者，在核酸阳性10天后入院，病程中出现病情变化，发展为重症，及时采取中西医结合综合性治疗方案，扭转了病情发展方向。在西医抗感染、增强免疫、营养支持基础上，中医抓住病机变化，患者老年伴有基础疾病，久病素禀不足，体内气血阴阳失衡，疫邪犯表引动内伏邪气，内外合邪，迅速从太阳直入少阴，出现少阴危殆证并转入厥阴，六经属太阳少阴厥阴并病，以回阳祛阴，复脉固脱平喘，降逆清热化痰为法，后期病情转危为安后，调整为健脾益气、化痰活血为法。临证时要围绕"紧急对症救标"和"保护机体正气"两个方面，抓住核心病机，在遵从传统六经辨证的基础上，重视方证特点，一人一方，辨证施治，精准施策，取得佳效。

3. 得失点　本案是一则中医药及时干预的成功案例，但患者入院前核酸阳性 10 天内未予干预，入院后病情发生变化，及时给予中医药干预，制订中西医结合综合性治疗方案，扭转了病情发展方向。该患者出院时肺部炎症尚未完全吸收，住院期间实施了俯卧位及大侧卧位的体位帮助肺复张，应尽早开展中医肺康复，包括中药热罨包、八段锦、穴位拍打操等，有助于促进患者肺炎吸收，舒缓患者的紧张焦虑情绪，促进疾病康复。

（上海市嘉定区中医医院刘曼曼、黄庆松整理）

八十一、新冠病毒感染重型伴血液透析、心衰案

（一）一般资料

朱某，男，44岁，就诊于上海市第八人民医院，住院号：76×××5。

入院时间：2022年5月21日；出院时间：2022年6月3日；住院天数：13天。

（二）入院前情况

主诉"核酸检测异常4天"入院。2022年5月17日患者在外院肾内科住院期间单采核酸检测结果异常，采鼻拭子送上海市疾病预防控制中心复核新冠病毒核酸阳性。遂于2022年5月21日由"120"转运至我院。

既往史：IgA肾病病史2年余，后发展为慢性肾功能衰竭，2022年1月开始进行腹膜透析治疗，2022年4月底出现双下肢重度水肿、胸闷气急，遂收入外院肾内科改为血液透析治疗；有高血压病史20余年，最高血压180/100mmHg，平素口服硝苯地平控释片30mg，每日两次，血压控制在140/80～90mmHg；有冠状动脉粥样硬化性心脏病病史1年余，2021年4月诊断为急性心肌梗死，外院行冠脉搭桥手术，术后规律服用替格瑞洛、拜阿司匹林、单硝酸异山梨酯、阿托伐他汀等治疗，近期有活动性气喘，夜间不能平卧。否认其他内科疾病史及药物食物过敏史。

（三）入院时情况

本次发病以来，患者精神略差，咳嗽咳痰，痰白量少，气急胸闷，无发热恶寒、头晕头痛、咽痛、肌痛、鼻塞流涕，不欲饮食，大便两日未解，尿量每日800mL左右，体重未见明显下降。

体格检查：体温36.4℃，心率107次/分，呼吸30次/分，血压145/88mmHg，血氧饱和度89%～93%（未吸氧）。神志清楚，精神略差，无嗜睡。颈软，口唇无发绀，咽部无充血，双侧扁桃体无明显肿大，无脓性分泌物。双侧呼吸运动对称，无胸膜摩擦感，无皮下捻发感，两肺呼吸音粗，两下肺呼吸音低，未闻及明显干湿啰音。心律齐，心前区未闻及明显杂音，腹软，全腹无压痛反跳痛，肝脾肋下未及，肠鸣音正常存在，双下肢无明显凹陷性水肿。四肢活动自如。舌色暗红，舌体胖，苔白腻，脉滑。

（四）入院诊断

1. 西医诊断

（1）新冠病毒感染（重型）。

（2）冠状动脉粥样硬化性心脏病。①陈旧性心肌梗死。②冠状动脉搭桥术后。③心功能不全。④心功能Ⅳ级。

（3）IgA 肾病。①慢性肾脏病 5 期。②血液透析状态。

（4）高血压 3 级（极高危）。

2. 中医诊断

疫病，疫毒闭肺证。

（五）诊疗经过

5 月 21 日入院后监测血氧饱和度，予鼻导管吸氧 3L/min，血气分析提示氧合不佳，5 月 22 日转入 ICU 给予高流量氧疗呼吸支持，间断俯卧位呼吸，鼓励咳痰。同时予以免疫球蛋白、胸腺肽增强免疫治疗，加强支持。患者既往有 IgA 肾病、慢性肾功能衰竭，冠状动脉搭桥术后，心功能不全，目前行血液透析治疗，入院后查血肌酐、尿素氮及 B 型钠尿肽明显升高，伴胸腔积液，考虑透析不充分，容量负荷过多导致心功能衰竭，伴代谢性酸中毒、高钾血症等，给予床旁血滤治疗加强脱水，减轻心脏前负荷，改善心衰，纠正内环境紊乱。考虑患者右侧胸腔积液较多，5 月 22 日予胸腔穿刺引流 500mL 淡黄色液体。患者重度贫血，5 月 23 日输悬浮红细胞 2U 改善贫血。

1. 西医治疗方案

（1）氧疗过程：2022 年 5 月 22 ～ 27 日高流量氧疗呼吸支持，间断俯卧位呼吸。

（2）免疫治疗：人免疫球蛋白 20g，每日 1 次，连用 3 日；胸腺肽 40mg，每日 1 次。

（3）抗凝治疗：低分子量肝素钙注射液 4100U，每日 1 次；替格瑞洛 90mg，每日 1 次；拜阿司匹林 100mg，每日 1 次。

（4）营养支持：人血白蛋白 10g，每周 3 次。

（5）连续肾脏替代疗法。

（6）其他：静脉推注：氨溴索 30mg，每日 2 次；雾化吸入：异丙托溴铵 0.5mg+ 布地奈德 1mg，每 8 小时 1 次；皮下注射：人促红素注射液体 10000IU，每周 1 次；口服：单硝酸异山梨酯缓释胶囊 50mg，每日 1 次；阿托伐他汀钙片 20mg，每日 1 次；硝苯地平控释片 30mg，每日 2 次。

2. 中医治疗方案

（1）2022 年 5 月 22 日一诊：患者体温平，咳嗽咳痰，痰少不易咳出，动则气喘心悸，口干，纳差，大便三日未解，夜寐不安。舌色红偏暗，舌体胖，苔白腻（见附录彩色图图

81-1），脉滑。四诊合参，中医辨证考虑疫毒闭肺，腑气不通。患者正气不足，脏腑虚损，感受时疫，湿毒之邪侵袭肺卫，阻遏气机升降，蕴而化热，肺气郁闭，故见咳嗽咳痰、气急喘促。气机不畅，津液输布异常，故见口干。湿浊蕴结中焦，气机壅滞，纳化无能，故见纳差。肺与大肠相表里，肺气不降，腑气不通，故见大便秘结。治疗以祛邪为主，肺肠同治，拟宣肺平喘，泄热通腑，方取宣白承气汤加减，拟方如下：瓜蒌皮30g，瓜蒌子30g，葶苈子20g，苦杏仁10g（后下），制大黄10g，生白术30g，枳壳15g，生石膏15g（先煎），薏苡仁15g，金荞麦30g，芦根30g，茯苓15g，马鞭草20g，虎杖15g，生黄芪15g，鸡内金15g。3剂（2022年5月23～25日）。水煎服100mL，每日1剂，早晚分2次服用，饭后30分钟温服。

（2）2022年5月25日二诊：患者喘促较前减轻，仍觉心悸气短，咳嗽咳痰，痰少质黏，胃纳欠佳，大便干结，夜寐尚安。舌色淡暗，舌体胖，苔薄白（见附录彩色图图81-2），脉细滑。患者素体脾肾阳虚，水湿内停，复感疫毒，肺气郁闭，腑气不通，治拟宣肺通腑，温阳利水，方取麻杏石甘汤合真武汤、苓桂术甘汤加减，拟方如下：生麻黄6g，生石膏15g（先煎），苦杏仁10g，炙甘草10g，茯苓15g，熟附片6g（先煎），生白芍10g，桂枝10g，生白术20g，生黄芪30g，丹参30g，金荞麦30g，芦根30g，生大黄9g（后下），马鞭草20g，虎杖15g，生晒参15g，西洋参15g，生姜6g。3剂（2022年5月27～29日）。水煎服100mL，每日1剂，早晚分2次服用，饭后30分钟温服。

（3）2022年5月29日三诊：患者喘促明显减轻，已由高流量氧疗呼吸支持调整为鼻导管吸氧，偶有咳嗽，少痰，短气乏力，胃纳转好，大便隔日一行，夜寐尚安。舌色红偏暗，舌体胖，苔薄白（见附录彩色图图81-3），脉细滑。治拟宣肺通腑，温阳利水，守上方，进一步加强通腑降浊、温阳益气之功，拟方如下：生麻黄6g，生石膏15g（先煎），苦杏仁10g，炙甘草10g，茯苓15g，熟附片12g（先煎），生白芍10g，生黄芪30g，生白术20g，金荞麦30g，马鞭草20g，芦根30g，生晒参15g，西洋参15g，丹参30g，生姜6g，生大黄15g（后下）。3剂（2022年5月30日～6月1日）。水煎服100mL，每日1剂，早晚分2次服用，饭后30分钟温服。

（4）2022年6月1日四诊：患者体温平，无咳嗽咳痰，无明显喘促心悸，自觉乏力，胃纳可，大便日行一次，夜寐尚安。舌色淡红，舌体胖，苔薄白（见附录彩色图图81-4），脉细滑。患者疫毒渐清，正气仍虚，治拟温肾助阳，健脾益气，方取真武汤合四君子汤加减，拟方如下：炙甘草10g，熟附片12g（先煎），茯苓15g，生白芍10g，生白术30g，生大黄12g（后下），丹参30g，金银花10g，芦根30g，生晒参20g，西洋参15g，生黄芪45g。3剂（2022年6月2～4日）。水煎服100mL，每日1剂，早晚分2次服用，饭后30分钟温服。

（六）疗效评估

1. 体温变化趋势 患者入院后经中西医结合治疗，生命体征平稳，体温未见升高

（图 81-5，实心圆点所在曲线为体温变化）。

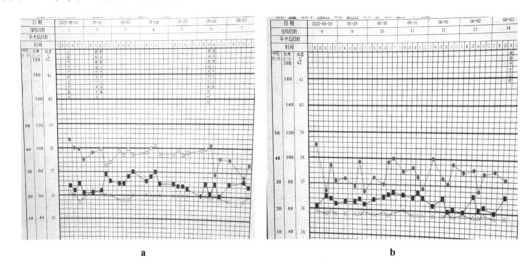

a   b

图 81-5　体温变化图

2. 主要症状　患者属于新冠病毒感染重型，维持性血液透析患者，合并心功能衰竭，病程前期以咳嗽咳痰，气急喘促，心悸胸闷为主，经过中西医结合治疗后，呼吸道及心功能衰竭症状明显改善。

3. 生化检查变化

表 81-1　血气分析

日期 正常范围	酸碱度 7.35～7.45	氧分压 （mmHg） 80～100	二氧化碳分压 （mmHg） 35～45	血氧饱和度 （%） 95～98	标准碳酸氢根 （mmol/L） 22～27.8	实际碳酸氢根 （mmol/L） 22～30	全血剩余碱 （mmol/L） -3～3	乳酸 （mmol/L） 0.7～2.1
5月21日	7.26	75.94	27.07	96.9	14.3	12	-15.0	1.1
5月22日	7.34	95.49	30.83	99.2	18.5	17	-9.1	0.7
5月26日	7.43	158	41	99.5	26.4	26.6	2.1	0.8

表 81-2　血常规、C 反应蛋白

日期 正常范围	白细胞计数 （×10⁹/L） 3.5～9.5	中性粒细胞计数 （×10⁹/L） 1.8～6.3	淋巴细胞计数 （×10⁹/L） 1.1～3.2	血红蛋白 （g/L） 130～175	C 反应蛋白 （mg/L） 0～10
5月21日	8.35	6.88	0.56	59	206.78
5月22日	7.88	6.34	0.71	56	> 320
5月26日	3.33	1.45	0.89	86	46.68
5月30日	6.54	3.8	1.4	84	23.16

表 81-3　凝血功能、心肌标志物、B 型钠尿肽

日期	部分凝血酶原时间（秒）	D-二聚体（mg/LDDU）	肌钙蛋白 I（ng/mL）	B 型钠尿肽（pg/mL）
正常范围	22.6～45	0～1	0～0.09	0～100
5 月 21 日	44.40	5.09	0.509	＞5000
5 月 22 日	43.90	4.62	0.396	4329.06
5 月 26 日	38.2	15.22	0.065	1528.76
5 月 30 日	57.8	8.62	0.053	

表 81-4　肝肾功能、电解质

日期	谷丙转氨酶（U/L）	谷草转氨酶（U/L）	白蛋白（g/L）	尿素（mmol/L）	肌酐（μmol/L）	尿酸（μmol/L）	钾（mmol/L）	碳酸氢根（mmol/L）
正常范围	0～50	17～59	35～50	3.2～7.1	58～110	208～506	3.5～5.1	22～30
5 月 21 日	8	29	35	42.83	1238	526.8	6.27	11.7
5 月 22 日	8	34	33	30.77	776	262.0	3.57	16.5
5 月 24 日	9	37	33	20.35	472	168.3	3.76	26
5 月 30 日	18	53	37	11.99	338	162.8	3.68	22.9

表 81-5　核酸 CT 值

项目	5 月 22 日	5 月 24 日	5 月 26 日	5 月 29 日	5 月 30 日	5 月 31 日	6 月 1 日	6 月 2 日
ORF1ab	33.24	31.67	30.96	34.35	50	34.09	50	50
N 基因	32.15	30.44	30.00	36.45	50	37.14	50	50

4. 胸部影像学变化　5 月 22 日胸部 CT（图 81-6）：①两肺弥漫分布磨玻璃影伴局部实变，考虑病毒性肺炎可能大；纵隔淋巴结肿大；右侧中等量胸腔积液，左侧少量胸腔积液，建议结合实验室检查、随访。②主动脉及冠状动脉硬化，心脏大，两侧胸膜粘连增厚。5 月 25 日胸部 CT（图 81-7）：①两肺炎症，较前（5 月 22 日）吸收好转，右侧少量胸腔积液，较前减少，建议结合临床随访。②主动脉及冠状动脉硬化，心脏大，两侧胸膜粘连增厚。5 月 31 日胸部 CT（图 81-8）：①两肺炎症较前（5 月 25 日）稍好转，右侧少量胸腔积液稍好转，较前减少，建议结合临床随访。②主动脉及冠状动脉硬化，两侧胸膜粘连增厚。

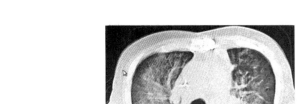
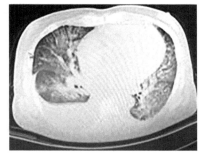

图 81-6　5 月 22 日胸部 CT

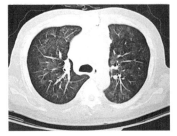
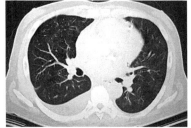
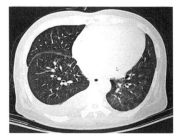

图 81-7　5 月 25 日胸部 CT

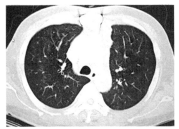
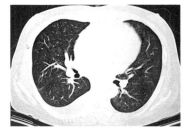
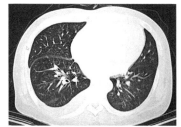

图 81-8　5 月 31 日胸部 CT

（七）出院时情况

患者神志清，精神可，无咳嗽咳痰，无明显胸闷气促，无腹痛腹泻，胃纳可，大便通畅。胸部影像学显示炎症明显吸收，胸腔积液减少，连续两次咽拭子核酸检测阴性，2022年6月3日出院。

（八）案例讨论与分析

1. 辨证施治思路　奥密克戎变异株传播力强，有多种慢性基础病的患者因体质虚弱，感染疫疠邪气后病情容易产生变证。此患者基础疾病较多，脏腑功能失调，素体脾肾阳虚，水湿内停，不慎外感疫毒，侵袭肺系，而致宣降失司，肺气郁闭，气血壅滞，纳化无能。肺与大肠相表里，肺气不降则腑气不通。总结其病理因素，涉及湿、毒、热、瘀，虚实夹杂，病位主要在肺、脾、肾，与心、大肠密切相关。

一诊时，患者处于疫毒炽盛阶段，治疗上以祛邪为主，肺肠同治，重在宣肺平喘、泄热通腑。吴鞠通曰："肺气不降，而里证又实者，必喘促寸实，则以杏仁、石膏宣肺气之痹，以大黄逐肠胃之结，此脏腑合治法也。"方用宣白承气汤，加葶苈子泻肺平喘，生白术、茯苓、薏苡仁健脾祛湿，生黄芪益气扶正，枳壳顺气导滞，鸡内金运脾消食，芦根清热生津，金荞麦、虎杖、马鞭草清热解毒，抗病毒。

二诊时，考虑患者疫毒仍炽，然素体脾肾阳虚，水饮内停，《类证治裁·喘证》云："肺为气之主，肾为气之根，肺主出气，肾主纳气。"故治疗上应祛邪扶正并重。方用麻杏石甘汤宣肺清热平喘，加生大黄通腑降浊，合真武汤、苓桂术甘汤温阳利水，以附片温肾助阳，茯苓、桂枝、生白术温阳化气、健脾利水，加丹参活血化瘀、畅通肺络气血，生黄芪、生晒参大补元气，西洋参补气养阴、顾护津液。

三诊时，患者气急喘促、心悸胸闷较前缓解，胃纳转好，大便隔日一行，考虑药已中的，效不更方，守原方加大生大黄剂量，增强通腑泄浊之效，现代药理研究表明，大黄中的番泻苷衍生物能荡涤肠胃，排出毒邪，祛除外邪，同时可减轻肾脏及其周边器官水肿程度；加大熟附片剂量提温阳之功，使命门之火得生。考虑温病后期易耗津液，暂去桂枝。

四诊时，患者症状好转，无明显喘促心悸，无咳嗽咳痰。患者疫毒渐清，正气仍虚，治疗重在扶助正气，治拟温肾助阳，健脾益气，方取真武汤合四君子汤，继予生黄芪、生晒参、西洋参补益元气，丹参活血化瘀，生大黄通腑泄浊，金银花、芦根清除余毒。

2. 用药分析　这是一例中西医结合治疗的重型新冠病毒感染患者，维持性血液透析患者合并心功能衰竭，西医着重氧疗支持、增强免疫、抗凝、肾脏替代治疗等。该患者无法使用奈玛特韦片/利托那韦片等小分子抗病毒药，中医在抗病毒、阻止病情进一步向危重症转化方面起到关键作用。中医治疗上祛邪与扶正并重，重症期强调肺肠同治，通过清热宣肺、通腑泄浊之法逐邪外出，同时根据阴阳气血之盛衰，及早有针对性地予以温阳利水、益气扶正，并用活血化瘀之品畅通肺络气血。中西医结合治疗使患者入院后症状快速改善，两周内咽拭子核酸转阴出院。

3. 得失点　本案是一则中医药及时干预的成功案例，患者入院后及时予宣肺通腑、温阳利水、益气健脾、活血化瘀治疗，祛邪与扶正相结合，快速祛除疫毒之邪，治疗过程中无不良反应。《素问·刺法论》曰："正气存内，邪不可干。"《素问·评热病论》云："邪之所凑，其气必虚。"邪正的盛衰变化，对于疾病的发生、发展及其变化和转归都有重要影响。"扶正祛邪"是中医重要的临床治疗方法，"邪气盛则实，精气夺则虚""虚则补之，实则泻之"，疾病的发生与发展是正气与邪气斗争的过程，扶助正气，祛除邪气，使疾病向痊愈的方向发生转化。

（上海市第八人民医院孙晓妮、李燕滨、周建华整理）

八十二、新冠病毒感染重型伴心衰低氧案

（一）一般资料

陈某，女，89岁，就诊于上海市第八人民医院，由2号楼13楼病区转ICU。

入院时间：2022年5月5日；出院时间：2022年5月28日；住院天数：23天。

（二）入院情况

患者因"发现核酸阳性1天伴咳嗽咳痰"入院，患者5月4日发现核酸阳性，5月5日入我院普通病房，因患者喘促加重，下午转入ICU治疗，患者精神烦躁、喘促，自诉全身不适，坐卧不安。

既往史：未接种新冠疫苗，有冠状动脉粥样硬化性心脏病，肾功能不全，骨质疏松，长期服用阿托伐他汀20mg，每晚给药1次；硫酸氢氯吡格雷片50mg，每晚给药1次；倍他乐克23.75mg，每日1次；按需服用塞来昔布胶囊。

（三）入院时情况

咳嗽咳痰，痰白质黏，不易咳出，发病以来精神萎靡，情绪低落，纳谷不馨，大便偏干，夜寐一般。

体格检查：体温36.8℃，血压140/70mmHg，心率92次/分，呼吸25次/分。神志尚清，精神萎靡，形体消瘦，面色无华，鼻饲管置入，静息状态下不吸氧血氧饱和度93%，氧流量3L/min时血氧饱和度99%，口唇无发绀，咽部无充血，双侧扁桃体无脓性分泌物。双侧呼吸运动对称，无胸膜摩擦感，无皮下捻发感，两肺呼吸音粗，未闻及干湿啰音。心率92次/分，腹软，全腹无压痛反跳痛，肝脾肋下未及，双下肢无浮肿。5月5日心电图：①心动过速。②ST-T改变。胸部CT（图82-1）：①两肺间质增生，两肺多发间质及实质炎症。②主动脉及冠状动脉硬化，两侧局部胸膜增厚、黏连。双侧少量胸腔积液（右侧为著，伴右下肺节段性压缩性不张）。

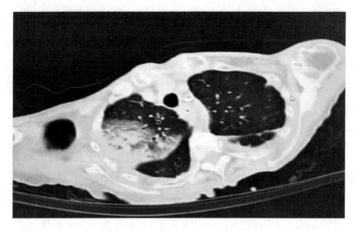

图 82-1　5 月 5 日胸部 CT

（四）入院诊断

1. 西医诊断

（1）新冠病毒感染（重型）。

（2）冠状动脉粥样硬化性心脏病。

（3）肾功能不全。

（4）骨质疏松。

2. 中医诊断

疫病（重型），疫毒闭肺。

（五）诊疗经过

1. 西医诊疗方案

（1）一般治疗：无创呼吸机辅助通气与高流量氧疗交替，间断侧卧位通气；鼻饲管置管。

（2）抗感染：莫西沙星，1 天。

（3）化痰：氨溴索。

（4）平喘：特布他林。

（5）免疫调节：胸腺肽 20mg，每日 1 次，5 天；免疫球蛋白 10g，静脉滴注，5 天。

（6）支持治疗：肠内营养混悬液；人血白蛋白两次共 20g；红细胞悬液共 8U。

（7）抗凝：那屈肝素钙注射液 4100U，皮下注射，每日 1 次。

（8）其他：谷胱甘肽、异甘草酸镁保肝降酶，精氨酸纠酸；氢氯吡格雷、拜阿司匹林抗凝抗聚，倍他乐克抗心律失常。

（9）病情变化：①5 月 7 日：患者呼吸急促，咳痰不畅，精神萎靡，嗜睡，无发热，查心率 120 次 / 分，肌钙蛋白 10.851ng/mL，B 型钠尿肽 2285.44pg/mL；予无创呼吸机辅助通气与高流量氧疗交替。②5 月 8 日：患者精神萎靡，呼吸较昨日平稳，神志稍好转，查肌钙蛋白 12.495ng/mL，B 型钠尿肽 1349.34pg/mL。③5 月 21～22 日：因患者贫血逐渐加重，血红蛋白 66g/L，先后输注红细胞悬液 8U。④5 月 26 日：使用助步器功能锻炼。

2. 中医治疗方案

（1）2022 年 5 月 5 日一诊：患者咳嗽阵作，咳痰色黄量少，咳吐不畅，口干，胸闷可以平卧，纳差，大便不爽，寐尚安。舌红暗干有裂纹，脉细滑数。辨证为肺阴亏耗，予生脉饮口服，中药治拟滋阴润肺：南沙参 20g，北沙参 20g，麦冬 10g，桑白皮 10g，陈皮 10g，金荞麦 20g，生甘草 10g，太子参 30g，浙贝母 20g，薏苡仁 15g，牡丹皮 10g，生麦芽 15g，金银花 10g，苦杏仁 10g（后下）。5 剂（2022 年 5 月 6～10 日）。水煎服 200mL，每日 1 剂，早晚分 2 次服用，饭后 30 分钟温服。

（2）2022 年 5 月 11 日二诊：患者乏力，咳痰不畅，痰量不多，口干，大便一两日一行，舌淡红干有裂纹无苔（见附录彩色图图 82-2），脉细。证属气阴两虚，治拟益气养阴：西洋参 15g，南沙参 30g，北沙参 30g，桑白皮 10g，麦冬 20g，金荞麦 10g，浙贝母 20g，薏苡仁 15g，牡丹皮 10g，生麦芽 15g，金银花 10g，太子参 15g，苦杏仁 10g（后下），生龙骨 15g（先煎），生牡蛎 15g（先煎）。3 剂（2022 年 5 月 12～14 日）。水煎服 200mL，每日 1 剂，早晚分 2 次服用，饭后 30 分钟温服。

5 月 12 日访视患者从嘴吸痰不配合，从鼻腔吸出血性痰，小便色红，舌淡红前裂纹无苔，舌前出血结痂，脉细。

（3）2022 年 5 月 15 日三诊：患者呻吟时作，大便欠爽，咳嗽无力，痰白黏，小便淡黄，舌红无苔质润，脉细，证属疫毒闭肺，方用宣白承气汤加减：西洋参 30g，人参 30g，麦冬 20g，生地黄 30g，芦根 30g，瓜蒌皮 30g，瓜蒌子 30g，仙鹤草 30g，浙贝母 30g，熟大黄 10g，生石膏 15g，苦杏仁 10g（后下），枳壳 15g。3 剂（2022 年 5 月 16～18 日）。水煎服 200mL，每日 1 剂，早晚分 2 次服用，饭后 30 分钟温服。

（4）2022 年 5 月 18 日四诊：患者症状如前，舌红无苔质干，脉细，证属疫毒闭肺，方用宣白承气汤加减：西洋参 30g，人参 30g，麦冬 20g，生地黄 30g，芦根 30g，瓜蒌皮 30g，瓜蒌子 30g，仙鹤草 30g，浙贝母 30g，熟大黄 10g，生石膏 15g，苦杏仁 10g（后下），枳壳 30g。3 剂（2022 年 5 月 19～21 日）。水煎服 200mL，每日 1 剂，早晚分 2 次服用，饭后 30 分钟温服。

（5）2022 年 5 月 21 日五诊：患者时有呻吟，咳嗽偶作，痰白黏，咽喉不舒，背痛，小便淡黄，大便尚调，舌淡红，苔质润（见附录彩色图图 82-3），脉细。证属疫毒闭肺，方用宣白承气汤加减：西洋参 30g，人参 30g，麦冬 20g，生地黄 30g，芦根 30g，瓜蒌皮 30g，瓜蒌子 20g，仙鹤草 15g，浙贝母 30g，熟大黄 10g，生石膏 15g，苦杏仁 10g（后下），枳壳 30g，生龙骨 30g（先煎），生牡蛎 30g（先煎），补骨脂 15g，桑寄生 15g。3 剂（2022 年 5 月 22～24 日）。水煎服 200mL，每日 1 剂，早晚分 2 次服用，饭后 30 分钟温服。

（6）2022年5月24日六诊：患者呻吟偶作，咽喉不舒，背痛，纳差，痰中带血，小便淡黄，大便通畅，予手指点穴（左肩胛骨周围、右腰部阿是穴），舌光红前小裂纹，脉细，证属疫毒闭肺。方用宣白承气汤加减：西洋参30g，人参15g，麦冬20g，生地黄30g，芦根30g，瓜蒌皮30g，瓜蒌子20g，仙鹤草30g，浙贝母30g，熟大黄10g，生石膏15g，苦杏仁10g（后下），枳壳30g，生牡蛎30g（先煎），补骨脂15g，桑寄生15g，金荞麦30g，生龙齿30g（先煎），葶苈子20g（包煎）。3剂（2022年5月25～27日）。水煎服200mL，每日1剂，早晚分2次服用，饭后30分钟温服。

（7）2022年5月27日七诊：患者喘促缓解，下肢乏力，背痛、右肩痛，纳少，大便欠爽，舌红嫩，苔少（见附录彩色图图82-4），脉细。证属气阴两虚，治拟益气养阴：人参30g，西洋参30g，生白术30g，麦冬20g，芦根30g，瓜蒌皮30g，瓜蒌子20g，马鞭草15g，仙鹤草15g，金荞麦30g，浙贝母30g，杏仁10g（后下），枳壳30g，补骨脂15g，桑寄生15g，葶苈子20g（包煎），生龙齿30g（先煎），熟大黄10g。3剂（2022年5月28～30日）。水煎服200mL，每日1剂，早晚分2次服用，饭后30分钟温服。

（六）疗效评价

1. 主要症状转归　患者咳嗽频率明显减少，喘促感逐渐缓解，现呼吸、情绪平稳，体温平，无烦躁，胃纳渐复，二便通畅，夜寐安，能在搀扶下走路。

2. 辅助检查变化

表82-1　血常规、C反应蛋白、降钙素原

日期	白细胞计数（×10⁹/L）	淋巴细胞计数（×10⁹/L）	血小板（×10⁹/L）	血红蛋白（g/L）	C反应蛋白（mg/L）	降钙素原（ng/mL）
5月5日	6.74	0.27	218	121	85.99	0.503
5月12日	10.62	0.36	140	98	31.33	0.233
5月15日	9.01	0.61	279	83	22.46	0.252
5月21日	5.25	0.54	336	66	14.05	0.213
5月25日	7.87	0.85	275	118	5.61	

表82-2　血气分析、肝肾功能

日期	酸碱度	氧分压（mmHg）	二氧化碳分压（mmHg）	B型利钠肽（pg/L）ng/L*	肌酐（mmol/L）	钾（mmol/L）	谷草转氨酶（mmol/L）
5月5日	7.36	75.19	45.11	928.3	114	3.19	13
5月9日				*	87	3.11	15
5月21日				1520.65	87	5.37	110
5月25日	7.5	88	38	205.52	75	4.24	73

备注：* 处化验指标为pro-BNP（单位 ng/L）。

表 82-3　凝血功能指标

日期	活化部分凝血活酶时间 （秒）	D- 二聚体 （mg/LDDU）	肌钙蛋白 I （ng/mL）
5 月 5 日	47.6	3.41	0.153
5 月 9 日	42.2	3.57	2.114
5 月 15 日	43.9	5.35	0.136
5 月 25 日	53.1	3.17	0.045

表 82-4　核酸 CT 值

日期	ORF1ab	N 基因
5 月 5 日	31.94	31.54
5 月 6 日	31.34	31.7
5 月 11 日	28.7	26.91
5 月 19 日	33.04	32.07
5 月 20 日	50（阴）	50（阴）
5 月 22 日	31.57	31.11
5 月 23 日	50（阴）	50（阴）

3. 影像学变化

（1）2022 年 5 月 6 日胸部正位片：两肺支气管疾患改变伴感染。主动脉硬化，两侧胸腔积液或胸膜增厚。

（2）2022 年 5 月 16 日胸部正位片：①两肺支气管疾患改变伴感染，比较前片（2022 年 5 月 6 日）未见明显吸收，请结合临床。②心影增大主动脉硬化，两侧胸腔积液或胸膜增厚。

（3）2022 年 5 月 23 日胸部正位片：①两肺感染，其中右肺炎症较前（2022 年 5 月 16 日）部分病灶稍变实，两侧胸腔积液较前（2022 年 5 月 16 日）有所吸收。②心影增大，主动脉硬化。

（4）2022 年 5 月 12 日胸部 CT 平扫：①两肺间质增生，两肺散在炎症，病毒性肺炎可能，较前（2022 年 5 月 6 日）有所进展，双侧少量胸腔积液较前增多。②主动脉及冠状动脉硬化，两侧局部胸膜增厚、黏连。

（5）2022 年 5 月 19 日胸部 CT 平扫（图 82-5）：①两肺间质增生，两肺散在炎症，较前炎症有所吸收，双侧胸腔少量积液。②主动脉及冠状动脉硬化，两侧局部胸膜增厚、黏连。

（6）2022 年 5 月 9 日心脏超声：右心系统扩大（肺源性？），肺动脉高压（重度），

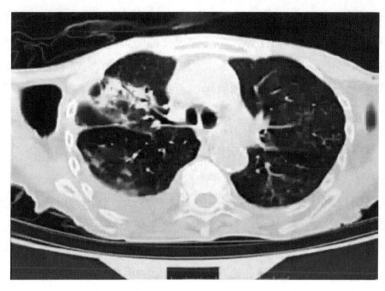

图 82-5　5 月 19 日胸部 CT

右室壁略增厚，左心房扩大，主动脉瓣老年性钙化并反流（轻度），二尖瓣反流（轻 - 中度），下腔静脉增宽，左室舒张功能减低（Ⅱ级），静息状态下左室收缩功能尚可。

（7）2022 年 5 月 19 日头颅 CT 平扫：①老年脑，双侧侧脑室旁可疑缺血灶。②多组副鼻窦炎。

（七）目前情况

患者神志清楚，精神可，咳嗽、咳痰减少，喘促明显减轻，肢体痿软乏力减轻，可搀扶行走，胃纳一般，关节疼痛缓解。血压 128/76mmHg，静息血氧饱和度 98%，心率 64 次 / 分。

（八）案例讨论与分析

1. 辨证用药分析　新冠病毒感染为中医所称"疫疠之气"，绝非普通感冒。《温疫论·原论》说："疫者感天地疠气，此气之来，无论老少强弱，触之者即病。""邪从口鼻而入……舍于夹脊之内，横连膜原。"

患者高龄，有心肾宿疾，如《上海市老年新型冠状病毒感染中医药救治工作专家共识（第二版）》指出，老年人基础疾病较多，且多未接种疫苗，正气不足，气血不畅，脏腑虚损，感染疫疠邪气后虑病势急骤，浊秽内蚀，热伏湿遏，使表气不能通于内，里气不能达于外，肺卫宣肃之机受阻，脾胃升降之枢郁滞，当牢牢把握用药时机，体现"早、快、稳、准"，防病传变，避免脏腑气血进一步损伤。

此次疫毒发于春季，证合风温之候，邪犯肺卫，宣肃失司，故患者咳嗽不扬，胸闷不畅，虽无陈平伯所言"恶风身热烦渴"，但痰已由白转黄，为肾水亏竭，子盗母气，至肺阴耗伤，疫邪入里，引动伏邪而化热，灼伤津液，郁闭肺气；且患者有心腑痼疾，血行不畅，而疫毒更致宿瘀停蓄，《血证论》言："瘀血在里则口渴。"故首诊方予沙参、麦冬润肺养阴，金银花、牡丹皮解毒凉血，浙贝母、苦杏仁、桑白皮化痰平喘，薏苡仁淡渗利湿以防滋腻。

二诊时风温之邪不从外解，入里犯肺，肺络不得畅达，宗气不化，难司治节，且痰聚酿浊，耗液伤津，阻痹心脉，故见乏力口干，心神不安，增西洋参以益气生津，生龙骨、生牡蛎以化痰安神。

二诊后访视时患者从鼻吸痰而出血，当为痰热胶结，脉道、肺络不得濡养而灼伤损破，投仙鹤草以凉血收涩。后经专家会诊，察邪虽未入营分，仍有阳明炽热，舌上血痂色深不化，可根据吴鞠通"舌苔干黑……护胃承气汤微和之"变通，加投宣白承气汤、升降散合虎杖、马鞭草宣通并用以达邪，使热去津还，可加生地黄、水牛角、玉竹、芦根等凉血承津，合生脉饮保肺机、复心脉。

三诊、四诊患者痰色转白，阳明伏邪虽稍退，而湿浊郁热未清，其久羁膜原肺络，遏阻熏蒸，不特"吸烁真阴"，且蒙蔽清窍，耗伤元气，仍以宣白承气汤通腑达邪，加人参、倍西洋参以扶正固本。

五诊湿性黏腻，阻痹经络而致患者肌痛骨楚，湿浊留注而阴液难复，救阴尚易而达邪最难，邪去正安，热退津还，叶霖注《温病条辨》说："治热病知补阴，最为扼要处，是知泻阳之有余，即所以补阴之不足。"故仍以宣白承气汤守方继进，辅以桑寄生、补骨脂等强筋健骨。

六诊察患者正气不足，难以鼓邪外出，势虽不盛，但热郁胸膈，中阳壅塞，肺气不得输布，水道通调不利而悬饮内停；邪热灼津，金畏火刑，肺络破损而血随气逆；百骸失濡，不荣而痛，舌有裂纹为渐现干涸之象，故方中予生地黄、麦冬、芦根、西洋参等以生津润燥，增液承气，仙鹤草、生龙齿收涩止血，敛心肺之气，大剂瓜蒌皮宽胸化饮。

末诊因患者用方固本培元、益气扶正一以贯之，故病情好转，正气得复，精神渐旺，辨证仍为正虚邪恋，"宜将剩勇追穷寇"，倍人参升提元气，取"败毒散"中祛邪外达之寓意，生白术健脾助运，加用葶苈子、马鞭草解毒逐水，泻肺平喘。

2. 治疗思路 因患者年迈，恐疫毒传变迅速，故药不迟疑，及时施治。其心肾两虚，气阴亏耗，遵"正气存内，邪不可干"之训，辨证权衡后，始终以扶正为务，清肺化痰之外，时时益气助运以实脾土，滋阴增液以充心脉，"留得一分津液，便有一分生机"，以冀"有一分生机""清""补"兼施，与西医学治疗相得益彰，成功改善患者心功能，纠正急性冠脉综合征，避免肺纤维化，使患者转危为安。

3. 得失点 患者年已耄耋，正气虚衰，疫毒初袭即转入 ICU，在西药抗感染、化痰、扩冠、抗凝、调节血压的同时，中医药把握时机，积极干预，顾护正气，培补脏腑，调整机体平衡状态。同时，根据肺肠表里理论和温病"下不嫌早""下之宜轻"之说，及时加用通腑泄浊，使邪外达，热去则津还。此外，在选方施治上，仍需辨清邪正标本之分，循叶天士"若因外感先受，引动在里伏热，必先辛凉以解新邪，继以苦寒以清里热"，祛邪以存正，"邪去正自安"；而温病"多湿邪内搏"，用药当在益气与透表、养阴与燥湿之间有所取舍，勿偏于"滋补"而疏于"透化"。因疫毒夹湿则性黏腻，留恋三焦，故经月仍缠绵不愈，且湿热之邪内窜经络，痹阻不畅而关节肌肉酸楚疼痛，运用下法外，似应加强芳香表透、宣畅气机，以增渗湿之效，促邪外达，谨防"炉烟虽熄，灰火未消"，学会更正确地对待"除邪务尽"与"除邪勿尽"的辩证关系。

（上海市第八人民医院袁征、杨旻昕、周建华整理）

八十三、新冠病毒感染危重型伴阿尔茨海默病、脑梗死、前列腺癌案

（一）一般资料

刘某，男，90岁，就诊于上海市公惠医院，住院号：22×××76。

入院时间：2022年5月6日；出院时间：2022年5月25日；住院天数：19天。

（二）入院前情况

主诉"核酸检测结果异常20天"入院。为进一步诊治，由"120"转运至上海市公惠医院。2022年5月6日患者有发热（最高39.5℃），无咳嗽、咳痰、咽痛、胸闷、气促、胸痛、腹泻等不适。患者14天内与新冠病毒感染者或疑似感染病例及其密切接触者有接触史。

流行病史：14天内有国内中高风险地区（实时关注）旅居史。28天内无境外旅居史或同住者28天内境外旅居史。

既往史：有前列腺癌、阿尔茨海默病、高血压、脑梗死病史，平素服用吡拉西坦等药物治疗，服药后病情基本稳定。否认其他内科疾病史，否认食物药物过敏史。

接种史：未接种新冠疫苗。

（三）入院时情况

本次发病以来，患者意识模糊，呼之不应，按之睁眼，握手能动。

体格检查：意识模糊，生命体征：体温38.8℃，心率110次/分，呼吸26次/分，血压155/88mmHg，血氧饱和度91%（静态未吸氧）。舌质暗红，苔黄厚腻（压舌板辅助检查），脉细弱。

（四）入院诊断

1. 西医诊断

（1）新冠病毒感染（重型）。

（2）阿尔茨海默病。

（3）高血压。

（4）脑梗死。

（5）前列腺癌。

2. 中医诊断

疫病，疫毒闭肺证。

（五）诊疗经过

2022 年 5 月 7 日，患者意识模糊，痰多，纳差，生命体征：血氧饱和度 95%（鼻导管低流量吸氧），心率 72 次 / 分，血压 132/77mmHg，呼吸 22 次 / 分。给予患者吸氧、鼻饲、抬高床头处理，抗感染治疗，加强拍背吸痰，保持呼吸道通畅。2022 年 5 月 8 日患者意识模糊，实验室检查白细胞升高，钠尿肽明显升高，予以头孢西丁抗炎，加用醒脑静注射液、参麦注射液活血化瘀，开窍醒脑，营养脑细胞，低分子量肝素钙注射液纠正高凝状态，严密观察病情变化。2022 年 5 月 9 日患者血压下降，波动于 80 ～ 100/40 ～ 60mmHg，予多巴胺维持血压，告病重。2022 年 5 月 10 日患者 2 日未行大便，同时伴有间断发热，给予通腑泄热治疗，给予大承气汤，每日 2 次，灌肠。

2022 年 5 月 11 日患者意识模糊，生命体征：血氧饱和度 95%，心率 98 次 / 分，呼吸 26 次 / 分，体温正常，有低钾低钠低氯表现，补充维生素及氯化钾，维持水电解质平衡。2022 年 5 月 15 日患者体温正常，心电监护生命体征平稳，血氧饱和度 98%，血压 130/65mmHg，查体：意识模糊，GSG 评分 8 分，口唇无发绀，呛咳反射弱，两肺呼吸音粗，未闻及明显干湿啰音，心率 90 次 / 分，心律齐，腹软，肝脾肋下未及，四肢被动屈曲位，双下肢无浮肿。目前已停用血管活性药物，患者自主循环、血流动力学稳定，提示病情好转，可继续观察。2022 年 5 月 16 日患者单次核酸阴性，入院后生命体征平稳，目前血氧饱和度可至 98%，呼吸 20 ～ 30 次 / 分，血压 110 ～ 150/80 ～ 95mmHg，复查血常规及血清白蛋白均提示较前好转，患者再无发热等症状，目前循环正常，停用静脉补液、醒脑静注射液、参麦注射液等治疗，继续奈玛特韦片 / 利托那韦片抗病毒治疗。2022 年 5 月 18 日患者一般情况可，心电监护生命体征平稳，心率 93 次 / 分，血压 130/80mmHg，血氧饱和度 98%，24 小时出入量平衡。查体：意识模糊，口唇无发绀，两肺呼吸音粗，下肢屈曲位，无浮肿。患者处于病毒感染恢复期，入院时胸部 CT 示双侧肺炎，今复查胸部 CT：右肺炎较前吸收，左肺炎较前进展。目前患者无明显发热等急性感染症状，复查血常规及 C 反应蛋白均不支持感染进展，考虑左肺炎症与吸入性肺炎相关，目前血气分析氧合指数 > 300mmHg，可予大侧卧位、拍背，加强痰液引流观察。2022 年 5 月 21 日患者生命体征平稳，心率 85 次 / 分，血压 140/85mmHg，面罩吸氧 3L/min，血氧饱和度 98%，24 小时入量约 2250mL，出量约 1840mL，今日复查血气分析：酸碱度 7.48，血氧分压 108mmHg，二氧化碳分压 44.7mmHg。氧合指数＞ 300mmHg，目前生命体征平稳，继续侧卧位定时吸痰，加强痰液引流。

2022 年 5 月 6 日，辅助检查：①血常规：白细胞计数 11.95×10⁹/L；超敏 C 反应蛋白 118.61mg/L；红细胞计数 3.52×10¹²/L；血红蛋白 109g/L；血小板 169×10⁹/L；中性粒细胞百分比 81.41%；淋巴细胞百分比 10.12%；中性粒细胞计数 9.73×10⁹/L；淋巴细胞计数 1.21×10⁹/L。②心肺功能：肌钙蛋白＜ 0.1ng/mL；肌红蛋白 157.46ng/mL；肌酸激酶同工酶 2.58ng/mL；N 末端 B 型纳尿肽原 7022.3pg/mL；D- 二聚体测定 1.07mg/L。③生化检查：总胆红素 15.00μmol/L，直接胆红素 6.50μmol/L，碱性磷酸酶 115.00U/L，谷丙转氨酶 12.00U/L，谷草转氨酶 22.00U/L，尿素 4.4mmol/L，肌酐 46.00μmol/L，尿酸 291.00μmol/L，血糖 5.50mmol/L，钾 3.20mmol/L，钠 136.00mmol/L，氯 94.00mmol/L。

2022 年 5 月 8 ～ 24 日：辅助检查见表 83-1 ～表 83-4。

2022 年 5 月 7 日胸部 CT（图 83-1）：两肺多发炎症（左肺下叶为甚），左肺多发小肺大疱，左肺下叶支气管扩张伴感染，两侧胸腔少量积液。

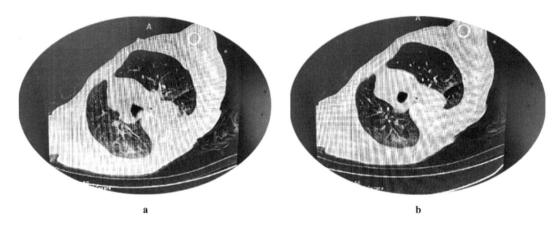

a　　　　　　　　　　　　　　b

图 83-1　5 月 7 日胸部 CT

1. 西医治疗方案

（1）扩容治疗：5% 葡萄糖注射液 500mL+ 维生素 C 注射液 1g：5mL+ 氯化钾注射液 1g：10mL，静脉滴注，每日 1 次。

（2）维持血压：盐酸多巴胺注射液 100mL+0.9% 氯化钠注射液 100mL，立即执行，静脉滴注。

（3）抗感染治疗：注射用头孢西丁钠 2g，每日 2 次，静脉滴注。

（4）抗病毒治疗：奈玛特韦片 / 利托那韦片 300mg/100mg，每 12 小时 1 次，胃管注入。

（5）抗凝治疗：低分子量肝素钙注射液 4100：0.4mL，每日 1 次，皮下注射。

（6）纠正低血钾症：氯化钾注射液 1g：10mL+0.9% 氯化钠注射液 100mL，每日 3 次，胃管注入。

（7）纠正低血氧饱和度：鼻导管吸氧（低流量）、面罩吸氧（3L/min）、大侧卧位（每天不少于 12 小时）。

（8）营养支持：肠内营养混悬液（TPF）（含膳食纤维）1000mL，50mL/h，每日1次，胃管注入。

（9）对症支持治疗：（治疗高血压）硫酸氢氯吡格雷片（50mg，每日1次，胃管注入）；（治疗阿尔茨海默病）吡拉西坦片（1.2g，每日3次，胃管注入）；（治疗便秘）乳果糖（15mL，必要时，胃管注入）。

2. 中医药治疗方案

（1）2022年5月6日：患者为老年人，平素有基础疾病，免疫力抵抗力差，正气虚弱，湿毒由表入里，湿邪郁久化热，给予清热解毒、扶正祛邪治疗，荆银固表方煎药100mL，每日2次，口服。

（2）2022年5月8日：患者神志模糊，有脑梗死、阿尔茨海默病病史，考虑痰瘀阻络，给予开窍醒脑治疗，醒脑静注射液20mL，每日1次，静脉滴注；患者为老年人，平素有基础疾病，免疫力抵抗力差，正气虚弱，阳气亏虚，外邪直中阴证之表即少阴，从卫阳亏虚进一步转为心肾阳虚，阳气不固，津液亏虚，同时血压一直不稳，波动于80～100/40～60mmHg，依靠多巴胺维持，给予扶阳固脱、益气滋阴治疗，参麦注射液40mL，每日1次，静脉滴注。

（3）2022年5月10日：因患者2日未行大便，同时伴有间断发热，给予通腑泄热治疗，使用大承气汤，每日2次，灌肠。

（4）2022年5月13日一诊：患者意识模糊，痰多，鼻饲中，血压一直不稳（5月8～10日），大便2～3日一行，大便量150mL，舌暗红，苔腻（压舌板辅助检查），脉弱。入院后核酸连续3次阳性。5月13日核酸检测结果为阳性。证属肺气亏虚，脾肾阳虚，痰瘀阻络。治以补益肺脾，化痰祛湿，活血解毒，拟方如下：人参15g，制附子9g，石菖蒲15g，胆南星15g，广郁金9g，丹参15g，赤芍15g，马鞭草20g，虎杖20g，全瓜蒌15g，远志15g，广陈皮9g，枳壳9g，生甘草6g。3剂（2022年5月13～15日）。水浓煎，每日1剂，每剂取汁100mL，早晚各50mL胃管注入。

（5）2022年5月16日二诊：患者神志淡漠，痰多，生命体征平稳，今日大便已排，量为100mL，舌暗红，苔稍腻，脉细。5月16日核酸检测结果为阴性。证属肺脾两虚，气郁痰凝，湿浊瘀阻。治以补益肺脾，化痰祛湿，行气活血，清热解毒，拟方如下：人参15g，制附子9g，石菖蒲15g，胆南星15g，远志9g，丹参15g，马鞭草20g，虎杖20g，全瓜蒌30g，赤芍15g，广陈皮9g，生大黄6g（后下），枳壳9g，枳实9g，生甘草6g。3剂（2022年5月16～18日）。水浓煎，每日1剂，每剂取汁100mL，早晚各50mL胃管注入。

（6）2022年5月19日三诊：患者神志淡漠，面色淡红，有光泽，无咳嗽，痰多，色黄白相间，今日大便未解，昨日大便100mL，舌红，苔稍腻，脉细弱。2022年5月16日胸部CT：两肺多发炎症，与5月7日CT对比，右肺病灶有明显吸收，左肺病变有进展，左肺多发小肺大疱，轻度支气管扩张，左侧胸腔少量积液，建议治疗后复查。2022年5月17日核酸检测结果为阴性。证属肺脾两虚，气郁痰凝，湿浊瘀阻，水饮停滞。治以补益肺脾，化痰祛湿，行气活血，泻肺利水，拟方如下：人参15g，生黄芪15g，虎杖15g，马鞭草 15g，防风 10g，生白术 10g，广陈皮 10g，法半夏 10g，白茯苓 10g，酒黄芩 10g，柴胡 6g，葶苈子 15g，泽兰 15g，生甘草 6g。3 剂（2022 年 5 月 19～21 日）。水浓煎，每日 1 剂，每剂取汁 100mL，早晚各 50mL 胃管注入。

（7）2022 年 5 月 22 日四诊：患者神志淡漠，按之有应，握手有力，无咳嗽，痰量较前有所减少，色黄白相间，今日大便未解，前两日每日大便 100mL，舌红，苔稍腻，脉细。核酸检测结果：5 月 16 日、5 月 17 日和 5 月 21 日均为阴性。5 月 21 日血气分析：氧分压 108mmHg，二氧化碳分压 44.7mmHg，氧合指数 374mmHg，电解质基本正常，症状较之前虽有明显改善，但病机未变，考虑该病症的易复发性，继续守原方，巩固疗效。3 剂（2022 年 5 月 22～24 日）。水浓煎，每日 1 剂，每剂取汁 100mL，早晚各 50mL 胃管注入。

（六）疗效评估

1. 生命体征变化趋势（血压、心率、呼吸、体温、血氧饱和度） 患者入院经中西医结合治疗后，体温基本正常，出入量基本平衡，血氧饱和度在鼻导管、面罩吸氧的情况下基本平稳，血压、心率、呼吸基本平稳，大便 1～3 天一次，大便量 100～300mL。

表 83-1　患者体温变化

项目	5月7日	5月8日	5月9日	5月10日	5月11日	5月12日	5月13日	5月14日	5月15日	5月16日	5月17日	5月18日	5月19日	5月20日	5月21日	5月22日
体温（℃）	38.8	36.4	36.9	37.9	36.3	36.6	36.2	36.1	36.3	36.3	36.3	36.2	36.4	35.9	36.5	36.1

2. 主要症状 本病案属于重症患者，病程前期以咳嗽、咳痰、气促症状为主，经过中西医结合治疗后，患者咳嗽、咳痰、气促及呼吸、血氧饱和度明显改善。

3. 实验室检查变化

（1）血常规指标

表 83-2　主要血常规指标变化

日期	白细胞计数（×10^9/L）	中性粒细胞计数（×10^9/L）	中性粒细胞百分比（%）	淋巴细胞计数（×10^9/L）	淋巴细胞百分比（%）	血红蛋白（g/L）	C反应蛋白（mg/L）	降钙素原（ng/mL）
正常范围	3.5～9.5	40～75	1.8～6.3	20～50	1.1～3.2	130～175	< 10	0～0.25
5月8日	11.95	81.41	9.73	10.12	1.21	109	118.61	ND
5月10日	9.26	79.51	7.36	14.72	1.36	102	108.59	ND
5月12日	4.25	64.50	2.74	24.70	1.05	90	49.72	ND
5月18日	7.91	69.24	5.47	19.82	1.57	80	24.03	ND
5月24日	5.79	61.24	3.55	28.20	1.63	84	< 10	< 0.1

（2）生化指标

表 83-3　主要生化指标变化

日期	血清总蛋白（g/L）	白蛋白（g/L）	血清总胆红素（μmol/L）	直接胆红素（μmol/L）	碱性磷酸酶（U/L）	谷丙转氨酶（U/L）	谷草转氨酶（U/L）	肌酐（μmol/L）	血糖（mmol/L）	电解质（mmol/L）		
											钾	钠	氯
正常范围	60～87	38～50	2～21	2～7	104～338	4～44	8～38	53～97	3.9～6.1	3.8～5	136～149	98～106
5月8日	ND	ND	15.00	6.50	115	12	22	46	5.50	3.20	136	94
5月12日	23	ND	6.00	1.10	113	37	62	56	5.80	3.80	137	95
5月18日	61	31	8.00	ND	105	23	22	43	4.80	ND	ND	ND
5月24日	62	30	6.00	0.10	102↓	18	21	47	5.20	4.80	135	92

（3）心肺功能血液指标

表 83-4　主要心肺功能血液指标变化

日期	肌钙蛋白Ⅰ（ng/mL）	肌红蛋白（ng/mL）	肌酸激酶同工酶（ng/mL）	氨基末端B型利钠肽原（pg/mL）
正常范围	（0～0.3）	（0～58）	（0～5）	（0～450）
5月8日	＜0.1	157.46	2.58	7022.3
5月10日	＜0.1	55.33	5.6	5979.7
5月15日	＜0.1	8.07	0.68	3011.9

（4）凝血功能指标

表 83-5　主要凝血功能指标变化

日期	D-二聚体（mg/L）	凝血酶原时间（s）	活化部分凝血活酶时间（s）	纤维蛋白原（g/L）	凝血酶时间（s）
正常范围	0～0.5	9～13	20～40	2～4	14～21
5月8日	1.07	ND	ND	ND	ND
5月12日	1.97	13.80	41.10	4.473	15.20
5月24日	0.54	12.20	33.50	4.382	15.10

（5）核酸 CT 值

表 83-6　患者核酸 CT 值变化

项目		5月12日	5月13日	5月14日	5月15日	5月16日	5月17日	5月21日
CT 值	ORF1ab	23.43	22.63	28.18	29.76	Noct	Noct	39.04
	N	23.41	22.51	27.89	29.18	36.45	34.08	37.09
结果		阳性	阳性	阳性	阳性	阴性	阴性	阴性

4.胸部影像学变化 5月16日胸部CT（图83-2）：两肺多发炎症，对比5月7日CT，右肺病灶有明显吸收，左肺病变有进展，左肺多发小肺大疱，轻度支气管扩张，左侧胸腔少量积液，建议治疗后复查。

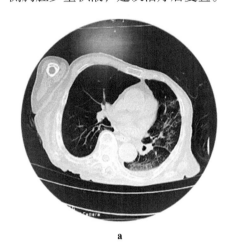
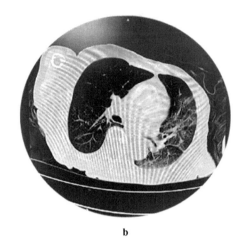

a   b

图83-2　5月16日胸部CT

（七）出院时情况

患者神志淡漠，呼之能应，按之睁眼，握手有力，无咳嗽，少痰，无气促。胸部影像学结合血常规、血气分析检查均不支持感染进展，考虑左肺炎症与吸入性肺炎相关，连续三次咽拭子病原核酸检测阴性，2022年5月25日出院，建议出院后大侧卧位，拍背，加强痰液引流观察。

（八）病案讨论与分析

1.辨证施治与思路 重型新冠病毒感染病情复杂，常寒热错杂、虚实并见。肺与大肠相表里，肺气不降，腑气不通；邪郁化热，或与伏燥搏结，灼伤津液；邪气壅阻，气血不畅，脉络瘀滞；邪盛伤正，可致气血阴阳不足。总结其病理因素，涉及毒、湿、寒、热、燥、瘀、虚等，病位主要在肺、脾，与心、肝、肾、大肠密切相关。

此患者一诊时核酸阳性时间已近1个月，疫病日久，元气大伤，予以参附汤加减，扶正阳气，托毒外出，补脾益肺；久病多瘀，舌暗红，属于血瘀之象，同时湿邪郁久化热，易伤津液，大便未行，投以丹参配伍赤芍，凉血活血，养阴生津；马鞭草配虎杖，既能清热解毒，又能凉血通便；肺为贮痰之器，脾为生痰之源，疫病日久伤及肺脾，脾失健运，湿蕴生痰，痰湿郁肺，影响肺脾气机，加全瓜蒌、远志配陈皮、枳壳，起到润肺燥、化热痰、调气机之效；意识模糊，痰多，苔腻，属于痰蒙清窍之象，投以石菖蒲、胆南星、广郁金，予以开窍醒神，行气化痰，宁神益智。

二诊时，患者大便虽已排，量不多，腑气已通，毒邪仍留于脏腑之中，投以生大黄，既能泄热通便，与马鞭草、虎杖配伍，增强清热解毒之功；患者久病卧床，气机不畅，加枳实与枳壳配伍，增强行气之效，促进胃肠蠕动，辅助排便。

三诊时，患者面色淡红，有光泽，说明阳气已经恢复，处于恢复期状态，投以玉屏风散加二陈汤加减，益气固表，燥湿化痰，提高机体免疫力；但余毒未清，减制附子，继续投以人参托毒外出，清热解毒之药虎杖、马鞭草适当减量；结合 CT 和血常规结果，考虑肺部仍有炎症，予以葶苈子配伍酒黄芩、柴胡，助力清肺化痰平喘之功，增强抗炎效果；结合凝血、心肺功能指标，患者仍处于高凝状态，同时胸腔少量积液，投以泽兰活血化瘀，清热解毒，利水消肿，增强抗凝、心血管功能。

四诊时，症状较之前虽有明显改善，但病机未变，考虑该病症的易复发性，继续守原方，巩固疗效。

2. 用药分析　这是一例中西医结合治疗的重症新冠病毒感染患者，西医着重增强抗病毒、抗炎、营养支持等，中医主要抓住病机变化为热邪侵袭肺卫、气分，以清肺通腑、解毒凉血、益气健脾化湿中西医结合治疗，使患者入院后呼吸道症状快速改善，2 次咽拭子病原核酸转阴出院。

3. 得失点　本案是一则中医药及时干预的成功案例，患者入院前有呼吸道症状，未予干预，入院予补益肺脾，化痰祛湿，行气活血，清热解毒，因势利导，"虚则补之，实则泻之"，而正气未减。治疗过程中无不良反应。治疗过程中不足的方面是缺失了出院前转阴后的 CT 检查，暂不能判定肺部炎症是否完全吸收。

（上海市中医医院吕祥、上海市公惠医院孙嫒整理）

八十四、新冠病毒感染重型伴心衰病案

（一）一般资料

冯某，女，97 岁，就诊于上海市公惠医院，住院号：22×××72。

入院时间：2022 年 5 月 7 日；出院时间：2022 年 5 月 24 日；住院天数：17 日。

（二）入院前情况

患者于 2022 年 5 月 4 日检测新冠病毒核酸阳性，无外院检查结果。病程中患者无发热，有咽痛，流涕、咳嗽、咳痰，无胸闷、气促、胸痛、腹泻等不适。2022 年 5 月 7 日转至我院隔离点进一步诊疗。

既往史：高血压病史 30 年，冠心病病史 30 年，卒中病史 20 年，失明，2022 年 2 月左侧股骨骨折，保守治疗。接种史：未接种新冠疫苗。

（三）入院时情况

本次发病以来，患者意识模糊，胃纳欠佳，烦躁，咳嗽、咳痰，咽痛、流涕、无发热，二便如常，体力无明显下降，体重未见明显下降。

体格检查：体温 36.5℃，心率 83 次 / 分，血压 170/120mmHg，血氧饱和度 91%（静息状态未吸氧）。意识模糊，双目失明，烦躁。颈软，口唇无发绀。双侧呼吸运动对称，腹软，全腹无压痛反跳痛，肝脾肋下未及，双下肢无浮肿。左髋畸形，压痛明显。舌质红，有裂纹，少津，脉弦滑。

（四）入院诊断

1. 西医诊断

（1）新冠病毒感染（重型）。

（2）肺部感染。

（3）高血压。

（4）冠心病。

（5）电解质紊乱。

（6）低蛋白血症。

（7）左侧股骨骨折。

2. 中医诊断

疫病，疫毒闭肺证。

（五）诊疗经过

2022年5月7日胸部CT（图84-1）：两肺多发炎症，建议抗炎后复查。头颅CT：两侧基底节区及放射冠区腔隙性脑梗死，老年脑改变。一级护理，心电监护。予以低分子量肝素钙注射液0.4mL皮下注射，每日1次，血常规正常，结合临床症状及影像学检查予以头孢唑肟治疗，血钾低予以氯化钾注射液静脉滴注补钾，复查电解质。5月12日患者血氧饱和度96%（鼻导管吸氧），心率98次/分，呼吸22次/分，患者咳嗽、咳痰，下肢浮肿明显，胃管、鼻导管通畅。继续抗感染、抗凝、利尿消肿、肠内营养支持治疗。5月13日患者烦躁，心率110次/分，继续抗感染、纠正心衰、平衡电解质治疗。予告病重。

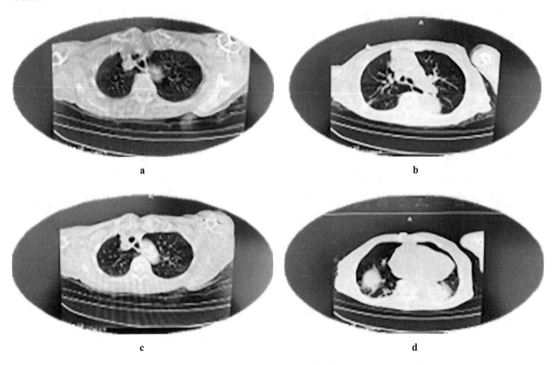

图84-1 5月7日胸部CT

1. 西医治疗方案

（1）抗凝：2022年5月7日，低分子量肝素钙注射液4100：0.4mL，每日1次，皮下注射。

（2）抗感染：2022年5月7日，头孢唑肟钠1.5g，每12小时1次，静脉滴注。

（3）纠正电解质紊乱：2022年5月7日，静脉补钾，口服浓氯化钠溶液。

（4）营养支持：2022年5月11日，留置胃管，肠内营养粉剂（TP），肠内营养混悬液（TPF）1000mL，50mL/h，每日1次，胃管注入；人血白蛋白10g，静脉滴注，每日2次；胸腺法新1.6mg，每日1次，皮下注射。

（5）利尿扩冠：2022年5月11日，单硝酸异山梨酯片40mg，每日1次；呋塞米20mg，螺内酯40mg，每日1次，胃管注入。

（6）抗病毒治疗：2022年5月15日，奈玛特韦片/利托那韦片300mg/100mg，每12小时1次，胃管注入。

（7）止咳化痰：2022年5月15日氨溴索30mg（鼻饲）、乙酰半胱氨酸3mL（雾化），每日1次。

（8）镇静止痛：盐酸曲马多肌内注射止痛，右美托咪定静脉滴注镇静。

（9）降压治疗：苯磺酸氨氯地平片5mg，每日1次，胃管注入。

2. 中医治疗方案

（1）2022年5月9日：患者老年女性，髋关节骨折后3个月，卒中20余年，长期卧床，入院时意识模糊、烦躁，考虑痰瘀阻络，予以血必净100mL，静脉滴注，每日1次。

（2）2022年5月11日一诊：患者烦躁、意识模糊，鼻饲中，咳嗽，咳痰，气促，双下肢水肿明显，无发热，24小时总出量1440mL，大便不畅，量少。舌质红，少津，苔干（见附录彩色图图84-2），脉滑。2022年5月9日核酸CT值（N/ORF1ab）25.19/24.92。患者感染疫毒，肺为娇脏，外邪首先犯肺，肺失宣降，疫毒痰热蕴结于胸，症见咳嗽、咳痰。肺主通调水道，津液不能上承，热毒灼伤津液，症见口唇干、舌红、少津。肺与大肠相表里，肺气不降，腑气不通，故症见大便不畅，量少。肾为先天之本，患者老年女性，长期卧床，基础疾病较多，肺肾两虚，水液泛滥，症见气促、双下肢浮肿。四诊合参，证属中医学之热毒郁肺、肺肾两虚证，治拟清肺通腑，行水消肿，益气养阴。方取宣肺败毒方及真武汤加减，拟方如下：炙麻黄15g，杏仁9g，生石膏15g（先下），生地黄15g，玄参15g，丹参20g，虎杖15g，马鞭草15g，葶苈子15g，茯苓15g，猪苓15g，制附子6g，白河车15g，甘松6g，太子参15g，甘草6g。3剂（2022年5月12～14日）。水浓煎，每日1剂，每剂取汁100mL，早晚各50mL胃管注入。

（3）2022年5月14日二诊：患者意识模糊，烦躁较前好转，咳嗽好转，仍有咳痰，双下肢仍有水肿，无发热，24小时出量1090mL，大便100mL。舌质红，较前次略有好转，少津，苔干（见附录彩色图图84-3），脉弦数。2022年5月13日核酸CT值（N/ORF1ab）22.63/22.51。治拟养阴清肺生津，行水消肿，拟方如下：生黄芪20g，太子参15g，白茯苓15g，生地黄15g，麦冬15g，玄参15g，制黄精20g，玉竹6g，丹参20g，虎杖20g，马鞭草20g，葶苈子30g，猪苓15g，制附子6g，白河车15g，甘松6g，生甘草6g。3剂（2022年5月15～17日）。水浓煎，每日1剂，每剂取汁100mL，早晚各50mL胃管注入。

（4）2022年5月17三诊：患者无发热，咳嗽、痰量多、质黏稠，不易咳出，气促较前好转，患者烦躁、多动，伸舌不配合，口唇干，脉弦细。24小时出量2290mL，大便400mL。2022年5月17日核酸CT值（N/ORF1ab）30.29/31.33。治拟养阴清肺，止咳化痰，醒脑开窍，拟方如下：黄芪20g，太子参15g，生地黄15g，麦冬15g，玄参15g，丹参20g，虎杖20g，马鞭草20g，葶苈子30g，茯苓15g，猪苓15g，制附子6g，白河车15g，甘松6g，制黄精20g，玉竹6g，僵蚕15g，全瓜蒌20g，石菖蒲15g，浙贝母15g，苦杏仁10g，生甘草6g。3剂（2022年5月18～20日）。水浓煎，每日1剂，每剂取汁100mL，早晚各50mL胃管注入。

（5）2022年5月20日四诊：患者较前烦躁、多动，咳嗽、痰量多、质黏稠，不易咳出。气促不明显，双下肢浮肿较前好转。24小时总出量2300mL，大便500mL。舌质红，苔白腻，口唇黏腻（见附录彩色图图84-4），脉弦细。2022年5月19日核酸转阴。治拟清肺化痰，醒脑开窍，拟方如下：生晒参15g，太子参15g，生黄芪20g，白茯苓15g，猪苓15g，生麻黄9g，苦杏仁9g（后下），生石膏30g（先煎），制附子6g，葶苈子30g，车前子30g（包煎），益母草30g，鱼腥草30g，制胆星12g，石菖蒲15g，皂角刺15g，浙贝母15g，酒黄芩15g，生甘草6g。3剂（2022年5月21～23日）。水浓煎，每日1剂，每剂取汁100mL，早晚各50mL胃管注入。

（六）疗效评估

1. 生命体征变化趋势（血压、心率、呼吸、体温、血氧饱和度） 患者入院经中西医结合治疗后，体温未见升高，出入量基本平衡，血氧饱和度在鼻导管吸氧的情况下基本平稳，血压、心率、呼吸基本平稳，二便正常。

2. 主要症状 患者属于新冠病毒感染重症，病程以咳嗽咳痰为主，基础疾病心衰、脑梗死等，经过中西医结合治疗后，患者核酸阴性，胸部影像学炎症吸收，心衰纠正。

3. 实验室检查变化 （表84-1～表84-4）

表84-1 血常规变化

日期	白细胞计数（×10⁹/L）	中性粒细胞百分比（%）	中性粒细胞计数（×10⁹/L）	淋巴细胞百分比（%）	淋巴细胞计数（×10⁹/L）	C反应蛋白（mg/L）
正常范围	3.5～9.5	40～75	1.8～6.3	20～50	1.1～3.2	< 10
5月7日	3.23	46.1	1.49	41.2	1.33	ND
5月11日	8	79.54	6.36	11.54	0.92	< 10
5月17日	5.48	71.94	3.94	13.74	0.75	< 10

表84-2   生化检查指标变化

日期	白蛋白（g/L）	碱性磷酸酶（U/L）	肌酐（μmol/L）	电解质（mmol/L）		
				钾	钠	氯
正常范围	38～50	104～338	35～71	3.8～5	136～149	98～106
5月7日	ND	ND	37	2.5	139	88
5月11日	27	52	28	3.8	128	80
5月17日	30	ND	25	3.4	129	83
5月20日				4.3	127	81

表84-3   心功能变化

日期	D-二聚体（mg/L）	肌钙蛋白I（ng/mL）	肌红蛋白（ng/mL）	肌酸激酶同工酶（ng/mL）	脑利钠肽前体（pg/mL）
正常范围	0～0.5	0～0.3	0～58	0～5	0～450
5月7日	8.07	＜0.1	45.03	8.24	999.4
5月11日	1.6	＜0.1	49.25	16.67	3904.6
5月14日	0.2	＜0.1	39.29	14.15	4497.3

表84-4   核酸CT值变化

项目		5月9日	5月13日	5月15日	5月17日	5月19日	5月21日
CT值	ORF1ab	24.92	22.51	35.26	31.33	Noct	Noct
	N	25.19	22.63	32.31	30.29	37.4	Noct
结果		阳性	阳性	阳性	阳性	阴性	阴性

4.影像学检查变化   5月14日床旁胸片（图84-5）：两肺纹理增粗，肺门结构不清，右上纵隔影增宽，左侧肋膈角欠清晰，主动脉硬化，心影增大。

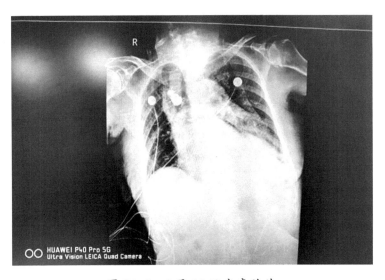

图84-5   5月14日床旁胸片

（七）出院时情况

患者无气促，咳痰不多，黏稠、不利，不易咳出，咳嗽反射较弱，予以鼻导管吸氧，浓度33%。胸部影像学显示炎症明显吸收，连续两次咽拭子、鼻拭子核酸检测阴性，2022年5月24日出院，出院时舌质红，较首诊时好转，苔根薄腻，较三诊时好转，脉细弦。建议出院后进一步治疗基础疾病。

（八）案例讨论与分析

1. 辨证施治思路　唐代王焘所著《外台秘要》首次提出温热病名，谓"春夏多温热病者，皆由冬时触冒寒气之所致"，强调温热病是冬季感受寒邪，阴伏体内，郁而化热，待春阳发泄之令而发，或因外邪引动而发。此次上海市新冠病毒感染流行起于2022年2～3月，正值冬春交替，疫毒夹杂寒湿和温燥之邪。该例重型新冠病毒感染老年女性基础疾病较多，病情复杂，正邪相搏，虚实并见。肺与大肠相表里，肺气不降，腑气不通；邪郁化热，或与伏燥搏结，灼伤津液；邪气壅阻，气血不畅，脉络瘀滞；邪盛伤正，可致气血阴阳不足。总结其病理因素，涉及湿、寒、热、燥、瘀、虚等，病位主要在肺、脾，与心、肝、肾、大肠密切相关。

此患者一诊时考虑疫毒痰热蕴结于胸，热毒灼伤津液，肺气不降，腑气不通，予以宣肺败毒方合增液汤清肺泄热通腑。肾为先天之本，患者老年女性，基础疾病较多，肺肾两虚，水液泛滥，症见气促、双下肢浮肿，予以真武汤、葶苈大枣汤加减温肾阳、泄肺热，化痰利水消肿。患者中风后卧床多年，意识模糊、烦躁，考虑痰瘀阻络，予丹参入肝经血分，活血祛瘀，祛瘀生新而不伤正。患者年事已高，感染疫毒，加用太子参益气扶正。诸药共奏清肺通腑、行水消肿、益气养阴之效。

二诊时，患者舌质红，较前次略有好转，少津，苔干，脉弦数。去石膏、麻黄，加生黄芪加强益气扶正之功，制黄精、玉竹加强滋阴之效。

三诊时，患者烦躁、多动，伸舌不配合，气促好转，大便通畅。咳痰仍黏腻，不畅，加用僵蚕、全瓜蒌、苦杏仁、浙贝母加强化痰，石菖蒲开窍醒神。

四诊时，患者咽拭子、鼻拭子核酸单次阴性，较前烦躁、多动，咳嗽、痰量多、质黏稠，不易咳出。舌质红，苔白腻，口唇黏腻，脉弦细。四诊时全市中医病例讨论该患者，认为二诊、三诊时滋阴药物使用过多，脾虚痰湿，致瘀热未清，内伤外感，治疗仍应以透邪为主，遂四诊方药取宣肺败毒方加减，加用益母草活血利水，鱼腥草、皂角刺、浙贝母化痰，生晒参、太子参扶助正气，石菖蒲化痰开窍醒神。四诊服用3日后患者双下肢浮肿好转，咽拭子、鼻拭子核酸连续两次阴性，患者出院。

2. 用药分析　这是一例中西医结合治疗的重症高龄新冠病毒感染患者，西医着重增强免疫、抗病毒、抗炎、营养支持等，中医主要抓住病机变化，以清肺通腑、行水消肿、益气养阴为主，中西医结合治疗使患者入院后呼吸道症状快速改善，连续两次咽拭子及鼻拭子核酸转阴后出院。

3. 得失点　本案是一则中医药及时干预的成功案例，患者 97 岁高龄，入院前有呼吸道症状，未予干预，入院后由于患者烦躁，无法配合服药，待镇静鼻饲后予以中药煎剂清肺通腑，行水消肿，益气养阴。患者在两周内胸部影像学炎症吸收，咽拭子及鼻拭子连续两次阴性。不足之处是三诊时滋阴药物过多，致脾虚痰湿，出现舌苔白腻等变化，在张伯礼院士、刘清泉教授、严世芸教授、张炜教授等专家的指导下及时调整处方，因势利导，助其短时间内症状改善得以出院。在今后的诊疗过程中，不可滋阴太过，以免助阴损阳，伤及脾胃。

（上海市公惠医院孙媛、上海市中医医院吕祥整理）

八十五、新冠病毒感染重型伴 2 型糖尿病、高血压、冠状动脉粥样硬化性心脏病案

（一）一般资料

张某，男，86 岁，就诊于上海交通大学医学院附属瑞金医院卢湾分院，住院号：39××65。

入院时间：2022 年 5 月 5 日；出院时间：2022 年 5 月 25 日；住院天数：21 日。

（二）入院前情况

主诉"咳嗽咳痰两周"入院。患者 2022 年 4 月 23 新冠病毒核酸检测阳性。

既往史：脑梗死病史多年，长期卧床，生活无法自理。长期居住在社区养老院。有冠心病、糖尿病、慢性支气管炎病史，长期口服单硝酸异山梨酯、普伐他汀、二甲双胍、阿普唑仑等治疗。

（三）入院时情况

患者有咳嗽咳痰，无发热，查体生命体征稳定，营养差。

体格检查：神欠清，腹部软，无浮肿，体温 37℃，心率 78 次 / 分，血氧饱和度 98%，吸氧 3L/min，血压 155/94mmHg。

（四）入院诊断

1. 西医诊断

（1）新冠病毒感染（普通型）。

（2）2 型糖尿病。

（3）高血压。

（4）冠状动脉粥样硬化性心脏病。

2. 中医诊断

疫病，湿毒郁肺证。

（五）诊疗经过

1. 诊治经过

（1）2022年5月5日：入院俯卧位护理，鼻导管吸氧3L/min吸氧，予以抗病毒，予以肠内营养混悬液肠内营养支持、补钠、补钾，针对基础疾病等综合治疗。

（2）2022年5月17日22时30分左右患者开始出现频繁咳嗽，烦躁不安。患者心电监护提示心率124次/分。4L/min鼻导管吸氧状态下血氧饱和度92%，血压100/68mmHg，查看鼻外胃管刻度30cm，考虑患者存在频繁咳嗽，有误吸可能，给予拔除胃管。查血气分析：2022年5月17日生化检验报告：钠133mmol/L。血气分析：酸碱度7.46，二氧化碳分压30.90，氧分压54.90，血红蛋白11.2g/dL，血氧饱和度91.20%，钾4.7mmol/L，钠133.0mmol/L，血糖8.20mmol/L↑，乳酸5.1mmol/L，二氧化碳总量45.00mmol/L，碳酸氢根21.90mmol/L，碱剩余-1.9mmol/L。血红蛋白112g/L，D-二聚体1.88mg/L。5月18日C反应蛋白＞192mg/L。调整护理级别为一级护理，高流量吸氧，吸氧浓度45%，流量45L/min。予补液、维持水电解质稳定、胃肠减压，加用哌拉西林钠他唑巴坦钠抗感染，转7楼亚重症病区进一步治疗，西医继续高流量吸氧，俯卧位通气，抗凝，哌拉西林抗感染，营养支持等治疗。2022年5月18日中医予宣肺败毒方3剂，药后大便每日一行，情况逐渐好转。2022年5月21日加大扶正化痰力度，加人参9g，黄芪50g，2022年5月22日和5月23日两次核酸检测阴性。

2. 肺部检查

（1）2022年5月6日胸部CT（图85-1）：两肺散在斑片模糊影；两侧胸膜增厚；两肺门区未见异常。所示气管支气管影正常。心影未见明显异常，胸主动脉及冠脉钙化影。放射学诊断：两肺散在炎症，建议治疗后复查。两侧胸膜增厚。胸主动脉及冠脉钙化。附见右肾小结石可能。

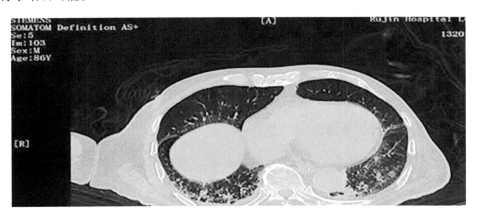

图85-1　5月6日胸部CT

（2）2022 年 5 月 18 日胸部 CT（图 85-2）：两肺散在斑片模糊影；两侧胸膜增厚；右肺中叶微小结节，直径约 3mm；两肺门区未见异常。所示气管支气管影正常。心影未见明显异常，胸主动脉及冠脉钙化影。放射学诊断：两肺炎症，两肺下叶局段实变影，对比 5 月 6 日片略进展，请治疗后复查。右肺中叶微小结节，与 5 月 6 日片相仿。两侧胸膜增厚。胸主动脉及冠脉钙化。

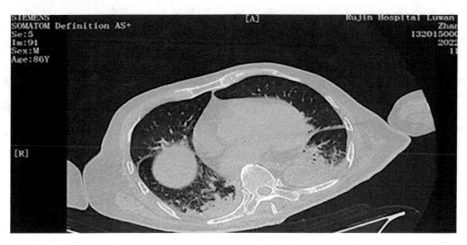

图 85-2　5 月 18 日胸部 CT

3. 西医治疗方案

（1）氧疗过程：2022 年 5 月 5 日鼻导管吸氧，5 月 17 日高流量氧疗呼吸支持。

（2）抗病毒治疗：奈马特韦/利托那韦片 2+1 片，每 12 小时 1 次，5 天。

（3）抗炎治疗：5 月 17 日哌拉西林钠舒巴坦钠 4.5g，每 8 小时 1 次。

（4）免疫治疗：人血白蛋白 10g，每日 1 次；胸腺法新 1.6mg，每日 1 次。

（5）抗凝治疗：低分子量肝素钙注射液 5000U，每日 1 次。

（6）其他：阿卡波糖片 100mg，每日 3 次。普伐他汀钠片 20mg，每晚 1 次。阿普唑仑片 0.4mg，每晚 1 次。5 月 21 日氨溴索 60mg，每日 1 次。

（7）支持治疗：肠内营养混悬液 1000mL，每日 1 次。氯化钾注射液 20mL，每日 1 次。

4. 中医治疗方案

（1）2022 年 5 月 6 日一诊：患者有咳嗽咳痰，神志欠清，无发热，生命体征稳定，营养差，血氧饱和度 98%，脉细滑，舌象未见（患者不配合）。中医辨证考虑患者高龄，卫气素虚，肺为娇脏，外邪上受，首先犯肺，肺气为疫毒所困，失于宣发肃降，蕴结胸中，则见咳嗽咳痰之证候。根据国家卫生健康委员会《新型冠状病毒肺炎诊疗方案（试行第九版）》之抗疫扶正协定方，全方取《温病条辨》银翘散和《丹溪心法》玉屏风散之意，治以清肺败毒，益气固卫，拟方如下：金银花 10g，荆芥 10g，黄芪 10g，防风 9g，藿香 9g，板蓝根 10g，桔梗 6g，芦根 18g，白术 10g，甘草 6g。7 剂，水浓煎 260mL，每日 1 剂，早晚分 2 次服用，早晚各 130mL 鼻饲。

（2）2022年5月18日二诊：患者神志不清，嗜睡，呼之不应，考虑患者存在误吸可能，时有咳嗽，咳痰难，痰黏稠色黄，烦躁，无发热，大便2日未行，脉滑，舌象不详。中医辨证患者年老久病，复感外邪，内有痰热，疫毒郁肺，治以宣肺止咳，清热化痰，方选国家卫生健康委员会《新型冠状病毒肺炎诊疗方案（试行第九版）》中宣肺败毒方加减，其源于《伤寒论》之麻杏石甘汤合《金匮要略》葶苈大枣泻肺汤，拟方如下：麻黄6g、杏仁15g、生石膏15g、葶苈子30g、薤白18g、瓜蒌子15g、瓜蒌皮15g、桔梗6g、甘草6g、金荞麦18g、鱼腥草20g、桑白皮18g。3剂，水浓煎260mL，每日1剂，早晚分2次服用，早晚各130mL鼻饲。

（3）2022年5月21日三诊：患者高流量辅助通气状态（氧流量30L/min，氧浓度33%），嗜睡，伸舌不配合，脉细。床旁监护示：心率68次/分，血压132/73mmHg，呼吸23次/分，血氧饱和度99%。目前患者咳嗽不多。少量咳黄黏痰、难排出，药后大便已解，小便正常。辅助检查提示：炎症指标高，C反应蛋白19.76，白细胞介素-6为5.30，降钙素原0.61ng/mL，淀粉样蛋白A为36.86mg/L。结合患者脉象、症状体征及辅助检查结果，中医辨证论治，治以益气扶正，宣肺化痰。以5月18日方为基础，结合李东垣《内外伤辨惑论》补中益气汤之意，加强扶正，加人参、黄芪，并加强化痰，拟方如下：麻黄6g、杏仁15g、生石膏15g、葶苈子30g、薤白18g、瓜蒌子15g、瓜蒌皮15g、桔梗6g、甘草6g、金荞麦18g、鱼腥草30g、桑白皮18g、人参9g、黄芪50g。3剂，水浓煎260mL，每日1剂，早晚分2次服用，早晚各130mL鼻饲。

（六）疗效评估

1. 检验变化

表85-1　主要生化指标变化

日期	白细胞计数（×10⁹/L）	中性粒细胞计数（×10⁹/L）	淋巴细胞计数（×10⁹/L）	超敏C反应蛋白（mg/L）	白细胞介素（pg/mL）	降钙素原（ng/mL）
5月5日	9.34	6.2	2.6	122.5	22.3	0.1
5月18日	4.53	2.4	1.6	192	22.1	3.28
5月24日	6.08	2.8	2.6	8.34	5.6	0.16

表85-2　核酸检测变化

4月23日	5月22日	5月23日
阳性	阴性	阴性

2. 病情变化

（1）5月6日：咳嗽咳痰，鼻导管吸氧血氧饱和度98%，吸氧2L/min。

（2）5月17日：患者频繁咳嗽，鼻导管吸氧状态下血氧饱和度92%，进展为新冠病毒感染（重型），改高流量氧疗呼吸支持，转入亚重症病区。

（3）5月21日：药后病情稳定，咳嗽不多，改鼻导管吸氧。

（4）5月24日：咳嗽少，病情稳定，血氧饱和度99%。

（七）出院时情况

患者咳嗽好转，无发热，连续两次咽拭子核酸检测阴性，炎症指标C反应蛋白降至正常值，电解质紊乱纠正至正常，2022年5月25日出院。

（八）案例讨论与分析

1. 辨证施治思路 这是一例中西医结合治疗的高龄兼有较多基础疾病的新冠病毒感染患者，入院后从普通型转为重型，虚实并见。肺与大肠相表里，肺气不降，腑气不通；邪郁化热，灼伤津液；正气素虚，邪气壅阻。总结其病理因素，涉及毒、湿、热、虚等，病位主要在肺、脾，与心、大肠密切相关。

2. 用药分析 这是一例中西医结合治疗的高龄兼有较多基础疾病的新冠病毒感染患者，西医着重增强免疫、抗病毒、抗炎、营养支持及对基础疾病的治疗等，中医入院后第一时间予国家卫生健康委员会《新型冠状病毒肺炎诊疗方案（试行第九版）》中抗疫扶正方清热解毒，益气化痰，病情加重后二诊方选国家卫生健康委员会《新型冠状病毒肺炎诊疗方案（试行第九版）》中宣肺败毒方加减。三诊在宣肺败毒方基础上加强扶正，结合李东垣《内外伤辨惑论》补中益气汤之意：加人参9g，黄芪50g，并鱼腥草加量至30g，加强化痰，中医治疗抓住病机和体质，标本兼治，以宣肺益气，清热化痰，中西医结合治疗使患者各项指标逐步改善，3周内咽拭子核酸转阴，内环境体质改善出院。

3. 得失点 本案是一高龄新冠病毒感染兼严重基础疾病的患者，患者入院前两周有呼吸道症状，未予干预，中医入院后因其新冠病毒感染普通型第一时间予抗疫扶正协定方清热解毒，益气化痰，患者病情进展转为新冠病毒感染重型后及时予个性化治疗方案，抓住病机和体质，标本兼治，三诊后核酸检测连续两次均为阴性，咳嗽症状好转，炎症指标C反应蛋白降至正常值，内环境体质改善出院。中西医联合干预取得了较好的效果。

（上海交通大学医学院附属瑞金医院卢湾分院顾健华整理）

八十六、长阳患者，新冠病毒感染普通型伴淋巴细胞白血病、乙型病毒性肝炎案

（一）一般资料

朱某，男，66岁，就诊于上海交通大学医学院附属瑞金医院卢湾分院，住院号：39××13。

入院时间：2022年5月9日；出院时间：2022年6月4日；住院天数：28日。

（二）入院前情况

2022年4月22日患者出现反复发热，咳嗽、咳黄白黏痰，同时伴乏力、纳差，体温最高39℃，自行口服连花清瘟颗粒、退热药等症状无好转，查新冠病毒核酸阳性，患者神志清楚，精神可，胃纳可，大小便如常，睡眠尚可，体重无明显下降。

既往史：慢性淋巴细胞白血病、规律化疗5年；慢性乙肝病史。未接种疫苗。

（三）入院时情况

反复发热、咳嗽、咳痰，新冠病毒核酸检测阳性17天。

体格检查：神清，气稍促，声音嘶哑，反应可，面色可，唇周无绀，肺部未闻及湿啰音，全腹软，无压痛，双下肢浮肿（－），查新冠病毒核酸阳性。

（四）入院诊断

1. 西医诊断

（1）新冠病毒感染（普通型）。

（2）淋巴细胞白血病。

（3）乙型病毒性肝炎。

2. 中医诊断

疫病，湿毒郁肺证。

（五）诊疗经过

患者入院后给予吸氧，心电监护，俯卧位通气。口服奈马特韦/利托那韦片10天抗病毒治疗，同时口服化湿败毒胶囊、丹栀逍遥片。胸腺法新1.6mg增强免疫力，每周二、周五注射。（瑞白）重组人粒细胞刺激因子注射液升高白细胞治疗，那屈肝素钙注射液抗凝治疗。口服氨溴索胶囊化痰，恩替卡韦片抑制乙肝病毒，阿托伐他汀钙片降脂，至5月21日，患者无发热，咳嗽减少，痰不多，炎症指标渐降至正常，但之后多次核酸检测依然为阳性，5月29日中医会诊，予湿热型长阳方合玉屏风散加减，5剂。6月2日开始，患者核酸检测转阴。

1.肺部检查

（1）2022年5月9日胸部CT（图86-1）：右肺多发感染；左肺索条影；纵隔多发淋巴结显示，部分稍大；前纵隔小片稍低密度影；冠脉及主动脉钙化斑块。

（2）2022年5月29日胸部CT（图86-2）：右肺多发感染，较5月9日稍好转，双肺少许条索灶，左肺下叶肺气囊。纵隔多发淋巴结显示，部分稍大。前纵隔小片稍低密度影，较前大致相仿，请结合临床并随访。双侧胸膜增厚。冠脉及主动脉钙化斑块。附见甲状腺密度不均伴结节。肝脏低密度灶。

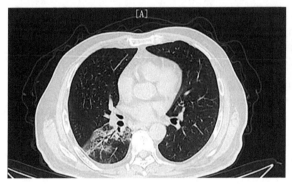 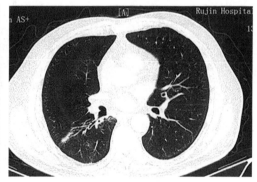

图86-1 5月9日胸部CT   图86-2 5月29日胸部CT

2.西医治疗方案

（1）氧疗过程：鼻导管吸氧。

（2）抗病毒治疗：2022年5月10日口服奈马特韦/利托那韦片5天，5月15日口服奈马特韦/利托那韦片5天。

（3）免疫治疗：胸腺法新1.6mg，每周二、周五注射，皮下注射；重组人粒细胞刺激因子注射液100μg，每日1次；重组人粒细胞刺激因子注射液升高白细胞治疗，皮下注射。

（4）抗凝治疗：那屈肝素钙注射液3000U，每日1次，皮下注射。

（5）其他：口服恩替卡韦片0.5mg，每日1次；阿托伐他汀钙片20mg，每晚1次；氨溴索胶囊30mg，每日3次；阿普唑仑片0.4mg，每晚1次。

3. 中医治疗方案

（1）2022年5月11日一诊：患者时有咳嗽，痰不易咳出，无发热、寒战，无味觉消失、腹泻等，精神、饮食、睡眠可，二便调，舌红苔黄腻，脉滑。证属湿毒郁肺，肺气不宣。治拟化湿解毒，宣肺泄热。予化湿败毒颗粒，一次2袋，每日2次，饭后半小时口服。

（2）2022年5月16日二诊：患者偶有干咳，焦虑、烦躁，无明显咳痰，无发热、寒战，无味觉消失、腹泻等，精神、饮食可，睡眠欠佳。小便量可，未见黑便，舌淡红，苔黄腻，脉滑。证属湿毒郁肺，肝郁化火。治拟疏肝清热，化湿解毒，加服丹栀逍遥片，每次6片，每日2次，口服。

（3）2022年5月29日三诊：患者核酸阳性38天未转阴，无发热，无胸闷，稍有咳嗽。咽中有痰不易咳出，色白，一般活动无气急，纳可，动辄汗出，汗出畏风，大便1～2天一行，时不畅，胆囊切除术后，舌淡胖，苔黄腻，脉滑数。四诊合参，中医辨证正气亏虚，余邪未清，湿毒恋肺之证，予以《上海市新型冠状病毒感染中医药诊疗专家共识（2022春季版）》长阳方湿热型合玉屏风散加减，补气健脾，清化湿毒，通过加强扶正之力，托毒外出。方拟：人参15g，黄芪20g，金荞麦18g，黄芩12g，马鞭草15g，浙贝母9g，藿香9g，瓜蒌皮10g，白术10g，防风9g，甘草6g。5剂（2022年5月30日～6月3日），水浓煎，每日1剂，每剂取汁260mL，早晚各130mL口服。

（六）疗效评估

1. 检验变化

表86-1　主要生化指标变化

日期	白细胞计数（×10⁹/L）	中性粒细胞计数（×10⁹/L）	淋巴细胞计数（×10⁹/L）	超敏C反应蛋白（mg/L）	白细胞介素（pg/mL）	降钙素原（ng/mL）
5月9日	2.69	1.5	0.8	20	18	0.24
5月20日	9.23	6.1	2.3	9.2	21.2	0.29
5月30日	4.93	2.8	1.8			

表86-2　核酸检测变化

5月9日	6月2日	6月3日
阳性	阴性	阴性

2. 肺部检查

（1）2022年5月9日胸部CT：右肺多发感染，左肺索条影。

（2）2022年5月29日胸部CT：右肺多发感染，较5月9日稍好转，双肺少许条索灶。

（七）出院时情况

患者症状较前明显好转，无气促（未吸氧），无明显咳嗽，炎症指标 C 反应蛋白降至正常值，48 小时连续两次新冠病毒核酸检测阴性，符合新冠病毒感染患者出院标准，2022 年 6 月 4 日出院。

（八）案例讨论与分析

1. 辨证施治思路　患者感染后运用小分子抗病毒药物和连花清瘟，化湿败毒颗粒大力攻邪后仍有有少量咳嗽，痰黏不易咳出，核酸长期未转阴，乃余邪恋肺之象，与其体质有紧密关系，患者原有乙肝、胆囊切除术后病史，脾气急，易便秘，苔黄腻，脉滑数，是素体肝胆湿热之体质，湿邪黏浊，如油入面，疫毒得湿热，则更加难以清除。加之患者原有白血病并化疗病史 5 年，久病必虚，复感新冠病毒感染，邪盛伤正，尽管西医用大量免疫支持药物，但仍久不转阴，至入院后期出现动辄汗出，汗出微畏风，舌淡胖，是为正气亏虚之佐证，正气亏虚，邪恋湿困，无法托毒外出，导致核酸检测 37 天未转阴，中医会诊后抓住病机和体质，以《上海市新型冠状病毒感染中医药诊疗专家共识（2022 春季版）》中长阳专家共识方合《丹溪心法》玉屏风散加减。以人参为君药，重用扶正药物，正气得充，脾运化有道，肺清肃可司，湿浊得化，疫毒乃清。

2. 用药分析　这是一例长阳患者，普通型新冠病毒感染兼有严重基础疾病，西医着重增强免疫、抗病毒、营养支持及对基础疾病进行治疗，并先后给予中成药连花清瘟胶囊、化湿败毒颗粒联合应用，但患者依然长阳 37 天，中医会诊后个性化处方介入，扶正为主，标本兼治，治疗 4 天后患者咽拭子核酸检测连续转阴，得以顺利出院。

3. 得失点：患者长阳的中医病机和用药体会　本案患者入院时正值新冠病毒感染患者重症高峰期，而此患者全身症状及呼吸道症状相对较轻，且入院后西医第一时间予小分子药物及胸腺肽等增加免疫力药物使用，使得该病区巡诊中医师未加重视，忽视了其有白血病这一严重基础疾病对患者病情的影响，只给予化湿败毒颗粒和丹栀逍遥片干预，中西药治疗后患者咳嗽、咳痰、气促好转，炎症指标改善，CT 胸部影像也略好转，但核酸始终未转阴，并在住院后期出现动辄汗出，汗出微畏风的表虚症状，5 月 28 日西医请求会诊，抓住病机和体质，制订个性化治疗方案，以《上海市新型冠状病毒感染中医药诊疗专家共识（2022 春季版）》中长阳湿热方合玉屏风散加减，重点加强扶正之力，标本兼治。扶助正气，托毒而出，5 剂收功。回顾整个治疗过程后细思，如果入院后能够及时对患者进行中医个性化方案干预，患者可能便不必历经 40 天才核酸转阴，此为憾事。

（上海交通大学医学院附属瑞金医院卢湾分院顾健华整理）

八十七、新冠病毒感染轻型、复阳二次案

（一）一般资料

夏某，女，61岁，就诊于上海市宝山区罗店医院，住院号：25×××2。

入院时间：2022年5月11日；出院时间：2022年5月17日；住院天数：7天。

（二）入院前情况

患者2022年4月6日由上海市疾病预防控制中心确诊为新冠病毒感染。4月9日进入静安区某方舱隔离，患者出现咽痛，少许咳嗽，少量黄痰。无发热，无气短。给予连花清瘟及中药方治疗。4月20～22日连续三天核酸检测为阴性，仍有少许咳嗽，于22日方舱医院解除隔离，改为独自居家隔离。4月29日社区上门采样，核酸阳性，核酸CT值34/35。4月30日入上海市宝山区罗泾中心小学方舱。其间除有少许咳嗽，无发热，无气促，食欲正常，寐可。未给予药物治疗。5月3日和5月4日核酸检测均为阴性，于5月4日方舱解除隔离，独自居家隔离。5月11日社区上门核酸采样，核酸再次阳性，CT值33/32。遂以"间断咳嗽1月余，复阳1天"收入我院。

既往史：高血压病史3年，2型糖尿病病史3年，血压、血糖均控制可，反复口腔溃疡。

（三）入院时情况

患者入院以来，咽部不适，少许咳嗽，咳少量黄痰，痰黏，身体困倦乏力。无发热，无气促。纳可，大便黏滞，小便正常。

体格检查：体温36.8℃，心率104次/分，呼吸19次/分，血压159/81mmHg。神志清楚，呼吸平稳，对答切题，口齿清晰，查体合作。全身皮肤黏膜无黄染，全身浅表淋巴结无肿大，颈软，无颈静脉充盈，气管居中，双侧甲状腺无肿大。胸廓正常，无肋间隙增宽，双肺叩诊清音，听诊呼吸音清，未闻及干湿啰音，心界叩诊无扩大，心率104次/分，律齐，心音正常，无杂音。腹部平坦，无腹部压痛，无腹部反跳痛，肝脏未触及，脾脏未触及，颈静脉回流征阴性。脊柱及活动正常，四肢及活动正常，关节正常，双下肢不浮肿。

（四）入院诊断

1. 西医诊断

（1）新冠病毒感染（轻型）。

（2）高血压。

（3）2型糖尿病。

2. 中医诊断

疫病（轻型），湿热郁肺证。

（五）诊疗经过

入院时患者无发热无气促，但咽部不适，少许咳嗽，咳少量黄痰，痰黏，身体困倦乏力，纳可，寐尚可，大便黏滞，小便正常。5月15～17日患者新冠病毒核酸阴性。患者于5月17日出院。

1. 影像学资料　5月11日胸部CT（图87-1）。

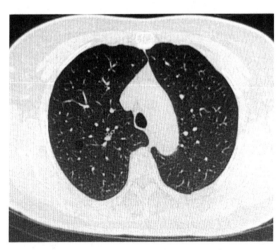 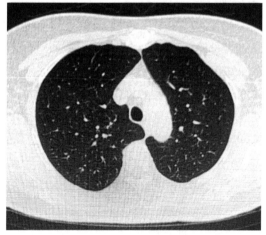

a   b

图87-1　5月11日胸部CT

2. 西医治疗经过

（1）氧疗：无。

（2）抗病毒治疗：无。

（3）抗凝治疗：低分子量肝素钙注射液0.4mL，每日1次，皮下注射，共3天。

（4）其他：二甲双胍缓释片0.5g，每日1次，口服；苯磺酸氨氯地平片5mg，每日1次，口服；复合维生素B2粒，每日3次，口服；维生素C2粒，每日3次，口服。

3. 中医治疗方案

（1）2022年5月11日一诊：刻下：咽部不适，少许咳嗽，咳少量黄痰，痰黏不易咳出，身体困倦乏力，纳可，寐尚可，大便黏滞，小便正常。舌质淡红，苔白腻，舌底部溃疡（见附录彩色图图87-2），脉弦。中医诊断：疫病（轻型），湿热蕴肺证；中医证型：疫邪郁肺，湿阻中焦证。治则：宣肺运脾燥湿。方取麻杏石甘汤合平胃散加减，拟方如下：麻黄6g，苦杏仁12g，甘草9g，藿香15g，芦根15g，炙甘草9g，马鞭草15g，虎杖15g，淡竹茹6g，制苍术9g，厚朴12g，陈皮9g，化橘红9g，浙贝母12g。3剂（2022年5月11~13日），水煎服，每日1剂，每剂取汁400mL，早晚分2次服用，饭后30分钟温服。

（2）2022年5月13日二诊：刻下：上方治疗后，患者咳嗽减少，痰白易咳出，口腔溃疡好转，仍大便黏滞，身体困倦，少气懒言，动辄汗出，舌质淡红，苔黄腻（见附录彩色图图87-3），脉弦。中医诊断：疫病，湿热蕴肺证；中医证型：肺脾两虚，湿阻中焦证；治则：宣肺益气燥湿。方取玉屏风散合平胃散加减，拟方如下：金银花12g，荆芥9g，黄芪15g，防风6g，炒白术12g，藿香15g，厚朴12g，陈皮9g，人参6g，草果仁9g，白茯苓12g，薄荷5g，桔梗9g，苦杏仁12g，马鞭草15g，甘草9g，芦根15g，制苍术9g。3剂（2022年5月14~16日），水煎服，每日1剂，每剂取汁400mL，早晚分2次服用，饭后30分钟温服。

（3）2022年5月16日三诊：刻下：患者无咳嗽、咳痰，无口腔溃疡。汗出减少。仍大便偏溏，身体困倦。口干溲黄。舌质淡红，舌体胖大，苔根薄腻（见附录彩色图图87-4），脉细。中医诊断：疫病，湿阻病；中医证型：余邪未尽，脾气不足；方取七味白术散加减，拟方如下：白茯苓12g，葛根15g，木香9g，炒白术12g，人参9g，佩兰12g，甘草9g，桑叶9g，白豆蔻5g（后下），白扁豆15g，淡竹叶6g，阳春砂5g（后下），南沙参15g。7剂（出院带药2022年5月17~23日），水煎服，每日1剂，每剂取汁400mL，早晚分2次服用，饭后30分钟温服。

（4）5月17日出院，随访至今未复阳。神清气爽，无身体困倦、便溏等。

（六）疗效评估

1. 体温变化趋势   患者入院后体温正常（图87-5）。

2. 主要症状   患者属于新冠病毒感染轻型。入院时患者咽部不适，少许咳嗽，咳少量黄痰，痰黏，身体困倦乏力。无发热，无气促。纳可，大便黏滞，小便正常。经中药治疗后无咳嗽、咳痰。身体困倦、大便黏滞均好转。

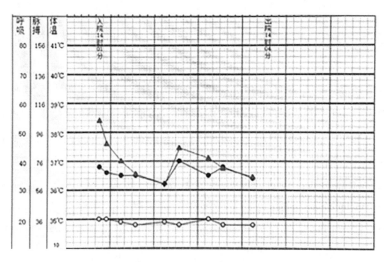

图 87-5　体温变化图

3. 生化检查变化

表 87-1　主要生化指标变化

日期	白细胞计数（×10⁹/L）	中性粒细胞比例（%）	C反应蛋白（mg/L）	降钙素原（ng/L）	红细胞计数（×10¹²/L）	血红蛋白（g/L）	白蛋白（g/L）	淋巴细胞计数（×10⁹/L）	D-二聚体（μg/mL）
5月11日	8.1	69.9	5	0.04	4.44	140	50	1.9	0.17
5月15日	7.9	67.6	6	0.06	4.59	139	48	2.1	—

表 87-2　核酸 CT 值变化

日期	O基因	N基因
5月11日	31.26	28.28
5月12日	35.59	33.49
5月13日	33.59	35.12
5月14日	35.23	35.25
5月15日	37.56	36.23
5月16日	39.12	37.32
5月17日	37.72	39.56

（七）出院时情况

患者神志清，精神振。无咳嗽咳痰，无胸闷气短，胃纳佳，二便畅。连续 4 次核酸检测阴性，于 2022 年 5 月 17 日出院，随访至今未复阳。

（八）案例讨论与分析

1. 辨证施治思路　4月4日患者社区核酸检测阳性。治疗期间2次复阳，辗转两家方舱医院，病程长达40余日。与其素体脾虚湿盛、肺卫失固、肺脾关系失调有关。第三次收入我院治疗，通过临床症状及胸部CT表现，考虑为新冠病毒感染轻症患者。入院当日即予以中药一人一方治疗。

首诊：患者咽部不适，少许咳嗽，咳少量黄痰，痰黏不易咳出，身体困倦乏力，纳可，大便黏滞，小便正常，寐尚可。舌质淡红，苔白腻，舌底部溃疡，脉弦。考虑疫邪郁肺，湿阻中焦，脾气已虚，予以麻杏石甘汤宣肺达邪，虑及石膏性寒恐伤脾阳，故未用，平胃散运脾燥湿，马鞭草、虎杖清热解毒，浙贝母、化橘红化痰。

二诊：患者咳嗽减少，痰白易咳出，口腔溃疡好转。仍大便黏滞，身体困倦，少气懒言，动辄汗出。舌质淡红，苔黄腻，脉弦，考虑肺脾两虚，扶正祛邪并举，玉屏风散加人参扶正，金银花、荆芥解表，平胃散加草果仁燥湿。

三诊：核酸转阴。无咳嗽、咳痰，无口腔溃疡，汗出减少，仍大便偏溏，身体困倦，口干溲黄。舌质淡红，舌体胖大，苔根薄腻，脉细。考虑余邪未尽，脾气不足。予以七味白术散健脾扶正气，桑叶清余邪，温病伤津，南沙参养肺阴等。

2. 用药分析　患者病程长，两次复阳，与其素体肺脾两虚有关。脾喜燥恶湿，湿邪黏滞，中焦失运，而脾为肺之母，脾虚致肺气不固，加之新冠病毒感染，故难以转阴，遂见两次复阳。所以，邪有出处是中医治疗新冠病毒感染的首要考虑，具体到本例用药着力于祛湿健脾。一诊在宣肺同时，根据舌象即予健脾化湿之品，二诊、三诊用药均体现培土生金之意。

3. 得失点　从本例来看，对于病程日久或复阳患者，伏邪与自身体质相合从化，中医辨证须关注脏腑之间关系，治疗以标本兼顾为宜，同时辨病与辨证相结合，重视舌诊在疫病治疗、预后、转归中的作用；观察患者虽然连续4天核酸转阴，但核酸CT值徘徊在35～40之间，为防止其再次复阳，予以出院带中药饮片7剂巩固治疗，体现治未病思想。对于无症状、轻型患者，尽早结合患者的自身体质，进行中药个体化干预，除了对截断转重、缩短病程有意义，对减少复阳是否也具有积极作用，值得进一步探讨。

（上海市宝山区罗店医院陶燕飞整理）

八十八、儿童新冠病毒感染重型伴瑞氏综合征、呼吸衰竭案

本次上海奥密克戎疫情，截至 2022 年 6 月底，18 岁以下的青少年儿童病患超过 4.8 万例，绝大多数为轻型和普通型。但是由于感染比较广泛，亦出现了少数重症，极少数有先天或基础疾病患儿，可诱发新冠病毒感染危重症表现。本案报道的是一例先天基因缺陷的瑞氏综合征患儿，合并新冠病毒奥密克戎感染，出现肺部严重混合感染呼吸衰竭的危重症患儿，经过中西医合作抢救转危为安的病例。

（一）一般资料

曹某，女，7 岁，住院号：32××52-01。

入院时间：2022 年 4 月 21 日；出院时间：2020 年 5 月 3 日；住院天数：12 日。

（二）入院前情况

因"发热、呼吸困难 1 天"入院。1 天前患儿出现发热，体温最高 39.5℃，无畏寒，喉中有痰，有呼吸急促和呼吸困难，口唇发白，伴呕吐两次，呕出痰液，无抽搐、鼻塞。为行进一步诊治，收住入院。入院后血氧饱和度 93%，转至新冠临时病区抢救室。

流行病史：保姆、母亲、爷爷、奶奶新冠病毒核酸检测均为阳性。

既往史：诊断为瑞氏综合征 5 年余，其间有癫痫发作，给予对症治疗，目前癫痫症状控制良好。平素反复肺炎发作，每 2～3 个月需要住院治疗，主要表现为痰多难以咳出，严重时需要入重症监护病房进行气管插管、支气管镜吸痰及抗感染治疗，有血制品应用史。疫苗接种史：父亲 3 针科兴疫苗，母亲 1 针科兴疫苗，奶奶 3 针科兴疫苗，保姆 2 针科兴疫苗。

（三）入院时情况

体格检查：体温 38.6℃，心率 160 次 / 分，呼吸 32 次 / 分，血压 100/60mmHg。神志清楚，精神较差，气促，不能走路，轮椅推入病房，面色欠红润，营养中等。眼睑无水肿，可追视，巩膜无黄染，双瞳孔等大等圆，对光反射灵敏。呼吸稍促，为 30～35 次 / 分，

可见肋间隙轻度吸凹，呼吸时可闻及明显痰响，伴有胸部触诊颤动，心肺听诊受限。胸段脊柱向右侧侧弯，四肢肌张力低，双下肢肌力 0 级，左上肢肌力 3～4 级，右上肢肌力 2～3 级，克氏征（－），双侧巴氏征（－）。CRT 约 3 秒。

实验室检验：血常规：C 反应蛋白＜ 8mg/L，血红蛋白 125g/L，淋巴细胞百分比 20.4%，中性粒细胞 73.1%，血小板计数 28×10⁹/L，网织红细胞 1.2%，白细胞计数 6.17×10⁹/L；生化检查：钙 2.14mmol/L，氯 107.21mmol/L，钾 2.77mmol/L，镁 0.63mmol/L，钠 140.50mmol/L，无机磷酸盐 0.62mmol/L，总胆固醇 2.27mmol/L，甘油三酯 0.87mmol/L；血气分析：乳酸浓度 4.4mmol/L，二氧化碳分压 39.3mmHg，氧分压 104.0mmHg。

（四）入院诊断

1. 西医诊断

（1）新冠病毒感染（重型）。

（2）重症肺炎（铜绿假单胞菌）。

（3）呼吸衰竭。

（4）血小板减少。

（5）瑞氏综合征。

（6）癫痫。

2. 中医诊断

疫病（重型），疫毒闭肺。

（五）诊疗经过

患儿因基因缺陷，存在基础遗传性疾病瑞氏综合征 5 年余，继发呼吸及排痰功能较弱，平素反复肺部感染，本次居家隔离时出现呼吸困难 1 天，新冠病毒核酸检测阳性。入院后进行性呼吸急促，先后予鼻导管吸氧及高流量吸氧下经皮氧，仍不能维持正常，完善 X 线报告（图 88-1）：两侧肺炎伴右上肺不张。胸部 CT 报告（图 88-2）：两肺炎症伴亚节段性实变（右肺显著），右主支气管狭窄。血常规 C 反应蛋白：30mg/L，血小板 15×10⁹/L，肺泡灌洗液呼吸道病原学及培养提示铜绿假单胞菌。

1. 西医治疗方案

（1）传染科特级护理：空气隔离，飞沫隔离，接触隔离，心电及血压监护。

（2）机械通气：无。

（3）水液电解质支持：无。

（4）抗感染：注射用头孢哌酮钠舒巴坦钠。

（5）抗炎：甲基强的松龙。

（6）抗癫痫：德巴金＋开浦兰＋卫克泰。

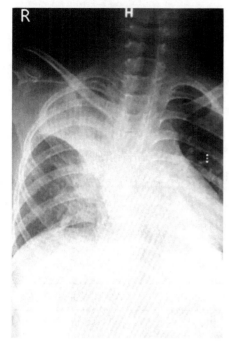

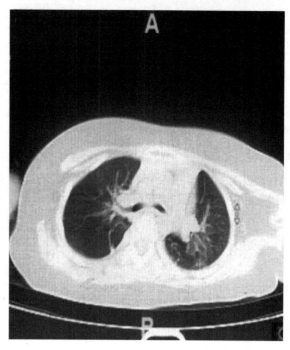

图 88-1　4 月 22 日胸片　　　　　图 88-2　4 月 25 日胸部 CT

（7）其他：定期纤支镜肺泡灌洗、雾化吸痰。

2. 中医治疗方案

（1）4 月 27 日一诊（中医科俞建主任会诊）：患儿机械通气中，鼻饲流质匀浆，神志不清，仍发热（38℃），痰多、咳痰色黄难出，大便日行一次，舌诊困难，脉细数。综合患儿症状证候及胸部 X 线及 CT 结果，考虑患儿系禀赋缺陷，先天肺卫亏虚，痰湿蕴肺，咳痰困难，复感瘟疫，肺失宣降，气道阻塞，痰湿疫毒互结闭肺，致呼吸困难，故在吸氧、气管插管吸痰及机械通气的基础上，予以清热宣肺，化痰排毒。方取宣肺败毒汤加减，拟方如下：炙麻黄 6g，浙贝母 9g，薏苡仁 15g，鱼腥草 20g，虎杖 15g，马鞭草 15g，芦根 30g，葶苈子 10g，甘草 10g。3 剂（4 月 27～29 日），水煎 100mL，每日 1 剂，分早晚 2 次，鼻饲管灌服。

（2）4 月 30 日二诊：刻下患儿热平，痰较前减少，鼻饲管流质饮食，大便 1～2 次/日。效不更方，继予原方 3 剂（2022 年 4 月 30 日～5 月 2 日），水煎 100mL，每日 1 剂，分早晚 2 次，鼻饲管灌服。

（3）5 月 2 日三诊：患儿已拔管脱机，停止吸氧。刻下热平，偶咳痰少，咳嗽无力，鼻饲进食，大便略软，日行 1～2 次，舌体略胖，淡红，苔薄黄（见附录彩色图图 88-3）。证属疫毒伤阴，痰湿未清，气阴不足。治以益气养阴，佐以化痰清肺，玉屏风散合参苓白术散加减，拟方如下：黄芪 9g，炒白术 9g，茯苓 12g，山药 15g，芦根 15g，薏苡仁 12g，浙贝母 9g，神曲 9g，太子参 12g，炙甘草 5g。7 剂，水煎 100mL，每日 1 剂，分早晚 2 次，饭后 30 分钟温服。出院带药，出院门诊随访（5 月 3～9 日）。

（六）疗效评估

1. 主要症状变化趋势　患儿 4 月 27 日起鼻饲管给予中药 3 日，4 月 29 日退热，无反复。PS 呼吸机模式下耐受可，呼吸 16 ～ 20 次 / 分，心率 110 ～ 120 次 / 分，血氧饱和度 98% 及以上，吸痰拍背后多次动脉血气氧分压在 100 ～ 110mmHg，二氧化碳分压在 45 ～ 48mmHg，多次胸片提示肺部渗出较前改善，在敏感抗生素治疗的情况下，患儿体温和炎症指标基本正常，效不更方，继续鼻饲管给药，给予原方 3 剂，痰量减少，病情稳定。5 月 2 日拔管后高流量序贯支持治疗，由于瑞氏综合征原发疾病致患儿呼吸肌功能障碍，咳痰无力，故拔管后应注意气道护理，多拍背帮助排痰。

2. 生化检查变化

表 88-1　生化检查

日期	C 反应蛋白 mg/L	氧分压 mmHg	二氧化碳分压 mmHg
4 月 21 日	30	104	39.3
4 月 23 日	23	42	48.4
4 月 25 日	11	50.9	50.9
4 月 26 日	< 8	56.3	51.1
4 月 28 日	10	134	60.8
5 月 2 日	< 8	60.8	57.3

3. 胸部 X 线变化　患者 2022 年 4 月 22 日 X 线报告（图 88-1）：两侧肺炎伴右上肺不张。2022 年 5 月 2 日 X 线报告（图 88-4）：双肺渗出较前吸收。

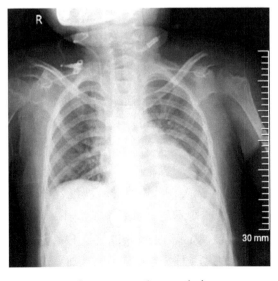

图 88-4　5 月 2 日胸片

4. 核酸 CT 值变化

表 88-2　核酸 CT 值变化

日期	ORF1ab	N 基因
4 月 27 日	29.97	30.30
4 月 28 日	31.08	30.36
4 月 29 日	35.40	34.32
4 月 30 日	28.5	25.03
5 月 1 日	38.91	36.52
5 月 2 日	阴性	阴性

（七）出院时情况

患儿体温平稳，基本不咳嗽，自主呼吸活跃，已脱机，炎症指标正常。核酸间隔 24 小时以上的两次核酸阴性，出院后转入隔离病区，继续针对原发病进行治疗。

（八）案例讨论与分析

1. 辨证施治思路　本次沪上小儿若不幸感触奥密克戎变异株，疫毒侵袭肺卫，正邪抗争，多数表现为风热或风热夹湿之轻型。但本例系罹患瑞氏综合征之先天禀赋缺陷患儿，既往有癫痫及反复发作之下呼吸道感染肺炎病史，由于先天不足，免疫功能低下，神经呼吸肌肉发育不良，肺之宣降功能先天匮乏，肺平素常蕴痰湿，无力咳痰，需频繁入住重症监护室借助支气管镜吸痰。本次患儿先天宿疾内伤，痰湿蕴肺，复又感疫，肺卫虚弱，无力抗邪，疫毒直入气分，宿疾与新冠病毒感染交织，致痰湿疫毒闭肺，呼吸困难。急诊入院后予吸氧支持、气管插管呼吸机，根据痰培养，配合抗生素治疗。3 天后患儿症状无显著好转，延请中医科会诊。首诊见患儿气管插管、呼吸机、鼻饲管营养支持治疗中，神志不清，仍有发热，咳痰无力，支气管镜吸出较多黄痰，大便尚可日行一次。证属痰热疫毒闭肺。素体痰湿，疫毒与宿疾互结困肺，加之患儿先天缺陷，肺失宣发，无力咳痰，痰厚难出。急则治其标，俞建主任从清热宣肺、化痰败毒之法出发，以宣肺败毒汤加减治疗。方中炙麻黄散热平喘，鱼腥草、浙贝母清肺化痰，马鞭草、虎杖清热解毒，葶苈子泻肺化浊，薏苡仁、芦根清热利湿化痰。全方借鉴《新型冠状病毒肺炎诊疗方案（试行第九版）》中宣肺败毒之治法思路，又鉴于患儿先天神经肌肉缺陷，无法咳痰，去杏仁，大便通畅略软，故未用大黄攻下。综合麻杏石甘汤、葶苈大枣泻肺汤、千金苇茎汤之力，清肺泄热，化痰散郁，配合呼吸机及支气管镜吸痰，清解闭肺之疫毒宿疾胶结之痰，截断疫毒之传播，促进核酸转阴。

　　4月30日二诊见患儿热退，痰量较少，氧合指数好转，效不更方，继予原方3剂，促进宣肺排痰，巩固疗效。

　　5月3日三诊，患儿病情平稳，已于昨日拔管撤机，体温平，热退。已可自主呼吸，仍偶咳，少量痰，无力咳出，胃纳好转，大便成形，日行1至2次，舌体略胖，淡红，苔薄黄。检测新冠病毒核酸CT连续小于35，已无传染性。证属气阴不足，痰湿残留。治以益气养阴为主，佐以清肺化痰方，予参苓白术散加减收功。

　　2. 用药分析　本例系瑞氏综合征患儿，既往屡发癫痫，行走困难，免疫功能低下，频发肺部感染，无力排痰。本次不幸罹患疫病，从中医卫气营血辨证角度考虑，"温邪上受，首犯肺卫"，但患儿禀赋薄弱，肺有宿疾，故疫毒之邪内传脏腑，正虚邪实，故现高热、气促、痰多等痰湿疫毒内闭于肺之临床征象。西医给予气管插管、机械通气、抗感染及鼻饲管营养处理，但仍然高热不退，中医会诊给予清肺化痰、宣肺败毒之剂，中西协同，终于热平痰减，拔管停机，正胜邪退，核酸CT转阴。后期根据患儿气阴两伤，痰湿残留，给予益气养阴健脾，佐以清化余痰调理收功。

　　3. 得失点　本案的成功点在于本次发病较急，病情危重，入院初期及时给予气管插管、机械通气、支气管镜吸痰抢救，以及抗生素对因治疗铜绿假单胞菌感染。但是对于新冠病毒感染无特殊处理，故仍然热度不退，肺部痰多，肺部感染临床及影像学进展，后配合中医清热化痰、宣肺败毒，中西协同终于收功。辨证恰当准确，及时使用清热化痰，痰出热退，效果明显。

　　本案的遗憾点在于患儿非普通正常体质小儿，系先天基因缺陷，致神经呼吸肌肉发育不良特殊患儿。前期即因反复肺炎于当地住院，对症处理却未经中药调理治本。本次早期中西认识沟通不足，中医介入略晚。陈复正《幼幼集成》云："胎弱者，禀受于气之不足也。子于父母，一体而分，而禀受不可不察。如禀肺气为皮毛，肺气不足，则皮薄怯寒，毛发不生；禀心气为血脉，心气不足，则血不华色，面无光彩；禀脾气为肉，脾气不足，则肌肉不生，手足如削；禀肝气为筋，肝气不足，则筋不束骨，机关不利；禀肾气为骨，肾气不足，则骨节软弱，久不能行。"对于此类先天禀赋缺陷、肺气宣降无力之肺肾亏虚患儿，若中西医师平素临床能相互交流沟通，取长补短，或更有利于此类患儿的中长期康复。中医学认为，肾为先天之本，脾为后天之本，先天不足可以通过健脾补肾、益气养血来治疗。方药主要为六味地黄丸和（或）金匮肾气丸、补中益气丸、归脾丸、十全大补丸等加减调理身体，或可部分弥补患儿素体肺肾阴阳不足之缺陷。

（复旦大学附属儿科医院王文沁、俞建整理）

八十九、新冠病毒感染普通型伴急腹症、消化道出血、胆道感染案

（一）一般资料

俞某，男，47岁，就诊于复旦大学附属华山医院宝山院区，住院号：91××××5。入院时间：2022年4月22日；出院时间：2022年5月13日；住院天数：21日。

（二）入院前情况

主诉"新冠病毒核酸筛查异常1天"入院。2022年3月22日，患者因黑便于复旦大学附属华东医院拟以"消化道出血"住院治疗，予抑酸、护胃、止血等处理后患者病情好转，2022年4月21日患者在复旦大学附属华东医院常规集中筛查发现新冠病毒核酸异常，并伴咳嗽咳痰，痰色淡黄，易咳出，无发热、咽痛、呼吸困难等，转至我院行进一步治疗。

既往史：患者于2021年年底在外院行肠息肉切除术，术后出现腹痛，考虑"胆道感染、粘连性肠梗阻"，予抗感染、胆道引流后好转。有高血压、心功能不全病史3年，口服贝那普利、比索洛尔，病情控制可。否认其他内科疾病史。新冠疫苗接种史：1剂。

（三）入院时情况

本次发病以来，患者精神萎靡，胃纳可，睡眠欠佳，大便溏，3次/日，小便调，乏力，近半年患者消瘦明显，体重减轻约15kg。慢性贫血貌。

体格检查：体温37℃，心率78次/分，呼吸16次/分，血压128/72mmHg。神志清楚，精神萎靡，对答切题。颈软，口唇无发绀，咽部无充血，双侧扁桃体无明显肿大，无脓性分泌物。双侧呼吸运动对称，无胸膜摩擦感，无皮下捻发感，两肺呼吸音未听。腹软，全腹无压痛反跳痛，肝脾肋下未及。肠鸣音正常，双下肢无浮肿。四肢活动自如。舌红，苔薄稍黄腻，脉细弦。

（四）入院诊断

1. 西医诊断

（1）新冠病毒感染（普通型）。

（2）中度贫血。

（3）重度营养不良伴消瘦。

（4）电解质紊乱。

（5）高血压（1级，中危组）。

（6）心功能不全（心功能分级为Ⅱ级）。

2. 中医诊断

疫病，湿毒郁肺证。

（五）诊疗经过

患者入院后予以监测血氧饱和度（指脉血氧饱和度99%）、奥美拉唑抑酸护胃、补钾、奈玛特韦片 / 利托那韦片抗病毒治疗，以及胸腺法新调节免疫、酪酸梭菌活菌片调节肠道菌群。针对消瘦等完善相关检查，如HIV、免疫球蛋白、淋巴细胞亚型、自身抗体、补体等除外免疫缺陷类疾病及自身免疫性疾病，查肿瘤标志物、铁代谢、叶酸、维生素B_{12}，明确患者贫血原因。

2022年5月3日，患者出现腹痛、肛门排便排气减少，急查腹部CT见胆囊壁增厚，内容物密度不均，考虑胆囊结石伴胆囊炎可能；升结肠及部分小肠黏膜略增厚，周围脂肪间隙模糊，腹腔多发肿大淋巴结，考虑炎性改变可能，肠道扩张伴气液平。请外科急会诊，考虑不完全性肠梗阻，建议禁食、胃肠减压、头孢哌酮钠舒巴坦钠抗炎。患者拒绝胃肠减压，予中药大柴胡汤加减、禁食、抗感染、卡文营养支持、纠正电解质紊乱等治疗，5月4日患者排出稀便5次，腹胀腹痛明显缓解，5月6日检测发现大便隐血（++）、重度贫血、低蛋白血症。予艾司奥美拉唑静脉滴注抑酸止血、中药归脾汤合槐角丸加减、温冷半流饮食、白蛋白营养支持，输注红细胞悬液2U。2022年5月8日患者核酸转阴，5月13日病情好转出院。

2022年4月23日，辅助检查：①白细胞计数$4.12×10^9$/L，红细胞计数$2.32×10^{12}$/L，血红蛋白78g/L，红细胞比容23.7%，血小板计数$160×10^9$/L，血清淀粉样蛋白A为249.94mg/L。②谷丙转氨酶8U/L，总胆红素9.0μmol/L，总蛋白51.6g/L，直接胆红素3.9μmol/L，球蛋白15.4g/L，白蛋白36.2g/L；肌酐31μmol/L，尿酸200.9μmol/L，钾2.9mmol/L。③脑利钠肽前体（NT-pro BNP）488.0pg/mL。④粪尿常规无特殊。⑤新冠病毒核酸检测（2022年4月23日）ORF1ab基因CT值为17.76，N基因CT值为16.26。

4月23日胸部CT：两肺下叶炎症，病毒性肺炎不排除。

2022 年 5 月 3 日，检查项目：上腹部 CT 扫描，检查结论：胆囊壁增厚，内容物密度不均，考虑胆囊结石伴胆囊炎可能；升结肠及部分小肠黏膜略增厚，周围脂肪间隙模糊，腹腔多发肿大淋巴结，考虑炎性改变可能；肠道扩张伴气液平。

1. 西医治疗方案

（1）氧疗过程：2022 年 5 月 3 ～ 8 日鼻导管吸氧 3L/min。

（2）抗病毒治疗：奈玛特韦片 / 利托那韦片 300mg/100mg，每 12 小时 1 次，5 天。

（3）抗感染治疗：头孢哌酮钠舒巴坦钠 3g，静脉滴注，每 12 小时 1 次。

（4）免疫治疗：胸腺法新 1.6mg，每周 2 次。

（5）营养支持：人血白蛋白 10g，每日 1 次。卡文、脂溶性维生素、水溶性维生素、氯化钾注射液、葡萄糖酸钙注射液、艾司奥美拉唑。

（6）输血：输注红细胞悬液 2U。

2. 中医治疗方案

（1）2022 年 4 月 22 日一诊：患者咳嗽咳痰，痰色白，易咳出，乏力，精神萎靡，胃纳可，睡眠欠佳，大便溏，3 次 / 日，小便调。舌红，苔薄稍黄腻（见附录彩色图图 89-1），脉细弦。四诊合参，中医辨证考虑疫毒郁肺，脾肺两虚。患者素体虚弱，脾虚见乏力便溏，肺本虚为娇脏，外邪袭之，见咳嗽咳痰，毒邪化热，脾虚不能运化水湿，而见舌红，苔薄稍黄腻。中医予益清口服液（院内制剂）加减，全方取《温病条辨》银翘散、《丹溪心法》玉屏风散、《伤寒论》小柴胡汤之意。具有清热凉血辟秽、解毒化痰、益气养阴之功，拟方如下：太子参 20g，炒白术 10g，板蓝根 15g，青连翘 10g，黄芩 20g，金银花 10g，贯众 10g，黄芪 20g，防风 10g，柴胡 20g，厚朴 10g，陈皮 10g，淫羊藿 10g，北沙参 15g，赤芍 15g，甘草 6g。9 剂（2022 年 4 月 23 日 ～ 5 月 1 日）。水煎服，每日 1 剂，每剂取汁 400mL，早晚各 200mL，饭后 30 分钟温服。

（2）2022 年 5 月 3 日二诊：患者腹痛，胁下胀满，大便 3 日未行，矢气少，小便黄，口干口苦，纳不香，咳嗽已无。舌质红，苔薄黄（见附录彩色图图 89-2），脉细弦。证属外邪侵表，邪入阳明，少阳阳明合病，腑气不通，大肠热结。影像学提示肠梗阻、胆囊炎存在，予《伤寒论》大柴胡汤合《温病条辨》银翘散加减，和解少阳，内泄热结，清热解毒，拟方如下：柴胡 30g，黄芩 15g，生大黄 20g，枳实 20g，芍药 60g，半夏 10g，厚朴 15g，大枣 10g，甘草 10g，青连翘 10g，金银花 10g，败酱草 15g，紫花地丁 15g，马鞭草 10g，虎杖 15g。3 剂（2022 年 5 月 3 ～ 5 日）。水浓煎，每日 1 剂，每剂取汁 200mL，早晚各 100mL，饭后 30 分钟温服。

（3）2022 年 5 月 6 日三诊：患者腹痛、腹胀明显缓解，大便已行，便溏、色黑，口干口苦，乏力，纳不香，寐不安。舌质红，苔薄黄，脉细弦。证属气不摄血，余邪伤络。予《正体类要》归脾汤合槐角丸加减，益气摄血，养血安神，拟方如下：太子参 30g，炒白术 10g，黄芪 30g，当归 10g，甘草 6g，茯苓 10g，远志 10g，酸枣仁 15g，木香 10g，龙眼肉 10g，生姜 10g，槐米 10g，地榆炭 15g，防风 10g，黄芩炭 15g，枳壳 10g，蒲黄炭 15g，马鞭草 10g。5 剂（2022 年 5 月 6 ～ 10 日）。水浓煎，每日 1 剂，每剂取汁

200mL，早晚各 100mL，饭后 30 分钟温服。

（4）2022 年 5 月 10 日四诊：患者偶有腹部隐痛，腹部喜温喜按，乏力、睡眠改善，口干，二便调，纳一般，舌淡红，苔薄（见附录彩色图图 89-3），脉细弦。大便隐血（+）。证属中焦虚寒、肝脾不和证。以《伤寒论》小建中汤加减，温中补虚，疏肝缓急，止血，拟方如下：桂枝 9g，芍药 30g，干姜 9g，大枣 10g，炙甘草 6g，饴糖 30g（自备），柴胡 10g，延胡索 10g，橘核 10g，鸡血藤 30g，黄芪 30g，当归 10g，六神曲 15g，地榆炭 15g，黄芩炭 10g，陈皮 10g，蒲黄炭 10g，马鞭草 10g。水浓煎，每日 1 剂，每剂取汁 200mL，早晚各 100mL，饭后 30 分钟温服。14 剂（2022 年 5 月 10 ～ 23 日）。患者 5 月 13 日出院，未服完中药，患者出院带药，后随访症状缓解。

（六）疗效评估

1. 肺部炎症变化

（1）2022 年 4 月 22 日胸部 CT（图 89-4）：两肺下叶炎症，两侧胸腔少量积液。

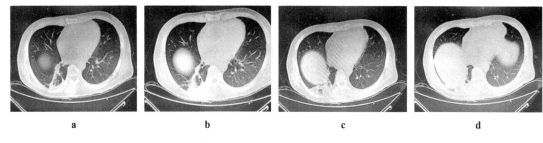

图 89-4　4 月 22 日胸部 CT

（2）2022 年 5 月 2 日胸部 CT（图 89-5）：右肺下叶炎症较 4 月 22 日吸收，两侧胸腔积液较前未见。

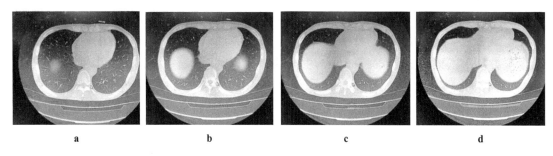

图 89-5　5 月 2 日胸部 CT

2. 腹部 CT 变化

（1）2022 年 5 月 3 日腹部 CT（图 89-6）：升结肠及部分小肠黏膜略增厚，周围脂肪间隙模糊，考虑炎性改变可能，肠道扩张伴气液平。

（2）2022 年 5 月 12 日腹部 CT（图 89-7）：部分小肠肠壁增厚及周围脂肪间隙渗出，

较前（2022 年 5 月 3 日）CT 大致相仿，请结合其他检查。小肠散在积液积气伴轻度扩张，较前明显改善。

3. 主要症状　　患者属于新冠病毒感染普通型，病程前期以咳嗽咳痰症状为主，经过中西医结合治疗后，呼吸道症状明显改善。病程中患者出现肠梗阻、消化道出血，腹痛、腹胀、肛门排便排气减少，黑便，经积极的中西医结合治疗后，患者症状缓解出院。

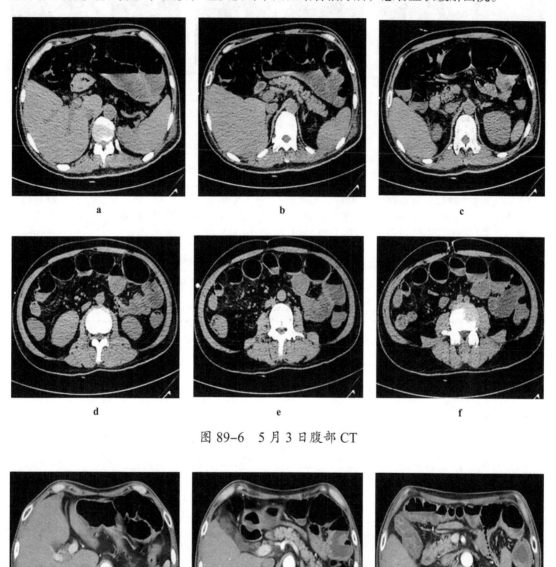

图 89-6　5 月 3 日腹部 CT

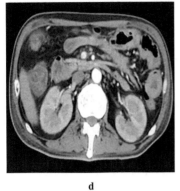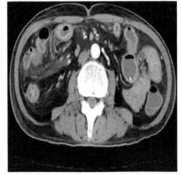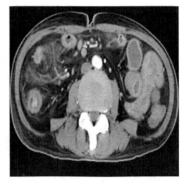

d　　　　　　　　　　e　　　　　　　　　　f

图 89-7　5 月 12 日腹部 CT

4. 生化检查变化

表 89-1　血常规、炎症指标、生化变化

日期	白细胞计数（×10⁹/L）	成熟中性粒细胞（%）	血红蛋白（g/L）	C 反应蛋白（mg/L）	血清淀粉样蛋白 A（mg/L）	D-二聚体（mg/L）	钾（mmol/L）	白蛋白（g/L）	脑利钠肽前体（pg/mL）
4 月 23 日	4.12	57.6	78	30.32	249.94	1.41	2.9	36.2	488
4 月 29 日	5.7	79.6	65	33.05	147.93	1.9	3.9	27	128
5 月 7 日	3.29	65	71	17.69	52.9	0.7	3.5	31.5	287

表 89-2　核酸基因 CT 值变化

日期	ORF1ab 基因	N 基因
4 月 23 日	17.76	16.26
4 月 25 日	22.72	19.48
4 月 29 日	27.55	24.64
5 月 1 日	30.59	28.01
5 月 5 日	32.80	30.24
5 月 7 日	> 40	> 40
5 月 8 日	37.28	35.68

（七）出院时情况

　　患者神志清，精神可，无咳嗽咳痰，无胸闷气促，无腹痛腹泻，胃纳一般。胸部影像学显示炎症明显吸收，连续两次咽拭子检测阴性，2022 年 5 月 13 日出院。随访 2 周未见核酸复阳。

（八）案例讨论与分析

1. 辨证施治思路　普通型新冠病毒感染初期病情轻缓，主要以湿温夹风热、侵袭肺卫为主，初起症状以咳嗽、白痰、舌红、苔薄黄腻为主要表现，治疗以宣肺清热、疏风解毒为主。患者病情较轻，病位浅，多数可痊愈。病情进展过程中，寒热转化快，入院第1周后出现便秘、舌红、苔黄等表邪入里化热，腑气不通，热结肠道；邪毒、攻伐伤正，均可致气血阴阳失调，加之素体脾弱及气血不足、肝气不舒，最终致中焦虚寒，气血亏虚，肝脾失和。总结其病理因素，涉及毒、寒、热、燥、瘀、虚等，病位主要在肺、肠，与肝、脾密切相关。

此患者一诊时疫毒较盛，给予益清口服液（院内制剂）方，取《温病条辨》银翘散、《丹溪心法》玉屏风散、《伤寒论》小柴胡汤之意，具有清热凉血辟秽、解毒化痰、益气养阴之功。方中太子参补益脾肺，益气生津；黄芪甘温，补脾肺之气，兼能固表；黄芩苦寒，清热燥湿，泻火解毒；共为君药，起益气解毒之效。金银花和青连翘配伍，轻清升浮宣散，合贯众、板蓝根，清热解毒之力倍增。柴胡升清解郁，柴胡助黄芩，共奏升清降浊、解郁退热、调和表里之效。炒白术健脾燥湿，防风走表而散风邪，炒白术、防风助黄芪以益气祛邪。炒白术、防风、金银花、青连翘、贯众、板蓝根、柴胡助黄芪、黄芩，以加强益气解毒清热之功，共为臣药。厚朴健胃消食，下气宽中，燥湿消痰，陈皮理气燥湿化痰，厚朴和陈皮相互促进，共奏化湿和胃之功效。赤芍清热凉血，活血祛瘀。淫羊藿补肾祛风除湿；北沙参养阴清肺，祛痰止咳；淫羊藿、北沙参合用，阴阳互助。厚朴、陈皮、赤芍、淫羊藿、北沙参共为佐药。甘草调和诸药，为使药。诸药合用，共奏益气固表、解毒清热化湿之效。

二诊时，患者腹痛，胁下胀满，大便3日未行，矢气少，小便黄，口干口苦，纳不香。舌质红，苔薄黄，脉细弦。证属外邪侵表，邪入阳明，少阳阳明合病。《伤寒论》中曰："胸胁苦满，默默不欲饮食，心烦喜呕，或胸中烦而不呕，或渴，或腹中痛，或胁下痞硬，或心下悸，小便不利，或不渴，身有微热，或咳者，与小柴胡汤主之。""有柴胡汤证，但见一证便是，不必悉具。"《金匮要略》云："按之心下满痛者，此为实也，当下之，宜大柴胡汤。"患者有适合柴胡剂的多个症状，故予大柴胡汤和解少阳，内泄热结，同时予金银花、青连翘、马鞭草、败酱草、紫花地丁清热解毒。方中柴胡、黄芩和解少阳；枳实、大黄内泄热结，共为君药。芍药助柴胡、黄芩清肝胆之热，合枳实、大黄治腹中实痛；金银花、青连翘芳香清解，既轻宣透表，又清热解毒；半夏和胃降浊；共为臣药。虎杖清热解毒，散瘀止痛；马鞭草、败酱草、紫花地丁清热解毒；大枣补中益气；共为佐药。甘草解毒止痛，调和诸药，为使药。

三诊时，患者出现黑便，口干口苦，乏力，纳不香，寐不安。舌质红，苔薄黄，脉细弦。证属气不摄血，余邪伤络。予归脾汤合槐角丸加减益气摄血，养血安神。兼以清热解毒。方中以黄芪、太子参、炒白术、甘草补脾益气；以酸枣仁、远志宁心安神，当归、龙眼肉补血养心；茯苓健脾化湿，生姜温中，防风祛风除湿；枳壳理气宽中，行滞消胀，木香行气健脾，以使补气血之药补而不滞，得以流通，更能发挥其补益之功；槐米、地榆炭、黄芩炭、蒲黄炭、马鞭草清热解毒，凉血消瘀血止血。

四诊时，患者腹部隐痛，乏力，口干，舌淡红，苔薄，脉细弦。证属中焦虚寒，肝脾不和证。以小建中汤温中补虚，加柴胡、延胡索、橘核疏肝理气，黄芪、当归、鸡血藤益气补血，地榆炭、黄芩炭、蒲黄炭止血。

2. 用药分析　本案是一例中西医结合治疗的普通型新冠病毒感染合并急腹症、消化道出血、胆道感染患者，西医学着重增强免疫、抗病毒、抗菌、营养支持等；中医根据病机和证型变化进行辨证论治，前期分别运用益气固表、辟秽化浊、清热解毒、和解少阳、内泄热结等法治之，后期则以温中健脾、养血止血为主善后治疗。

3. 得失点　本案是一则新冠病毒感染经中医药及时干预的成功案例，入院时患者疫毒较盛，经益气固表、辟秽化浊、清热解毒治疗，病毒得以清除。但患者素体虚弱，肺脾尤甚，致使疫毒未尽，热结又起，邪入阳明，少阳阳明合病，予《伤寒论》大柴胡汤加减便通症消。患者素有胃肠疾病，阳明余邪病及脉络，旧疾复燃而致便血，予归脾汤合槐角丸加减益气摄血，养血安神后病愈。故治疗全程中攻伐扶正并举，肺肝脾同治，使肠梗阻及消化道出血均得到缓解康复而出院。

（复旦大学附属华山医院董竞成、孙贤俊整理）

九十、新冠病毒感染危重型伴糖尿病酮症酸中毒、肾功能不全、低血容量性休克、高渗案

（一）一般资料

患者刘某，女，78 岁，5 月 23 日由"120"转运入院。

入院时间：2022 年 5 月 23 日；出院时间：2020 年 6 月 2 日；住院天数：10 日。

（二）入院前情况

主诉：发现新冠病毒核酸阳性 6 天。

基础疾病：高血压病史 25 年，口服苯磺酸氨氯地平 + 奥美沙坦酯氢氯噻嗪片，血压控制可。糖尿病病史 18 年，口服二甲双胍，未规范监测，控制极差。脑梗死病史 3 年，失能失智，长期卧床，完全不能自理。

（三）入院时情况

查体：神志欠清，呼之能应，不能对答，呼吸平，精神差，心肺未听诊，双下肢无水肿，双侧臀部有红紫色压斑。身体质量指数 26.01，静息状态未吸氧指脉血氧饱和度 95%。血气分析：酸碱度 7.37，二氧化碳分压 49.2mmHg，氧分压 56.55mmHg，血氧饱和度 88.3%，剩余碱 3.1，氧合 269（入院未吸氧）。血常规：白细胞计数 $9.74×10^9/L$ ↑，血红蛋白测定 152.00g/L ↑，红细胞比容 48.20% ↑，血小板计数 $175×10^9/L$，中性粒细胞百分比 75.70% ↑，淋巴细胞百分比 15.30% ↓，中性粒细胞计数 $7.37×10^9$ ↑，淋巴细胞计数 $1.49×10^9/L$，超敏 C 反应蛋白 10.80mg/L ↑。生化检查：糖化血红蛋白 8.4，钾 3.46mmol/L ↓，氯 110.90mmol/L ↑，钠 153.00mmol/L ↑，总钙 2.05mmol/L ↓，无机磷 1.46mmol/L，白蛋白 47.03g/L，肌酐 103.10μmol/L ↑，尿素 15.61mmol/L ↑，血糖 14.65mmol/L ↑，尿酸 619.00μmol/L ↑，转氨酶及胆红素正常。D- 二聚体 1.39μg/mL，N 末端 B 型纳尿肽原 67.50pg/mL，红细胞沉降率 54mm/h，降钙素原 < 0.1ng/mL。

新冠病毒抗体阴性；核酸鼻拭子：N 基因 21.52，O 基因 22.36。尿常规：褐色，浑浊，酮体（+），白细胞（+++），蛋白（+++）。心电图：心动过速，心室预激。心脏彩超：主

动脉瓣钙化，轻度主动脉瓣反流。B超：双侧胸腔未见积液，下腔静脉血流通畅，双下肢深静脉血流通畅，肝、脾、胰未见占位胆囊未见特殊。胸部CT：双侧病毒性肺炎。

（四）入院诊断

1. 西医诊断

（1）新冠病毒感染（重型）。

（2）Ⅰ型呼吸衰竭。

（3）高血压1级（高危组）。

（4）2型糖尿病酮症酸中毒。

（5）高钠高氯血症。

（6）肾功能不全。

（7）脑梗死。

2. 中医诊断

疫病，疫毒闭肺证。

（五）诊疗经过

1. 西医治疗方案

（1）吸氧：血氧饱和度下降至90%以下，鼻导管吸氧10L/min（指脉血氧饱和度＞95%）。

（2）升压：去甲肾上腺素泵4mg+生理盐水48mL（根据血压调整，后6mL/h泵入维持）。

（3）降糖：生理盐水+胰岛素泵5U/h，测血糖每小时（初始20.5mmol/L）。

（4）补液：先晶体后胶体，先快后慢，先盐后糖（4小时共3800mL，后200mL/h维持，深静脉）。

（5）电解质平衡：①见尿补钾，鼻饲+静脉平均1g/h（根据血结果调整）。②降钠，温开水100mL每小时，鼻饲+大量补液。

（6）纠酸：宁酸勿碱（共予5%碳酸氢钠100mL）。

（7）抗感染：广谱抗生素（哌拉西林钠他唑巴坦钠4.5g，每12小时1次）。

2. 中医治疗方案

（1）2022年5月24日一诊：患者舌质红，苔少（见附录彩色图图90-1），发热39℃，面色萎黄，腹部胀满，饮食难入，喉中有痰鸣。诊断：疫病（疫毒闭肺证）。予清热解毒，养阴生津泄热，兼以扶正，拟方如下：黄芩12g，大黄6g，蜜桑白皮15g，马鞭草30g，陈皮15g，芦根30g，南葶苈子30g，炒瓜蒌皮15g，蜜紫菀15g，虎杖15g，浙贝母15g，炒莱菔子30g，西洋参30g，白茯苓15g，甘草3g。水煎服400mL，每日1剂，早晚分 2 次服用，饭后 30 分钟温服。2022 年 5 月 24 日下午予以中药大承气汤灌肠一次，拟方如下：大黄 30g，芒硝 30g，厚朴 15g，枳实 15g。

5 月 25 日患者热退，但因为在养老院及方舱数天，患者进食较少，出现休克状态，血压急剧下降，血压最低 75/35mmHg，血糖最高达 25.0mmol/L（考虑低血容量性休克及糖尿病酮症酸中毒引起的休克），予以紧急下胃管鼻饲，肠内营养支持；建立中心静脉通路，纠正低血容量休克，纠正高渗、高糖状态。

（2）2022 年 5 月 26 日二诊：患者生命体征逐步平稳，皮肤温暖，呼之能应，停用去甲肾上腺素。血糖控制可（6～13mmol/L），由胰岛素泵过渡至胰岛素皮下注射。

（3）2022 年 5 月 28 日三诊：患者病情趋于稳定，伴有腹泻一次。舌质红，苔偏少，虚衰乏力，面色萎黄，二便正常，证属气阴两虚，正气亏虚，予以益气养阴扶正为主，兼以清胃火，拟方如下：西洋参 50g，人参 30g，党参 20g，黄芪 18g，马鞭草 15g，芦根 30g，白茅根 30g，金银花 15g，黄连 6g，陈皮 9g，川佛手 6g，白茯苓 15g，甘草 3g。3 剂（水煎服 50mL，每日 1 剂，分 3 次鼻饲）。服用扶正中药后，患者体力恢复较快，核酸 CT 值迅速提升，逐渐升至 28、35、38，直至转阴。

（4）2022 年 5 月 29 日四诊：复查相关指标均好转，血、尿酮体阴性，恢复期舌象如下（见附录彩色图图 90-2）。

（5）患者于 2022 年 6 月 2 日出院。

（六）疗效评估

1. 体温变化及生命体征趋势　患者入院后经中西医结合治疗，1 天后体温恢复正常，但逐渐出现休克，后经抢救治疗 3 天后，生命体征恢复平稳。

2. 主要症状　神志欠清，呼之能应，不能对答，呼吸平，精神差，心肺未听诊，双下肢无水肿，双侧臀部有红紫色压斑，经过中西医结合治疗后，呼吸道症状明显改善。

3. 生化检查变化　（表 90-1～表 90-2）

表 90-1　主要生化指标变化

日期	白细胞计数（×10⁹/L）3.5～9.5	血红蛋白测定（g/L）115～150	肌红蛋白检测（<73.0ng/mL）20%～50%	钠（mmol/L）137～147	肌酐（μmol/L）41.0～81.0
5 月 23 日	9.74	152.00	—	153	103.10
5 月 25 日	23.59	129.00	38.10	154	128.60
5 月 26 日	14.46	121.00	126.30	140	59.70
5 月 29 日	7.7	116.00	59.8	137	44.10

表 90-2　核酸 CT 值变化

项目	5月23日	5月24日	5月25日	5月27日	5月29日	5月31日	6月1日
CT值	21.52	19.93	20.15	25.17	28.83	35.13	38.40

4.胸部影像学变化 （图 90-3～图 90-4）

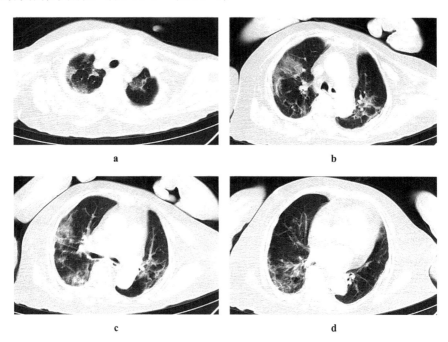

a　　　　　　　　　　　　b

c　　　　　　　　　　　　d

图 90-3　5 月 23 日胸部 CT

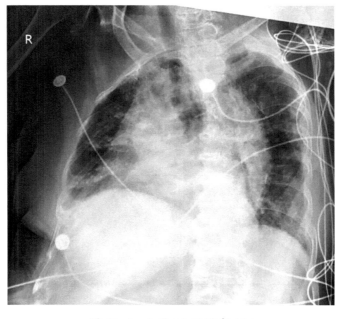

图 90-4　5 月 29 日胸部 CT

（七）出院时情况

患者神志清，精神可，无咳嗽咳痰，无胸闷气促，无腹痛腹泻，胃纳可。连续两次鼻拭子及一次咽拭子核酸检测阴性，于 2022 年 6 月 2 日出院。随访近 4 周未见核酸复阳。

（八）案例讨论与分析

1. 辨证施治思路　新冠病毒感染危重型病情复杂，常寒热错杂、虚实并见。肺与大肠相表里，肺气不降，腑气不通；邪郁化热，或与伏燥搏结，灼伤津液；邪气壅阻，气血不畅，痰浊阻肺；邪盛伤正，可致气血阴阳不足。患者舌质红，苔少，发热 39℃，面色萎黄，腹部胀满，喉中有痰鸣，饮食难入，多日未进饮食，诊断为疫病（疫毒闭肺证），予清热解毒，养阴生津泄热，兼以扶正。处方以宣白承气汤为主，佐以南葶苈子、炒莱菔子、蜜紫菀等化痰平喘，因患者正气明显不足，仅予以大黄 6g，予以两天的中药剂量密切观察，随时调整；至下午仍没有大便，热度未退，予以灌肠大承气汤 1 次，中病即止。第二日患者热退，但因长期未进食，出现了休克状态，经抢救休克状态纠正后，及时予以扶正固本、养阴生津治疗，本案运用了大剂量人参、西洋参、党参、黄芪等扶助正气，使机体能迅速恢复，临床应注意邪气尽去时，大剂量补益药应用的必要性，否则容易闭门留寇。

2. 用药分析　这是一例中西医协同治疗的危重型新冠病毒感染患者，西医学在紧急状态下着重纠正休克状态，中医主要抓住病机变化早期予以及时祛邪，恢复期予大剂量补益剂扶正，中西医结合治疗使患者入院后呼吸道症状及全身状态快速改善，10 天内连续两次鼻拭子及一次咽拭子核酸检测阴性而出院。

3. 得失点　本案是一则老年危重型失能失智、休克患者的成功抢救案例，得益于中医药的早期及时祛邪，西医学手段抢救成功，休克状态纠正之后，恢复期予以大剂量补益剂扶正固本、养阴生津，力挽狂澜，使患者元气迅速恢复，核酸在用药 3 天后转阴。

通过临床可以体会到，养老院的新冠病毒感染老年患者容易发生低血容量性休克，这类老年患者较多；尤其伴有高渗及糖尿病酮症酸中毒，更增加了风险因素；如不及时处理，则随时有生命危险，转为危重，甚至需要气管插管；本例患者西医学及时补充血容量，纠正严重的高渗状态，并控制血糖，及时稳定了基本的生命体征。在整个救治过程中，中西医协同，改善内环境，二者缺一不可；重视老年新冠病毒感染重型患者的分期论治：早期以祛邪为主，后期及时扶正；体现了老年亏虚患者核酸转阴、扶正治疗的重要性。

（上海市肺科医院王丽新、李霖、顾瞻整理）

九十一、老年新冠病毒感染重型伴肺部继发感染、I型呼吸衰竭

（一）一般资料

患者高某，男，82岁，2022年4月24日23：30入院。

入院时间：2022年4月24日；出院时间：2022年5月3日；住院天数：9日。

（二）入院前情况

主诉： 发现新冠病毒核酸阳性9天，发热、咳嗽、咳痰伴进行性胸闷、气促3天。

现病史： 患者儿子新冠病毒核酸阳性。2022年4月15日患者在社区新冠病毒核酸检测异常，送上海市疾病预防控制中心复核新冠病毒核酸检测为阳性，居家隔离。其间出现发热，体温最高38.5℃，咳嗽咳白痰，近3日出现进行性胸闷、气促，4月24日午夜由"120"转运至上海市公共卫生临床中心。

（三）入院时情况

体温38.8℃，呼吸28次/分，心率106次/分，血压156/95mmHg。

平车推入病房，神志尚清，能对答，精神萎靡。呼吸急促，心肺未听诊，心律齐，腹软，无压痛及反跳痛。双下肢轻度凹陷性水肿。血常规：白细胞计数$16.74×10^9$/L↑，红细胞计数$2.66×10^{12}$/L↓，血红蛋白测定88.00g/L↓，中性粒细胞百分比88.90%↑，淋巴细胞百分比5.10%↓，中性粒细胞计数$14.88×10^9$/L↑，淋巴细胞计数$0.85×10^9$/L↓，超敏C反应蛋白64.22mg/L↑。

生化检查：乳酸脱氢酶411.00U/L↑，白蛋白21.00g/L↓，钾2.00mmol/L↓，氯96.00mmol/L↓，肌酐154.30μmol/L↑，血糖6.47mmol/L↑，红细胞沉降率100mm/h↑，B型脑尿钠肽检测430.78pg/mL↑。

血气分析（鼻导管吸氧4L/min）：血酸碱度7.35↓，血二氧化碳分压8.87kPa↑，血氧分压14.40kPa↑，标准碳酸氢根31.9mmol/L↑，血氧饱和度98%，钾（动脉）1.90mmol/L↓，氯（动脉）95.00mmol/L↓，钙（动脉）1.13mmol/L↓，血一氧化碳

3.20%↑，乳酸（动脉）2.10mmol/L↑，碳酸氢根 36.3mmol/L↑。

（四）入院诊断

1. 西医诊断

（1）新冠病毒感染（重型）。

（2）Ⅰ型呼吸衰竭、肺部继发感染。

（3）心功能不全、肾功能不全。

（4）低钾血症、低蛋白血症。

（5）高血压。

（6）前列腺增生。

（7）冠心病、心脏起搏器植入术后。

（8）前纵隔良性肿瘤切除术后。

（9）贫血。

2. 中医诊断

疫病，湿毒犯肺证。

（五）诊疗经过

1. 西医治疗方案

（1）抗病毒治疗：奈玛特韦片／利托那韦片。

（2）糖皮质激素：甲强龙 1 天 40mg。

（3）维生素 C：1 天 5g。

（4）抗感染：头孢哌酮钠舒巴坦钠 3.0g，每日 2 次。

（5）电解质紊乱：口服及中心静脉泵入氯化钾 1 天 4～6g。

（6）低蛋白血症：白蛋白 1 天 10g。

（7）心功能不全、肾功能不全：扩血管、利尿。

（8）营养支持：肠内营养及静脉营养支持。

（9）氧疗：高流量给氧。

2. 中医治疗方案

（1）2022 年 4 月 25 日一诊：患者高热 38.8℃，咳嗽痰黄，气喘，全身有酸痛，大便不通，胃纳不佳，舌红，苔黄腻。中医诊断：疫病（湿毒郁肺证）。治则：清热化湿解毒，泻肺平喘。处方：炙麻黄 6g，生石膏 30g（先煎），苦杏仁 12g，柴胡 15g，黄芩 15g，羌活 30g，葶苈子 30g，炒桑白皮 30g，生大黄 9g（后下），草果 9g，厚朴 9g，陈皮 15g，浙贝母 15g，蒲公英 30g，甘草 6g。3 剂（水煎服 100mL，每日 1 剂，早晚分 2 次服用，饭后 30 分钟温服）。中药灌肠方泄热通腑，拟方如下：大黄 30g（后下），芒硝 30g（溶入），厚朴 15g，枳实 15g，赤芍 20g，马鞭草 30g。每日灌肠 1 次，共 3 天。

（2）2022 年 4 月 29 日二诊：患者舌红，苔黄腻，大便已通。予以健脾化痰、清肺平喘通络，巩固治疗。处方：蜜炙麻黄 6g，苦杏仁 9g，南葶苈子 30g，黄芩 15g，党参 18g，白茯苓 18g，蜜麸炒白术 10g，陈皮 15g，虎杖 15g，炒瓜蒌皮 30g，蜜桑白皮 15g，马鞭草 50g，丹参 30g，蜈蚣 2g，炒鸡内金 15g，甘草 3g。3 剂（用法：水煎服 100mL，每日 1 剂，早晚分 2 次服用，饭后 30 分钟温服）。

（六）疗效评估

1. 体温变化趋势　患者入院经中西医结合治疗后，生命体征平稳，体温未见升高。

2. 主要症状　患者属于重型，病程前期以咳嗽咳痰气喘症状为主，经过中西医结合治疗后，患者呼吸道症状明显改善。

3. 生化检查变化　（表 91-1 ～表 91-3）

表 91-1　主要生化指标变化

日期	白细胞计数（×10⁹/L）	中性粒细胞百分比（%）	淋巴细胞百分比（%）	红细胞沉降率（mm/h）	B 型脑尿钠肽检测（pg/mL）	肌酐（μmol/L）
4 月 25 日	16.74	88.9	5.19	100	430.78	145.80
4 月 27 日	21.82	94.9	3.70	—	—	—
4 月 28 日	16.30	93.6	4.40	12	394.13	130.10
5 月 2 日	8.9	85.00	6.5	11	146.58	93.2

表 91-2　血二氧化碳分压（kPa）变化

项目	4 月 25 日	4 月 25 日	4 月 26 日	4 月 27 日	4 月 27 日	4 月 28 日	4 月 28 日	5 月 2 日
二氧化碳分压	8.97	7.42	9.43	8.48	7.93	7.27	7.26	6.76

表 91-3　核酸 CT 值变化

项目	4 月 25 日	4 月 26 日	4 月 27 日	4 月 28 日	4 月 29 日	4 月 30 日	5 月 1 日	5 月 2 日	5 月 3 日
CT 值	24	24	26	28	31	34	37	39	42

4.胸部影像学变化 （图91-1）

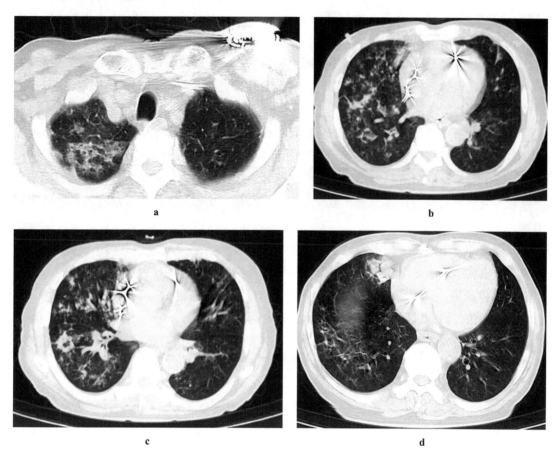

图91-1　5月25日胸部CT

（七）出院时情况

患者神志清，精神可，无咳嗽咳痰，无胸闷气促，无腹痛腹泻，胃纳可。胸部影像学显示炎症有吸收，连续两次咽拭子、一次粪便病原核酸检测阴性，2022年5月3日出院。随访4周，未见核酸复阳。

（八）案例讨论与分析

1.辨证施治思路　重型新冠病毒感染病情复杂，常寒热错杂、虚实并见，肺部热毒，最易移于大肠。肺与大肠相表里，肺气不降，腑气不通；邪郁化热，或与伏燥搏结，灼伤津液；致咳喘加剧，热度不退。总结其病理因素，涉及毒、湿、热、燥、瘀等，病位主要与肺、脾、三焦、大肠密切相关。患者高热38.8℃，咳嗽痰黄，气喘，全身有酸痛，大便不通，胃纳不佳，舌红，苔黄腻。中医诊断：疫病（湿毒郁肺），治则：清热化湿解毒，泻肺平喘；予以麻杏石甘汤、宣白承气汤、达原饮等清泄肺热，通腑泄热，荡涤三焦湿热之邪。同时予以中药灌肠方，泄热通腑，截断病势（大黄30g，芒硝30g，厚朴15g，枳实15g，赤芍20g，马鞭草30g）。服药1剂后患者热势明显折去大半，3天后咳喘明显缓解，高流量改为鼻导管吸氧。后大便已通，病情平稳，予以健脾化痰、清肺平喘通络，巩固治疗；在适当健脾扶正、化痰平喘的同时，考虑久病入络，加用蜈蚣等搜剔肺络，加速肺部好转，并预防纤维化病变。

2. 用药分析　这是一例中西医结合协同治疗的重型新冠病毒感染患者，西医着重增强免疫、抗病毒、抗炎、营养支持等治疗，中医主要抓住病机变化为热邪侵袭肺卫、气分、三焦，以清热解毒、荡涤三焦湿浊、通腑泄热等治疗，使患者病邪速去，中西医协同治疗使患者入院后呼吸窘迫快速改善，截断了病势的发展，9天内鼻拭子及咽拭子核酸转阴而出院。

3. 得失点　本案是一则中医药早期干预重型新冠病毒感染的成功案例，患者入院前9天有呼吸道症状，后逐渐加重，出现发热咳喘，入院后第一时间予以清热解毒通腑，泻肺化痰，因势利导，热邪得以快速祛除，3天而咳喘止，由高流量给氧过渡为鼻导管吸氧。患者恢复很快，治疗过程中无不良反应，治疗9天而出院。

新冠病毒感染重型患者氧合水平不足，病情瞬息万变，稍有不慎就会发展为危重症；中西医协同治疗早期干预，有利于在早期截断病情，为疾病转归赢得时间。

（上海市肺科医院王丽新、高广辉、吴勇汇整理）

九十二、新冠病毒感染重型伴尿路感染、消化道出血、肾功能衰竭案

（一）一般资料

张某，女，88岁，救治医院：上海市公共卫生临床中心，住院号：21×××3。

入院时间：2022年5月10日；出院时间：2022年6月6日；住院天数：27天。

（二）入院前情况

主诉"发现新冠病毒核酸阳性16天"入院。2022年4月24日患者因发热、呼之不应至杨浦区某医院就诊，查新冠病毒核酸检测结果阳性，遂闭环转至上级医院ICU，入院后诊断为急性前壁心肌梗死。其间予抗感染、抗血小板、调脂稳斑、化痰等对症治疗后症状好转，核酸持续阳性。为进一步诊治于2022年5月10日由"120"转入上海市公共卫生临床中心治疗。

既往史：患者既往有糖尿病病史10年，目前优泌乐20U（早10U、晚10U）皮下注射。心肌梗死病史16天，现口服拜阿司匹林100mg，每日1次；氯吡格雷75mg，每日1次，抗血小板聚集。

新冠疫苗接种史：无。

（三）入院时情况

患者本次发病以来精神萎靡，神志欠清，鼻饲状态，睡眠尚可，大便每日一行，小便尚可，体重未见明显下降。

体格检查：体温36.6℃，心率82次/分，呼吸17次/分，血压132/73mmHg，指脉血氧饱和度98%。

神志欠清，精神萎靡，嗜睡。颈软，口唇无发绀，咽部无充血，双侧扁桃体无明显肿大，无脓性分泌物。双侧呼吸运动对称，无胸膜摩擦感，无皮下捻发感，两肺呼吸音粗，可及湿啰音。腹软，全腹无压痛反跳痛，肝脾肋下未及，肠鸣音正常存在，双下肢无浮肿。四肢活动自如。

（四）入院诊断

1. 西医诊断

（1）新冠病毒感染（重型）。

（2）急性前壁心肌梗死（重症）。

（3）2 型糖尿病。

2. 中医诊断

疫病，疫毒闭肺证。

（五）诊疗经过

5月10日入院予鼻导管吸氧 3L/min，心电监测，俯卧位通气，予拜阿司匹林、氯吡格雷抗血小板聚集，阿托伐他汀调脂稳斑，低分子量肝素钙注射液抗凝，胸腺法新提高免疫，谷胱甘肽保肝退黄，白蛋白支持治疗，奥美拉唑抑酸护胃，头孢他啶抗感染。

5月11日患者尿液浑浊淡血性，予蔗糖铁补铁，氨氯地平、厄贝沙坦降压，蛇毒血凝酶、卡络磺钠止血，优泌乐 20U 降糖。

5月14日予依诺肝素抗凝，中药八正散加减。

5月16日予叶酸片支持，甲钴胺营养神经。

5月17日予氯化钾颗粒补钾。

5月20日患者出现黑便，予哌拉西林钠他唑巴坦钠抗感染，兰索拉唑抑酸护胃，中药化湿败毒方加减。

5月21日予禁食，维生素 K_1、酚磺乙胺、奥曲肽止血，停用依诺肝素。

5月22日患者今大便未解，神志欠清，精神萎靡，予中药人参甘草汤加减。

5月24日患者肠镜提示溃疡出血，予美沙拉嗪消炎，生长抑素；康复新液、凝血酶冻干粉、硫糖铝混合灌肠止血，结构脂肪乳营养支持。

5月25日痰培养提示阿氏肠球菌、白色念珠菌、纹带棒杆菌感染，考虑社区获得性肺炎，予美罗培南抗感染，卡文营养支持。

5月26日患者导尿管中絮状沉淀，尿培养提示白色念珠菌、尿肠球菌感染，予卡泊芬净抗感染。

5月29日患者神志欠清，精神萎靡，予中药独参汤加减。

5月31日患者仍有精神萎靡，续独参汤加减。

6月5日患者神志欠清，精神好转，予参麦饮加减至出院。

5月30日、5月31日、6月1日、6月3日、6月4日、6月6日予血液透析治疗。

2022年5月11日胸部 CT（图92-1），两肺散在支气管扩张伴感染，两侧胸腔少量积液；请结合临床治疗后复查。主动脉、冠脉多发钙化。心包少量积液。

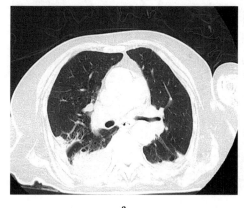
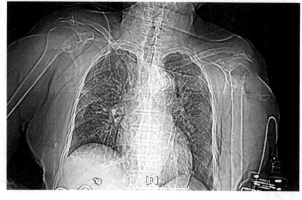

a   b

图 92-1　5 月 11 日胸部 CT

2022 年 5 月 11 日床旁心脏彩超：主动脉瓣钙化，轻度三尖瓣反流。EF：56%。

1. 西医治疗方案

（1）氧疗过程：鼻导管吸氧（3L/min）。

（2）抗病毒治疗：无。

（3）抗炎治疗：美沙拉嗪栓 0.5g 肛塞，每晚 1 次。

（4）抗感染治疗：5 月 10 日头孢他啶 2g，每 8 小时 1 次；5 月 21 ～ 24 日哌拉西林钠他唑巴坦钠 4.5g，每 8 小时 1 次；5 月 25 日～ 6 月 6 日美罗培南 0.5g，每 8 小时 1 次；5 月 26 日～ 6 月 4 日卡泊芬净 50mg，每日 1 次。

（5）免疫治疗：无。

（6）抗血小板聚集：拜阿司匹林 100mg，每日 1 次；氯吡格雷 75mg，每日 1 次。

（7）止血：蛇毒血凝酶 1U，每 12 小时 1 次；生长抑素 3mg，每 8 小时 1 次；酚磺乙胺 1g，每日 1 次。

（8）其他：人血白蛋白 10g，每日 1 次支持；阿托伐他汀 10mg，每晚 1 次调脂稳斑；谷胱甘肽 1.2g，每日 1 次保肝降酶；奥美拉唑 20mg，每日 2 次抑酸护胃；中长效胰岛素降糖；氨氯地平（5mg）和厄贝沙坦（75mg）降压；营养支持，维持性血液透析。

2. 中医治疗方案

（1）2022 年 5 月 14 日一诊：患者神志欠清，精神萎靡，纳寐尚可，大便每日一行，小便色淡红浑浊。舌淡红，苔黄腻，脉弦滑。四诊合参，中医辨证考虑疫毒闭肺证。外邪上受，首先犯肺，疫毒夹湿热犯肺，使其失于宣发肃降，内蕴于肺。而肺与大肠相表里，湿热下注大肠传于膀胱，则见尿液淡红浑浊之证候。治疗以清热解毒、利尿通淋为主，方拟八正散加减：车前子 10g，大黄 10g，瞿麦 10g，栀子 10g，滑石 15g，甘草 6g，芒硝 4.5g，槟榔 10g，草果 10g。5 剂（2022 年 5 月 14 ～ 18 日）。水煎服 200mL，每日 1 剂，早晚分 2 次服用，饭后 30 分钟温服。

（2）2022 年 5 月 20 日二诊：患者神志欠清，精神好转，无发热，大便每日一行，小便清。舌淡红，苔薄腻，脉弦细。患者湿热已去，正气不足，治以扶正益气，清肺解毒。

方拟清肺解毒逐瘀方加减：黄芪30g，党参15g，藿香10g，厚朴10g，桔梗10g，马鞭草15g，茯苓15g，赤芍10g，生大黄6g（后下），麻黄6g，杏仁9g，生石膏15g（先煎），桃仁6g，甘草6g。3剂（2022年5月20～22日）。水煎服400mL，每日1剂，早晚分2次服用，饭后30分钟温服。

（3）2022年5月22日三诊：患者昨日便血，量约400mL，今大便未解，神志欠清，精神萎靡，小便可，禁食中。舌淡红少津。治以益气止血通便。拟人参甘草汤加减：人参30g，甘草15g，白及10g，仙鹤草60g，芒硝10g（溶入），大黄10g（后下），枳实10g，厚朴10g。5剂（2022年5月22～26日）。水煎服200mL，每日1剂，饭后30分钟温服。

（4）2022年5月29日四诊：患者昨日行血液透析治疗，神志欠清，精神萎靡，大便每日1～2行，小便可。舌淡红无苔。证属气阴两虚，治以益气滋阴。拟独参汤加减：人参30g，西洋参30g。2剂（2022年5月29～30日）。水煎服200mL，每日1剂，早晚分2次服用，饭后30分钟温服。

（5）2022年5月31日五诊：患者昨日血液透析治疗，神志欠清，精神萎靡，大便每日1～2行，小便可。舌淡红无苔。证属气阴两虚，治以益气滋阴。拟独参汤加减：人参30g，西洋参30g。5剂（5月31日～6月4日）。水煎服400mL，每日1剂，早晚分2次服用，饭后30分钟温服。

（6）2022年6月5日六诊：患者昨日血液透析治疗，有少许黑便，神志欠清，精神好转，小便可。舌淡红无苔。证属气阴两虚，治以益气滋阴，收敛止血。拟生脉散加减：人参30g，西洋参30g，麦冬20g，五味子15g，仙鹤草60g，干姜10g，马鞭草15g，车前草15g。3剂（6月5～7日）。水煎服400mL，每日1剂，早晚分2次服用，饭后30分钟温服。

（六）疗效评估

1. 胸部影像学变化　2022年5月11日胸部CT（图92-1）：两肺散在支气管扩张伴感染，两侧胸腔少量积液；请结合临床治疗后复查。主动脉、冠脉多发钙化。心包少量积液。

2022年5月24日床旁胸片：两肺散在炎症，请结合临床治疗后复查。

2. 主要症状　患者属于重型，病程呼吸道症状较轻，临床症状以消化道出血为主，经过中西医结合治疗后，患者症状明显改善。

3. 生化检查变化　（表92-1～表92-2）

表 92-1 主要生化指标变化

日期	白细胞计数（×10⁹/L）	中性粒细胞计数（×10⁹/L）	淋巴细胞计数（×10⁹/L）	超敏C反应蛋白（mg/L）	肾小球滤过率（mL/min×m²）	D-二聚体（μg/mL）	谷丙转氨酶（U/L）	谷草转氨酶（U/L）	凝血酶原时间（秒）
正常数值	3.5～9.5	1.8～6.3	1.1～3.2	0～10	＞90	0～0.5	9.0～50.0	15.0～20.0	11.0～14.5
5月10日	8.81	7.45	0.66	17.71	64.84	0.97	60.00	47.00	13.20
5月16日	7.54	6.38	0.43	70.69	47.639	2.40	13.00	12.00	14.30
5月22日	10.66	9.26	0.66	44.84	31.65	1.34	9.00	15.00	15.60
5月27日	8.94	7.68	0.54	23.63	9.83	3.00	7.00	14.00	16.60
5月30日	8.82	7.84	0.38	16.71	15.621	7.05	8.00	23.00	19.90
6月4日	4.71	3.65	0.38	24.19	36.12	4.30	17.00	43.00	16.30

表 92-2 CT值变化

项目	5月11日	5月14日	5月20日	5月22日	5月25日	6月4日
CT值	30	37	31	33	35	37

（七）出院时情况

患者神志欠清，精神尚可，呼之可应。无咳嗽咳痰，无胸闷气促，无腹痛腹泻，胃纳可。胸部影像学无明显病毒性肺炎表现，连续两次鼻拭子、一次咽拭子核酸检测阴性，2022年6月6日出院。

（八）案例讨论与分析

1. 辨证施治思路 《金匮要略》云："热在上焦者，因咳为肺痿；热在中焦者，则为坚；热在下焦者，则尿血，亦令淋秘不通。"肺与大肠相表里，湿热之邪下注大肠传于膀胱。此患者一诊时处于疾病高峰期，神志欠清，精神萎靡，纳寐尚可，大便每日一行，小便色淡红浑浊。予八正散加减。

二诊时，患者神志欠清，精神萎靡，纳寐尚可，大便每日一行，小便色淡红浑浊。舌淡红，苔黄腻，脉弦滑。方用化湿败毒方加减。

三诊时，患者便血，神志欠清，精神萎靡，小便可，禁食中。舌淡红少津。《血证论·阴阳水火血气论》曰："运血者，即是气。"《医贯·血证论》云："气为血之帅。"失血则气脱，方用人参甘草汤加减。

四诊时，患者神志欠清，精神萎靡，大便每日一至二行，小便可。舌淡红无苔。血液透析术后。方用独参汤加减。

五诊时，患者神志欠清，精神萎靡，大便每日一至二行，小便可。舌淡红无苔。血液透析术后。续上方。

六诊时，患者解少许黑便，神志欠清，精神好转，小便可。舌淡红无苔。予参麦饮加减。

2. 用药分析　这是一例中西医结合治疗的重型新冠病毒感染合并消化道出血的患者，西医着重抗炎、止血、营养支持等，中医主要抓住病机变化自湿热蕴肺转变为气阴两虚，对症施治，中西医结合治疗使患者入院后病情好转，4周内咽拭子及鼻拭子核酸转阴出院。

3. 得失点　本案是一则中医药及时干预的成功案例，患者入院前出现心肌梗死，稳定后转入我院，治疗过程中出现了消化道出血及尿路感染，在治疗上存在矛盾点，运用中医药进行辨证施治，使用八正散控制尿路感染，人参甘草汤治疗消化道出血，结合西医治疗，使得患者病情得以控制，截断了病程。患者入院时湿热蕴肺，经清热解毒、扶正益气等治疗后，临床症状得以改善，但出现了急性肾功能衰竭，经过西医学血液透析治疗后，患者的证候发生了改变，考虑伤津耗气，在治疗上及时滋阴益气，扭转了病势，使得患者快速康复出院。

（上海市公共卫生临床中心陈龙、陈晓蓉、陆云飞整理）

九十三、新冠病毒感染重型伴阵发性房扑案

（一）一般资料

黄某，女，73岁，救治医院：上海交通大学医学院附属同仁医院，住院号：20×××××××8。

入院时间：2022年4月19日；出院时间：2022年5月5日；住院天数：17天。

（二）入院前情况

主诉"新冠病毒核酸筛查异常3天"入院。

既往史：患者有高血压病史10余年，血压长期在150/80mmHg上下波动，未服药；有脑梗死病史6年，遗留左侧肢体偏瘫，长期卧床，生活不能自理，骶尾部有压疮。有阵发性房扑病史2年，口服倍他乐克缓释片47.5mg，每日1次控制病情。

新冠疫苗接种史：无。

（三）入院时情况

患者于2022年4月16日新冠病毒核酸检测阳性，伴咳嗽咳痰，痰白黏，咳吐不利，无发热鼻塞流涕，无咽干咽痛等。

体格检查：体温36.8℃，心率80次/分，呼吸18次/分，血压115/67mmHg，指脉血氧饱和度96%（未吸氧）。神志清楚，精神略萎靡，无嗜睡。颈软，口唇无发绀，咽部无充血，双侧扁桃体无明显肿大，无脓性分泌物。双侧呼吸运动对称，无胸膜摩擦感，无皮下捻发感，两肺呼吸音粗，两肺底闻及湿啰音。腹软，全腹无压痛反跳痛，肝脾肋下未及，肠鸣音正常存在。双下肢无浮肿。左侧肢体偏瘫，左侧肢体肌力0级，肌张力正常，无增高。生理反射存在，病理征未引出。入院随机血糖监测＞11.1mmol/L。舌红，苔薄，脉结代。

（四）入院诊断

1. 西医诊断

（1）新冠病毒感染（重型）。

（2）脑梗死后遗症。

（3）心律失常（阵发性房扑）。

（4）糖耐量异常。

（5）高血压。

2. 中医诊断

疫病，疫毒闭肺证。

（五）诊疗经过

患者入院后分别于 4 月 21 日、4 月 24 日出现发热，体温在 37.5 ～ 38.5℃波动，伴压疮感染。2022 年 4 月 24 日血常规：白细胞计数 9.57×10⁹/L，中性粒细胞比例 86.4%，C 反应蛋白 208.11mg/L，钾 4.00mmol/L；予头孢吡肟联合莫西沙星抗感染，中成药连花清瘟颗粒化瘀解毒。

2022 年 4 月 26 日：患者无明显诱因出现呼吸急促，氧饱进行性下降至 79%，心电监护示心室率 140 次 / 分，呈房扑律，呼吸 44 次 / 分，血压 121/60mmHg。经吸痰、面罩吸氧后，氧饱仍维持在 84% 上下，予告病危，更正诊断：新冠病毒感染（重型），拟转 ICU 进一步诊疗。血气分析：酸碱度（pH）7.485，二氧化碳分压（PCO₂）4.27kPa，氧分压（PO₂）10.9kPa，血氧饱和度 97.2%。血常规：白细胞计数 19.32×10⁹/L，中性粒细胞比例 90.1%。C 反应蛋白 95.69mg/L，降钙素原 1.33ng/mL，D- 二聚体 3.43mg/L。胸部 CT：两肺多发炎症，建议治疗后复查；两肺下叶多发纤维灶；双侧胸膜增厚。予莫西沙星联合哌拉西林钠他唑巴坦钠抗感染，依诺肝素抗凝，中成药血必净抗炎，继用连花清瘟清瘟败毒，加予祛痰灵联合氨溴索清热化痰。

2022 年 4 月 27 日：患者转入 ICU，予高流量吸氧机吸氧，每 12 小时 1 次俯卧位通气，匀浆高蛋白鼻饲。4 月 28 日血气分析：酸碱度（pH）7.463，二氧化碳分压（PCO₂）4.37kPa，氧分压（PO₂）13.4kPa，血氧饱和度 97.9%。血常规：白细胞计数 24.87×10⁹/L，中性粒细胞比例 87.6%。予更换抗生素，改用厄他培南抗感染，胸腺法新调节免疫。中医辨证处方介入。

2022 年 5 月 1 日：患者体温平，停用厄他培南，余中西医结合治疗同前。

1. 西医治疗方案

（1）氧疗过程：2022 年 4 月 19 ～ 25 日鼻导管吸氧 3L/min，4 月 26 日～ 5 月 1 日经鼻高流量湿化氧疗（20 ～ 45L/min），5 月 2 ～ 4 日鼻导管吸氧 3L/min。4 月 26 日于 ICU

行高流量吸氧机吸氧，每 12 小时 1 次俯卧位通气。

（2）抗感染治疗：先后予头孢吡肟、头孢吡肟联合莫西沙星、哌拉西林钠他唑巴坦钠联合莫西沙星、厄他培南抗感染。

（3）免疫治疗：胸腺法新。

（4）抗凝治疗：那屈肝素钙注射液。

（5）其他：高蛋白匀浆营养支持。溴己新化痰，奥美拉唑护胃，琥珀酸美托洛尔片控制心室率。

氧疗：2022 年 4 月 26 日起，于 ICU 行高流量吸氧机吸氧，每 12 小时 1 次俯卧位通气。

口服：琥珀酸美托洛尔片 47.5mg，每日 1 次。

鼻饲：每日于高蛋白匀浆，总液体量 1200mL，总能量 1500kCal，其中含蛋白质 89g。监测白蛋白，低于 30g/L 时，加用乳清蛋白粉。

静脉滴注：头孢吡肟 2.0g，每日 2 次；莫西沙星 0.4g，每日 1 次；哌拉西林钠他唑巴坦钠 4.5g，每 12 小时 1 次，每日 2 次；厄他培南钠 1.0g，每日 1 次。

静脉推注：溴己新 8mg，每日 2 次；奥美拉唑 40mg，每日 1 次。

皮下注射：那屈肝素钙注射液 3075IU，皮下注射，每日 1 次；胸腺法新 1.6mg，皮下注射，每日 1 次。

2. 中医治疗方案

清瘟解毒：连花清瘟颗粒，每次 1 包，每日 3 次，口服。

清热化痰：祛痰灵口服液，每次 30mL，每日 3 次，口服。

化瘀解毒：血必净注射液 50mL，每日 2 次，静脉滴注。

（1）2022 年 4 月 27 日一诊：西医治疗同时更换抗生素，予厄他培南抗感染。时有发热，神萎气促，心悸，脉结代，舌红，苔薄（见附录彩色图图 93-1）。四诊合参，中医辨证为疫毒闭肺证。"温邪上受，首先犯肺，逆传心包"。肺为娇脏，感受温邪，则反复发热；患者老年，五脏气弱，外感疫毒邪气，则肺失宣肃，肾不纳气，故气促；温邪上受，逆传心包，上扰心神，但见心悸神萎。患者外染温毒，发热心悸并见，因此治疗当仿《温病条辨》甘寒生津法，拟清热益气，滋阴定悸，心肺同治。方拟沙参麦冬汤合炙甘草汤加减：人参 15g，天冬 15g，麦冬 15g，南沙参 30g，荆芥 9g，杏仁 9g，羌活 15g，紫苏子 9g，升麻 9g，鳖甲 45g，葶苈子 30g，地龙 15g，生石膏 45g，生地黄 30g，赤芍 30g，金荞麦 30g，鱼腥草 30g，火麻仁 30g，桃仁 9g，牛膝 30g，生甘草 9g，炙甘草 9g，郁金 9g，茶树根 30g，红景天 30g，白果 6g，山茱萸 30g。3 剂（2022 年 4 月 28～30 日）。水煎 300mL，每日 1 剂，分 2 次鼻饲。

（2）2022 年 4 月 30 日二诊：药后体温峰值下降，4 月 29 日起体温已平，精神好转，心电图提示房扑律已转为窦性心律。舌淡红，苔薄（见附录彩色图图 93-2），脉细。辨证：疫病，疫毒闭肺证。治疗上，继仿前述甘寒生津法，拟清热益气，滋阴定悸。方拟沙参麦冬汤合炙甘草汤加减：人参 15g，天冬 15g，麦冬 15g，南沙参 30g，荆芥 9g，杏仁 9g，羌活 15g，紫苏子 9g，升麻 9g，鳖甲 45g，葶苈子 30g，地龙 15g，生石膏 30g，生地黄 30g，赤芍 30g，金荞麦 30g，鱼腥草 30g，火麻仁 30g，桃仁 9g，牛膝 30g，生甘草 9g，炙甘草 9g，郁金 9g，茶树根 30g，红景天 30g，白果 6g，苦参 9g，山茱萸 30g。5 剂（2022 年 5 月 1～5 日）。水煎 300mL，每日 1 剂，分 2 次鼻饲。

（六）疗效评估

1. 体温变化趋势　患者入院经中西医结合治疗后，生命体征平稳，体温未见升高。详见下图（图 93-3，实心圆点所在曲线为体温变化）。

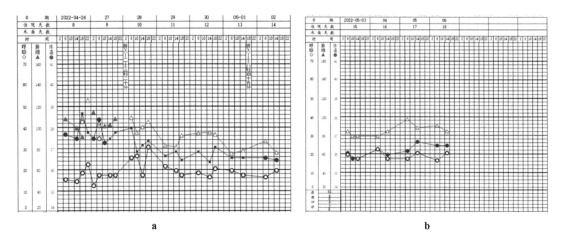

图 93-3　体温变化图

2. 主要症状　本例为新冠病毒感染（重型）患者，病程以发热、神萎、心悸症状为主，经中西医结合治疗后，体温平，神清，精神可，心悸转安。

3. 生化检查变化　（表 93-1～表 93-2）

表 93-1　主要生化指标变化

日期	白细胞计数（×10⁹/L）	中性粒细胞百分比（%）	C 反应蛋白（mg/L）	降钙素原（ng/mL）	D- 二聚体（mg/L）	白蛋白（g/L）
4 月 20 日	4.41	75.1	8.8	0.68	0.42	37.9
4 月 26 日	19.32	90.1	95.69	1.33	3.43	30.6
5 月 1 日	9.48	76.7	29.87	0.31	1.56	29.3

表 93-2　CT 值变化

项目	4 月 19 日	4 月 26 日	5 月 1 日	5 月 3 日
OFR1ab 基因	31.04	34.50	—	—
N 基因	30.88	34.28	—	—
E 基因	27.89	37.16	—	—
IgG	—	—	（+）	（-）
IgM	—	—	（-）	（-）

4.胸部影像学变化

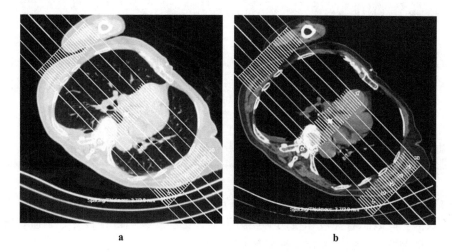

图 93-4　4 月 20 日胸部 CT

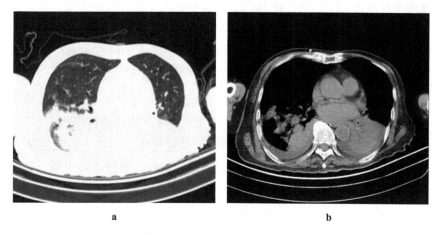

图 93-5　4 月 29 日胸部 CT

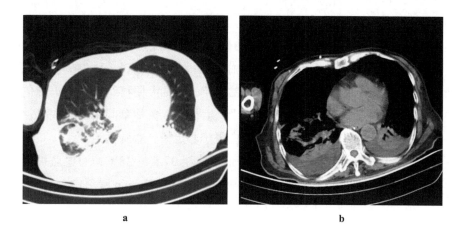

图 93-6　5 月 3 日胸部 CT

（七）出院时情况

患者体温平，神清，精神可，气促已平，稍有咳嗽咳痰，能自主排痰，痰白量不多。于5月3日复查胸部CT较4月29日好转，分别于5月3日、5月5日2次非同日复测核酸阴性，2022年5月6日解除隔离出院。随访4周，未见核酸复阳。

（八）案例讨论与分析

1. 辨证施治思路　高龄、合并心脑血管等基础疾病的群体是新冠病毒感染重型（危重型）高危人群。高龄患者免疫系统防御能力下降，更易感染病毒；合并心脑血管疾病的患者感染新冠病毒后，可能出现更为严重的症状。

本例患者以发热、神萎、心悸为突出临床表现，病位在肺，与心、脾、肾及大肠密切相关，病理因素涉及毒、湿、热、虚等。患者老年正气不足，脏腑虚损，合并心脑血管疾患，气血失畅，正虚邪盛；整体病程长，胸部影像吸收时间长，存在反复发热、神萎乏力倦怠等临床表现，符合湿邪"重浊""黏腻"的特征，符合中医湿温类疫病"湿毒疫"的特点。

叶天士《温热论》开篇即言"温邪上受，首先犯肺，逆传心包"；吴鞠通于《温病条辨》中注"温病由口鼻而入，鼻气通于肺，口气通于胃，肺病逆传则为心包"。两者不约而同地指出了温病心肺传变的缘由。肺为娇脏，湿温毒疫从口鼻入，首犯肺卫。湿为阴邪，伤人阳气又阻气机，邪毒善聚，化热伤津，更焦肺叶。湿温毒疫入侵，肺热叶焦，逆传心包，但见发热、心悸。心主神明，又为君火，湿热毒邪内扰清窍，伤其神，折其火，故见神萎。治当以"扶正养阴，透邪解毒，心肺同治"为大法，并贯穿治疗始终。

患者一诊时发热、心悸、神萎，处于疾病高峰期。方取"沙参麦冬汤"加减，甘寒养阴。易北沙参为人参，加强益气补元之力；红景天气血并治；山茱萸填精补虚，意在"托"；荆芥、杏仁、羌活、紫苏子疏风透表化湿，意在"通"；生石膏甘寒，金荞麦、鱼腥草、葶苈子辛凉，治上焦邪热炽盛，清热化痰，泻肺除热；牛膝引热下行，使热有去处；生地黄配赤芍清热凉血，升麻配鳖甲凉血解毒；《素灵微蕴》云："肺与大肠表里同气，肺气化精，滋灌大肠，则肠滑便易。"今病在肺经，而见大便秘结，乃入火麻仁、桃仁等滑润通便，肺肠同治。诸药相合，意在"清"。生甘草、炙甘草同用，既取生甘草清肺解毒，又取"炙甘草汤"之意，配伍茶树根、白果宁心定悸，心肺同治。

经一诊中西医结合治疗后，患者体温峰值下降至37.5～38℃，心电监护由快速心房扑动转为窦性心律，气平，指脉血氧饱和度98%（鼻导管3L/min吸氧中），精神好转。

二诊时，患者体温峰值已下降至37.5℃，心电监护呈窦性心律，遵前方治则，生石膏改为30g，加苦参9g，清热燥湿，巩固疗效。

2. 用药分析　老年重症新冠病毒感染的中医诊疗中"扶正"尤为重要。这是一例中西医结合治疗的老年重症新冠病毒感染患者，西医着重抗感染、调节免疫、营养支持等，中医依据《上海市老年新型冠状病毒感染中医药救治工作专家共识》，结合患者老年正气不足，脏腑虚损，气血失畅，基础疾病多，易迅速转为重症的特点，在治疗策略上积极扶正。祛邪方面，则重点体现了"通""清""托"等关键要素，标本兼顾，心肺同治。最终患者体温恢复正常，阵发性房扑转为窦性心律，神清，气平，精神好转，核酸转阴出院。

3. 得失点 本案是一则中医药及时干预的成功案例。本例患者入院后发生低氧及房扑转为重症，因症见发热、气促，中医辨证当属疫毒闭肺证。本例患者在中医治疗策略上抓住"通""清""托"等关键要素，注重"扶正"调节机体的整体状态。经中医辨证处方，中西医结合治疗后，患者体温平，心悸、神萎均好转，由阵发性快速心房扑动转为窦性心律，气平，指脉血氧饱和度达到98%（吸氧中），体现了中医药尽早干预，中西医结合联合治疗对老年新冠病毒感染重症患者的重要意义。本例患者中医辨证施治，顾及老年新冠病毒感染患者的特点，治疗过程中无明显不良反应。处方用药或可进一步精炼。

（上海交通大学医学院附属同仁医院蔡之幸、陈越整理）

九十四、新冠病毒感染危重型伴冠心病、卒中、血管性痴呆、左下肢血栓案

（一）一般资料

毛某，男，88岁，救治医院：上海市公惠医院，住院号：22×××65。

入院时间：2022年5月6日；出院时间：2022年5月23日；住院天数：17天。

（二）入院前情况

主诉"核酸检测结果异常伴咳嗽、咳痰两天"入院。为进一步诊治，由"120"转运至上海市公惠医院。2022年5月6日患者出现咳嗽、咳痰、呼吸急促，无发热、头晕、头痛、咽痛、肌痛、鼻塞流涕等不适。患者14天内与新冠病毒感染者或疑似感染病例及其密切接触者有接触史。14天内有国内中高风险地区（实时关注）旅居史。28天内无境外旅居史或同住者28天内境外旅居史。

既往史：有高血压病史20年，糖尿病病史20年，冠心病病史20年，卒中病史1年，血管性痴呆病史1年，伴左下肢血栓病史1年，前列腺增生病史7年。常用药物有重组人胰岛素注射液、伏格列波糖、稳心颗粒、氢氯吡格雷、非那雄胺，服药后疾病基本稳定。否认其他内科疾病史，否认食物药物过敏史。

接种史：未接种新冠疫苗。

（三）入院时情况

本次发病以来，患者神志模糊，呼之不应，咳嗽，咳痰，呼吸急促。

体格检查：神志模糊，体温36.7℃，心率83次/分，呼吸30次/分，血压100/52mmHg，动脉血氧饱和度96%（静态未吸氧）。舌质暗红，唇干，苔黄厚腻，脉细弱。

（四）入院诊断

1. 西医诊断

（1）新冠病毒感染（重型）。

（2）高血压。

（3）糖尿病。

（4）冠心病。

（5）卒中。

（6）血管性痴呆。

（7）左下肢血栓。

（8）前列腺增生。

2. 中医诊断

疫病，疫毒闭肺证。

（五）诊疗经过

2022年5月7日生命体征：血压96/61mmHg，血氧饱和度100%（在鼻导管低流量吸氧情况下），心率83次/分，呼吸30次/分。患者血压下降，予重酒石酸间羟胺注射液微量泵维持；患者出现发热，予物理降温；予注射用头孢唑肟钠抗感染，同时予连花清瘟颗粒对症治疗。给予硫酸氢氯吡格雷片、非那雄胺片胃管注入，减轻患者高凝状态和前列腺增生治疗。2022年5月8日生命体征：血氧饱和度97%（在鼻导管低流量吸氧情况下），心率70次/分，呼吸22次/分，血压105/68mmHg。患者血压偏低，继续予0.9%氯化钠注射液、5%葡萄糖注射液＋维生素C注射液扩充血容量，同时醒脑静注射液开窍醒脑对症治疗；继续长期医嘱扩容、抗感染等治疗。2022年5月9日生命体征：血氧饱和度95%（在鼻导管低流量吸氧情况下），心率70次/分，呼吸22次/分，血压120/68mmHg。患者仍神志模糊，咳痰，继续醒脑静注射液静脉滴注，同时给予参麦注射液扶阳固脱、益气滋阴治疗；盐酸氨溴索注射液治疗促进痰液排出，降低痰液的黏稠度。同时予新冠特效药物奈玛特韦片/利托那韦片抗病毒治疗。2022年5月10日生命体征：血氧饱和度97%，心率90次/分，呼吸22次/分，血压120/68mmHg。凝血功能异常升高，同时伴有D-二聚体升高，增加低分子量肝素钙注射液抗凝治疗。2022年5月14日患者痰量较前减少，鼻导管吸氧5L/min，血氧饱和度97%～100%，血氧较前有所改善。间断大侧卧位，加强翻身拍背，促进痰液排出。患者血压偏高，增加左旋氨氯地平降压治疗，同时血钠偏低，给浓氯化钠溶液补钠治疗。

2022年5月6日辅助检查：①血常规：红细胞计数$4.46×10^{12}$/L，血红蛋白79g/L↓。②凝血功能：凝血酶原时间13.70秒↑，凝血酶时间15.20秒，国际标准化比值1.20，纤维蛋白原 3.142g/L，部分凝血酶原时间 38.70 秒，D- 二聚体测定 3.30mg/L ↑。③生化检查：谷丙转氨酶 11.00U/L，总胆红素 2.00μmol/L，谷草转氨酶 19.00U/L，直接胆红素 0.10μmol/L ↓，肌酐 78.00μmol/L，尿素 7.60mmol/L，血糖 5.60mmol/L，尿酸 366.00μmol/L。④心肺功能：肌钙蛋白 I < 0.1ng/mL，肌红蛋白 35.11ng/mL，肌酸激酶同工酶 6.28ng/mL ↑，N 末端 B 型纳尿肽原 1076.9pg/mL ↑。

1. 西医治疗方案

（1）扩容治疗：乳酸钠林格注射液 500mL，30 ~ 50mL/h 起泵；0.9% 生理盐水 500mL，静脉滴注；5% 葡萄糖注射液 500mL+ 维生素 C 注射液 1g：5mL，静脉滴注。

（2）抗感染治疗：注射用头孢唑肟钠 1g，每日 2 次，静脉滴注。

（3）化痰治疗：盐酸氨溴索注射液 30mg/4mL，每日 1 次，静脉滴注。

（4）护胃治疗：注射用奥美拉唑钠 40mg，每日 1 次，静脉滴注。

（5）抗病毒治疗：奈玛特韦片 / 利托那韦片 300mg/100mg，每 12 小时 1 次，胃管注入。

（6）抗凝治疗：硫酸氢氯吡格雷片 50mg，每日 1 次，胃管注入；低分子量肝素钙注射液 4100：0.4mL，每日 1 次，皮下注射。

（7）纠正低钠血症：浓氯化钠溶液补钠治疗。

（8）纠正低血压：重酒石酸间羟胺注射液 50mg：1mL，微量泵维持。

（9）纠正贫血：叶酸片 5mg，每日 2 次，胃管注入；5 月 17 日琥珀酸亚铁片 0.1g，每日 2 次，胃管注入。

（10）营养支持：肠内营养混悬液（TPF）（含膳食纤维）1000mL，50mL/h，每日 1 次，胃管注入。

（11）对症支持治疗：（前列腺增生）非那雄胺片（5mg，每日 1 次，胃管注入）；（高血压）苯磺酸左氨氯地平片（2.5mg，每日 1 次，胃管注入）；（糖尿病）重组人胰岛素注射液（早、晚餐前 30 分钟，每日 2 次，皮下注射），伏格列波糖（0.2g，每日 3 次，胃管注入）；（冠心病、卒中）稳心颗粒（5g，每日 3 次，胃管注入），硫酸氢氯吡格雷片（50mg，每日 1 次，胃管注入）；（便秘）乳果糖（15mL，必要时，胃管注入）；（纠正血氧饱和度）氧疗（鼻导管低流量），俯卧位（每天不少于 12 小时）。

2. 中医药治疗方案

（1）2022 年 5 月 7 日一诊：患者湿毒郁肺，郁久化热，毒邪袭肺，给予清瘟解毒，宣肺泄热，连花清瘟颗粒 1 袋，每日 3 次，温服。

（2）2022 年 5 月 8 日二诊：患者神志模糊，有冠心病、卒中、血管性痴呆病史，考虑痰瘀阻络，给予开窍醒脑治疗，醒脑静注射液 20mL，每日 1 次，静脉滴注。

（3）2022 年 5 月 10 日三诊：患者为老年人，平素有基础疾病，免疫力抵抗力差，正气虚弱，阳气亏虚，外邪直中阴证之表即少阴，从卫阳亏虚进一步转为心肾阳虚，阳气不固，津液亏虚，给予扶阳固脱、益气滋阴治疗，参麦注射液 40mL，每日 1 次，静脉滴注。

（4）2022 年 5 月 13 日四诊：患者鼻饲中，神志模糊，呼之不应，咳嗽，咳痰，黏腻，两日大便未解，舌质暗红，唇干，苔未见（患者不配合），脉细弱。核酸检测结果为阳性（CT 值 22.69/23.12）。5 月 12 日核酸检测结果为阴性。湿热郁肺郁久，伤津耗气，证属肺脾两虚，腑气不通。治以宣肺化痰，健脾补气，泻肺解毒，滋阴通便。方予宣肺败毒方 + 四君子汤 + 增液承气汤加减：细生地黄 15g，玄参 15g，麦冬 15g，炙麻黄 15g，苦杏仁 9g，生石膏 15g（先煎），太子参 15g，白茯苓 15g，炒白术 15g，石菖蒲 15g，胆南星 15g，炒薏苡仁 20g，虎杖 15g，马鞭草 15g，紫丹参 20g，广藿香 15g，生甘草 6g。3 剂（2022 年 5 月 13 ～ 15 日）。水浓煎 100mL，每日 1 剂，早晚分 2 次胃管注入。

（5）2022 年 5 月 16 日五诊：患者神志模糊，嗜睡，呼之不应，喉中痰鸣，痰多，大便量 400mL，舌红，苔稍腻，脉细。核酸检测结果阳性（CT 值 24.09/24.13）。血气分析结果：酸碱度 7.459，氧分压 113mmHg，二氧化碳分压 41.4mmHg，氧合指数 368mmHg，钾 3.9mmol/L，钠 130mmol/L。证属肺脾两虚，痰湿阻肺。治以健脾补气，燥湿化痰，泻肺解毒，滋阴通便，拟方如下：细生地黄 15g，玄参 15g，麦冬 15g，炙麻黄 15g，苦杏仁 9g，生石膏 15g（先煎），太子参 15g，白茯苓 15g，石菖蒲 15g，胆南星 15g，法半夏 10g，广陈皮 10g，生白术 10g，制香附 9g，全瓜蒌 15g，虎杖 15g，马鞭草 15g，紫丹参 20g，广藿香 15g，生甘草 6g。3 剂（2022 年 5 月 16 ～ 18 日）。水浓煎 100mL，每日 1 剂，早晚分 2 次胃管注入。

（6）2022 年 5 月 19 日六诊：患者神志模糊，嗜睡，按之睁眼，喉中痰鸣，痰较前明显好转，大便量 700mL，舌苔不详（患者不配合），脉细。核酸检测结果阳性（CT 值 31.21/31.03）。5 月 18 日胸部 CT 结果：两肺间质性炎症，轻度肺气肿，请结合实验室检查、治疗后复查。证属肺脾两虚，痰湿阻肺。治以健脾补气，润肺平喘，化痰散结，泻肺解毒，滋阴通便，拟方如下：炙麻黄 15g，苦杏仁 9g，生石膏 15g（先煎），麦冬 10g，生晒参 15g，白茯苓 15g，紫苏子 10g，广陈皮 10g，石菖蒲 15g，胆南星 15g，法半夏 10g，生白术 10g，葶苈子 30g，全瓜蒌 15g，虎杖 15g，马鞭草 15g，紫丹参 20g，生僵蚕 10g，生甘草 6g。3 剂（2022 年 5 月 19 ～ 21 日）。浓煎 100mL，每日 1 剂，早晚分 2 次胃管注入。

（7）2022 年 5 月 22 日七诊：5 月 21 日和 5 月 22 日患者核酸检测结果均为阴性。5 月 21 日血气分析：氧分压 99mmHg，二氧化碳分压 38.3mmHg，氧合指数 341mmHg，电解质基本正常，症状较之前虽有明显改善，但病机未变，考虑该病症的易复发性，继续守原方，巩固疗效。3 剂（2022 年 5 月 22 ～ 24 日）。水浓煎 100mL，每日 1 剂，早晚分 2 次胃管注入。

（六）疗效评估

1. 生命体征变化趋势　患者入院经中西医结合治疗后，体温未见升高，出入量基本平衡，血氧饱和度在鼻导管吸氧的情况下基本平稳，血压、心率、呼吸基本平稳，大便 1 ～ 2 天一次，大便量 150 ～ 800mL。

表94-1　患者体温变化

项目	5月 7日	5月 8日	5月 9日	5月 10日	5月 11日	5月 12日	5月 13日	5月 14日	5月 15日	5月 16日	5月 17日	5月 18日	5月 19日	5月 20日	5月 21日	5月 22日
温度 （℃）	36.3	36.5	36.6	36.8	36.3	36.2	36.4	36.3	36.2	36.2	36.0	36.3	36.6	36.7	36.5	36.3

2. 主要症状　患者属于重症，病程前期以咳嗽、咳痰、气促症状为主，经过中西医结合治疗后，咳嗽、咳痰、气促及呼吸、血氧饱和度明显改善。

3. 实验室检查变化　（表94-2～表94-6）

表94-2　主要血常规指标变化

日期	白细胞计数 （×10⁹/）L	中性粒细胞 百分比（%）	中性粒细胞计 数（×10⁹/L）	肌红蛋白 检测（%）	淋巴细胞计数 （×10⁹/L）	血红蛋白测 定（g/L）	C反应蛋白 （mg/L）
正常范围	3.5～9.5	40～75	1.8～6.3	20～50	1.1～3.2	130～175	＜10
5月6日	7.62	54.9	4.18	35.40	2.70	79	ND
5月13日	4.20	55.8	3.52	35.30	2.23	75	46.72
5月20日	7.32	64.90	4.74	26.90	1.97	80	＜10
5月23日	8.57	59.00	5.06	29.00	2.52	76	ND

表94-3　主要生化指标变化

日期	总 蛋白 （g/L）	白 蛋白 （g/L）	总胆 红素 （μmol/L）	直接胆 红素 （μmol/L）	碱性磷 酸酶 （U/L）	谷丙转 氨酶 （U/L）	谷草转 氨酶 （U/L）	肌酐 （μmol/ L）	血糖 （mmol/ L）	电解质 （mmol/L） 钾	钠	氯
正常范围	60～87	38～50	2～21	2～7	104～338	4～44	8～38	53～97	3.9～6.1	3.8～5	136～149	98～106
5月6日	ND	ND	2.00	0.10	79	11.0	19.0	78.0	5.60	4.20	138	101
5月10日	ND	ND	2.00	0.10	65	13	25	57	10.4	4.20	138	100
5月20日	70	31	3.00	0.10	64	15	28	62	7.60	4.60	131	91

表94-4　主要心肺功能血液指标变化

日期	肌钙蛋白Ⅰ （ng/mL）	肌红蛋白 （ng/mL）	肌酸激酶同工酶 （ng/mL）	N末端B型纳尿肽原 （pg/mL）
正常范围	0～0.3	0～58	0～5	0～450
5月6日	＜0.1	35.11	6.28	1076.9
5月10日	＜0.1	132.43	68.98	3945.8
5月15日	0.23	90.80	4.85	3273.9

表 94-5　主要凝血功能指标变化

日期	D-二聚体（mg/L）	凝血酶原时间（秒）	部分凝血活酶时间（秒）	纤维蛋白原定量（g/L）	凝血酶时间（秒）
正常范围	0～0.5	9～13	20～40	2～4	14～21
5月6日	3.30	13.70	38.70	3.142	15.20
5月10日	2.57	13.50	46.50	3.693	14.20
5月15日	< 0.1	13.40	37.30	4.047	14.10
5月20日	0.46	11.20	36.60	4.208	14.30

表 94-6　患者核酸 CT 值变化

项目	5月12日	5月13日	5月15日	5月17日	5月19日	5月21日	5月22日
ORF1ab	Noct	22.69	24.09	31.21	34.08	Noct	Noct
N	37.93	23.12	24.13	31.03	33.02	37.93	Noct

4. 胸部影像学变化　5月14日床旁胸片（图94-1）：两肺纹理增多，主动脉硬化，两肺门影饱满，冠脉硬化，请结合临床。5月18日 CT（图94-2）：两肺间质性炎症，轻度肺气肿，请结合实验室检查。主动脉、冠脉硬化，请结合临床。

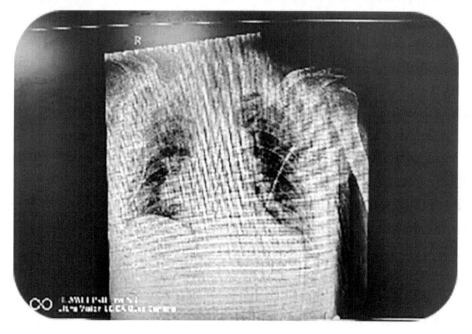

图 94-1　5月14日胸部 CT

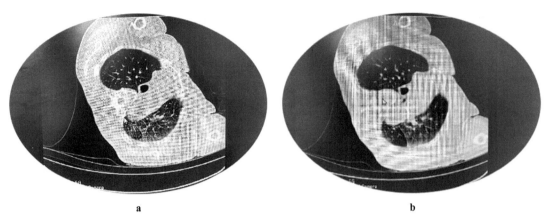

图 94-2　5 月 18 日胸部 CT

（七）出院时情况

患者神志时清时糊，呼之能应，无咳嗽，少痰，无气促。胸部影像学结合血常规检查，肺部炎症较前明显改善，连续两次咽拭子病原核酸检测阴性，2022 年 5 月 23 日出院。

（八）病案讨论与分析

1. 辨证施治与思路　重型新冠病毒感染病情复杂，常寒热错杂、虚实并见。肺与大肠相表里，肺气不降，腑气不通；邪郁化热，或与伏燥搏结，灼伤津液；邪气壅阻，气血不畅，脉络瘀滞；邪盛伤正，可到气血阴阳不足。总结其病理因素，涉及毒、湿、寒、热、燥、瘀、虚等，病位主要在肺、脾，与心、肝、肾、大肠密切相关。

此患者四诊时首先考虑湿热郁肺郁久，伤津耗气，给予宣肺败毒方 + 四君子汤 + 增液承气汤加减；取宣肺败毒方的宣肺化湿、清热透邪、泻肺解毒之功；脾为生痰之源，久病伤气，脾失健运，运化不利，给予四君子汤加减益气健脾化湿；舌质暗红为瘀血之象，加紫丹参入肝经血分，活血祛瘀，祛瘀生新而不伤正，同时大便未解，唇干，有热入气营之象，取其清营汤格局，加强清热护阴之功；神昏不清，咳痰，黏腻，属于实证者，加用石菖蒲、胆南星，增强开窍醒神、清热化痰之功效。

五诊时，患者喉中痰鸣，苔稍腻，考虑痰湿阻肺，方中加法半夏、广陈皮，取二陈汤格局，意在燥湿化痰，理气和中，同时加制香附、全瓜蒌，加大理气除湿化痰之功。

六诊时，患者从 2022 年 5 月 14 日至今大便一直都有，量为 300～800mL，提示腑气已通，去生地黄、玄参；考虑病程较长，正气虚损较重，方中太子参补气之力不足，减太子参加生晒参，加强大补元气、补益脾肺、生津止渴、扶正祛邪之功；方中加入紫苏子，增强理气化痰、润肺平喘之效；2022 年 5 月 18 日 CT 提示两肺间质性炎症，加葶苈子取其泻肺平喘之功，加生僵蚕增加化痰散结之力，两者合用，意在控制肺部炎症发展。

七诊时，患者症状较之前虽有明显改善，但病机未变，考虑该病症的易复发性，继续守原方，巩固疗效。

2. 用药分析　这是一例中西医结合治疗的重症新冠病毒感染患者，西医着重增强抗病毒、抗炎、抗凝、营养支持等，中医主要抓住主要病机变化为热邪侵袭肺卫、气分，以清肺通腑、解毒凉血、益气健脾化湿中西医结合治疗，使患者入院后呼吸道症状快速改善，2次咽拭子病原核酸转阴出院。

3. 得失点　本案是一则中医药及时干预的成功案例，患者入院前有呼吸道症状，未予干预，入院后先用上海市通用方（荆银固表方），后用一人一方，给予扶正祛邪，健脾化湿，清热解毒，理气化痰，因势利导，"虚则补之，实则泻之"，邪去而正气未减。治疗过程中无不良反应。治疗过程中的不足之处，是缺失出院前转阴后的心肺功能血液指标和凝血功能指标，对这两种指标的影响暂不能判定效果。

（上海市中医医院吕祥、上海市公惠医院孙媛整理）

九十五、新冠病毒感染重型伴呼吸衰竭案

（一）一般资料

王某，女，84岁，救治医院：上海市第八人民医院，住院号：76×××1。

入院时间：2022年5月14日；出院时间：6月3日；住院天数：20天。

（二）入院前情况

患者因"核酸检测异常9天"入院。5月5日在养老院核酸筛查单管异常被隔离管控，5月14日由"120"转运来我院。

既往史：患者有高血压病史10年，最高血压180/90mmHg，目前口服硝苯地平控释片30mg，每日1次，血压控制可。有冠状动脉粥样硬化性心脏病病史5年，目前服用拜阿司匹林、阿托伐他汀对症治疗。否认药物过敏史。

（三）入院时情况

入院时患者有咳嗽咳痰，为白黏痰，动则气喘明显，精神略差，胃纳少，夜间烦躁不安，大便难解，小便如常。

体格检查：体温36.0℃，心率83次/分，呼吸24次/分，血压110/65mmHg。

神志清楚，精神略差，无嗜睡，颈软，口唇无发绀，咽部无充血，双侧扁桃体无明显肿大，无脓性分泌物。双侧呼吸运动对称，两肺呼吸音粗，未闻及明显干湿啰音。腹软，无压痛反跳痛，肝脾肋下未及，肠鸣音正常，双下肢胫前轻度水肿。舌红干有裂纹，苔根黄燥，脉软无力。

不吸氧，指脉血氧饱和度91%；吸氧，指脉血氧饱和度95%。

辅助检查：5月14日血气分析：酸碱度值7.33，血氧分压66.92mmHg，血二氧化碳分压51.13mmHg，血氧饱和度93%。血常规：白细胞计数$6.16×10^9$/L，血红蛋白106g/L，淋巴细胞计数$6.16×10^9$/L，血小板$248×10^9$/L，C反应蛋白30.19mg/L。凝血功能：D-二聚体3.41mg/LDDU，肌钙蛋白0.038ng/mL，B型钠尿肽169.6pg/mL。肝功能：谷丙转氨酶33U/L，谷草转氨酶32U/L，白蛋白32g/L，总胆红素12.6μmol/L。肾功能：肌酐89μmol/L，尿素氮11mmol/L，尿酸365μmol/L，降钙素原0.503ng/mL，血钾3.19mmol/L。

5月15日胸部CT（图95-1）：慢性支气管疾患、肺气肿伴少许炎症。

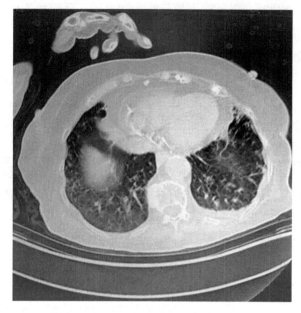

图95-1 5月15日胸部CT

（四）入院诊断

1. 西医诊断

（1）新冠病毒感染（重型）。

（2）高血压3级（极高危）。

（3）冠状动脉粥样硬化性心脏病。

（4）低钾血症。

2. 中医诊断

疫病，疫毒闭肺证。

（五）诊疗经过

1. 西医诊疗方案

（1）氧疗过程：2022年5月15日高流量氧疗呼吸支持。

（2）抗生素治疗：头孢米诺2g，每12小时1次，连用5日。

（3）免疫治疗：人免疫球蛋白10g，每日1次，连用5日。胸腺肽20mg，静脉滴注，每日1次。

（4）抗凝治疗：那曲肝素4100U，皮下注射，每日1次。

（5）营养支持：肠内营养混悬液、人血白蛋白、维生素C、维生素B_6，以及中药静脉制剂活血化瘀，血必净改善患者高凝状态。

（6）其他：溴己新化痰，硝苯地平控释片控制血压，拜阿司匹林抗血小板聚集，阿托伐他汀稳定斑块，螺内酯、呋塞米利尿。

2. 中医治疗方案

（1）2022年5月18日一诊：患者无发热，咳嗽阵作，咳痰色黄量少，咳吐不畅，口干，胸闷可以平卧，纳差，大便难解，3～4日一次，寐不安，舌红干有裂纹，苔根黄燥，脉软无力。患者舌象如下（见附录彩色图图95-2）。四诊合参，中医辨证考虑疫毒闭肺，腑气不通，肺为娇脏，外邪上受，首先犯肺，肺气为痰热所困，失于宣发肃降，蕴结胸中，则见咳嗽咳痰之证候。热灼肺络则痰黄。肺通调水道，肺失宣发肃降，津液不得上承，则见口干。治疗以解毒宣肺、通腑泄热、益气养阴为主，自拟方如下：西洋参30g，生地黄30g，南沙参10g，北沙参10g，石菖蒲10g，郁金15g，金荞麦30g，浙贝母30g，熟大黄10g，生薏苡仁15g，鸡内金15g，炒麦芽15g，炒谷芽15g，紫苏子10g，紫苏叶10g，虎杖15g，麦冬10g，桑白皮10g。5剂（2022年5月19～23日）。水煎服200mL，每日1剂，早晚分2次服用，饭后30分钟温服。

（2）2022年5月23日二诊：患者目前无发热，咳嗽阵作，痰少，黏稠，咳吐不畅，口干，胸闷，动则喘促，可以平卧，胃纳一般，大便日行2～3次，寐尚可。舌红干有裂纹，光苔，脉细软。患者舌象如下（见附录彩色图图95-3）。四诊合参，中医辨证考虑疫毒闭肺，耗气伤津伤阴，治疗以解毒宣肺、通腑泄热、益气养阴为主，自拟方如下：南沙参30g，北沙参30g，麦冬10g，桑白皮10g，陈皮10g，金荞麦20g，生地黄30g，浙贝母10g，薏苡仁15g，熟大黄10g，炒谷芽15g，炒麦芽15g，紫苏子10g，紫苏叶10g，马鞭草10g，鸡内金15g，西洋参30g。5剂（2022年5月24～28日）。水煎服200mL，每日1剂，早晚分2次服用，饭后30分钟温服。

（3）2022年5月28日三诊：患者目前无发热，咳嗽阵作，痰少，黏稠，咳吐不畅，口干，胸闷，动则喘促，可以平卧，胃纳较前好转，大便日行2～3次，寐尚可。舌红有裂纹，光苔，脉细软。患者舌象如下（见附录彩色图图95-4）。四诊合参，中医辨证考虑疫毒闭肺，耗气伤津伤阴，治疗以益气养阴、活血凉血为主，自拟方如下：南沙参30g，北沙参30g，麦冬30g，桑白皮10g，陈皮10g，金荞麦20g，生地黄30，浙贝母20g，薏苡仁15g，熟大黄10g，炒谷芽15g，鸡内金15g，马鞭草10g，桃仁10g，赤芍10g，路路通15g，西洋参30g。5剂（2022年5月29日～6月2日）。水煎服200mL，每日1剂，早晚分2次服用，饭后30分钟温服。

（4）2022年6月2日四诊：患者明天下午出院，目前无发热，咳嗽阵作，痰少，少气懒言，口干，胃纳一般，大便通畅，日行2～3次，寐尚可。舌红，少苔，脉细软。患者舌象如下（见附录彩色图图95-5）。四诊合参，中医辨证考虑疫毒恢复期，耗气伤津伤阴，治拟健脾益肺，益气养阴，佐以活血化瘀通络，参苓白术散合沙参麦冬汤加减：南沙参、北沙参各10g，麦冬10g，桑白皮10g，陈皮10g，金荞麦20g，生地黄15g，白茯苓30g，薏苡仁15g，桔梗5g，砂仁6g，怀山药30，赤芍10g，桃仁10g，生黄芪30g，炙甘草10g。7剂（出院带药）。水煎服200mL，每日1剂，早晚分2次服用，饭后30分钟温服。

（六）疗效评估

1. 体温变化趋势 患者入院经中西医结合治疗后，生命体征平稳，未见升高（图95-6，实心圆点所在曲线为体温变化）。

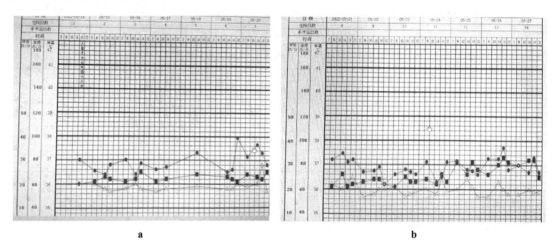

图95-6 体温变化图

2. 主要症状 患者曾出现咳嗽咳痰，痰黄，喘促，憋气，饮食，便秘等，经过中西医结合治疗后，相关临床症状得以改善。

3. 化验室指标变化

表95-1 血液生化指标变化

项目	5月14日	5月21日	5月28日	6月1日
白细胞计数（$\times 10^9$/L）	6.16	9.23	8.01	9.76
淋巴细胞计数（$\times 10^9$/L）	0.72	0.82	0.86	0.95
血小板计数（$\times 10^9$/L）	248	192	106	140
C反应蛋白（mg/L）	30.19	36.12	32.93	31.33
降钙素原（ng/mL）	0.503	0.268	0.171	
活化部分凝血活酶时间测定（秒）	47.6	42.2	41.2	
D-二聚体（mg/LDDU）	3.41	3.57	2.47	
肌钙蛋白I（ng/mL）	0.038	0.054		
酸碱度	7.33	7.38	7.33	7.4

续表

项目	5月14日	5月21日	5月28日	6月1日
氧分压（mmHg）	66.92	70.45	75.18	90.1
二氧化碳分压（mmHg）	51.13	50.12	45	46
B型利钠肽（pg/mL）	169.6	234.44	336.49	435.18
肌酐（mmol/L）	89	105	100	95
钾（mmol/L）	3.19	3.11	4.10	4.01

表 95-2　核酸 CT 值变化

项目	5月15日	5月23日	5月24日
核酸	阳性	阳性	阳性
O 基因	30.07	38.07	39.20
N 基因	27.95	36.04	36.88

4. 胸部影像学变化

5月15日胸部CT：慢性支气管疾患、肺气肿伴少许炎症。

5月22日胸部CT：左肺上叶下舌段、右肺中叶及两肺下叶实变影，考虑炎症，两侧新增少量胸腔积液伴毗邻肺组织部分不张，较前（2022年5月15日）CT有所进展。

5月28日胸部CT：左肺上叶下舌段、右肺中叶及两肺下叶实变影，考虑炎症，两侧新增少量胸腔积液伴毗邻肺组织部分不张，较前（2022年5月22日）CT类似。

（七）出院时情况

患者目前无发热，咳嗽阵作，痰少，少气懒言，口干，胃纳一般，大便通畅，日行2～3次，寐尚可。舌红，少苔，脉细软。

（八）病案讨论与分析

1. 辨证施治思路　新冠病毒感染属于疫病范畴，因为感受疫疠之气，病位在太阴，基本病机特点为"湿、毒、热、痰、瘀、虚"。重症患者的核心病机是"疫毒闭肺，腑气不通，毒损肺络"。

一诊时患者夜寐烦躁不安，咳嗽痰黄，胸闷气促，大便秘结，舌红干裂，苔黄燥，属于"疫毒闭肺"的表现，运用"肺肠同治"的理念，解毒化痰，通腑泄热。

二诊时患者舌红干裂，光苔。患者年事已高，素体阴气不足，再加上邪热耗伤阴液，故加强益气养阴。继予健脾理气助消化，顾护胃气。

三诊时，叶天士言"初为气结在经，久则血伤入络"，指出热毒稽留不去，"气病及血，血伤入络"，可见瘀血阻络及耗血动血之证，重症患者在上方的基础上，加用桃仁、赤芍活血凉血，先证而治，取"凉血散血"之意。

四诊时患者为疫病恢复期，表现为肺脾气虚，气阴两虚。方用参苓白术散合沙参麦冬汤加减，砂仁、陈皮畅通中焦气机。

2. 用药分析　温病学家常说："留得一分津液，便有一分生机。"叶天士提出："温热病救阴犹易，通阳最难，救阴不在血，而在津与汗。"患者在早期运用了大量的益气养阴药顾护津液。"久病入络"，后期加用赤芍、桃仁活血通络。

3. 得失点　患者入院后第 5 天才开始一人一方中药干预，如果能再早一些中药介入，患者恢复得会更快。新冠病毒感染传变迅速，若守常法，循序渐进，治不及变，虽治病进，效果不佳。若能够根据疾病发展规律，提前设防，先证而治，截断扭转，尽早防治，则可控制病情发展，提高临床疗效。新冠病毒感染初期及时使用中医药治疗，截断扭转病情，可以将患者在初期即治愈，不至于发展为重症或危重症。即使是重症患者，也可逆转病情，避免因病情加重而死亡。

（上海市第八人民医院周建华、潘承整理）

九十六、新冠病毒感染轻型气阴两虚案

（一）一般资料

郑某，男，75 岁。救治医院：上海市徐汇区大华医院，住院号：17××××2。
入院时间：2022 年 4 月 17 日；出院时间：2022 年 5 月 2 日；住院天数：16 天。

（二）入院前情况

主诉"新冠病毒核酸检测阳性 3 天"入院。2022 年 4 月 14 日患者自测抗原阳性，后核酸检查异常被隔离管控，2022 年 4 月 17 日转运来我院。入院时患者无发热，偶有咳嗽咳痰，痰白黏不易咳，纳差。

既往史：有高血压病史 20 年，长期口服倍他乐克、阿米洛利等药物控制血压，血压控制尚可；有室性早搏病史半年，自服参松养心胶囊治疗。否认其他内科疾病史。新冠疫苗接种史：曾接种 1 剂新冠疫苗，因皮疹未继续接种。

（三）入院时情况

神疲乏力，偶有咳嗽咳痰，痰白黏不易咳，纳差，气短，口干，心悸。

体格检查：体温 36.9℃，心率 82 次 / 分，呼吸 19 次 / 分，血压 149/63mmHg。

神志清楚，精神欠振，颈软，口唇无发绀，咽部黏膜充血，双侧扁桃体无明显肿大，无脓性分泌物。双侧呼吸运动对称，无胸膜摩擦感，两肺呼吸音稍粗，未闻及干湿啰音。腹软，全腹无压痛反跳痛，肝脾肋下未及，肠鸣音正常，双下肢无浮肿。四肢活动自如。舌红，苔少，脉细弱。

（四）入院诊断

1. 西医诊断

（1）新冠病毒感染（轻型）。

（2）高血压。

（3）心律失常（室性早搏）。

2. 中医诊断

疫病，气阴两虚证。

（五）诊疗经过

患者入院后予监测血压、血氧饱和度（指脉血氧饱和度98%），予羧甲司坦化痰，单硝酸异山梨酯扩冠，倍他乐克控制血压，艾司唑仑助眠。2022年4月18日血常规：白细胞计数2.55×10^9/L，中性粒细胞百分比36.9%↓，淋巴细胞百分比47.8%↑，血红蛋白146g/L，血小板113×10^9/L，C反应蛋白41.13mg/L↑。胸部CT示右肺中叶少许炎症伴机化，左肺上叶下舌段少许纤维灶。结合患者发病情况、临床表现及辅助检查，符合新冠病毒感染（轻型）诊断，继观病情变化。2022年4月27日患者仍觉神疲乏力，仍有咳嗽咳痰，痰白黏不易咳，纳差，气短，口干明显，心悸汗出。复查血常规：白细胞计数9.87×10^9/L↑，中性粒细胞百分比77.7%↑，淋巴细胞百分比13.6%↓，血红蛋白146g/L，血小板227×10^9/L，C反应蛋白45.82mg/L↑。核酸转阴较慢。中医予苏黄止咳胶囊疏风化痰，宣肺止嗽合剂宣肺止咳，利肺片补肺祛痰，汤剂予沙参麦冬汤合止嗽散加减治疗。2022年4月29日患者咳嗽较前好转，胃纳较前改善，患者胸部CT示右肺中叶少许慢性炎症伴机化，较前片大致相仿。2022年5月2日患者咳嗽好转，无明显咳痰，无气短，胃纳好转，口干缓解，心悸汗出减少，无发热，核酸转阴，予以出院。

2022年4月18日辅助检查：①肝肾功能、电解质：总胆红素9.3μmol/L，白蛋白37.8g/L↓，前白蛋白137mg/L↓，谷丙转氨酶15.3U/L，谷草转氨酶24.5U/L。表皮生长因子受体55.14mL/（min×1.73m²），肌酐91.7μmol/L，尿素6.03mmol/L，尿酸297.4μmol/L。钾3.80mmol/L，钠135.1mmol/L↓，氯96.9mmol/L↓。②新冠病毒核酸检测阳性。

2022年4月18日胸部CT（图96-3）：①右肺中叶少许炎症伴机化，左肺上叶下舌段少许纤维灶。②胸主动脉硬化，纵隔少许肿大淋巴结。③胆囊结石。④左肾囊性灶。

1. 西医治疗方案

（1）化痰：羧甲司坦。

（2）扩冠：单硝酸异山梨酯。

（3）控制血压：倍他乐克。

（4）助眠：艾司唑仑。

2. 中医治疗方案

（1）2022年4月27日一诊：患者偶有咳嗽咳痰，痰白黏不易咳，纳差，气短，口干，心悸汗出，无发热，舌红少苔（见附录彩色图图96-1），脉细弱。中医诊断：疫病，气阴两虚证；治则：益气养阴，止咳化痰；方药：沙参麦冬汤合止嗽散加减，拟方如下：南沙参10g，北沙参10g，麦冬15g，党参9g，五味子6g，淡竹叶10g，桑叶10g，芦根10g，丹参15g，生甘草6g，桔梗6g，紫菀9g，百部6g，荆芥6g，白前6g，前胡6g。5

剂（2022年4月28日～5月2日），水煎服400mL，每日1剂，早晚分2次服用，饭后30分钟温服。

（2）2022年5月2日二诊：患者咳嗽好转，无明显咳痰，无气短，胃纳好转，口干缓解，心悸汗出减少，无发热，舌淡红，少苔（见附录彩色图图96-2），脉细。患者神志清，精神可，无咳嗽咳痰，无胸闷气促，无腹痛腹泻，胃纳可。胸部影像学显示炎症控制尚可，连续两次咽拭子病原核酸检测阴性，2022年5月2日出院。

（六）疗效评估

1. 肺部炎症变化　4月18日胸部CT（图96-3）：右肺中叶少许炎症伴机化，左肺上叶下舌段少许纤维灶。4月29日胸部CT（图96-4）：右肺中叶少许慢性炎症伴机化，较前片大致相仿。

2. 主要症状　患者属于普通型，病程前期以咳嗽咳痰，偶有痰中带血症状为主，经过中西医结合治疗后，患者呼吸道症状明显改善。

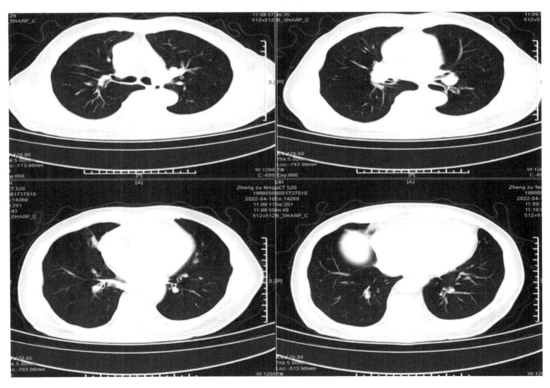

图96-3　4月18日胸部CT

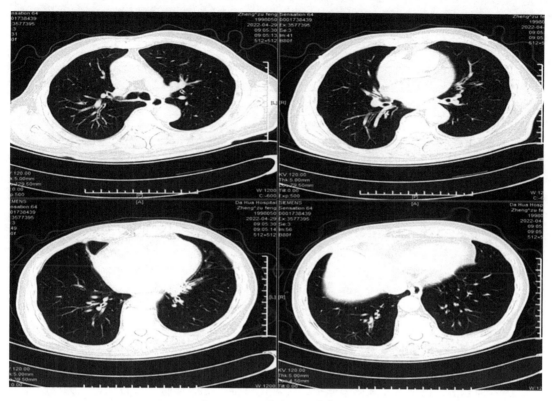

图 96-4　4 月 29 日胸部 CT

3. 生化检查变化

表 96-1　主要生化指标变化

日期	血常规						电解质		
	白细胞 计数 （×10⁹/L）	中性粒细 胞百分比 （%）	淋巴细 胞百分 比（%）	血红 蛋白 （g/L）	血小板 计数 （×10⁹/L）	C 反应 蛋白 （mg/L）	钾 （mmol/ L）	钠 （mmol/ L）	氯 （mmol/ L）
4 月 18 日	2.55 ↓	36.9 ↓	47.8 ↑	146	113	41.13 ↑	3.8	135.1 ↓	96.9 ↓
4 月 27 日	9.87 ↑	77.7 ↑	13.6 ↓	146	227	45.82 ↑	4.1	143	97.8 ↓

表 96-2　主要生化指标变化

日期	肝功能					肾功能		
	白蛋白 （g/L）	前白蛋白 （mg/L）	总胆红素 （μmol/L）	谷丙转氨 酶（U/L）	谷草转氨 酶（U/L）	肌酐 （μmol/L）	尿素氮 （mmol/L）	尿酸 （μmol/L）
4 月 18 日	37.8 ↓	137 ↓	9.3	15.3	24.5	91.7	6.03	297.4
4 月 27 日	/	/	/	/	/	/	/	/

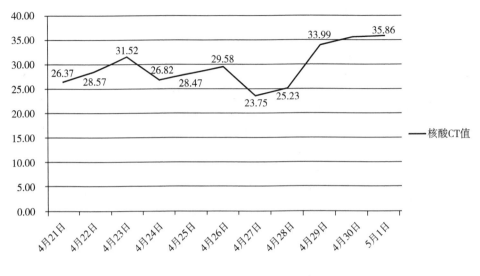

图 96-5　CT 值变化趋势

（七）出院时情况

患者神志清，精神可，无咳嗽咳痰，无胸闷气促，无腹痛腹泻，胃纳可。胸部影像学显示炎症控制尚可，连续两次咽拭子病原核酸检测阴性，2022 年 5 月 2 日出院。随访 2 周未见核酸复阳。

（八）案例讨论与分析

1. 辨证施治思路　新冠病毒感染奥密克戎起病隐匿，发病急骤，病情复杂，易迁延难愈，常寒热错杂、虚实并见。邪郁化热，或与伏燥搏结，均可灼伤津液；邪气壅阻，气血不畅，脉络瘀滞；邪盛伤正，可致气血阴阳不足。总结其病理因素，涉及毒、湿、寒、热、燥、瘀、虚等，病位主要在肺、脾，与心、肝、肾、大肠密切相关。该患者老年正气亏虚，加之邪热耗伤阴津，故致气阴两虚。此患者入院后予常规西医对症支持治疗约 10 天，相关炎症指标较前有所下降，然而核酸检测持续阳性，CT 值反复波动在 25～30 之间，并出现黏痰难咳、口干、纳差、气短、心悸汗出等气阴两虚之象，故及时给予中医药治疗，以期加快康复及转阴。

一诊时患者疾病迁延，正气耗伤，肺卫不能统摄津液气血，故心悸汗出；久病伤阴，肺阴亏耗，肺气失于宣降，则咳逆、气短；阴虚内热，虚火更灼肺阴，胃津亦亏虚，不能上润，则见痰黏难咳、口干；胃气不足，故纳差，舌脉均可佐证。治拟益气养阴，化痰止咳，方予沙参麦冬汤合止嗽散加减。

二诊时，患者咳嗽痰黏、气短、心悸汗出等诸症均较前好转，核酸 CT 值较前升高，达到出院标准，准予出院后随访，未见核酸复阳，故治疗达到预期效果。

2. 用药分析 这是一例中西医结合治疗的普通型新冠病毒感染患者，西医着重稳定血压、化痰、对症营养支持等治疗，中医主要抓住病机变化为外邪侵袭肺卫，迁延不愈，久病耗气伤阴，故以益气养阴为主，佐以化痰止咳，方中南沙参、北沙参、麦冬养阴清肺，滋阴生津，桑叶、芦根清热兼以滋阴生津，淡竹叶味甘、淡，性寒，可清热除烦渴，党参补益肺脾，五味子敛肺止渴，荆芥解表祛邪，紫菀、百部性温而不热，润而不寒，皆可化痰止咳，桔梗开宣肺气，白前、前胡降气化痰，一宣一降，肺气宣降得复，佐以丹参活血凉血，避免留瘀。中西医结合治疗，使患者相关症状较快得到改善，并缩短了核酸转阴时间，共用 16 天，使患者症状改善，咽拭子核酸转阴而出院，且随访 4 周未见核酸复阳。

3. 得失点 本案是一则中医药介入干预中西医结合治疗的成功案例，患者入院 1 周有呼吸道症状，予常规西医对症支持治疗症状改善不明显，核酸 CT 值未见明显提升，予中医药介入干预后，益气养阴，佐以化痰止咳，使余邪得以加快祛除，正气得复，阴液得养，患者症状得以缓解，核酸 CT 值加快转阴，且治疗过程中无不良反应。不足之处：本案中患者入院时先予常规西医治疗近 10 天后，未见明显改善，若能使中医药更早介入干预，患者的病情好转及核酸转阴时间将有望进一步缩短。

（上海市徐汇区大华医院黄伟、彭博、丁趁趁整理）

九十七、新冠病毒感染轻型伴肺癌脑转移案

（一）一般资料

王某，女，66 岁。救治医院：上海市徐汇区大华医院，住院号：17×××3。
入院时间：2022 年 4 月 17 日；出院时间：2022 年 5 月 10 日；住院天数：24 天。

（二）入院前情况

主诉"新冠病毒核酸检测阳性 6 天"入院。患者于 2022 年 4 月 11 日核酸异常被隔离管控，2022 年 4 月 17 日转运来我院。目前患者无发热，有咽痛，咳嗽咳痰，痰白，咳痰不畅，纳差，气短乏力，倦怠。4 月 8 日有摔倒史，右下肢活动受限，近期卧床不起。

既往史：2 年前复旦大学附属中山医院发现肺部恶性肿瘤，目前伴脑转移。2 年前因左下肢骨折行手术治疗。否认其他内科疾病史。4 月 8 日有摔倒史，右下肢活动受限。新冠疫苗接种史：无。

（三）入院时情况

患者无发热，有咽痛，咳嗽咳痰，痰白，咳痰不畅，纳差，气短乏力，倦怠，此次发病以来，患者精神欠振，睡眠尚可，纳差，大便溏，小便如常，体重未见明显下降。

体格检查：体温 36.3℃，心率 83 次 / 分，呼吸 18 次 / 分，血压 145/83mmHg。

神志清楚，精神欠振，颈软，口唇无发绀，咽部黏膜充血，双侧扁桃体无明显肿大，无脓性分泌物。双侧呼吸运动对称，无胸膜摩擦感，两肺呼吸音稍粗，未闻及干湿啰音。腹软，全腹无压痛反跳痛，肝脾肋下未及，肠鸣音正常，双下肢无浮肿。四肢活动自如。舌淡红，苔白厚腻，边有齿痕，脉缓。

（四）入院诊断

1. 西医诊断
（1）新冠病毒感染（轻型）。
（2）肺肿瘤伴脑转移。

（3）白细胞减少。

2. 中医诊断

疫病，寒湿郁肺证。

（五）诊疗经过

2022年4月17日患者入院，予二级护理，监测血氧饱和度（指脉血氧饱和度95%）等。2022年4月18日患者白细胞偏低，予利可君升高白细胞；考虑患者咽痛、咳嗽咳痰，予连花清瘟清热解毒，羧甲司坦化痰止咳等对症治疗。2022年4月17日胸部CT平扫示：①右肺中叶不张，右侧胸膜增厚伴钙化。②两肺下叶炎症。③胸主动脉硬化。④胆囊多发结石。髋关节CT：①右侧股骨粗隆间骨折。②左侧人工髋关节术后改变。患者诉右下肢稍疼痛，予布洛芬止痛、脉血康胶囊活血化瘀等对症治疗；考虑患者咳嗽咳痰，痰白，咳痰不畅，纳差，气短乏力，倦怠，大便溏，4月19日开始予中药治疗。2022年4月23日予复查胸部CT平扫示：①右肺中叶实变、不张，右侧胸膜增厚伴钙化。②右肺下叶支气管扩张伴炎症机化灶，较2022年4月17日片右肺下叶背段炎症有吸收。③胸主动脉硬化。④胆囊多发结石。2022年4月24日患者咳嗽、咳痰较前好转。

1. 西医治疗方案

（1）化痰止咳：羧甲司坦。

（2）止痛：布洛芬。

（3）升高白细胞：利可君等对症治疗。

2. 中医治疗方案

（1）2022年4月19日一诊：患者无发热，咽痛，咳嗽咳痰，痰白，咳痰不畅，纳差，气短乏力，倦怠，大便溏，小便如常，夜寐尚安。舌淡红，苔白厚腻（见附录彩色图图97-1），边有齿痕，脉缓。证属疫病，寒湿郁肺证。治以健脾化湿，止咳化痰。以六君子汤合二陈汤加减，方药如下：党参15g，炒白术10g，茯苓15g，藿香10g，砂仁6g，甘草6g，法半夏9g，陈皮15g，桔梗10g，紫菀10g，百部10g，白前10g，白扁豆30g，薏苡仁30g，苍术10g。7剂（2022年4月20～26日），水煎服400mL，每日1剂，早晚分2次服用，饭后30分钟温服。

（2）2022年4月26日二诊：患者咳嗽、咳痰好转，仍有乏力倦怠，胃纳尚可，大便溏，小便如常，夜寐尚安，舌淡红，苔薄白腻（见附录彩色图图97-2），脉缓。证属肺脾气虚证，治以化湿健脾，补肺益气，以六君子汤合二陈汤加减，拟方如下：党参15g，炒白术10g，茯苓15g，藿香10g，砂仁6g，甘草6g，法半夏9g，陈皮10g，苍术9g，薏苡仁15g，芡实10g，白扁豆15g。7剂（2022年4月27日～5月3日），水煎服400mL，每日1剂，早晚分2次服用，饭后30分钟温服。

（3）2022年5月3日三诊：患者偶有咳嗽，少量咳痰，气短乏力较前好转，胃纳尚可，大便尚调，小便如常，夜寐尚安，舌淡红，苔薄白（见附录彩色图图97-3），脉缓。

证属肺脾气虚证，治以益气补肺，健脾化湿，以六君子汤合补中益气汤加减，拟方如下：党参 15g，炒白术 10g，茯苓 15g，藿香 10g，砂仁 6g，甘草 6g，法半夏 9g，陈皮 10g，黄芪 9g，山药 10g，升麻 9g，柴胡 10g，当归 10g。7 剂（2022 年 5 月 4 ～ 10 日），水煎服 400mL，每日 1 剂，早晚分 2 次服用，饭后 30 分钟温服。

（六）疗效评估

1. 体温变化　患者入院经中西医结合治疗后，生命体征平稳，体温未见升高。

2. 主要症状　本例属于新冠病毒感染轻型患者，病程前期以咽痛、咳嗽咳痰、倦怠乏力、纳差、便溏等肺脾气虚证为主，经过中西医结合治疗后，患者咳嗽咳痰明显改善，考虑患者以肺脾气虚证为主，后期予六君子汤合补中益气汤加减，患者气短乏力、纳差等症状好转。

3. 生化检查变化　（表 97-1 ～ 表 97-2、图 97-4）

表 97-1　主要生化指标变化

日期	血常规					C 反应蛋白（mg/L）	降钙素原（ng/mL）
	白细胞计数（×10⁹/L）	中性粒细胞百分比（%）	淋巴细胞百分比（%）	血红蛋白（g/L）	血小板计数（×10⁹/L）		
4 月 18 日	2.13 ↓	59.2	26.3	69 ↓	208	63.18 ↑	0.08 ↑
4 月 24 日	3.7	65.4	25.7	64 ↓	322 ↑	15.12 ↑	0.09 ↑

表 97-2　主要生化指标变化

日期	肝功能			肾功能		
	总胆红素（μmol/L）	谷丙转氨酶（U/L）	谷草转氨酶（U/L）	肌酐（μmol/L）	尿素氮（mmol/L）	尿酸（μmol/L）
4 月 18 日	3.1 ↓	16.8	21	60.7	6.77	184.9
4 月 24 日	10.6	14	28	57	5.06	211

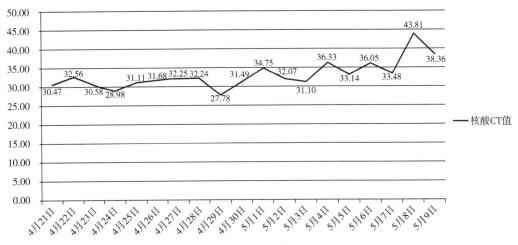

图 97-4　CT 值变化

4. 胸部炎症变化　4月17日胸部CT（图97-5）：右肺中叶不张，右侧胸膜增厚伴钙化；两肺下叶炎症。4月23日胸部CT（图97-6）：右肺中叶实变、不张，右侧胸膜增厚伴钙化；右肺下叶支气管扩张伴炎症机化灶，较4月17日片右肺下叶背段炎症有吸收。

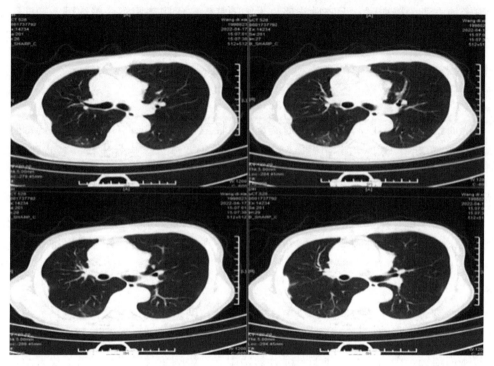

图 97-5　4月17日胸部 CT

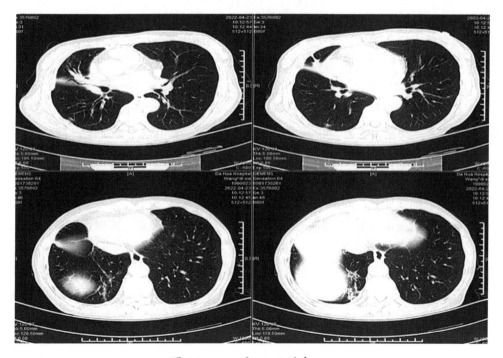

图 97-6　4月23日胸部 CT

（七）出院时情况

患者神志清，精神可，无咳嗽咳痰，无胸闷气促，无腹痛腹泻，胃纳可，胸部影像学显示炎症吸收，连续两次咽拭子阴性，2022 年 5 月 10 日出院。随访 3 周未见核酸复阳。

（八）案例讨论与分析

1. 辨证施治思路　该病例属于新冠病毒感染轻型患者，中医学认为，新冠病毒感染属于"瘟疫""疫疠""湿毒疫"范畴。《温病条辨》曰："疫者，疠气流行，多兼秽浊。"肺为娇脏，疫邪经口鼻侵袭肺脏，导致肺气不利，肺失宣肃，故见咳嗽咳痰；脾喜燥恶湿，湿毒疫邪内传至脾，导致清阳被困，升清降浊功能失调，则见纳差，便溏；气虚运化无力，气血生化不足，则见气短乏力；四诊合参，考虑患者为肺脾气虚证，兼有痰湿内蕴，湿为阴邪，阻遏气机，肺脾运化、输布津液失调，在内郁结生痰，气虚难以推动血运，又生瘀血，更阻气机。《诸病源候论》曰："诸痰者，皆有血脉壅塞，饮水积聚而不消除，故成痰也。"

患者一诊时咽痛、咳嗽咳痰，痰白，咳痰不畅，纳差，气短乏力，倦怠，大便溏，小便如常，夜寐尚安。舌淡红，苔白厚腻，边有齿痕，脉缓。四诊合参，中医辨证属肺脾气虚兼痰湿内蕴证，湿为阴邪，重浊黏滞，易伤阳气，影响全身气机运行，该患者新冠病毒核酸转阴缓慢，经过健脾益肺、化痰祛湿止咳等治疗后，湿邪得以去除，气机通畅，加快核酸转阴。

二诊患者咳嗽咳痰明显好转，仍有乏力倦怠，胃纳尚可，大便溏，小便如常，夜寐尚安，舌淡红，苔薄白腻，脉缓。证属肺脾气虚证，治疗以健脾化湿、理气化痰为主。

三诊时患者偶有咳嗽，少量咳痰，气短乏力较前好转，胃纳尚可，大便尚调，小便如常，夜寐尚安，舌淡红，苔薄白，脉缓。证属肺脾气虚证，治以益气补肺，健脾化湿。《内外伤辨惑论·饮食劳倦论》中云："内伤不足之病，唯当以甘温之剂，补其中，升其阳，甘寒以泻其火自愈。"故三诊予六君子汤合补中益气汤加减。

2. 用药分析　西医以化痰止咳等对症治疗为主。中医基于扶正祛邪的基本原则，一诊以六君子汤合二陈汤加减，补肺健脾，兼化痰止咳，方中党参为君，补益肺脾之气，臣以炒白术健脾益气，固护卫表，以期扶正固本，培土生金；法半夏、陈皮、茯苓为二陈汤基本组成，功善健脾祛湿化痰，行气与补气兼用，以免痰湿阻滞脉络；藿香化湿醒脾，合砂仁避秽和中，两药相辅，调畅中焦清阳气机；佐以桔梗、紫菀、百部、白前化痰止咳，白扁豆、薏苡仁、苍术燥湿健脾；甘草为佐使，甘平补益，兼可调和诸药。二诊患者咳嗽咳痰好转，去桔梗、紫菀、百部、白前，加芡实，治以化湿健脾，补肺益气；三诊以六君子汤合补中益气汤加减，辅助正气，健脾益肺为主。中西医结合治疗，使患者入院后呼吸道症状快速改善，2 次咽拭子核酸转阴而出院。

3. 得失点　本案是一则中医药及时干预的成功案例，患者入院有咳嗽咳痰等呼吸道症状，入院后予中药健脾补肺，理气化痰止咳，因势利导，使痰湿之邪得以快速祛除，患者咳嗽咳痰症状明显改善，而正气未减，治疗过程中无明显不良反应。患者核酸转阴缓慢，舌苔腻，考虑疫病以湿邪为重，湿为阴邪，易伤阳气，阻碍气机运行，湿性重浊黏滞，病程缠绵难愈，经过温阳化湿、健脾理气等治疗后，患者核酸转阴时间缩短，病邪得以清除。

（上海市徐汇区大华医院黄伟、彭博、丁趁趁整理）

九十八、新冠病毒感染普通型伴肺间质纤维化案

（一）一般资料

杨某，女，90岁。救治医院：上海市徐汇区大华医院，住院号：17×××5。

入院时间：2022年4月28日；转出时间：2022年5月17日；住院天数：20天。

（二）入院前情况

主诉"新冠病毒核酸检测阳性2天"入院。患者于2022年4月26日混采核酸异常，被隔离管控，复核新冠病毒核酸检查结果为阳性，2022年4月27日转运来我院。入院时患者无发热，有咳嗽，伴咳痰不畅，偶有胸闷气喘。消瘦，神清，精神萎靡，双下肢不肿。未接种新冠疫苗。

既往史：高血压病史30年，口服厄贝沙坦氢氯噻嗪每次1粒，每日1次控制血压；冠心病病史20余年，口服曲美他嗪每次1粒，每日1次营养心肌；糖尿病病史20余年，口服阿卡波糖每次1粒，每日3次控制血糖；脑梗死后遗症病史20余年，口服血塞通每次3粒，每日3次活血化瘀。否认其他内科疾病史。

（三）入院时情况

气短乏力，口干，喉中痰鸣，咳痰不畅，偶有心慌汗出，胃纳较差。

体格检查：体温37.3℃，心率85次/分，呼吸20次/分，血压110/60mmHg。

神志清楚，精神萎靡，颈软，口唇无发绀，咽部黏膜充血，扁桃体Ⅰ度红肿，无脓性分泌物。双侧呼吸运动对称，无胸膜摩擦感，两肺呼吸音减低，可及散在湿啰音。腹软，全腹无压痛反跳痛，肝脾肋下未及，肠鸣音正常，双下肢无浮肿。舌淡红，无苔，脉细弱。

（四）入院诊断

1. 西医诊断

（1）新冠病毒感染（普通型）。

（2）肺间质纤维化。

（3）高血压。

（4）2 型糖尿病。

（5）冠状动脉粥样硬化性心脏。

（6）轻度贫血。

（7）肾功能不全。

（8）高尿酸血症。

（9）脑梗死后遗症。

2. 中医诊断

疫病，湿毒郁肺、气阴两伤证。

（五）诊疗经过

患者入院后予监测血压、血糖、血氧饱和度（指脉血氧饱和度 96%），予羧甲司坦化痰，厄贝沙坦氢氯噻嗪控制血压。2022 年 4 月 29 日胸部 CT 示两肺散在慢性炎症（两肺下叶间质性为主）。结合患者发病情况、临床表现及辅助检查，符合新冠病毒感染诊断，继观病情变化。2022 年 5 月 7 日患者仍有气短乏力，口干，偶有心慌汗出，纳差，喉中痰鸣，咳痰不畅，患者核酸 CT 值提升不明显。予中药汤剂沙参麦冬汤合参苓白术散加减治疗。2022 年 5 月 11 日患者乏力较前好转，仍有气促，胃纳较前改善，复查胸部 CT平扫：两肺间质纤维化伴炎症及结节，比较 2022 年 4 月 29 日 CT 片情况，显示两肺下叶略进展。血气分析：酸碱度 7.346 ↓，二氧化碳分压 5.35kPa，氧分压 10.60kPa ↓，标准碳酸氢根 21.50mmol/L ↓，实际碳酸氢根 21.90 ↓，血碱剩余 –3.70 ↓，总二氧化碳 46.40mmol/L ↑，氧合指数 379mmHg，血红蛋白血氧饱和度 95.90%，乳酸 1.30mmol/L。血常规：白细胞计数 7.00×10^9/L，中性粒细胞比例 61.0%，淋巴细胞百分比 28.1%，红细胞计数 3.15×10^{12}/L ↓，血红蛋白 94g/L ↓，血小板计数 212×10^9/L。超敏 C 反应蛋白 3.15mg/L，降钙素原 0.12ng/mL ↑，D– 二聚体 1.62mg/L ↑。2022 年 5 月 17 日患者神志清，精神可，咳嗽咳痰减少，无胸闷气促，无腹痛腹泻，胃纳可。因定点医院撤销，转至上海市第八人民医院继续治疗。

2022 年 4 月 29 日辅助检查：①血气分析：酸碱度 7.366，二氧化碳分压 4.90kPa，氧分压 11.30kPa，标准碳酸氢根 21.60mmol/L ↓，实际碳酸氢根 21.00 ↓，血碱剩余 –4.30 ↓，总二氧化碳 37.50mmol/L ↑，氧合指数 404mmHg，血红蛋白血氧饱和度

96.50%，乳酸 0.90mmol/L。②肝肾功能、电解质：总胆红素 7.1μmol/L，直接胆红素 2.8μmol/L，总蛋白 62.5g/L↓，白蛋白 37.0g/L↓，前白蛋白 125mg/L↓。肾功能：肌酐 110μmol/L↑，尿素 11.28mmol/L↑，尿酸 421μmol/L↑。电解质：钾 4.64mmol/L，钠 139.1mmol/L，氯 107.4mmol/L↑。

2022 年 4 月 29 日胸部 CT：①两肺散在慢性炎症（两肺下叶间质性为主）。②胸主动脉及冠脉硬化。③胆囊结石。

1. 西医治疗方案

（1）化痰：羧甲司坦口服。

（2）调节免疫：胸腺五肽肌内注射。

（3）控制血压：厄贝沙坦氢氯噻嗪口服。

（4）抗凝：低分子量肝素钙注射液皮下注射。

（5）营养心肌：曲美他嗪口服。

（6）控制血糖：阿卡波糖口服。

（7）降尿酸：非布司他口服。

2. 中医治疗方案

（1）2022 年 5 月 7 日一诊：患者气短乏力，口干，偶有心慌汗出，胃纳较差，无发热，时有咳嗽咳痰，喉中痰鸣，咳痰不畅，舌淡红无苔，脉细弱。患者舌象如下（见附录彩色图图 98-1）。中医诊断：疫病，湿毒郁肺、气阴两伤证。治则：益气养阴，止咳化痰。方拟沙参麦冬汤合参苓白术散加减：南沙参 12g，北沙参 12g，麦冬 15g，人参 9g，五味子 9g，生石膏 15g，淡竹叶 10g，桑叶 10g，芦根 15g，黄精 15g，山药 15g，丹参 15g，甘草 6g，生黄芪 30g，金蝉花 12g，陈皮 9g，白术 15g，茯苓 15g，白前 9g，前胡 9g，川贝母 6g，薏苡仁 30g。5 剂（2022 年 5 月 8 ～ 12 日），水煎服 400mL，每日 1 剂，早晚分 2 次服用，饭后 30 分钟温服。

（2）2022 年 5 月 12 日二诊：患者乏力好转，仍有气促，口干减轻，心慌汗出改善，胃纳好转，无发热，咳嗽咳痰减少，咳痰色白微黄，舌淡红，少苔，脉细弱。患者舌象如下（见附录彩色图图 98-2）。中医诊断：疫病，气阴两虚证。治则：益气养阴，止咳化痰。方拟沙参麦冬汤合参苓白术散加减：南沙参 12g，北沙参 12g，麦冬 15g，人参 9g，五味子 9g，生石膏 15g，淡竹叶 10g，桑叶 10g，芦根 15g，黄精 15g，山药 15g，丹参 15g，甘草 6g，生黄芪 30g，金蝉花 12g，陈皮 9g，白术 15g，茯苓 15g，白前 9g，前胡 9g，川贝母 6g，薏苡仁 30g，葶苈子 30g，鱼腥草 15g。5 剂（2022 年 5 月 13 ～ 17 日），水煎服 400mL，每日 1 剂，早晚分 2 次服用，饭后 30 分钟温服。

患者症状、精神状态较前好转，核酸 CT 值较前提升。

（六）疗效评估

1.肺部炎症变化　4月29日胸部CT：两肺散在慢性炎症（两肺下叶间质性为主）。5月11日胸部CT：两肺间质纤维化伴炎症及结节，较4月29日两肺下叶略进展。

2.主要症状　患者属于普通型，病程前期以咳嗽咳痰气促症状为主，中后期症见心慌、口干、自汗等，经过中西医结合治疗后，患者呼吸道症状明显改善。

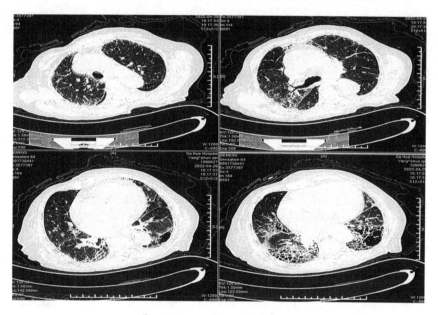

图98-3　4月29日胸部CT

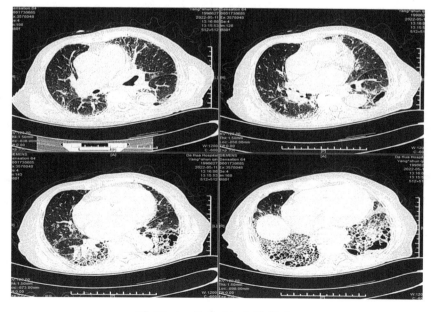

图98-4　5月11日胸部CT

3. 生化检查变化 （表98-1～表98-3、图98-5）

表98-1　主要生化指标变化1

日期	血常规							
	白细胞计数（×10⁹/L）	中性粒细胞百分比（%）	淋巴细胞百分比（%）	血红蛋白（g/L）	血小板计数（×10⁹/L）	C反应蛋白（mg/L）	D-二聚体（mg/L）	降钙素原（ng/mL）
4月29日	4.40	58.9	31.6	93 ↓	105	53.00 ↑	0.41	0.07 ↑
5月11日	7.00	61.0	28.1	94 ↓	212	3.15	1.62 ↑	0.12 ↑

表98-2　主要生化指标变化2

日期	血气分析						电解质		
	酸碱度	氧分压（kPa）	血氧饱和度（%）	碳酸氢根（mmol/L）	碱剩余	氧合指数（mmHg）	钾（mmol/L）	钠（mmol/L）	氯（mmol/L）
4月29日	7.37	11.3	96.5	21.6 ↓	-4.3 ↓	404	4.64	139.1	/
5月11日	7.346 ↓	10.6 ↓	95.9	21.5 ↓	-3.7 ↓	379	4.50	143.8	108.1 ↑

表98-3　主要生化指标变化3

日期	肝功能					肾功能		
	白蛋白（g/L）	前白蛋白（mg/L）	总胆红素（μmol/L）	谷丙转氨酶（U/L）	谷草转氨酶（U/L）	肌酐（μmol/L）	尿素氮（mmol/L）	尿酸（μmol/L）
4月29日	37	125	7.1	15.4	21.1	110 ↑	11.28 ↑	421 ↑
5月11日	/	/	/	14	22	118 ↑	15.16 ↑	498 ↑

核酸CT值变化趋势见图98-5。

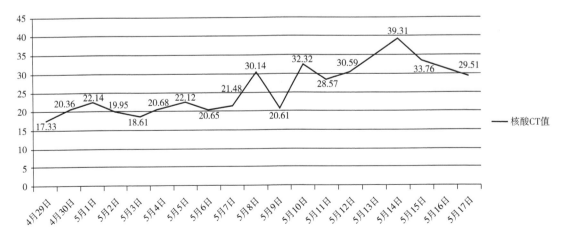

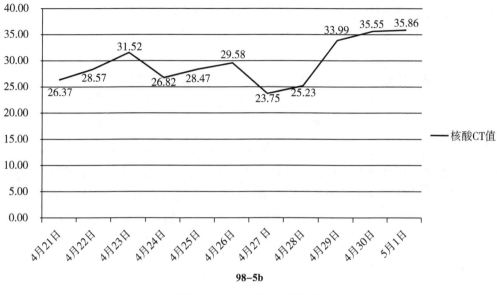

98-5b

图 98-5　CT 值变化趋势

（七）出院时情况

患者神志清，精神可，咳嗽咳痰减少，无胸闷气促，无腹痛腹泻，胃纳可。因定点医院撤销，于 2022 年 5 月 17 日转至上海市第八人民医院继续治疗。

（八）案例讨论与分析

1. 辨证施治思路　新冠病毒感染奥密克戎起病隐匿，发病急骤，病情复杂，易迁延难愈，常寒热错杂、虚实并见。邪郁化热，或与伏燥搏结，均可灼伤津液；邪气壅阻，气血不畅，脉络瘀滞；邪盛伤正，可致气血阴阳不足。总结其病理因素，涉及毒、湿、寒、热、燥、瘀、虚等，病位主要在肺、脾，与心、肝、肾、大肠密切相关。此患者疾病早期因素体正气亏虚，卫表不固，邪气入里，又因正气不足，不能奋起抗邪，疾病迁延不愈，久病化热，耗伤阴液，疾病中后期出现气阴两虚证候。患者入院后予常规西医对症支持治疗约 10 天，相关炎症指标较前有所下降，然而核酸检测持续阳性，CT 值反复波动在 20 左右，并出现黏痰难咳、口干、纳差、气促、心悸汗出等气阴两虚之象，故及时给予中医药治疗，以期加快患者康复及转阴。

一诊时，患者老年，疾病迁延，正气耗伤，肺卫不能统摄津液气血，久病伤阴，心阴不足，故心悸心慌汗出；肺气失于宣降，久病及肾，肾不纳气，则咳逆、气短；阴虚内热，虚火更灼肺阴，胃津亦亏，不能上润，则见痰黏难咳、口干；胃气不足，故纳差，舌脉均可佐证。治拟益气健脾养阴，方予沙参麦冬汤合参苓白术散加减。

二诊时，患者咳嗽痰黏、心悸汗出等诸症均较前好转，核酸 CT 值较前升高，波动在

30 左右，并出现一次阴性结果，疗效可观。患者仍有气促，咳痰色白微黄，舌淡红，少苔，考虑阴虚有所改善，然肺内痰邪略有化热迹象，故在原方基础上加用葶苈子泻肺平喘，鱼腥草清热解毒化痰。

2. 用药分析　这是一例中西医结合治疗的普通型新冠病毒感染患者，西医着重调节免疫、抗凝、控制血压、营养心肌、控制血糖、降尿酸、对症营养支持等治疗，中医主要抓住病机变化为外邪侵袭肺卫，迁延不愈，久病耗气伤阴，故以益气养阴为主，佐以化痰止咳平喘，方中南沙参、麦冬养阴清肺，滋阴生津；桑叶、芦根清热兼以滋阴生津；淡竹叶味甘、淡，性寒，可清热除烦渴；生石膏味甘，性大寒，可清泄肺热，亦可除烦止渴；人参补益肺脾，五味子敛肺止渴，黄精润肺滋阴，联合山药补脾益气；白术、茯苓、薏苡仁健脾利湿，陈皮理气健脾；川贝母止咳化痰；白前、前胡降气化痰，一宣一降，肺气宣降得复；黄芪、金蝉花扶正固本，佐以丹参活血凉血，避免留瘀。二诊根据临床表现加入葶苈子泻肺平喘，鱼腥草清热解毒排脓。中西医结合治疗，使患者相关症状较快得到改善，并提高了核酸 CT 值水平，虽因定点医院关闭，患者转出，未能继续观察诊治，相信继续当前中西医结合治疗，患者新冠病毒核酸检测结果有望更快成功转阴，并康复出院。

3. 得失点　本案是一则中医药介入干预中西医结合治疗的成功案例，患者入院 1 周余有呼吸道症状，予常规西医对症支持治疗，症状改善不明显，核酸 CT 值未见明显提升，予中医药介入干预后，益气养阴，佐以化痰止咳平喘，使余邪得以加快祛除，正气得复，阴液得养，患者症状得以缓解，核酸 CT 值水平得到显著提升，且治疗过程中无不良反应。本案中患者入院时先予常规西医治疗 10 天后，未见明显改善，疾病已进入中后期，迁延难愈，若能使中医药更早介入干预，患者的病情好转及核酸转阴时间将有望进一步缩短。

（上海市徐汇区大华医院黄伟、彭博、丁趁趁整理）

九十九、新冠病毒感染重型伴见胃肠道症状案

（一）一般资料

王某，男，80岁，救治医院：上海市嘉定区安亭医院，住院号：22×××4。
入院时间：2022年4月14日；出院时间：2022年5月5日；住院天数：21日。

（二）入院前情况

主诉：发热10天入院。2022年4月4日患者出现发热，测体温37.8℃，伴轻度中上腹不适，无咳嗽咳痰，无胸闷气促，食欲一般，大小便正常。当天核酸检测阳性，一直居家隔离，4月14日区疾病预防控制中心通知患者，为进一步诊治转入上海市嘉定区安亭医院治疗。

既往史：有高血压、前列腺增生病史，平时用药控制，症状稳定。有左肾肿瘤手术史。未接种新冠疫苗。否认内科疾病史及药物食物过敏史。

（三）入院时情况

本次发病以来，患者精神尚可，胃纳尚可，睡眠可，大便如常，小便如常，体力无明显下降，体重未见明显下降。

体格检查：体温37.0℃，心率78次/分，呼吸19次/分，血压148/80mmHg，动脉血氧饱和度98%。

神志清楚，精神尚可，无嗜睡。颈软，口唇无发绀，心肺叩诊、听诊未查体；腹部体征阴性。双下肢无水肿。

（四）入院诊断

1. 西医诊断
（1）新冠病毒感染（普通型）。
（2）高血压3级（极高危）。
（3）前列腺增生。

（4）左肾肿瘤手术个人史。

2. 中医诊断

疫病，湿毒郁肺证。

（五）诊疗经过

2022年4月14日入院予监测血氧饱和度，给予连花清瘟颗粒治疗。4月18日予补钾。4月19日抗感染，化痰，胸腺肽提高免疫。4月20日患者出现恶心，呕吐胃内容物，胸闷气促，纳差，乏力，困倦，口干明显，小便量少，大便日1次。体温37.6℃，动脉血氧饱和度97%，呼吸21次/分，予奈玛特韦片/利托那韦片抗病毒。4月21日患者胸闷气喘，时有恶心，纳差，乏力，大便稀，小便调。查血气分析：酸碱度7.46，氧分压11.7kPa，二氧化碳分压5.1kPa，碳酸氢根离子27mmol/L，剩余碱3.1mmol/L，氧合指数266mmHg。予以吸氧（2L/min），营养支持，低分子量肝素钙注射液抗凝，奥美拉唑钠抑酸护胃。4月22日患者无发热，体温37.2℃，喘促，胸闷，恶心无呕吐，嗜睡，精神萎靡，纳差，口干，二便调，血氧饱和度97%（吸氧中）。由于患者症状加重，胸部CT提示炎症较前明显进展，氧合指数为266mmHg，经上级医院专家会诊，西医诊断为新冠病毒感染重型，中医诊断为疫病（疫毒闭肺证），予一级护理，心电监护。4月23日予血必净注射液活血化瘀。4月24日患者喘促稍减轻，恶心呕吐，乏力，困倦，纳差，予人血白蛋白支持治疗。4月26日患者稍有喘促，时有胸闷，乏力，纳差，大便偏干，予以俯卧位治疗。

4月17日：①血常规：白细胞计数3.99×10⁹/L，血小板计数111×10⁹/L，中性粒细胞计数2.72×10⁹/L，淋巴细胞计数0.57×10⁹/L，单核细胞计数17.30×10⁹/L。超敏C反应蛋白10.42mg/L。②生化检查：谷丙转氨酶44U/L，谷草转氨酶61U/L，碱性磷酸酶59U/L，乳酸脱氢酶202U/L，白蛋白36.8g/L，尿素8.0mmol/L，肌酐99μmol/L，表皮生长因子受体67.06mL/（min×1.73m²）。③凝血功能：国际标准化比值1.05，D-二聚体1.50μg/mL。

2022年4月18日胸部CT（图99-1）：

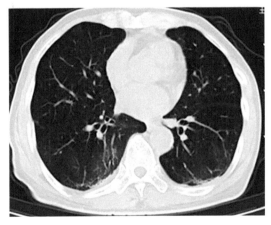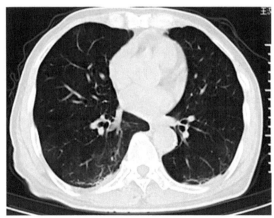

图99-1　4月18日胸部CT

1. 西医治疗方案

（1）抗病毒治疗：奈玛特韦片/利托那韦片每次 3 粒，每 12 小时 1 次，连用 5 天。

（2）抗感染治疗：头孢曲松钠 2g，每日 1 次，连用 5 天。

（3）免疫治疗：胸腺肽 50mg，每日 1 次，连用 10 天。

（4）抗凝治疗：低分子量肝素钙注射液 4100IU，每日 2 次，连用 15 天。

（5）营养支持：血必净 50mL，每日 2 次，连用 7 天。复方氨基酸 12.5g，每日 1 次，连用 9 天。人血白蛋白 10g，每日 1 次，连用 6 天。奥美拉唑钠 40mg，每日 1 次，连用 6 天。氨溴索 30mg，每日 1 次，连用 11 天。氯化钾缓释片 1000mg，每日 3 次，连用 4 天。

（6）俯卧位治疗：每日 12～16 小时。

（7）其他：特拉唑嗪片 2mg，每日 1 次。氯沙坦钾片 50mg，每日 1 次。酒石酸美托洛尔片 25mg，每日 2 次。

2. 中医治疗方案

（1）2022 年 4 月 17 日一诊：患者发热，体温 37.8℃，稍咳嗽咳痰，胃纳尚可，二便调。舌红，苔灰厚腻。证属风热袭表，湿热犯肺，治以清热宣肺，解表透邪。予新冠病毒感染协定方，方药如下：金银花 12g，荆芥 9g，连翘 9g，蜜麻黄 6g，苦杏仁 9g，生石膏 30g（先下），柴胡 9g，黄芩 9g，野荞麦根 18g，板蓝根 9g，薄荷 6g（后下），芦根 15g，广藿香 9g，生薏苡仁 15g，牡丹皮 9g，生甘草 6g。3 剂（2022 年 4 月 18～23 日），水煎服 400mL，每日 1 剂，早晚分 2 次服用，饭后 30 分钟温服。

（2）2022 年 4 月 23 日二诊：患者发热，体温 37.2℃，胸闷气喘，稍咳嗽咳痰，痰少不易咳出，纳差，恶心，乏力，身体困重，口干不欲饮，小便量少，大便每日 1 次，成形。舌红，苔黄厚浊腻。予吸氧（2mL/min），俯卧位治疗。患者舌象如下（见附录彩色图图 99-2）。证属湿热蕴肺，湿毒困脾，耗气伤阴，治以疏利透达，益气养阴。方以达原饮加减，方药如下：槟榔 6g，厚朴 12g，草果 3g，知母 9g，赤芍 18g，黄芩 12g，紫苏叶 9g，紫苏梗 9g，太子参 30g，藿香 12g，麦冬 9g，炒谷芽 15g。3 剂（2022 年 4 月 24～29 日），水煎服 400mL，每日 1 剂，早晚分 2 次服用，饭后 30 分钟温服。由于患者食欲不佳，服药期间仍有胃脘不适，嘱患者少量频服，每天 200mL。

（3）2022 年 4 月 29 日三诊：患者中上腹胀满，稍有乏力，胃纳尚可，小便正常，大便两天 1 次。舌红，苔薄。患者舌象如下（见附录彩色图图 99-3）。证属气阴亏虚，治以益气养阴，方以生脉饮加减，方药如下：太子参 30g，麦冬 12g，五味子 9g，生黄芪 30g，生白术 15g，升麻 6g，赤芍 30g，牡丹皮 12g，黄精 9g，女贞子 18g，墨旱莲 15g，炒稻芽 15g，炒麦芽 15g，陈皮 6g。5 剂（2022 年 4 月 30 日～5 月 4 日），水煎服 400mL，每日 1 剂，早晚分 2 次服用，饭后 30 分钟温服。

（六）疗效评估

1. 体温变化趋势　患者入院经中西医结合治疗后，生命体征平稳，入院时有发热，后体温逐渐恢复正常。详见下图（图99-4，实心圆点所在曲线为体温变化）。

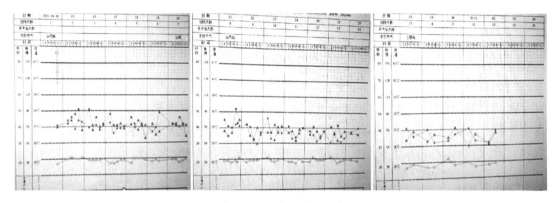

图 99-4 体温变化图

2. 主要症状 患者入院时属于普通型，前期以发热、上腹部不适为主，中期出现纳差，恶心呕吐，胸闷气促，乏力等，诊断为重型，经过中西医综合治疗，后期症状均改善。

3. 血细胞分析及炎性指标、D- 二聚体（表99-1），**血肝肾功能、电解质**（表99-2）**及 CT 值变化**（表99-3）

表 99-1 血细胞分析及炎性指标、D- 二聚体表

日期	白细胞计数（×10⁹/L）	中性粒细胞计数（×10⁹/L）	淋巴细胞计数（×10⁹/L）	超敏 C 反应蛋白（mg/L）	降钙素原（mg/L）	D- 二聚体（μg/mL）
正常范围	3.97 ～ 9.15	2.0 ～ 7.7	0.8 ～ 4.0	0 ～ 10.0		0 ～ 1.0
4 月 17 日	3.99	2.72	0.57	10.42	0.101	1.70
4 月 20 日	4.13	3.14	0.34	18.5	0.140	3.09
4 月 22 日	4.54	3.47	0.39	30.39	0.106	1.48
4 月 24 日	5.88	4.89	0.40	24.15	0.130	3.60
4 月 27 日	5.81	4.69	0.46	15.45		1.15
5 月 4 日	5.21	4.53	0.74	3.12		0.64

表 99-2 肝肾功能、电解质情况表

日期	白蛋白（g/L）	谷丙转氨酶（U/L）	谷草转氨酶（U/L）	肌酐（μmol/L）	血钾（mmol/L）
正常范围	35.0 ～ 50.0	0 ～ 50.0	17.0 ～ 59.0	62 ～ 106	3.60 ～ 5.00
4 月 17 日	36.8	44.0	61.0	99	3.40
4 月 22 日	35.3	37.0	50.0	99	3.60
4 月 24 日	30.4	32.0	49.0	91	3.40
4 月 27 日	30.8	33.1	35.5	81.3	3.54

表 99-3　CT 值变化

项目	4月24日	4月25日	4月27日	4月29日	5月2日	5月3日	5月4日
N 基因	37.79	26.22	26.43	39.44	35.20	37.56	阴性
ORF1ab	34.92	21.74	34.78	32.93	32.36	37.55	37.50

4. 胸部影像学变化（图 99-5）

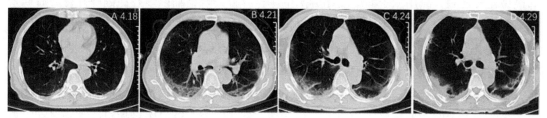

A. 4月18日：慢性支气管炎，肺气肿，合并感染
B. 4月21日：两肺炎症较前加重
C. 4月24日：较 2022 年 4月21日两肺炎症部分合并实变改变，部分吸收
D. 4月29日：较 2022 年 4月24日两肺上叶病灶实变，渗出增多

图 99-5　胸部影像学变化

（七）出院时情况

患者神志清，精神可，无咳嗽咳痰，无胸闷气促，无腹痛腹泻，胃纳可，二便调。舌红，苔薄白。舌象如下（见附录彩色图图 99-6）。患者连续两次鼻咽拭子核酸检测阴性，患者于 2022 年 5月5日出院。

（八）案例讨论与分析

1. 辨证施治思路　新冠病毒感染属中医学"疫病"范畴，感受"疫毒之邪"致病，"疫毒（热毒、湿毒）"是本病的核心病机，其病位主要在肺，累及脾胃。基本病机特点为"湿、热、毒、瘀、虚、闭"。此患者在一诊时外感疫毒，予以上海市新冠病毒感染普通型协定方，该方以银翘散合麻杏石甘汤加减透邪外出。

二诊时患者舌红、苔灰厚腻，为湿浊内阻之象，湿邪在半表半里之间，治以开达膜原，疏利气机，方选达原饮加减，加用紫苏解表宽中，赤芍清营凉血，太子参、麦冬养阴生津，炒谷芽健脾开胃。

三诊时患者舌苔由苔黄厚浊腻转淡变薄，湿热邪气渐去，但余毒未清，正气亦伤，治疗以益气养阴为主，方用生脉饮加味，辅以健脾和胃。经治疗，随着患者正气和阴津恢复，气机畅达而愈。

2. 用药分析　这是一例中西医结合治疗从普通型发展成重型的新冠病毒感染患者，西医着重抗病毒、增强免疫、抗炎、营养支持等，中医主要抓住病机变化为湿热蕴肺，湿毒困脾。病位在肺，累及脾胃，湿毒之邪伏于膜原，以清热化浊，开达膜原，疏利气机，早期以上海市新冠病毒感染协定方清热宣肺，解表透邪，该方以银翘散合麻杏石甘汤加减。在疾病进展至重症时，运用达原饮加减，治以开达膜原，辟秽化浊，其中槟榔、厚朴、草果共为君药，三药疏利，宣通气机，使邪气溃散，速离膜原逐邪外出，黄芩清热燥湿。湿毒闭肺，胃气失和，选用紫苏解表又宽中理气；邪热耗伤营血，以赤芍清营凉血；疫毒之邪最易耗气伤阴，故用太子参、麦冬养阴生津；脾胃失合，辅以炒谷芽健脾开胃。后期余毒未清，正气亦伤，方选生脉饮加味，以祛邪扶正为主。中西医结合治疗，使患者病情未进一步发展为危重症，临床症状及时得到改善，患者连续两次鼻咽拭子核酸转阴而出院。

3. 得失点　本例为一则中医药及时干预的成功案例，初治时对本病病机特点把握不足，拘泥于《新型冠状病毒肺炎诊疗方案（试行第九版）》，普通证型方药未能达到预期理想效果。经过及时调整辨证论治思路，把握住"邪伏膜原"这一关键病机，方药对症，方能获效。

（上海市嘉定区中医医院师金娟、肖定洪，上海市嘉定区安亭医院徐国海整理）

附录　舌象彩色图鉴汇总

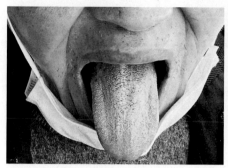

图 1-1　一诊舌象

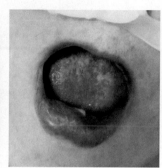

图 3-1　一诊舌象

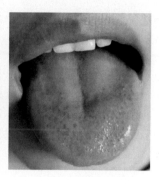

图 4-1　一诊舌象

5月1日
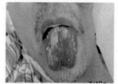

5月3日
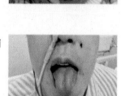

5月7日
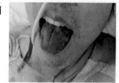

5月13日
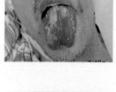

5月16日

5月18日
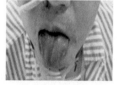

图 5-1　不同时期舌象变化

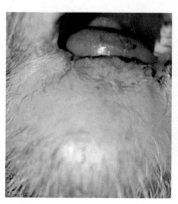

图 6-1　四诊舌象

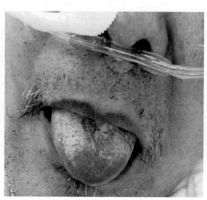

图 7-2　六诊舌象

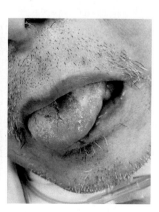

图 7-3　七诊舌象

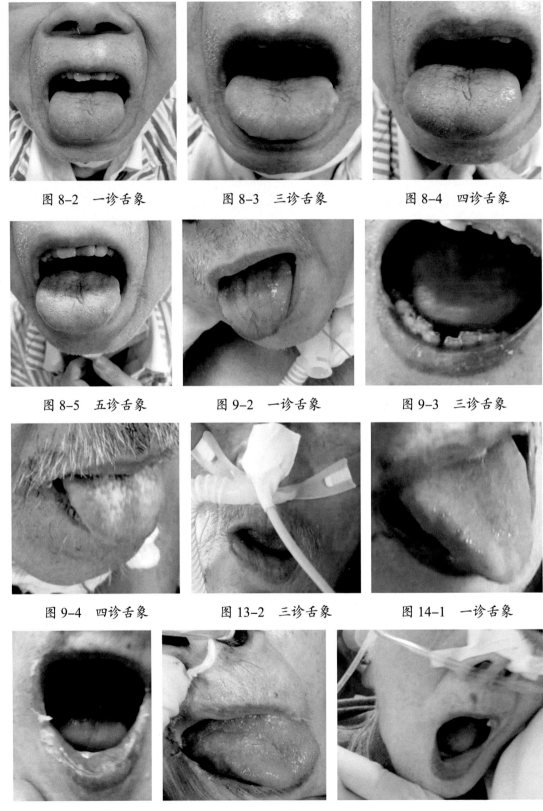

图 8-2　一诊舌象　　　　图 8-3　三诊舌象　　　　图 8-4　四诊舌象

图 8-5　五诊舌象　　　　图 9-2　一诊舌象　　　　图 9-3　三诊舌象

图 9-4　四诊舌象　　　　图 13-2　三诊舌象　　　　图 14-1　一诊舌象

图 14-2　三诊舌象　　　　图 14-3　九诊舌象　　　　图 14-4　十诊舌象

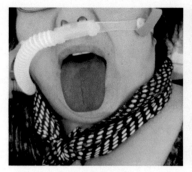

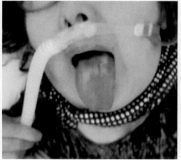

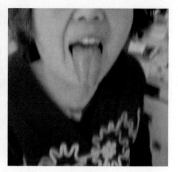

图 15-4

5 月 7 日舌诊图片

图 15-5

5 月 14 日舌诊图片

图 15-6

5 月 17 日舌诊图片

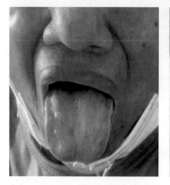

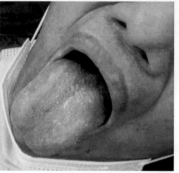

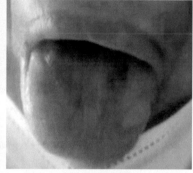

图 17-2 一诊舌象

图 17-3 二诊舌象

图 17-4 三诊舌象

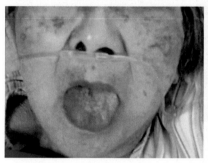

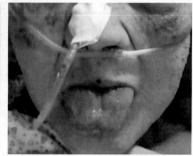

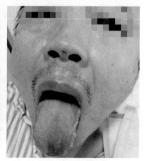

图 18-2 一诊舌象

图 18-3 四诊舌象

图 20-1 一诊舌象

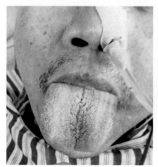

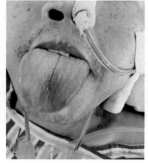

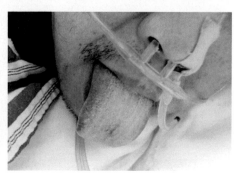

图 21-1 一诊舌象

图 21-2 二诊舌象

图 21-3 三诊舌象

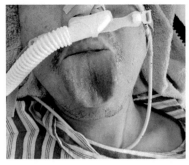
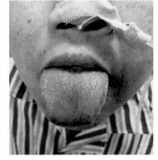
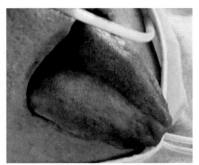

图 21-4　五诊舌象　　　　　图 21-5　六诊舌象　　　　　图 22-1　一诊舌象

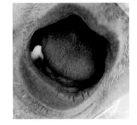
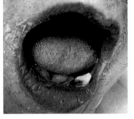
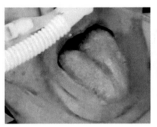
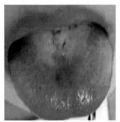

图 23-1　一诊舌象　图 23-2　四诊舌象　　图 25-1　一诊舌象　图 27-1　一诊舌象

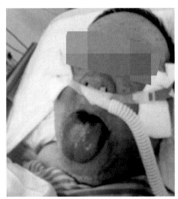
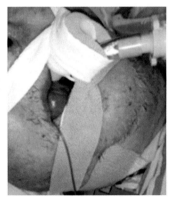
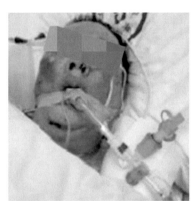

一诊舌象　　　　　　　　四诊舌象　　　　　　　　八诊舌象

图 28-1　患者不同时期舌象

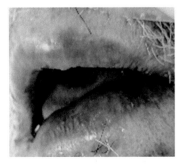
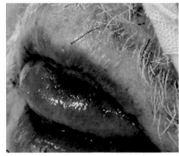
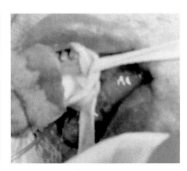

2022 年 4 月 30 日　舌诊　　2022 年 5 月 9 日　舌诊　　2022 年 5 月 18 日　舌诊

图 29-1　患者不同时期舌象

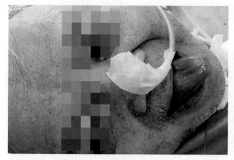

图 30-1　三诊舌象

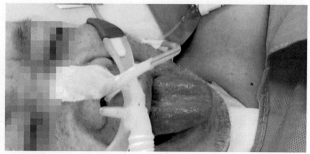

图 30-2　四诊舌象

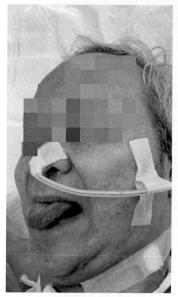

图 30-3　五诊舌象

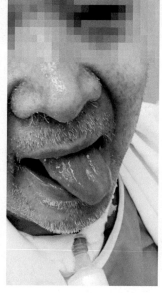

图 30-4　六诊舌象

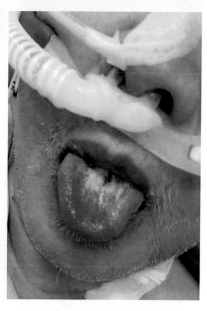

图 31-2　四诊舌象

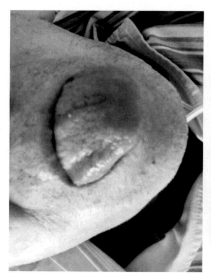

图 32-1　一诊舌象

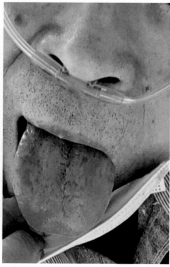

图 32-2　三诊舌象

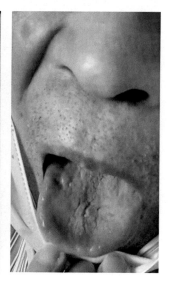

图 32-3　五诊舌象

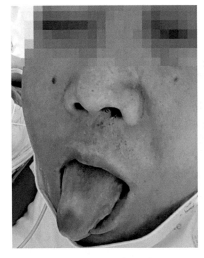

图 33-1　一诊舌象

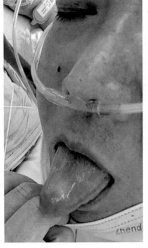

图 33-2　三诊舌象

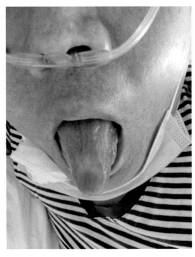

图 33-3　七诊舌象

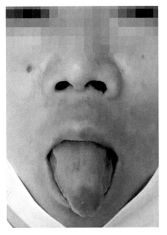

图 33-4　八诊舌象

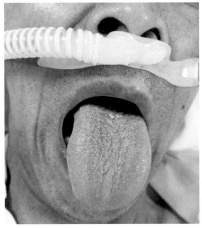

图 34-1　一诊舌象

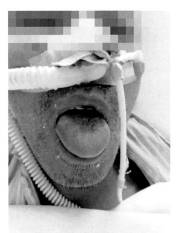

图 34-2　二诊舌象

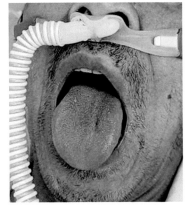

图 34-3　三诊舌象

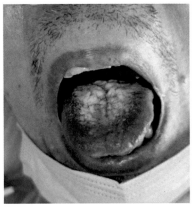

图 35-2　四诊舌象

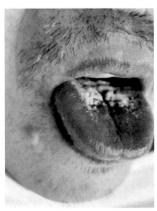

图 35-3　五诊舌象

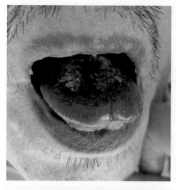

图 35-4　六诊舌象

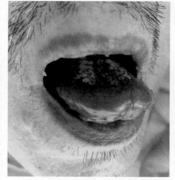

图 35-5　七诊舌象

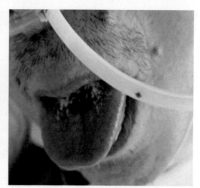

图 35-6　八诊舌象

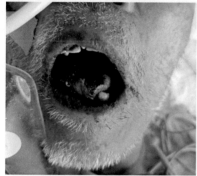

图 36-1　一诊舌象

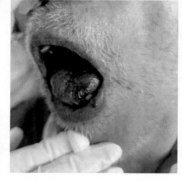

图 36-2　二诊舌象

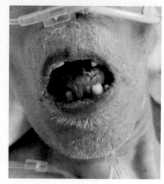

图 36-3　三诊舌象

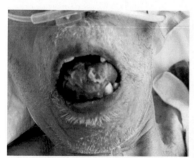

图 36-4　五诊舌象

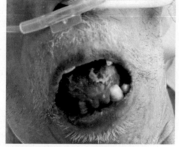

图 36-5　六诊舌象

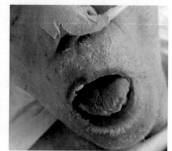

图 36-6　七诊舌象

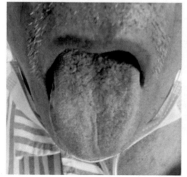

图 37-2　一诊舌象

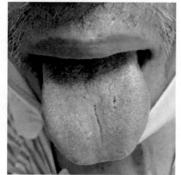

图 37-3　二诊舌象

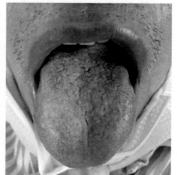

图 37-4　四诊舌象

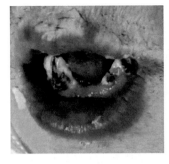

图 39-1b　一诊舌象

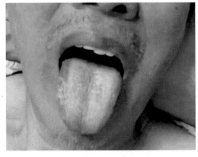

图 42-2　一诊舌象

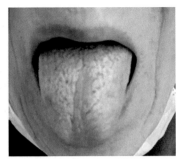

图 43-1　一诊舌象

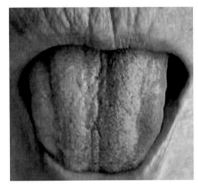

图 44-1　五诊舌象

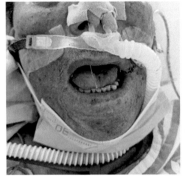

图 45-1　一诊舌象

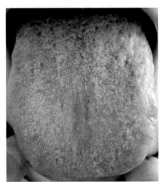

图 47-1　5 月 28 日舌象

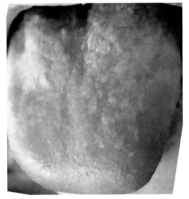

图 47-2　6 月 5 日舌象

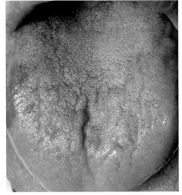

图 47-3　6 月 8 日舌象

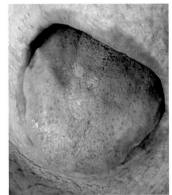

图 48-2　一诊舌象

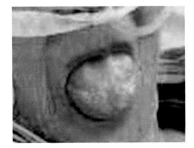

图 48-3b　四诊舌象

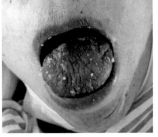

图 49-1　一诊舌象

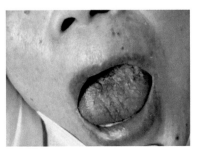

图 49-2　二诊舌象

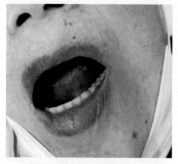

图 49-3　三诊舌象

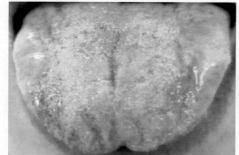

图 49-4　四诊舌象

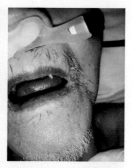

图 50-1　一诊舌象

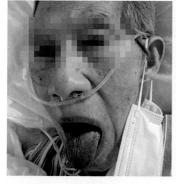

图 51-2　一诊舌象

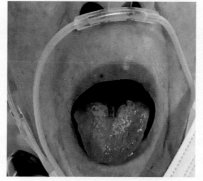

图 51-3　二诊舌象

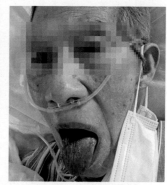

图 51-4　三诊舌象

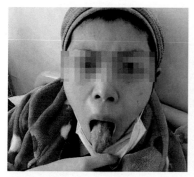

图 52-1　一诊舌象

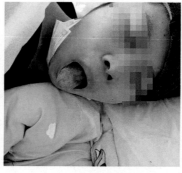

图 52-2　二诊舌象

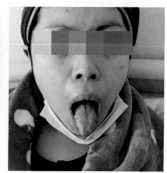

图 52-3　三诊舌象

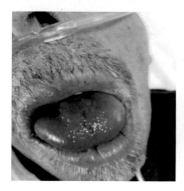

图 53-3　一诊舌象

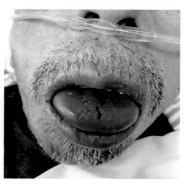

图 53-4　二诊舌象

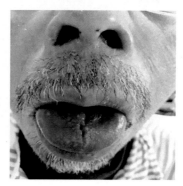

图 53-5　四诊舌象

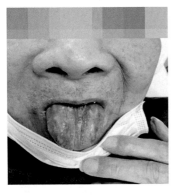
图 54-2　一诊舌象

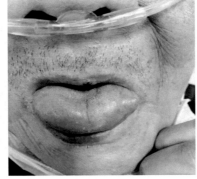
图 54-3　二诊舌象

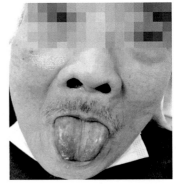
图 54-4　三诊舌象

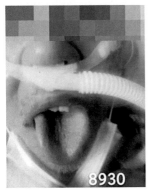
图 55-3　二诊舌象

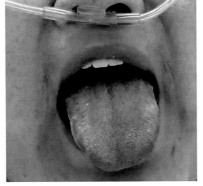
图 56-2　一诊舌象

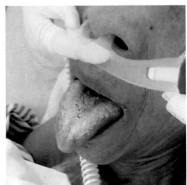
图 57-2　一诊舌象

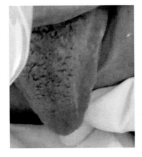
图 57-3　二诊舌象

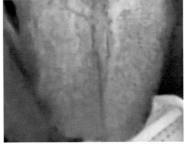
图 57-4　三诊舌象

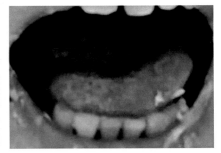
图 58-3　一诊舌象

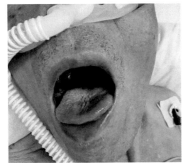
图 59-4　一诊舌象

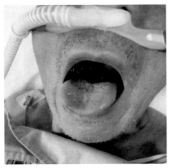
图 59-5　二诊舌象

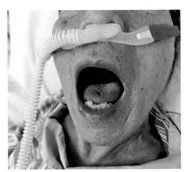
图 59-6　三诊舌象

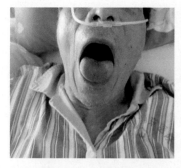
图 59-7　四诊舌象

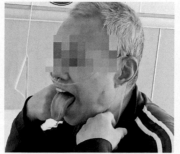
图 62-2　一诊舌象

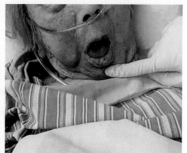
图 65-3　五诊舌象

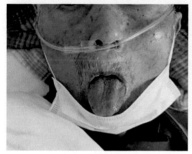
图 66-3　一诊舌象

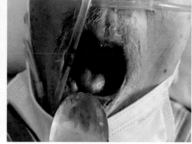
图 66-4　二诊舌象

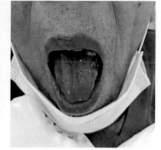
图 66-5　三诊舌象

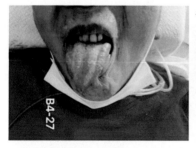
图 67-3　一诊舌象

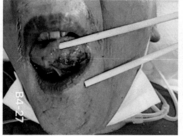
图 67-4　二诊舌象

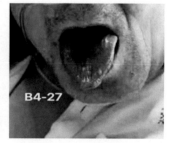
图 67-5　三诊舌象

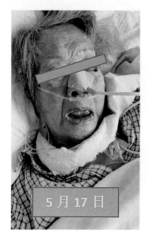

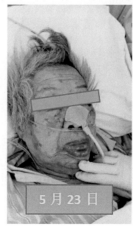

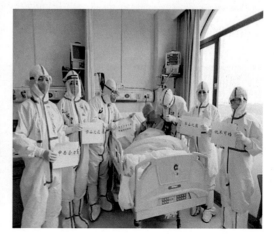
图 69-3　5 月 17 日三诊舌象

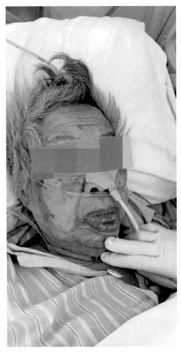

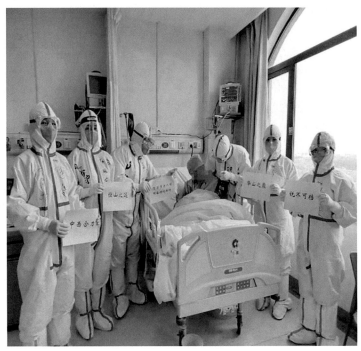

图 69-4　5 月 23 日四诊舌象　　　　　图 69-5　5 月 29 日五诊舌象

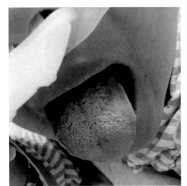

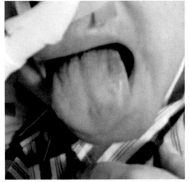

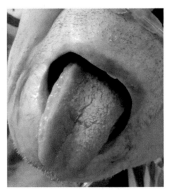

图 70-2　二诊舌象　　　　图 70-3　四诊舌象　　　　图 71-2　六诊舌象

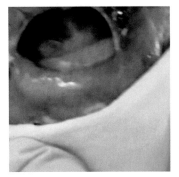

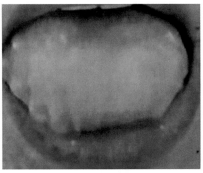

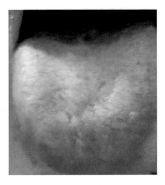

图 72-2　一诊舌象　　　　图 73-2　一诊舌象　　　　图 73-3　三诊舌象

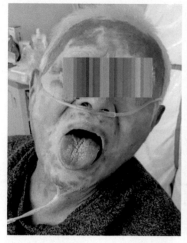
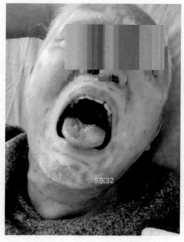
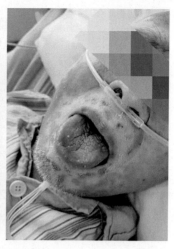

图 74-1　一诊舌象　　　　　图 74-2　二诊舌象　　　　　图 74-3　三诊舌象

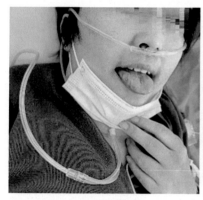
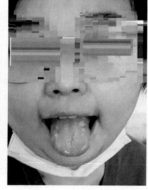
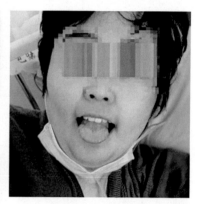

图 75-1　一诊舌象　　　　　图 75-2　二诊舌象　　　　　图 75-3　三诊舌象

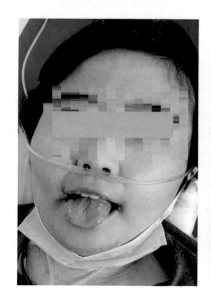
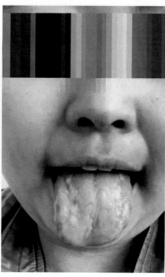
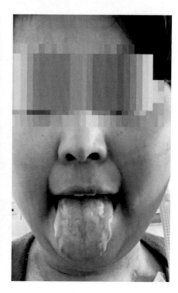

图 75-4　五诊舌象　　　　　图 75-5　六诊舌象　　　　　图 75-6　七诊舌象

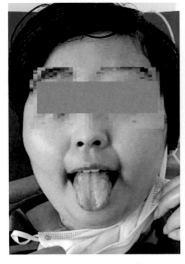

图 75-7　八诊舌象

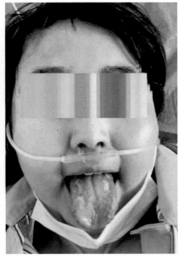

图 75-8　九诊舌象

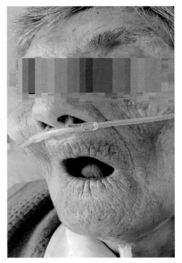

图 76-1　一诊舌象

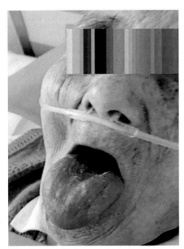

图 76-2　二诊舌象

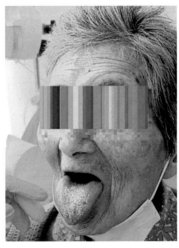

图 76-3　三诊舌象

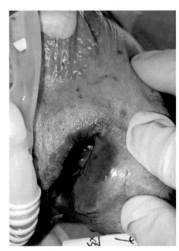

图 77-1　三诊舌象

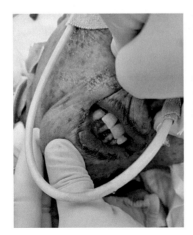

图 77-2　六诊舌象

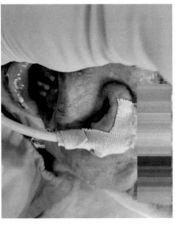

图 77-3　七诊舌象

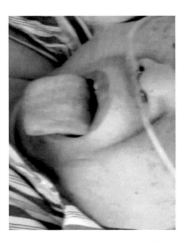

图 78-3a　6 月 3 日舌苔

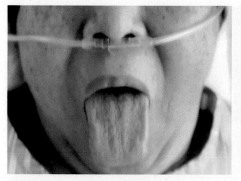

图 78-3b
6 月 6 日舌苔

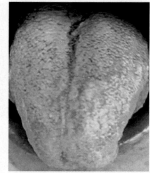

图 79-1
5 月 2 日舌象

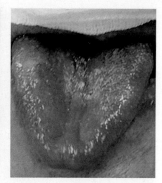

图 79-2
5 月 18 日舌象

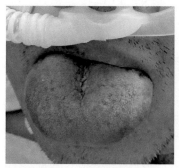

图 81-1　一诊舌象

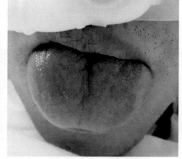

图 81-2　二诊舌象

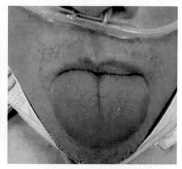

图 81-3　三诊舌象

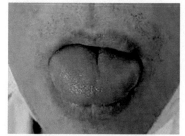

图 81-4　四诊舌象

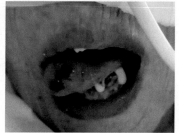

图 82-2　二诊舌象

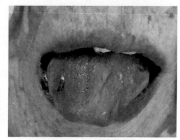

图 82-3　五诊舌象

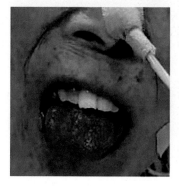

图 82-4　七诊舌象

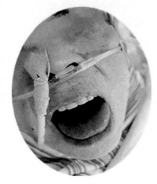

图 84-2　一诊舌象

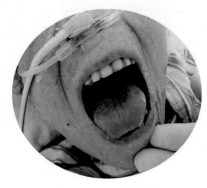

图 84-3　二诊舌象

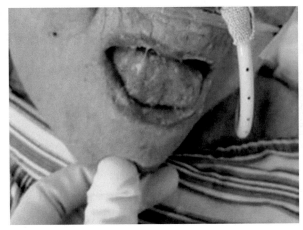
图 84-4　四诊舌象

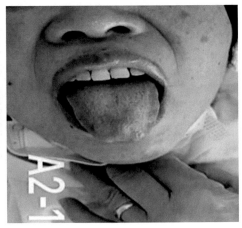
图 87-2　一诊舌象

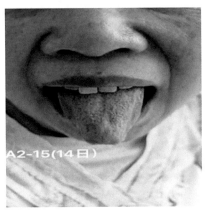
图 87-3　二诊舌象

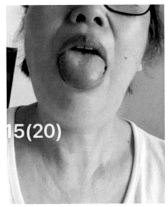
图 87-4　三诊舌象

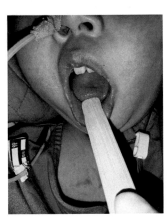
图 88-3　三诊舌象

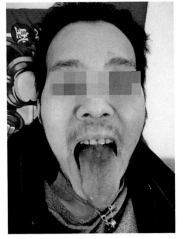
图 89-1　一诊舌象

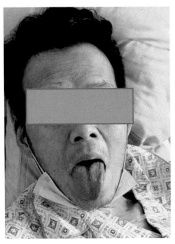
图 89-2　二诊舌象

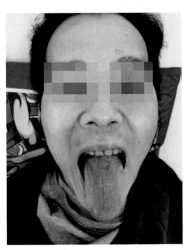
图 89-3　四诊舌象

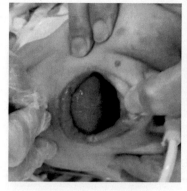

图 90-1　一诊舌象

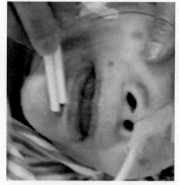

图 90-2　四诊舌象

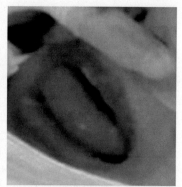

图 93-1　一诊舌象

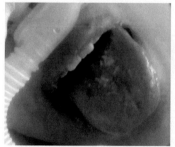

图 93-2　二诊舌象

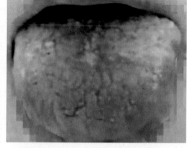

图 95-2　一诊舌象

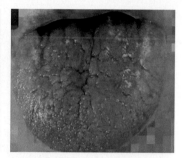

图 95-3　二诊舌象

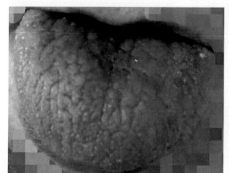

图 95-4　三诊舌象

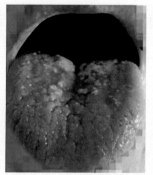

图 95-5　四诊舌象

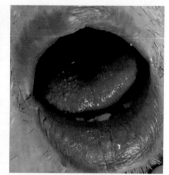

图 96-1　一诊舌象

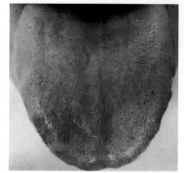

图 96-2　二诊舌象

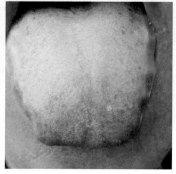

图 97-1　一诊舌象

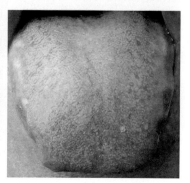

图 97-2　二诊舌象

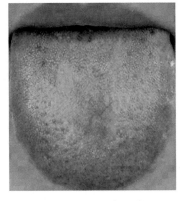

图 97-3 三诊舌象

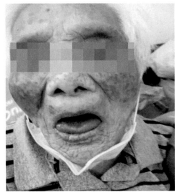

图 98-1a 一诊舌象

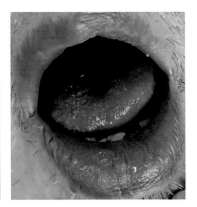

图 98-1b 一诊舌象

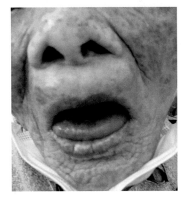

图 98-2a 二诊舌象

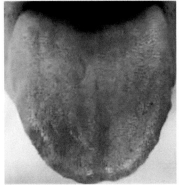

图 98-2b 二诊舌象

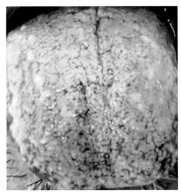

图 99-2 二诊舌象

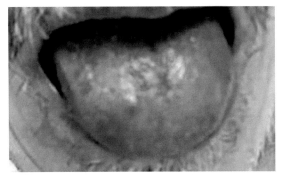

图 99-3 三诊舌象

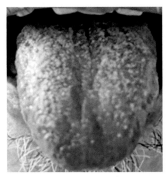

图 99-6 患者出院舌象